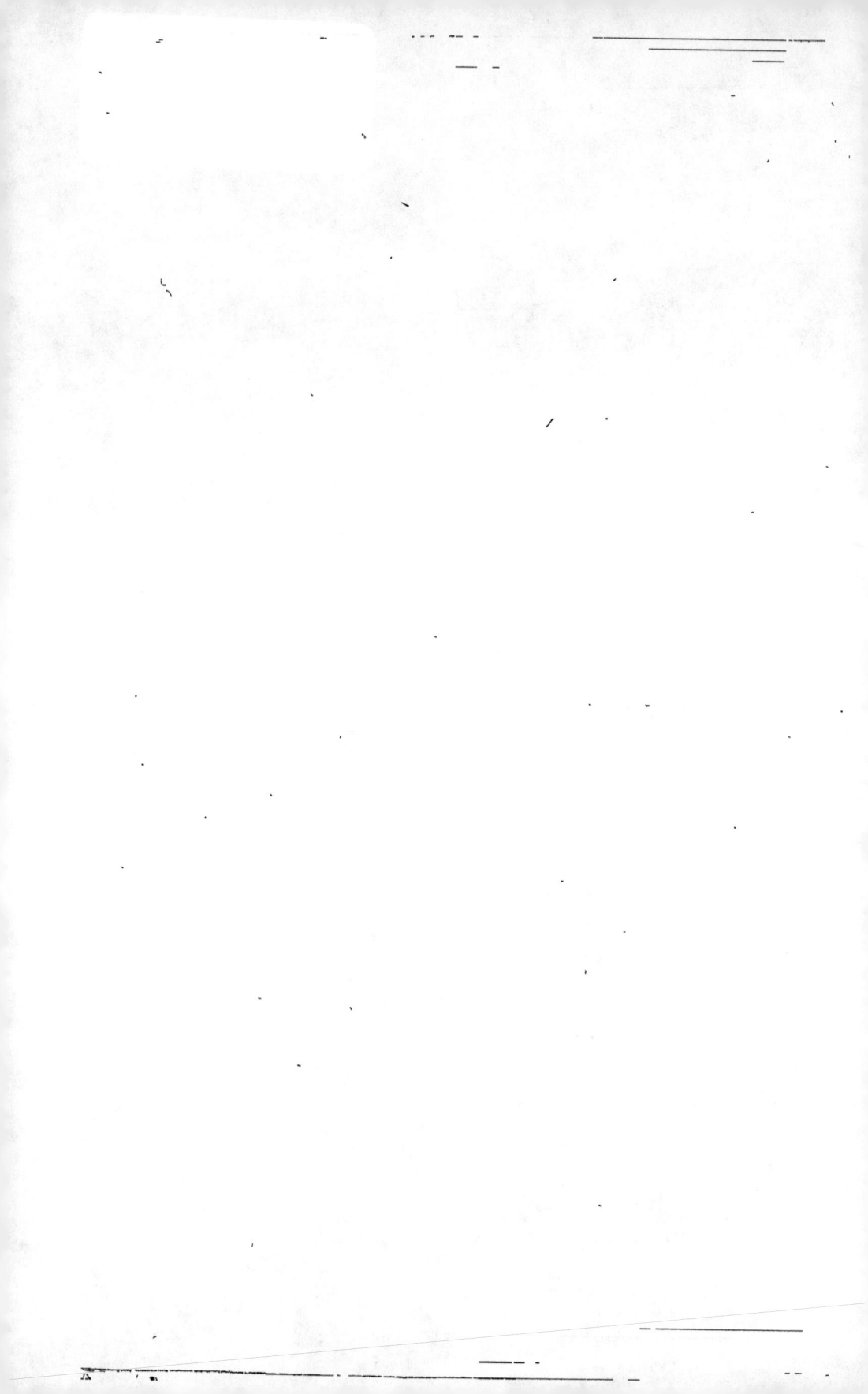

H. HUCHARD
MEMBRE DE L'ACADÉMIE DE MÉDECINE
MÉDECIN DE L'HÔPITAL NECKER

# TRAITÉ CLINIQUE

DES

# MALADIES DU CŒUR

## ET DE L'AORTE

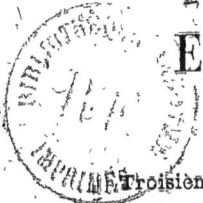

Troisième édition, augmentée de 900 pages.

### TOME I

#### CARDIOPATHIES ARTÉRIELLES

Avec 107 figures et 2 planches hors texte.

———— ✳ ————

PARIS
OCTAVE DOIN, ÉDITEUR
8, PLACE DE L'ODÉON, 8
1899

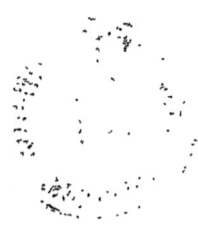

# TRAITÉ CLINIQUE

DES

# MALADIES DU CŒUR

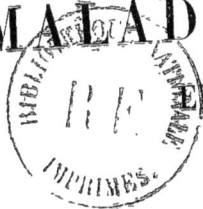

## ET DE L'AORTE

TOME I

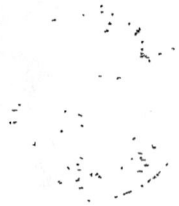

# TRAITÉ CLINIQUE

### DES

# MALADIES DU CŒUR

## ET DE L'AORTE

PAR

## H. HUCHARD

Membre de l'Académie de médecine,
Médecin de l'hôpital Necker.

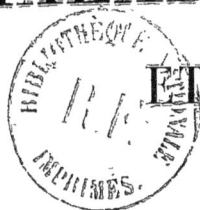

Troisième édition, augmentée de 900 pages.

TOME I

## CARDIOPATHIES ARTÉRIELLES

Avec 107 figures et 2 planches hors texte.

PARIS

OCTAVE DOIN, ÉDITEUR

8, PLACE DE L'ODÉON, 8

1899

Paris, 15 mai 1899.

Le volume de « Leçons cliniques des maladies du cœur » paru en 1889, ayant déjà subi de grandes modifications dans sa seconde édition en 1893, devient aujourd'hui, grâce au bienveillant accueil des lecteurs, un *Traité clinique des maladies du cœur et de l'aorte;* nouveau livre, plutôt qu'une troisième édition, il est augmenté de plusieurs chapitres parmi lesquels ceux relatifs aux anévrysmes, d'un volume entier, de nombreuses figures (167 au lieu de 65).

A ceux qui trouveraient excessive la place prépondérante que nous avons donnée à l'interprétation physiologique des symptômes et des médications avec ses longs développements, nous répondrons qu'en clinique il faut à l'avenir penser et agir physiologiquement, rappelant à l'appui ces profondes paroles de Claude Bernard :

« Il n'existe qu'une seule science en médecine, et cette science est la physiologie appliquée à l'état sain comme à l'état morbide... C'est par l'alliance féconde de la clinique et de la physiologie que nous verrons se réaliser les progrès si vivement désirés par tous les amis de la médecine positive. » Et les physiologistes sont cliniciens, puisque « l'expérience n'est qu'une observation provoquée ».

Nous devons trop à la physiologie pour ne pas reporter sur elle les progrès annoncés et accomplis, pour ne pas lui attribuer en grande partie de nombreuses découvertes en clinique et en thérapeutique, la connaissance d'une nouvelle classe de maladies, des cardiopathies artérielles et myocardiques sur lesquelles nos recherches ont été sans relâche poursuivies depuis trente années.

Autrefois, Corvisart qui qualifiait de « grand ressort de la machine humaine », le cœur, cet infatigable ouvrier de la vie, avait ainsi proclamé l'incurabilité de ses maladies : « On trouve presque partout le fatal pronostic de la mort (*hæret lateri lethalis arundo*). Il est possible de prévenir quelquefois la maladie ; de la guérir, jamais ! »

Les découvertes des trois grands génies scientifiques au XIX<sup>e</sup> siècle, de Laennec pour l'auscultation et l'anatomie pathologique, de Claude Bernard pour la physiologie et la pathologie expérimentale, de Pasteur pour la microbie et la pathogénie, ne nous permettent plus de souscrire à cette pensée de désespérance.

Nous avons souvent cherché la cause physiologique de la mort, peut-être un moyen indirect de comprendre comment on pourrait guérir ; les lésions et la pathogénie des diverses cardiopathies sont mieux connues, avec leurs allures cliniques et leur traitement ; la physiologie ne sépare pas le cœur périphérique du cœur central, et la clinique a su les réunir pour arriver à la féconde conception de l'*adaptation* en cardiothérapie ; suivant le précepte de Cuvier, nous nous sommes efforcé, par l'observation, d'écouter la nature, laissant aux expérimentateurs le soin de l'interroger ; à l'étude physiologique de chaque symptôme a toujours succédé celle des médications et des médicaments, ce qui nous a conduit à cette conclusion :

De toutes les maladies chroniques, ce sont celles du cœur où la médecine est le moins désarmée pour retarder, pendant de longues années, l'échéance fatale.

H. HUCHARD.

# TRAITÉ CLINIQUE

DES

# MALADIES DU CŒUR

## ET DE L'AORTE

## CARDIOPATHIES ARTÉRIELLES

## I

## HYPOTENSION ARTÉRIELLE

Commencée depuis de longues années[1] et à peine ébauchée en clinique, l'étude de la tension artérielle dans les maladies et surtout dans les affections du cœur, présente un intérêt pratique de haute valeur.

Question importante, elle s'impose à l'attention dans un grand nombre d'affections disparates, elle est la clef de la pathologie cardiaque, la source féconde d'indications et de succès thérapeutiques, puisque l'action du cœur est souvent liée à la pression sanguine : raisons suffisantes pour justifier la place donnée à cette étude avant celle des cardiopathies.

La tension artérielle peut être provisoirement définie : la pression exercée par la masse sanguine contre les parois vasculaires.

Les modifications sont relatives à son augmentation (*hypertension*), ou à sa diminution (*hypotension*). Les exemples cliniques vont montrer l'intérêt qui déjà s'attache à cette dernière.

Un jeune homme de 19 ans entre le 3 février 1888 à l'hôpital avec tous les symptômes d'une *fièvre typhoïde* à son début. Déjà, les taches rosées apparaissaient sur l'abdomen, et d'après les renseignements obtenus, l'affection devait être arrivée à son onzième jour. Dès l'entrée du malade,

[1] Des angines de poitrine (*Revue de médecine*, 1883). Trois leçons (résumées) sur l'artério-sclérose (*France médicale*, 1885). Les cardiopathies artérielles et leur curabilité (*Congrès de Nancy*, 1886). L'artério-sclérose subaiguë et ses rapports avec les spasmes vasculaires (*Journal des Praticiens*, 1887). La tension artérielle dans les maladies; hypotension;

H. Huchard. — Maladies du cœur, 3e édition.

1

nous avons formulé un pronostic très grave. Cependant, la fièvre n'était pas intense, la température ne dépassant pas le chiffre de 39°,2 ; les symptômes du côté du thorax, de l'abdomen et du système nerveux étaient à peine accusés ; et, si l'état de sécheresse de la langue et un léger ballonnement du ventre commandaient déjà par eux-mêmes une certaine réserve au sujet du pronostic, ces signes ne nous permettaient pas encore d'affirmer la certitude d'une mort prochaine. Ce qui nous autorisait à prévoir et à craindre, douze jours auparavant, le dénouement fatal, c'était l'existence simultanée de deux signes importants : *l'accélération du pouls*, et la *tendance des bruits du cœur à prendre le rythme fœtal*.

Pour le premier signe (accélération du pouls), tout le monde est d'accord. On sait depuis longtemps que le pouls de la fièvre typhoïde bénigne est relativement lent, puisqu'il ne dépasse pas le plus souvent le chiffre de 80 à 100 avec des températures parfois élevées. Dès 1834, Andral avait dit au sujet de cette maladie : « On n'observe pas un rapport rigoureux entre l'accélération de la circulation et l'élévation de la température. » Bernheim (de Nancy) a pu voir évoluer avec une complète régularité et sans accidents une dothiénentérie dans laquelle la température avait atteint 41°, tandis que les pulsations radiales n'avaient pas dépassé le chiffre de 70. Mais, lorsque le pouls arrive à 120 et à 140, même avec une fièvre modérée, on peut déjà considérer cette accélération cardiaque comme suspecte, et l'on doit réserver le pronostic. La statistique suivante de Murchison le prouve : Dans 30 cas où le pouls n'a jamais dépassé 110, la maladie s'est terminée par la guérison ; sur 70 malades chez lesquels il a été au-dessus de 110, il y a eu 21 morts (mortalité : 30 p. 100) ; sur 32 malades chez lesquels il a été au-dessus de 120, il y a eu 15 morts (mortalité : 47 p. 100) ; sur 25 cas où il a dépassé 130, il y a eu 13 morts (mortalité : 52 p. 100) ; enfin, sur 10 cas où le chiffre de 140 pulsations a été dépassé, 6 ont été mortels (mortalité : 60 p. 100).

Cette statistique et les observations cliniques nous apprennent que la mortalité de la fièvre typhoïde suit une progression croissante avec l'accélération du cœur ; il est donc encore bon de tâter le pouls des malades, surtout celui des typhoïdiques, sans toujours s'en tenir à la constatation du chiffre thermique. Ce fait est la condamnation des sys-

---

conséquences thérapeutiques (*Semaine médicale*, 1888. Maladies du cœur et des vaisseaux, 1ʳᵉ édition, 1889. *Congrès de Limoges*, 1890. *Gazette hebdomadaire*, 1892. Traité clinique des maladies du cœur et des vaisseaux, 2ᵉ édition, 1893). — Dans ces divers travaux, la notion de l'hypertension artérielle *précédant* et *produisant* les lésions scléreuses des vaisseaux a été établie et démontrée.

tèmes thérapeutiques fondés sur la doctrine de l'hyperthermie et de cette phrase de Griesinger : « La fièvre domine la situation. » Il est plus conforme aux enseignements de la clinique de dire au contraire, avec Noël Gueneau de Mussy : « L'hyperthermie est la mesure, non la cause de la gravité. »

Lorsque à l'accélération du pouls se joint le *caractère fœtal* des bruits du cœur, signe peu connu sur lequel j'ai de nouveau appelé l'attention depuis 1888, le pronostic s'assombrit et devient souvent mortel.

Quatre jours après l'entrée du malade, je constatais l'existence de ce signe, consistant dans l'égalité parfaite, en durée, du grand et du petit silence du cœur, ce qui donnait à ses bruits égaux et précipités une ressemblance frappante avec le tic tac d'une montre, avec les mouvements du pendule, ou encore avec les battements fœtaux. D'après cette simple constatation, un pronostic très grave a été formulé.

Les jours suivants, les battements du cœur se précipitent, les pulsations atteignent rapidement le chiffre de 120, 140, puis 160. On observe ensuite : l'affaiblissement progressif du premier bruit, indice d'adynamie cardiaque, comme l'avait vu Stokes depuis longtemps, et comme je l'ai confirmé depuis [1] ; l'atténuation du second bruit diastolique au niveau du foyer aortique, indice d'une grande hypotension artérielle, vérifiée par l'examen sphygmométrique. Bientôt, on voit apparaître d'assez grandes quantités d'albumine dans les urines, et le malade succombe le 16 février, douze jours après son entrée à l'hôpital, au milieu des symptômes asphyxiques, en pleine cyanose, et cela malgré la médication par les bains froids à laquelle il avait été soumis. Dès le premier jour, l'existence d'une myocardite typhoïdique confirmée ensuite à l'autopsie avait été établie.

Voilà un symptôme presque inconnu, ou bien oublié, — le caractère fœtal des bruits du cœur — qui permet de formuler assez longtemps à l'avance un pronostic souvent inexorable. Je lui ai donné le nom d'*embryocardie*.

On en trouve la mention dans l'ouvrage de Stokes, au sujet de sa description si remarquable de l'état du cœur dans le typhus. « L'extinction de l'un ou de l'autre bruit cardiaque n'a pas lieu ; seulement, ils sont tous deux moins forts et deviennent presque complètement identiques. Nous avons donné à cet état le nom de *caractère fœtal*, tiré de la

---

[1] Des complications cardiaques dans la variole, et notamment de la myocardite varioleuse (en collaboration avec L. Desnos. *Union méd.*, 1870-1871).

ressemblance étroite qu'il y a entre ce phénomène et les bruits du cœur du fœtus pendant la gestation. Cette similitude est presque absolue, lorsque le pouls a une rapidité de 125 à 140 pulsations à la minute. »

Le médecin irlandais traitait ses malades par l'administration du vin à haute dose, et l'on peut lire trois observations où ce rythme particulier du cœur a été nettement signalé.

Dans la première observation, un malade de 20 ans, présentait au 10e jour d'un typhus maculé grave, une absence presque complète du choc cardiaque, avec 124 pulsations. A droite du mamelon gauche, on n'entendait que le second bruit du cœur. Puis, au treizième jour, les bruits cardiaques, qui s'entendaient à peine entre les 5e et 6e côtes, avaient pris le rythme fœtal ; mais celui-ci fut transitoire, et le malade finit par guérir.

Dans la deuxième observation, un jeune homme du même âge, atteint de typhus maculé, était arrivé à un état très grave : prostration extrême, yeux injectés, langue couverte de fuliginosités brunes ; pouls à 125, petit et sans force ; action du cœur affaiblie, respiration précipitée ; le lendemain de son entrée à l'hôpital, délire, collapsus, refroidissement des extrémités. Le pouls à 132 est mou, dépressible et variable ; l'impulsion du cœur ne se perçoit pas, les bruits sont faibles, mais nets. Enfin, trois jours après, le pouls étant à 120, on remarque que « les bruits du cœur ressemblent à ceux de la circulation fœtale ». Dès le lendemain, ils se rapprochent de l'état normal, et le malade guérit, grâce à l'administration du vin à fortes doses.

Le troisième malade, atteint également de typhus maculé, présente au dixième jour de son affection des bruits du cœur très faibles, ressemblant beaucoup à ceux du fœtus pendant la vie intra-utérine. A partir de ce moment, l'état s'aggrave : impulsion cardiaque à peine appréciable, pouls intermittent et fréquent (120 et 136 pulsations). Au seizième jour, les extrémités se refroidissent, et la mort survient le lendemain, dix-septième jour de la maladie. A l'autopsie, on trouve le cœur avec son volume normal, « mais livide, extrêmement mou, cédant à la pression du ventricule gauche... Celui-ci est divisé de la base à la pointe ; le tissu musculaire y offre un aspect très singulier : on ne retrouve pas une seule fibre ; dans les deux tiers de son étendue, on remarque une couche d'un tissu, homogène en apparence, d'une coloration plus foncée, et d'un huitième de ligne en épaisseur. Le tissu du ventricule est infiltré d'une matière gommeuse agglutinant les doigts et offrant quelque ressemblance avec la substance corticale des reins ; une section transversale donne les mêmes résultats. Le réseau des fibres musculaires présente plus de consistance, mais son état est le même. Les colonnes charnues postérieures semblent être peu altérées ; elles sont seulement pâles, mais leur consistance est normale. On peut en dire autant des colonnes charnues antérieures. Le ventricule droit est plus dur et plus ferme, il n'a pas le même aspect. L'oreillette droite contient un caillot sanguin ; la couleur de la membrane qui la tapisse n'offre rien de remarquable ; la cloison du cœur est ramollie et livide ».

Dans un autre passage, Stokes ajoute : « Sans chercher à établir qu'il n'existe pas de ramollissement cardiaque dans les cas de rythme fœtal, on peut admettre qu'il y a débilitation du cœur, et peut-être une modification typhoïde plus ou moins marquée. » Or, celle-ci est caractérisée le plus souvent par la myocardite, comme nos autopsies l'ont démontré. Mais l'inflammation du myocarde n'est pas à elle seule capable de donner lieu au phénomène de l'embryocardie, et celle-ci, toujours unie à la tachycardie, est un signe, non seulement de l'affaiblissement du cœur, mais aussi de l'abaissement considérable de la tension artérielle, deux conditions inséparables qui président souvent au développement des accidents graves connus sous le nom de *collapsus*.

Barth et Roger (1863) ont mentionné le rythme embryocardique dans les passages suivants : « Le raccourcissement du grand silence, surtout avec allongement du petit, a pour effet de convertir, en quelque sorte, le rythme du cœur en une mesure à deux temps, et les bruits *cardiaques* ressemblent alors à ceux des oscillations d'un pendule. » Ils ajoutaient qu'on observe ce fait assez fréquemment dans l'âge avancé quand le cœur est gros et flasque, et que l'aorte graduellement dilatée a perdu la souplesse et l'élasticité de ses parois.

Marey se borne à dire (1863) que « la durée relative des deux silences n'a rien de fixe, et qu'il peut arriver, dans certains cas, que tous les deux soient égaux. Le cœur bat une mesure à deux temps ».

Plus tard, en 1876 (article Cœur du *Dictionnaire encyclopédique*) Chauveau et Arloing s'expriment ainsi : « Le rythme du cœur peut subir des modifications intéressantes. Quand les battements sont rares, le petit silence est très distinct et le grand silence s'allonge beaucoup. Quand les battements deviennent plus nombreux, le petit silence peut manquer et le grand silence se raccourcit notablement. Quelquefois même, la diastole générale du cœur est insignifiante, et dans ce cas les bruits donnent une mesure à deux temps. »

Enfin, parmi les observations citées, on ne peut en trouver que trois dans la fièvre typhoïde (deux de Hayem 1875, avec terminaison mortelle, une de Demange, 1883, avec guérison due à la médication) où ce rythme fœtal est simplement signalé, sans que les auteurs s'y arrêtent d'une façon spéciale. Le rythme embryocardique avait donc été complètement oublié ou méconnu dans la séméiologie du cœur.

Voici encore deux faits intéressants d'embryocardie :

En 1881, à l'hôpital Tenon, se trouvait une femme qui, dans la convalescence d'une fièvre typhoïde de moyenne intensité, conservait toujours un pouls rapide (120 à 140) et dont les bruits du cœur présentaient le caractère fœtal. J'étais inquiet, sans doute, mais je me plaisais à espérer encore la guérison parce que la malade était en pleine convalescence et qu'elle n'avait plus de fièvre depuis une douzaine de jours. Dans la suite, elle eut une syncope, et elle finit par succomber lentement à des phénomènes asphyxiques, au vingtième jour de la convalescence. Le caractère fœtal des bruits du cœur m'avait alors beaucoup frappé, et c'est depuis cette époque que j'ai pu étudier sa valeur diagnostique et pronostique.

En 1887, un de mes confrères de province m'appelait pour sa jeune fille de 14 ans, atteinte de fièvre typhoïde au huitième jour. La maladie semblait marcher avec toute la régularité désirable : les taches rosées commençaient à se montrer, la diarrhée était modérée et peu fétide, la langue humide, l'état cérébral presque satisfaisant avec un léger subdélirium nocturne ; l'auscultation de la poitrine ne révélait la présence d'aucun râle ; mais la température atteignait déjà le chiffre de 40°,5. Nonobstant cette élévation thermique, le pronostic paraissait rassurant à deux confrères, lorsque j'appelai leur attention sur l'accélération du pouls, qui battait 120 à 130 fois par minute, et je partis très préoccupé parce que j'avais constaté une tendance des bruits du cœur à prendre le caractère fœtal. Quatre jours après, la malade fut prise, pendant une heure, d'un état lipothymique qui fut attribué à tort à l'administration de l'antipyrine.

Le lendemain, quand je revins, les accidents syncopaux ne s'étaient pas reproduits ; le calme était revenu, et l'on était loin de s'attendre à un dénouement rapide et fatal. Mais le pouls était plus fréquent, à 144 ; les bruits du cœur, faibles et égaux en intensité, identiques par leur timbre, avaient pris nettement le caractère fœtal. M'appuyant alors sur la valeur pronostique de ce dernier signe, j'annonçai la mort presque certaine et prochaine de l'enfant... Deux jours après, elle succombait rapidement au milieu des symptômes asphyxiques les plus prononcés, comme cela survient le plus souvent dans ces cas. J'avais cependant fait suivre — mais seulement dans les derniers jours — une médication qui rend parfois de grands services, médication consistant dans l'emploi d'injections sous-cutanées de caféine associées aux injections d'ergotine à la dose de trois ou quatre par jour, chaque seringue de Pravaz injectée représentant 1 gramme d'ergotine et 25 centigrammes de caféine.

Je n'ai cité jusqu'alors que des faits d'embryocardie observés dans le cours du typhus et surtout de la fièvre typhoïde. Mais ce serait une erreur de croire que ce syndrome est spécial seulement à ces deux maladies. Il peut s'observer dans un grand nombre d'états morbides où il est toujours l'indice d'une profonde adynamie du myocarde et d'un abaissement considérable de la tension artérielle, où il devient plutôt un élément de pronostic que de diagnostic, puisqu'il est souvent (je n'ai pas dit toujours) le symptôme avant-coureur d'une mort prochaine, excepté chez les très jeunes enfants où ce rythme embryocardique plus fréquent ne semble pas présenter un caractère aussi sévère de gravité.

Je suis appelé pour une *broncho-pneumonie* très grave *d'origine grippale*. L'état de faiblesse de la malade était tel qu'on pouvait à peine la faire asseoir sur son lit pour l'ausculter. Il n'était pas possible d'établir le diagnostic d'une façon absolue ; mais le pronostic était plus facile à préciser, d'après le pouls, qui était faible et accéléré, et aussi d'après le cœur, qui présentait le rythme fœtal. Dans ces conditions, s'annonçait la mort à brave échéance, et elle survint dès le surlendemain.

Il y a quelques années, je voyais une jeune femme atteinte de *méningite*. Ce diagnostic comportait un pronostic grave par lui-même ; mais le syndrome de l'embryocardie était l'indice d'une mort prochaine qu'il fut possible d'annoncer et qui survint après quarante-huit heures.

Une autre fois, j'observais une malade âgée de 27 ans, ayant une affection singulière au sujet de laquelle il fut presque impossible de formuler un diagnostic précis. Elle était atteinte, depuis plusieurs mois, de polydipsie et de diabète insipide avec quelques signes de tuberculose au sommet gauche, lesquels firent penser à l'existence d'une *méningite tuberculeuse* localisée vers le quatrième ventricule. Mais, s'il était impossible d'établir un diagnostic formel, il n'en était pas de même du pronostic regardé comme mortel dès le premier jour en raison de la tachycardie (170 pulsations) et de l'embryocardie nettement constatées. Quatre jours après, la malade succombait.

On rencontre encore le syndrome embryocardique dans les *varioles*, les *rougeoles* et les *scarlatines* graves ; dans la *diphtérie*, dans la *grippe*, à la dernière période des maladies cachectiques et consomptives, comme dans le *cancer* et la *tuberculose pulmonaire*.

Il importe cependant de ne pas attribuer aux indications de la pression artérielle une importance exagérée qu'elle n'a pas, et c'est aller au delà de la vérité ═ donc, c'est commettre une erreur ═ que de croire avec quelques auteurs à la possibilité de prévoir l'imminence d'une tuberculose par la simple constatation d'une hypotension artérielle plus ou moins permanente. Si nous n'avions que ce moyen pour distinguer une chlorose vraie d'une pseudo-chlorose prébacillaire, nous serions souvent dans l'erreur, d'autant plus que, dans cette dernière maladie, la tension artérielle est aussi souvent normale qu'abaissée.

J'ai démontré que la *grippe* se rapproche de la dothiénentérie par sa tendance à l'hypotension artérielle[1]. Les nombreux historiens des grandes épidémies grippales avaient déjà signalé, avec Henisch en 1580 et Dupan (de Toulouse) en 1788, les caractères du pouls « petit, accéléré, inégal, bas et enfoncé ». Dans l'épidémie de Paris en 1802, Léveillé avait dit que « le pouls était mou et fréquent, fuyant sous le doigt, lors même qu'il se développait quelques symptômes d'inflammation locale ». J'ai signalé pendant la convalescence, et dans le cours de l'épidémie de 1890, un caractère important du pouls qu'il convient de désigner sous le nom de *pouls instable*. Cela veut dire que les pulsations s'accélèrent rapidement et d'une façon exagérée sous l'influence du moindre mouvement, et même seulement par l'action de se porter de la position horizontale à la station verticale. Or, c'est là un symptôme d'hypotension artérielle, et celle-ci peut être assez accusée pour produire le phénomène de l'embryocardie. En voici un exemple :

Une malade, âgée de 51 ans, atteinte d'*influenza*, fut prise brusquement d'accidents cardio-vasculaires : pouls faible, très accéléré, presque incomptable ; sensation de gêne rétro-sternale et d'oppression constante ; cyanose des mains et des extrémités, refroidissement périphérique ; au cœur, battements précipités, au nombre de près de 300, égaux en timbre et en intensité, et séparés entre eux par deux silences d'une durée absolument égale (embryocardie). La malade mourut quarante heures après le début de ces accidents, sans aucune élévation de température, et même avec une tendance marquée à l'hypothermie.

D'autre part, si les affections du cœur sont souvent aggravées par l'influenza, comme je l'ai démontré[2], c'est surtout parce que cette dernière affection, tendant à abaisser la tension artérielle, prédispose ainsi les malades à l'hyposystolie et même à l'asystolie. C'est ainsi que chez un assez grand nombre de cardiopathes la phase asystolique peut être datée, pour ainsi dire, de leur attaque de grippe.

Le « pouls instable » que je viens de mentionner et sur lequel la plupart des auteurs gardent le silence, a une importance assez grande : il s'observe non seulement dans le cours de la grippe ou longtemps

[1] *Société médicale des hôpitaux* (24 janvier, 14 mars, mai 1890).
[2] Influence de la grippe sur le cœur (*Congrès de Marseille*, 21 septembre 1891).

encore après elle, mais aussi dans la convalescence des maladies graves comme la fièvre *typhoïde*, dans tous les *états adynamiques*, dans la *chlorose*, le *goitre exophtalmique* et surtout dans une forme de *neurasthénie* caractérisée par un abaissement plus ou moins considérable de la pression sanguine. L'écart physiologique, dont nous parlerons plus loin, entre le nombre des pulsations dans la position horizontale et celui des pulsations dans la station verticale (six à dix de plus) peut atteindre un chiffre très élevé, comme 15, 20 et même 30 pulsations. J'ai vu un neurasthénique, grand amateur de peinture, qui, ne pouvant se tenir debout en raison de la grande accélération du pouls survenant par le passage de la position couchée à la station verticale (90 à 130 et même 140 pulsations), était obligé de se faire traîner dans une petite voiture pour visiter les musées, et cela d'autant plus qu'on voyait survenir alors tous les signes de l'*érythromélalgie* ou paralysie vaso=motrice des membres inférieurs ; il éprouvait en même temps la sensation d'une grande angoisse précordiale sans angine de poitrine.

L'état d'instabilité du pouls, effet d'une réelle parésie vaso=motrice, qu'on observe dans certaines convalescences de maladies infectieuses, finit par disparaître en quelques semaines ou en quelques mois ; d'autres fois, cette instabilité persiste pendant plusieurs années, et c'est alors que certains de ces malades sont exemptés définitivement et à tort du service militaire comme atteints d'une affection du cœur, alors que ce dernier organe est absolument indemne.

L'action de la *respiration* et de ses troubles fonctionnels, c'est-à-dire des différentes dyspnées sur la tension artérielle, est intéressante à étu= dier. Tout d'abord, au point de vue physiologique, celle=ci baisse au moment de l'inspiration pour s'élever à l'expiration, et Cl. Bernard nous en donne la raison. Si chez un animal récemment mort on aspire le sang du ventricule droit à l'aide d'une seringue introduite dans l'artère pul= monaire, on voit cette aspiration se prolonger au loin dans les veines. De même, lorsque le poumon se dilate dans l'inspiration, il se produit une aspiration dans le cœur droit et les sinus veineux, ainsi que dans le sang de l'oreillette gauche, « ce qui probablement est la raison qui fait dimi= nuer la pression artérielle pendant l'inspiration ». Mais, les influences mécaniques ne jouent pas le seul rôle, et le système nerveux intervient à son tour. Ainsi Lortet dès 1867, puis Meltzer (1883), Kirsch (1889), enfin Wertheimer et Meyer (de Lille, 1890), ont conclu de leurs expériences, que chaque mouvement de déglutition produit une accélération cardiaque avec hypotension manifeste, ce qui s'explique par les mouvements suc= cessifs de descente et d'ascension du larynx exerçant une influence directe sur les branches du pneumogastrique. Chez le chien, au contraire, les mouvements de déglutition s'accompagnent de ralentissement du cœur (Wertheimer et E. Meyer).

L'expérience et l'observation de Cl. Bernard sont importantes en pathologie, et les dyspnées à type inspiratoire ou expiratoire doivent modifier les conditions de la tension artérielle. Il y a encore un élément qui entre en jeu, c'est l'état de la vaso-constriction, et celle-ci étant à son maximum dans la *dyspnée toxi-alimentaire* qui sera étudiée plus loin, on comprend qu'il y ait toujours alors une hypertension artérielle très accusée. Dans le cours de la *respiration de Cheyne-Stokes*, la tension artérielle serait le plus souvent diminuée pendant l'apnée et un peu augmentée pendant la dyspnée; mais ce point demande de nouvelles recherches.

Au point de vue physiologique, il existe des *oscillations* de la pression sanguine, en rapport avec la systole et la diastole ventriculaires, en rapport également avec les alternances de contraction et de relâchement des artères. Dès 1858, Chauveau a démontré expérimentalement un fait qui n'avait pas échappé à la sagacité de Hunter et qu'il exprimait en ces termes : « Il est probable que le passage du sang dans l'oreillette est favorisé par le vide qui résulte de la diminution de volume des ventricules *au moment de leur contraction.* » Chauveau a voulu savoir, à l'aide d'expériences, si le cœur n'exerce pas par lui-même, par l'effet de ses mouvements propres, une sorte de succion sur le sang des veines, comme sur celui des artères, et il est arrivé à démontrer l'existence de l'aspiration propre du cœur, non pas en lui reconnaissant pour cause l'activité de la diastole, admise par plusieurs auteurs et dernièrement rééditée par Germe (d'Arras, 1897), mais « l'action aspiratrice de la systole ventriculaire sur l'oreillette [2] ». D'autre part, à chaque systole cardiaque, les artères recevant une nouvelle quantité de sang se distendent, d'où augmentation de la tension artérielle ; à chaque diastole, le sang distend le système veineux et les parois artérielles se relâchent, d'où abaissement de la tension artérielle.

Outre ces oscillations imprimées à la pression sanguine par les mouvements respiratoires et cardiaques, il en existe d'autres plus grandes, dues à des alternances de contraction et de relâchement des artérioles et que Traube a signalées en 1871 (oscillations de la pression sanguine dites : *courbes de Traube-Héring*). Pour Frédericq, elles auraient pour cause une

---

[1] DANTHONY. Contribution à l'étude de la tension artérielle dans les affections cardiaques (*Thèse de Lyon*, 1881).

[2] A. LEFÈVRE. De l'aspiration propre du cœur (*Thèse de Lyon*, 1881).

influence périodique du système nerveux central (centre vaso=moteur) sur la circulation périphérique[1].

Ce qui prouve du reste, que le système nerveux et l'élément toxique jouent un rôle que l'on ne doit jamais méconnaître, c'est le résultat des recherches de Zadek et Christeller (1881) sur l'état fébrile. Celui-ci (surtout d'après le premier auteur) s'accompagnerait en général, d'une augmentation de la tension artérielle, ce qui serait en contradiction avec les travaux de Marey enseignant, pendant la fièvre, sous l'influence de la dilatation des vaisseaux périphériques, l'abaissement de cette tension dont le dicrotisme donne le témoignage. Lépine cherche à expliquer cette apparente contradiction par l'insuffisance de l'instrument qui ne mesure que la tension pendant la diastole artérielle, c'est-à-dire au moment de l'impulsion cardiaque augmentée dans la fièvre avec la force de l'ondée ventriculaire ; il serait nécessaire alors de comprendre la tension moyenne, intermédiaire entre la tension au moment de la diastole et au moment de la systole artérielle.

Cela reviendrait à dire que toutes les mensurations sphygmométriques sont entachées d'erreur. Or, il importe de remarquer que la fièvre étant fonction d'infection ou d'intoxication, ces deux éléments divers dans chaque état fébrile peuvent agir différemment sur le système nerveux et sur l'innervation vaso=motrice pour produire, soit l'augmentation, soit l'abaissement de la pression artérielle.

Au sujet de la *phtisie pulmonaire*, maladie dans laquelle la pression artérielle est habituellement abaissée, comme dans tous les cas de ralentissement de la circulation pulmonaire mettant obstacle à la complète arrivée du sang dans le cœur, voici un fait important au point de vue des indications thérapeutiques :

Il s'agit d'une femme de 23 ans, atteinte de tuberculose pulmonaire à la dernière période. Un matin, nous la trouvons en état de mort apparente : visage pâle, livide, cyanique, couvert d'une sueur froide ; extrémités algides ; incapable de faire un mouvement, dans un état de prostration extrême, elle respire à peine ; le pouls, presque insensible, est fréquent, misérable, incomptable ; les battements du cœur sont précipités, ondulants, comme s'il s'agissait de battements d'ailes d'oiseau (*flutterings* des Anglais). A l'auscultation, les bruits du cœur sont faibles, rapides, semblables par le timbre, séparés par deux petits silences égaux en durée ; en un mot, ils réalisent l'apparence des mouvements pendulaires, du rythme fœtal des bruits cardiaques. Cet état

[1] *Acad. de méd. de Belgique*, 1881-1882.

embryocardique des battements du cœur n'était pas le seul symptôme observé : il y avait encore du refroidissement des extrémités, de la cyanose, une sorte d'inertie musculaire invincible.

N'avait-on pas là le tableau symptomatique des accidents que Wunderlich d'abord, Griesinger ensuite, ont désignés sous le nom de *collapsus ?* On le voit subitement survenir dans le cours des maladies infectieuses, et surtout de la fièvre typhoïde, à la suite des diarrhées colliquatives, des hémorrhagies abondantes, des perforations des séreuses, et même après certaines réfrigérations provoquées dans un but thérapeutique. Mais, jusqu'ici, on n'avait pas su pénétrer le mécanisme intime de ce syndrome, vraiment solennel par sa subite apparition et par le caractère de haute gravité qu'il comporte. « Le collapsus — dit Griesinger — tient essentiellement à la faiblesse du cœur, à la vacuité relative des artères, à la réplétion des veines, au ralentissement de la circulation, au défaut d'oxydation du sang... », et il ajoute : « en partie à des causes inconnues. »

Or, nos recherches sur l'état de la tension artérielle dans les maladies nous ont révélé ces causes. Elles ne résident pas seulement, comme le croyaient Wunderlich et Griesinger, dans la dégénérescence de la fibre musculaire du cœur, ce qui ne se comprendrait pas pour tous les états de collapsus consécutifs aux perforations des séreuses ; car alors cette dégénérescence cardiaque ne pourrait se produire en quelques instants. Le collapsus, dont l'embryocardie est le phénomène prédominant et producteur, n'est pas seulement dû à l'adynamie cardiaque, mais aussi à l'affaiblissement considérable de la tension artérielle, et si cet accident est plus fréquent dans la fièvre typhoïde que dans d'autres affections, c'est parce que la dothiénentérie est une maladie d'hypotension artérielle, ce qui veut dire qu'elle est caractérisée tout d'abord par un abaissement plus ou moins considérable de la pression vasculaire. Donc, lorsque nous voyons survenir rapidement, ou même lentement, des accidents caractérisés par une dépression énorme des forces, par l'affaiblissement extrême et la précipitation des battements du cœur qui prennent le rythme fœtal, par la cyanose ou la pâleur livide de la face, par des congestions viscérales, par le refroidissement des extrémités coïncidant souvent avec une température centrale très élevée (collapsus *algide* ou *hyperpyrétique*), affirmons que l'indication thérapeutique consiste à augmenter l'énergie défaillante des contractions cardiaques, et surtout à relever la tension artérielle profondément abaissée.

Chez notre malade, atteinte de tuberculose au troisième degré, le cœur était sans doute petit et atrophié, comme cela existe chez presque tous les phtisiques. Mais il avait été atteint subitement d'impuissance contrac-

tile ; la tension artérielle était tombée à son minimum, et pour ces raisons nous avons prescrit six à huit injections de caféine (renfermant
40 centigrammes de caféine par injection), et autant d'injections d'ergotine et d'éther. Cette médication a été continuée pendant plusieurs jours,
parce que la malade a présenté encore quelques crises embryocardiques,
et aujourd'hui, si cette femme doit succomber dans un bref délai à son
affection pulmonaire, elle a été certainement délivrée d'un péril qui
menaçait ses jours d'un moment à l'autre.

Qu'avons-nous fait en pareille circonstance ?

Nous avons institué une médication pathogénique. Nous avons observé
un syndrome et pénétré son mécanisme ; nous en avons étudié la physiologie, le mode de production. Nous avons dit : le danger est au cœur,
il faut donc le conjurer par l'administration de la caféine, excitant musculaire agissant directement sur le myocarde ; le danger est aussi aux
vaisseaux, il faut le combattre par l'ergot de seigle qui, avec la caféine,
relève la tension artérielle abaissée et augmente la contractilité vasculaire amoindrie ; le danger est encore dans cet état de dépression profonde de tout l'organisme, et nous l'avons écarté par l'emploi répété
d'injections d'éther.

Par cet exemple, on voit qu'en fixant la pathogénie du collapsus dans
les diverses maladies, en l'attribuant à sa vraie et principale cause, à
l'abaissement considérable de la tension artérielle, on parvient à triompher d'accidents redoutables et promptement mortels.

Cependant, il ne faut pas s'y tromper : la tachycardie et le syndrome
embryocardique dans la tuberculose ne prennent pas toujours leur origine dans l'abaissement de la tension artérielle, et il faut distinguer dans
cette maladie deux sortes de tachycardies : l'une, *précoce*, est souvent
d'origine *mécanique*, puisqu'elle est due, surtout chez les enfants, à la
compression des nerfs pneumogastriques par les ganglions trachéo-bron-
chiques, et l'on sait que parfois cette adénopathie est un phénomène prémonitoire et avant-coureur de la localisation pulmonaire ; l'autre, *tardive*
le plus souvent, d'origine *toxi-infectieuse*, est due à l'action parésiante
de toxines bacillaires sur les nerfs vagues, et l'on sait que cette tachycardie se montre également à la dernière période de la méningite tuberculeuse. La première, d'un pronostic moins grave, ne s'associe pas toujours avec une hypotension artérielle considérable, et elle réclame une
thérapeutique dirigée surtout contre l'engorgement ganglionnaire ; la
seconde, indice d'une gravité beaucoup plus grande et qui peut se
montrer exceptionnellement au début même de la maladie, peut se terminer par le syndrome embryocardique contre lequel la médication vaso-
constrictive et toni-cardiaque est indiquée.

Dans les *affections cardiaques*, les modifications de la tension artérielle jouent un si grand rôle, que les cardiopathies organiques doivent être classées en *valvulaires* et *artérielles* : les premières caractérisées par leur tendance continuelle et progressive à l'abaissement de la tension artérielle, et l'on sait que l'asystolie est produite par l'augmentation de la tension veineuse avec diminution de la pression artérielle ; les secondes caractérisées, surtout au début et dans une grande partie de leur évo-lution, par une tendance contraire à l'hypertension.

Dans toutes les affections cardiaques et surtout dans les maladies val-vulaires caractérisées de bonne heure par les troubles d'hydraulique cir-culatoire, il existe pour l'hypotension artérielle un facteur important dont on ne tient pas assez compte : la stase quelquefois considérable de veines intra-abdominales. Deux expériences intéressantes démontrent la réalité de cette cause.

D'après P. Picard (1880), la ligature expérimentale de la veine cave inférieure détermine aussitôt une diminution considérable de la tension artérielle, et une accélération très marquée des contractions cardiaques qui s'affaiblissent rapidement, comme s'il s'agissait d'une hémorrhagie abondante, et c'est bien ainsi que les choses se passent. Comme si elle n'était plus, une masse considérable de sang se trouve immobilisée dans la portion sous-diaphragmatique du corps, et alors les centres nerveux, les muscles respiratoires et le cœur se trouvent dans les conditions où on aurait placé ces organes, si ce sang immobilisé avait été soustrait à l'organisme par une grosse hémorrhagie. — En clinique, les résultats de cette expérience sont presque réalisés dans toutes les compressions de la veine, et la tension artérielle diminue énormément jusqu'à l'établis-sement des voies collatérales.

Naguère, Boerhaave avait eu l'idée de pratiquer la ligature de la veine porte sur un animal, et il avait naturellement vu une coloration viola-cée se produire dans tous les organes d'où cette veine tire son origine. Tappeiner (1873) lie également la veine porte, et il constate immédiate-ment, comme Ludwig et Thiry l'avaient déjà remarqué, un abaissement très accusé de la tension artérielle avec production de tachycardie. Ici il n'est possible d'invoquer ni une parésie vaso-motrice, ni une parésie cardiaque primitive ; l'immobilisation du sang dans tout le système porte, dans toutes les veines mésaraïques, équivaut encore à une hémorrhagie, de sorte que l'animal présente en même temps les signes d'une anémie profonde. — Les résultats de cette expérience sont réalisés en grande partie dans la *pyléphlébite*, dans toutes les *compressions de la veine porte*, à la dernière phase de la *cirrhose atrophique* où l'on observe souvent une chute considérable de la tension artérielle avec tachycardie, dans les *affections du cœur* arrivées à la décompensation, et à la période de *foie cardiaque* avec stase des veines intra-abdominales, l'hypotension artérielle fait de nouveaux progrès. C'est pour cela que la pratique du massage abdominal doit être conseillée de bonne heure.

A la période terminale de la cirrhose atrophique du foie, on observe parfois, du côté de la circulation générale, des accidents brusques (abaissement considérable de la tension artérielle, tachycardie, asthénie cardiaque) provoqués souvent par une thrombose de la veine porte ou d'une de ses branches mésaraïques, et les accidents circulatoires peuvent même faire croire à l'existence d'une complication cardiaque qui n'existe pas. Ainsi, dans une observation [1] (cirrhose atrophique avec thrombose d'une des veines mésaraïques), en l'absence d'hémorrhagies gastro-intestinales, fréquentes à la suite de l'obstruction de ces veines, les symptômes suivants ont été constatés : battements du cœur faibles, tumultueux et irréguliers avec pulsations avortées, pouls à 120, avec une température à 35°,8. On pense à une myocardite non confirmée du reste par l'examen nécroscopique, et la tachycardie est ensuite attribuée à l'hépato-toxémie. Sans nier l'influence de cette dernière cause, il semble d'après les expériences précédentes, que l'obstruction subite d'une des branches de la veine porte équivaut à une hémorrhagie, d'où abaissement de la tension artérielle avec ses conséquences. Du reste, à la période terminale des *cirrhoses atrophiques*, on observe souvent une hypotension artérielle très accusée, et divers auteurs parmi lesquels Murchison, ont insisté sur « l'affaiblissement de la circulation », sur l'existence de la tachycardie et de « *flutterings* » (battements du cœur en ailes d'oiseau) vers la fin des affections hépatiques. Ici, l'action réflexe dont on a beaucoup abusé ne peut être invoquée.

D'autre part, la paralysie expérimentale des nerfs splanchniques (par section de ces nerfs) détermine une telle surcharge sanguine dans les vaisseaux de l'abdomen, que la mort peut survenir rapidement par anémie cérébrale et comme s'il s'agissait d'une abondante hémorrhagie interne.

A la suite des grandes *opérations* pratiquées sur l'abdomen (ovariotomies, kystes, corps fibreux de l'utérus) on observe assez souvent une chute considérable et rapide de la tension artérielle (d'où symptômes souvent très graves, syncope mortelle), ou un affaiblissement progressif et continu de la pression avec tachycardie et même embryocardie. Il faut bien connaître ces faits pour pouvoir les prévenir et conjurer les accidents par l'emploi de tous les moyens destinés à relever la tension artérielle. Après une opération de cancer du péritoine et de l'ombilic, j'ai assisté à la

---

[1] Chuquet. *Soc. anat.*, 1878.

production des phénomènes suivants, comme si le nerf pneumogastrique
ou ses expansions terminales avaient été intéressées par l'acte opératoire :
tachycardie très accusée (160 à 170), abaissement considérable de la tension artérielle, parfois rythme embryocardique, bloc pneumonique gauche
sans fièvre (pneumonie du vague), et après un mois environ, mort due
à une véritable asystolie nerveuse.

Il a été établi par Marey que deux mécanismes différents président à
la production de la *tachycardie* avec hypotension sanguine : 1° quand le
cœur se vide facilement, auquel cas le pouls est ample, parce que l'ondée
ventriculaire reste la même ; 2° quand il s'emplit d'une manière impar-
aite, et alors le pouls est faible, sans amplitude, parce que l'ondée sanguine est moins abondante en raison de l'insuffisante réplétion du ventricule.

Voyons ce qui se passe dans la *tachycardie paroxystique*.

Cette affection, d'origine probablement bulbaire, est caractérisée par
des crises de tachycardie extrême pouvant porter le chiffre des pulsations
jusqu'à 250 et même 300 par minute. Pendant ces accès, on observe fréquemment des phénomènes de cyanose, de dilatation aiguë du cœur, des
battements embryocardiques, et si la mort est souvent subite, elle peut
encore survenir au milieu des phénomènes les plus accentués de collapsus cardiaque. Or, nous avons pu établir le traitement rationnel de cette
tachycardie en démontrant que « l'abaissement de la tension artérielle
constitue l'un des principaux dangers de la maladie ».

D'autre part, comme l'a fait remarquer Rommelaere, « l'accélération
du cœur n'implique pas nécessairement une augmentation du travail
utile de l'organe [1] », et j'ajoute que la tachycardie, lorsqu'elle devient
extrême, constitue par elle-même un grand danger. En effet, le rapprochement des révolutions cardiaques empêche à la fois la réplétion ventriculaire qui n'a pas le temps de se produire et l'expulsion du sang dans
le système artériel. C'est là un cercle vicieux d'où l'on ne peut faire
sortir le malade qu'en agissant directement sur la tension artérielle trop
abaissée.

Les deux symptômes — tachycardie et abaissement de la tension
artérielle — marchent presque toujours ensemble et sont souvent connexes. Lorsqu'on produit expérimentalement une abondante hémorrhagie sur un cheval, on constate une accélération de plus du double des
pulsations, et en même temps, un décroissement graduel de la pression
sanguine dans les vaisseaux. Marey qui reproduisit ces expériences,

---

[1] L'accélération cardiaque extrême. Bruxelles, 1888.

a également remarqué l'augmentation de la fréquence du pouls coïncidant exactement avec l'abaissement de la tension artérielle. Lorsque, dit-il, cette pression fut réduite de 15 centimètres à 5 1/2 centimètres de mercure, le pouls atteignit 150 par minute.

Dans la tachycardie paroxystique, on peut observer deux espèces d'*albuminuries* : l'une transitoire, peu abondante, d'origine bulbaire que j'ai observée, souvent en même temps qu'une glycosurie de même nature au début même des accès; l'autre plus durable, plus abondante, liée à un état congestif du rein produit par les troubles de la circulation et par l'abaissement extrême de la tension artérielle.

Dans la *morphinomanie*, il existe également deux sortes d'albuminuries : l'une due à l'action de la morphine sur le centre bulbaire; l'autre plus abondante, pouvant devenir permanente et aboutir à une sorte de mal de Bright morphinique. Elle est due aux modifications plus ou moins profondes que l'usage répété et continu de la morphine entretient dans la tension artérielle. Car il est démontré, comme je le disais dès 1883, que la morphine « amène la dilatation passive des artères et l'abaissement de la pression sanguine[1] ».

Lorsqu'il se produit une *intermittence vraie*, caractérisée par la suppression d'une révolution cardiaque, la pulsation qui suit immédiatement la suspension d'un battement, paraît toujours plus forte, c'est-à-dire plus ample que les autres. Elle n'est pas plus forte, comme le fait remarquer Marey, parce que pendant cette intermittence, l'écoulement sanguin a eu plus de temps pour se faire; le cœur n'est pas plus fort, mais il trouve moins d'obstacles devant lui; donc, la tension s'est abaissée, ce qui explique l'amplitude et la brusquerie plus grandes de la pulsation suivante. Les malades éprouvent souvent deux sensations différentes au moment d'une intermittence : d'abord une sensation *d'angoisse* très rapide coïncidant avec la suppression d'une contraction systolique, et qu'il ne faut pas confondre avec une sensation angineuse; ensuite, une sensation de *fausse palpitation* au moment où l'organe reprend ses mouvements.

Dans certains cas, *la chute trop rapide* de la tension artérielle devient, je le répète, un danger de syncope, et celle-ci est quelquefois mortelle. Dans les extirpations de grosses tumeurs abdominales, à la suite de la soustraction de grandes quantités de liquide ascitique, si l'on n'a pas soin de remplacer par un bandage suffisamment serré la pression exercée antérieurement sur les vaisseaux, on peut exposer les malades à des syncopes, et on voit presque toujours survenir, après ces opérations, un abaissement plus ou moins considérable de la tension artérielle et de la tachycardie

[1] Des angines de poitrine (*Rev. de méd.*, 1883). L'albuminurie des morphinomanes et l'action de la morphine sur la tension artérielle (*Soc. méd. des hôp.*, 9 mai 1890).

consécutive. Lauder-Brunton parle de syncopes par anémie cérébrale
survenant le matin après le réveil, probablement chez des vieillards
atteints d'hypertrophie prostatique et vidant leur vessie distendue ; il
en résulte une décompression trop rapide des vaisseaux auparavant comprimés et un abaissement subit de la pression intra-abdominale. Dans sa
thèse, Hosteing [1] cite plusieurs exemples de syncopes mortelles survenant par suite de grandes dérivations sanguines s'opérant brusquement
vers la cavité abdominale (faits de Vidal de Cassis en 1850, de Pittmann
en 1859, de Lawson-Tait et de Ory en 1874, de Challier de Grandchamps
en 1870, à la suite de l'ouverture de gros kystes de la rate, d'un kyste de
l'ovaire renfermant 25 litres de liquide, de l'opération de l'ovariotomie,
des accouchements, etc.). Du reste, Lauder-Brunton insiste sur la différence qui existe entre les artères intestinales et les artères musculaires
au point de vue de l'influence qu'elles subissent de la part du centre vaso-
moteur. L'excitation de ce centre détermine immédiatement la contraction
des artères intestinales, tandis que le calibre des artères musculaires ne
change pas, comme le prouve la rapidité avec laquelle le sang s'écoule
par ces derniers vaisseaux. A la suite d'une syncope provoquée par la
saignée du bras, Hunter a vu autrefois le sang, d'abord noir et veineux,
prendre subitement la coloration rouge du sang artériel au moment de la
perte de connaissance. Cela prouve que, pendant la syncope, la dérivation
circulatoire du côté des artères des membres fait passer rapidement le sang
de celles-ci dans les veines.

L'*action médicamenteuse* sur la tension artérielle peut être très différente suivant les doses. Tel agent augmente cette tension à dose thérapeutique ou modérée, et l'abaisse à dose toxique ou exagérée, et réciproquement. Ainsi, comme on le verra plus tard, une chaleur *modérée*
produit la dilatation des vaisseaux et l'hypotension, tandis que la chaleur *excessive* contracte ces mêmes vaisseaux et amène l'hypertension.
L'alcool, l'atropine, le chloral, la quinine, produisent des effets contraires suivant la dose employée. L'atropine à faible dose, accélère le cœur
et élève la tension artérielle ; à haute dose, elle ralentit le cœur et
abaisse la tension (Meuriot, 1868). La muscarine, son antagoniste, ralentit
le cœur à petite dose et abaisse la tension artérielle ; elle élève celle-ci et
accélère les pulsations à haute dose. L'opium élève parfois la tension
au début, et dans certains cas d'intoxication morphinique aiguë, on peut
croire aussi à une hypertension vasculaire si l'on se base sur la force
apparente du pouls. A ce sujet, Marey raconte n'avoir jamais senti un
pouls plus fort en apparence que celui d'un malade succombant à un

[1] LAUDER-BRUNTON. *Traité de pharmacologie*, 1888. — HOSTEING. *Thèse de Paris*, 1887.

empoisonnement par l'opium. Mais, qu'on ne s'y trompe pas : il y a une différence très grande entre l'ampleur du pouls et sa force, et on observe souvent un pouls ample, mais dépressible, à la suite d'hémorrhagies très abondantes. Un pouls *fort* est résistant au doigt, il n'est pas facilement dépressible, il est en relation directe avec l'énergie de la contraction ventriculaire et le resserrement des vaisseaux périphériques ; un pouls *ample* se laisse facilement déprimer, il coïncide souvent avec la faiblesse des systoles cardiaques, il est en relation directe avec l'état de la circulation artérielle, avec la perméabilité ou la dilatation des artérioles périphériques et du système capillaire.

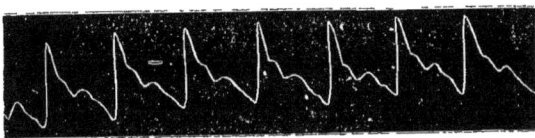

Fig. 1. — Pouls modifié par l'opium (Lorain).

A une époque déjà bien lointaine où l'on pratiquait des émissions sanguines abondantes dans les maladies aiguës, les anciens étaient enchantés lorsqu'ils voyaient, après plusieurs saignées, le pouls prendre une amplitude plus grande. Ils en concluaient qu'auparavant « les forces étaient opprimées » et que la soustraction du sang les « avait mises en liberté ». Or, l'amplitude du pouls est en raison directe de l'abondance des ondées sanguines et en raison inverse des résistances périphériques.

Il résulte de l'action physiologique de la *digitale* sur les divers éléments de l'appareil circulatoire, que la période diastolique est allongée par excitation du pneumogastrique, d'où réplétion sanguine plus complète du cœur central ; la contraction ventriculaire est plus énergique par excitation du myocarde et du grand sympathique, d'où pénétration d'une plus grande quantité de sang dans la circulation périphérique ; enfin, la constriction vasculaire contribue, avec l'action du pneumogastrique, à ralentir le pouls. Pour quelques auteurs (Sanders en 1812, Laennec, Dybkowski et Pélikan), ce ralentissement serait toujours secondaire à une accélération primitive du pouls. Le fait n'a jamais été bien démontré, il s'explique probablement par le renforcement digitalique de pulsations cardiaques auparavant trop faibles pour se faire sentir jusqu'au pouls radial, et ce qui tend à prouver au contraire l'existence d'un ralentissement *initial* du cœur, c'est l'action du médicament sur la tension artérielle. Celle-ci au début de son administration, augmente notablement par suite de la constriction vasculaire ; puis au moment de l'action diurétique, la tension artérielle s'abaisse en même temps que les parois artérielles se relâchent, ainsi que l'ont démontré les nouvelles expériences de Lauder-Brunton, Power et Pye. Lorsque la digitale est prescrite inconsidérément, même à dose normale mais prolongée, dans le rétrécissement aortique bien compensé, c'est-à-dire dans une maladie caractérisée le plus souvent par la lenteur de la systole ventriculaire, le médicament devient assez promptement complice de la maladie et il finit par déterminer un abaissement plus ou moins considérable de la tension artérielle, par le mécanisme suivant : La digitale augmente outre mesure la durée de la systole, et elle peut aussi bien abaisser la pression sanguine qu'un médicament qui, en paralysant le cœur, empêche le ventricule de chasser complètement le sang dans l'aorte ; car, si ce ventricule reste en partie contracté pendant la diastole, il ne pourra pas recevoir tout le sang qui lui est destiné. Telle est l'explication de l'action parfois paradoxale du médicament sur la tension vasculaire [1]. Le même fait se produit dans l'insuffisance aortique bien compensée et caractérisée toujours par l'allongement de la pause diastolique. Celle-ci augmente encore par l'administration intempestive et prolongée de la digitale, d'où réplétion ventriculaire trop abondante, diminution de durée de la systole, insuffisance du débit aortique, abaissement consécutif de la tension artérielle. Lorsque la digitale est prescrite à dose toxique et d'une façon trop continue, alors ses effets physiologiques sont comme renversés : affaiblissement considérable de l'action systolique, abaissement énorme de la tension artérielle, tachycardie, asystolie et mort. Nouvel exemple des effets différents obtenus par le même médicament à doses thérapeutiques ou toxiques.

Parmi les médicaments qui diminuent la tension artérielle et qu'il faut se garder d'employer dans tous les cas où celle-ci est abaissée, il faut citer les nitrites (nitrite d'amyle, nitrites de sodium ou de potassium, tétranitrate d'érythrol, nitroglycérine, etc.), les iodures, et peut-être la pilocarpine, l'arsenic à haute dose, et les sels de potasse. N'oublions pas aussi que dans l'intoxication par le chloral, ou chez les cardiopathes qui abusent de ce médicament, le rythme embryocardique est parfois observé. La muscarine, antagoniste de l'atropine, qui produit l'œdème aigu du poumon, agit surtout sur la tension de la petite circulation qu'elle augmente d'une façon considérable.

Parmi les agents médicamenteux ou autres ayant pour effet d'augmenter la tension artérielle, soit en agissant directement sur la contractilité vasculaire, soit en excitant les centres vaso-moteurs, il convient de citer : les médicaments toni-cardiaques, le chlorure de potassium, l'acide tannique,

[1] LAUDER-BRUNTON (loc. cit.). — H. HUCHARD (Traité de thérapeutique appliquée, fascicule X et XI, Paris, 1896-1897).

l'ergot de seigle, la strychnine, les sels de cuivre et de zinc ; puis, les sels de baryum, de calcium, de strontium, peut-être de lithium. Le chloral contracte les vaisseaux, puis les dilate. La vératrine, l'alcool excitent les vaso-moteurs pour les paralyser ensuite. Le bromure de potassium agit surtout sur la contraction vasculaire lorsqu'il est appliqué localement, et son action vaso-constrictive serait douteuse en ingestion stomacale (Lauder-Brunton).

### SYMPTÔMES, PATHOGÉNIE DE L'EMBRYOCARDIE ET DE L'HYPOTENSION ARTÉRIELLE

I. SYMPTOMATOLOGIE DE L'EMBRYOCARDIE. — A l'état normal, le premier bruit du cœur est sourd, prolongé, profond ; le second bruit est bref, clair, court, souvent éclatant, superficiel. Entre les deux, existe le petit silence ; après le second bruit, le grand silence qui est une sorte de pause et de repos du cœur.

Lorsque les battements cardiaques sont accélérés, lorsqu'il y a simplement tachycardie, la même différence de timbre et d'intensité des deux bruits se maintient le plus souvent, et dans les cas d'accélération cardiaque, même extrême, les deux bruits sont toujours distincts par le timbre ; la durée du grand silence diminue[1] dans les mêmes proportions que celle du petit silence. La preuve que la tachycardie diffère essentiellement de l'embryocardie, c'est que cette dernière peut exister avec 120 pulsations et la première se montrer sans embryocardie avec 150 pulsations.

Dans le *goitre exophtalmique*, les crises de palpitations ou d'accélération cardiaque élèvent souvent les pulsations jusqu'au nombre de 140 et même 160. Il ne faut pas en conclure à l'existence de l'embryocardie, et on ne formulera pas un pronostic grave, puisqu'il ne s'agit que d'une tachycardie simple. Mais, parfois, à la dernière période de cette maladie, l'embryocardie peut apparaître avec ses trois caractères, ce qui nous a permis deux fois d'annoncer la mort à brève échéance.

Voici les trois caractères de l'embryocardie :

1° Accélération des battements du cœur, ou tachycardie ; 2° simili-

---

[1] OZANAM (*La circulation et le pouls*, Paris, 1886) semble avoir connu le rythme embryo-cardique, et il désigne sous le nom d'*apausie* (ἀ privatif, παῦσις, repos), « l'état du cœur où il bat sans repos ni relâche, mais avec régularité ; on ne distingue alors que deux périodes dans son évolution : systole et diastole ; les silences ont presque disparu à l'auscultation, ou du moins le grand silence est devenu aussi court que le petit ». D'après cet auteur, l'étiologie est celle-ci : irritation du grand sympathique ou paralysie du pneumogastrique ; fièvres graves, affections cérébrales et mentales, affections cardiaques arrivées à leur période ultime. Mais il ne cite pas les observations de Stokes qu'il paraît ignorer.

tude de timbre et d'intensité des deux bruits ; 3° égalisation en durée des deux silences.

Pour que ce syndrome existe réellement, la réunion de ces trois phénomènes est indispensable. Lorsque l'un d'eux est absent, il s'agit alors d'une *fausse* embryocardie. Mais il faut se garder de confondre la tachycardie et les palpitations. Celles-ci correspondent à un phénomène subjectif, elles sont en rapport avec l'énergie de la contraction ventriculaire, et cette phrase fait bien comprendre la différence clinique qui les sépare : On peut avoir de la tachycardie sans palpitations, et des palpitations sans tachycardie.

Le syndrome embryocardique peut être *transitoire*, ce qui indique un pronostic déjà sérieux ; *permanent*, persistant sans modification apparente pendant plusieurs jours, il devient d'un pronostic souvent mortel. Il peut être *incomplet*, quand le grand silence, quoique très abrégé, reste plus long que le petit ; ou il est *complet*, ce qui n'a pas besoin de définition. Dans quelques cas extrêmement graves, le premier bruit a complètement disparu, et l'on n'entend plus que le second bruit très atténué : c'est l'embryocardie *à un temps* qui pourrait bien être l'embryocardie « dissociée » sans tachycardie. — Le pouls est ordinairement très fréquent, s'élevant jusqu'à 140, 160 pulsations, et même davantage. Parfois cependant, il *paraît* moins fréquent, quoique les battements cardiaques soient très accélérés, ce qui indique un cœur affaibli, au point qu'il est devenu incapable de faire sentir toutes ses contractions jusqu'à la périphérie du système circulatoire. Le plus souvent, le pouls radial est faible, tremblotant, ondulant ; il présente quelques irrégularités ou intermittences, puis il devient filiforme, insensible et peut même disparaître.

On observe en même temps des phénomènes de stase sanguine dans les viscères et la périphérie : engouement pulmonaire, congestion hépatique, albuminurie par hypérémie rénale, etc. Il s'agit là de congestions passives que l'on remarque également à la peau : face cyanosée ou d'une pâleur cireuse ; extrémités livides, bleuâtres et froides ; au niveau des articulations et sur le trajet des membres, sugillations d'un rouge sombre et bleuâtre témoignant ainsi d'un profond ralentissement dans la circulation périphérique et centrale. En même temps, la température de l'aisselle s'abaisse, quoique la température rectale puisse rester élevée.

A une période plus avancée, on observe des irrégularités, des faux pas du cœur ; il existe un défaut de concordance entre l'accélération des battements de ce dernier et l'*apparente* lenteur des pulsations radiales. Puis, le second bruit diminue progressivement d'intensité jusqu'à disparaître, comme peut également disparaître le premier bruit ; les urines rares d'abord, se suppriment ensuite, et le malade meurt, soit subitement, soit rapidement au milieu de symptômes asphyxiques (collapsus cardiaque *rapide*), soit lentement par une sorte de déchéance progressive et continue de tout l'appareil cardio-vasculaire (collapsus cardiaque *lent*). Il est utile d'ajouter que ce syndrome est un accident assez rare, et qu'il indique un abaissement *extrême* de l'artério-tension.

II. Pathogénie de l'embryocardie. — Bernheim, qui a insisté en 1882 sur une *forme cardiaque* de la fièvre typhoïde, forme clinique bien décrite dans la thèse de son élève Willaume en 1887, attribue certains accidents circulatoires à l'action typhique, non pas toujours sur le myocarde, mais sur le nerf pneumogastrique et sur l'innervation cardiaque. Cette opinion est conforme à la vérité. On a beaucoup abusé de la myocardite aiguë dans les fièvres et surtout dans la fièvre typhoïde ; on n'a pas assez remarqué que cette myocardite, trop facilement diagnostiquée dans ces maladies, disparaît bien facilement avec la convalescence... Le bacille d'Eberth et ses toxines ne doivent pas impressionner seulement le myocarde, et d'après les phénomènes observés, ils doivent plus souvent agir sur les nerfs cardiaques, soit en produisant leur inflammation ou leur simple hyperémie, soit en déterminant sur eux de simples troubles fonctionnels. C'est là une question importante sur laquelle j'ai insisté [1]. Le poison typhique agit à la façon de la digitale et des acides biliaires qui ralentissent le cœur par irritation de son centre nerveux modérateur, ce qui explique la lenteur relative du pouls dans la dothiénentérie. Mais, de même que la digitale à dose toxique détermine au contraire l'accélération du pouls, de même aussi le poison typhique, à dose exagérée, peut produire l'accélération paralytique du cœur. Cette théorie paraîtrait presque confirmée par les résultats de la thérapeutique, en raison même des dangers ou de l'insuccès de la digitale souvent constatés dans cette forme cardiaque ; car alors le médicament agirait dans le sens même de la maladie. La chose est possible, et j'ai vu un dothiénentérique chez lequel les accidents ont semblé beaucoup s'aggraver par l'emploi de la digitale.

Cependant, la théorie exclusivement nerveuse n'est pas applicable à tous les faits ; car, si les observations sur lesquelles elle s'appuie notent l'absence d'altération du myocarde, elles ne font aucune mention des lésions artérielles de la fièvre typhoïde dont l'existence a été souvent démontrée. L'examen microscopique du myocarde chez le sujet de la pre-

[1] Signes d'affaiblissement du cœur dans les fièvres (*Soc. méd. des hôp.*, 8 juin 1894). — Complications cardiaques dans la fièvre typhoïde (*Soc. méd. des hôp.*, 27 juillet 1894).

mière observation, a fait voir que, pour une *faible* lésion du myocarde, il y avait une altération *profonde* des artères cardiaques.

Voilà donc un danger signalé : il existe du côté du cœur, et cela non seulement dans la fièvre typhoïde, mais aussi dans les pyrexies, notamment dans la variole où nous l'avons constaté, dès l'année 1870.

Mais *le danger n'est pas seulement au cœur central, atteint de myocardite, il est au cœur périphérique ;* il est dans les vaisseaux, dans l'abaissement souvent énorme de la tension artérielle, phénomène dû sans doute à un trouble profond de l'innervation vaso-motrice (ce qui concilie deux opinions en apparence opposées).

Or, rappelons-nous que la fièvre typhoïde a une tendance marquée à s'accompagner de la diminution de la pression vasculaire. Celle-ci, mesurée à l'aide du sphygmomanomètre, peut s'abaisser au chiffre de 12 centimètres de mercure, et même de 8 et de 7 centimètres, surtout dans les formes adynamiques, alors que chez l'homme sain la pression moyenne est représentée par 16 à 18 centimètres. Dans ces cas, on croit trop souvent à une complication cardiaque, à une « myocardite typhique » qui n'existe pas, et l'on porte son action thérapeutique exclusivement sur le cœur, alors qu'il faudrait surveiller les vaisseaux et leur innervation. Que de maladies dites « cardiaques » et qui sont vasculaires !

Pour démontrer que l'embryocardie est, à la fois, un symtôme *cardiaque* et *vasculaire*, il suffit de rappeler ce que représentent les deux bruits du cœur.

La force du premier *dépend de la vigueur de la contraction systolique ;* la force du second *correspond à l'état de la tension artérielle.* D'où il résulte que l'affaiblissement de ces deux bruits signifie : d'une part, diminution de l'énergie contractile du cœur ; d'autre part, abaissement de la tension dans le système artériel. On arrive donc par la clinique à savoir que dans l'embryocardie, le fonctionnement du cœur et des vaisseaux est troublé à la fois. L'anatomie pathologique en fournit la démonstration, puisqu'elle permet de constater presque toujours les lésions du myocarde et celles d'une artérite plus ou moins généralisée.

Mais, tout cela n'explique pas encore la production du rythme fœtal des bruits du cœur. Voici l'interprétation que j'en donne :

Si le cœur est réglé par un frein *central* et *nerveux* (nerf pneumogastrique), il possède encore aux confins du système circulatoire, un autre frein *périphérique* et *vasculaire*, représenté par la contractilité artérielle. Celle-ci vient-elle à diminuer, ou même à presque disparaître par le fait de la maladie ? Le cœur alors, suivant une loi de Marey, se contracte d'autant plus vite que les résistances périphériques sont moindres ; livré

à lui-même, il bat à la dérive; ses contractions s'affaiblissent, se rapprochent, se précipitent, et les symtômes d'asphyxie ou de cyanose se
produisent avec d'autant plus de facilité que le moteur central a une
fibre plus molle et plus altérée.

Grasset admet une « embryocardie dissociée », c'est-à-dire sans tachycardie. Je ne nie pas le fait, parce qu'il émane d'un excellent clinicien,
mais j'avoue qu'il ne m'a pas été donné de le constater. Voici l'explication
qu'il donne du rythme embryocardique, explication un peu différente de
la nôtre :

« Quel est, dit-il, physiologiquement le fait essentiel du rythme fœtal ?
C'est le retard du deuxième bruit. Au fond, les contractions se succèdent
régulièrement. Mais, ce qui prolonge le petit silence, ce qui en fait l'égal
du deuxième silence, c'est le retard du deuxième bruit. Or, le deuxième
bruit n'est, pour ainsi dire, pas cardiaque ; il est dû au claquement des
valvules artérielles. De quoi dépend ce claquement? Bien peu du cœur,
surtout des vaisseaux, du reflux du sang dans le sens centripète. Et quel
est l'agent du reflux du sang? C'est l'élasticité artérielle. Donc, ce retard
du deuxième bruit voudrait dire diminution dans l'élasticité artérielle. —
Dans l'embryocardie complète, que se passe-t-il ? Il y a là à la fois tachycardie et rythme fœtal : la tachycardie, c'est le cœur ; le rythme fœtal, ce
sont les artères. Tachycardie et rythme fœtal sont donc tous les deux des
signes d'hypotension. Mais, il y a deux éléments de tension : le cœur et
les vaisseaux [1]. »

Cette explication, sans doute ingénieuse, s'appuie sur un fait qui est
loin d'être démontré : le prolongement du petit silence. Or, tout fait supposer une diminution de durée du grand silence, ou *tachydiastolie*. Dans
l'hypertension artérielle au contraire, la durée du grand silence augmente,
jusqu'à produire le phénomène opposé à celui du rythme fœtal : la *bradydiastolie*, qui sera étudiée plus tard.

III. HYPOTENSION ARTÉRIELLE MODÉRÉE. — Elle est caractérisée par les
signes suivants : pouls faible, mou et dépressible, le plus souvent dicrote ;
ou encore pouls à la fois ample et dépressible, s'affaissant facilement sous
le doigt avec une ondée sanguine plus ou moins rapide ; *tendance à la
tachycardie ;* affaiblissement du premier bruit du cœur, diminution du
second bruit diastolique de l'aorte à droite du sternum, pouvant coïncider
avec une accentuation du second bruit de l'artère pulmonaire à gauche du
même os (dans les cas où la tension est surélevée dans la petite circulation) ;
faiblesse du choc précordial ; tendance aux congestions veineuses, etc.

[1] L'embryocardie dissociée; rythme fœtal sans tachycardie (*Clin. méd.*, 1892).

Le dicrotisme du pouls qui existe à l'état normal et qui, à l'état
pathologique, est en rapport avec l'abaissement de la tension artérielle,
était déjà connu de Galien qui l'expliquait par les vibrations produites

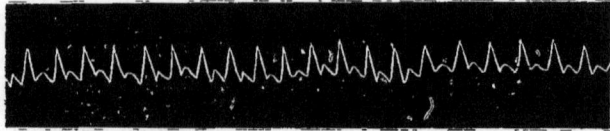

Fig. 2. — Hypotension artérielle modérée avec tachycardie et dicrotisme.

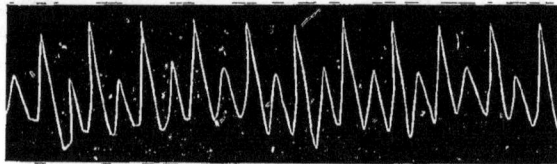

Fig. 3. — Hypotension artérielle avec tachycardie et hyperdicrotisme.
(Péricardite sèche de la base.)

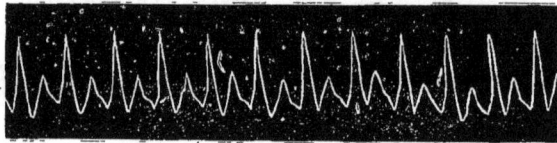

Fig. 4. — Hypotension artérielle avec tachycardie et tendance au tricrotisme
pour quelques pulsations.

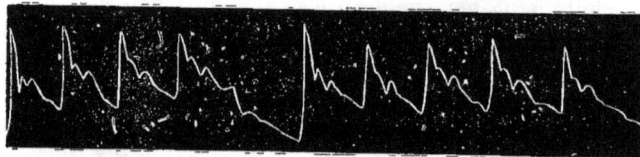

Fig. 5. — Hypotension arterielle avec polycrotisme.

(Dans ces quatre tracés et surtout dans les trois derniers, l'hypotension artérielle est presque exclusivement
d'origine artérielle, le cœur ayant conservé sa force contractile.)

dans les parois de l'artère par l'afflux sanguin. Ce qui prouve qu'il est
en rapport avec l'hypotension artérielle, c'est son absence fréquente
dans l'athérome où la tension sanguine est élevée et où l'élasticité du
vaisseau a presque disparu, c'est encore sa disparition par la compres-

sion de l'aorte ou des artères fémorales élevant momentanément cette tension. Il y a plusieurs degrés dans le dicrotisme, et les quatre figures précédentes (p. 26) montrent des pouls dicrote, hyperdicrote ou polycrote.

Parmi les signes énumérés se trouve la tendance à la tachycardie. Le mot « tendance » signifie que cette tachycardie n'est pas une règle absolue, les lois de Marey se trouvant parfois en défaut. Les voici :

1° *Tout ce qui accroît ou diminue la force qui pousse le sang du cœur vers la périphérie, fait varier dans le même sens la vitesse du sang et la tension artérielle;*

2° *Tout ce qui accroît ou diminue les résistances que le sang éprouve à sortir des artères, fera varier la vitesse et la tension artérielle en sens inverse l'une de l'autre.*

Cela veut dire que la force du cœur accrue se traduit par un accroissement de la vitesse et de la tension, qu'une diminution de la force du cœur fera diminuer à la fois la vitesse du sang et la tension. Cela veut dire encore qu'en comprimant une artère, c'est-à-dire en augmentant les résistances périphériques, on y élève la tension et on y diminue la vitesse (fig. 6); et qu'en produisant une hémorrhagie artérielle, on obtient un abaissement de la tension et un accroissement de la vitesse.

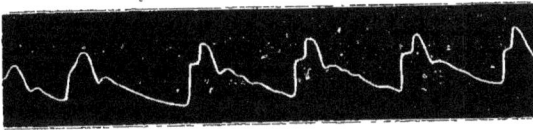

Fig. 6. — Effets de la compression de l'aorte : diminution du dicrotisme descendant, production du dicrotisme ascendant (ou anacrotisme), ralentissement du pouls, élévation de la tension artérielle.

En clinique, ces lois sont parfois en défaut, et dans une maladie où la tension artérielle est très élevée, dans la néphrite interstitielle, la tachycardie est fréquente. Il sera bientôt question de ce fait paradoxal en apparence. Mais, il importe encore de faire remarquer que l'action mécanique ne doit pas être seule invoquée dans tous les cas, et que l'action nerveuse joue un rôle qu'on aurait tort de négliger. Quand l'élévation de la tension artérielle est due à la contraction vasculaire, elle a pour effet d'exciter les pneumogastriques et de ralentir le pouls ; mais, il ne faut pas oublier que la section ou la paralysie des nerfs vagues accélère le pouls et fait monter la pression sanguine, et il en résulte que l'augmentation de cette tension produite par la contraction des artérioles cesse de ralentir le pouls dès que les nerfs pneumogastriques sont paralysés (Lauder-Brunton).

D'autre part, Broocke et Hopwood ont constaté que l'application du bandage d'Esmarch sur le membre inférieur amène toujours une augmentation dans le nombre des battements du cœur. Cependant, d'après une loi de Marey, lorsque la pression artérielle augmente, le cœur doit battre plus lentement [1]. A ce sujet, l'explication suivante a été donnée : « Le cœur bat plus rapidement, quand la différence de pression qui existe normalement entre la tension veineuse et la tension artérielle diminue, c'est-à-dire lorsque la pression du cœur droit augmente. L'inverse a lieu quand le cœur droit bat plus lentement. » Ce qui le prouve, c'est la production de la tachycardie dans la sténose mitrale, quand le cœur droit est engorgé ; et dans la compression des membres, si le pouls devient plus fréquent, c'est parce que la pression du cœur droit augmente plus que celle du cœur gauche, et que la différence normale entre les pressions artérielle et veineuse diminue [2].

Arloing a démontré expérimentalement que les modifications de la pression dans le trajet d'une artère ou dans le bout périphérique ne sont pas rigoureusement l'inverse de celles de la vitesse. Déjà, Chauveau et Lortet avaient remarqué que la vitesse et la pression sanguine augmentent beaucoup dans une carotide pendant que l'on comprime l'artère du côté opposé. C'est sans doute parce que le trop-plein s'écoule par la carotide opposée et au besoin par les nombreuses collatérales, et la tension artérielle ne doit être liée en sens inverse à la vitesse que pour les artères terminales (artères pulmonaires et cérébrales).

Ayant constaté la chute de la pression pendant la constriction vasculaire, Arloing explique le fait par l'établissement d'une circulation collatérale plus active en amont du point où l'on interroge la vitesse et la tension artérielle. Enfin, pendant l'excitation du sympathique, il y a d'abord accumulation sanguine en arrière des capillaires contractés ; puis, « par une action nerveuse réflexe qui puise son stimulus dans un excès de pression à l'entrée des branches collatérales, celles-ci se dilatent et laissent échapper par leurs ramuscules terminaux une partie du sang accumulé sous pression dans le tronc principal [3] ».

On a pensé pendant longtemps que les tracés sphygmographiques pouvaient renseigner exactement sur l'état de la tension artérielle.

---

[1] MAREY (Loc. cit., p. 324). — BROOCKE et HOPWOOD (Journal of anat. and phys., 1877).
[2] OZANAM. La circulation et le pouls, Paris, 1886.
[3] S. ARLOING. Rapports de la pression à la vitesse du sang dans les artères (Arch. de phys., 1889).

Le plus souvent, il n'en est rien, et la sphygmographie ne donne que des indications vagues et peu précises. Cependant, lorsque le tracé du pouls présente une ligne d'ascension peu élevée et se rapprochant de la verticale. avec une ligne de descente marquée par le ressaut du dicrotisme, il indique (fig. 2) un état d'hypotension *modérée*. Quand celle-ci est beaucoup plus accusée, le tracé du pouls, sans être absolument caractéristique, présente un aspect très reconnaissable, et le dicrotisme est tel qu'il paraît représenter sur la ligne d'inscription comme une seconde pulsation (fig. 3), un peu atténuée (pouls *hyperdicrote*).

Voici quatre tracés où l'hypotension est à la fois d'origine cardiaque et vasculaire.

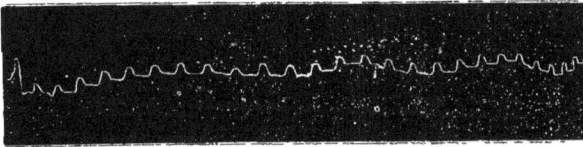

Fig. 7. — Hypotension artérielle *modérée*.

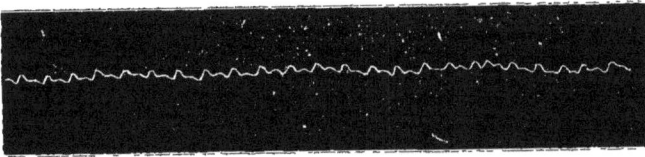

Fig. 8. — Hypotension artérielle avec embryocardie commençante.
(Convalescence de fièvre typhoïde.)

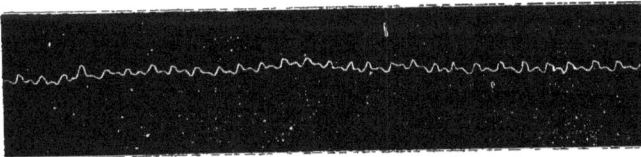

Fig. 9. — Hypotension artérielle avec embryocardie confirmée et quelques irrégularités cardiaques. (Convalescence de fièvre typhoïde.)

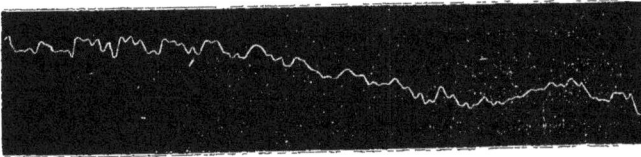

Fig. 10. — Hypotension extrême avec embryocardie et arythmie. (Période ultime.)

Dans ces quatre tracés, l'hypotension est à la fois d'origine cardiaque et vasculaire, par affaiblissement du myocarde et de la contractilité artérielle.)

Lorsque la tension artérielle s'abaisse *subitement* sous l'influence d'une très abondante et rapide hémorrhagie par exemple, d'une saignée extrêmement copieuse, le pouls (pouls hémorrhagique) peut prendre une amplitude très grande avec ligne d'ascension brusque et accentuation du dicrotisme. Les figures suivantes que nous reproduisons, sont très instructives à cet égard [1].

Le premier tracé a été pris sur une femme de 27 ans aussitôt après l'accouchement (fig. 11) ; dans la journée, il se fait une hémorrhagie

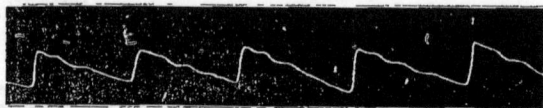

Fig. 11. — Après l'accouchement.

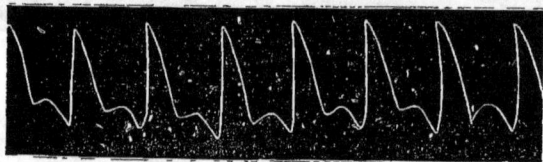

Fig. 12. — Après l'accouchement, et après une abondante hémorrhagie.

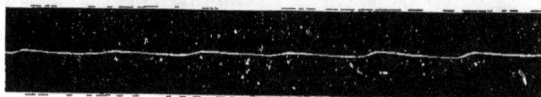

Fig. 13. — Après l'accouchement et après une très abondante hémorrhagie
(deux à trois litres).

très abondante, et le lendemain, le pouls offre l'apparence que l'on voit (fig. 12). Chez une autre femme, vingt-quatre heures après un accouchement, le pouls devient petit, faible, peu perceptible, et analogue à celui que nous retraçons (fig. 13) à la suite d'une hémorrhagie excessive (2 à 3 litres de sang). Il s'agit ici d'un phénomène important d'*adaptation artérielle* à son contenu, et il explique pourquoi l'abaissement de la tension artérielle paraissait d'abord plus considérable après une première saignée qu'après les suivantes, lorsque l'on soumettait autrefois les malades atteints de rhumatisme articulaire à la pratique des « saignées coup sur coup ».

[1] LORAIN. Etudes de médecine clinique. Le pouls. Paris, 1870.

Dans le cours de rhumatismes articulaires aigus et fébriles à sueurs très copieuses, le pouls prend quelquefois les caractères du pouls hémorrhagique (pouls fréquent, ample, dicrote, à montée très verticale) comme on le voit (fig. 14).

On observe une grande différence dans tous ces tracés, et cependant ils indiquent tous (sauf la figure 11) une tension vasculaire plus ou moins

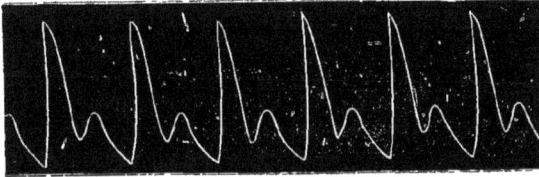

.Fig. 14. = Pouls ample du rhumatisme avec sueurs copieuses.

amoindrie. Pourquoi, dans certains cas, observe-t-on une grande ampleur de la pulsation avec ligne d'ascension haute et verticale (fig. 1, 3, 4, 5, 12, 14), tandis que dans d'autres (fig. 7 à 10), cette même ligne d'ascension est beaucoup moins accusée, à peine apparente (comme dans la figure 13)? C'est parce que, pour les premiers tracés, la systole cardiaque n'avait pas encore perdu sa force, c'est parce que la chute de la tension a été subite, et que le système vasculaire n'avait pu encore s'*adapter* à son contenu, ce qui a eu le temps de se produire pour les cas représentés par les autres tracés.

## SPHYGMOMANOMÉTRIE. — SPHYGMOMANOMÈTRES

La palpation du pouls avec le doigt et la sphygmographie peuvent bien renseigner sur l'état de la tension artérielle, mais nullement sur sa mesure. Pour cette dernière constatation, il faut faire usage d'appareils particuliers : les sphygmomanomètres.

La *sphygmométrie*, c'est-à-dire la mesure de la tension artérielle, n'a été usitée pendant longtemps qu'en physiologie. C'est Hales, le premier, qui eut l'idée de mesurer la pression sanguine sur la carotide d'un cheval. On connaît les manomètres de Faivre et de Poiseuille, l'hémomètre de Magendie, les appareils de Marey, Chauveau, Ludwig, Setschenow, etc. Il n'y a pas lieu de les exposer ici, puisqu'il s'agit d'appareils de physiologie. Ceux qui vont être décrits, au nombre de sept (appareils de Basch, Potain, Verdin, Bloch) peuvent être employés dans la clinique journalière.

1° *Premier sphygmomanomètre de Basch*. — Ce sphygmomanomètre est abandonné. Il se compose d'un manomètre à mercure, à deux branches (*m*), en communication

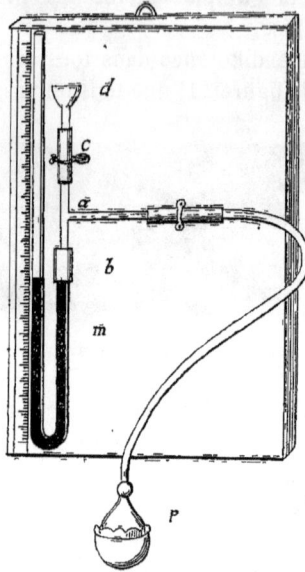

Fig. 15.

au moyen d'un tube en caoutchouc rempli d'eau, avec la pelote (*p*) destinée à être appliquée sur l'artère. En *a*, se trouve un tube en T communiquant avec le mano-

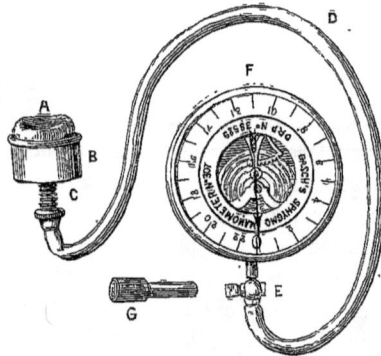

Fig. 16.

mètre par l'anneau *b* et par le caoutchouc *c* avec l'entonnoir de verre *d*, entonnoir que l'on peut séparer par un robinet, de l'appareil rempli d'eau (fig. 15).

2° *Second sphygmomanomètre de Basch*. — Il se compose d'un manomètre métallique F communiquant à l'aide d'un tube en caoutchouc D avec la pelote A. Cette pelote, ici, est représentée à l'état d'affaissement.

Pour se servir de l'appareil, il faut avoir introduit, au préalable, de l'eau dans le tube D. Pour cela, on ouvre un petit robinet E avec une clé mobile G, et dès que l'eau a suffisamment distendu l'ampoule, on ferme ce robinet. (Ce liquide une fois introduit peut y rester longtemps et l'on n'a besoin d'en remettre que lorsque l'ampoule s'est de nouveau affaissée, et forme une surface concave au lieu d'une surface convexe.) La pelote est renfermée dans une enveloppe métallique B, mobile à l'aide du ressort C. Pour se servir de l'instrument, on prend la tige du petit tambour métallique auquel est fixée la pelote, et on appuie sur elle jusqu'à ce que le doigt fixé au-dessous de l'appareil, sur l'artère radiale, ne sente plus de battements. Il faut se rappeler qu'avec cet appareil, la tension artérielle normale est représentée par les chiffres 11 à 16 pour la tension radiale, et par celui de 9 à 12 pour la temporale. L'exploration de cette dernière est préférable; car, l'artère repose sur un plan plus résistant, elle est plus superficielle, et elle est peu séparée du doigt par les tissus environnants (fig. 16).

3° *Sphygmomanomètre de Potain.* — Il se compose d'une ampoule en caoutchouc A, d'un tube de transmission B, d'un tube supplémentaire C avec son robinet, d'un manomètre E. J'ai ajouté une poire en caoutchouc D, que l'on adapte sur l'ajustage C' lorsqu'on veut se servir de l'appareil, et qui est destinée à faire pénétrer l'air dans les deux tubes C et B. L'ampoule A est en caoutchouc; la partie qui doit être appliquée sur l'artère est en caoutchouc plus mince et moins résistant.

Avant de se servir de l'instrument, on insuffle de l'air dans les tubes B et C au moyen de la poire en caoutchouc D que l'on presse entre les mains après avoir au préalable ouvert le robinet du tube C. Quand, sous l'influence de cette injection d'air, l'aiguille du manomètre est arrivée à 4 ou 5 divisions du cadran, on ferme le robinet du tube C. Alors, l'ampoule gonflée par l'air est suffisamment résistante, et l'on applique le sphygmomanomètre sur l'artère radiale. Voici son mode d'application:

L'avant-bras est d'abord placé horizontalement et dans la demi-pronation, avec la main pendante vers le bord cubital. Puis, on place l'ampoule A, par sa partie mince, sur l'artère radiale, en ayant soin de l'appliquer dans le sens de son grand axe, correspondant à la direction du vaisseau. On met l'index de la main gauche sur la radiale immédiatement au-dessous de l'ampoule, de façon à bien sentir les pulsations de l'artère, et le médius au-dessous du doigt indicateur de façon à effacer complètement l'artère et à empêcher la récurrence palmaire. Les choses étant ainsi disposées, on commence à mesurer le degré de la tension artérielle. Pour cela, l'indicateur de la main droite qui tenait l'ampoule sur l'artère appuie progressivement sur cette ampoule, jusqu'à ce que le doigt indicateur gauche, appuyé sur la radiale, ne sente plus les battements de l'artère. Le moment précis de la disparition de ces battements est celui où l'on doit lire sur le cadran du manomètre la mesure exacte de la tension. L'état normal est mesuré par les chiffres 16 et 18; au-dessous de ce chiffre, il y a de l'hypotension artérielle; au-dessus, de l'hypertension (fig. 17).

(Une des maladies qui présente parfois une faiblesse très accusée de tension artérielle est la *fièvre typhoïde*, et c'est ainsi qu'on a vu l'aiguille du sphygmomanomètre descendre jusqu'à 7 ou 8 divisions. Les maladies qui s'accompagnent de la tension artérielle la plus élevée sont l'*artério-sclérose*, la *néphrite interstitielle*, et c'est ainsi que l'on constate parfois le chiffre de 28 à 30.)

Quand on ne se sert plus de l'instrument, il est bon d'ouvrir le robinet du tube C,

II. Huchard. — Maladies du cœur, 3° édition. 3

afin de faire sortir l'air de l'appareil, et de ne pas laisser l'ampoule dans un état de distension continuelle, qui pourrait altérer ou rompre le caoutchouc. Cette précaution est d'autant plus importante à prendre, que cette ampoule constitue la partie la plus altérable de l'appareil.

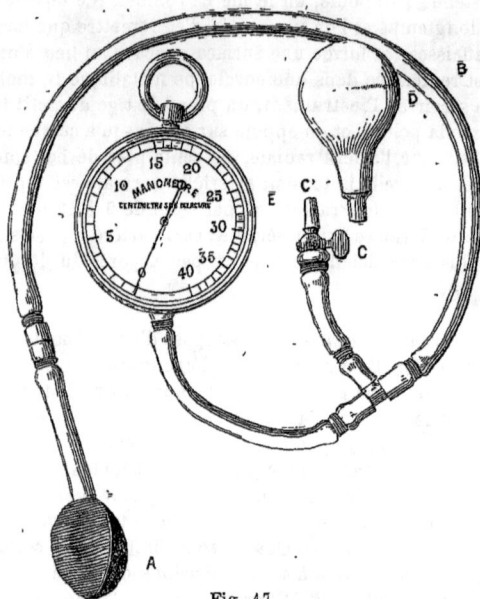

Fig. 17.

4° *Sphygmomètre de Verdin*. — Il se compose d'un petit cylindre de cuivre contenant un ressort à boudin, qu'actionne une tige centrale terminée à une de ses extrémités par un patin perpendiculaire, au moyen duquel s'exerce la pression sur le pouce. Voici, d'après Verdin, comment on opère :

Le patient assis, le bras fléchi à angle droit, l'avant-bras en demi-supination, la main étendue sans effort, on saisit l'extrémité inférieure de l'avant-bras à pleine main, de façon à tâter le pouls avec le pouce. La main de l'opérateur doit s'appuyer sur le genou du patient ou sur le sien propre, ce qui évite les contractions volontaires ou non, des muscles de l'avant-bras ou de la main, que le poids du bras mis en expérience déterminerait chez l'observateur. On se sert de la main droite pour examiner le pouls droit, de la main gauche pour le pouls gauche. Quand la position est assurée, on cherche à bien saisir la radiale, à l'écraser avec le doigt et à apprécier quelle région de l'ongle du pouce paraît située directement au-dessus de l'artère que l'on comprime. Cela posé, on prend le sphygmomètre de l'autre main et l'on appuie son patin sur l'ongle du pouce, en s'efforçant de rendre ce doigt inerte, de façon à écraser le pouls radial par la seule action de l'instrument. On lit alors sur le piston quel nombre de grammes il a fallu pour obtenir ce résultat. Or, lorsque le pouls est bondissant et, en général, lorsqu'il a quelque intensité, son écrasement complet paraît difficile, parce qu'en amont de la pulpe du pouce compresseur la radiale vient battre le doigt, et qu'on ne sait exactement si l'effort qu'on effectue est réellement suffisant. D'autre part, on observe dans bien des cas, en aval du pouce, des battements récurrents qui inspirent la même hésitation; mais un peu de pratique fera disparaître bientôt ces deux causes d'erreurs.

Pour la lecture des divisions de ce sphygmomètre, l'on devra mettre la flèche qui est au sommet de l'appareil, en regard de soi.

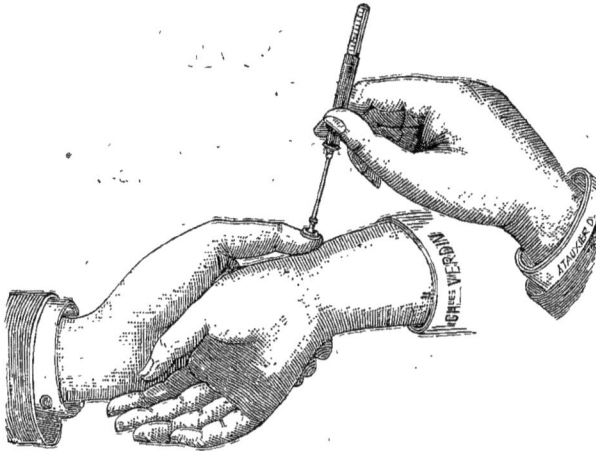

Fig. 18, représentant le fonctionnement du sphygmomètre.

5° *Sphygmomètre de Verdin-Chéron, à deux patins démontables.* — Il n'est plus nécessaire avec ces deux patins de faire usage de l'ongle du pouce ou de tout autre doigt pour comprimer l'artère sous la pression du petit patin en métal du sphygmo-

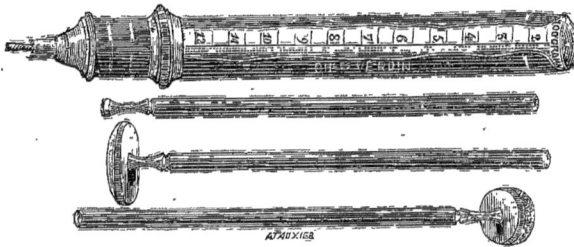

Fig. 19.

mètre. C'est l'un ou l'autre de ces deux patins que l'on applique sur l'artère pour obtenir son écrasement, tandis qu'avec l'index et le médius l'on s'assurera de l'arrêt du pouls (fig. 19).

6° *Sphygmomètre à cadran de A. Bloch* (fig. 20).

7° *Sphygmomètre à cadran de A. Bloch, modifié par Ch. Verdin.* — Dans ce sphygmomètre, le ressort de traction renfermé dans un tube de cuivre a été supprimé; il est remplacé par deux ressorts extérieurs fixés derrière le cadran et reliés à chaque extrémité du fléau mobile articulé au bout de la crémaillère. Ce sphygmomètre est muni également de deux aiguilles dont l'une entraîne l'autre, qui reste

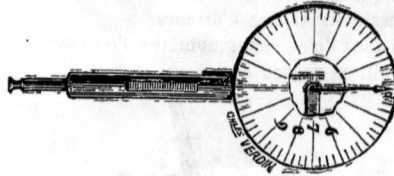

Fig. 20.

à la place impliquée par la pression, et devient ainsi indicatrice. L'usage de cet appareil est indiqué pour les démonstrations à distance (fig. 21).

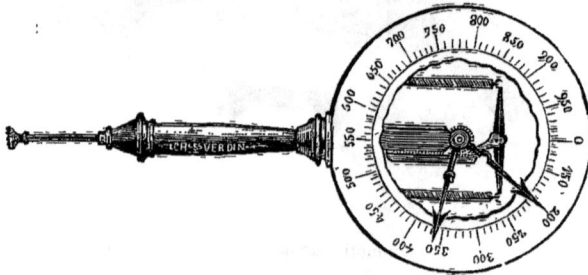

Fig. 21.

Les sphygmomètres de Waldenburg et de Mosso sont assez compliqués et peu utilisables dans la pratique courante.

Tous les sphygmomanomètres cliniques sont défectueux; car ils ne donnent qu'une mesure approximative et infidèle de la tension artérielle. Par exemple, pour le sphygmomanomètre (fig. 17), la compression de la pelote ne s'exerce pas seulement sur le vaisseau, mais aussi sur les parties latérales, et les sphygmomanomètres ne permettent que de constater les grands écarts de la pression artérielle. Je persiste à croire que, sans le secours d'un appareil quelconque, il est permis, sinon de mesurer, au moins de constater l'état de la tension artérielle. En effet, le *retentissement diastolique de l'aorte* est un signe qu'il faut toujours savoir rechercher et trouver pour affirmer l'existence de l'hypertension artérielle. L'affaiblissement du ton diastolique de l'aorte est, au contraire, un signe d'hypotension artérielle.

Pour qu'un sphygmomanomètre clinique fût exact, il faudrait qu'il fût construit d'une façon presque analogue au manomètre mis directement en rapport, chez les animaux en expérience, avec une artère ouverte. Or, quoique son application soit peut-être un peu longue et délicate, le nouvel appareil de Hürthle (de Breslau) nous semble remplir les conditions d'un instrument exact. Voici en quoi consiste sa méthode : application de la bande d'Esmarch au bras, ce qui anémie complètement le membre ; introduction de celui-ci dans un manchon clos, rempli d'eau et relié à un manomètre ordinaire à mercure ; on enlève la bande ; le sang, pénétrant aussitôt dans le bras, élève immédiatement la colonne mercurielle, ce qui donne la mesure exacte et prolongée de la tension artérielle (le manchon étant rempli d'un liquide incompressible). C'est là sans doute un procédé un peu long, mais recommandable pour tous ceux qui veulent mesurer très exactement l'état de la tension artérielle.

## INDICATIONS THÉRAPEUTIQUES ET TRAITEMENT

Pour l'embryocardie, le *danger est au cœur ;* on doit donc le conjurer par l'administration de la caféine, de la spartéine, de la digitale.

Le *danger est aux vaisseaux*, et il faut le combattre par l'ergot de seigle, qui relève la tension artérielle abaissée, et augmente la contractilité des vaisseaux amoindrie. A lui seul, l'ergot de seigle ne suffit pas, quoiqu'on ait voulu l'élever parfois au rang de médicament cardiaque ; il n'agit qu'indirectement sur le cœur, en fortifiant les vaisseaux, dont l'affaiblissement joue parfois un si grand rôle dans la production de quelques symptômes cardiaques.

On doit de préférence employer la *caféine* et l'*ergotine* en injections sous-cutanées, surtout dans la fièvre typhoïde où l'intestin, en raison de ses profondes lésions, présente une faculté très réduite d'absorption, comme le démontrent les doses de 3 à 5 grammes de sulfate de quinine qu'on a pu impunément prescrire.

Si les injections d'ergotine et de caféine ne suffisent pas, joignez-y celles d'*éther*, ou encore celles de *camphre*, qui ont également pour résultat de combattre victorieusement les accidents de collapsus, et pour avantage de n'être douées d'aucune action toxique. Voici deux formules d'injections camphrées :

    1° Huile d'olives pure, stérilisée . . . . . . . . .  100 grammes
       Camphre. . . . . . . . . . . . . . . . .  10  —
  Injecter 2 à 4 seringues de Pravaz par jour.

    2° Huile d'olives pure, stérilisée . . . . . . . . .  100 grammes
       Camphre . . . . . . . . . . . . . . . .  25  —
  Injecter 1 à 2 seringues de Pravaz par jour.

Dans certains cas, on peut, comme pour la grippe infectieuse adynamique, recourir aux injections de strychnine d'après cette formule :

    Eau distillée. . . . . . . . . . . . . . . . . . .  10 grammes
    Sulfate de strychnine . . . . . . . . . . . . .  1 centigr.

Injecter 2 à 4 seringues de Pravaz par jour.

Formules pour injections d'ergotine et d'ergotinine :

    1° Ergotine Bonjean. . . . . . . . . . . . . . .  2 grammes
    Eau distillée. . . . . . . . . . . . . . . . . . } àâ 10
    Glycérine pure. . . . . . . . . . . . . . . . . )

Injecter 1 à 2 seringues de Pravaz.

    2° Solution d'ergotine Yvon . . . . . . . . . . .  10 grammes

Injecter plusieurs seringues par jour.

    3° Ergotinine de Tanret. . . . . . . . . . . . .  1 centigr.
    Acide lactique . . . . . . . . . . . . . . . . .  2
    Eau distillée de laurier-cerise. . . . . . . . .  10 grammes

Un centimètre cube de cette solution représente 1 milligramme d'ergotinine. Injecter 1/2 quart ou un quart de seringue chaque fois.

Formules pour injections de caféine :

    1° Benzoate de soude . . . . . . . . . . . . . .  3 grammes
    Caféine . . . . . . . . . . . . . . . . . . . .  2 gr. 50
    Eau distillée. . . . . . . . . . . . . . . . . .  6 grammes

Faites la solution à chaud. Chaque seringue de Pravaz renferme 25 cent. de caféine. Injecter 6 à 10 seringues par jour.

    2° Salicylate de soude. . . . . . . . . . . . .  3 gr. 10
    Caféine . . . . . . . . . . . . . . . . . . . .  6 grammes
    Eau distillée. . . . . . . . . . . . . . . . . .  6

Faites la solution à chaud. Chaque seringue de Pravaz renferme 40 cent. de caféine. Injecter 4 à 6 seringues par jour. — Toutes ces injections (de camphre, de caféine, ou d'éther) doivent être pratiquées *profondément* dans l'hypoderme, et même jusque dans le tissu musculaire, pour les rendre moins douloureuses.

Je ne parle pas de l'emploi de la *digitale* pour relever la contractilité cardiaque ; car ce médicament s'est montré, non seulement inefficace, mais nuisible dans l'embryocardie, par suite d'une action parallèle de la digitale et du poison typhique sur le nerf pneumogastrique. Il convient d'ajouter que le remède est souvent nuisible comme dans tous les faits de dégénérescence avancée de la fibre cardiaque. D'un autre côté, en supposant même qu'elle n'ait que des effets favorables, la digitale ne doit pas être employée, parce que son action est tardive contre une complication redoutable dont les rapides allures réclament une thérapeutique d'urgence.

Pour relever la tension artérielle abaissée, pour combattre la menace du collapsus, il n'y a pas de meilleur moyen que l'emploi des *injections salines*, soit directement dans les veines, soit plutôt dans le tissu cellulaire sous-cutané. C'est Luton (de Reims) qui, le premier, il y a de longues années déjà, avait conseillé, pour le traitement des cachectiques et des surmenés, l'emploi d'un « sérum artificiel », dont voici la formule :

> Phosphate de soude cristallisé . . . . . . . . . .   4 grammes
> Sulfate de soude . . . . . . . . . . . . . . . .   10   —
> Eau distillée bouillie . . . . . . . . . . . .   100   —

Sous l'influence de petites doses (2 à 10, 20, 50 ou 100 grammes), on constate les phénomènes suivants : relèvement de la tension artérielle et amélioration de l'état général, stimulation de l'activité cérébrale, augmentation de la diurèse.

Ces petites doses ne donnent souvent qu'un coup de fouet à l'organisme en détresse, elles ont une action un peu fugace, et il est souvent nécessaire de recourir à des doses plus ou moins considérables pour maintenir la tension vasculaire dans son état presque normal, et pour opérer même par la voie sous-cutanée un véritable « lavage de sang ». Dans ce cas, il est préférable d'employer la solution suivante que Hayem recommandait autrefois dans le choléra pour combattre la déshydratation du sang et favoriser l'élimination des toxines :

> Eau bouillie. . . . . . . . . . . . . . . . . . .   1 000 grammes
> Chlorure de sodium . . . . . . . . . . . . . .   7 gr. 50

La quantité que l'on peut injecter parfois dans l'hypoderme semble toucher à l'invraisemblance, et contre une pyélo-néphrite infectieuse d'une gravité exceptionnelle, on a pu injecter 2.000 grammes à la fois; dans l'espace d'un mois, la malade a reçu en injections sous-cutanées 16 litres 670, et en lavement 14 litres de sérum chlorurique à 7 pour 1.000, soit 215 grammes de chlorure. Sous l'influence de cette médication énergique employée dans un cas presque désespéré, la tension artérielle extrêmement faible s'est relevée, la diurèse a beaucoup augmenté, l'hypochlorurie urinaire et même l'achlorurie (symptôme d'un pronostic très grave) a fait place à une élimination presque normale de chlorures par le rein, le pouls qui avait atteint le chiffre de 160 revint progressivement à 130, 120 et 90, l'embryocardie disparut, la température a baissé de 40° à 38°,8 après une injection, et de même l'albumine à plus de 3 grammes est descendue à 10 centigrammes. Bref, la malade guérit définitivement contre toute attente.

Un fait important sur l'existence et la nature duquel les différents auteurs n'ont pas appelé l'attention, c'est la nécessité de *répéter souvent et assez longtemps* ces injections pour obtenir des résultats durables. Dans la dernière observation [1], j'avais remarqué qu'au début les injections considérables de sérum artificiel (1 à 2 litres) ne faisaient pas notablement monter, ou faisaient monter seulement d'une façon transitoire, la tension artérielle; tandis qu'à la fin, il suffisait d'une injection de 250 à 500 grammes pour l'élever beaucoup plus et la maintenir à son état physiologique. Ce fait, qu'il faut bien connaître, résulte d'un phénomène important : *l'adaptation du système vasculaire à la quantité de sang qu'il contient*, et cette adaptation s'accomplit par relâchement des parois vasculaires si la masse du sang est augmentée, par contraction si elle est diminuée, et Hunter a vu cette contraction atteindre l'effacement complet du calibre artériel après une forte hémorrhagie. Il résulte, en effet, des expériences de Tappeiner, de Goltz et de W. Müller, que l'introduction de grandes quantités de liquide dans le système vasculaire n'a pas pour résultat de beaucoup augmenter la pression sanguine, et les observations de Lesser et de Pawlow ont fait comprendre le mécanisme intime de cette adaptation. Sous l'influence de l'augmentation de la masse du sang, les petits vaisseaux se dilatent, on voit s'ouvrir de nouvelles voies collatérales, et le système veineux abdominal — ce grand régulateur de la tension artérielle — se distendre rapidement pour recevoir une plus grande quantité de liquide sanguin. C'est là un phénomène qui avait été pressenti dès 1749 par Sénac [2].

Les injections abondantes de liquide dans le tissu cellulaire sous-cutané présentent parfois des inconvénients assez graves et des contre-indications, par exemple chez les individus atteints de cardiopathie artérielle avec néphrite interstitielle où la tension sanguine est très élevée, dans tous les cas de dégénérescence cardiaque avancée, dans la cirrhose atrophique à la dernière période.

Un homme pléthorique, à facies vultueux, entre à l'hôpital pour des symptômes d'asystolie tenant à une insuffisance mitrale artérielle très

---

[1] BOVET. Pyélo-néphrite infectieuse guérie par les injections sous-cutanées de solution saline de chlorure de sodium à très hautes doses (*Soc. de thérapeutique* 1896, et *Journal des Praticiens*, janvier 1897).

[2] « Lorsqu'on lie — dit Sénac — une grosse branche artérielle, les branches voisines battent avec plus de force. J'ai lié, dit Schwenke, une artère ; il passait plus de sang par les vaisseaux les plus proches ; ceux qui auparavant se dérobaient aux yeux devenaient sensibles. » — « Une artère étant liée, dit le même auteur, un rameau latéral et fort petit devient quelquefois égal à l'artère qu'on a liée. Enfin, si on lie l'aorte dans l'abdomen d'un chien, la tête se gonfle, le sang sort par les yeux, la langue s'enfle ; il faut donc que le sang soit déterminé avec plus de force vers les parties supérieures. » —Voilà le phénomène de la circulation complémentaire, bien établi par Sénac, il y a près d'un siècle et demi.

caractérisée. Une injection intraveineuse au niveau du pli du coude est pratiquée, avec une solution de 7 p. 1.000. Dès les premières doses injectées (30 grammes), le malade pâlit, il se plaint de vertige, la syncope paraît imminente ; on arrête l'écoulement, et après avoir ranimé le malade par la flagellation de la face et une potion cordiale, on lui injecte une nouvelle dose de sérum qui n'est pas mieux supportée ; le malade, du reste, se refuse à une nouvelle tentative.

Un autre malade entre à l'hôpital pour des accidents urémiques avec anasarque généralisée. La respiration est gênée, le cœur précipité ; les urines sont rares (500 grammes en 24 heures), très sédimenteuses, avec 3 grammes d'albumine par litre. Une injection sous-cutanée de 500 grammes de sérum chlorurique n'amène aucun soulagement ; le lendemain, 1.500, le surlendemain, 2.000 grammes ne modifient pas la situation. Les urines deviennent de plus en plus rares, et le malade succombe quelques jours après.

Donc, quand il s'agit d'altérations très accusées du myocarde, les injections intraveineuses ou sous-cutanées de chlorure sodique peuvent amener des accidents redoutables. Peut-être une saignée préalable, dans ces cas, modifierait=elle le résultat.

J'ai vu aussi ces abondantes injections salines mal réussir dans la cirrhose hépatique, ce qui s'explique par l'état de plénitude vasculaire sous=hépatique surtout à la dernière période de cette maladie. Car, il ne faut pas oublier que dans la cirrhose hépatique très avancée, dans la pyléphlébite, ce qui équivaut presque à la ligature de la veine-porte, le danger est dans l'augmentation de la pléthore abdominale, et il faut éviter toutes les médications capables de la favoriser encore.

L'emploi des *bains statiques* pourrait être recommandé parfois dans le but de relever la tension artérielle amoindrie. Chez dix malades en hypo=tension observés par Dignat (1894) l'augmentation de la tension sanguine s'est toujours produite dès la première séance de franklinisation. Mais ce résultat n'est pas durable, et il faut répéter les séances. La durée des bains statiques est de douze à quinze minutes en moyenne.

Voici deux exemples montrant les bons effets de la médication par la caféine et l'ergotine :

Chez une jeune fille de 18 ans, atteinte de fièvre typhoïde, entrée à l'hôpital le 8 mars 1887, les pulsations étaient très fréquentes ; elles étaient même devenues incomptables (160 à 180) ; les bruits du cœur faibles, séparés par des intervalles égaux, avaient affecté à plusieurs reprises le rythme fœtal ;

la face, les mains et les extrémités couvertes de teintes cyaniques devenaient froides par moments, et la malade était menacée à chaque instant de succomber aux progrès incessants de l'asphyxie ou d'un état syncopal qui se reproduisait tous les jours. Chaque injection de caféine et d'ergotine remontait son pouls et fortifiait son cœur, et après deux mois de maladie marquée par des alternatives fréquentes d'aggravation et d'amélioration, la malade sortait de l'hôpital définitivement guérie.

Demange (de Nancy) a publié, en 1885, une observation très concluante en faveur de la médication par l'ergot de seigle. Il mentionne une fois, sans s'y arrêter davantage, le caractère des bruits du cœur dont « le rythme se rapproche du rythme fœtal ». Il s'agissait d'une jeune fille de 11 ans, atteinte d'une fièvre typhoïde grave à forme ataxique, qui fut prise de syncopes répétées et chez laquelle le pouls petit et dépressible oscillait entre 140 et 150. Les extrémités étaient froides et cyanosées, les bruits du cœur très faibles et précipités, la respiration prenait parfois le rythme de Cheyne-Stokes, et la mort était imminente. Sous l'influence de trois injections de 1 gramme d'ergotine (associées à des injections d'éther et à la digitale), le pouls qui était, dix minutes auparavant, imperceptible et filiforme, se releva, les syncopes ne se reproduisirent plus, les phénomènes ataxiques disparurent, et la malade finit par guérir, contre toute attente.

La médication *ergotique* dans la dothiénentérie a été indiquée autrefois par Parola en 1846, et dix ans plus tard par Billard. Mais l'honneur en revient presque entièrement à Duboué qui, envisageant « la fièvre typhoïde comme une asphyxie lente due principalement à l'impuissance plus ou moins prolongée des muscles cardio-vasculaires », institua la médication par l'ergot de seigle à la dose de 1 à 3 grammes de poudre par jour. Là où l'on ne doit pas partager son avis, c'est quand il dit que le médicament convient, non seulement à toutes les périodes, mais même à toutes les formes de la maladie, « qu'il s'agisse des formes ataxique, adynamique, cérébrale, pectorale, hémorrhagique, algide, spinale même, c'est-à-dire convulsivante », et cela parce que le processus morbide est toujours le même dans toutes ces formes, comme il est le même dans la syphilis ou les fièvres palustres, où les mêmes agents médicamenteux sont utiles au même degré, malgré les formes si variées que peuvent revêtir ces maladies.

C'est supprimer du même coup toutes les indications thérapeutiques dans la fièvre typhoïde, ou plutôt, c'est n'en connaître qu'une seule : celle qui s'adresse à la diminution de la contractilité vasculaire et cardiaque.

Adopter à la lettre de telles conclusions, ce serait se montrer aussi exclusif que les Brandistes, qui ne voient qu'un danger, l'hyperthermie, ou qu'une indication, le refroidissement du malade ; aussi exclusif encore que les médecins disposés à ne considérer dans la dothiénentérie qu'un bout d'intestin malade, et qu'une grande indication thérapeutique, l'antisepsie intestinale ; aussi exclusif toujours que certains thérapeutes pour lesquels il n'existe qu'un seul médicament de la fièvre typhoïde, le sulfate de quinine.

Nous voilà dans un grand embarras, et, comme la phtisie pulmonaire, la fièvre typhoïde n'a plus de médication, parce qu'elle a trop de remèdes. Sans doute, toutes ces méthodes de traitement s'appulent sur de très belles statistiques au nom desquelles Broussais raisonnait et agissait autrefois ; et, chose surprenante, parties de principes différents, elles aboutissent aux mêmes résultats, aux mêmes succès, elles arrivent toutes à abaisser à 6 ou 8 p. 100 le taux de la mortalité. Elles seraient toutes excellentes, ce qui ne doit pas contribuer à faire cesser nos hésitations et notre embarras.

À ce sujet, voici ce qu'il faut dire :

Oui, les bains froids répétés, suivant la méthode de Brand, comptent de grands succès et ils agissent souvent en prévenant ou en combattant la diminution de la tension artérielle. Oui encore, l'antisepsie intestinale produit parfois de bons effets, et le sulfate de quinine possède une action réelle sur la fièvre et le processus dothiénentériques. Mais l'emploi de l'ergot de seigle, auquel on doit joindre celui de la caféine, peut abaisser notablement la mortalité *dans des cas bien déterminés*, dans certaines formes cardio-vasculaires. Nous l'avons démontré pour cette variété si grave de la maladie où l'abaissement extrême de la tension artérielle associé à l'affaiblissement du cœur détermine, avec l'accélération du pouls, la production de l'embryocardie.

Mais on ne saurait trop s'élever contre les médications systématiques et contre leur prétention de s'affranchir de la loi immuable des indications thérapeutiques. En un mot, il est bon d'être éclectique. Ici, les bains froids contre l'hyperthermie et les accidents nerveux ; là, l'antisepsie de l'intestin, lorsque prédominent les accidents secondaires de la septicémie intestinale ; d'autres fois, la caféine et l'ergotine contre les symptômes relevant de la faiblesse du cœur et de l'abaissement de la tension artérielle.

Ainsi, l'on soigne des typhoïdiques, et non une fièvre typhoïde.

Ce que nous disons de la dothiénentérie, on peut l'appliquer à toutes les autres maladies pour lesquelles des indications thérapeutiques différentes sont tirées de l'état de la pression vasculaire. Or, l'indication thérapeutique peut être définie : *la notion de l'opportunité médicamenteuse,* basée sur la physiologie.

La physiologie nous enseigne, par exemple, les mauvais effets de l'air comprimé ou raréfié sur la pression artérielle : on fait séjourner pendant peu de temps des individus indemnes de toute maladie cardiaque dans une chambre où l'on raréfie l'air jusqu'à une demi-atmosphère. Si l'expérience est quelque peu prolongée, les accidents graves peuvent survenir : dyspnée progressive, cyanose, abaissement considérable de la tension artérielle, de 2 à 3 centimètres de mercure. La conclusion est celle-ci : il faut déconseiller à tous les cardiaques et surtout aux cardio-valvulaires le séjour à de hautes altitudes, ce qui peut favoriser rapidement la rupture de la compensation et l'hyposystolie.

La physiologie nous apprend encore que certains médicaments, le nitrite d'amyle, la nitroglycérine, les nitrites, la morphine à doses répétées ou prolongées, les iodures abaissent la tension artérielle. Donc, il ne faudra pas en abuser dans les maladies cardio-valvulaires à tendance hyposystolique, et cette remarque s'applique surtout aux iodures que les médecins emploient trop indifféremment dans toutes les cardiopathies sans distinction, et à toutes leurs périodes.

# II

## HYPERTENSION ARTÉRIELLE

Après avoir montré les dangers de l'hypotension artérielle, il importe maintenant de révéler ceux du phénomène contraire, de l'hypertension. Mais, avant d'aborder ce sujet, il est utile de résumer quelques principes de physiologie.

Il y a beaucoup de définitions de la tension, ou de la pression[1] artérielle. Pour Marey, « elle n'est, en définitive, que la force déployée par le cœur, force mise en réserve dans l'aorte et les grosses artères, puis régularisée par l'élasticité de ces vaisseaux ». D'après Lorain, elle « résulte de la réplétion des artères, accrue de l'impulsion du cœur, et aidée ou desservie par la résistance des capillaires ». Pour Hédon, « la pression ou tension sanguine résulte de la réaction élastique des vaisseaux sur leur contenu ». Lauder-Brunton dit que la tension artérielle résulte de la différence qui existe entre la quantité de sang envoyée par le cœur dans le système artériel, et celle qui passe des artérioles dans les veines, ce qui se comprend mal. La tension artérielle doit être plus simplement définie : la pression exercée par la masse sanguine contre les parois vasculaires plus ou moins contractiles, et cette pression est mesurée par la force avec laquelle le sang s'échapperait hors du vaisseau.

Cette dernière définition est conforme à la première expérience que, dès 1764, Hales entreprit pour mesurer cette pression. Ayant introduit un long tube de verre dans une artère de gros calibre, il vit le sang projeté dans ce tube à 2 m. 40 ou 3 mètres environ, ce qui fut, d'après lui, la mesure de la tension artérielle moyenne (15 à 20 centimètres de mercure).

Par conséquent, au point de vue physiologique, la meilleure manière d'évaluer cette pression et cette force consiste à introduire un tube

---

[1] Pression artérielle et tension artérielle, expressions synonymes, puisque la pression artérielle qui s'applique à la pression du liquide, et la tension artérielle qui s'applique à la force élastique du vaisseau, se font équilibre. « Le sang — dit Vulpian — est nécessairement soumis dans les artères à une certaine pression qui fait effort contre les parois du vaisseau, et la réaction élastique ou musculaire de ces parois augmente à son tour cette pression. »

manométrique dans le vaisseau d'un animal ; c'est là le principe de la plupart des sphygmomanomètres employés par les expérimentateurs. En clinique, les sphygmomanomètres indiquent d'une façon indirecte l'état de la tension vasculaire d'après l'évaluation de la contre-pression exercée sur le vaisseau et nécessaire pour en faire disparaître les battements.

Trois éléments entrent en jeu pour produire la tension artérielle :

1° La masse sanguine ;

2° L'impulsion cardiaque ;

3° La tonicité des artères, effet immédiat de leur élasticité et de leur contractilité.

Cette dernière propriété est très importante, comme nous le verrons plus loin, et c'est en s'appuyant sur elle qu'au siècle dernier Sénac regardait les artères comme « de vrais cœurs sous une autre forme » ; que Hunter et Henle ont admis, même pour la circulation normale, un état permanent de contraction de ces vaisseaux, état désigné sous le nom de *tonus vasculaire*. « Un double appareil préside au mouvement du sang : l'un placé à la périphérie, régulateur des résistances ; l'autre au centre, créateur et régulateur de l'impulsion sanguine. » (Cl. Bernard.)

1° Deux expériences bien connues démontrent la réalité de la première cause, du volume de la masse sanguine : celle de Hales, et celle de Pourfour du Petit, reproduite par Cl. Bernard.

Hales, après avoir placé un manomètre à la carotide d'un cheval, aspire une plus ou moins grande quantité de sang à l'aide d'une seringue dont la canule est introduite dans une autre artère ; immédiatement, la pression s'abaisse. On injecte ensuite par la même canule le sang qui avait été enlevé, et le manomètre indique aussitôt une élévation de la pression artérielle. Mais, il est utile de faire remarquer que ces rapides modifications de pression surviennent dans les hémorragies *artérielles*, tandis qu'elles sont lentes à se produire et à se maintenir dans les hémorragies veineuses, même abondantes.

Après la section du grand sympathique au cou, Cl. Bernard a constaté que la pression sanguine augmente dans les artères correspondantes. Sans doute, comme Vulpian le fait remarquer, on comprendrait mieux une diminution de tension, puisque cette section abolit le tonus vasculaire, dilate les artérioles et facilite le cours du sang. Mais celui-ci circule en plus grande abondance, et l'augmentation de l'afflux sanguin élève la tension des vaisseaux malgré leur dilatation.

Mais, pour la tension artérielle, la quantité de sang contenue dans les vaisseaux ne joue qu'un rôle secondaire, surtout lorsque l'élasticité et la contractilité des parois sont normales ; car alors il se produit toujours ce phénomène important d'*adaptation vasculaire* en vertu de laquelle les vaisseaux se dilatent sous la pression de la masse sanguine.

La clinique confirme les données de la physiologie.

Tous ceux qui boivent beaucoup de liquide pendant de longues années avec une diurèse insuffisante, finissent par augmenter leur masse sanguine, et il en résulte un état plus ou moins permanent d'hypertension artérielle. Pendant la grossesse, la pléthore vasculaire aboutit du côté du cœur à l'hypertrophie gravide signalée par Larcher, et du côté des reins à l'albuminurie avec toutes ses conséquences.

2° L'augmentation de la tension artérielle sous l'influence de l'impulsion cardiaque est démontrée physiologiquement par l'excitation des nerfs accélérateurs du cœur et par l'importance du débit ventriculaire. En effet, le ventricule, lançant à chaque contraction 180 à 200 grammes de sang dans le système artériel, exerce sur la masse sanguine une sorte de percussion se traduisant par le pouls. La pression du sang dans un point quelconque de l'appareil circulatoire est donc en raison de la distance à laquelle ce point est placé du sommet ventriculaire et du sommet auriculaire du double cône circulatoire. Au niveau du sommet ventriculaire, c'est-à-dire dans l'aorte, la pression est à son maximum (1/4 ou 25 p. 100 d'atmosphère) ; au sommet auriculaire, c'est-à-dire dans les veines caves, elle peut être regardée comme à peu près égale à 0 ou 1/100 d'atmosphère (E. Küss). La tension des artères diminue à mesure qu'elles s'éloignent du cœur.

En clinique, l'hypertension artérielle, due surtout à l'augmentation de l'impulsion ventriculaire, est réalisée à la période d'hypersystolie des cardiopathies.

3° L'élévation de la tension artérielle, par le fait de l'augmentation du tonus vasculaire et des résistances situées à la périphérie du système circulatoire a été démontrée expérimentalement par la ligature de l'aorte, et l'augmentation de ces résistances périphériques est produite par l'excitation des nerfs vaso-constricteurs et des centres vaso-moteurs. Or, ceux-ci n'existent pas seulement dans la moelle allongée, comme autrefois Nasse, Schiff et Owjawnikow le pensaient ; ils sont répartis inégalement sur tout le trajet des centres nerveux, dans les pédoncules cérébraux, les couches optiques, l'écorce encéphalique, les parties supérieures de la moelle et les centres ganglionnaires du système sympathique.

En clinique, la répartition des centres vaso-moteurs sur une si grande étendue du système nerveux, leur facile excitabilité, leurs fréquentes et presque incessantes excitations expliquent les énormes et faciles oscillations de la tension artérielle. La clinique réalise encore, incomplètement sans doute, l'expérience de la ligature de l'aorte par la présence de tumeurs plus ou moins volumineuses comprimant ce gros vaisseau, et par le rétrécissement congénital de l'isthme aortique.

Mais, il y a toujours dans le système artériel une pression *constante* et une pression *variable*. A ce sujet, nous ne saurions mieux faire que reproduire ces passages de Cl. Bernard :

« Dans le système artériel, la pression reconnaît deux éléments, l'un fixe, l'autre mobile en rapport avec l'impulsion cardiaque... Les organes qui constituent l'appareil chargé de porter le sang à toutes les parties du corps sont : les artères, tubes élastiques, capables d'une certaine résistance à la distension ; et le cœur, organe musculaire, actif. Aux artères appartient le rôle plus spécialement mécanique ; au cœur, le rôle physiologique, bien qu'il manifeste aussi son activité par des actes mécaniques. Ces deux conditions, l'une physique, fixe ; l'autre physiologique, mobile, peuvent être distinguées et étudiées séparément lorsqu'on fait usage d'un appareil approprié à ce genre d'observations. On voit alors une pression minimum fixe, répondant à la résistance élastique des parois artérielles, et un maximum répondant à la pression que vient y ajouter la contraction physiologique du cœur. J'ai insisté sur la nécessité de tenir compte séparément de ces deux états parce qu'ils ne varient pas dans le même sens... Dans une artère, la pression qui vient du centre trouve un obstacle dans la pression qui vient de la périphérie ; si ces deux pressions étaient égales, le sang ne circulerait pas, mais il n'en est pas ainsi. La pression centrale est la plus forte et pousse le sang ; la pression périphérique n'est qu'un retour de la pression centrale, que de larges anastomoses viennent en quelque sorte mettre en opposition avec elle-même [1]. »

Donc, la pression intra-ventriculaire est toujours supérieure à la pression aortique, ce qui est une des conditions d'une bonne circulation. Si la première s'abaisse et tend à se rapprocher de la seconde, c'est la stase sanguine et l'asystolie menaçantes.

Des trois facteurs qui président à l'état de la tension artérielle, le plus important est certainement la résistance opposée par les petits vaisseaux, et celle-ci varie suivant leur état de resserrement ou de dilatation, suivant la conservation ou la diminution de l'élasticité artérielle ; celle-ci favorise, continue en quelque sorte l'action du cœur en diminuant les résistances périphériques, et il y a longtemps que Sénac a « attribué à l'élasticité des artères, non pas le mouvement du sang, mais la conservation de ce mouvement » ; de sorte que, lorsque cette force élastique

---

[1] CL. BERNARD. Leçons sur les propriétés physiologiques et les altérations pathologiques des liquides de l'organisme, Paris, 1859.

est atteinte, comme dans l'artério-sclérose, le cœur est obligé d'augmenter son travail, d'où l'hypertrophie ou l'hypersystolie.

« Le volume des ondées sanguines lancées par le ventricule gauche peut varier; la réaction des parois artérielles, du moins de celles qui contiennent des éléments musculaires, peut offrir une énergie plus ou moins grande, et ces variations peuvent évidemment avoir une action plus ou moins considérable sur la pression sanguine intra-artérielle ; mais le facteur le plus important est, sans contredit, la résistance opposée par les petits vaisseaux au cours du sang dans les artères, et cette résistance varie nécessairement suivant que les artérioles sont resserrées ou dilatées. Comme l'état de leur calibre dépend essentiellement du degré d'activité de l'appareil vaso-moteur, on conçoit combien est grande l'influence de cet appareil sur la pression sanguine intra-artérielle (Vulpian). »

En réfléchissant aux résultats produits par les ligatures ou compressions expérimentales de l'aorte, on peut émettre cet axiome : Toutes choses égales d'ailleurs, et la masse sanguine ainsi que l'impulsion cardiaque restant normales ou invariables, la seule augmentation des résistances périphériques est capable d'élever la pression vasculaire. Bien plus, ces résistances périphériques agissent sur le moteur circulatoire central, dont elles renforcent la puissance systolique, et aussi sur la masse sanguine dont elles augmentent le volume dans la partie située au-dessus de l'obstacle. Par conséquent, l'intervention de ce seul facteur — *l'augmentation des résistances circulatoires périphériques* — met en jeu les deux autres, et c'est ainsi que la plus grande part, dans la production de l'hypertension vasculaire, revient à l'état de la circulation artérielle.

Mais, dans les conditions physiologiques, la pression moyenne des artères se maintient sensiblement constante et presque invariable, malgré les influences diverses qui semblent devoir la modifier, telles que le travail de la digestion, les émotions, les changements de température. C'est un point sur lequel Wertheimer (de Lille, 1891) a judicieusement insisté, en s'appuyant sur ses expériences personnelles et sur celles de Schüller, d'Istamanoff, de Vulpian, etc. Cette invariabilité de la pression moyenne des vaisseaux tient à une sorte de « balancement entre la circulation périphérique et la circulation centrale » en vertu de laquelle les vaisseaux des viscères se dilatent quand ceux de la périphérie se contractent, et réciproquement. Ainsi, Schüller a vu la dilatation des vaisseaux de la pie-mère suivre l'application de compresses froides sur le ventre d'un lapin, et leur resserrement succéder au contraire à l'application de compresses chaudes. Dans le même ordre d'idées, Istamanoff observant un enfant de 12 ans atteint de perte de substance du crâne, a remarqué que des manuluves très froids s'accompagnaient d'une augmentation de volume de cerveau. Dans l'empoisonnement par la nicotine, Colas et Wertheimer ont noté cette opposition entre la circulation périphérique et la circulation centrale. Lorsqu'on injecte cette substance à la dose de 5 à 10 milligrammes dans la veine d'un animal, on voit d'abord la pression vasculaire s'élever du double. A ce moment, les muqueuses de la bouche, des lèvres, de la langue, et la face deviennent le siège d'une congestion très vive, tandis que les organes abdominaux, tels que la rate et le rein, diminuent beaucoup de volume par suite du rétrécissement de leurs petits vaisseaux. Dans la seconde phase de l'empoisonnement, la chute de la pression artérielle coïncide avec une augmentation de volume des viscères due à la vaso-dilatation et avec la pâleur de la face par vaso-constriction.

La résistance opposée par le tonus vasculaire varie suivant l'état de resserrement ou de dilatation des artérioles. Encore faut-il s'entendre sur cette dilatation. Le plus ordinairement — abstraction faite de la masse sanguine — lorsque cette dilatation *passive* résulte de la paralysie expérimentale ou clinique des vaso-constricteurs, il y a tendance à l'*hypotension* artérielle. Mais les nerfs vaso-dilatateurs, découverts par Cl. Bernard, exercent aussi leur action en clinique comme en physiologie, et leur excitation déterminant la vaso-dilatation *active* aboutit à l'*hyper-tension* artérielle.

Celle-ci se produit donc par un double mécanisme, et il en existe deux espèces :

1° L'hypertension artérielle par vaso-constriction ;

2° L'hypertension artérielle par vaso-dilatation active.

Ce ne sont pas là de simples hypothèses. En effet, si l'intoxication tabagique détermine, d'après Cl. Bernard, un état plus ou moins accusé de vaso-constriction, que nos expériences ont en partie confirmé, elle a aussi une tendance à s'accompagner d'une vaso-dilatation active ou hypertension, comme l'a dernièrement démontré Colas (de Lille).

En clinique, ce fait expérimental se confirme : à côté des tabagiques aux téguments pâles par vaso-constriction, on voit d'autres tabagiques à la face rouge et congestive par vaso-dilatation.

Pour l'artério-sclérose généralisée, la clinique démontre encore la double pathogénie de l'hypertension artérielle. Prenons pour exemple une des localisations fréquentes de l'artério-sclérose, une insuffisance aortique d'origine artérielle. Rien de plus variable que l'aspect extérieur de deux malades atteints de cette même affection. Les uns ont la face pâle, anémique, avec tendance aux vertiges, aux syncopes, aux lipothymies d'origine ischémique, avec battements modérés des artères cervicales. Les autres ont la figure rouge, animée ; les artères, très dilatées, battent avec violence ; les vertiges moins fréquents sont de nature congestive, et du reste on voit chez ces malades se manifester des fluxions actives du poumon, du cerveau, etc., fluxions dont on n'avait pas, jusqu'à ce jour, compris l'interprétation pathogénique. Les premiers malades sont des aortiques à vaso-constriction ; les seconds des aortiques à vaso-dilatation. Tous deux, par un procédé physiologique différent, ont de l'hypertension artérielle.

De même, il y a des artério-scléreux *blancs* à l'aspect anémique, chez lesquels la vaso-constriction prédomine, chez lesquels les ischémies viscérales sont très accentuées, qui présentent du côté des différents organes des insuffisances de fonctionnement par insuffisance d'irrigation sanguine. Ils ont des vertiges anémiques, des aphasies transitoires, des accidents causés par la thrombose cérébrale ; ils ont de l'angine de poitrine par ischémie du myocarde. Chez ces malades, l'hypertension artérielle est un danger ; mais, au point de vue thérapeutique, il ne faut pas oublier qu'elle procède de la vaso-constriction.

Il y a des artério-scléreux *rouges* à l'aspect congestif, chez lesquels la vaso-dilatation prédomine, chez lesquels on constate surtout des congestions viscérales, au cerveau, aux poumons, aux reins, au foie, etc. Ils ont rarement des accidents angineux et ils présentent une albuminurie le plus souvent abondante, parce qu'ils ont de la néphrite mixte, tandis que chez les premiers l'albuminurie dépendant d'une néphrite interstitielle est à peine appréciable.

Il y a quelques années, je voyais un malade atteint, depuis deux ans, d'une artério-sclérose généralisée à laquelle il a fini par succomber à 50 ans sous l'influence d'accidents congestifs ou hémorrhagiques multiples et variés. Dans sa jeunesse, à l'âge de 22 ans, il avait eu des hémoptysies très abondantes qui n'avaient laissé aucune trace. Celles-ci, dues à l'hypertension artérielle, étaient sans doute d'origine arthritique, comme je l'ai établi dès 1882[1] ; ou encore, elles pouvaient être considérées comme des phénomènes précurseurs, à longue échéance, de l'artério-sclérose, ainsi que l'a démontré Duclos (de Tours)[2]. Bientôt, apparurent quelques troubles cardiaques caractérisés par des palpitations et des accès d'arythmie, une albuminurie abondante dont les fluctuations se mesuraient aux poussées congestives fréquentes du côté des reins ; il eut encore des hémorrhagies rétiniennes, puis deux attaques d'hémiplégie successives dues à des hémorrhagies cérébrales, et il succomba enfin à des accidents comateux.

[1] Congestions pulmonaires et hémoptysies arthritiques (*Congrès de Rouen*, 1882).
[2] *Journal des Praticiens*, 1892.

Chez ce malade, dès le début de l'affection, l'existence de l'hypertension artérielle avait pu être constatée ; elle constituait un danger, mais elle était d'une autre nature que celle des artério-scléreux à vaso-constriction, et au point de vue thérapeutique, il ne fallait pas oublier que cette hypertension était l'œuvre de la vaso-dilatation active.

## VARIATIONS PHYSIOLOGIQUES DE LA TENSION ARTÉRIELLE

Avant d'étudier les causes pathologiques de l'hypertension artérielle, il est utile de montrer dans le tableau suivant ses principales variations physiologiques en le faisant suivre de l'exposé de quelques expériences.

| TENSION ARTÉRIELLE AUGMENTÉE | TENSION ARTÉRIELLE DIMINUÉE |
|---|---|
| Pendant la systole cardiaque. | Pendant la diastole. |
| Par la compression d'une artère, au-dessus d'elle. | Au-dessous de la compression de l'artère. |
| Pendant l'expiration dans la respiration à type thoracique. | Pendant l'inspiration dans la respiration à type thoracique. |
| Pendant l'inspiration dans la respiration à type abdominal. | Pendant l'expiration dans la respiration à type abdominal. |
| Par excitation de tout nerf sensitif et du nerf sciatique, des nerfs splanchniques, du grand sympathique ; par paralysie des pneumogastriques, par sensations douloureuses, ou impressions émotionnelles fortes. | Par excitation du bout périphérique du nerf pneumogastrique ; par excitation du nerf dépresseur de Ludwig et Cyon, du nerf laryngé supérieur ; par paralysie ou section des nerfs splanchniques. |
| Par augmentation du débit sanguin reçu par l'aorte à chaque systole. | Par diminution du débit sanguin reçu par l'aorte à chaque systole. |
| Par irritation des centres vaso-moteurs. | Par paralysie des centres vaso-moteurs. |
| Par les efforts plus ou moins prolongés ; par les cris, la toux. | Par le massage, ou un exercice musculaire modéré sans effort. |
| Elle augmente avec l'âge. | Elle est moindre dans l'enfance. |
| Dans l'attitude horizontale. | Dans la station verticale. |
| Pendant le sommeil. | A l'état de veille. |
| A la puberté, dans l'état sénile, avant la menstruation, à la ménopause, pendant la grossesse. | Après la naissance, dans la première enfance, pendant et après la menstruation, après l'accouchement. |
| Pendant l'hiver. Ingestion stomacale d'eau très froide ou de glace. Sous l'influence du froid, des bains froids ou très chauds. | Pendant l'été. Bains chauds. Sous l'influence d'une chaleur modérée. |
| Pendant et après les repas, pendant les premières heures de la digestion, et le soir, en dehors de l'influence des repas. | Le matin, dans la journée et dans l'intervalle des repas. |

On observe encore un abaissement de la tension sanguine sous l'influence de la pression barométrique quand elle dépasse une atmosphère, de l'air raréfié et comprimé, etc.

L'attitude du corps exerce sur la tension artérielle et surtout sur la fréquence du pouls une influence qui n'avait pas échappé à Sénac dès 1749 : « Si l'action des parties augmente la vitesse du sang, leur inaction doit ralentir le cours de ce fluide. Ainsi, dans le repos, le sang coule plus lentement ; lorsque le corps est couché horizontalement, le pouls est moins fréquent et moins fort ; c'est donc la position la plus favorable aux malades, elle est surtout nécessaire dans les grandes hémorrhagies... Le matin, après le sommeil, le pouls est toujours moins fréquent ; pendant le sommeil, le pouls est plus fréquent et plus fort.»

Graves, dès 1830, a insisté beaucoup sur ces faits. Il démontre que le pouls devient plus fréquent dans la station verticale ; mais cette différence dans le nombre des pulsations croît proportionnellement à la fréquence des battements au moment de l'expérience. Lorsque ceux-ci ne dépassent pas 60 par exemple, la différence ne va pas au delà de 6 à 8 pulsations, tandis qu'elle peut se chiffrer par 20 et même 30 pulsations lorsque celles-ci sont au nombre de 90 ou 100. Il démontre encore que le pouls se ralentit à son maximum dans la position déclive, tête en bas ; qu'en un mot la station horizontale produit à la fois le maximum de force et le minimum de fréquence ; que c'est dans l'état de débilité de l'organisme qu'on observe les variations les plus promptes et les plus considérables du pouls sous l'influence des changements de position. A ce sujet, il arrive à cette conclusion : « Chez les convalescents de fièvres ou de maladies aiguës, il est très utile de connaître la fréquence comparative du pouls dans la station horizontale et dans la position debout. La différence est ici proportionnelle à la faiblesse ; aussi le médecin devra-t-il se tenir en garde, et ne permettre qu'avec réserve à son malade de rester debout, surtout si le pouls ne retombe pas, dans la position horizontale, à sa fréquence habituelle.»

Plus tard (1861), Sydney-Ringer a étudié les variations des souffles valvulaires suivant les changements d'attitude des malades. Ces souffles prennent plus d'éclat et de rudesse dans la position horizontale, et cette différence est plus marquée pour les souffles de l'orifice mitral que pour ceux de l'aorte, à ce point qu'on a pu voir un bruit mitral presque disparaître dans la station debout. Ces modifications viennent de ce que l'inspulsion du cœur est toujours plus forte dans la position couchée.

Timofejew (1888) établit que l'intensité du souffle diastolique dans l'insuffisance aortique ne dépend pas seulement du degré de l'inocclusion valvulaire, mais aussi du degré de la pression sanguine intra-aortique.

Les observations de Guy ont ensuite, en partie, confirmé ces résultats. Il montre, par exemple, qu'on compte 79 pulsations dans la station debout, 70, puis 67 dans les stations assise et couchée. Enfin, lorsque les bras sont levés, le chiffre des pulsations peut être par exemple de 87, et il s'élève à 94 en même temps que la tension s'abaisse très légèrement lorsque les bras sont baissés, la pesanteur facilitant alors le cours du sang dans le membre supérieur.

Le repos élève la tension artérielle et ralentit le pouls ; l'action musculaire abaisse celle-là et accélère celui-ci.

La chaleur accélère le cœur, et le froid le ralentit, sans doute en déterminant le resserrement des vaisseaux périphériques. Fleury montre que dans une serre chauffée à 48°, le pouls s'élève à 145 et que la tension s'abaisse ; et Dracke (de New-York) réussit à abaisser le pouls des malades en leur faisant respirer un air froid.

L'effort en expiration élève la tension artérielle ; l'effort en inspiration l'abaisse, et les inspirations profondes ralentissent le cœur.

Le pouls de l'enfant est plus rapide avec une tension artérielle moyenne ; le pouls du vieillard est plus lent avec une tension plus élevée. — L'influence de la taille est réelle : chez les grands animaux, le pouls est plus lent, et cela explique en partie pourquoi le pouls est moins fréquent chez l'homme que chez la femme.

Les expériences et observations suivantes de Marey ont une grande importance. Après chaque systole avortée (intermittence vraie du cœur), il se produit une véritable chute de la tension artérielle ; de même, dans une artère au-dessous du point comprimé. Mais, la rapidité de cette chute dépend du degré de resserrement vasculaire considéré au moment même de la production de l'intermittence ou de la compression : chute lente quand les vaisseaux sont resserrés par l'atropine par exemple ; rapide ou brusque quand ils sont dilatés par le nitrite d'amyle.

Il existe de grandes variations de tension à la suite d'une excitation faible et prolongée du pneumogastrique. Avec des systoles rares, le sang a plus de temps pour s'écouler des artères aux veines et la tension artérielle baisse nécessairement plus qu'entre deux afflux se suivant de près ; alors, la systole prochaine trouvant moins de résistance devant elle, enverra une ondée plus abondante et produira à ce moment une élévation de tension. Marey ajoute que le ralentissement du cœur fait baisser la pression artérielle et augmente l'amplitude des oscillations, comme on l'observe sur le tracé des pulsations cardiaques d'un lapin dont on ralentit à un moment le cœur par le chloroforme ; on voit alors se produire, à chaque systole cardiaque, de grandes élévations de la pression artérielle suivies de chutes profondes « dont l'étendue est proportionnelle à la durée de l'arrêt du cœur ».

Mais, François-Franck nous a montré l'organisme en état continuel de défense contre les variations anormales de la pression artérielle. Quand celle-ci est forte, le ralentissement du cœur a pour résultat de diminuer les ondées sanguines dans le système aortique surchargé, et la dilatation consécutive des vaisseaux superficiels offre une dérivation salutaire à la circulation du sang, tandis que les vaisseaux pulmonaires en se contractant diminuent l'apport sanguin au cœur gauche, et que le resserrement des vaisseaux portes hépatiques restreint l'afflux sanguin cardio-pulmonaire et décharge le cœur droit [1].

D'autre part, il nous semble que contre l'hypertension artérielle prolongée le cœur se défend bien plus simplement par son nerf dépresseur. La pression du sang intra-cardiaque exerce sur ce nerf une stimulation qui se traduit par l'abaissement de la tension artérielle et l'accélération du pouls. Tel est peut-être le secret de la « tachycardie paradoxale » de l'hypertension artérielle qui s'observe dans la néphrite interstitielle et qui sera étudiée plus loin.

## PATHOGÉNIE. — ÉTIOLOGIE

*A.* — La pathogénie de l'hypertension artérielle dans les maladies doit être recherchée dans l'état du cœur, ou des vaisseaux, dans la qualité ou la quantité du sang.

1° Au *cœur*, on a pris l'effet pour la cause, et si l'augmentation de l'énergie et de la musculature cardiaques peut, dans une certaine mesure, produire l'élévation de la tension artérielle, elle lui est le plus souvent consécutive. On n'oserait jamais prétendre que l'hypertrophie du cœur puisse et doive jamais précéder un rétrécissement d'orifice. De même, cette hypertrophie doit être consécutive à l'obstacle ou au rétrécissement créé à l'extrémité de l'arbre circulatoire par le spasme artériel.

2° La *quantité* du sang a une influence restreinte, mais réelle. Si l'élément aqueux du liquide nourricier est augmenté (pléthore séreuse), il doit en résulter de l'hypertension artérielle. Aussi est-il permis de constater souvent un désaccord entre l'ingestion des liquides et l'excrétion urinaire ; ce désaccord existe quand un individu boit, par exemple, deux litres de liquide par jour et qu'il rend seulement un litre d'urine.

---

[1] F. FRANCK. Défense de l'organisme contre les variations anormales de la presion artérielle (*Acad. de médecine*, 1896).

Donc, l'indication thérapeutique consiste à prévenir la rétention aqueuse et à rétablir l'équilibre, tout en tenant compte des pertes de liquides subies par l'organisme au moyen des divers émonctoires (sécrétion sudorale, exhalation pulmonaire).

3° La *qualité* du sang joue un rôle assez important. Par exemple, le saturnisme détermine souvent l'hypertension artérielle ; si cette dernière résulte d'abord de l'état spasmodique du système vasculaire, elle est due également à l'état des globules rouges, devenus plus volumineux, plus adhérents aux parois des vaisseaux, ce qui détermine ainsi un obstacle au courant circulatoire. Le sang peut encore renfermer des produits toxiques dus à la rétention des matériaux de déchet que les divers émonctoires ne peuvent plus qu'insuffisamment éliminer (par exemple, les toxines alimentaires douées d'une puissante action vaso-constrictive). C'est là encore une cause de spasme vasculaire et d'hypertension artérielle. A. Haig (1891) admet que la tension artérielle varie proportionnellement à la quantité d'acide urique contenue dans le sang, et l'acide urique agirait en déterminant la contracture des artérioles et des capillaires. Les substances qui abaissent assez souvent la tension artérielle (opium, mercure, iodure), agiraient en produisant une diminution de l'acide urique.

4° C'est surtout à l'*état du système artériel périphérique*, au spasme des artérioles et des capillaires que l'on doit attribuer la cause la plus puissante de l'hypertension. Le cœur est plus souvent « entraîné qu'entraîneur », comme l'a dit Lorain, et le travail du muscle cardiaque dépend de la tension artérielle, des résistances périphériques qu'il doit vaincre, comme le travail d'un muscle quelconque dépend de la force qu'il doit déployer. Ainsi, tout s'enchaîne : le cœur central donne l'impulsion ; le cœur périphérique l'entretient et l'augmente. La résistance des vaisseaux devient une cause d'appel de la puissance systolique. Si la résistance est trop forte, le cœur succombe ; si elle est trop faible, le cœur précipite ses mouvements et s'affole parce qu'il n'est plus retenu ni maintenu par son frein vasculaire.

L'état spasmodique — passager ou permanent — et l'hypertension artérielle qui en est la conséquence ont été attribués, bien à tort, par tous les auteurs, seulement à la néphrite interstitielle. Or, il faut rattacher, non à cette dernière maladie, mais au spasme artériel tous les symptômes qu'on a mis sur le compte des lésions rénales : les algidités locales, les accès de pâleur et de refroidissement, les syncopes et asphyxies locales des extrémités, certaines attaques de dyspnée et d'angor pectoris, certaines dilatations aiguës du cœur, etc.

*B.* — Parmi les causes les plus importantes, il faut citer : la *goutte* qui est aux artères ce que le rhumatisme est au cœur ; la *diathèse arthritique*, l'*uricémie*, l'*alcoolisme* (produisant surtout l'hypertension par vaso-dilatation active), l'*intoxication saturnine* et le *tabagisme* (déterminant l'hypertension par vaso-constriction), l'*abus des boissons* qu'il ne faut pas confondre avec l'alcoolisme et qui produit l'hypertension par suite d'une véritable pléthore vasculaire. L'*hérédité* peut être invoquée, et c'est ainsi que certains individus, que les enfants de goutteux, présentent à l'état normal et même d'une façon congénitale une hypertension vasculaire plus ou moins accusée. On comprend alors pourquoi les cardiopathies artérielles peuvent être directement héréditaires, tandis que les cardiopathies valvulaires le sont indirectement par l'intermédiaire du rhumatisme. La *chlorose*, mais seulement celle qui est due, d'après Virchow, à l'étroitesse congénitale du système artériel (*chlorosis aortica*), peut et doit même s'accompagner d'hypertension artérielle. L'*artério-sclérose*, effet de l'hypertension, peut en être aussi la cause, et c'est la raison pour laquelle les *cardiopathies artérielles*, certaines *néphrites interstitielles* sont caractérisées par une élévation souvent considérable de la pression vasculaire. Il faut ajouter les époques de la *puberté* et de la *ménopause*, la *grossesse*, l'*état sénile*, les *impressions émotionnelles* qui, en déterminant souvent des accès de spasme vasculaire, peuvent contribuer à produire l'hypertension artérielle.

L'existence du spasme artériel sous l'influence de la moindre émotion est démontrée par les expériences de Mosso à l'aide du pléthysmographe. C'est un vase long dont le col est fermé au moyen d'un bouchon traversé par un tube rempli d'eau. Quand, après avoir plongé la main et l'avant-bras dans ce vase, on provoque une émotion même légère, on voit immédiatement l'eau descendre dans le tube, ce qui ne peut s'expliquer que par la diminution de l'irrigation sanguine due au spasme artériel. Supposez des émotions répétées ou prolongées, et vous assistez alors à un état presque permanent de spasme vasculaire et d'hypertension artérielle. C'est ainsi que naît le *goitre exophtalmique* — la maladie émotionnelle par excellence — caractérisée souvent par l'élévation de la pression vasculaire, contrairement à l'opinion généralement admise.

Donc, les émotions fortes et répétées ne sont pas incapables de déterminer des affections artérielles et cardiaques par leur action incessante sur le système circulatoire périphérique. C'est là une des raisons pour lesquelles l'artério-sclérose est relativement fréquente dans la profession médicale. Elle est la maladie des médecins, comme elle est celle des hommes politiques, des financiers, etc., en raison des émotions si nombreuses auxquelles ils sont sujets et du surmenage continuel auquel ils se livrent.

Enfin, j'insiste depuis longtemps sur ce fait, à savoir que l'hypertension artérielle, passagère ou permanente, peut avoir une *origine alimentaire*. Les excès et surtout les erreurs d'alimentation, en jetant dans l'organisme un grand nombre de substances toxiques, telles que les ptomaïnes non éliminées par le filtre rénal, sont une cause fréquente d'artério-sclérose ; en un mot, certaines toxines alimentaires possèdent des propriétés convulsivantes agissant, les unes sur les muscles des membres comme dans le cas de contracture des extrémités d'origine gastrique, les autres sur la musculature vasculaire. Il en résulte, dans tout le système artériel, un état de spasme plus ou moins permanent, lequel produit rapidement l'hypertension et consécutivement l'artério-sclérose.

EXPÉRIENCES ET OBSERVATIONS SUR LES CONSÉQUENCES DE L'HYPERTENSION

Si la compression des artères diminue en aval la tension artérielle, elle l'augmente en amont, et cette augmentation est proportionnelle à l'importance du volume de l'artère et par conséquent de son débit sanguin. Après la compression de l'artère rénale sur un chat, la pression carotidienne s'élève d'un centimètre ; après la compression de l'aorte au niveau des piliers du diaphragme, elle monte de 6 à 12 centimètres. D'autre part, chaque augmentation de la tension artérielle retentit sur la pression intra-ventriculaire qu'elle élève, phénomène qui se traduit par des systoles plus fortes et plus lentes ; dès qu'on cesse la compression, la tension s'abaisse et les systoles cardiaques deviennent plus faibles et plus accélérées.

Voilà un des nombreux exemples de l'adaptation du cœur aux vaisseaux, comme ceux-ci s'adaptent eux-mêmes au cœur. Mais, il y a lieu de faire remarquer que tout n'est pas absolument mécanique dans ces phénomènes, et que le système nerveux donne également sa note. En un mot, l'augmentation de la pression sanguine ne ralentit pas seulement le cœur en raison de la résistance qu'elle oppose aux contractions cardiaques, et il est certain que cette hypertension s'étendant aux artères encéphaliques agit directement sur le nerf vague à ses origines.

Les expériences suivantes vont démontrer l'influence de la compression de l'aorte sur le système nerveux et sur l'aorte elle-même.

La compression de l'aorte donne lieu à l'hypertension artérielle, mais jamais autant qu'avec l'excitation de la moelle, c'est-à-dire des vasoconstricteurs. Mais, si cette compression est complète et dure longtemps chez un animal (15 minutes), elle peut être suivie ensuite d'un abaissement considérable de la tension artérielle avec production de désordres irréparables (S. Mayer, 1879). Car, si la pression reste très basse, le cœur souffre, et toutes les fois que l'abaissement de la pression coronarienne a une certaine durée, la mort en est la conséquence. Cette expérience vient à l'appui de celle de Tappeiner (1875). Chez les animaux dont la moelle a été sectionnée (d'où considérable abaissement de la tension artérielle), il suffit d'une très faible perte de sang pour amener la mort. D'autre part, à la suite de l'obstruction complète de l'aorte par compression pendant une heure, J. Singer a démontré qu'il survient des modifications permanentes et définitives dans la moelle, d'où abolition des réflexes, production de paralysie, etc.

Lévachoff (1884), à travers une fistule, comprime chez un chien l'aorte abdominale pendant cinq minutes, quatre fois par jour pendant six mois. A l'autopsie, il constate une dilatation considérable de l'aorte thoracique et de la crosse en amont de la compression. Donc, à elle seule, l'augmentation considérable et répétée de la tension intra-aortique peut déterminer des dilatations et des anévrismes. Cela est possible ; mais cela est bien plus probable lorsque l'aorte présente préalablement quelques lésions athéromateuses qui affaiblissent sa résistance. Car, il est à remarquer que toutes les parois vasculaires possèdent une résistance capable de subir des pressions de beaucoup supérieures à celles qu'elles supportent à l'état normal, et d'après les recherches de Gréhant et de Quinquaud (1885) il faut, pour rompre la carotide du chien, une pression 35 à 55 fois supérieure à celle que le sang exerce normalement sur ce vaisseau, et la rupture de la veine jugulaire ne se produit que sous des pressions de 6 à 9 atmosphères. Mais, quand la résistance d'un vaisseau, de l'aorte par exemple, est diminuée par le fait d'une lésion, athéromateuse ou autre, la rupture se fait avec la plus grande facilité, ce qui se comprend. Un médecin de Dantzig, Scheele (1878), avait imaginé pour les anévrysmes de l'aorte descendante, un signe de diagnostic fondé sur l'augmentation de volume de la tumeur anévrysmale et sur la production ou l'exagération des douleurs à la suite de la compression des deux artères fémorales. Malheureusement la recherche de ce signe expose les malades à des dangers mortels, et Saundby (1879) après une compression de 10 à 15 secondes sur les deux fémorales a produit en moins de vingt-quatre heures la mort par rupture du sac anévrysmal, terminaison observée également dans deux faits rapportés par le médecin de Dantzig.

Les expériences relatives aux effets de la compression de l'aorte saine, se trouvent pour ainsi dire réalisées par le *rétrécissement congénital de l'isthme de l'aorte*. Ce rétrécissement, comme on le sait, dû probablement à l'oblitération prématurée du canal artériel, existe un peu au-dessous de la naissance de la sous-clavière gauche. Or, dans près des deux tiers

des cas, le segment de l'aorte situé en avant, c'est-à-dire en amont de
l'obstacle, est le siège de lésions considérables : dilatation de l'aorte
et de ses collatérales, anévrysmes de l'aorte qui ont même déterminé
10 fois la mort par rupture (faits de Jordan, Wise, Otto, Oppolzer,
Hamernjk, Willigkt, Barker, Redenbacher, Luttich, Beudet) ; ruptures
de l'aorte, du ventricule droit (Astley-Cooper et Winstone, Meckel) ; perforation inter-ventriculaire à la base du cœur au-dessus des valvules de
l'artère pulmonaire parsemée de plaques ostéo-calcaires (Dupuytren) ;
lésions athéromateuses de l'aorte, insuffisance aortique, dilatation et
hypertrophie du ventricule gauche « triplé de volume » dans un cas
observé par Andral ; hypertrophie du ventricule gauche avec végétations
mitrales et aortiques (Laennec). Trois fois seulement, l'aorte en amont
de la sténose avait conservé son volume normal (obs. de Purser, Kriegk,
Dumontpallier). Dans le fait rapporté par ce dernier auteur (1856), il est
dit que l'aorte n'était pas athéromateuse, qu'elle avait conservé l'élasticité normale, ce qui se comprend en raison du rétablissement de la circulation par de nombreuses anastomoses bien indiquées par Reynaud
en 1828. Toutes ces lésions développées à la suite du rétrécissement
congénital de l'aorte, ont la valeur d'expériences et démontrent la grande
influence de l'hypertension artérielle sur leur production.

La filiation des accidents aboutissant au développement de l'artério-
sclérose peut être ainsi résumée : le premier anneau de la chaîne pathologique commence à l'adultération sanguine ; puis survient le second
stade, d'une importance prépondérante, l'hypertension artérielle, provoquée le plus souvent par un état de vaso-constriction et parfois de vaso-
dilatation active ; enfin, dans le troisième et dernier stade, à la faveur de
l'irritation vasculaire produite par cette hypertension artérielle, se développent les lésions scléreuses des vaisseaux.

On pourrait croire que ce sont là de simples vues théoriques non confirmées par la clinique ou par l'expérimentation. Or, sans parler de faits
nombreux où nous avons constaté depuis plus de douze ans l'existence
de l'hypertension artérielle simple chez des individus qui ont présenté
ensuite les lésions et les accidents les plus manifestes de l'artério-sclérose, nous pouvons encore nous appuyer sur les travaux récents de Roy
et Adami (de Cambridge) qui, s'inspirant de nos recherches cliniques, les
ont confirmées expérimentalement de la façon la plus formelle. Ils ont pu,
en effet, déterminer des lésions scléreuses des vaisseaux et du cœur sur
des animaux chez lesquels ils avaient progressivement augmenté la tension vasculaire. Ils obtenaient cette hypertension artérielle par la compression de l'aorte, ou par l'excitation des nerfs vaso-constricteurs. Par

la compression de l'aorte ascendante chez les chiens, ils ont pu élever la pression intra-cardiaque du double environ, et déterminer une dilatation aiguë du cœur. Dans six cas sur sept, ils ont constaté, chez les chiens en expérience, une sorte d'œdème localisé aux faces valvulaires avec un état congestif et hémorrhagies punctiformes, la dilatation des vaisseaux et la chute de leur épithélium. Or, il est à remarquer que cet œdème siège exactement aux mêmes endroits où l'on remarque l'épaississement fibreux des valvules et des artères dans les maladies caractérisées par une augmentation permanente de la tension artérielle. Chez les animaux, cette hypertension n'avait pu être que temporaire et n'avait déterminé qu'un simple œdème, lequel est vraisemblablement le début des épaississements scléro-fibreux des valvules et des vaisseaux.

Ainsi, ces physiologistes [1] ont donné la preuve expérimentale de faits cliniques que j'ai avancés depuis plusieurs années, ils ont pu produire sur des animaux, au moyen de l'hypertension artérielle, des lésions vasculaires et des dilatations aiguës du cœur que j'ai décrites dans le cours de l'artério-sclérose et dont je parlerai plus tard [2].

### FAITS CLINIQUES

Une femme de 60 ans, atteinte de cardiopathie *artérielle* (artério-sclérose du cœur), à forme arythmique et sans souffle, entre à l'hôpital pour des accès violents de pseudo-asthme cardiaque. Les crises de dyspnée surviennent d'une façon paroxystique, tous les soirs, et se prolongent pendant une grande partie de la nuit. Cependant, on n'observe aucun signe de congestion et d'œdème pulmonaires, ni la moindre infiltration péri-malléolaire. Bref, il n'existe aucun indice d'hyposystolie ou d'asystolie caractérisée par la diminution de la tension artérielle et l'augmentation de la tension veineuse. Nous notons, au contraire, une exagération

[1] *Soc. méd. de hôpitaux*, nov. 1887. — ADAMI et ROY (de Cambridge). *Assoc. med. britannique de Glascow*, 7 août 1888.

[2] BROADBENT (*Association méd. britannique d'Edimbourg*, 27 juillet, 1898) vient encore de confirmer tous ces faits sur lesquels nous insistons depuis près de quinze ans. Nous avons dit que l'hypertension artérielle est parfois héréditaire, et Broadbent redit que « l'augmentation de la tension artérielle représente souvent une particularité familiale qui se manifeste surtout chez les très jeunes sujets ». Il ajoute : « Une tension vasculaire exagérée, lorsqu'elle est permanente, est susceptible de déterminer à la longue des lésions cardio-vasculaires, telles que l'hypertrophie ou la dilatation du cœur, la dilatation de l'aorte, la sclérose de ce vaisseau et d'autres artères de gros calibre, la dégénérescence fibreuse du myocarde et l'épaississement des valvules. »
C'est ce que nous avons toujours soutenu : l'hypertension artérielle, *cause* de l'endartérite et des cardiopathies artérielles avant d'en être l'effet. Cette opinion si souvent mentionnée par nous n'est pas encore admise par tous les auteurs, et cependant elle est indéniable et d'une grande importance pratique.

de la tension artérielle, démontrée non seulement par les mensurations sphygmo-manométriques, mais aussi et surtout par le *retentissement diastolique* de l'aorte, auquel j'attache une grande importance à ce point de vue. Le choc précordial est énergique, les battements du cœur fortement frappés quoique franchement arythmiques, le pouls serré, concentré, presque vibrant et un peu irrégulier. Les urines ont toujours été normales, abondantes, sans la moindre trace d'albumine.

Dans le but de faire disparaître cette crise d'oppression, un de nos confrères, suivant alors la visite, insistait sur l'administration de la digitale, et ce médicament a eu pour effet, comme je l'avais annoncé, d'augmenter encore les accidents.

La raison de cette aggravation par le médicament était facile à prévoir. En effet, dans ce cas, où était le danger ? Dans l'hypertension artérielle. Quelle était alors l'indication thérapeutique ? Elle consistait à diminuer la pression vasculaire surélevée par la maladie. C'est pourquoi la digitale était contre-indiquée, puisqu'elle a pour effet d'élever la tension artérielle ; c'est pourquoi la prescription du régime lacté exclusif fit disparaître dès le second jour tous les accidents dyspnéiques ; enfin, c'est pourquoi, plusieurs mois auparavant, une large saignée pratiquée à cette malade avait également eu raison d'un formidable accès de pseudo-asthme menaçant pour ses jours. Ici donc, la saignée et le régime lacté ont agi dans le même sens, en abaissant la tension artérielle, et aussi en combattant l'élément toxique de la dyspnée.

Comparons cette malade à la suivante :

Elle est atteinte de cardiopathie *valvulaire* (rétrécissement et insuffisance de l'orifice mitral, insuffisance tricuspidienne avec battements hépatiques). Le pouls est faible, dépressible, inégal, irrégulier, intermittent et rapide ; il n'y a pas d'œdème des membres inférieurs, mais le foie est énorme et les poumons sont congestionnés aux deux bases ; il y a un retentissement diastolique, non pas à droite du sternum, comme pour la première malade, mais à gauche et au foyer de l'orifice pulmonaire, ce qui est l'indice d'une tension exagérée dans la petite circulation. Les cavités droites du cœur sont dilatées, et si la dyspnée revient par accès, elle est subcontinue, ne disparaissant pas complètement pendant le jour.

Ici, où était le danger ? Dans l'abaissement de la tension artérielle constaté au sphygmomanomètre. Quelle était l'indication thérapeutique ? Elle nous prescrivait de relever cette tension amoindrie, et dans ce cas, si le régime lacté a été impuissant pour modérer la dyspnée, la digitale en a triomphé très rapidement.

Ces deux exemples, pris au hasard, démontrent qu'il existe dans les maladies des indications thérapeutiques relatives à l'état de la tension artérielle. Ils démontrent encore, non seulement au point de vue clinique, mais aussi au point de vue thérapeutique, l'importance de la division que j'établis depuis plus de quinze ans entre les cardiopathies *valvulaires* et les cardiopathies *vasculaires* ou *artérielles* (artério-sclérose du cœur) : les premières, je le répète, commençant aux orifices cardiaques et caractérisées par la tendance à l'abaissement de la tension artérielle ; les secondes ayant la lésion des artères pour origine, et caractérisées par leur tendance à l'hypertension vasculaire. Ils démontrent enfin qu'il ne suffit pas seulement de constater un symptôme — la dyspnée — mais qu'il faut aussi discerner la manière dont il se produit, et connaître sa pathogénie, si l'on veut utilement le combattre.

Sous le nom de « dyspnée cardiaque », on confond deux choses différentes.

La dyspnée *cardiaque* survient le plus ordinairement dans les affections mitrales et les dilatations du cœur ; alors, elle est moins franchement paroxystique que la suivante, elle est subcontinue avec quelques exacerbations, elle s'accompagne de diminution dans la tension du système artériel avec augmentation dans celle de la petite circulation, ce que l'on constate par l'existence du retentissement diastolique, à *gauche* du sternum, au foyer de l'artère pulmonaire.

La seconde, dyspnée *aortique*, survient dans les affections aortiques ou artérielles, elle est paroxystique ; c'est une dyspnée d'effort symptomatique d'une hypertension artérielle, et celle-ci est démontrée par le retentissement diastolique, à *droite* du sternum, au foyer de l'orifice de l'aorte ; elle est encore symptomatique de l'intoxication alimentaire, comme je le démontrerai plus tard, et l'intoxication alimentaire aboutit à la vaso-constriction.

Pour la première, encore une fois, l'indication thérapeutique consiste dans l'élévation de la tension au moyen des toniques cardio-vasculaires et surtout de la digitale. Pour la seconde, il s'agit au contraire d'abaisser cette tension surélevée au moyen du régime lacté exclusif, de saignées locales ou générales, de médicaments dépresseurs de l'artério-tension (trinitrine, nitrites, iodures). Mais, à la fin des cardiopathies artérielles, le cœur fléchit, le myocarde s'affaiblit, les cavités cardiaques se dilatent, et avec elles, l'orifice auriculo-ventriculaire gauche qui est atteint d'insuffisance fonctionnelle, ce que l'on constate par l'existence d'un souffle systolique de la pointe, bref, rapide, très localisé. En un mot, le cardiopathe *vasculaire* devient *valvulaire*, il entre dans la mitralité ; la

dyspnée subcontinue est traversée par des paroxysmes, elle est donc
complexe, et mérite le nom de *cardio-aortique*. Dans ce cas, la médication doit être également complexe : le régime lacté seul ne suffit pas, il
faut y joindre l'emploi des toniques du cœur, et principalement de la
digitale.

---

## HYPERTENSION PASSAGÈRE

L'hypertension artérielle ne joue pas seulement un rôle considérable
dans certaines cardiopathies ; elle peut encore être invoquée dans nombre
d'affections ou de symptômes disparates, et elle est utilisée en thérapeutique.

Cl. Bernard fait remarquer judicieusement que la production de
*chaleur* est en rapport avec la fréquence des pulsations et surtout avec la
pression, et cela est de toute évidence lorsque l'on compare la rareté du
pouls chez les animaux à sang froid avec sa fréquence chez les animaux
à sang chaud, chez les mammifères et surtout chez les oiseaux. Lorsque
nous subissons une température élevée, les vaisseaux se dilatent, le
cœur précipite ses mouvements, la pression artérielle s'abaisse. Mais,
lorsque la température est surélevée, des phénomènes contraires se
produisent, et les expériences suivantes, fécondes en applications thérapeutiques, vont l'établir.

Lewaschew (1884) a démontré que les *hautes températures* font contracter les vaisseaux ; donc, il s'agit ici d'une action nerveuse, vaso-motrice, et l'on ne doit pas tenir toujours pour vraie l'explication trop mécanique de Poiseuille : la vitesse d'un courant liquide dans des tubes inertes
croît toujours avec la température.

Gartner (1884) dirige une température très élevée sur le mésentère
mis à nu d'une grenouille ; il voit aussitôt la contraction des vaisseaux
se faire avec une telle énergie qu'elle aboutit parfois à l'arrêt du courant
sanguin.

Telle est l'explication physiologique des effets thérapeutiques si remarquables obtenus par les irrigations vaginales très chaudes dans les mé-
trorrhagies, par les bains chauds dans les congestions et inflammations
des poumons, par des lavements très chauds (48 à 50°) dans le traitement
des gastrorrhagies graves et abondantes.

À une femme atteinte de *métrorrhagie*, on a pratiqué avec succès une
ou plusieurs injections sous-cutanées d'ergotine.

Chez une autre malade, le même traitement est suivi d'un résultat tout opposé ; il augmente au contraire l'hémorrhagie, et l'on n'arrive à la combattre efficacement que par l'emploi des sédatifs, des calmants, c'est-à-dire de l'opium ou de lavements laudanisés, ou encore par les injections très chaudes ou les bains chauds. En un mot, il y a *des métror-rhagies qui n'aiment pas l'ergot de seigle ;* elles sont aggravées non seulement par les préparations ergotiques et par le froid, mais aussi par l'emploi des autres agents vaso-constricteurs, du sulfate de quinine ou de la digitale [1].

Chez les tuberculeux, les *hémoptysies* sont, dans la plupart des cas, favorablement influencées par les injections d'ergotine, tandis que d'autres sont aggravées par elles. De ce nombre sont les hémoptysies survenant au début de la période cataméniale, auxquelles nous avons donné le nom d'*hémoptysies utérines* ou *menstruelles*, dans la thèse déjà ancienne de notre élève Pétrasu [2]. Cet insuccès thérapeutique est facile à comprendre ; car, si la tension artérielle s'abaisse pendant le flux cataménial, elle est notablement élevée pendant sa période de préparation, et durant le stade de molimen menstruel. C'est l'hypertension artérielle qui, trouvant dans les vaisseaux d'un poumon tuberculeux un *locus minoris resistentiæ*, va devenir la cause occasionnelle de l'hémoptysie. Donc, la digitale, la caféine et l'ergot de seigle, qui augmentent encore cette pression vasculaire, sont nuisibles, tandis que l'opium et l'ipéca répondent mieux aux indications thérapeutiques. C'est ainsi que l'on obtient des succès avec les injections de morphine, l'administration de la poudre de Dower, les applications ou boissons chaudes.

L'*épistaxis*, l'*hémoptysie* des adolescents, et celle des arthritiques que j'ai quelquefois observée [3], sont le plus souvent produites par l'hypertension artérielle. Alors, le perchlorure de fer est inutile et les préparations ergotiques nuisibles ; il faut combattre la pléthore vasculaire, diminuer la tension artérielle par les moyens divers, au nombre desquels il n'en est pas de meilleur que l'abstinence relative des boissons, le régime sec.

En effet, la diète des liquides est applicable non seulement aux maladies de l'estomac, « mais encore à d'autres affections *caractérisées surtout par l'excès de tension artérielle*, chez les athéromateux, chez les individus atteints de néphrite interstitielle, d'affections aortiques, de certaines angines de poitrine avec élévation considérable de la pression

---

[1] Traité des névroses (2e édition, par AXENFELD et HUCHARD, *loc. cit.*). — FLORÈS-ORTÉAGA. Congestion utérine métrorrhagie d'origine névralgique (*Thèse de Paris*, 1881).

[2] La tuberculose péritonéale, ses formes cliniques (*Thèse de Paris*, 1869).

[3] Congestions pulmonaires et hémoptysies arthritiques (*Congrès de Rouen*, 1883). = Du régime sec dans les maladies (*Soc. de Thérapeutique*, 1884).

vasculaire, chez ceux qui sont prédisposés aux hémorrhagies diverses, aux congestions ou hémorrhagies cérébrales, aux épistaxis ». L'hypertension artérielle joue donc un grand rôle dans la production d'hémorrhagies diverses, et c'est elle seule que la thérapeutique doit viser pour combattre utilement la tendance hémorrhagique.

Dans les *fièvres intermittentes*, dans le *choléra*, en un mot dans toutes les maladies à algidité, on observe pendant les diverses périodes, la contracture ou la rétraction du système artériel (hypertension) suivies bientôt de phénomènes réactionnels (hypotension), caractères bien étudiés par Lorain et que nous montrons par les tracés suivants.

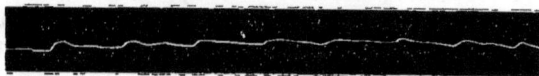

Fig. 22. — Début d'un accès de fièvre intermittente.

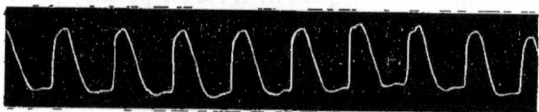

Fig. 23. — Milieu de l'accès.

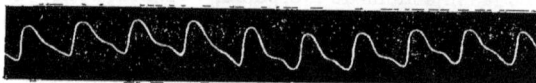

Fig. 24. — Période de sueur.

On voit (fig. 23) que le dicrotisme descendant est à peine marqué, et que les lignes d'ascension et de descente sont presque égales en longueur et analogues en inclinaison (forme de pouls monocrote).

Pour les *maladies du système nerveux*, l'étude de la tension artérielle n'est pas sans importance, et dans l'*épilepsie* la pression artérielle subit une augmentation dès le début et pendant toute la durée des crises convulsives et psychiques ; après ces crises, survient une diminution qui persiste pendant plusieurs heures et même plusieurs jours (Féré). — Elle est encore surélevée dans l'*excitation maniaque*, dans l'*hémorrhagie cérébrale*, tandis qu'elle est diminuée chez les hémiplégiques, les lypémaniaques et en général sous l'influence des émotions dépressives. Ce n'est pas l'hémorrhagie cérébrale qui, par elle-même, est capable d'aug-

menter la tension artérielle ; c'est au contraire celle-ci qui prépare l'hémorrhagie cérébrale par suite de lésions vasculaires toujours préexistantes. Il n'en est pas moins vrai que le système nerveux joue un rôle
qu'on ne saurait nier en clinique. A. Binet et N. Vashide, étudiant l'influence des différents processus psychiques sur la pression du sang, ont
vu celle-ci augmenter de 15 à 20 centimètres de mercure sous l'influence
d'une forte douleur, d'un calcul mental difficile, etc. [1].

Dans la *migraine*, dans la migraine simple, angiotonique, et surtout
dans la migraine ophtalmique, on constate presque toujours l'existence
de l'hypertension. Or, celle-ci étant un phénomène presque normal à
l'approche des règles, on comprend ainsi la raison des *migraines menstruelles*, si fréquentes chez certaines femmes, et surtout chez celles qui
sont sous l'influence des diathèses arthritique ou goutteuse, caractérisées
par l'hypertension artérielle. Dans la migraine angiotonique, on obtient des
tracés sphygmographiques reproduisant ceux de l'hypertension artérielle
(ligne d'ascension un peu lente, avec sommet en plateau, ligne de descente sans dicrotisme).

Pour la même raison, dans la *maladie de Raynaud* [2], les accidents de
syncope locale des extrémités augmentent ou se produisent parfois surtout au moment des époques menstruelles. La constatation et l'explication de tous ces faits ne sont pas sans importance pratique, elles commandent la prudence dans l'administration des médicaments hypertenseurs
à l'approche ou dans les cours de la période cataméniale.

Pour quelques auteurs, les sujets atteints de *sciatique* présenteraient
habituellement de la polyurie débutant avec la douleur, augmentant
avec elle, et cessant quand elle a disparu. Ils l'attribuent à l'hypertension
artérielle produite par l'excitation douloureuse, ce qui expliquerait encore
sa production dans tous les paroxysmes douloureux de la colique hépatique et de diverses névralgies, et ils l'assimilent à l'augmentation de la
pression artérielle consécutive à la constriction réflexe des petits vaisseaux, que l'on fait naître chez un chien dont on a excité le bout central
du sciatique. Ce fait de la polyurie dans la sciatique a été appuyé sur des
expériences dont voici les conclusions formulées par Hugonnard [3].

---

[1] *Acad. des Sciences*, 1897.

[2] La maladie de Maurice Raynaud ne reste pas toujours une simple « névrose vaso-motrice ». CHAVANIS (de Saint-Étienne) vient de publier une observation relative à une femme
de 38 ans, atteinte de néphrite artérielle avec syncope locale et gangrène des extrémités par
endartérite (*Loire médicale*, 1898). Ces faits sont fréquents.

[3] HUGONNARD. Contribution expérimentale à l'étude du système nerveux sur la sécrétion
urinaire (*Thèse de Lyon*, 1880). — DEBOVE et RÉMOND. De la polyurie chez les malades
atteints de sciatique (*Soc. méd. des hôp.*, 1891). — HUCHARD. Sur l'état de la tension artérielle et de la sécrétion urinaire dans la sciatique (*Soc. méd. des hôp.*, 1891 et 1892).

1° Les excitations *moyennes* ou *fortes* du sciatique diminuent considérablement et même arrêtent la sécrétion urinaire ;

2° Les excitations *légères* du même nerf l'augmentent ;

3° L'énervement du rein par la section des filets nerveux du hile, et
celui qui est causé par la section du tronc du splanchnique, produisent
une polyurie très nette et très abondante, souvent avec albuminurie, et
quelquefois avec hématurie ;

4° Si l'un des reins est partiellement énervé, l'effet de l'excitation du
sciatique est moins marqué [1].

Retenons les deux premières conclusions. Elles nous expliquent pourquoi la polyurie dans la sciatique doit être un phénomène au moins très
rare, contrairement à quelques assertions. Dans les sciatiques très douloureuses et surtout dans celles qui sont provoquées par l'inflammation
du nerf, la sécrétion urinaire est le plus souvent diminuée, il y a de l'oligurie et non de la polyurie. Celle-ci ne se montre — et cela rarement
encore — que dans les sciatiques légères, ou même dans les sciatiques
intenses développées chez les artério-scléreux ou chez les goutteux. Chez
ces malades, l'hypertension artérielle est un phénomène habituel, et le
terrain est ainsi tout préparé pour la production facile de la polyurie consécutive aux excitations douloureuses.

D'autre part, l'action de l'excitation du sciatique sur l'accroissement de
la tension artérielle n'est pas spéciale à ce nerf, et il y a longtemps que
Magendie d'abord et Claude Bernard ensuite, ont démontré que l'excitation d'un nerf sensitif quelconque détermine cette augmentation de la pression vasculaire, non point par une action excitante du cœur, comme ils le
croyaient, mais par la production de la constriction artérielle. Seul, le nerf
dépresseur du cœur, doué d'une certaine sensibilité, détermine d'une
façon nette et constante une vaso-dilatation réflexe. Sous l'influence de
l'électrisation du bout supérieur de ce nerf (formé, comme on le sait, de
fibres centripètes allant du cœur à la moelle allongée), Ludwig et Cyon ont
constaté une dilatation générale de toutes les artères et surtout des vaisseaux abdominaux dont la surcharge sanguine considérable peut devenir

---

[1] G. Humilewski (*Arch. f. anat. und phys.*, 1886, et *Rev. des Sc. méd.*, t. XXVIII) excite
électriquement le bout périphérique du sciatique ou du crural. Immédiatement, la pression monte dans l'artère et la veine crurale ; et pour démontrer que dans ce cas l'élévation de la tension sanguine est due aux contractions musculaires et non aux nerfs vasculaires, il répète les mêmes expériences sur des animaux préalablement curarisés, ce qui
équivaut à la suppression de l'action musculaire, et alors l'excitation périphérique des
deux nerfs est sans effet. D'autre part, les expériences sur l'excitation du sympathique
et de certains nerfs comme le sciatique sont contradictoires pour les raisons suivantes.
Dastre et Morat (*Acad. des Sc.*, 1880) ont démontré que le grand sympathique renferme
quelques filets nerveux vaso-dilatateurs. Il en est de même du sciatique, ce qui explique
pourquoi Putzeys et Tarchanoff ont pu observer le resserrement des vaisseaux du membre
inférieur après la section du sciatique.

la source d'accidents graves. Ce nerf dépresseur, sensible à la surface interne du cœur, est un moyen de défense de l'organisme contre l'action des hautes tensions cardio-vasculaires, et il joue certainement un rôle, trop souvent méconnu dans la pathologie cardiaque, tant il est vrai (et nous ne cessons de le répéter) que le cœur et les vaisseaux ne sont pas reliés entre eux seulement par la continuité anatomique, mais aussi et surtout par les connexions physiologiques du système nerveux.

*Hypertension artérielle dans les maladies du sang et de l'appareil circulatoire.* — On connaît la résistance qu'offrent parfois aux divers traitements les palpitations des *chlorotiques* et des *anémiques*. Les ferrugineux sous toutes les formes, l'arsenic, le quinquina, l'hydrothérapie sont souvent sans effet; les médicaments cardiaques, et parmi eux la digitale, sont inutiles ou nuisibles.

Pourquoi l'impuissance de cette thérapeutique?

C'est parce que celle-ci ne vise que l'élément dyscrasique, et qu'elle méconnaît un autre facteur important qui entre souvent en scène : le spasme vasculaire, et sa conséquence immédiate, l'hypertension artérielle. Les chloro-anémiques ont le système vaso-moteur très excitable et émotif, ce qui explique le refroidissement des extrémités, les algidités et les ischémies locales, les alternatives de pâleur et de rougeur de la face, l'émission d'urines claires, limpides et abondantes. Ce qui prouve l'émotivité de leur système circulatoire, c'est l'existence du bruit de souffle dit « anémo-spasmodique » au niveau de l'artère pulmonaire. Si les souffles anémiques peuvent se montrer à tous les orifices, c'est encore en raison du spasme artério-capillaire qui crée un obstacle, qui produit un rétrécissement à la périphérie du système circulatoire, obstacle et rétrécissement contre lesquels le cœur lutte en se dilatant. Mais, avec lui les orifices s'élargissent, et il en résulte, suivant les cas, la production de souffles fonctionnels aux orifices mitral et tricuspide, ce dernier très fréquent d'après Parrot. La pathogénie de ces bruits divers est ainsi différente de celle qu'on leur a attribuée sous le nom de bruits extra-cardiaques. Donc, pour combattre certaines palpitations rebelles des chloro-anémiques, la thérapeutique doit viser parfois le spasme vasculaire et l'hypertension artérielle, par l'emploi des agents vaso-dilatateurs, des dépresseurs de cette tension, les frictions, le massage et les douches.

Cette pathogénie et cette thérapeutique ne sont pas généralement acceptées, elles ont été théoriquement combattues par quelques auteurs qui n'admettent pas volontiers l'existence des insuffisances valvulaires *fonctionnelles*. Sans aucun doute, celles-ci sont plus rares qu'on est généralement porté à le croire; mais elles existent dans quelques cas, je

les ai constatées avec preuves nécroscopiques à l'appui, et mon élève
G. Barbier en a démontré formellement la réalité dans une thèse récente[1].

Dans les *maladies du cœur* et *des vaisseaux*, les modifications de la
tension artérielle jouent un rôle prépondérant.

L'*hyposystolie* et l'*asystolie* sont caractérisées par l'abaissement plus
ou moins considérable de la pression artérielle. Les cardiopathies valvulaires (insuffisance mitrale, rétrécissement mitral, insuffisance tricuspidienne, etc.) sont remarquables par leur tendance à l'hypotension, tandis
que les cardiopathies artérielles et l'artério-sclérose sont produites par le
phénomène contraire, l'hypertension artérielle. Parmi ces maladies, il
faut citer le rétrécissement et l'insuffisance aortiques (surtout lorsque cette
dernière est d'origine artérielle), les aortites aiguë ou chronique, la dilatation athéromateuse de l'aorte, l'artério-sclérose du cœur, l'angine de
poitrine vraie, l'artério-sclérose généralisée, la néphrite interstitielle, les
affections valvulaires mitrales ou aortiques d'origine artérielle, etc.

Plus tard, nous reviendrons sur l'étude de ces maladies. Mais c'est le
moment de signaler l'état de la tension artérielle dans l'*angine de poitrine*. Dans celle-ci, l'hypertension est fréquente, surtout lorsqu'elle est
liée à une lésion aortique. C'est pourquoi la digitale, qui peut élever
encore cette surtension, contribue parfois à aggraver ou à précipiter les
accidents ; c'est pourquoi la médication iodurée, outre son action spéciale sur les parois vasculaires, agit à la longue sur la pression artérielle
qu'elle modère. Puis, sous l'influence d'un effort, d'une marche, d'une
émotion, de la position couchée durant le sommeil, cette tension s'élève
encore ; aussi l'accès d'angor trouve-t-il le plus souvent un moyen
héroïque dans l'emploi des inhalations de nitrite d'amyle, qui déterminent promptement un abaissement de cette tension. Celle-ci augmente
après les repas, ce qui explique, mieux que la plénitude de l'estomac ou
l'existence des réflexes gastriques, l'apparition fréquente des accès
angineux à la suite de repas plus ou moins copieux. On peut alors faire
cesser des attaques souvent sévères d'angor en modifiant la quantité ou
la qualité des aliments, et en soumettant les malades au régime lacté qui
a pour résultat d'abaisser la tension artérielle. Enfin, dans la position
horizontale, la tension artérielle augmente tandis qu'elle diminue sensiblement dans la station verticale, ce qui explique pourquoi les angineux
préfèrent surtout cette dernière attitude[2]. Les mitraux, à la période d'hyposystolie, affectent plutôt la position assise dans leur lit, non pas seulement

---

[1] L'insuffisance fonctionnelle des valvules du cœur (*Thèse de Paris*, 1896).
[2] Note sur l'attitude des angineux (*Journal des Praticiens*, janvier 1892).

parce que leur tension artérielle est abaissée, mais aussi et surtout en raison de leur état dyspnéique. Quant aux aortiques et surtout à ceux qui sont atteints d'insuffisance aortique, ils aiment coucher la tête basse pour lutter contre l'ischémie cérébrale; et s'il y a parfois des exceptions à cette règle, c'est seulement lorsque les aortiques deviennent sérieusement dyspnéiques.

Nous avons peu de choses à dire sur l'état de la tension artérielle dans les affections de l'*appareil respiratoire*. Nous savons déjà qu'elle est ordinairement abaissée dans la phtisie pulmonaire. Dans l'épanchement pleural, un de mes anciens internes, P. Binet (de Genève, 1890), fait remarquer judicieusement que si la pression artérielle augmente quelquefois, c'est par le fait de la compression exercée par l'exsudat sur le cœur et les gros troncs vasculaires et non pas comme conséquence du refoulement du poumon ; car, il est démontré que si l'oblitération d'une grande partie du réseau capillaire de cet organe peut donner lieu à une surtension dans la petite circulation, elle n'a aucune influence sur la pression aortique ; il est encore prouvé que la pression dans la petite circulation conserve une certaine indépendance par rapport à la pression aortique.

Bien d'autres exemples pourraient encore être cités ; ceux-là sont suffisants pour démontrer l'importance pratique de la question. Tous ces faits d'hypertension transitoire ou passagère servent, pour ainsi dire, de préface à l'étude de l'hypertension permanente.

## HYPERTENSION PERMANENTE OU PROLONGÉE

L'hypertension permanente a été regardée comme appartenant seulement à la néphrite interstitielle à laquelle elle succéderait. C'est le contraire qui est vrai. L'*hypertension artérielle est la* CAUSE *de l'artério-sclérose ; elle* PRÉCÈDE, *pendant un temps plus ou moins long, l'évolution de diverses maladies* (cardiopathies et néphrites artérielles, etc.), *lesquelles sont elles-mêmes sous la dépendance de la sclérose vasculaire.*

Donc, les faits se succèdent dans l'ordre suivant : spasme artério-capillaire, hypertension artérielle, sclérose artérielle, sclérose viscérale.

Les preuves cliniques abondent. Voici quelques exemples destinés à démontrer que l'hypertension artérielle peut constituer à elle seule tout l'état morbide, et que c'est elle que la thérapeutique doit d'abord viser.

Chez un faux asthmatique, j'avais déjà remarqué les signes d'une tension artérielle exagérée, et parmi eux le retentissement diastolique de l'aorte, symptôme très important d'hypertension, qui sera étudié plus tard. Il ne présentait alors que de la dyspnée d'effort. Trois années se passent pendant lesquelles l'hypertension artérielle reste toujours le seul phénomène morbide. Puis, éclatent des accès angineux ; enfin, depuis deux ans seulement ce malade a de la néphrite interstitielle.

Un homme de 49 ans est atteint d'accès violents de dyspnée, survenant sous l'influence du moindre effort, de l'action de s'habiller, de monter à son lit ; il y a de l'œdème des membres inférieurs, et cependant les poumons sont indemnes ; le cœur n'est le siège d'aucun souffle, d'aucune arythmie, et seul, le second bruit aortique est très retentissant. Je prescris, même en l'absence d'albumine qui n'a jamais été constatée, le régime lacté exclusif, l'iodure de sodium, la trinitrine, qui ont pour effet de faire baisser la tension artérielle de 25 à 19. La dyspnée cesse, l'œdème péri-malléolaire disparait, et depuis cinq ans que le malade continue sa médication, la guérison ne s'est pas démentie, parce que, depuis cette époque, et sous l'influence du traitement, la tension artérielle n'a jamais dépassé le chiffre de 18 à 20 au sphygmomanomètre.

Il y a dix ans, mon ami Le Piez (de Biarritz) me fait voir un malade présentant, avec des accès d'oppression provoqués par l'effort, tous les signes d'une dilatation aiguë du cœur. Celle-ci et la dyspnée sont attribuées à l'hypertension artérielle qui est combattue par les mêmes moyens. Depuis cette époque, tous les accidents ont définitivement disparu.

En 1887, je vois un malade âgé de 65 ans, en proie à des accès nocturnes d'anxiété respiratoire et de dyspnée formidable. Tout cela disparaît avec la diminution de la tension vasculaire promptement obtenue par la médication, et cet homme, que l'on pouvait croire atteint d'une affection cardiaque grave, ne souffrait que d'une hypertension surélevée. Après trois ans, les accidents dyspnéiques n'ont plus reparu, et le cœur fonctionne régulièrement.

Vers la même époque, je constate par hasard, chez un de mes confrères, à l'aide du sphygmomanomètre une élévation de la tension artérielle jusqu'à 26. Je l'interroge ; il m'affirme, en souriant, qu'il n'est pas malade et qu'il éprouve seulement de l'essoufflement en marchant. Mais j'avais constaté déjà chez lui un retentissement diastolique de l'aorte, et la dyspnée d'effort dont il souffrait me semblait être le phénomène avant-coureur d'accidents beaucoup plus graves. Or, quelques semaines après, il venait en toute hâte se plaindre de violents accès d'oppression et d'un œdème prétibial. Il n'y avait pas d'albumine dans les urines, et je constatai par la palpation, mieux qu'à l'oreille, un léger mouvement de galop cardiaque. Tous ces accidents se sont évanouis par l'emploi des dépresseurs de la tension artérielle, et surtout par la prescription d'une alimentation spéciale dont je parlerai plus tard, et qui est la *base du traitement* des malades atteints d'hypertension artérielle et des candidats à l'artério-sclérose. Malheureusement ce confrère', mal conseillé, abandonna son régime alimentaire, et finit par succomber, il y a quelques années.

Qu'est-ce que tout cela prouve ?

Cela prouve, en pathologie, que l'hypertension artérielle peut précéder, pendant des mois et même pendant des années, l'évolution de l'artério-sclérose dont elle dépend ; cela prouve que la clinique doit savoir reconnaître de bonne heure les signes de cette hypertension, afin que la thérapeutique puisse hâtivement en combattre les effets et retarder le développement de l'artério-sclérose généralisée ; cela prouve enfin que la dyspnée *toxi-alimentaire* (sur laquelle je m'étendrai plus loin) subit, sous l'influence de l'alimentation et de la médication, de longues rémissions, véritables trêves d'une maladie curable à ses débuts.

Si la tension artérielle doit être définie l'*effort du sang pour sortir du vaisseau*, on comprend que plus cet effort sera considérable, plus l'irritation inflammatoire des parois vasculaires qui aboutit à l'artério-sclérose aura de tendance à se produire. Les auteurs anciens avaient certainement entrevu l'hypertension artérielle, lorsqu'ils parlaient de « pléthore » et de la « violence de l'impetus du sang ».

Je prévois cette première objection :

Tous les symptômes attribués à l'hypertension artérielle simple, et le retentissement diastolique du second bruit aortique, ne seraient-ils pas les indices de l'artério-sclérose déjà en pleine évolution ?

Réponse : Démontrez que cette artério-sclérose existe, et que l'éclat du second bruit de l'aorte en est le signe toujours accusateur. En tout cas, ne semble-t-il pas étrange que le régime lacté uni aux médicaments dépresseurs de la tension vasculaire puisse faire disparaître, en quelques jours et pendant des mois ou des années, des accidents que l'on met sur le compte de la sclérose artérielle, et n'est-il pas plus logique de les rattacher à l'augmentation de la pression sanguine ? On comprend qu'en quelques jours on puisse faire disparaître les symptômes de l'hypertension artérielle ; mais il est impossible que la même médication soit capable d'arrêter dans le même laps de temps l'évolution de l'artério-sclérose.

Seconde objection :

Le spasme *permanent* des artères est étrange, impossible.

Il n'est pas étrange, puisque la clinique le démontre, comme on le

verra bientôt lorsque sera étudiée la symptomatologie de l'hypertension
artérielle. Il n'est pas impossible, et c'est un physiologiste éminent,
Vulpian, qui se charge de la réfutation.

· « Un premier fait que je dois établir, c'est que l'appareil vaso-moteur
est en état d'activité *permanente*, qu'il n'est jamais en repos, jamais en
inertie ; les nerfs vaso-moteurs, en d'autres termes, sont toujours excités ;
ils sont toujours comme si un léger courant faradique les traversait. Il
en résulte que la tunique musculaire des vaisseaux est toujours dans un
état de demi-contraction. Cet état de demi-contraction a reçu un nom
particulier, il s'appelle : tonus vasculaire... Ce phénomène du tonus
artériel n'est pas un phénomène isolé dans l'économie ; les artères ne
sont pas les seuls organes qui soient en état de contraction permanente ;
tous les tissus musculaires sont plus ou moins dans le même cas. » Et
plus loin : « Supposons que, sous l'influence d'une vive douleur déterminée par un traumatisme quelconque, ou même simplement par le pincement d'un point de la peau, il se produise un resserrement de la
plupart des artérioles du corps, il y aura, comme nous l'avons vu, augmentation de la tension artérielle, et le cœur aura à lutter contre cet
excès de tension. Le cœur sera donc forcé de déployer plus d'énergie
pour pousser chaque ondée ventriculaire dans les artères, dans l'aorte,
pour ne nous occuper que de la circulation générale. Et non seulement
ses contractions deviendront plus vigoureuses, mais encore elles deviendront plus rapides. »

Ainsi, Vulpian qui ne prévoyait pas l'importance et l'utilité de l'étude
de l'hypertension artérielle dans les maladies, réfute victorieusement, au
nom de la physiologie, l'objection de ceux qui se refusent à admettre
la possibilité de la permanence ou de la prolongation du spasme artério-
capillaire. Puisque les nerfs vaso-moteurs « sont *toujours* comme si
un léger courant faradique les traversait » ; puisque « la tunique vasculaire est *toujours* dans un état de demi-contraction », je demande pourquoi vous n'admettez pas en pathologie ce qui est démontré à l'état physiologique.

Après avoir répondu aux deux principales objections soulevées par
quelques adversaires de nos idées, nous pouvons maintenant poursuivre
l'étude des maladies de l'hypertension artérielle.

### HYPERTENSION ARTÉRIELLE ET TROUBLES CARDIAQUES DE LA MÉNOPAUSE

Nous connaissons déjà l'état de la tension artérielle pendant la menstruation : augmentation de cette tension pendant les jours qui la précèdent, et surtout lorsque le flux cataménial se produit incomplète-

ment ou difficilement, comme dans certaines dysménorrhées; chute de cette pression à l'apparition des menstrues et pendant les jours qui la suivent.

Or, dans les cas où la ménopause s'établit d'une façon anormale et plus ou moins pénible, les femmes sont absolument dans la situation de celles qui vont avoir leurs règles, et c'est ainsi que pendant des mois et même pendant des années la tension peut rester presque constamment surélevée. Il en résulte une cause d'irritation incessante pour la membrane interne des vaisseaux, laquelle finit par s'altérer. De là, production de l'*artério-sclérose de la ménopause*. Les « cardiopathies de la ménopause » n'ont pas d'autre origine, ni d'autre pathogénie.

Stokes, le premier, a parlé de « palpitations hystériques succédant chez les femmes à la cessation physiologique des fonctions utérines », mais il n'en a compris ni le mécanisme, ni l'importance. « Cette forme morbide, dit-il, peut avoir une durée très prolongée ; elle succède plus souvent à des impressions morales qu'à des fatigues physiques. J'ai vu les accès de la maladie reparaître pendant plus de deux années. Ces palpitations se montrent sous forme d'accès caractérisés par des battements précipités du cœur, par un sentiment de plénitude du cou et de la poitrine, et par une anxiété très grande avec prostration morale. Entre les accès, le cœur et les artères fonctionnent d'une façon parfaitement naturelle. Dans un cas de cette espèce, la disparition de l'écoulement menstruel avait eu lieu subitement, chez une femme âgée de 50 ans, qui jusque-là s'était toujours bien portée et n'avait présenté aucun accident hystérique. »

En 1884, Clément (de Lyon) a décrit une « cardiopathie de la ménopause » qui nous paraît réunir la plupart des symptômes importants que nous avons assignés aux cardiopathies artérielles.

Les femmes qui en sont atteintes éprouvent des palpitations pénibles et angoissantes capables de troubler leur sommeil ; elles ont des lipothymies et éprouvent facilement de l'essoufflement pour la marche un peu rapide ; à un degré plus avancé, la respiration, qui est calme pendant le repos, devient oppressée au moindre mouvement (dyspnée d'effort) ; l'action de monter dans le lit, d'élever les bras, cause cette dyspnée passagère qui disparaît par le repos et l'immobilité ; il y a de véritables accès d'hyposystolie, l'impulsion ventriculaire est exagérée, parfois il existe des irrégularités cardiaques, le plus souvent les battements du cœur sont accélérés et le pouls rapide (*tachycardie de la ménopause*). Ce qui domine encore, c'est la fréquence des troubles de la circulation périphérique : sensation de froid aux membres, syncope locale des extrémités, décoloration ou rougeurs subites du visage, troubles vaso-moteurs. J'ai vu cés derniers, pendant la période menstruelle et à l'époque de la ménopause, affecter tout un côté du corps sous la forme d'un grand refroidissement avec pâleur des téguments (vaso-constriction), suivi d'une hypérémie avec sueurs très accusées du même côté (vaso-dilatation parétique).

Clément, qui attribue la cardiopathie de la ménopause à une excitation du grand sympathique, a insisté avec raison sur ces troubles vaso-moteurs, et c'est ainsi qu'il a pu faire la remarque suivante : « On dirait que les vaso-constricteurs sont excités, et qu'il y a un spasme général des artérioles. » Comme on le voit, il a été bien près de la vérité.

Les cardiopathies de la ménopause accomplissent les trois périodes assignées au développement de l'artério-sclérose. Au début, ce sont les troubles vaso-moteurs (sous forme de vaso-constriction ou de vaso-dilatation active) qui prédominent. Puis, survient presque en même temps le stade important de l'hypertension artérielle, dont la disparition ou la prolongation décidera du sort cardiaque de la malade. Car, jusque-là, il ne s'agit que de troubles vasculaires et cardiaques de nature fonctionnelle, et c'est seulement plus tard que surviendront les lésions artérielles avec toutes leurs conséquences sur la nutrition du myocarde.

Les accidents cardiaques dans le cours ou à l'époque de la ménopause affectent quatre formes.

1° *Forme tachycardique*. — La tachycardie de la ménopause peut être d'origine fonctionnelle ou organique.

*a*). Lorsqu'elle est fonctionnelle, elle est due à l'hypertension artérielle ; elle est caractérisée par l'accélération du pouls qui peut battre 120 à 140 fois par minute, par des accès de palpitations qui surviennent spontanément ou sous l'influence de la cause la plus insignifiante, qui s'accompagnent d'un sentiment de tension et de constriction thoraciques, de sensations angineuses et dyspnéiques, de battements carotidiens, de poussées congestives vers la face, de bourdonnements d'oreilles, de vertiges, et parfois de syncopes ou de simples lipothymies.

Cette forme de tachycardie, consécutive à l'hypertension artérielle sans lésions, paraît être en opposition avec les données de la physiologie, puisque Marey a établi que la fréquence des battements du cœur est en raison inverse de la tension vasculaire. Mais la clinique nous a enseigné qu'il existe tout un groupe de tachycardies liées à l'hypertension artérielle. Exemple : l'accélération du pouls que l'on observe dans le cours ou au début de la néphrite interstitielle, maladie caractérisée par une augmentation souvent énorme de la pression vasculaire, de sorte qu'autrefois Haller, puis Brackley n'ont pas eu absolument tort en disant que le cœur s'accélère parfois lorsqu'il rencontre des obstacles devant lui. Du reste, les frères Cyon ont établi, par leurs expériences, que l'hypertension entraîne souvent une accélération des battements cardiaques ; mais, quand elle dépasse certaines limites, la tachycardie tend à disparaître (Bezold et Steziński). Pour S. Tschirjew, le rythme du cœur est lié à la pression sanguine, à laquelle est subordonné le travail du myocarde, comme le travail d'un muscle dépend de la force qu'il doit déployer et des obstacles qu'il est obligé de vaincre. En un mot, le cœur est réglé par deux freins : un *frein nerveux*, représenté par le nerf pneumogastrique ; un *frein vasculaire*, constitué par les obstacles périphériques, par la contractilité et l'élasticité artérielles. Celles-ci augmentant par le fait d'une menstruation ou d'une ménopause difficiles, on comprend, d'après les données de la physiologie, la production de certaines tachycardies transitoires ou permanentes survenant dans ces conditions.

*b*). Lorsque la tachycardie de la ménopause est de nature organique, elle est sous la dépendance des lésions diverses du cœur et des vaisseaux qui ressortissent à la forme artérielle.

2° *Forme artérielle.* — Elle est due aux lésions vasculaires que l'hypertension a fait naître. Elle se manifeste par l'existence d'une cardiopathie artérielle, de l'artério-sclérose généralisée ou encore d'une aortite. D'autre part, on rencontre des femmes atteintes depuis de longues années d'une affection valvulaire, restée latente jusque-là, rétrécissement mitral, par exemple, et dont la période asystolique date de la ménopause. Le surcroît de travail que l'hypertension artérielle impose au cœur à cette période de la vie, contribue pour sa grande part à préparer les troubles asystoliques.

3° *Forme névrosique et réflexe.* — L'âge critique éveille les manifestations nerveuses, et c'est ainsi que surviennent l'*hystérie* et la *neurasthénie de la ménopause*. Alors l'hystérie est souvent viscérale, et dans ce cas, elle possède un caractère de fixité que ne présentent pas d'ordinaire les manifestations si vagabondes de la névrose. L'hystérie est et reste cardiaque, il s'agit alors souvent d'une simple névrose du pneumogastrique (arythmie, accidents pseudo-angineux, tachycardie sans hypertension artérielle, etc.), et l'on peut dire que chez ces malades, c'est le nerf vague qui divague.

A cette époque de la vie sexuelle de la femme, on constate aussi une assez grande fréquence des affections utérines (métrites, péri-métrites, fibromes, carcinomes, etc.). Or, si la ménopause éveille les manifestations nerveuses, elle excite, peut-être à ce titre, les troubles réflexes, et c'est ainsi que peuvent apparaître des accidents fonctionnels du côté du cœur, caractérisés par des syncopes, des lipothymies, de la tachycardie et même par des phénomènes d'asystolie dus à la dilatation des cavités droites. Ces divers accidents sont comparables à ceux qui ont été décrits à la suite des affections du foie et de l'estomac. Il y a donc, sous l'influence indirecte de la ménopause, des *cardiopathies utérines* se produisant par action réflexe et dont l'appareil de la génération serait le point de départ.

*4° Forme adiposique.* — La ménopause devient souvent l'origine d'une obésité généralisée qui, s'étendant au cœur, détermine les accidents de l'adipose cardiaque, parmi lesquels il faut signaler la dyspnée et les palpitations au moindre effort, des accidents d'asthme cardiaque, de catarrhe bronchique, etc. Cependant, Kisch a fait remarquer que cette adipose cardiaque, « par une sorte d'accommodation », produit moins d'accidents que chez l'homme, ce qui s'expliquerait chez la femme par une « sorte d'habitude morbide aux modifications fréquentes que la puberté, la grossesse et la lactation impriment à la quantité de tissu adipeux réparti dans leur organisme ». Simple théorie !

De ces quatre formes, les deux premières rentrent seules dans notre sujet, puisqu'elles sont la conséquence de l'hypertension artérielle ; les deux autres n'ont aucun rapport de causalité avec cette dernière. Elles sont signalées pour montrer toute l'importance que cette étude peut avoir au triple point de vue du diagnostic, du pronostic et du traitement.

### HYPERTENSION ARTÉRIELLE ET TROUBLES CARDIAQUES DE LA PUBERTÉ

Par une transition naturelle, nous arrivons à l'étude pathogénique des *accidents cardiaques de la puberté*, lesquels ont été signalés depuis longtemps déjà par Corrigan, Stokes et Richard Pfaff. Le terme « d'hypertrophie cardiaque de la croissance » imaginée par G. Sée est inexact, car il n'y a jamais hypertrophie dans le vrai sens du mot, il ne s'agit que de dilatation du cœur, consécutive à l'hypertension artérielle de la puberté. Il ne s'agit pas, non plus, d'accidents de croissance, puisqu'ils peuvent s'observer chez des adolescents dont le développement reste parfois incomplet. On voit ainsi des enfants chez lesquels la systole cardiaque est forte, énergique, chez lesquels on constate l'existence d'un retentissement diastolique de l'aorte ; ils ont de la dyspnée au moindre effort, de la céphalée, des épistaxis fréquentes.

Voici, à titre de document historique, l'énumération des symptômes cardiaques décrits par Stokes sous ce titre : *palpitations se rattachant à la croissance.*

« Il faut insister sur les circonstances suivantes : les variations présentées par le cœur ; le caractère de soudaineté, de netteté, et quelquefois le timbre métallique de ses contractions ; la force de l'impulsion à la pointe de l'organe, là où on ne la perçoit ordinairement pas ; l'absence du bruit de souffle, ou s'il existe, son caractère fugace et incertain ; l'absence des signes d'une affection pulmonaire ou hépatique ; enfin, le défaut de proportion entre la force apparente du cœur, et celle du pouls radial. »

Cette description reproduit presque fidèlement celle de l'hypertension artérielle. Stokes n'a certainement pas compris alors le mécanisme pathogénique des cardiopathies fonctionnelles de la puberté ; mais il faut lui reconnaître le mérite d'en avoir presque complètement reproduit les caractères cliniques.

A cette période de l'existence, comme à l'époque de la ménopause, il est encore un symptôme cardiaque important à signaler : c'est la *tachycardie* liée à l'hypertension artérielle. Encore faut-il s'entendre, et ne pas toujours l'attribuer à l'évolution de la puberté parce qu'elle se produit à ce moment.

J'ai vu une erreur de ce genre commise sur un sujet de 18 ans, chez lequel une croissance rapide et vraiment extraordinaire s'était produite dans l'espace de dix-huit mois. Ce jeune homme présentait alors des accidents cardiaques qu'un médecin consulté attribuait à la croissance ; le pouls battait 130 à 140 fois par minute, et cette tachycardie sans fièvre était presque permanente. Or, il s'agissait d'une adénopathie trachéo-bronchique qui comprimait le pneumogastrique et dont la nature tuberculeuse, établie par nous dès le début des accidents, se révéla huit mois plus tard. Cette tachycardie du début de la phtisie, signalée dès 1780 dans son « traité des scrofules » par Lalouette qui disait que dans les dégénérescences ganglionnaires du médiastin « le pouls est petit, fréquent et serré », est différente de celle qui survient dans le cours ou à la fin de la maladie, et qui, en l'absence de toute lésion ganglionnaire, est sans doute provoquée par l'action des toxines bacillaires sur les nerfs vagues. Cette tachycardie *tardive* ne prête pas à confusion pour les cas qui nous occupent ; la tachycardie *précoce*, *prétuberculeuse*, peut faire croire, comme on vient de le voir, à une hypertrophie cardiaque de croissance.

Ce fait est cité dans le but de prémunir les cliniciens contre une erreur qui ferait voir l'hypertension artérielle un peu partout, là où elle n'existe réellement pas. Mais, il importe de faire la remarque suivante : si

l'hypertension de la puberté n'aboutit jamais, ou presque jamais, au développement de lésions cardio-artérielles, analogues à celles de la ménopause, c'est parce qu'elle trouve des parois cardiaques et vasculaires normales, capables de résister à l'effort continu de la masse sanguine.

*Diagnostic et discussion des faits de pseudo-hypertrophie cardiaque de
croissance.* — Il y a des palpitations que l'on rencontre chez certains
sujets à l'époque de la puberté ; mais il n'y a pas de palpitations, il n'y
a pas une hypertrophie cardiaque de croissance. L'hypertension artérielle
n'explique pas tout, et pour le démontrer, je me contente de reproduire
en partie une communication que j'ai faite, il y a quelques années, sur
ce sujet intéressant et pratique où sont étudiées toutes les causes d'erreurs auxquels les cliniciens sont exposés [1].

1° Chez un grand nombre de jeunes sujets, même en l'absence de
tuberculose, on observe assez souvent une déformation du thorax caractérisée par l'allongement de celui-ci et par la diminution assez considérable des diamètres transversal et antéro-postérieur de la cage thoracique.

Ici, la confusion avec l'hypertrophie cardiaque de croissance est fréquente. Ce n'est pas le cœur qui se développe trop ; c'est le *thorax qui
ne se développe pas assez*. Le cœur, quoique ayant conservé son volume
normal, est donc apparemment trop gros pour un thorax trop petit ; il
subit alors un réel mouvement de descente (ce que prouve l'abaissement
de la ligne supérieure de sa matité), la pointe peut être sentie sous le
doigt au-dessous de la cinquième côte et donner l'apparence d'un choc plus
énergique en raison du peu d'épaisseur des parois. Si le jeune homme
est anémique et surtout nerveux, ce qui est fréquent, il y a de véritables
palpitations, un peu d'oppression et de la céphalée.

Voilà des symptômes qui en imposent pour l'existence d'une véritable
hypertrophie cardiaque de croissance. Or, il s'agit d'une hypertrophie
*apparente*, comme le démontrent les mensurations nombreuses du cœur
pratiquées dans tous ces cas. Déjà, en 1884, Auguste Ollivier avait cité
des faits où, en l'absence de toute déformation rachitique du squelette,
on pouvait constater chez des enfants et des jeunes gens quelques
troubles cardiaques, provoqués par l'étroitesse du thorax dans le sens
transversal. D'autre part, dès 1869, Gombault signalait, sans insister
davantage, les palpitations et la dyspnée que l'on peut observer chez les
enfants dont « le thorax subit un arrêt de développement dans son dia-

---

[1] Les pseudo-hypertrophies cardiaques de croissance (*Congrès de médecine interne de
Lyon* et *Journal des Praticiens*, 1894).

mètre antéro-postérieur qui doit s'accroître plus que le diamètre vertical »: Ce sont là des faits, trop souvent méconnus.

Ce qu'il y a d'intéressant dans cette *fausse* hypertrophie, c'est qu'elle
peut ensuite devenir *réelle*, comme Ollivier l'a judicieusement pensé,
quoiqu'il n'en ait pas montré le complet mécanisme. Le cœur, à l'étroit
dans la cavité thoracique, lutte contre cet obstacle d'un nouveau genre,
il palpite et s'hypertrophie ensuite parce qu'il lutte. Mais, cette hypertrophie est bien distincte, au point de vue de sa pathogénie, de celle qui
constitue un accident de croissance et qui ne serait autre chose que
l'exagération d'un phénomène physiologique, l'accroissement du volume
du cœur se produisant surtout jusqu'à 8 ou 10 ans, pour reprendre
ensuite de 15 à 20 ans.

Dans les deux cas, il est vrai, il y a disproportion entre le volume du
cœur et du thorax. Mais, dans la fausse hypertrophie, c'est le thorax qui
se développe trop en longueur ; dans la vraie, c'est le cœur qui se développe outre mesure. Là, il faut agir mécaniquement par la gymnastique
sur le thorax et les muscles ; ici, il faut bannir tout effort et toute gymnastique un peu active, agir principalement sur le cœur par le repos,
peut-être par la médication iodurée.

2° Croirait-on que chez les jeunes collégiens, la myopie devient parfois
une cause indirecte de troubles fonctionnels du cœur, pouvant en imposer
pour une hypertrophie cardiaque de croissance ? Rien n'est cependant
plus vrai, et j'ai observé à ce sujet une dizaine de faits concluants. Ils
sont la reproduction de celui d'A. Ollivier, dont voici la relation abrégée :

Un jeune collégien avait l'habitude de manger beaucoup trop vite ; en
outre, comme il était myope, il était obligé de se courber sur la table
pour travailler. Il comprimait ainsi son estomac déjà distendu et provo-
quait des accidents cardio-pulmonaires. Les parents inquiets revenaient
sans cesse sur une prétendue hypertrophie du cœur ; on accumula les
consultations, et presque tous les médecins en renom furent appelés à
donner leur avis. L'enfant grandit, son affection du cœur s'atténua si
bien qu'il put faire son volontariat dans l'artillerie ; aujourd'hui, il est
aussi vigoureux que possible, apte à tous les exercices physiques, et sans
le moindre indice d'un trouble circulatoire.

3° A côté de la « dyspepsie des diplomates », comme on peut l'appeler,
c'est-à-dire des gens qui vont beaucoup dîner en ville, il y a la « dyspepsie
des jeunes collégiens » qui mangent trop, ou trop vite.

On connaît, surtout depuis Sénac, Chomel et Stokes, les troubles cardiaques réflexes ou toxiques qui, se produisant sous l'influence des affec-

tions de l'estomac, de l'intestin et du foie, se traduisent par de folles palpitations, par des phénomènes de vaso-constriction pulmonaire auxquels ne tarde pas à succéder la dilatation des cavités droites du cœur. Ces troubles réflexes sont plus fréquents dans le jeune âge et la jeunesse que dans un âge plus avancé, où la réflectivité nerveuse est toujours plus obscure et moins facilement mise en éveil.

Il y a encore là une source d'erreur assez fréquente au sujet de l'hypertrophie cardiaque de croissance.

Hirtz (de Strasbourg) avait coutume de répéter : « S'il existe des palpitations, auscultez le poumon. » Il serait plus juste de dire : S'il existe des palpitations, ne cherchez pas toujours au cœur, mais à l'estomac. *La souffrance est au cœur; la maladie, à l'estomac.*

4° Les palpitations d'ordre réflexe sont très fréquentes, et en voici d'autres que l'on peut observer assez fréquemment à l'époque de la puberté chez les jeunes filles.

On voit, en l'absence même de toute maladie nerveuse ou anémique que nous sommes toujours prêts à invoquer, survenir au moment de l'établissement de la menstruation, des palpitations et de la tachycardie que l'on a de la tendance à mettre sur le compte de l'évolution de la croissance cardiaque. C'est encore là une erreur, et il s'agit ici de tachycardie et de palpitations réflexes dont les organes de la génération sont le point de départ.

Du reste, les troubles menstruels et utérins chez les jeunes filles et chez les femmes produisent souvent des accidents cardiaques ; ceux-ci peuvent même acquérir une intensité extrême, si l'on en juge par l'exemple suivant de Draper (1886) : une jeune fille de 13 ans est atteinte de palpitations et de tachycardie extrême (plus de 200 pulsations) ; ces accidents disparaissent au moment de l'apparition des premières règles. On a encore cité le fait d'une demoiselle de 22 ans, souffrant depuis trois ans de tachycardie et de palpitations en rapport avec une suppression menstruelle.

Ces faits sont également bien connus des chirurgiens qui voient souvent après des opérations pratiquées sur l'utérus et les ovaires, ou sous l'influence de simples tumeurs abdominales, le pouls devenir plus fréquent (jusqu'à 140, et même 160 pulsations).

Parmi des cas assez nombreux, je citerai celui d'une jeune fille de 15 ans et demi, non encore réglée, chez laquelle tous les symptômes conspiraient pour faire admettre le diagnostic d'hypertrophie cardiaque de croissance : allongement du thorax avec étroitesse des diamètres transversal et antéro-postérieur, abaissement de la pointe par suite du mouvement de descente du cœur ; état dyspeptique qui chez une jeune personne nerveuse avait retenti sur le cœur droit et le poumon, d'où un état habituel de dyspnée ; pouls plein, fort et vibrant provoqué par l'hypertension artérielle, ainsi qu'on la rencontre souvent sous l'influence de troubles utérins et surtout menstruels, comme à l'établissement des règles et à la ménopause. Il y avait de folles palpitations sans tachycardie simple, avec une ligne d'ascension *en encoche* au sphygmographe, sorte d'*anacrotisme* qui s'observe surtout dans les cas où le ventricule gauche lutte contre un obstacle orificiel ou vasculaire. Il y avait surtout des palpitations et non pas seulement de la tachycardie ; car, lorsque le frein vasculaire est trop serré, le cœur palpite en cherchant à vaincre l'obstacle ; tandis que si ce frein est trop relâché, ainsi que cela existe dans tous les cas de grande hypotension artérielle, il s'accélère seulement sans palpiter comme un appareil mal réglé et mal contenu. Or, chez cette jeune fille, dès que les règles s'établirent, tous les accidents disparurent en moins de deux mois.

Voilà une « hypertrophie cardiaque de croissance » qui s'évanouit bien rapidement !

5° Tous les cliniciens savent que le diagnostic de la symphyse cardiaque est souvent difficile, et qu'il n'existe aucun symptôme réellement pathognomonique de cette affection.

Il y a quelques mois, je voyais un jeune homme de 18 ans au sujet duquel plusieurs confrères consultés avaient admis sans conteste une hypertrophie cardiaque de croissance. Il n'en était rien. Sans doute, le cœur était hypertrophié, on n'entendait aucun souffle orificiel, la pointe battait énergiquement contre la paroi, il y avait des palpitations, de la dyspnée, et tous ces symptômes étaient survenus depuis l'âge de 14 ans. Mais, le choc précordial était immobilisé par les adhérences, il s'étendait à une très grande surface, toute la paroi était violemment soulevée en masse, et il existait un léger retrait systolique de la pointe.

Il s'agissait ici d'une symphyse cardiaque dont la production remontait exactement à une scarlatine fruste qui avait passé presque inaperçue, quatre ans auparavant.

Que de causes d'erreurs s'accumulent ainsi pour simuler une hypertrophie cardiaque de croissance ! Et je ne parle pas ici des fausses palpitations produites par la projection du cœur contre une paroi hyperesthésiée ; de celles qui sont provoquées par l'anémie, la chlorose, l'état nerveux. Il en sera de cette hypertrophie comme de celle de la grossesse, qui est loin d'être fréquente ; cette dernière peut être, elle aussi, *apparente* et non réelle, puisqu'elle résulterait le plus souvent, surtout dans les derniers mois de l'état gravide, d'après Gerhardt, du soulèvement de la voûte diaphragmatique et de la pression consécutive du cœur contre la paroi thoracique.

Donc, il y a de *fausses* hypertrophies cardiaques de croissance, et peut-être serons-nous autorisés plus tard à dire qu'elles ont toutes ce caractère. Quand je continue à donner cette désignation, je ne me dissimule pas qu'elle est fautive : il n'y a pas, au sens rigoureux du mot, de maladies fausses, auquel cas elles échapperaient à toute description ; mais cette expression de convention est bien propre à montrer au clinicien l'erreur qu'il ne doit pas commettre. C'est pour cela qu'il convient de conserver cette désignation.

Comme on le voit, l'interprétation pathogénique des accidents cardiaques de croissance n'est pas sans intérêt pratique. D'un autre côté, au point de vue de la pathologie générale, il semble extraordinaire qu'un état morbide puisse naître spontanément de la simple exagération d'un phénomène physiologique, et nous ne croyons plus à une sorte de génération spontanée des maladies. Entre celles-ci et le phénomène physiologique, il faut nécessairement qu'il y ait un intermédiaire, un agent provocateur. Tous les jeunes gens à l'époque de la puberté ne font pas de l'hypertrophie cardiaque de croissance, et quand ils en font, cela doit être en vertu d'une cause. Cet intermédiaire, cette cause, nous les trouvons le plus souvent dans le développement défectueux et incomplet de la cage thoracique ; et, comme toute observation clinique doit avoir une sanction thérapeutique, je termine par cette formule :

*Développez le thorax ; le cœur se développera moins.*

### HYPERTENSION ARTÉRIELLE ET MIGRAINE

L'accès de migraine simple, à forme angio-tonique, est caractérisé par de l'hypertension artérielle passagère dont les conséquences ont le plus souvent peu d'importance.

Il n'en est pas de même de la variété de migraine ophtalmique ; elle peut devenir l'origine de lésions vasculaires, capables d'aboutir au développement de la périencéphalite diffuse, comme on en a cité des exemples, ou encore d'une artério-sclérose généralisée, comme j'en ai observé deux cas indéniables. L'artério-sclérose peut donc avoir un *début migraineux*.

Ce n'est certes pas la migraine qui a été cause de la périencéphalite diffuse ou de l'artério-sclérose généralisée. Mais, il ne faut pas oublier que la migraine, et surtout la variété ophtalmique, est une névrose vaso-motrice, que l'excitation répétée des vaso-constricteurs ou des vaso-dilatateurs par le fait de l'hémicranie, est capable de provoquer, à la longue, des altérations vasculaires. On commet un abus de langage et une erreur de diagnostic en parlant d'aphasies, de paralysies partielles, et d'hémiplégies transitoires « d'origine migraineuse ». Lorsque ces accidents surviennent dans le cours des accès de migraine, on aurait tort d'établir toujours un pronostic bénin; car, le trouble vaso-moteur qui leur donne naissance a déjà commencé à produire quelques lésions vasculaires, et si l'on n'y prend garde, si l'on ne cherche pas à modérer la vaso-constriction et l'hypertension artérielle, l'artério-sclérose, céré-brale ou généralisée, commencera son œuvre.

Il y a 7 ans, je voyais un homme de 58 ans atteint de *migraine ophtal-mique;* son médecin, très au courant des recherches modernes, avait constaté chez lui depuis longtemps tous les signes de l'hypertension artérielle. Le malade eut, à plusieurs reprises, trois ou quatre fois, des attaques d'*aphasie* transitoire et d'*hémiplégie* gauche sans ictus ; leur durée était de quelques heures à quelques jours. S'appuyant sur le caractère éphémère de ces acci-dents, son médecin insistait beaucoup sur la bénignité du pronostic, ce qui était une erreur. Il fallait penser au contraire que ces accidents pouvaient être déjà les indices révélateurs d'une artério-sclérose commençante, et ins-tituer, dans le but de modérer la tension artérielle, un traitement assez sévère qui, du reste, ne fut pas suivi. Un an après, ce malade présentait des troubles cardiaques que l'on regardait comme fonctionnels et que l'on rattachait à l'existence d'une dilatation de l'estomac (or, dès cette époque, nous avions déjà formulé le diagnostic de *cardiopathie artérielle*). Une année après, ce malade était en proie à une dyspnée d'effort très accusée, avec un bruit de galop cardiaque des plus nets, un peu d'œdème des membres inférieurs et un léger nuage albumineux dans les urines (*néphrite artérielle*).

Ce migraineux a-t-il eu plusieurs maladies qui sont venues l'atteindre comme par hasard : il y a deux ans, des accès de migraine, puis des attaques d'aphasie et d'hémiplégie transitoires ; il y a un an, une affection cardiaque, et aujourd'hui une affection rénale ? Nullement. Toutes ces affections ont été des manifestations *locales* d'une maladie *générale*, l'artério-sclérose, et celle-ci a été constamment sous la dépendance d'un état d'hypertension artérielle et de vaso-constriction ou de vaso-dilatation dont la migraine ophtalmique a été l'une des principales manifestations.

Défions-nous des *névroses vaso-motrices* (migraine angio-tonique, syncope locale des extrémités, etc.) qui peuvent, après un temps plus ou moins long, franchir la période des troubles fonctionnels et entrer dans celle des lésions organiques. Étudions attentivement l'hypertension arté-rielle, et ainsi, nous aurons des armes plus sûres pour la combattre de bonne heure, pour éviter ses funestes conséquences.

# III

## HYPERTENSION ARTÉRIELLE *(Suite)*

### Symptomatologie. — Traitement.

Est-il possible d'assigner une symptomatologie précise à l'hypertension artérielle, surtout lorsqu'elle est permanente, ou seulement prolongée ? La réponse est affirmative.

A vrai dire, il s'agit surtout des conséquences que cette hypertension peut produire sur les vaisseaux, sur l'aorte, sur le cœur, et en dernier lieu sur les viscères, et il en résulte que les symptômes sont de quatre ordres : *vasculaires* ou *vaso-moteurs, aortiques, cardiaques, viscéraux.*

### I. — Symptômes vasculaires ou vaso-moteurs

Ils sont le plus souvent le résultat du spasme artério-capillaire, et pour cette raison, les malades présentent les symptômes suivants :

*Algidités locales* (refroidissements limités aux membres inférieurs, à un segment de membre, aux genoux, quelquefois aux membres supérieurs, plus rarement dans la moitié du corps); accidents ressemblant à la *syncope locale des extrémités* (phénomène du doigt mort, avec fourmillements et légère diminution de la sensibilité dans l'un des bras, surtout dans le bras gauche); *douleurs rhumatoïdes* et *crampes* dans la continuité des membres, avec sensation de fatigue locale, de lourdeur comme parétique, douleurs vagues qui sont encore le résultat du spasme artério-capillaire et qu'il ne faut pas confondre avec des névralgies ni attribuer au rhumatisme; *vertiges* survenant surtout le matin, ou état vertigineux habituel; *céphalée* sourde avec lourdeur de tête, bourdonnements d'oreilles; quelques *troubles visuels* pouvant prendre parfois les caractères de la migraine ophtalmique; *pâleur des téguments* et surtout de la face pouvant survenir d'une façon paroxystique. Ce dernier symptôme, constitué par des *accès* de pâleur du visage, doit être recherché : rapidement et d'une façon spontanée, la face devient pâle, d'un teint anémique ; puis, au bout de quelques minutes ou de quelques heures, elle reprend sa coloration normale et peut même être envahie par quelques bouffées de rougeur avec sensation de chaleur à la tête.

Tous ces accidents sont imputables à des troubles vaso-moteurs résultant du spasme artériel des membres, de la face et du cerveau.

Plus rarement, lorsque l'hypertension artérielle est due à l'excitation des vaso-dilatateurs, ou encore à l'augmentation de la masse sanguine (sorte de pléthore des anciens), les phénomènes congestifs prennent la place des symptômes d'ischémie locale. Alors, la face est rouge, animée ; il y a des bourdonnements d'oreilles, des vertiges congestifs, un peu de paresse de la mémoire et de lenteur intellectuelle pouvant alterner avec une légère excitation psychique, ou une tendance au sommeil. Parfois, la céphalalgie et les douleurs névralgiformes prennent des caractères particuliers ; la céphalalgie est *pulsatile*, caractérisée surtout par de violents battements dans les tempes, les oreilles, au cou et à la tête. Un malade que mon regretté ami, Hallez (de Lille), me fit voir, ne pouvait faire quelques pas ou un simple effort sans éprouver immédiatement des battements très pénibles dans toute la tête, battements ayant pour caractère de cesser rapidement par le repos ; ils se produisaient aussi parfois d'une façon spontanée. La médication antinévralgique par la quinine, l'antipyrine ou l'aconitine ne produisit aucun résultat thérapeutique, et en nous appuyant sur les principaux symptômes accusateurs de l'hypertension artérielle, nous avons prescrit des médicaments dépresseurs de cette hypertension. La médication suivie pendant quelques mois, fit disparaître assez rapidement cette affection douloureuse qui avait été rebelle à tous les traitements depuis plus de deux ans.

Le *pouls* présente des caractères plus importants. Lorsque l'hypertension artérielle est le résultat de la vaso-dilatation active, il est plein, fort, presque vibrant, et toujours très résistant au doigt qui le comprime. Lorsqu'elle est consécutive à la vaso-constriction (ce qui est le cas le plus fréquent), le pouls est serré, concentré, cordé (suivant l'expression des anciens), tendu comme un fil de fer. Parfois, il est comme rétracté et difficile à sentir ; alors, il a l'apparence de la petitesse, il est « fort et petit » en même temps, comme disait Sénac, et l'on est souvent étonné de constater au sphygmomanomètre une force et une résistance que la simple palpation du doigt ne faisait pas soupçonner.

A ce sujet, voici un passage de Sénac écrit dès 1749 :

« Le pouls peut être très fort et très petit en même temps ; il sera tel lorsque l'action du cœur sera vive, et que les artères seront resserrées ;

alors, la forme de ce pouls pourra être variable ; l'artère peut être dure et tendue comme une corde, c'est ce qu'on appelle *pulsus tensivus* ; le sang peut frapper comme un dard les parois artérielles, c'est ce qui forme le pouls qu'on a nommé *vibrativus*, pouls *dardant*, il est l'effet d'une grande irritation inflammatoire... Le pouls *dur* est une espèce de pouls fort ; en certains cas, il peut dépendre de la sécheresse des artères qui, étant durcies et tendues, ressemblent à des cordes ; la contraction des parois artérielles peut leur donner aussi de la dureté ; quelquefois les artères dures sont fort dilatées ; en divers cas, elles sont concentrées ; or, dans ces deux états, elles ressemblent à des cylindres durs qui présentent une grande résistance au doigt qui les comprime ; l'excès de cette raideur forme le pouls qu'on appelle *serratus*... Le pouls *dur* marque donc, ou la sécheresse des artères, ou le resserrement de leurs parois exposées à quelque irritation violente, ou la difficulté que trouve le sang en passant par les filières des artères. »

Au milieu du siècle dernier, Sénac avait donc décrit en termes précis les caractères de la dureté du pouls due à la « contraction des parois artérielles ».

Plus tard (1777), Robert Whytt décrit incidemment le pouls dur par contraction exagérée des artérioles périphériques : « La dureté du pouls est produite, soit par la trop grande densité ou épaisseur du sang, soit par des obstructions, souvent aussi par une *contraction spasmodique du système vasculaire*, mais particulièrement des artères capillaires. En pareil cas, le sang parvenant avec difficulté dans les veines, on doit sentir les artères tendues et dures. »

Quand l'hypertension est extrême, le pouls radial peut être à peine perceptible, et c'est ainsi que certains saturnins présentent une contracture vasculaire telle qu'on peut à peine sentir les pulsations dans toutes les artères ; et cependant le cœur se contracte énergiquement, sans doute pour lutter contre les obstacles périphériques. Les téguments de toute la surface du corps sont alors d'une grande pâleur, et chez un de ces malades qui présentait tous ces symptômes réunis, la mort survint après quelques jours. A l'autopsie, nous n'avons trouvé qu'un petit anévrisme situé au niveau de la première portion de l'aorte descendante, maladie qui, à ce degré, et sans aucune rupture de la poche anévrismale n'avait pas été capable de provoquer une terminaison fatale. Chez cet homme déjà en état d'hypertension permanente par le fait d'une artério-sclérose généralisée, la contraction de tout le système vasculaire par suite de l'intoxication saturnine, a été l'une des principales causes, sinon la seule cause de la mort.

Le pouls peut donc avoir l'apparence de la petitesse lorsqu'il est profondément rétracté ; mais, quand il est en même temps résistant au doigt qui le comprime, il est l'indice d'une grande hypertension. Lorsqu'il est à la fois petit et facilement dépressible, il est au contraire un signe d'hypotension. On ne confondra donc pas le pouls petit, serré et résistant (signe d'hypertension) avec le pouls petit, mou et dépressible (signe d'hypotension). Nous avons dit qu'un pouls ample et dépressible (pouls post-hémorrhagique) n'est pas synonyme de pouls fort ou plein, et qu'il est souvent symptomatique d'un abaissement rapide et considérable de la tension artérielle.

L'hypertension artérielle, due à la vaso-constriction, est le résultat des obstacles existant à la périphérie du système circulatoire. On a la démonstration de ce fait par l'expérience suivante : lorsque vous prenez le tracé sphygmographique du pouls, comprimez de façon à effacer complètement l'artère radiale au-dessous de l'instrument, et vous verrez immédiatement le tracé changer de caractère.

Le pouls de l'hypertension artérielle est le plus ordinairement régulier, sans inégalités, sans intermittences. Parfois cependant, on observe une inégalité de force des deux pouls, et c'est presque toujours celui de gauche qui est moins développé que celui de droite. Nous retrouverons ce caractère dans l'artério-sclérose confirmée.

Il présente souvent une fréquence anormale. Parfois il est lent, ou plutôt *traînant* et *prolongé*, se rapprochant du pouls du rétrécissement aortique, avec une ligne d'ascension inclinée et oblique au sphygmographe, ce qui indique la lenteur relative de pénétration de la masse sanguine dans l'arbre artériel. Le tracé cardiographique du rétrécissement aortique avec hypertension, et celui de la néphrite interstitielle traduisent bien ces caractères : le premier est « en plateau » ; le second, en « dos de chameau », bien différent de celui de l'insuffisance mitrale qui est en « pain de sucre » (hypotension artérielle). D'autres fois, le pouls est plus fréquent qu'à l'état normal, soit d'une façon permanente, soit d'une façon paroxystique. Mais il s'agit là d'une *tachycardie* modérée, caractérisée par le chiffre de 90 à 100 ou 120 pulsations au plus, et provoquée par la lutte que le cœur doit soutenir contre les obstacles créés à la périphérie du système vasculaire par le fait de son état spasmodique.

L'existence de cette tachycardie montre qu'il ne faut pas prendre à la lettre la loi suivante de Marey à laquelle la clinique donne quelques démentis : « La fréquence du pouls est en raison inverse de la tension artérielle. » Du reste, cet expérimentateur a corrigé ce que cette loi pouvait avoir d'excessif, en ajoutant que la faible tension artérielle n'est pas la seule cause capable d'augmenter la fréquence des battements du cœur. Car dans certains cas, celui-ci paraît directement stimulé. La preuve, c'est ce qu'on observe après les repas : une accélération cardiaque avec élévation de la pression vasculaire. Le plus souvent, le pouls de l'hypertension est *stable*, sans accélération notable dans la station verticale.

D'autre part, la loi de Marey, vraie au point de vue de la mécanique pure, place trop le cœur sous la dépendance de la contractilité artérielle. Supposons, dit Vulpian, que sous l'influence d'une vive douleur il se produise un resserrement de la plupart des artérioles du corps; alors, il y aura augmentation de la tension artérielle, et le cœur ayant à lutter contre elle, renforcera et précipitera ses battements, ce qui prouve que cette réaction du cœur n'est pas un pur effet mécanique. « Le cœur et les vaisseaux ne sont pas seulement en communication par la continuité de leurs cavités, mais ils sont mis aussi en relation par l'intermédiaire du système nerveux. » Voilà ce qu'il importe de ne pas oublier, et nous retrouverons encore la preuve de ce fait au sujet de la « tachycardie paradoxale » de l'hypertension artérielle dans la néphro-sclérose.

Les *mensurations sphygmomanométriques* permettent de constater l'hypertension artérielle, et c'est ainsi qu'on peut voir l'aiguille du sphygmomanomètre atteindre 20, 25 et jusqu'à 30 divisions, au lieu de 16 ou 18, chiffre normal.

Les *tracés sphygmographiques* peuvent aussi dans certains cas, quoique d'une façon incomplète, nous renseigner sur l'état exagéré de la tension artérielle. Ainsi, la ligne d'ascension est ordinairement lente, oblique; le sommet est un peu arrondi et le dicrotisme de la ligne de descente tend à diminuer et même à disparaître. Lorsque l'hypertension artérielle est due à la vaso-dilatation, la ligne d'ascension est plus haute, se rapprochant davantage de la verticale, et il existe un léger rebondissement de la ligne de descente, ébauchant une sorte de dicrotisme. Parfois, celui-ci existe sur la ligne ascendante, au lieu d'être sur la ligne descendante; ce dicrotisme ascendant (anacrotisme) traduit l'effort de la systole, laquelle semble se faire en deux temps pour vaincre les obstacles périphériques.

Les quatre tracés sphygmographiques suivants (fig. 25, 26, 27 et 28) montrent ces principaux caractères assez nettement inscrits.

Nous reproduisons plus loin (p. 92, fig. 29, 30, 31, 32 et 33) cinq autres tracés d'hypertension artérielle : l'un chez un homme de 31 ans, non artério-scléreux encore, mais saturnin et atteint de coliques de plomb (fig. 29) ; les deux autres (fig. 30 et 31) atteints de cardiopathie artérielle arythmique, et au moment d'un accès de dyspnée toxi-alimentaire qui a pour effet d'augmenter encore la tension sanguine. La figure 29 représente le tracé d'une néphrite interstitielle après l'administration de la digitale ; la figure 30 représente également le tracé d'une néphrite

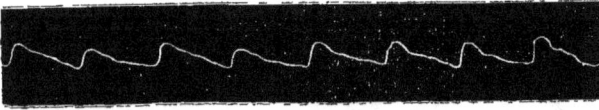

Fig. 25. = Hypertension modérée. (Conservation du dicrotisme sur quelques pulsations.)

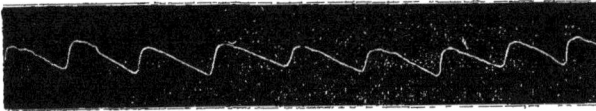

Fig. 26. = Hypertension modérée. (Diminution du dicrotisme descendant.)

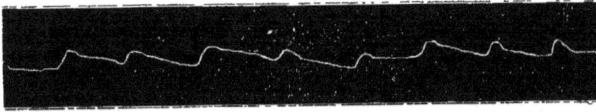

Fig. 27. = Hypertension plus accusée. (Disparition presque complète du dicrotisme.)

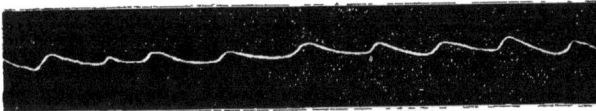

Fig. 28. = Hypertension. (Disparition du dicrotisme.)

interstitielle avec tachycardie, et arrivée à la période d'hyposystolie et d'hypotension artérielle.

Nous avons dit plus haut que dans certains cas d'hypertension artérielle, le dicrotisme, au lieu d'être descendant comme dans l'hypotension, est au contraire *ascendant*. La pulsation radiale semble se faire en deux temps, par saccades, comme si la systole ventriculaire était redoublée, et ce caractère est inscrit sur la ligne d'ascension du tracé sphygmographique qui, au lieu d'être oblique et continue, présente avant d'atteindre son sommet, une sorte d'encoche assez semblable à celle qui correspond au dicrotisme de la ligne de descente. Ce pouls à rebondissement systolique (Marey) comparé au pouls dicrote (à rebondissement diastolique) est encore désigné sous le nom d'*anacrote*. Il est rarement permanent, quoique j'aie observé un cas où pendant plus de

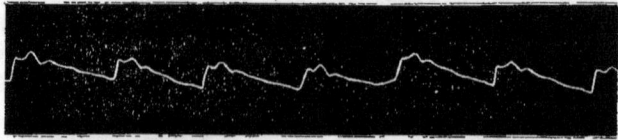

Fig. 29. — Hypertension artérielle. (Saturnisme, coliques de plomb.)

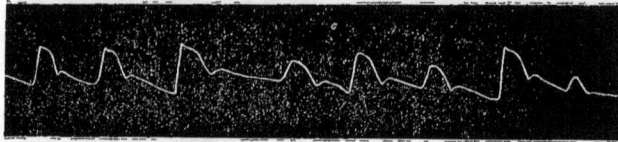

Fig. 30. — Cardiopathie artérielle arythmique. (Accès d'hypertension
par dyspnée toxi-alimentaire.)

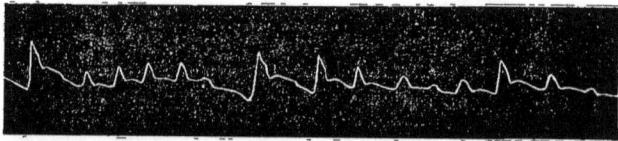

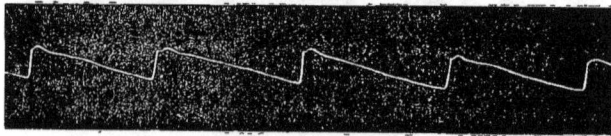

Fig. 31. — Cardiopathie artérielle arythmique. (Accès d'hypertension
par dyspnée toxi-alimentaire.)

Fig. 32. — Néphrite interstitielle. (Bradycardie et forte hypertension
après administration de la digitale.)

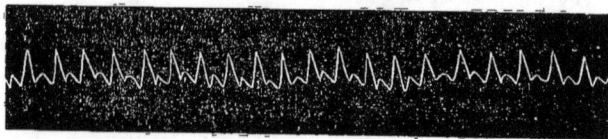

Fig. 33. — Néphrite interstitielle à la période d'hyposystolie et d'hypotension artérielle.

deux ans il avait conservé le même caractère ; il est le plus souvent
transitoire et en rapport avec une brusque augmentation de la tension

sanguine, surtout chez les individus atteints déjà d'hypertension ; on l'observe encore dans quelques cas de sclérose artérielle, dans les para= lysies des membres accompagnés de parésie vaso=motrice, dans les compressions vasculaires, à la suite de la compression prolongée de l'aorte, dans les anévrysmes aortiques, enfin dans la sténose de l'aorte, et surtout dans la sténose très serrée de l'orifice aortique coïnci= dant avec une intégrité presque absolue du système artériel [1], deux con- ditions rarement réunies dans une maladie déjà rare par elle-même, surtout chez les jeunes gens. Par suite de cette sténose très accusée, la systole ventriculaire, comme saccadée, se ferait pour ainsi dire en deux temps, ce qui donnerait lieu à un double soulèvement vasculaire, seule= ment perceptible chez les enfants et les jeunes gens en raison de la conservation presque complète de l'élasticité et de la contractilité arté- rielles. Or, dans l'hypertension permanente et sans lésions vasculaires, la sténose existe sur tout l'arbre aortique par suite de l'état de contrac- ture artérielle, et dans ces conditions un nouvel accès transitoire d'hy- pertension donne lieu au phénomène également transitoire du pouls anacrote. On peut même dire que ce pouls, qu'on ne cherche pas assez souvent ou qui passe inaperçu, est l'indice d'une hypertension sans lésions artérielles. Mais, si un accès d'hypertension peut le produire, un accès de tachycardie peut le faire presque disparaître (fig. 36). Nous reproduisons (p. 94) plusieurs tracés sphygmographiques de pouls ana- crote dont les trois premiers ont été pris sur un de nos jeunes malades, âgé de 26 ans.

L'hypertension artérielle étant momentanément modifiée par les cir- constances qui l'élèvent (efforts, exercice musculaire modéré, émotions, coliques saturnines, accès de dyspnée toxi=alimentaire, etc.), il en résulte que le pouls peut ainsi subir des changements assez fréquents. D'autres fois, c'est dans le sens de l'hypotension artérielle que ces chan- gements se produisent. Ainsi l'état fébrile, et surtout la dothiénentérie, diminue la tension artérielle ; c'est pourquoi, chez les individus présen- tant d'ordinaire une hypertension artérielle permanente, on voit sous l'influence des états fébriles les caractères sphygmographiques du pouls se modifier, et le dicrotisme apparaître sur la ligne de descente. Dans les hémiplégies récentes survenant à la suite des hémorrhagies cérébrales

---

[1] H. HUCHARD. Le pouls anacrote dans le rétrécissement aortique (Soc. méd. des hôp. 17 avril 1896). Un de mes élèves, MERCEREAU a consacré (1896) sa thèse inaugurale à l'étude de cette question. Après MAREY et LORAIN qui (1863 et 1870) ont décrit le pouls ana- crote sans le désigner sous ce nom, il convient de citer les auteurs suivants qui l'ont étudié : KEYT (The Cincinnati lancet and clinic, avril 1879); EICHHORST, Traité de dia- gnostic médical (édit. française, 1890) ; LANDOIS, Traité de physiologie, 7e édition 1893 ; GRAHAM STEEL. The pulse in aortic stenosis (The Lancet, 1894) ; M. MORRANT BAKER et DOR- MER HARRIS, Hand-book of physiology. Philadelphie, 1896.

par exemple, on peut voir apparaître, du côté de l'hémiplégie, des phénomènes de parésie vaso-motrice (chaleur de la peau, hémi-œdème, etc.).
Dans ces cas, le pouls du côté sain conserve ses caractères : il peut
rester fort, vibrant, tendu et toujours résistant, tandis que, du côté
opposé, il est ample et dépressible avec un tracé sphygmographique tout

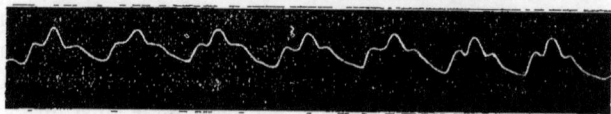

Fig. 34. — Pouls anacrote du rétrécissement aortique sans lésions artérielles (*avril* 1894).

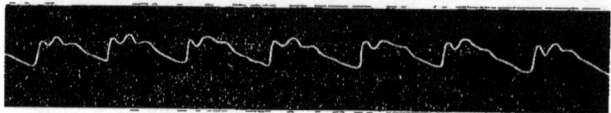

Fig. 35. — Pouls du même malade (*avril* 1896).

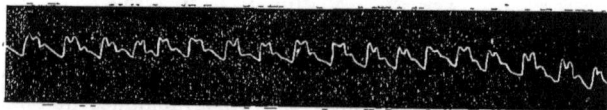

Fig. 36. — Modification et atténuation de l'anacrotisme par l'accélération du pouls
et la diminution de la tension artérielle (palpitations) (*avril* 1896).

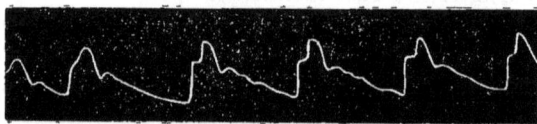

Fig. 37. — Pouls anacrote produit par la compression de l'aorte
chez un homme indemne de toute lésion artérielle.

à fait différent et caractérisé par la tendance au dicrotisme. Voilà encore
un exemple destiné à montrer que l'état de la tension des artères est
subordonné à leur contractilité et à leur élasticité, puisque du côté opposé
à l'hémiplégie le pouls peut présenter les caractères de l'hypertension
(*hémi-hypertension* artérielle), tandis que, du côté paralysé, il offre ceux
de l'hypotension (*hémi-hypotension*).

Enfin, on constate souvent des *battements exagérés et visibles des
artères du cou*.

## II. — Symptômes aortiques

Un signe pathognomonique de l'hypertension artérielle est le *retentissement diastolique de l'aorte, en coup de marteau*. Il présente son maximum d'intensité à droite du sternum, près de son bord droit, dans le deuxième espace intercostal. D'autres fois, il se rapproche encore plus de ce plan osseux, et c'est à sa partie médiane qu'on peut mieux l'entendre, parce que l'os sert ainsi d'organe de renforcement. Enfin, il n'est pas rare, surtout lorsque le cœur hypertrophié est un peu abaissé, de le constater plus bas, soit dans le troisième et même quatrième espace intercostal droit, soit à la partie moyenne de la région sternale, et quelquefois jusqu'au voisinage de la troisième articulation chondro-costale gauche.

Il s'agit, non pas seulement d'un simple renforcement du second bruit, mais d'un renforcement avec léger *rebondissement* dont on comprend bien les caractères en le comparant à un coup de marteau frappé sur une surface solide, et qui ébranlerait de dedans en dehors la paroi sterno-intercostale. Il est d'ordinaire limité dans un point précis, et il se propage peu, sans modification appréciable dans le timbre du second bruit, puisque son caractère normal d'intensité est simplement exagéré.

A l'état physiologique, le premier bruit est sourd, prolongé, presque étouffé, et il s'entend plutôt à la pointe ; le second bruit, dont le maximum est à la base, est clair, net, sec, éclatant, presque superficiel, représentant bien le claquement d'une soupape qui se ferme en s'abaissant brusquement, semblable au bruit fait par le chien qui lappé (dit Bouillaud), ou encore à celui produit par la percussion du plat de la main sur une surface liquide. Mais, si le timbre de ce retentissement diastolique n'est pas modifié, il n'en est pas de même de sa tonalité, qui est souvent plus élevée et de son intensité qui est toujours augmentée. Sa production est subordonnée à l'augmentation de la tension artérielle qui détermine une fermeture plus rapide et plus forte du plancher sygmoïdien. Donc, toutes les fois que l'on constate ce retentissement diastolique *à droite* du sternum dans l'aire aortique, on doit conclure à l'existence de l'hypertension artérielle. Par contre, toutes les fois qu'il se montre *à gauche* du sternum, au niveau de l'artère pulmonaire, on admettra l'hypertension dans la petite circulation.

Quoiqu'il n'ait ni indiqué ni compris la valeur diagnostique de ce retentissement diastolique, Bouillaud paraît l'avoir observé, d'après le passage suivant : « J'ai rencontré un grand nombre de cas où les bruits

valvulaires avaient un timbre si sec, si claquant et si dur, qu'on croyait
entendre le bruit que produiraient deux lames de parchemin en se cho-
quant brusquement et fortement l'une contre l'autre ; et de là le nom de
*claquement* ou de *bruit parcheminé* sous lequel j'ai l'habitude de
désigner cette modification des bruits valvulaires. Il faut bien se garder
de confondre ce claquement parcheminé avec le simple frôlement de
parchemin ou de taffetas dont je parlerai à l'occasion des bruits du péricarde. »

Il faut se garder de confondre ce retentissement diastolique de l'aorte
en *coup de marteau* avec le *bruit clangoreux* ou l'éclat tympanique du
même vaisseau. « Ce bruit — comme le dit Noël Gueneau de Mussy —
a une amplitude, une redondance, une vibrance métallique caractéristiques ; il est au bruit normal ce que le souffle amphorique est au souffle
bronchique. » Le retentissement diastolique est simplement une modification dans l'intensité et la tonalité du second bruit du cœur ; son état
clangoreux ou métallique résulte d'une modification dans son timbre.
C'est pour cette raison que les auteurs ont assigné à ce dernier un ton,
ou un écho métallique (Skoda), qu'ils l'ont comparé à la résonance d'une
clochette, ou d'un gong (Gairdner). Bouillaud l'avait autrefois désigné
sous le nom « d'un bruit âpre, étouffé, légèrement enroué, ou même tout
à fait rauque », et il l'avait rapporté plutôt au frottement de la colonne
sanguine qu'au choc des valvules. Bucquoy et Marfan reproduisent à peu
près la même idée, puisqu'ils attribuent ce bruit clangoreux au simple
athérome de l'aorte sans dilatation de ce vaisseau. Je ne partage pas
cette opinion, et avec Gueneau de Mussy, j'affirme que ce bruit est presque
toujours l'indice, non seulement d'une aortite chronique, mais surtout
d'une dilatation cylindroïde de l'aorte.

Il est donc nécessaire de distinguer cliniquement ces deux bruits : le
simple *retentissement diastolique* et le *bruit clangoreux* de l'aorte. Le
premier signifie élévation de la tension artérielle ; le second, dilatation
de l'aorte avec ou sans hypertension artérielle. Celui-là consiste seulement dans l'augmentation d'intensité ou de tonalité du second bruit
devenu plus éclatant ; celui-ci est le résultat d'un changement de timbre
du même bruit qui devient métallique, prolongé, sous forme d'un écho
lointain et progressivement affaibli. Le retentissement diastolique reste
bien localisé, il ne s'étend pas au delà des limites presque normales de
l'aorte ; le bruit clangoreux occupe une plus grande étendue, il s'entend
souvent au-dessus, au-dessous ou en dehors de la région aortique, parfois jusque dans la région interscapulaire.

Cette distinction est importante parce que, dans le cas où l'hypertension s'accuse et persiste pendant un temps plus ou moins long, on peut

assister à la transformation du retentissement diastolique en bruit clan-goreux, et d'un bruit clangoreux en souffle diastolique. Sous l'influence de l'hypertension vasculaire, d'autant plus forte qu'elle porte sur un vais-seau plus rapproché du cœur, l'élasticité de l'aorte finit par être vaincue ; alors le vaisseau se dilate, ce que l'on constate par l'apparition du bruit clangoreux.

On peut voir survenir, sous l'influence d'une hypertension sanguine longtemps prolongée, une sorte d'*insuffisance aortique fonctionnelle*, analogue à l'insuffisance mitrale de même nature par dilatation simple de l'orifice auriculo-ventriculaire. Bouveret (de Lyon) a signalé cette insuffisance fonctionnelle de l'aorte dans le rein artériel. Mais cette insuffisance peut apparaître avant même la localisation rénale de l'artério-sclérose, pendant la période plus ou moins longue d'hypertension arté-rielle qui la précède. Celle-ci est la cause des altérations vasculaires et de l'artérite généralisée, même de l'aortite. C'est là une opinion que je cherche à faire prévaloir depuis longtemps et dont on trouve l'indica-tion dans ce passage de Boerhaave écrit dès 1708 : « L'impulsion contre les parois artérielles exerce sur les petits vaisseaux qui composent leurs tuniques, une action telle que les compressions successives de chaque ondée sanguine finissent par rétrécir ces petits vaisseaux, oblitérer leurs cavités, épaissir leurs parois, d'où il résulte que leurs membranes elles-mêmes deviennent plus solides, plus cartilagineuses, plus osseuses. »

On constate le retentissement diastolique de l'aorte : dans le cours de l'artério-sclérose généralisée ou même dès sa période prémonitoire, dans les cardiopathies artérielles (artério-sclérose du cœur, affections valvulaires artérielles); dans l'athérome, chez les vieillards, parfois chez les jeunes gens atteints de palpitations et de pseudo-hypertrophie car-diaque de la puberté, dans la sténose artérielle congénitale, dans la forme de chlorose (*chlorosis aortica*) liée à l'étroitesse de l'aorte et à l'angustie congénitale du système artériel; enfin, dans la néphrite interstitielle où ce signe est des plus accusés parce que l'hypertension artérielle est alors très forte. Ce retentissement diastolique peut être transitoire ou permanent, comme l'hypertension elle-même qui est transitoire ou per-manente. Par exemple, sous l'influence de certaines conditions, d'un état fébrile intercurrent qui a pour résultat d'abaisser la tension artérielle, le retentissement diastolique peut beaucoup s'atténuer.

Le renforcement du second bruit, à *gauche* du sternum (retentisse-ment diastolique de l'artère pulmonaire), signifie : augmentation de ten-sion dans la petite circulation. Il s'observe dans les affections mitrales et surtout dans le rétrécissement mitral, dans toutes les cardiopathies

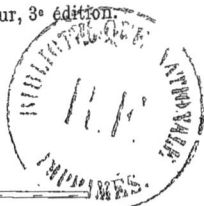

réflexes dues au retentissement d'affections viscérales sur le cœur droit (estomac, intestins, foie, utérus,) dans certaines affections pulmonaires (sclérose du poumon, dilatation des bronches, phtisie à forme fibreuse, congestions pulmonaires, emphysème) exceptionnellement dans la chlorose et l'anémie.

Ce serait une erreur de croire que ces deux renforcements sont dans un rapport inverse ou direct l'un de l'autre. Il n'en est rien, parce que la tension du système aortique et celle de l'artère pulmonaire sont le plus souvent indépendantes. En d'autres termes, une tension artérielle exagérée n'amène pas forcément une diminution de la tension de la petite circulation, et réciproquement ; ce qui veut dire qu'avec un retentissement diastolique de l'aorte, on peut avoir un second bruit absolument normal au niveau de l'orifice pulmonaire.

Dans certains cas, les deux bruits diastoliques, aortique et pulmonaire, peuvent être tous deux exagérés dans leur intensité : c'est lorsqu'il y a en même temps augmentation de tension dans les deux circulations. Ces deux conditions sont réalisées, par exemple : chez un malade atteint à la fois de néphrite interstitielle et de rétrécissement mitral, dans le rétrécissement mitral des artério-scléreux, dans certains cas d'anémie saturnine, dans les cardiopathies artérielles avec état gastrique retentissant sur le cœur droit. Mais, dans ce dernier cas, le retentissement diastolique de l'aorte est presque toujours plus accusé que celui de l'artère pulmonaire.

La constatation du retentissement diastolique de l'aorte a une grande importance pour établir le diagnostic entre les cardiopathies valvulaires et les cardiopathies artérielles. Il y a des cardiopathies arythmiques qui s'accompagnent de ce renforcement du second bruit de l'aorte ; ce sont des cardiopathies artérielles. Il y a des insuffisances aortiques avec ou sans retentissement diastolique de l'aorte ; les premières sont d'origine endartérique, et les secondes de nature endocardique. Un malade présente un souffle systolique à la pointe : *il est mitral par le souffle, aortique par la maladie*, si le retentissement diastolique, au lieu de siéger à gauche, existe à droite du sternum. Fait très important en thérapeutique : on ne traitera pas ce cardiopathe comme un mitral, on le traitera comme un aortique.

Si le renforcement du second bruit aortique indique l'augmentation de la tension artérielle, son affaiblissement ne peut signifier que le phénomène contraire, c'est-à-dire un état d'hypotension. On doit donc regarder comme erronée l'opinion de Bucquoy et Marfan qui, après avoir rappelé que le retentissement diastolique de l'aorte « traduit une exagération de la pression artérielle », affirment avec Stokes, que « l'affaiblissement du second bruit est le meilleur indice de l'affaiblissement de l'énergie cardiaque ». Ces conclusions ne sont pas en concordance avec les prémisses de la première proposition, et il est plus juste de dire : La diminution du premier bruit est l'indice de la faiblesse contractile du cœur ; la diminution du deuxième bruit aortique est l'indice de la faiblesse de la tension artérielle.

Le tableau suivant montre la valeur séméiologique du retentissement diastolique, suivant qu'il siège à droite du sternum (région de l'aorte) ou à gauche (région de l'artère pulmonaire), ou encore dans ces deux points à la fois.

1° Retentissement diastolique de l'aorte (à *droite* du sternum, à la partie interne du deuxième ou du troisième espace intercostal droit).

Artério-sclérose généralisée dans son cours ou à sa période prémonitoire. — Cardiopathies artérielles (artério-sclérose du cœur, angor pectoris, affections valvulaires artérielles, etc.). — Palpitations et hypertension artérielle de la puberté. Ménopause. — Sténose artérielle congénitale. Aortisme héréditaire. Chlorosis aortica. Néphrites, interstitielle, artérielle et saturnine. Diathèses goutteuse et urique. Tabagisme, etc.

2° Retentissement diastolique de l'artère pulmonaire (à *gauche* du sternum, à la partie interne du deuxième ou du troisième espace intercostal gauche).

Affections mitrales, et surtout rétrécissement mitral. — Cardiopathies réflexes d'affections de l'estomac, de l'intestin, du foie, de l'utérus. — Affections pulmonaires (sclérose du poumon, dilatation des bronches, phthisie fibreuse, congestions pulmonaires, etc.). — Chlorose, anémies.

3° Retentissement diastolique *droit* et *gauche.*

Coexistence d'un rétrécissement mitral et d'une néphrite interstitielle. — Anémie saturnine. — Cardiopathie artérielle avec état gastrique. — Chlorose. Goitre exophtalmique.

On voit, représentées (p. 100, fig. 38 et 39), les principales régions où l'on constate le retentissement diastolique droit ou gauche (*signe d'hypertension dans la grande ou la petite circulation*), et le bruit clangoreux de l'aorte (*signe de dilatation aortique*).

## III. — Symptômes cardiaques

Les symptômes cardiaques prennent quelquefois dans les maladies artérielles une importance telle qu'ils en font méconnaître la véritable origine, et que l'on attribue au cœur seul la cause d'accidents appartenant au système vasculaire. J'ai déjà parlé de la lenteur du pouls (*brady-cardie*), et aussi du phénomène contraire, de la *tachycardie*. Or, celle-ci peut créer un danger par elle-même, et produite par l'hypertension arté-rielle, elle est capable à son tour, quand elle est exagérée et prolongée, de déterminer une chute de cette pression, parce que les révolutions cardiaques trop rapprochées s'opposent au complet remplissage du ven-tricule gauche. Au début, la tachycardie est donc en quelque sorte com-

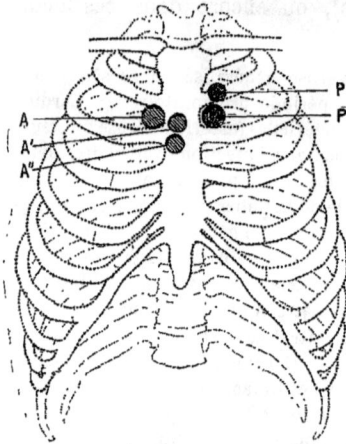

Fig. 38.

A, A', A''; sièges différents du retentissement diastolique de l'aorte (*hypertension artérielle*).
P. P'; sièges différents du retentissement diastoli-que de l'artère pulmonaire (*hypertension pulmonaire*).

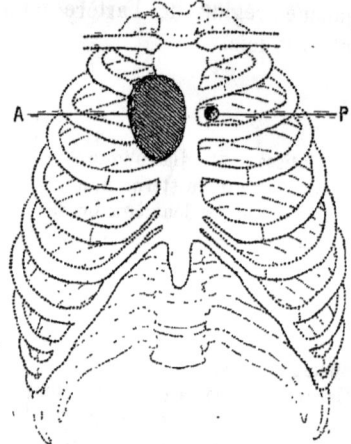

Fig. 39.

A', siège et étendue du bruit diastolique clangoreux de l'aorte (*dilatation aortique*).
P, siège du second bruit normal de l'artère pulmo-naire.

pensatrice, puisqu'elle tend à modérer la tension artérielle surélevée ; mais, lorsqu'elle a été trop longtemps prolongée, elle abaisse cette tension au delà de ses limites naturelles, et il faut la combattre quel-quefois par la digitale.

L'hypertension artérielle produit aussi des *palpitations* qu'on ne doit pas confondre avec la tachycardie. Elles sont le résultat de la lutte que le cœur est obligé de soutenir sans cesse contre les obstacles situés à la périphérie circulatoire. Ces palpitations ont des caractères particuliers : elles sont souvent très pénibles, presque douloureuses, s'accompagnant d'une vague sensation de plénitude ou d'anxiété précordiale qu'il ne faut pas assimiler à l'angine de poitrine ; enfin, elles sont parfois nocturnes, le sommeil et la position couchée contribuant encore pour une faible part à augmenter la tension artérielle.

Du rétrécissement artériel généralisé, résulte beaucoup plus tard une *hypertrophie cardiaque* analogue, au moins par son mécanisme, à toutes les hypertrophies qui se produisent derrière les rétrécissements d'orifices.

Le *choc précordial* est le plus souvent exagéré, il se fait sur une assez large surface, et la main appuyée sur la région du cœur à la pointe et au-dessus sent une sorte de *rebondissement*, parfois indice ou ébauche du bruit de galop. Mais à cette période et tant que l'élasticité du muscle cardiaque est conservée, on ne constate pas de vrai bruit de galop ; celui-ci n'apparaît le plus souvent que dans les cas d'artério-sclérose confirmée. Il n'est donc pas à décrire ici.

Le cœur présente aussi le caractère du *cœur impulsif*.

Le *premier bruit* est parcheminé, avec une sorte de dédoublement incomplet, la première partie du bruit ayant conservé son caractère sourd, et la seconde se terminant par un timbre éclatant (*bruit de clapet*, ressemblant assez à celui qui serait provoqué par la percussion rapide d'un plan solide sur une surface liquide). Il s'agit, dans ce cas, d'un faux bruit de galop mésosystolique, dont voici l'explication : l'effort systolique, ne pouvant pas vaincre en une fois les obstacles périphériques, tend à se prolonger et à se faire en deux temps. Cette prolongation avec redoublement de la systole se traduit sur les tracés sphygmographiques par une ligne d'ascension traînante et oblique terminée par un léger ressaut qui a été parfois confondu avec le crochet de l'insuffisance aortique (dicrotisme ascendant). D'autres fois, le premier bruit est rude et surtout prolongé, il va en crescendo comme intensité et tonalité (premier bruit « renflé » de d'Espine) ; à un degré plus avancé, il y a comme un double premier bruit dont les deux éléments sont à peine dissociés (*bruit de trot* ayant quelque ressemblance avec le bruit de clapet).

Tous ces signes (augmentation et accentuation du choc précordial, tachycardie, palpitations, prolongation de la systole, etc.) doivent être regardés comme les conséquences de l'hypertension artérielle, et non comme leur cause, ainsi qu'on l'a cru pendant trop longtemps. L'état de la tension artérielle est réglé, gouverné par celui de la circulation périphérique ; il est rarement subordonné à l'énergie plus ou moins grande de la contractilité cardiaque. Si dans le cours de l'hypertension, le cœur se contracte avec plus de force, c'est parce qu'il lutte, c'est pour lutter contre les obstacles périphériques. Ainsi, Marey a pu dire : « La force du pouls n'est point en rapport avec l'énergie de la contraction ventriculaire, mais elle est réglée par l'état de la circulation dans les dernières ramifications du système vasculaire. » Le cœur obéit donc aux vaisseaux, et non pas les vaisseaux au cœur ; il est plus souvent « entraîné qu'entraîneur ».

On doit donc déposséder le cœur d'un certain nombre de symptômes qui ne lui appartiennent pas en propre et qui sont dus plutôt à l'état de la contractilité artérielle, et mon but est de souvent démontrer qu'on a trop étudié le cœur central à l'exclusion du cœur périphérique constitué par tout le système vasculaire.

Quand la résistance artérielle est très grande, l'intervalle entre le premier et le second bruit est augmenté. Lorsque l'hypertension artérielle est modérée, il n'y a rien ou presque rien de changé dans le débit du cœur; mais, lorsqu'elle est considérable, il est démontré que la quantité de sang chassée par le ventricule diminue, d'où stase sanguine dans le cœur et le myocarde, et cela quoique la systole augmente d'intensité. Ce dernier fait se comprend, puisque le cœur règle son effort d'après la résistance qu'il éprouve et dont il doit triompher. Tant qu'il reste normal et qu'il peut la vaincre, son volume augmente, il s'hypertrophie; mais lorsqu'il commence à être atteint dans son élément contractile, par suite de la stase sanguine intra-cardiaque et intra-myocardique dont nous avons parlé, il se laisse distendre et il se dilate. En un mot, il ne faut jamais oublier qu'il y a deux causes de faiblesse du cœur : 1° par diminution de sa puissance contractile ; 2° par augmentation des résistances périphériques. Nous verrons plus tard que ces deux causes se trouvent souvent réunies dans la cardio-sclérose, d'où la tendance de cette maladie à la dilatation du cœur.

En effet, si l'hypertension existe depuis longtemps, si elle a été souvent répétée, l'élasticité cardiaque est bientôt vaincue, et l'on observe ainsi de véritables *dilatations aiguës du cœur gauche* que l'on constate par la vue (légère voussure précordiale), surtout par la percussion (augmentation de la matité cardiaque dans ses diamètres horizontal et vertical). Il ne faut pas confondre ces cardiectasies dues à la perte d'élasticité du myocarde avec les cardiectasies dues à la perte de sa contractilité. Les premières sont temporaires et curables ; les secondes plus durables, parfois permanentes et souvent définitives, parce qu'elles sont dues aux lésions dégénératives des fibres cardiaques.

Sous l'influence de la cardiectasie, surtout lorsqu'elle existe depuis longtemps et qu'elle atteint certaines limites, on peut voir survenir une dilatation parallèle de l'orifice auriculo-ventriculaire, une *insuffisance mitrale fonctionnelle* se traduisant par l'existence à la pointe d'un souffle bref, rapide, très localisé, ayant peu de tendance à se propager vers l'aisselle ou dans la région dorsale, à timbre parfois intense au point de prendre le caractère d'un bruit serratique ; car c'est une erreur de croire que la moindre intensité d'un souffle peut servir d'élément de diagnostic en faveur de l'insuffisance fonctionnelle, et il arrive souvent de constater dans les insuffisances organiques des souffles beaucoup moins accusés. Cette insuffisance fonctionnelle est le plus souvent temporaire, c'est-à-dire qu'elle peut disparaître avec la dilatation cardiaque qui lui a donné naissance ; mais parfois aussi elle persiste indéfiniment, elle reste permanente comme le souffle systolique de la pointe auquel elle a donné naissance, et c'est ainsi que l'on voit dans la néphrite interstitielle apparaître assez brusquement sous l'oreille un souffle systolique de la pointe qui ne disparaîtra plus jamais (souffle d'insuffisance fonctionnelle et permanente). Il a pour caractères d'être très localisé à la pointe et de pouvoir diminuer d'intensité après l'administration de la digitale.

A cette période, le cœur est obligé de lutter contre deux obstacles : celui de la périphérie et l'obstacle central dû à l'encombrement ventriculaire. C'est alors qu'il s'hypertrophie et que l'on constate à la main et au moment de la systole le *rebondissement cardiaque*, ébauche du *bruit de galop* qui, par la suite s'accentuant davantage, devient l'indice d'un état asthénique du cœur. Ce bruit de galop dû au bruit surajouté du choc diastolique précédant le choc systolique normal, sera décrit plus tard. Il reproduit le rythme de l'anapeste⌣⌣‿ (deux brèves et une longue), comme pour la prononciation de ce mot : (Pă, lăp-pā). Il doit être distingué du *bruit de trot* signalé en 1882 par d'Espine (de Genève), et dû à la contraction bisystolique du cœur ⌣‿⌣ (une longue entre deux brèves : Pĭ'ăp-pă) ; et aussi du bruit de rappel dû au dédoublement du second bruit et correspondant au dactyle ‿⌣⌣ (une longue suivie de deux brèves : Pā-lăp, pă).

## IV. — SYMPTÔMES VISCÉRAUX

Ils ont été déjà signalés en partie à propos des troubles cérébraux caractérisés par la céphalée, les vertiges, la somnolence, les troubles visuels, et auditifs, etc.

Il faut ajouter la tendance aux *congestions*, aux *hémorrhagies* (congestions pulmonaires, hémoptysies, épistaxis, etc.), à la dyspnée et surtout à la *dyspnée* d'effort, enfin à la *polyurie*, symptôme fréquent et même habituel de l'hypertension artérielle.

En 1882, j'ai appelé l'attention, sous le nom « d'hémoptysies arthritiques », sur des *hémorrhagies* qui peuvent survenir à toutes les périodes de la vie, et qui, n'étant dues à aucune lésion de l'appareil cardio-pulmonaire, doivent être vraisemblablement rattachées à l'hypertension artérielle. Plus tard, Duclos (de Tours) a rapporté les observations de malades qui, plusieurs années avant d'être atteints d'artério-sclérose, ont eu des hémoptysies répétées. Parmi ces malades, les uns aboutissent, dans un délai variable d'une à plusieurs années, à des manifestations rhumatis- males très nettes et parfois au rhumatisme fibreux ; les autres arrivent, après un temps beaucoup plus long, à l'artério-sclérose qui se généralise peu à peu, rarement, très rarement, d'emblée ; les autres enfin, sans présenter en apparence aucune trace ni de rhumatisme fibreux, ni d'arté- rio-sclérose généralisée, arrivent dans un délai variable, mais générale- ment plus court que dans les deux cas précédents, à la néphrite intersti- tielle (Duclos, 1890).

C'est au même ordre des faits que doivent être rapportées les épistaxis d'un homme de 43 ans dont j'ai rapporté l'histoire en 1888, à la Société médicale des hôpitaux.

Un goutteux avait eu déjà pendant son enfance et sa jeunesse des épistaxis abondantes et répétées qui avaient disparu vers l'âge de 18 ans. Elles repa- rurent à l'âge de 42 ans (en 1878), et les années suivantes, jusqu'en 1883 ; elles furent si abondantes qu'elles nécessitèrent plusieurs fois l'emploi du tamponnement. A cette époque, il n'y avait aucun signe de néphrite inters- titielle, aucune trace d'albumine dans les urines, mais tous les signes d'hy- pertension artérielle : pouls fort, vibrant, concentré ; retentissement diasto- lique de l'aorte ; battements anormaux des artères cervicales et temporales, légère dilatation de l'aorte. La même année (en 1883), il eut, sans hémi- plégie, une légère attaque d'aphasie qui disparut en quelques jours, et dès cette époque il éprouva de la dyspnée d'effort survenant sous l'influence de la marche ou d'un travail quelconque. Ce fut seulement l'année suivante que se montrèrent pour la première fois les symptômes de la néphrite intersti- tielle à laquelle il finit par succomber. L'albumine avait fait son apparition, seulement dans les derniers temps de la vie.

L'histoire de ce malade peut donc se partager en trois périodes : dans la première, à l'âge de 15 à 18 ans, des épistaxis répétées qui peuvent bien être d'origine rhumatismale ou goutteuse, mais qu'il faut rattacher à l'état d'hy- pertension artérielle ; dans la seconde, vers l'âge de 42 ans, on voit se renouveler ces épistaxis dues à la même cause et à l'évolution d'une artérite généralisée avec aortite et dilatation de l'aorte ; enfin, la troisième période est caractérisée, à l'âge de 50 ans, par tous les symptômes de la néphro- sclérose à laquelle le malade succombe une année après.

La *dyspnée* — symptôme très important — a des caractères particu- liers : elle se traduit de bonne heure sous forme d'anhélation survenant surtout sous l'influence de la marche, du moindre effort ; elle s'accom- pagne parfois d'une sensation d'anxiété vaguement douloureuse dans la poitrine. Mais, si elle peut se montrer à la simple période d'hypertension artérielle et en l'absence de toute lésion vasculaire, elle est surtout un symptôme important de l'artério-sclérose confirmée, de l'artério-sclérose du cœur et du rein. Nous en montrerons plus opportunément les caractères, à la description de ces maladies. Il suffit de rappeler que cette *dyspnée d'effort* peut être appelée du nom de *dyspnée de Corvisart*, pour rendre hommage à l'auteur qui, le premier, l'a bien décrite. « Le moindre exercice cause un essoufflement accablant ; de temps en temps le malade est forcé, pour respirer plus facilement, de suspendre sa marche, surtout quand il monte un escalier. »

La *polyurie*, due à l'hypertension simple en l'absence de tout symptôme de néphrite interstitielle, est habituellement modérée (2 litres à 2 litres 1/2 d'urine par jour) ; elle est intermittente, et c'est ainsi que les malades rendent parfois des urines abondantes, peu denses, claires et limpides, et que d'autres fois celles-ci sont assez rares, chargées d'urates et concentrées. Ces urines, qu'on peut appeler *alternantes*, sont en rapport avec les fluctuations qui se produisent souvent dans l'état de la tension artérielle.

Enfin, parmi les troubles viscéraux, il faut encore signaler ceux qui se passent du côté du cœur et qui ont été décrits.

## PRONOSTIC

On a vu l'hypertension soudaine et violente contribuer à produire la mort. Le fait est très rare, mais possible ; la preuve, c'est que chez les angineux, une brusque et forte hypertension artérielle est capable de déterminer le terme fatal, et nous avons cité un cas analogue (p. 88) chez un anévrysmatique atteint d'intoxication saturnine.

On sait, d'autre part, que l'ingestion stomacale de glace ou d'eau très froide chez des individus en sueur après de violents exercices, peut déterminer des accidents fort graves et même la mort subite. Pour Brown-Séquard, il s'agirait d'un acte réflexe provoqué par l'excitation du sympathique abdominal et provoquant un effet inhibitoire sur les nerfs vagues. Mais d'autres physiologistes ont noté que chez les animaux, le contact de la glace sur la muqueuse stomacale peut augmenter du double en quelques secondes la tension artérielle par suite du resserrement vasculaire envahissant les vaisseaux de l'encéphale, d'où la mort ou la syncope par anémie cérébrale. Enfin, d'après S. Mayer et Pibram (1873), l'excitation électrique de la paroi stomacale provoque une brusque hypertension artérielle, d'autant plus marquée que les nerfs vagues ont été préalablement coupés.

La notion du pronostic est contenue dans les accidents que l'hypertension détermine lorsqu'elle est passagère, accidents déjà énumérés. Mais lorsqu'elle est permanente, ou seulement prolongée, elle peut avoir un retentissement défavorable sur le cœur lui-même, comme il a été démontré ; elle peut en outre devenir l'origine de l'artério-sclérose généralisée, comme on le verra plus loin.

L'hypertension artérielle peut-elle être regardée parfois comme un phénomène salutaire ? W. Watson (de Bristol) le croit avec raison (1898), surtout pour la néphrite interstitielle, puisque cette hypertension compensatrice — analogue à l'hypertrophie compensatrice du cœur pour les affections valvulaires — a pour but de surmonter un obstacle à la circulation. Mais, n'oublions pas que cette hypertension, comme l'hypertrophie compensatrice du cœur, est déjà un phénomène pathologique.

*Bradydiastolie.* — L'une des plus graves conséquences de l'affaiblissement du cœur avec hypotension artérielle considérable, est le *rythme embryocardique*, que nous avons longuement étudié, et dans lequel il y a raccourcissement du grand silence (tachydiastolie). Pendant la pause diastolique, à l'état normal le cœur se remplit ; si cette pause est beaucoup abrégée, le cœur recevra moins de sang, et l'ondée systolique en sera d'autant amoindrie. Comme la quantité de liquide sanguin demeure la même, celui-ci reste alors en stagnation à la périphérie, d'où congestion passive des organes avec menace constante d'asphyxies locales. C'est donc à la périphérie du système circulatoire que se produisent la plupart des conséquences funestes de l'embryocardie (*stase périphérique*).

L'une des plus graves conséquences de l'affaiblissement du cœur avec hypertension artérielle considérable, est le *rythme bradydiastolique*, caractérisé surtout par un allongement très accusé du grand silence. Par la bradydiastolie, le cœur se remplit outre mesure, et ses parois affaiblies déjà par la sclérose, ne tardent pas à être forcées. Ici, la stase sanguine est encore une des conséquences de cette altération rythmique ; mais, au lieu de produire la congestion passive des organes, elle frappe d'abord ceux-ci d'ischémie ; au lieu d'avoir le cœur périphérique pour siège, elle envahit promptement le cœur central (*stase centrale*).

Les deux rythmes sont absolument opposés par leurs causes, par leur pathogénie, par leurs conséquences, par leurs indications thérapeutiques.

Dans l'embryocardie, la réplétion ventriculaire est trop faible parce qu'elle n'a pas le temps de se produire ; dans la bradydiastolie, la réplétion ventriculaire est trop longue, trop abondante, et quand elle vient à rencontrer des parois affaiblies par la sclérose, la dilatation du cœur en est la rapide conséquence; phénomène avant-coureur de la cardiectasie, elle peut avoir une grave signification dans des conditions spéciales. Il importe donc d'en étudier la pathogénie et l'allure clinique.

Le rythme du cœur comprend la succession régulière de trois actes : 1° la systole auriculaire ; 2° la systole ventriculaire ; 3° la diastole générale, ou repos du cœur. Mais, au point de vue clinique, la première période de la révolution cardiaque commence à la systole ventriculaire avec ses deux bruits du début et de la fin séparés par le petit silence. La seconde période, celle de la réplétion ventriculaire, est silencieuse, et le grand silence égale exactement la durée du premier bruit, du petit silence et du second bruit.

Il n'en est pas de même lorsque la prolongation considérable de la pause diastolique se montre, le plus souvent avec un nombre presque normal de contractions cardiaques (par exemple 70 à 80 par minute). Alors, le rythme du cœur présente quelque chose de particulier que l'auscultation permet aisément de constater. Les deux premiers bruits sont très rapprochés, à peine séparés par le petit silence dont la durée a diminué, de sorte que l'on serait tenté de croire à de la tachycardie. Mais la tachycardie est seulement apparente, et le grand silence a gagné en durée ce que le petit silence a perdu avec le premier et le second bruit. Ceux-ci = et surtout le premier bruit = présentent même le plus souvent un caractère de brusquerie très nette, l'impulsion cardiaque a les apparences de la force, et tous les cliniciens ont dû observer de ces cas où la brusquerie et la brièveté de la systole donnent l'illusion d'une contraction ventriculaire encore vigoureuse, alors que le cœur s'affaiblit et que la terminaison fatale est proche. Dans ces cas, si les deux bruits se rapprochent, ils sont très éloignés des deux autres bruits de la révolution cardiaque qui va suivre, ce qui est dû à la lenteur et à la prolongation insolites de la diastole.

Voilà ce qui constitue le phénomène, très important en clinique, auquel je donne le nom de « bradydiastolie [1] ».

On l'observe parfois, mais à un faible degré, dans les états comateux, dans l'hémorrhagie cérébrale grave, dans l'urémie, etc.

Dans l'*insuffisance aortique*, et surtout dans celle d'origine artérielle, la prolongation de la diastole est presque un fait normal ; elle n'a pas une grande importance, tant que les fibres du myocarde ne sont pas très

[1] Un signe de pronostic des maladies du cœur : la bradydiastolie (*Journal des praticiens*, 19 mai 1894). = Sur les signes d'affaiblissement du cœur dans les fièvres (*Soc. méd. des hôp.*, 8 juin et 27 juillet 1894). — La bradydiastolie, signe de pronostic dans les affections du cœur (*Soc. méd. des hôp.*, 22 octobre 1897).

altérées, tant qu'elles ont conservé assez de résistance et d'élasticité pour
revenir sur elles-mêmes et chasser à la systole suivante la trop grande abondance de sang que la cavité ventriculaire a reçue pendant la pause diastolique un peu prolongée. Mais, lorsque le muscle cardiaque, envahi par
le tissu scléreux, ne peut plus qu'incomplètement réagir sur la masse sanguine, il se laisse dilater de plus en plus, et c'est ainsi que la *bradydiastolie
devient un signe souvent prémonitoire de la cardiectasie.* La systole se
fait brusquement, rapidement, et dans ces conditions cette brusquerie
devient elle-même *un indice de fatigue et d'affaiblissement extrême du
cœur*, beaucoup plus que l'atténuation du premier bruit sur laquelle on a
trop insisté et dont l'importance pronostique a été singulièrement exagérée.

J'ai observé assez souvent le rythme de la bradydiastolie à l'approche
de l'*agonie* et pendant l'agonie elle-même, et il y a lieu de se demander
si ce rythme particulier ne serait pas, pour d'autres affections que celles
du cœur, un signe prémonitoire d'une agonie et d'une mort prochaines.
Je le crois. Cependant, mes observations sont encore insuffisantes pour
me prononcer d'une façon formelle et définitive à cet égard. Mais, ce
que je suis en mesure de formellement affirmer, c'est la haute gravité de
ce signe dans l'empoisonnement digitalique et dans le cours de l'asystolie des cardiopathies artérielles.

J'ai été appelé trois fois pour des *intoxications digitaliques* produites
par l'emploi de la digitale à doses trop fortes, trop répétées ou trop prolongées, et en dehors du pouls bigéminé qui est loin d'avoir une signification aussi sévère, j'ai pu constater l'existence du type bradydiastolique prémonitoire, pendant quelques jours, de la terminaison fatale.
Donc, la *bradydiastolie digitalique* doit prendre place, à côté du rythme
couplé du cœur dont elle n'est qu'une des variétés, parmi les symptômes
importants de l'empoisonnement par cet agent médicamenteux.

Là où le rythme bradydiastolique prend une valeur pronostique considérable, c'est à *la dernière période de l'asystolie* dans les cardiopathies
artérielles. Voici comment les choses se passent d'ordinaire :
Vous avez affaire à un asystolique (je n'ai pas dit hyposystolique), et à
plusieurs reprises la digitale a produit ses grands effets habituels :
augmentation de la diurèse, disparition des œdèmes et des congestions
passives, renforcement des contractions cardiaques. Puis, un jour, aux
mêmes doses qu'auparavant ou à des doses supérieures qu'on a même
le grand tort d'élever encore en raison de son inefficacité, la digitale
brusquement cesse d'agir, et vous assistez souvent à une action dissociée du médicament : l'effet diurétique est nul, et si vous n'y prenez
garde, si vous continuez inconsidérément l'emploi de la digitale, l'action

thérapeutique du remède se concentrant en quelque sorte sur le myocarde se transformera promptement en action toxique. Le mal était grand ; par une erreur thérapeutique, il peut devenir irrémédiable.

Que s'est-il passé ?

On a incriminé l'excessive dégénérescence du muscle cardiaque, ce qui est une erreur ; car celle-ci ne peut pas être survenue aussi rapidement. Tous les jours, nous faisons l'autopsie de myocardes profondément dégénérés, et qui jusqu'à la fin ont répondu à l'action digitalique. Dans ces cas, si l'on examine le cœur, on constate le plus souvent une dilatation énorme de ses cavités, et avant elle vous avez déjà assisté à la production du rythme bradydiastolique.

D'après les faits déjà nombreux que j'ai observés, les deux conclusions suivantes s'imposent :

1° *Lorsque dans le cours de l'intoxication digitalique, lorsque à la dernière période de l'asystolie dans les cardiopathies artérielles, on vient à constater d'une façon permanente, pendant plusieurs heures et surtout pendant plusieurs jours, le rythme bradydiastolique, celui-ci, d'un pronostic le plus souvent grave, devient le signe précurseur d'une dilatation cardiaque progressive et ultime.*

2° *Dans ces conditions, la digitale ne remplit plus son rôle anti-asystolique, elle devient inefficace et même nuisible pour des raisons faciles à comprendre, et principalement parce qu'elle contribue pour sa part à allonger encore la pause diastolique.*

J'ajoute que *la bradydiastolie n'est pas le phénomène prémonitoire ou contemporain de toutes les cardiectasies*, mais seulement de la dilatation du cœur particulièrement sévère que je considère en ce moment. J'ajoute encore que, lorsqu'on l'a constatée une ou plusieurs fois sans qu'elle ait été suivie d'accidents graves, *elle devient un avertissement pour le clinicien qui doit toujours craindre alors l'imminence d'une dilatation du cœur rapidement progressive.*

Je ne puis citer toutes les observations. Au moment où j'ai pour la première fois étudié ce signe pronostique, en 1894, ces observations étaient seulement au nombre de neuf. Depuis cette époque, elles sont devenues si nombreuses que l'on me permettra d'en résumer quatre seulement : deux tendant à affirmer, avec autopsies à l'appui, la production rapide d'une cardiectasie considérable après la constatation de ce rythme ; deux autres démontrant, à leur tour, de la façon la plus formelle l'impuissance médicamenteuse de la digitale.

Au commencement de l'année 1894, je recevais à l'hôpital Necker un malade de 43 ans atteint d'aortite chronique avec rétrécissement et insuffisance aor-

tiques, compliquée d'une hypertrophie cardiaque très accusée avec quelques
signes de symphyse péricardique. Huit jours avant sa mort survenue le
6 mars, je constate de la façon la plus manifeste le rythme bradydiastolique,
et quoique les systoles paraissent s'accomplir avec une certaine force en raison de leur brusquerie et de leur brièveté, je conclus à l'affaiblissement subit
ou rapide du cœur, et à l'imminence de la mort. Le lendemain, le cœur se
dilate considérablement ; il survient de la cyanose, une dyspnée intense, un
œdème périphérique très accusé en quarante-huit heures, et le malade meurt
subitement pendant la visite. J'avais encore pu l'ausculter quelques instants
avant sa mort, et j'avais constaté la force *apparente* des contractions cardiaques avec le prolongement considérable de la pause diastolique. A l'autopsie, en outre de l'insuffisance aortique avec aortite chronique, d'une symphyse péricardique très étendue, nous avons trouvé un cœur énormément
dilaté, pesant 1375 grammes avec les caillots, et 1225 grammes sans eux.

Un autre malade, atteint de cardio-sclérose sans lésions orificielles, est
mort rapidement dix jours après avoir présenté ce phénomène de la bradydiastolie, et à l'autopsie nous avons pu constater une dilatation considérable, telle qu'on en voit rarement, des cavités cardiaques.

Voici maintenant deux observations récentes démontrant l'inefficacité
de la digitale, dès l'apparition du rythme bradydiastolique :

Une femme de 65 ans était atteinte depuis de longues années, d'emphysème pulmonaire avec dilatation cardiaque consécutive, sans aucune
lésion des orifices. Jusque-là, le médecin avait constaté l'efficacité absolue
de la digitale ou de la théobromine pour activer la diurèse et résoudre assez
rapidement les œdèmes ; mais, depuis un mois, ces deux médicaments n'a-
vaient plus d'action, ils paraissaient même augmenter les accidents, et l'œ-
dème, sans être considérable en intensité, avait envahi la presque totalité
du corps. A l'auscultation, je constate la force *apparente* de l'impulsion cardiaque, et un rythme bradydiastolique tel que je l'ai rarement vu. En m'appuyant sur ce symptôme, je formulai un pronostic très grave, à brève
échéance, et j'appris que la malade avait succombé trois jours après.

Voici un autre malade suivi pendant six mois, âgé de 62 ans, atteint de
cardio-sclérose avec gros souffle systolique à la pointe. Il était mitral par le
souffle et aortique par la maladie. Sous l'influence du régime lacté absolu et
de quelques faibles doses de digitaline, nous avons fait disparaître facilement,
à plusieurs reprises, les phénomènes de dyspnée' toxi-alimentaire et d'asystolie qu'il présentait. Un jour, comme dans les observations précédentes,
le pourtour des grandes articulations présente des marbrures cyaniques,
*signe de thrombose cardiaque*, je constate une aggravation des accidents,
et j'apprends que la médication habituelle est tout à coup devenue impuissante. La dilatation du cœur est énorme, ses battements sont sourds et pré-

sentent le rythme bradydiastolique au plus haut degré. Le pronostic est regardé comme extrêmement grave, et la mort survient après dix jours.

Parmi une quarantaine d'observations, j'ai cité des faits anciens et des faits récents, dans le but de prouver que depuis quatre ans la sévérité du pronostic s'est rarement démentie. Cependant, ce serait une erreur de croire que ce pronostic est toujours mortel, puisque dans dix cas la dilatation cardiaque ultime a pu être évitée, grâce peut-être à un diagnostic hâtif et à l'emploi précoce d'une thérapeutique rationnelle.

Ce signe a une grande importance pratique. Il permet de prévoir souvent et de prévenir quelquefois la dilatation progressive des cavités cardiaques ; il montre que c'est dans ces cas surtout, plus que dans la simple asystolie, qu'on peut réellement dire que « le cœur reçoit à chacune de ses révolutions beaucoup plus de sang qu'il ne peut en émettre » ; il nous enseigne que, dans ces conditions, la digitale doit être absolument proscrite, puisque ayant elle-même pour effet d'allonger la période diastolique, elle peut devenir ainsi la complice de la bradydiastolie. Il nous apprend enfin, que les deux indications thérapeutiques principales consistent : à combattre hâtivement, par une ou plusieurs saignées, l'encombrement sanguin des cavités ventriculaires ; à exciter le myocarde en imminence d'affaiblissement extrême et de dilatation rapide, par la strychnine et la spartéine à haute dose, par les injections hypodermiques de caféine et d'huile camphrée.
Malheureusement, il s'agit ici d'une dilatation du cœur spéciale, presque toujours progressive, à rapides allures, d'une haute gravité, et qui résiste le plus souvent aux moyens thérapeutiques, surtout lorsqu'on n'a su ni la prévoir, ni la prévenir par la constatation du rythme bradydiastolique.


## INDICATIONS THÉRAPEUTIQUES. — TRAITEMENT

La longue étude de cette question si pratique de la tension artérielle dans les divers états morbides nous a permis de créer une grande classe de maladies par *modifications de la tension artérielle*. Nous avons vu, au sujet de l'hypotension artérielle, que cette étude a une sanction thérapeutique ; il doit en être de même pour l'hypertension qu'il faut combattre dans ses causes ou dans son mode de production, et surtout dans ses conséquences.

1° *Il faut combattre l'hypertension artérielle dans ses causes.*

a). *Hygiène* et *régime alimentaire.* — Prescrivez : beaucoup de laitage dans l'alimentation, la diminution de certaines boissons et surtout la suppression de toutes celles qui sont excitantes, du thé, du café, des liqueurs, du vin pur ; la suppression des aliments renfermant plus ou moins de ptomaïnes, comme les poissons, les viandes faisandées et peu cuites, les potages gras, les conserves alimentaires, les fromages faits, la charcuterie, le gibier dont la viande est d'autant plus toxique que l'animal a été davantage surmené par la course et la chasse. Tous ces aliments doivent être proscrits, parce qu'ils déterminent l'augmentation de la tension artérielle en excitant la contractilité des vaisseaux.

La réduction des boissons a une notable importance ; car, lorsque celles-ci sont prises en trop grande abondance, lorsqu'elles dépassent la quantité nécessaire aux actes nutritifs, et surtout lorsqu'elles surpassent beaucoup la quantité d'urine émise, elles ont pour résultat de produire une sorte de pléthore vasculaire qui aboutit forcément à l'hypertension artérielle. C'est pour cette raison que dès l'année 1884, à propos des bons effets du régime sec dans les maladies de l'estomac, je m'exprimais déjà en ces termes : « La diète sèche est encore applicable à d'autres affections caractérisées surtout par l'excès de tension artérielle, chez les athéromateux, chez les individus atteints de néphrite interstitielle, d'affections aortiques, ou d'angine de poitrine avec élévation plus ou moins considérable de la pression vasculaire, chez ceux qui sont prédisposés aux hémorrhagies diverses, aux congestions ou aux hémorrhagies cérébrales, aux épistaxis, etc. [1]. »

La *quantité* de boissons, surtout de celles qui ne sont pas très diurétiques, peut donc conduire à l'hypertension artérielle et à ses conséquences, et c'est pour cela qu'il faut restreindre cette quantité dans les maladies de l'hypertension, principalement dans l'aortisme héréditaire, dans les cardiopathies de la puberté et de la ménopause, chez les goutteux, les uricémiques, les obèses, etc. L'abus que nous faisons de la viande, et surtout de la viande mal cuite ou faisandée, conduit au même résultat, parce que les toxines alimentaires sont vaso-constrictives à un haut degré, et toutes ces causes peuvent aboutir à l'artério-sclérose en produisant une sorte de surmenage artériel.

Cependant, il ne faudrait pas s'exagérer l'importance de la réduction des boissons dans le traitement de l'hypertension artérielle, et il convient de faire une distinction entre les boissons qui sont diurétiques et celles

---

[1] Du régime sec dans les maladies de l'estomac et principalement dans la dyspepsie des liquides (*Société de thérapeutique*, 30 août 1884).

qui ne le sont pas. Les premières sont utiles, par exemple le lait ; les secondes, nuisibles parce qu'elles contribuent, en augmentant la pléthore vasculaire, à élever encore l'hypertension. Les boissons, et parmi elles les eaux minérales diurétiques, prises dans l'intervalle des repas ou le matin à jeun, constituent un bon moyen d'éliminer les déchets de l'organisme et de réduire la quantité d'acide urique. C'est pour cette raison qu'il est utile de prescrire une ou deux fois par jour, le matin à jeun ou le soir au moment du coucher, un verre d'eau (Vittel, Evian, Martigny, Contrexéville, Capvern, Aulus), additionnée d'un cachet de 0,50 centi-grammes de lycétol (tartrate de diméthyl-pipérazine).

D'autre part — et on ne saurait trop le répéter — la *qualité* des ali-ments importe beaucoup plus que leur *quantité*. Les gros mangeurs de viandes, et surtout de viandes faisandées, de gibier faisandé, de poissons fumés, de fromages faits, etc., sont presque tous atteints d'hypertension artérielle, parce qu'ils introduisent dans leur organisme une grande quan-tité de toxines alimentaires douées d'un pouvoir vaso-constricteur consi-dérable. J'ai vu un homme de 40 ans atteint d'artério-sclérose par hyper-tension artérielle, parce qu'il faisait depuis de longues années une énorme consommation de caviar, et c'est sans doute à cette cause comme aussi parfois à l'abus des spiritueux et des boissons alcooliques qu'il faut -attribuer la fréquence de l'artério-sclérose en Russie. Un des éléments du système thérapeutique de Valsalva et d'Albertini pour la cure des ané-vrysmes, portait surtout sur une véritable diète alimentaire ; or, cette diète aurait dû porter principalement sur le régime carné tout en pres-crivant le laitage en abondance, surtout dans les cas spéciaux où les anévrysmes coexistent avec une lésion plus ou moins généralisée du sys-tème artériel et s'accompagnent d'hypertension. C'est surtout quand l'anévrysme est menacé de rupture, que ces prescriptions sur le régime alimentaire doivent être sévèrement observées, d'autant plus que j'ai vu souvent des tumeurs anévrysmales prendre une grande extension, chaque fois que les malades mangeaient de la viande, même sans trop d'excès. Mais, comme nous le verrons plus tard, il y a lieu de faire une distinc-tion entre les anévrysmes de l'aorte, avec ou sans hypertension artérielle, et il est évident que dans ce dernier cas la sévérité du régime alimen-taire peut être beaucoup relâchée.

Cette sévérité du régime alimentaire doit être maintenue dans toute sa rigueur pour les goutteux ou pour les candidats à la goutte, pour tous les uricémiques, si prédisposés aux lésions artérielles par hypertension[1].

---

[1] BROADBENT (*The pulse*, London, 1890) nous paraît prêter aux médecins allemands une erreur qu'ils n'ont certainement pas dû commettre, car on ne la voit nulle part signalée dans leurs écrits. Ils recommanderaient aux goutteux l'usage de la viande et surtout celle

Comme l'hypertension s'accompagne le plus souvent d'un état spasmodique de tout le système artériel, il faut veiller aussi au fonctionnement
de la peau, combattre la tendance aux algidités périphériques, et pour
cela, prescrire des bains fréquents, du massage, des frictions sèches sur
le tronc et sur les membres. Nous en parlerons plus loin.

L'hypertension artérielle étant souvent une des conséquences de la
vie sédentaire, il importe de modifier celle-ci, tout en défendant la vie
agitée, les grandes fatigues, les émotions, les exercices violents, l'abus
de la chasse à courre, les efforts, etc.

b). *Médications nuisibles.* — Employez avec circonspection les médicaments qui ont pour effet d'élever la pression vasculaire ou de produire
la vaso-constriction. Dans ce nombre se placent le *seigle ergoté*, l'*atropine* et la *belladone*, l'*urée*[1], etc. Quant aux médicaments cardiaques,
aux préparations de *digitale* en particulier, on ne doit jamais en abuser,
quoique la digitale porte en elle-même son correctif, par la diurèse
qu'elle détermine en abaissant la pression artérielle après l'avoir d'abord
élevée. La plupart des auteurs qui ont étudié l'action du *café* et de la
*caféine* (Méplain, Binz, Giraud, Stewart, Huchard, Leblond) ont été
d'avis que ces substances excitent la contraction vasculaire et élèvent
la tension sanguine, quoique Gentilhomme et Aubert aient prétendu
le contraire. Les recherches récentes de Gaetano Vinci viennent de
mieux fixer encore ce point de physiologie thérapeutique ; elles ont
démontré qu'à doses fortes et prolongées, la caféine élève très nettement la tension artérielle, et, pour le prouver mieux encore, cet expérimentateur, après avoir soumis des chiens et des lapins à des saignées
abondantes 'et répétées dans le but d'abaisser la pression sanguine,
a pu la ramener à son état presque normal par l'administration d'assez
fortes doses de caféine. Donc, ce médicament dont on a tendance à
abuser, devra être prescrit avec une certaine prudence à tous les hypertenseurs[2].

Comme la dépuration urinaire joue un grand rôle dans le traitement de
l'hypertension artérielle, il y a lieu de s'abstenir de tous les médicaments capables de porter atteinte à cette dépuration et d'augmenter

de poulet, parce que l'excrétion urinaire des oiseaux renfermant beaucoup d'acide urique,
leur chair devrait servir à son élimination ! L'auteur anglais qui traite cette idée « d'ab-
surde », a dû certainement mal comprendre ou mal interpréter ce qu'il a lu.

[1] D'après CHIARUTTINI (*Rivista veneta di scienze med.*, 1895), l'urée que l'on emploie
parfois à titre de diurétique (10 gr. pour 300 gr. d'eau) diminue la fréquence du pouls,
fait contracter les artères périphériques et élève la tension artérielle.

[2] GAETANO VINCI. Azione della caffeina sulla pressione sanguina (*Arch. di formacologia
e therapeutica.* Palermo, 1895).

encore l'insuffisance rénale. Tels sont : l'*antipyrine*, l'*atropine*, la *mor-phine*. Cette dernière est cependant moins contre-indiquée parce qu'elle contribue souvent à abaisser la tension artérielle. — Les *eaux sulfu-reuses*, les *bains d'air comprimé*, les *bains carbo-gazeux*, les *eaux chlorurées* trop fortes sont également contre-indiqués. Il en est de même du séjour à de *hautes altitudes*. Supprimer l'usage du *tabac* qui déter-mine la vaso-constriction et l'hypertension artérielle.

Nous répétons que la *qualité* des boissons a aussi une grande influence sur la production de l'hypertension artérielle, et c'est ainsi que, pour combattre ou prévenir celle-ci, il faut proscrire l'usage de l'alcool, des boissons spiritueuses, du thé en excès, etc.

2° *Il faut combattre l'hypertension artérielle dans ses conséquences.*

C'est ici que le traitement médicamenteux fait son apparition et qu'il faut avoir recours aux médicaments possédant une action spéciale sur le système vasculaire, c'est-à-dire aux *médicaments artériels*. Ils sont de deux sortes.

Les uns agissent en produisant la vaso-constriction et l'augmenta-tion de la tension artérielle ; ils ne peuvent donc pas être employés pour combattre celle-ci. Dans cette catégorie de médicaments artériels *vaso-constricteurs*, dont il a déjà été fait mention, se placent : l'ergot de seigle, la belladone, l'hydrastis canadensis, la cocaïne, la strychnine, etc.

Au sujet de la *strychnine*, qui est le type des poisons convulsivants, Richter a cru voir (1863) qu'elle détermine une augmentation consi-dérable de la tension artérielle et une forte contraction des vaisseaux de la membrane interdigitale des grenouilles en expérience. Sigmund Mayer partage cette opinion qui n'est pas acceptée par Vulpian. Pour ce der-nier, la strychnine n'agit pas d'une façon spéciale sur les vaso-moteurs et sur le centre vaso-moteur. Il s'agirait alors du resserrement réflexe d'un grand nombre de vaisseaux périphériques, resserrement réflexe dû probablement aux stimulations excito-motrices de la substance grise bulbo-médullaire modifiée par cet agent toxique. En voici la preuve : à un chien chloralisé, on injecte de la strychnine ; dans ces conditions, la pression artérielle ne change pas, et cependant l'excitation des vaso-moteurs peut produire des constrictions vasculaires chez les animaux chloralisés. Si la strychnine déterminait une excitation directe des centres vaso-moteurs, on devrait observer chez cet animal strychnisé une éléva-tion de la pression vasculaire. Or, si ce resserrement ne se produit pas, c'est parce que le chloral abolit la réflectivité vaso-motrice de la moelle.

Les autres médicaments artériels, parmi lesquels les *iodures*, les *nitrites*, la *nitro-glycérine*, le *tétranitrate d'érythrol* (ou *tétranitrol*) agissent en déterminant plus ou moins rapidement la vaso-dilatation et l'abaissement de la tension artérielle[1].

a). *Médications utiles.* — Si les médicaments cardiaques (digitale, strophantus, caféine, etc.) agissent comme *soutiens* du cœur en tonifiant directement lo myocarde et en élevant la tension vasculaire, les médicaments artériels se comportent comme des agents de *soulagement* du cœur. Ils agissent indirectement sur l'organe central de la circulation en favorisant ou en facilitant son travail par l'abaissement de la tension artérielle, par la dilatation vasculaire et par la diminution consécutive des obstacles périphériques. Ils activent encore l'irrigation sanguine des parois du myocarde en produisant la dilatation des coronaires. Ils possèdent également une action spéciale sur les parois artérielles, ce qui rend compte (avec l'abaissement de la pression vasculaire) des améliorations et des guérisons des anévrysmes aortiques *non syphilitiques* au moyen de la médication iodurée.

Un de mes anciens internes, P. Binet (de Genève) a étudié à nouveau l'action des *iodures* sur la tension artérielle (1890). D'après lui, les expériences ne permettent pas d'attribuer à l'iode et aux iodures une influence bien manifeste sur la pression quand ils sont ingérés à dose faible, non toxique, et par voie stomacale, dans les conditions physiologiques. « On ne saurait nier cependant, ajoute-t-il, les heureux effets du traitement ioduré dans l'artério-sclérose et certaines cardiopathies. Il est possible qu'une pression pathologiquement modifiée soit plus accessible à l'action des iodures. » J'ai soutenu la même idée[2], lorsque j'ai comparé l'action différente des médicaments à l'état sain ou à l'état pathologique. Quoi qu'il en

[1] L'action vaso-dilatatrice de la nitro-glycérine, ou trinitrine, explique quelques succès obtenus par quelques auteurs, et en particulier par Ch. Weill (*Thérap. gaz.*, 1885) par l'emploi d'injections sous-cutanées de trinitrine dans le stade de frisson de la fièvre intermittente.
On a cherché des médicaments vaso-dilatateurs ayant une action plus prolongée que le nitrite d'amyle ou la nitroglycérine. Le *nitrite de sodium*, le *nitrate d'éthyle* et la *nitrocellulose* expérimentés par MATTHEW HAY, sont des médicaments infidèles et dangereux. Les *éthers-nitriques* de la série grasse étudiés par LEECH occasionnent de violentes céphalalgies. Le *chlorhydrate d'hydroxylamine* expérimenté par LAUDER-BRUNTON, donne lieu à des troubles gastriques sérieux qui en ont fait cesser l'emploi. En 1895, BRADBURY (de Cambridge) étudia l'action des nitrates d'alcool, en particulier des nitrates d'érythrol et de mannitol. (*The Lancet*, 1895). Il résulte de ses expériences, que les *nitrates d'érythrol* et de *mannitol* ont une action moins marquée, mais plus prolongée que ceux de glycol ou de glycérine. L'effet vaso-dilatateur de la trinitrine est transitoire et ne persiste que quinze à vingt minutes. Le *tétranitrate d'érythrol* n'agit qu'au bout de cinquante ou soixante minutes, mais son action persiste pendant une heure et demie. Le *pentanitrate de quercite*, préparé par notre interne en pharmacie, M. BRISSEMORÊT, devra être expérimenté comme agent vaso-dilatateur.
[2] L'action thérapeutique des médicaments comparée à leur action physiologique. (*Soc. de thérapeutique*, 26 mars 1890. *Revue gén. de clin. et de thérap.*, 1890, n° 34.)

soit, je tiens à dire qu'à cette période d'hypertension artérielle, *on abuse des médicaments et surtout de la médication iodurée. Le régime alimen= taire, le simple traitement hygiénique suffisent le plus souvent*, et je souligne tous ces mots, parce qu'il importe, au point de vue pratique, de dénoncer cet abus.

La médication iodurée contre l'hypertension artérielle ne présente qu'une efficacité douteuse ; longtemps prolongée, elle peut même aboutir à des troubles gastriques que l'on doit toujours éviter ; quand elle n'est pas nuisible, elle est pour le moins inutile, et il faut surtout la réserver pour le traitement de la sclérose artérielle.

Il n'en est pas de même d'autres médicaments vaso-dilatateurs, d'abord plus actifs contre l'hypertension et dont l'utilité est ensuite mieux démontrée ; nous voulons parler du *nitrite d'amyle*, de la *trinitrine*, du *nitrate d'érythrite* (tétranitrate d'érythrol auquel nous donnons le nom de *tétranitrol*). Ces médicaments seront étudiés plus complètement au sujet de l'angine de poitrine, et il nous suffira d'en dire quelques mots à cette place.

L'action du nitrite d'amyle est rapide et fugace, ce qui le rend précieux pour le traitement de la sténocardie. La trinitrine agit déjà plus lentement et plus longuement au bout d'une demi-heure à une heure, pendant une heure au plus. On la prescrit sous forme de solution alcoolique au centième pendant vingt jours par mois par exemple, aux doses croissantes de 4 à 10 et même 20 gouttes par jour, mais en ayant soin de diminuer la dose ou de supprimer le médicament pendant quelque temps dès l'apparition d'une céphalalgie frontale à forme pulsatile, quelquefois intolérable. On peut encore la prescrire sous forme de « comprimés », chacun d'eux renfermant deux ou trois gouttes de la solution au 100°. Le tétranitrate d'érythrol (ou tétranitrol), expérimenté dans ces dernières années, surtout en Angleterre, agit encore plus lentement et plus longuement que la trinitrine, après et pendant deux heures environ. Il est prescrit à la dose de 6 milligrammes à 2 ou 3 centigrammes par jour en trois ou six fois. Un bon dosage est celui-ci : une solution alcoolique titrée représentant 1 milligramme pour dix gouttes, ou des comprimés renfermant 1 à 3 milligrammes de substance active.

b). *Massage et gymnastique musculaire.* — Un excellent moyen de combattre l'hypertension artérielle et ses conséquences est réalisé par le *massage*. A ce sujet, sur nos indications, Cautru a poursuivi des expériences très intéressantes dans notre service de l'hôpital Necker[1]. Nous

---

[1] CAUTRU. Action diurétique du massage abdominal dans les affections du cœur. (*Académie de médecine*, 10 mai 1898). — H. HUCHARD. Rapport sur ce travail (*Acad. de méd.*, 12 juillet 1898).

avons mis en œuvre le massage de la peau et des muscles, surtout le massage abdominal. Celui-ci répond à deux indications principales : réduire la stase circulatoire des veines mésaraïques, activer la diurèse. La « pléthore abdominale » des anciens mérite d'être réhabilitée, parce que chez certains sujets à nutrition retardante (arthritiques, uricémiques, goutteux, obèses, diabétiques gras) cette stase circulatoire est une cause puissante d'hypertension artérielle passagère ou permanente, parce que les « maladies par ralentissement de la nutrition » commencent par le ralentissement de cette circulation, parce que celui-ci retient et emmagasine des toxines vaso-constrictives, ayant pour effet d'augmenter la pression sanguine. Donc, s'impose le massage abdominal, suivant des règles précises qui seront étudiées plus tard ; l'important est de savoir qu'il abaisse la tension artérielle, qu'il active la circulation et qu'il augmente la diurèse.

Le massage abdominal semble agir sur la diurèse par le même mécanisme que la digitale, puisque l'augmentation des urines coïncide, par l'emploi de ces deux moyens, avec la vaso-dilatation et la diminution de la tension artérielle succédant promptement à un état de vaso-constriction et d'hypertension artérielle. Donc, l'augmentation de la diurèse est liée surtout à l'accroissement de la vitesse du sang dans les vaisseaux du rein en raison de la vaso-constriction *préalable* de ces mêmes vaisseaux, et non à l'élévation seule de la pression vasculaire, comme on le croit généralement. Il s'agit là d'une véritable *poussée* sanguine, analogue à la brusque poussée de l'eau à travers une digue rompue. Dans ces cas, le liquide prend une vitesse d'autant plus grande, que la résistance qui l'a contenu et qu'il a dû vaincre a été plus considérable.

Non seulement les urines augmentent de quantité, mais elles sont encore heureusement modifiées dans leur composition chimique, ce qui est comme la signature de la désintoxication de l'organisme ; et c'est ainsi que l'on peut noter parfois, après plusieurs massages abdominaux, l'augmentation de l'acide phosphorique, des chlorures et de l'urée, avec la diminution consécutive de l'acide urique. On peut se demander alors si « des produits de déchet, véritables poisons dans un organisme en souffrance et dont les émonctoires sont plus ou moins encombrés, si ces produits tels que la créatine, la créatinine ne seraient pas capables d'élever la tension artérielle. Si oui, comme ces produits de désassimilation des matières azotées s'oxydent mieux sous l'influence du massage, — ainsi que le montrent les examens d'urines, — leur transformation en urée aurait pour résultat de diminuer la vaso-constriction due aux poisons [1] ».

(1) A. PIATOT. Traitement des maladies du cœur par l'hygiène et les agents physiques. *Thèse inaug. de Paris*, 1898.

Le massage général et le massage des muscles contribuent aussi, pour leur part, à produire d'excellents effets sur l'état d'hypertension artérielle.

Pour se convaincre de cette influence salutaire, on n'a qu'à rappeler l'action physiologique des contractions musculaires. Elles augmentent les combustions respiratoires, comme les expériences de Cl. Bernard l'ont démontré ; elles s'accompagnent d'une production et d'une consommation plus grandes d'acide carbonique et d'oxygène ; elles accélèrent la circulation périphérique ; elles font passer dans le muscle en travail une quantité de sang beaucoup plus considérable, cinq fois plus qu'à l'état de repos, d'après Kaufmann, et neuf fois d'après, d'autres expérimentateurs ; elles dilatent les vaisseaux et diminuent la tension artérielle, d'où un effet dérivatif au profit du cœur central.

Ainsi, les contractions musculaires, en favorisant la circulation sanguine vers la périphérie, soulagent le cœur, facilitent son travail sans l'augmenter, produisent les effets d'une saignée déplétive sans en avoir les inconvénients, et comme s'il s'agissait d'une saignée interne. Les vaisseaux sont les auxiliaires du cœur, et les muscles par leurs contractions sont les auxiliaires des vaisseaux.

Le massage d'un muscle ne favorise pas seulement la circulation périphérique ; il a encore pour résultat de faciliter la disparition de nombreux déchets organiques qui l'intoxiquent, quelquefois à un haut degré dans les cardiopathies condamnant les malades à un repos plus ou moins prolongé. Ainsi, Zabludowski a démontré que, chez l'homme, un repos de quinze minutes, après un travail fatigant, réussit à peine à restaurer la force musculaire, tandis que le massage, pratiqué à temps égal, double la quantité de travail que peut fournir le muscle.

Sous l'influence du massage méthodique, le pouls diminue de fréquence en même temps que la tension artérielle, fait qui paraît en désaccord avec la loi de Marey en vertu de laquelle l'augmentation du nombre des pulsations radiales est consécutive à la diminution de la pression sanguine. Il y a dans les faits auxquels nous faisons allusion, non seulement une cause mécanique, mais aussi un élément *toxique* dont on ne pouvait alors tenir compte.

Pour montrer les effets parfois remarquables du massage en général et du massage abdominal en particulier sur la diurèse et la tension artérielle, il suffira de prendre au hasard deux ou trois observations prises dans notre service.

Le 15 mars 1898, entre à l'hôpital Necker un malade atteint de cardio-sclérose avec hypertension artérielle. Les deux bases pulmonaires sont le siège d'une congestion passive très accusée, et le foie douloureux déborde les fausses côtes de trois travers de doigts. Après trois massages, le malade éprouve un grand soulagement ; les urines montent de 500 grammes à 2,500, puis à 3,000 après le cinquième massage ; la pression artérielle tombe de 19 à 16. Moins d'un mois après, le malade sort très amélioré : le foie a repris son volume normal, la dyspnée a disparu, et les urines se sont maintenues entre 2,500 et 3,000 grammes depuis le début du traitement.

Voici un autre malade, atteint de sclérose cardio-rénale, avec bruit de galop, cœur gros, ayant une pression artérielle à 26, avec une dyspnée des plus intenses, de l'œdème des membres inférieurs. Après trois massages, le pouls tombe de 100 à 92, la pression artérielle de 26 à 19, les urines montent de 1,500 à 2,200, la dyspnée et l'œdème disparaissent.

Le massage et la gymnastique suédoise peuvent encore *renforcer* l'action des médicaments cardiaques. Une malade, chez laquelle les urines étaient tombées à 250 grammes malgré l'usage de la théobromine, les voit monter à 1,250 grammes en sept jours et atteindre 3,500 grammes le huitième jour par la combinaison des deux agents thérapeutiques. Dans certains cas, on peut renforcer encore l'action de la digitale en faisant précéder l'administration de ce médicament par plusieurs séances de massage, et c'est ainsi que chez une malade de notre hôpital, la diurèse, difficile à obtenir par la digitaline seule, s'élevait à 3 et 4 litres lorsqu'on la faisait précéder par quelques massages abdominaux.

Puisque le massage abdominal a pour effet d'abaisser la tension artérielle souvent augmentée chez les coronariens et de favoriser la circulation des parois cardiaques, il était indiqué de le prescrire, d'une façon prudente il est vrai, dans certains cas d'angine de poitrine coronarienne. Chez un de nos sténocardiques on voit, le soir même du premier massage, les urines augmenter considérablement et monter de 1 litre à 3 litres dans les vingt-quatre heures, en même temps que la pression artérielle tombe de 23 à 21, puis à 16, et que les crises angineuses deviennent plus rares et disparaissent. Mais, puisque l'hypertension artérielle est la condition causale et mécanique des lésions scléreuses des vaisseaux, il en résulte que toute cette médication (régime alimentaire, hygiène, massage, etc.) agit à titre de médication *préventive* de l'artério-sclérose, et au sujet du massage, nous avons démontré qu'il combat l'hypertension artérielle, à la fois dans ses causes et dans ses effets.

Nous reproduisons (p. 121) plusieurs tracés du pouls et de la diurèse, avant et après le massage.

Nous voyons (fig. 40 et 41) chez un cardio-scléreux atteint de dyspnée toxi-alimentaire avec tachycardie et bruit de galop, le pouls diminuer de fréquence et d'amplitude sous l'influence du massage abdominal.

Sous l'influence du massage abdominal (fig. 42 et 43), le pouls irrégulier de l'insuffisance mitrale est devenu moins fréquent, plus fort et manifestement plus régulier.

Pour les figures 44 et 45, le pouls radial d'une insuffisance mitrale,

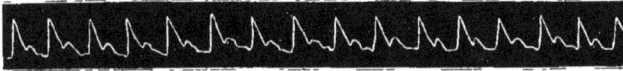

Fig. 40. — Avant le massage *Bruit de galop. Dyspnée toxi-alimentaire*).

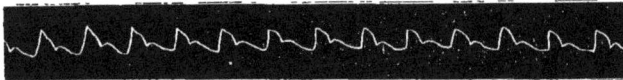

Fig. 41. — Après le massage (*Bruit de galop. Dyspnée toxi-alimentaire*).

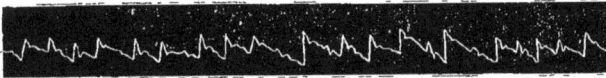

Fig. 42. — Avant le massage (*Insuffisance mitrale*).

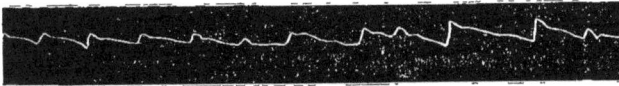

Fig. 43. — Après le massage (*Insuffisance mitrale*).

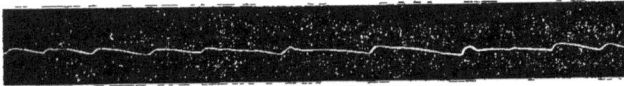

Fig. 44. — Avant le massage (*Insuffisance mitrale, asystolie*. Pouls presque insensible).

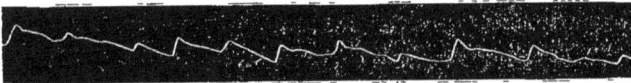

Fig. 45. — Après le massage (*Insuffisance mitrale, asystolie.*
Pouls devenu très sensible).

presque insensible et incomptable avant le massage, s'est relevé, après lui, d'une façon très nette en même temps que la diurèse augmentait comme dans les observations précédentes. Dans tous les états asystoliques, la tension artérielle, très abaissée, a subi une augmentation très notable. Dans les cardiopathies artérielles, au contraire, l'hypertension diminue après le massage.

On voit (fig. 46) de grandes ascensions urinaires après le massage

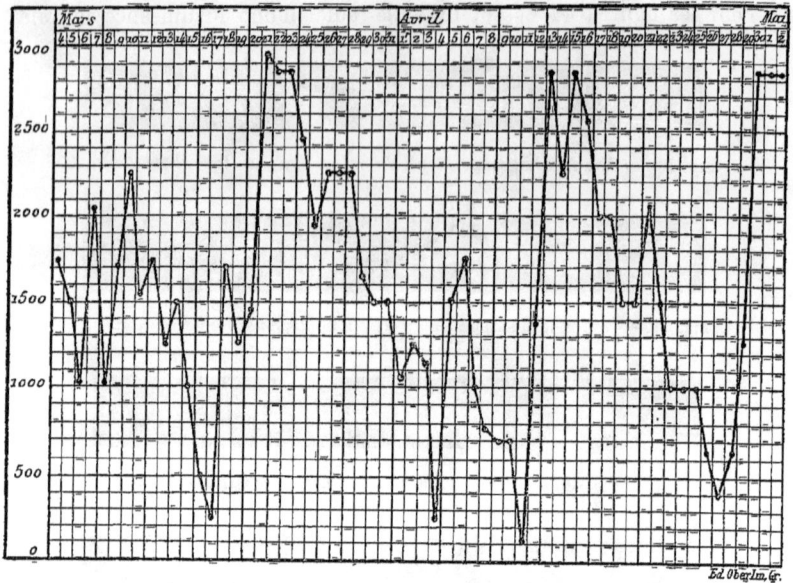

Fig. 46. — (Rétrécissement mitral.) Trois grandes ascensions urinaires
(21 mars, 13 et avril), sous l'influence du massage abdominal.

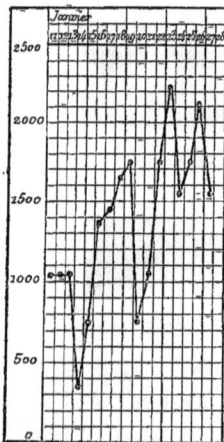

Fig. 47. — Cardio-sclérose.
Ascensions urinaires (16,
19, 23, 26 janvier) par le
massage abdominal.

abdominal. De 250 grammes par jour, les urines montent assez rapidement jusqu'à trois litres ; elles descendent ensuite à 250 et 200 grammes et remontent à 2.700 ; elles descendent encore à 600 grammes et s'élèvent en moins de deux jours à 2.700.

Un malade atteint de cardio-sclérose avec hyposystolie (fig. 47) et n'urinant que 350 grammes, est soumis au traitement par le massage abdominal. Sous cette influence, la diurèse augmente rapidement jusqu'à 1.750 et 2.400.

Il y a là, comme on le voit, une ressource thépeutique qu'il faut savoir utiliser dans des cas déterminés.

c). *Médication diurétique et purgative.* — Il faut insister sur la médication diurétique : *laitage ; théobromine*, à la dose de 50 centigrammes à 3 grammes) ;

préparations de *betula alba* sous forme de tisane ou mieux d'extrait (4 à 6 pilules par jour de 20 centigrammes). Parfois, le betula alba détermine quelques coliques sèches un peu pénibles ; mais, c'est là un médicament inoffensif, comme nos récentes observations sur ce sujet nous l'ont démontré.

Quant à la *théobromine*, nous avons contribué à rappeler (1896) qu'elle est un des plus puissants et des plus fidèles diurétiques que nous connaissions ; elle est le médicament de choix pour tous les cas où il est nécessaire, dans l'hypertension artérielle et dans l'artério-sclérose, d'activer la sécrétion urinaire, et on la prescrira d'autant plus volontiers que, d'après les nouvelles recherches de Cobnstein (1893), ce médicament n'augmente pas la tension artérielle, qu'il n'a aucune action sur le nombre et la force des contractions cardiaques. Donc, il s'agirait d'une action directe sur les éléments sécréteurs du rein. Quand on veut seulement favoriser la diurèse, il suffit de prescrire de petites doses (2 ou 4 cachets de 25 centigrammes avec une égale dose de phosphate neutre de soude), tous les jours pendant une semaine par mois ; mais, lorsqu'on veut produire un grand effet diurétique, il faut d'emblée arriver à la dose de 2 à 3 grammes par jour, par cachets de 50 centigrammes, en se rappelant toujours que chez certains malades, la céphalalgie théobromique est intolérable.

L'*urée* (5 à 15 grammes par jour dans 500 grammes d'eau) peut aussi rendre quelques services, puisqu'elle n'a aucune action sur le cœur et sur les vaisseaux, qu'elle posséderait, contrairement à l'opinion de Chiaruttini, d'après les nouvelles recherches de Cavazzani et Rebastello (1890-1891), une action vaso-dilatatrice sur le rein, le cerveau et le foie, qu'elle agirait ainsi en accélérant la circulation rénale. C'est un diurétique très infidèle, même dans les affections du foie où on l'a trop vanté.

Les *purgatifs*, et surtout les purgatifs salins sont indiqués. Les Anglais préfèrent les purgatifs mercuriaux, sous forme de *pilules bleues* ou de *calomel*, et ils vont jusqu'à dire que ce médicament agit alors d'une façon « presque spécifique ». Cela est probable, en raison de l'action de ce médicament sur les fonctions hépatiques et rénales, et l'on sait que, dans certains cas, il augmente la diurèse. Mais, en Angleterre, on abuse singulièrement du calomel et des préparations mercurielles auxquelles on attribue exagérément des propriétés vraiment extraordinaires, et c'est ainsi qu'on peut lire dans un livre récent, qu'une « attaque d'apoplexie peut être maîtrisée par une prise de calomel » ; un grain de mercure avec une dose infinitésimale d'ipéca et de rhubarbe pourrait encore combattre très avantageusement l'hypertension artérielle ! Ce sont là des exagérations et des erreurs commises journellement dans certains pays où le mercure et le calomel deviennent presque des panacées pour beaucoup de maladies.

Chez tous les malades à nutrition retardante, et surtout chez certains arthritiques, chez les uricémiques et les goutteux, on observe souvent le phénomène des *urines alternantes* : tantôt rares et chargées d'urates, tantôt abondantes et limpides. Dans le premier cas, il y a de l'hypertension artérielle avec insuffisance urinaire qui donne lieu souvent à quelques accidents, tels que les migraines, les crises hémorrhoïdaires, les congestions hépatiques avec troubles gastro-intestinaux consécutifs, et des attaques répétées de bronchites avec légère hypérémie pulmonaire (hémo-bronchites). Parfois, on envoie ces malades aux eaux sulfureuses ou encore aux eaux arsénicales placées à de trop hautes altitudes, et les accidents augmentent d'intensité, parce qu'on ne voit pas l'hypertension artérielle et l'insuffisance rénale qui jouent le rôle de causes provocatrices. Or, ces bronchites répétées des goutteux et des uricémiques, guérissent mieux par une médication favorisant le processus d'élimination que par le traitement climatique. Il faut traiter ces bronchitiques et ces dyspnéiques par le régime alimentaire (laitage, régime végétarien mixte) et les envoyer de préférence aux eaux ayant pour résultat d'augmenter l'élimination rénale : *Evian, Vittel, Martigny, Contrexéville.*

Dans l'enfance et dans la jeunesse il existe parfois, par le fait de l'hérédité goutteuse, un état plus ou moins permanent d'hypertension artérielle prégoutteuse, et pour empêcher le développement ultérieur de la maladie, il y a lieu de prescrire de bonne heure le régime alimentaire avec quelques pratiques de massage, et de veiller sans cesse à la dépuration rénale.

d). *Émissions sanguines.* — La *saignée* générale a-t-elle une action sur la tension artérielle ?

A ce sujet, les avis sont partagés. En 1850, Volkmann a démontré par des expériences l'abaissement de la pression sous l'influence des hémorrhagies. Worm-Müller a prouvé (1873) qu'on peut enlever à des chiens bien portants une quantité de sang égale à 1,6 ou à 2,82 p. 100 du poids du corps sans diminution notable de la pression carotidienne, celle-ci commençant à baisser quand l'hémorrhagie atteint 3,76 p. 100 du poids du corps. D'après Vinay et Arloing, la saignée veineuse donne lieu à un abaissement de pression artérielle, laquelle se relève lentement, tout en restant inférieure à ce qu'elle était avant l'opération.

Quoi qu'il en soit, la saignée générale dans les affections valvulaires du cœur et surtout dans les cardiopathies artérielles doit être considérée comme une *médication d'urgence*, dont l'indication s'impose formellement, surtout dans les cas de dilatation aiguë du cœur. Mais les saignées n'agissent pas toujours, comme on le pensait autrefois, à titre de *médication préventive*, et dans le but d'abaisser définitivement la tension artérielle surélevée de certains malades. C'est là une pratique condamnée par les expériences physiologiques et par les observations cliniques.

Si l'on étudie les effets de la saignée, on comprend bien qu'elle ne puisse et ne doive pas devenir la médication systématique de l'hypertension artérielle. Voici ses premiers effets : appauvrissement du sang en globules et en hémoglobine, diminution plus ou moins considérable du plasma. Pour la reconstitution des globules et de l'hémoglobine, il faut quelques jours, ou plusieurs mois (Hayem, 1882) ; mais la reproduction du plasma ne demande que quelques heures (d'après Buntzen, 1879) ou quelques jours pour s'accomplir. C'est pour cette raison qu'après une saignée, l'abaissement de la tension artérielle est un phénomène transitoire ; d'autre part, cet abaissement est très modéré, souvent peu appréciable, parce que l'état de la tension vasculaire dépend bien moins de la masse sanguine que des résistances périphériques dues à l'élasticité et à la contractilité artérielles, comme nous l'avons démontré. Cela est si vrai, qu'après une abondante hémorrhagie, Hunter a pu voir les artérioles se contracter jusqu'à l'effacement presque complet de leur lumière, et que quelques expérimentateurs (Nawrotzki et Murascho, Gatzuck, 1870-1871) ont pu noter l'augmentation passagère de la pression sanguine après de petites saignées. D'autre part, Goltz (1864) et Tappeiner (1872) en opérant, l'un sur la grenouille et l'autre sur le lapin, ont pu soustraire une assez grande quantité de sang sans provoquer une diminution équivalente de la pression dans les grosses artères.

Pour abaisser la tension artérielle d'une façon sensible et durable au moyen des émissions sanguines, il faudrait enlever chez l'homme deux à trois litres de sang, ce qui serait dangereux et impraticable. D'autre part, L. Frédéricq (de Liège) fait remarquer (1884) qu'on a peut-être tort de conclure toujours des expériences faites sur le chien à ce qui se passe chez l'homme. En effet, des expériences pratiquées chez le lapin lui ont appris qu'une saignée peu abondante suffit pour abaisser très notablement la pression artérielle, laquelle ensuite ne se relève point, comme c'est le cas pour le chien. Les saignées abondantes diminuent la vitesse du sang, elles produisent le développement du tissu adipeux, comme après des hémorrhagies répétées (Dechambre et Vulpian, 1866). Les petites saignées sont suivies de la dilatation des capillaires, et augmentent l'irrigation des tissus (Vinay, 1880).

Ainsi, les effets de la saignée sur la tension artérielle sont variables suivant les espèces animales; chez l'homme, surtout suivant l'état de la contractilité et de l'élasticité artérielles, et beaucoup moins suivant l'abondance de la soustraction sanguine. D'autre part, si la fibrine du sang diminue à la suite d'une saignée unique, sans doute parce qu'elle est beaucoup moins abondante dans la lymphe interstitielle des tissus qui vient rapidement remplacer le plasma sanguin, cette fibrine augmente après des saignées répétées.

Pour toutes ces raisons, la saignée est et doit rester la médication d'un symptôme, d'un accident, d'une complication; elle peut lutter avantageusement d'une façon rapide, mais non durable, contre les effets d'une hypertension artérielle exagérée, contre les menaces d'une congestion ou d'une hémorrhagie cérébrale. Puisqu'elle modère et arrête pendant quelques heures le courant de transsudation des parois vasculaires vers les tissus, et qu'elle favorise un courant contraire des tissus vers les vaisseaux par suite du remplacement du plasma sanguin par la lymphe interstitielle d'après L. Frédéricq, elle devient un moyen héroïque contre les congestions actives, l'œdème aigu du poumon, certains accidents d'origine toxique.

Ce qui a jeté la saignée dans un grand discrédit, c'est qu'on a voulu en faire la médication systématique de maladies diverses, comme par exemple de la pneumonie, du rhumatisme articulaire aigu, de presque toutes les maladies inflammatoires ou infectieuses. Vouloir aussi en faire la médication de l'hypertension artérielle, alors que celle-ci dépend moins de la masse sanguine que de la paroi vasculaire plus ou moins contractile ou plus ou moins résistante, ce serait aller à l'encontre des lois physiologiques, et retomber dans les mêmes abus qu'autrefois. Pour être réhabilitée d'une façon durable, la saignée doit obéir à la loi des indications thérapeutiques, et si elle est souvent répétée sans règle ni mesure, elle peut aboutir à la dégénérescence graisseuse du cœur, au ralentissement sanguin, à la rétraction des parois artérielles, à la diminution de la proportion de fibrine, ce qui favorise la coagulabilité du sang.

En résumé, la saignée doit être réservée contre certains accidents (congestions actives, œdèmes aigus, imminence de ruptures vasculaires, accidents toxiques, etc.); elle est une *médication d'urgence*, elle est la médication d'un symptôme, d'un accident; elle n'est pas, elle ne doit pas être la médication d'une maladie, de l'hypertension artérielle, permanente ou prolongée.

C'est en s'inspirant de ces principes, que sera définitivement gagné le procès instruit en faveur de la réhabilitation des émissions sanguines.

# IV

## ARTÉRIO-SCLÉROSE

### Exposé clinique.

L'étude de l'hypertension artérielle est d'une grande importance au triple point de vue de la clinique, de la prophylaxie et du traitement rationnel d'un grand nombre de maladies, surtout des cardiopathies.

Combattre de bonne heure l'hypertension artérielle, c'est prévenir ses maladies (artério-sclérose, cardiopathies et néphrites artérielles, affections aortiques, angine de poitrine, cardiopathies de la ménopause, etc.) ; c'est un moyen de s'opposer à l'envahissement de l'artério-sclérose, cette maladie du *surmenage artériel*.

Un fait important domine l'histoire clinique de l'artério-sclérose : c'est, d'une part, la généralisation et l'ubiquité des lésions dans les départements les plus divers et les plus éloignés de l'organisme ; en conséquence, c'est d'autre part la multiplicité des manifestations cliniques au point que la maladie paraît échapper à toute description. C'est pour cette raison qu'il nous semble utile d'abord de citer des faits, pour pouvoir en déduire des conclusions certaines sur la nature et sur la physionomie clinique de l'état morbide.

Un homme de 60 ans était entré à l'hôpital (4 mars 1885) pour une dyspnée, très accusée depuis quelques jours. Sujet aux bronchites, très essoufflé au moindre mouvement, il présentait à l'inspection et à la percussion de la poitrine les signes d'emphysème pulmonaire d'ancienne date. Bientôt, il fut possible de voir qu'un état aigu était venu depuis six jours se greffer sur l'état ancien des poumons, puisque les symptômes suivants étaient constatés : léger point de côté à droite ; pouls plein et vibrant à 120 ; température axillaire de 38,9 ; quelques vésicules d'herpès vers l'orifice nasal et à la lèvre supérieure ; à l'auscultation, râles sonores généralisés, avec un foyer de râles crépitants fins sur une largeur égale à la paume de la main dans la région sous-épineuse droite, là où existaient une diminution de la sonorité à la percussion et un léger retentissement de la voix ; expectoration, visqueuse et filante, analogue à une solution de gomme (congestion pulmonaire, ou plutôt fluxion de poitrine.

Cinq jours après son entrée, disparition des accidents aigus et de la fièvre, atténuation des râles de bronchite et de la congestion pulmonaire, et cependant persistance de la dyspnée, hors de proportion avec les phénomènes stéthoscopiques. Cette dyspnée présentait quelques caractères particuliers : nullement continue, mais paroxystique, survenant surtout le soir et pendant la nuit, au point que le malade, privé de sommeil, était obligé de se mettre sur son séant pour pouvoir respirer plus à l'aise.

Pour lui et pour son médecin, il ne s'agissait que d'accès d'asthme. Pour nous, il devait y avoir autre chose, ce que l'étude attentive des accès d'oppression nous fit bien reconnaître. Au milieu du calme respiratoire en apparence le plus parfait, survenait soudain une attaque de dyspnée ; mouvements respiratoires, d'abord petits et superficiels, prenant ensuite une amplitude de plus en plus grande pour diminuer encore dans la même progression et arriver à une sorte d'apnée incomplète ou pause respiratoire d'une durée de quelques secondes, apnée accompagnée d'un léger état de somnolence, et suivie bientôt des mêmes troubles dyspnéiques. Nous reconnaissions là le *type respiratoire de Cheyne-Stokes* qui se produit dans trois maladies différentes : dans les affections cérébrales, dans certaines cardiopathies caractérisées par la dégénérescence du myocarde, et aussi dans les maladies des reins arrivées à leur période urémique. De maladie encéphalique, il ne devait pas être question. Mais le cœur était hypertrophié, impulsif au palper, et l'on percevait à la main, plutôt qu'à l'oreille, un léger mouvement de galop. Le premier bruit de la base était sec et parcheminé, le second bruit légèrement retentissant à droite du sternum, et au milieu des battements veineux des jugulaires on voyait nettement des pulsations artérielles du cou plus violentes qu'à l'état normal. Le pouls radial était dur, concentré, tendu, et l'artère était athéromateuse. Le malade était obligé de se lever plusieurs fois pendant la nuit pour uriner (pollakisurie), et les urines étaient pâles, abondantes, peu denses, sans albumine.

Il n'en fallait pas davantage pour affirmer, malgré l'absence même de toute trace d'albuminurie, que ce malade était atteint de néphrite interstitielle. Quant aux signes cardiaques, ils guidaient le diagnostic vers la maladie causale, l'artério-sclérose, confirmée plus tard par les résultats de l'autopsie.

Dès le 20 mars, pour la première fois, nous constatons par la chaleur et l'acide nitrique l'existence d'un léger nuage albumineux. Bientôt, les accidents rénaux s'accentuèrent davantage : urines plus colorées, rares et chargées de sels, avec albumine en grande quantité (environ 3 grammes par litre) ; bruit de galop des plus manifestes ; accès d'oppression plus violents et presque subintrants, d'origine urémique.

Que s'était-il passé chez cet homme ?

Il n'avait pas été atteint subitement de son affection rénale ; celle-ci

existait à l'état latent pour ainsi dire. Elle ne demandait qu'une occasion
pour s'affirmer ; et cette occasion s'est réalisée pendant l'affection aiguë
du poumon qui, par son retentissement sur les cavités droites du cœur, a
épuisé rapidement la fibre cardiaque déjà altérée, et a précipité ainsi
d'une façon indirecte la production des accidents rénaux. Le système
artériel était atteint de longue date chez cet homme alcoolique, qui a
commencé par le rein, l'artério=sclérose dont il était affecté.

Des deux autres malades que l'on peut mettre en parallèle avec le précédent, l'un est un homme de 57 ans, alcoolique. Son père est mort d'hémorrhagie cérébrale, et lui-même a eu, il y a six mois environ, sans ictus, une
parésie lente et progressive des membres du côté gauche, parésie qui a fini
par disparaître complètement au bout de six semaines environ, mais en
laissant un léger état vertigineux se manifestant surtout lorsque le malade
passait rapidement de la position horizontale à la station verticale. Il y a
quinze jours, en se réveillant, il s'aperçoit qu'il traîne la jambe droite et
qu'il ne peut se servir qu'incomplètement du membre supérieur du même
côté. Entré le 8 mars dans le service, il en est sorti guéri le 4 avril.

Pour expliquer ces deux hémiplégies successives et incomplètes, survenant
sans ictus, accompagnées et suivies de quelques phénomènes vertigineux,
disparaissant après quelques semaines sans laisser aucune trace, on ne peut
penser qu'à des attaques d'ischémie cérébrale provoquées par un état athéromateux du système artériel. Ce diagnostic a été confirmé par l'examen qui a
permis de constater l'existence d'artères dures et sinueuses avec pouls radial
fort et résistant, une augmentation légère de la matité aortique avec retentissement du second bruit à droite du sternum. Depuis longtemps, du reste,
cet homme était affecté de pollakiurie nocturne, les urines alors non albumineuses étaient claires, peu denses, plus abondantes qu'à l'état normal, et
il est certain que cette polyurie permanente, bien distincte de la polyurie
transitoire constatée souvent à la suite des attaques d'hémorragie ou de
ramollissement cérébral, annonçait déjà un commencement de sclérose
rénale.

En tout cas, ce malade était certainement scléro-athéromateux. Il avait
commencé son artério=sclérose par le cerveau au lieu de la commencer par
le rein, comme pour la première observation.

Troisième malade, âgé de 63 ans, peintre en voitures, entré à l'hôpital le
24 avril 1885.

Plusieurs faits frappent d'abord l'attention : état très athéromateux de
toutes les artères; battements artériels du cou, artère radiale dure et flexueuse,
matité précordiale augmentée dans tous les diamètres, paroi soulevée en
masse et donnant ainsi les caractères du cœur impulsif, battements cardiaques tumultueux et irréguliers, bruits de la base retentissants. Enfin, on
perçoit à la pointe et dans l'aisselle un bruit de souffle manifeste que l'on

ne trouve plus que quelques jours après. Il ne s'agissait pas certainement d'un bruit extra-cardiaque, et ce souffle transitoire ne faisait que traduire l'insuffisance fonctionnelle également transitoire de l'orifice mitral survenue sous l'influence de la dilatation des cavités ventriculaires.

Le foie est hypertrophié, douloureux à la pression ; les poumons congestionnés avec un épanchement léger de la plèvre droite ; les urines rares (à peine 300 grammes par jour), très foncées en couleur et chargées d'albumine.

Tous ces accidents ont débuté par le cœur il y a six mois seulement, et se sont traduits, après de longues fatigues et des marches prolongées, par de violentes palpitations, de l'anxiété précordiale, de la dyspnée au moindre effort, de l'œdème périmalléolaire.

Ce malade n'est ni emphysémateux, ni rhumatisant, c'est un cardiaque du fait de l'artério-sclérose. Il a commencé celle-ci par le cœur et les vaisseaux au lieu de la commencer par le cerveau ou les reins, comme les deux premiers malades.

Nous n'avons pas encore la preuve anatomique. La voici :

Au mois de mars 1884 entrait à l'hôpital un homme âgé de 34 ans, alcoolique, dont l'histoire peut se résumer ainsi : exempt d'antécédents rhumatismaux, le malade éprouvait, depuis le mois de décembre 1883, de violentes palpitations, de l'essoufflement et de la dyspnée par accès, et déjà, vers cette époque, il avait de la polyurie. En février, celle-ci a augmenté, et on observa un œdème progressif des membres inférieurs.

Je rappelle son facies cyanique, son oppression, ses violentes palpitations cardiaques et ses crachats hémoptoïques, tous indices accusateurs de troubles profonds dans la circulation. Il était en pleine asystolie, avec double souffle systolique, tricuspidien et mitral, et une hypertrophie cardiaque énorme. Le pouls était athéromateux, et les deux bases pulmonaires étaient le siège d'une submatité des plus nettes.

Il s'agissait d'une *cardiopathie artérielle*, confirmée par l'autopsie.

Le 25 mars, le malade mourait rapidement, enlevé par des accidents complexes caractérisés par un mélange de phénomènes asystoliques et urémiques, et nous trouvions à l'ouverture du corps : un cœur volumineux et dur, du poids de 840 grammes avec des traces de péricardite, épaississement de 2 centimètres de la paroi ventriculaire gauche, dilatation fonctionnelle des orifices auriculo-ventriculaires, lésions athéromateuses très avancées de l'aorte et des autres vaisseaux. Le foie était hypertrophié, dur, granité, d'aspect et de consistance cirrhotiques ; les reins gros, granuleux et rouges, avec tous les caractères de la sclérose rénale à la première période. En résumé, toutes ces lésions considérées à l'œil nu correspondaient bien à cet état qu'on a souvent décrit sous les noms de *rein cardio-artériel* et de *cœur rénal*. L'examen histologique de ces organes ne présentait pas un moindre intérêt : il a permis de reconnaître les altérations de la sclérose du myocarde, du foie et du rein.

Ce malade était, comme les précédents, atteint d'artério-sclérose. Mais celle-ci avait débuté par le cœur où les lésions étaient plus avancées et plus profondes que dans les autres organes. Il s'agissait donc d'une artério-sclérose du cœur, d'une de ces *cardiopathies artérielles*, bien différentes des cardiopathies valvulaires. Dans ces dernières, l'évolution des symptômes se fait souvent suivant un ordre presque invariable et déterminé, avec l'asystolie pour période ultime. Dans les cardiopathies artérielles, au contraire, les organes deviennent malades au hasard des lésions scléreuses, et tel cardiopathe au début peut mourir comme un rénal, un hépatique, ou encore un cérébral, ce qui prouve que le fameux « cycle morbide des maladies du cœur » n'est pas toujours vrai en clinique, surtout lorsqu'il s'agit de sclérose myocardique.

Ces trois malades, dont le premier est un rénal, le second un cérébral, le troisième un cardiaque, sont atteints de la même affection : l'*artério-sclérose*. La localisation ou la prédominance des lésions dans les organes les sépare ; le même processus anatomo-pathologique les réunit.

En voici la preuve clinique, et c'est un malade de la ville qui va la fournir. Dans la dernière période de sa vie, il a réuni ces trois localisations et il a passé par les trois états dont les exemples viennent d'être cités. Son histoire est une synthèse clinique du processus artério-scléreux dont les trois malades du service présentaient la vivante analyse.

Homme de 68 ans, alcoolique, mais alcoolique à la manière des gens du monde qui s'intoxiquent lentement, progressivement, à petites doses, d'une manière presque continue ; il buvait tous les jours deux bouteilles de vin, et régulièrement quatre petits verres de cognac. Cet alcoolisme à jet continu diffère notablement d'une autre forme d'intoxication que l'on rencontre chez les ouvriers et qui procède plus irrégulièrement par l'absorption de grandes quantités d'alcool ou de liqueurs fortes. Le premier conduit aux lésions lentes et progressives du système artériel ; le second impressionne plus vivement, plus rapidement le système nerveux, et c'est à lui qu'appartiennent ces grands désordres cérébraux caractérisés par le délire alcoolique ou le delirium tremens.

Cet homme était donc un alcoolique malgré ses dénégations ; il était de plus arthritique, migraineux, et avait eu à plusieurs reprises quelques poussées d'eczéma. En 1879, il est frappé d'une hémiplégie gauche passagère et incomplète, qui disparaît au bout de trois semaines. En 1880, il devient un peu sourd, par suite d'une otite scléreuse. En 1881, il éprouve en marchant quelques douleurs précordiales, puis des accès angineux francs. A ces symptômes s'ajoutent encore des palpitations, de la dyspnée d'effort, et je constate une dureté insolite du pouls avec les signes d'une aortite subaiguë. Puis, en 1881, il entre à l'hôpital Necker dans le service du professeur Guyon, pour une affection prostatique ; et, à ce sujet, je rappelle que les *prostatiques sont presque toujours des artério-scléreux*, ce qui ne veut pas dire que tous les artério-scléreux sont prostatiques. En 1882, les palpitations augmentent de violence, la gêne respiratoire et l'essoufflement en marchant s'accusent davantage ; il y a de la polyurie et de la pollakiurie ; les urines qui avaient été examinées plusieurs fois sans résultat décèlent alors l'existence d'un nuage albumineux. On le soumet au régime lacté exclusif qui, au bout d'un mois, améliore considérablement son état.

En 1883, ce malade, qui avait été d'abord un cérébral, puis un rénal, puis un prostatique, devient franchement cardiaque avec de l'œdème des membres inférieurs, des congestions passives à la base des deux poumons, un foie gros et douloureux, une hypertrophie cardiaque des plus nettes et un souffle mitral, probablement par insuffisance fonctionnelle de l'orifice auriculo-ventriculaire. Tous ces phénomènes s'accentuent, se précipitent pour se terminer par la mort.

Cet homme, si l'on considère les organes successivement atteints, et non le processus morbide, aurait-il eu six maladies distinctes en quatre ans ? Certainement non. Il était atteint d'une seule maladie générale, l'*artério-sclérose*, qui s'est localisée successivement sur le système circulatoire du cerveau, de l'oreille, du rein, des organes génito-urinaires, du cœur et sur l'aorte. En voici encore la preuve anatomique :

Un forgeron de 60 ans, alcoolique et rhumatisant chronique, présentait, depuis plus de six mois, tous les signes d'une cirrhose atrophique du foie avec ascite considérable, urines rares et uratiques, amaigrissement assez rapide, etc. Le diagnostic de cirrhose s'imposait sans doute ; mais, ainsi formulé, il était bien incomplet, et nos investigations cliniques devaient porter sur tous les organes. En effet, cet homme était emphysémateux et présentait les signes d'une congestion pulmonaire passive siégeant surtout aux deux bases ; les artères étaient dures et athéromateuses ; le cœur hypertrophié, avec un caractère impulsif très prononcé ; le premier bruit aortique sec et parcheminé, le second bruit à droite du sternum retentissant et comme clangoreux. Dès le premier jour, le diagnostic d'artério-sclérose avec dilatation de l'aorte fut affirmé, et l'état du système artériel fut jugé plus menaçant que celui de son foie.

Quinze jours après son entrée à l'hôpital (28 janvier 1885), la scène change : accès de dyspnée disproportionnée avec les symptômes de congestion hypostatique et d'emphysème, sensation de barre transversale épigastriquc et sous-sternale ; accès de pâleur faciale, œdème des membres inférieurs. et plus tard albumine en petite quantité dans les urines. A ce moment, l'auscultation révélait pour la première fois l'existence d'un bruit de galop.

Prenant en considération l'augmentation de la matité, aortique l'élévation de l'artère sous-clavière droite, le battement des artères cervicales, le retentissement diastolique de la base, je fus en mesure d'affirmer que cet homme atteint d'artério-sclérose pulmonaire, cardiaque, rénale et hépatique, présentait encore les signes d'une aortite chronique. Le 4 avril, il succombait après avoir présenté, dans les derniers jours, une augmentation considérable de l'ascite, une diminution des urines, quelques épistaxis, des crachats sanguinolents, de la dyspnée, et enfin du subdelirium.

A l'autopsie, voici les lésions constatées : un litre de liquide environ dans la cavité pleurale droite ; congestion hypostatique des deux poumons, emphysème pulmonaire ; cœur hypertrophié, de consistance fibreuse avec lésions de sclérose myocardique constatées au microscope ; plaques saillantes et gélatineuses d'aortite subaiguë entées sur une aortite chronique ; foie granulé, atrophié, de couleur jaune roux avec traces de périhépatite ; rate volumineuse, avec périsplénite ; reins lobulés, rouges, se décortiquant difficilement et présentant les lésions bien connues de la néphro-sclérose. L'estomac lui-même n'a pas échappé au processus pathologique, avec toutes les altérations de la gastrite scléreuse et épaississement des parois, accusé surtout au niveau du pylore, à ce point qu'on aurait pu croire à un carcinome.

L'aorte, le foie, la rate, le cœur, les reins, l'estomac ont donc été tour à tour le siège de transformations scléreuses. Faut-il admettre que cet homme était atteint de six maladies différentes ? S'il avait six organes malades, il n'avait qu'une seule affection, unique dans son processus anatomique, mais variée et multiple dans ses expressions symptomatiques comme dans son siège.

Cet homme était atteint d'artério-sclérose presque généralisée.


## DESCRIPTION GÉNÉRALE

Ce qui frappe dans l'histoire de cette maladie, c'est la variété de ses aspects. Elle porte son action sur le système artériel presque entier ; tous les organes de l'économie peuvent être atteints, et c'est ce qui avait fait dire à Fabre (de Marseille) : « Il n'y a pas de maladie plus protéiforme que l'artérite. »

Elle est protéiforme par son siège, puisque les lésions sont étendues à l'aorte, au cœur, au rein, au foie, à la rate, à l'estomac. Elle est protéiforme par ses accidents, puisqu'elle se traduit : ici par l'hémorrhagie ou le ramollissement cérébral, là par des gangrènes, ailleurs par des cirrhoses. C'est parmi ces dernières manifestations de l'artério-sclérose qu'il faut ranger les *scléroses viscérales*. Or, de même que l'on peut voir souvent chez certains artério-scléreux le processus se localiser tout entier aux gros vaisseaux artériels, à l'aorte par exemple, de même certaines scléroses isolées des viscères trahissent la tendance du processus artério-scléreux à se localiser et à concentrer de préférence ses effets sur tel ou tel organe.

Mais, à côté des scléroses *isolées*, c'est-à-dire n'atteignant qu'un seul organe, il éxiste des scléroses *associées*.

Depuis longtemps, on sait que le tissu scléreux peut envahir le cœur et le foie, le cœur et le rein, le cœur et le poumon, le cœur et le cerveau, ou encore la moelle et l'aorte. Qu'en conclure ? Doit-on expliquer ces associations si fréquentes au moyen de théories mécaniques, et admettre par exemple, dans tous les cas, une sorte de retentissement du cœur sur le foie, du cœur sur le rein, ou encore du rein sur le cœur ? Nullement, et à ce point de vue je me garderai bien d'ajouter une nouvelle théorie aux théories mécaniques. Celles-ci, trop nombreuses, ne peuvent toujours donner l'explication de ces relations pathologiques.

Les unes, avec Rayer et Bamberger pour parrains, considèrent la lésion cardiaque comme primitive, mais elles n'expliquent pas les cas fréquents où la sclérose rénale existe seule en l'absence de toute cardiopathie. Les autres, qui placent la lésion primitive dans le rein, ne s'accordent pas non plus avec tous les faits cliniques, quoique Dickinson ait noté l'hypertrophie cardiaque 31 fois sur 68 cas de maladie de Bright, et que Grainger Stewart ait déclaré que cette coïncidence est la règle. De là plusieurs théories : d'abord celle de Bright attribuant l'hypertrophie du cœur à l'irritation de cet organe, sous l'influence de l'adultération sanguine due à la néphrite ; ensuite celle de Traube qui, ayant constaté sur 100 cas de néphrite 93 fois l'hypertrophie cardiaque, rattachait celle-ci à l'exagération de la tension artérielle provoquée par la disparition des capillaires des reins.

Ces théories, *dyscrasique* et *mécanique*, ne pouvaient expliquer les cas dans lesquels on n'observe pas de retentissement cardiaque.

Alors, s'édifièrent d'autres théories qu'on peut appeler *artérielles* : celle de Kirkes, voyant l'obstacle dans les parois vasculaires solidifiées par l'athérome ; celle de Gull et Sutton qui, sous le nom d'*artério-capillary-fibrosis*, placèrent la lésion dans les réseaux capillaires envahis par une sorte de dégénérescence hyaline ; celle de Johnson, qui admit l'hypertrophie de la tunique musculaire des vaisseaux, causée par l'effort que provoque la gêne circulatoire due à la rétraction rénale ; celle de Gordon, qui le premier fit jouer le principal rôle à l'élévation de la tension artérielle ; enfin celle de Gilewski et d'Oscar Weitling, qui imaginèrent une sorte de névrose réflexe du cœur.

La vérité était ailleurs, et si Gull et Sutton ont parfaitement vu la lésion des petits vaisseaux, il est juste de reconnaître qu'avant eux les auteurs français ont bien compris la notion de la maladie généralisée à tout le système artériel. Lancereaux a écrit, dès 1871 : « Il n'existe pas, à vrai dire, de maladie des reins, et l'altération de ces organes est l'expression anatomique d'une maladie plus générale. » Là est la vérité, et comme corollaire à la proposition précédente, je dis : *La néphrite interstitielle, avant d'être une maladie des reins, est une affection du système cardio-artériel.* Aussi, pour en indiquer la vraie nature, faut-il substituer au nom de néphrite interstitielle, celui de *néphrite artérielle.* En un mot, la cardiopathie artérielle comme l'affection rénale dépendent d'une lésion commune qui les domine, et cette lésion, c'est l'artério-sclérose.

Debove et Letulle disent que néphrites et myocardites scléreuses sont les « coeffets d'un état général et d'une sorte de diathèse fibreuse », bien hypothétique. Pour eux, le cœur subit les mêmes altérations que les artères, la sclérose dans ce premier organe envahit surtout les piliers du ventricule gauche pour s'étendre de là au cœur droit, fait anatomique en flagrante contradiction avec les théories mécaniques ; l'hypertrophie du cœur n'est plus seulement motivée par la nécessité de vaincre un obstacle *cavitaire* comme dans les cardiopathies valvulaires, ou un obstacle rénal, ainsi que le voulait Traube, elle a sa raison d'être dans un obstacle *intrapariétal*, dans la sclérose cardiaque elle-même. C'est une théorie.

Féconde en applications cliniques, puisqu'elle permet de comprendre dans les affections scléreuses du type rénal les lésions si fréquentes qui relient le rein au cœur et réciproquement, la théorie artérielle que je défends n'en est pas moins féconde au point de vue de la pathologie générale. Les lésions cardio-rénales ont une même origine, vasculaire.

Ces considérations ne s'appliquent pas seulement à la pathologie cardio-rénale, elles sont encore vraies pour d'autres organes ou d'autres maladies.

Les *hémorrhagies* cérébrales, rétiniennes et nasales, quelques hémorrhagies pulmonaires ou gastriques de la néphrite interstitielle peuvent aussi être attribuées à l'artério-sclérose. La généralisation des anévrismes miliaires étudiée par Liouville dès 1869 est du même ordre, et elle emprunte une importance pathogénique à l'artério-sclérose. N'en est-il pas de même encore pour la gangrène des extrémités dans les néphrites ? Sans doute, ces dernières peuvent procéder de troubles vaso-moteurs, mais il est facile de démontrer que ceux-ci font partie intégrante de l'histoire clinique de l'artério-sclérose ; elles peuvent avoir rarement une origine embolique ; le plus souvent, elles surviennent sous l'influence de l'artérite des membres.

Le processus scléreux s'étend aussi à l'*estomac*, et c'est ainsi qu'il faut comprendre les gastrites interstitielles signalées par divers auteurs.

Je rappelle à ce sujet l'histoire de ce robuste forgeron dont l'observation a été rapportée plus haut, et à l'autopsie duquel on trouva une sclérose généralisée à presque tous les organes. Nous avons constaté « les altérations de la gastrite scléreuse avec épaississement des parois, accusé surtout au niveau du pylore ». Pendant la vie, nous avions observé des troubles gastriques caractérisés surtout par des vomissements abondants et tels que nous avions discuté un moment le diagnostic de cancer pylorique. Or, même à l'autopsie, et par simple examen à l'œil nu, on pouvait encore hésiter au sujet du carcinome ; il a fallu un examen microscopique complet pour démontrer qu'il s'agissait d'un simple épaississement scléreux du pylore. Brinton a étudié l'inflammation cirrhotique ou « linitis plastique de l'estomac » sans voir les relations existant parfois entre ces lésions et l'artério-sclérose généralisée. J'ai vu, chez les artério-scléreux, bon nombre de ces *faux cancers* de l'estomac qui, après 12 ou 15 ans, ne s'étaient pas encore terminés par la mort. L'un d'eux, qui présentait, depuis 10 ans, les symptômes d'une induration pylorique, a fini par succomber aux progrès d'une néphrite interstitielle, compliquée d'hypertrophie cardiaque, deux ans après avoir été frappé d'hémorrhagie cérébrale. Dans ce cas, il s'agissait d'une artério-sclérose qui, après avoir atteint l'estomac, avait frappé le cerveau, ensuite le rein et le cœur.

On trouve dans une clinique de Rendu un fait à peu près semblable, utile à reproduire, parce qu'il confirme les faits précédents.

« Je donne mes soins en ville, depuis 1878, à une dame âgée actuellement de 80 ans, ancienne cliente de Potain, qui la traitait pour une dyspepsie suspecte, et avait constaté, en 1877, la présence d'une induration de la région pylorique. Le diagnostic porté à cette époque avait été celui d'un cancer. Or, voilà dix ans que cet état de choses subsiste ; l'estomac est manifestement dilaté, et son extrémité pylorique donne la sensation d'une tumeur marronnée, dure et peu douloureuse. Malgré cela, la santé générale se maintient, et les digestions sont bonnes, à la condition de se restreindre à un régime très strict, presque exclusivement lacté. Depuis quelques années, des signes d'artério-sclérose diffuse se sont développés chez cette dame ; elle a de l'insuffisance aortique et de la néphrite interstitielle, et il est vraisemblable que l'induration pylorique tient à une sclérose analogue, d'origine également vasculaire. Voilà donc un cas où tous les signes rationnels du cancer, y compris la tumeur, se trouvent réunis, et où cependant il n'y a pas de lésion organique. »

L'artério-sclérose généralisée envahit encore le *foie*, et c'est ainsi qu'Handfield Jones a constaté la cirrhose hépatique 26 fois sur 30. Sans doute, le foie cardiaque relève le plus souvent de la gêne circulatoire ; mais parfois aussi les lésions procèdent de l'artérite, comme je l'ai vu dernièrement pour un malade considéré d'abord seulement comme un cirrhotique du foie, et qui a fini par succomber rapidement au progrès de la néphrite interstitielle.

On note souvent la coïncidence de l'athérome avec l'*emphysème pulmonaire*, de l'artério-sclérose avec les *pneumonies chroniques* ou *interstitielles*, avec certaines *bronchites chroniques* et *bronchectasies*, etc.

La sclérose du rein est souvent associée à celle du cœur et cette sclérose cardio-rénale peut commencer soit par le rein, soit par le cœur, soit par les deux organes à la fois.

La sclérose cardio-hépatique peut aussi débuter indifféremment par le foie, par le cœur, ou par le rein ; il en résulte que le tableau symptomatique doit singulièrement varier, puisque tantôt ce sont les accidents hépatiques, tantôt les accidents cardiaques ou rénaux qui ouvrent la scène ou prédominent.

La raison de ces localisations du processus scléreux nous échappe souvent. Cependant, ce n'est pas le plus souvent affaire de maladie, c'est plutôt affaire de malade, ce qui prouve une fois de plus la vérité de cette profonde parole d'Hufeland : « On doit généraliser la maladie, et individualiser le malade. » Il existe des individus présentant dans un ou plusieurs organes un *locus minoris resistentiæ* en vertu duquel le cœur, le foie, le rein ou le cerveau peuvent être, suivant les cas, dans une prédisposition morbide. Cependant, dans le but de subordonner les lésions des organes les unes aux autres, Traube a placé l'hypertrophie du cœur sous la dépendance de l'affection rénale dans la néphrite interstitielle et de l'augmentation de la tension artérielle qui en serait la conséquence. Cette hypothèse semblerait même démontrée par les expériences de Straus qui, à la suite de ligatures pratiquées sur les artères rénales, a pu produire chez les cobayes une hypersarcose ventriculaire en l'absence de toute prolifération conjonctive dans les vaisseaux et les viscères. Mais quelques expériences ne peuvent en rien infirmer ce fait : *l'artério-sclérose est une affection primitive du système circulatoire.* Cette opinion que je soutiens depuis longtemps a été ingénieusement exprimée par Gull en ces termes :

« Vous voyez dans ce bocal un cœur hypertrophié et un rein atrophié. Bright montrait souvent ces deux pièces pour prouver que l'hypertrophie cardiaque est la conséquence de l'atrophie rénale. Je vénère le nom de ce grand savant, mais je ne suis pas absolument convaincu de l'exactitude de son opinion, et je crois que, s'il eût été possible de placer dans

ce bocal, non seulement le système capillaire, mais même le sujet tout
entier en même temps que ces deux viscères, on aurait une idée plus
exacte de la vraie cause de l'hypertrophie cardiaque et de l'atrophie
rénale. »

Si nous poursuivons cette enquête, nous trouvons parfois les mêmes
rapports entre l'artério-sclérose et les *affections médullaires*.

La coïncidence de l'*ataxie locomotrice* avec les lésions aortiques est
connue. Pour Hippolyte Martin et Adamkiewicz, l'ataxie locomotrice
peut être parfois due à l'artério-sclérose de certains départements de la
moelle. Ici, s'élève une objection anatomique : celle de la localisation
des lésions dans les myélites dites « systématiques », la localisation exacte
des lésions dans les cordons postérieurs par exemple ne pouvant s'expliquer par les altérations disséminées des vaisseaux. Mais cette objection
ne peut être mise en avant quand il s'agit des myélites diffuses : tels,
ces cas de sclérose diffuse des cordons latéraux et postérieurs d'origine
périvasculaire dont Ballet et Minor ont publié l'histoire ; telles, les
observations de Demange où la périartérite et l'endartérite des vaisseaux spinaux donnent lieu à la sclérose diffuse des cordons médullaires
chez une femme en puissance d'athérome et de rein sénile ; telle encore
cette sclérose en plaques qui permet à Déjerine de conclure à l'origine
vasculaire de quelques scléroses médullaires.

Enfin, il existerait un rapport assez étroit entre l'artérite chronique et
la *paralysie générale*, et Bordes-Pagès, dans sa thèse inaugurale de
1887, a établi que l'aortite et l'artérite chroniques se sont montrées
comme une lésion constante dans 52 cas de périencéphalite diffuse.

On a encore noté la coexistence assez fréquente des lésions artérielles
dans la *maladie de Parkinson*, la *chorée sénile*, etc.

L'artério-sclérose frappe aussi les *organes des sens*, et c'est ainsi
qu'elle peut avoir un début oculaire. Elle est capable de produire de
nombreuses lésions ou maladies du côté des yeux : rétrécissement des
artères rétiniennes dans le cours de la néphrite interstitielle, artérite
noueuse de la rétine avec foyers phlébectasiques, hémorrhagies rétiniennes et apoplexies du nerf optique ; thrombose de l'artère centrale de
la rétine, quelquefois affections glaucomateuses et opacités cristalliniennes,
amblyopies ou amauroses complètes sans lésions du fond de l'œil et
survenant sous l'influence de troubles circulatoires des centres optiques.
J'ai vu un cas de ce genre chez un homme dont l'artério-sclérose de
l'œil (amblyopie par lésions vasculaires probables des centres optiques)
a précédé de trois ans l'évolution de la maladie dans les divers organes.

Mais, d'autres fois, l'artério-sclérose à début oculaire est remarquable, au contraire, par la rapidité de ses allures, par le prompt envahissement des organes, par la gravité de ses manifestations, par sa marche presque aiguë. C'est là un fait qui ne s'explique pas, mais que l'on constate.

Les ophtalmologistes ont décrit autrefois des lésions du fond de l'œil qu'ils attribuaient à une « affection cardiaque », ce qui n'est pas absolument exact, puisque les complications oculaires et rétiniennes sont aussi rares dans les maladies valvulaires simples, qu'elles sont relativement fréquentes dans la cardio-sclérose ou la néphro-sclérose. Pour cette dernière maladie, beaucoup d'entre eux n'ont vu qu'un rein malade, alors qu'il fallait considérer la lésion de tout le système artériel. Abadie rappelle (1882) que les troubles visuels et les lésions ophtalmoscopiques sont souvent les premiers symptômes révélateurs d'une affection grave des reins. Il avait raison en partie ; mais derrière cette « grave affection des reins », il y a le plus souvent une autre affection « grave » du système vasculaire. Galezowski (1869), dans une étude sur « les relations qui existent entre les lésions de la rétine et celles du cœur », se demande, au sujet d'une observation, comment on peut expliquer deux ordres d'altérations : oblitération des artères rétiniennes et apoplexie cérébrale, et il ajoute qu'on ne peut comprendre ces phénomènes complexes que par une lésion des parois vasculaires. Cela est vrai, mais le cœur — contrairement au titre de son travail — n'était pour rien dans la production des diverses complications rétiniennes. Fieuzal publie (1873), parmi d'autres faits, une observation d'hémorrhagie intra-oculaire par « affection cardiaque » et il signale l'athérome des vaisseaux rétiniens. Il n'avait vu qu'une affection cardiaque, qu'un rétrécissement aortique, et il n'avait pas suffisamment tenu compte de la maladie artérielle, cependant inscrite en gros caractères dans « l'athérome des vaisseaux rétiniens ».

Aujourd'hui, la question de l'artério-sclérose de l'appareil visuel est mieux comprise. En France, des thèses ont été publiées sur ce sujet depuis nos recherches sur l'artério-sclérose (Delalande, 1887; Kœnig, 1890), et Panas, dans un livre remarquable, insiste souvent sur les relations unissant les lésions générales du système artériel avec celles du fond de l'œil. Un de ses disciples et collaborateurs, Rochon-Duvigneaud, a bien voulu nous donner des renseignements précieux sur cette question, et nous étudierons rapidement : 1° les hémorrhagies et les lésions vasculaires de la rétine ; 2° le glaucome hémorrhagique ; 3° les lésions brightiques ; 4° la thrombose et l'embolie de l'artère centrale de la rétine ; 5° la cataracte.

Cette étude est d'autant plus intéressante que bon nombre d'artério-scléreux n'accusent pas de troubles de la vue, quoiqu'ils aient déjà leur maladie artérielle inscrite au fond de l'œil par des lésions qui constituent alors une sorte de « signal-symptôme » de l'artério-sclérose.

1° Les *hémorrhagies* constituent la manifestation la plus fréquente des lésions artérielles de la rétine. Leur extension, leur aspect ophtalmoscopique, leur gravité immédiate sont très variables ; seules, sont caractéristiques leur évolution et surtout les conditions étiologiques suivant lesquelles elles se produisent.

On peut quelquefois distinguer à l'ophtalmoscope entre les hémorrhagies capillaires et celles qui proviennent des gros vaisseaux. Les premières dessinent sur le fond de l'œil un pointillé rouge occupant une étendue variable, quelquefois généralisé à toute la rétine qui prend ainsi un aspect criblé. Les gros vaisseaux peuvent sembler normaux, les artères paraissant simplement un peu amincies, les veines un peu congestionnées, la papille légèrement voilée et rougeâtre. Dans les cas de lésions plus avancées, la colonne sanguine artérielle paraît bordée de chaque côté d'un fin liseré blanchâtre (périvasculite), qui n'est autre que la paroi artérielle épaissie et devenue opalescente. Le même aspect peut également s'observer sur les veines. Ici, une remarque importante : en étudiant sur des coupes microscopiques des artères rétiniennes préalablement examinées à l'ophtalmoscope, on acquiert la conviction que les faibles degrés d'artério-sclérose ne sont pas appréciables à l'ophtalmoscope, du moins quant à l'aspect de la paroi artérielle. Ces artères, que le microscope montrait légèrement sclérosées, n'avaient pas encore perdu leur aspect ophtalmoscopique normal. Cela prouve que les parois artérielles peuvent subir un certain épaississement avant de prendre l'opalescence qui seule les rend visibles au fond de l'œil, sous la forme de deux traits blancs bordant la colonne sanguine. Donc, lorsque la sclérose des parois vasculaires rétiniennes devient apparente, on peut être assuré qu'il s'agit d'un état déjà avancé.

Les hémorrhagies qui proviennent des gros vaisseaux avoisinent généralement la papille autour de laquelle elles dessinent des stries rouges, des plaques, des taches d'étendue variable et qui paraissent plus fréquemment en rapport avec les veines qu'avec les artères. La couleur du sang épanché serait plus sombre dans les hémorrhagies veineuses que dans les artérielles. Veines et artères peuvent présenter les états divers décrits précédemment, c'est-à-dire tantôt ne pas montrer d'altérations bien appréciables, tantôt faire voir les lésions déjà signalées de périvasculite. Du reste, l'ischémie relative des artères et la congestion veineuse sont toujours de règle en pareille circonstance (Rochon-Duvigneaud).

Un cas particulier et important de ces hémorrhagies juxta-papillaires chez les artério-scléreux est représenté par ce que Michel a appelé la « thrombose de la veine centrale ». La vision se perd très rapidement et presque complètement (moins cependant que dans l'embolie de l'artère centrale), mais l'image ophtalmoscopique est tout autre : les veines émanant de la papille sont très congestionnées, tortueuses et sombres, les artères filiformes, la rétine infiltrée d'hémorrhagies. Dans quelques cas, Michel a pu démontrer anatomiquement l'existence d'un thrombus veineux, mais dans d'autres d'aspect analogue on a trouvé (Wagenmann) des oblitérations artérielles chez des vieillards artério-scléreux, une altération hyaline de la couche endothéliale des artères rétiniennes.

Les hémorrhagies rétiniennes résultent parfois de la rupture d'anévrysmes miliaires analogues à ceux du cerveau. Ils ont été vus ensuite par Poncet, Panas, Small (de Königsberg, 1887).

Dans d'autres cas plus favorables, il n'y a qu'une seule poussée hémorrhagique, le sang finit par se résorber d'après un processus bien étudié par Langhans, laissant à sa place, soit de petites taches blanches et brillantes qui peuvent persister fort longtemps, soit plus rarement des taches noirâtres dues à la persistance de la matière colorante du sang.

2° Chez les vieillards et les artério-scléreux, on voit parfois éclater une complication des plus graves, le *glaucome hémorrhagique*, dans lequel Hache (1874) a signalé des lésions scléreuses des artères rétiniennes et ciliaires. C'est là un des mécanismes par lesquels peut survenir la perte totale d'un œil ou même des deux yeux dans l'artério-sclérose, chez les goutteux, les arthritiques, etc.

A la suite des hémorrhagies rétiniennes dues à l'artério-sclérose, il n'est pas rare d'observer des hémorrhagies cérébrales. Les ophtalmologistes savent, depuis longtemps, que les malades atteints de glaucome hémorrhagique, glaucome qui éclate sur un œil préalablement atteint d'hémorrhagies rétiniennes, sont particulièrement sujets à l'hémorrhagie cérébrale qui emporte tôt ou tard la plupart d'entre eux.

3° Chez nombre d'artério-scléreux dont la vision a décliné, ou même quelquefois sans trouble bien sensible de la vision, on observe à l'ophtalmoscope une rétinite spéciale dite *brightique*, qui s'accompagne d'hémorrhagies, mais dans laquelle les hémorrhagies sont loin de constituer toutes les lésions. Cette rétinite a un aspect tellement caractéristique que sa seule constatation permet d'affirmer l'existence d'albumine dans les urines. Il ne faut pas mettre pareille rétinite sur le compte de l'artério-sclérose ou, pour mieux dire, l'artério-sclérose n'en est pas la cause directe (Rochon-Duvigneaud). On peut en effet observer la rétinite brightique dans toutes les formes de néphrites, du moins dans

toutes les formes graves et persistantes, de même que dans toutes on
peut observer l'urémie. De Græfe rattachait la rétinite brightique à
l'urémie chronique. Certains auteurs croient, il est vrai, pouvoir distinguer entre la rétinite de la néphrite épithéliale dans laquelle prédo-
mineraient les plaques de dégénérescence graisseuse, et celle de la
néphrite interstitielle caractérisée par l'abondance des hémorrhagies.
C'est peut-être là uniquement une différence d'aspect déterminée par
l'état différent des vaisseaux toujours friables chez les vieillards à néphrite
interstitielle.

4° Le rétrécissement artério-sclérosique des artères rétiniennes peut se
compliquer de la formation de *thromboses* au niveau des rugosités de
l'endartère. Ce n'est là du reste qu'une complication locale de l'artério-
sclérose, mais qui accélère singulièrement l'oblitération des vaisseaux et la
perte de la vue. C'est probablement en effet à des thrombus ainsi développés qu'il faut attribuer les déchéances brusques de la vision chez des
malades presque toujours gravement touchés par l'artério-sclérose générale et chez lesquels les artères rétiniennes finissent par figurer des cordons blancs plus ou moins imperméables.

L'*embolie* de l'artère centrale de la rétine, déterminant une cécité subite
et définitive, peut s'observer sans lésions artérielles chez des malades
simplement atteints d'endocardite ancienne ou récente. Mais elle peut
également se produire dans l'insuffisance aortique suite d'aortite, dans les
anévrysmes de l'aorte, etc., et l'on comprend facilement qu'elle puisse
être favorisée par le rétrécissement des artères de la rétine. Mais fréquemment l'embolie des artério-scléreux est moins pure que celle des simples
cardiaques. Souvent, elle s'accompagne d'infarctus hémorrhagiques dans
le domaine de l'artère oblitérée. Souvent aussi, l'œil est en quelque sorte
préparé à pareille lésion par le rétrécissement de ses artères rétiniennes,
la vision a déjà subi une certaine déchéance ; la cécité est moins drama-
tique que survenant sur un œil absolument sain auparavant, comme cela
peut se voir dans les cas d'endocardite.

5° Michel (1881) a voulu établir un rapport de cause à effet entre l'artério-sclérose des carotides et la *cataracte*, et cela parce qu'il a constaté
la rigidité des carotides dans une trentaine de cataractes, du côté correspondant à l'affection oculaire. Ces données n'ont pas été confirmées. Les
recherches auraient dû comprendre du reste les nombreux cas de sclérose des carotides sans cataracte. Il est cependant possible que l'affection
artérielle soit pour quelque chose dans la dégénérescence du cristallin,
mais elle n'est pas, à coup sûr, le facteur unique ni même principal. On
comprendrait mieux que la sclérose des vaisseaux ciliaires eût une
influence sur la nécrose sénile du cristallin qu'est en réalité la cataracte.

D'après les recherches de Rälhmann (1889), qui ont porté sur 90 artério-scléreux hospitalisés pour accidents divers, la moitié de ces malades
présenteraient des altérations appréciables des vaisseaux rétiniens. Il
s'agit ici de sujets qui n'accusaient pas de troubles visuels, bien que
certainement la vision de quelques-uns d'entre eux ait dû subir une
certaine déchéance. La plupart de ces malades avaient de 50 à 70 ans, un
petit nombre était compris entre 30 et 50 ans. Dans la presque totalité
des cas, l'artério-sclérose était très nette, soit du côté du système carotidien, soit du côté des membres, soit des deux côtés à la fois ; dans deux
cas seulement les vaisseaux de la rétine paraissaient seuls atteints. Trois
malades étaient atteints de néphrite chronique et, sur ce nombre, deux
présentaient des hémorrhagies rétiniennes. Quatre autres malades exempts
de néphrite avaient aussi des hémorrhagies rétiniennes, trois d'entre eux
étaient gravement atteints, l'un d'anévrysme aortique, l'autre d'hémiplégie, un troisième mourut d'hémorrhagie cérébrale.

L'artério-sclérose de l'*oreille* a été moins étudiée. Cependant, chez les
scléreux, on observe assez souvent de l'otite chronique sèche de la
caisse (Mendel), de l'otite labyrinthique, le vertige de Ménière ; mais les
lésions des vaisseaux de ces organes sont mal connues. Tout ce que
l'on peut dire, c'est que les bourdonnements d'oreilles, les vertiges, la
surdité ne sont pas rares au début ou dans le cours de l'artério-sclérose.
Encore faut-il bien distinguer les symptômes auditifs qui appartiennent à
cette maladie de ceux qui relèvent d'une lésion rénale.

L'artério-sclérose étend son vaste domaine jusqu'au *système veineux*.
Les varices des veines font souvent partie intégrante du grand processus
morbide ; elles peuvent le précéder, l'accompagner ou le suivre. Encore
faut-il s'entendre.

On voit souvent des malades chez lesquels les varices dépendent de
causes locales (compression, obstacles au retour du sang veineux, etc.),
ou bien on en rencontre qui présentent des dilatations considérables des
veines des membres sans aucune réaction inflammatoire. Ici, l'ectasie
veineuse est la seule lésion, la maladie reste *locale*, et l'on commettrait
une erreur en la faisant dépendre d'un état général ou constitutionnel,
ou de cette sorte de « diathèse veineuse » étudiée (1889) par Cuffer et
Sollier.

D'autres fois, aucune cause de compression ne peut être invoquée ;
l'ectasie veineuse est la manifestation d'une maladie *générale ;* elle s'installe lentement, sourdement ; elle se manifeste par des douleurs dues
non seulement aux névrites variqueuses bien étudiées dans ces derniers

temps, mais provoquées surtout par un état sub-inflammatoire de la
veine (*endophlébite* et *périphlébite* analogues à l'endartérite et à la
péri-artérite) ; il s'agit réellement d'une sorte de *phlébo-sclérose*, et le
malade n'a pas seulement des varices douloureuses des membres inférieurs, mais il présente aussi tous les attributs de la pléthore abdominale,
il souffre d'hémorrhoïdes, etc. Or, cet hémorrhoïdaire et ce variqueux
sont déjà des artério-scléreux.

Ainsi, parfois l'artério-sclérose est tellement généralisée qu'elle doit
recevoir plutôt le nom d'*angio-sclérose ;* son domaine s'étend sur tout le
système circulatoire, sur le cœur, sur les artères grosses et petites, sur
les veines et sur les veinules, enfin sur les capillaires.

Il en résulte qu'on doit toujours chercher l'état du système veineux
chez les artério-scléreux, d'autant plus que la sclérose des veines peut
précéder pendant plusieurs années celle des artères. Ce ne sont pas là
des vues théoriques ; car sur un total de 87 artério-scléreux j'ai constaté
41 fois la coexistence de lésions veineuses. Je rappelle que Quenu a
recherché l'état des artères dans cinq cas de varices, et quatre fois il a
trouvé « les altérations de l'endartérite avec infiltration calcaire des
parois et quelquefois thrombose des branches volumineuses[1] ». En
dehors de l'altération des veines profondes et des filets nerveux, on doit
encore invoquer les lésions concomitantes du système artériel pour
expliquer la production des ulcères variqueux.

D'autre part, on peut observer, rarement il est vrai, des lésions scléro-
athéromateuses sur les *veines viscérales*. Romberg a signalé des faits de
sclérose de l'artère pulmonaire (1891) et nous avons vu celle-ci incrustée
de productions ostéo-cartilagineuses dans une observation de Dupuytren
relative à un rétrécissement congénital de l'isthme de l'aorte. Frerichs a
réuni presque tous les cas d'ossification de la veine porte, et ils sont relativement nombreux (faits de Ruysch, Otto, Biermayer, Lobstein, Bourdon
et Piedagnel, Pressat, Reikem, Oppolzer et Bamberger). Virchow a vu la
paroi interne de la veine porte vers son entrée dans le foie avec une
épaisseur d'un centimètre (matière cartilagineuse, stratifiée et ossifiée).
« La cause de cette dégénérescence est, comme pour les artères, une inflammation chronique. » Le plus souvent il n'y a pas de dégénérescence
graisseuse de la paroi vasculaire, et le résultat de ces lésions est l'oblitération du vaisseau. Mais, ces lésions inflammatoires de la veine porte

---

[1] QUENU (*Revue de chirurgie*, 1882). — SACK et BREGMANN (*Diss. inaug de Dorpat*, 1887
et 1890), POKROSVKI (*Diss. inaug. de Pétersbourg*, 1890) ont décrit les lésions de la phlébo-
sclérose. — THIÉBAULT, élève de SPILLMANN, a confirmé, dans sa thèse inaugurale (Nancy,
1890), sur les « *lésions veineuses chez les artério-scléreux* », une grande partie des idées
émises par nous.

ne sont pas toujours liées, il convient de le dire, au grand processus de l'artério-sclérose, et elles relèvent de causes multiples.

Ces considérations générales sur l'angio-sclérose ne sont pas d'ordre purement spéculatif; elles ont une portée plus étendue, un intérêt plus pratique et plus direct. Au nom de la thérapeutique, on doit les reven-diquer encore; car plus tard elles seront utilisées pour établir que la médication doit viser, non pas tel ou tel organe malade, mais tout un système anatomique : le système artériel.

### Scléroses locales et sclérose généralisée

Par quelques exemples empruntés à la clinique, nous avons démontré que l'artério-sclérose est une maladie générale, qu'elle étend son action sur presque tous les organes, et que les cirrhoses viscérales sont le plus ordinairement sous la dépendance de la sclérose artérielle, aboutissant habituel de l'inflammation chronique des artères.

Elles sont bien différentes, à tous les points de vue, d'autres scléroses qui se localisent dans un organe et qui n'envahissent pas les autres. Ces cirrhoses *locales* prennent naissance dans les canaux lymphatiques des organes, comme certaines pneumonies chroniques (Charcot), une variété de sclérose hépatique syphilitique (Lacombe), ou encore dans les canaux glandulaires comme les cirrhoses biliaires, les cirrhoses hypertrophiques, certaines néphrites interstitielles des saturnins et des vieillards aux-quelles Charcot donne le nom de cirrhoses *épithéliales*.

Ces dernières sont donc primitivement *localisées*, procédant d'une influence locale, prenant leur origine dans les lymphatiques ou les tubes glandulaires. Nous n'avons pas à nous en occuper ici. Mais il ne faut pas oublier qu'elles doivent être distinguées des scléroses artérielles; celles-ci procèdent d'une influence générale, et s'étendant à tout l'organisme, elles finissent par déterminer des accidents multiples en rapport avec la diversité des organes atteints. Cela ne veut pas dire qu'une cirrhose artérielle ne puisse se localiser au début dans un seul viscère, où les lésions restent prédominantes pendant un temps plus ou moins long; mais là où la clinique ne voit d'abord qu'un organe atteint, l'anatomie patholo-gique découvre, dans tous les autres viscères et dans le système artériel, des lésions qui, pour ne se manifester encore par aucun symptôme pen-dant la vie, n'en sont pas moins évidentes à l'autopsie.

Voyons, en effet, ce qui arrive chez un individu atteint de cirrhose hépatique d'origine alcoolique. Durant son existence, la maladie du foie s'est traduite par des symptômes bien connus, et après la mort il n'est pas rare de constater les lésions d'une artérite plus ou moins généralisée et d'une sclérose d'intensité variable dans divers organes, tels que le rein et le cœur. Cependant quelques auteurs, comme Lancereaux par exemple, refusent à l'alcoolisme une influence sur la production de l'athérome artériel, et du reste il faut bien dire que la cirrhose alcoolique est primitivement locale puisqu'elle résulte du passage de matériaux irritants à travers le foie, et qu'elle reste souvent locale.

Tout autre est le processus de l'artério-sclérose généralisée. Dans ce cas, comme l'a si bien dit Duplaix en 1883 dans sa thèse inaugurale, « l'altération du système vasculaire ne manque jamais, il suffit de la chercher ».

Mais il nous faut connaître en quoi consiste anatomiquement cette dernière altération. C'est ce que nous allons étudier en appelant l'attention sur les détails qui vont suivre ; car ici, l'anatomie pathologique ne sert pas seulement de contrôle au diagnostic, elle devient pour le clinicien une étude pathogénique des accidents.


## ARTÉRIO-SCLÉROSE ET ATHÉROME

On entend souvent prononcer indifféremment les deux termes, *artério-sclérose* et *athérome* artériel. Ces expressions seraient-elles absolument synonymes ? Non, certainement. D'ailleurs, si l'on s'en tient à l'étymologie, elles doivent avoir une signification différente. Car, athérome vient du mot grec αθέρομα, qui signifie *bouillie*, et sclérose du mot σκλερότις, qui veut dire dur, fibreux. Quelques auteurs se servent habituellement du terme *artério-sclérosis*, comme synonyme de dégénérescence athéromatcuse des artères. Or, il convient de l'employer pour désigner un état général, dont l'athérome n'est en somme qu'une des nombreuses manifestations. Les lésions si dissemblables au premier aspect, l'athérome artériel d'une part, les scléroses viscérales d'autre part, sont toutes dominées par une lésion primordiale, l'inflammation chronique des petits vaisseaux décrite sous le nom d' « endartériolite oblitérante ». Cette dernière lésion est la compagne obligée de la maladie, et l'artérite des petits vaisseaux est en somme la caractéristique anatomique de l'artério-sclérose. Nous verrons plus tard, après la description de la symptomatologie, comment il convient d'expliquer la production de cette lésion primordiale.

L'athérome et l'artério-sclérose servent à désigner deux choses assez différentes. L'athérome est une lésion ; l'artério-sclérose, la maladie.

Mais, si cette maladie détermine sur les gros vaisseaux des lésions de dégénérescence athéromateuse, ailleurs, dans les parenchymes viscéraux, elle donne lieu à des altérations nutritives analogues, dont l'aboutissant le plus ordinaire est la transformation fibreuse cicatricielle, la sclérose viscérale.

Cependant, lorsque à l'autopsie de vieux athéromateux on constate ces lésions souvent colossales, ces indurations vasculaires ayant converti les artères en tubes rigides jusqu'à l'ossification, on voit que ces altérations n'ont pas toujours un égal retentissement sur tous les organes. Souvent, tout le trouble nutritif se réduit à l'atrophie simple, sans que l'envahissement du tissu scléreux ou la transformation fibreuse soient proportionnels à l'athérome des gros vaisseaux. Tout dépend de la localisation du processus morbide.

Dans l'artério-sclérose, ce sont surtout les petites artères, les fines artérioles intra-viscérales qui sont atteintes, et si notre description diffère de celle de Gull et Sutton, il n'en est pas moins vrai que ces auteurs ont eu raison de localiser ses altérations dans les petits vaisseaux, dans le système capillaire artériel, en les désignant sous le nom d'*artério-capillary-fibrosis* ; il en résulte que cette lésion artérielle, en rapport plus direct avec un viscère, donne lieu plus facilement à la production du tissu scléreux. Celui-ci se propage plus ou moins rapidement dans l'intérieur de l'organe, et souvent même il affecte une marche subaiguë, progressive et fatale, ce qui se comprend, puisque les éléments nobles des viscères sont promptement atteints.

Sans doute, il est assez rare de constater une artério-sclérose généralisée avec l'absence absolue d'athérome artériel ; mais la localisation du processus morbide peut ne pas se faire avec la même intensité dans toute l'économie. Elle se fait au contraire un peu au hasard du système artériel, et peut-être sous l'influence de conditions étiologiques spéciales, quelquefois inconnues, souvent aussi parfaitement déterminées.

Que de fois aussi ne voit-on pas, comme chez le vieillard, une aorte entièrement calcifiée avec des lésions à peine accentuées dans les petites artérioles ? Et même, lorsque ces dernières lésions existent, elles se sont entièrement localisées au système artériel et n'ont pas eu un grand retentissement sur la trame conjonctive des organes.

Il faut encore voir dans les deux termes, *artério-sclérose* et *athérome*, non pas une différence de nature, mais plutôt une différence de localisation ou de propagation du processus morbide. L'*athérome artériel* reste longtemps localisé aux gros vaisseaux, sans grande tendance aux dégénérescences des viscères. L'*artério-sclérose* affecte les petites artères et produit rapidement du tissu conjonctif dans la trame des organes. La

première lésion rayonne peu au delà du système vasculaire ; la seconde
s'étend presque toujours aux viscères, de sorte qu'on pourrait l'appeler
*sclérose artério-viscérale.* Enfin, elle frappe non seulement les artères,
mais aussi les veines, et affectant le plus souvent le système circulatoire
tout entier, elle mérite mieux le nom d'*angio-sclérose.*

Voici deux cœurs qui feront bien voir cette distinction :

L'un appartient à un homme de 39 ans, arthritique et adonné aux boissons
alcooliques. Le cœur est énorme, de consistance très dure, offrant à la coupe
quelques plaques d'un blanc grisâtre, et au microscope des îlots de tissu
scléreux ayant pris la place des fibres musculaires avec des travées conjonctives considérables ; les petites artères intra-myocardiques sont le siège
d'une périartérite et surtout d'une endartérite oblitérante des plus manifestes,
à ce point qu'à certains endroits la lumière des vaisseaux est presque complètement obstruée ; et cependant les troncs des artères coronaires et ses
branches collatérales sont à peine atteintes par le processus scléreux ; de
plus, on constate quelques plaques athéromateuses sur tout le trajet de
l'aorte et des grosses artères collatérales. La lésion ne s'est pas localisée au
cœur quoiqu'elle y soit prépondérante : le foie est légèrement atrophié, dur,
finement lobulé avec un commencement de cirrhose ; les reins sont petits
avec adhérence de leur capsule, disparition de la substance corticale ;
l'estomac lui-même présente un épaississement de ses tuniques que j'ai
parfois constaté à l'autopsie des artério-scléreux.

L'autre cœur provient d'un homme de 78 ans, atteint d'athéromasie sénile
des plus prononcées. L'aorte au niveau de sa crosse et dans tout son parcours,
les artères des membres sont converties en tubes rigides et osseux ; les artères
coronaires sont béantes et dures jusque dans leurs dernières divisions. Mais
le cœur est atrophié, flasque, de consistance molle, recouvert de graisse à
sa partie postérieure ; l'examen micrographique ne permet de constater
qu'une légère sclérose, disséminée dans l'organe avec atrophie et dégénérescence granuleuse des fibres musculaires. Le foie a conservé ses dimensions
normales, mais il est légèrement graisseux ; les reins ont leur volume
ordinaire, et l'on n'y trouve seulement que quelques traces de sclérose
péritubulaire.

Dans le premier cas, la lésion a évolué en deux ou trois ans ; dans le
second, elle est l'œuvre latente de longues années.

Ne voit-on pas, au point de vue de l'anatomie pathologique et de la
clinique, une certaine différence dans ces deux faits ? Le premier malade
était atteint d'artério-sclérose subaiguë ; le second, d'artério-sclérose
chronique, d'athéromasie sénile. Chez l'un, la sclérose artérielle a envahi
surtout les vaisseaux de petit calibre ; chez l'autre, elle s'est limitée sur-

tout aux grosses artères périphériques ou viscérales. Chez celui-là, le processus scléreux a promptement atteint ou absorbé les éléments nobles des organes ; chez celui-ci, elle les a respectés ou n'a fait que les effleurer. Dans le premier cas, la sclérose est à la fois artérielle et viscérale ; dans le second, les lésions sont restées localisées au système vasculaire, sans envahir la trame des organes.

En résumé, l'artério-sclérose est une maladie générale d'emblée, procédant plus particulièrement des petits vaisseaux et caractérisée surtout par la production de scléroses viscérales diverses. Mais, encore une fois, si l'on s'en tient à la nature *anatomique* du processus morbide, les artério-scléreux sont aussi des athéromateux, et ceux-ci sont avant tout des artério-scléreux. Si l'on a égard à la marche *clinique*, on doit reconnaître deux types absolument distincts : les vasculaires ou athéromateux, et les viscéraux, artério-scléreux.

## Anatomie normale du système artériel

*A.* — Sous le rapport de l'*anatomie générale*, il importe d'étudier les seules particularités capables de nous être utiles dans la question qui nous occupe.

Tout d'abord, lorsqu'une artère, comme la crosse de l'aorte et les sous-clavières, décrit une courbe à petit rayon, elle présente, d'après les recherches de Stahel (1886), une partie manifestement rétrécie au point supérieur de cette courbe, et comme il y a là des collatérales, on comprend qu'au point de vue pathologique, dans le cours de l'endartérite et de l'athérome, leur rétrécissement soit déjà tout préparé. La paroi convexe de l'isthme de l'aorte (après la naissance des collatérales ascendantes) est plus épaisse que sa paroi inférieure, et cette épaisseur plus grande est en rapport avec une pression sanguine plus forte subie par cette partie de la paroi vasculaire. Ce fait physiologique nous montre déjà la réalité, au point de vue pathologique, du rôle d'une tension artérielle élevée sur la production de la sclérose vasculaire.

Il faut ajouter qu'au niveau d'une bifurcation, l'épaisseur des parois devient plus considérable, et que le calibre augmente par le changement brusque de direction d'un vaisseau. Leur épaisseur est ordinairement proportionnelle à leur calibre. Cependant, dans toutes les régions où la circulation veineuse est facile, comme au cou, les parois artérielles sont moins épaisses qu'aux membres. D'autre part, la décroissance de leur calibre n'est pas absolument progressive, et le tronc artériel ne peut être comparé dans son ensemble à un cône tronqué, comme on le croit généralement. Abstraction faite de l'aorte dont le calibre atteint à l'origine 28 millimètres, Henle a divisé les artères du corps en six catégories :

1. Artères de 8 mm. de diamètre, exemple : carotide primitive.
2. — 6 mm. — — humérale.
3. — 5 mm. — — cubitale.
4. — 3 mm. 5 — — temporale.
5. — 2 mm. — — auriculaire postérieure.
6. — 1 mm. à 0,5 — — sus-orbitaire.

Enfin, les flexuosités des artères sont normales ou pathologiques : normales, lorsqu'elle se rendent à un organe mobile ou sujet à des variations de volume (artères utérines, stomacales, spléniques, etc.); pathologiques, quand leur lésion, comme chez les vieillards aboutit à une diminution d'élasticité des vaisseaux, et ces sinuosités se voient surtout sur les artères superficielles (artères temporale, radiale etc).

Les *artères coronaires* (sorte de *vasa vasorum gigantesques* pour Hyrtl) sont sujettes à des anomalies : il peut n'en exister qu'une (Thebesius, Otto, Hyrtl, Cochez, Huchard) ; l'une d'elles est très petite et l'autre beaucoup plus grosse ; l'artère coronaire gauche peut être une branche de la coronaire droite. Il peut y avoir quatre coronaires (Morgagni, Meckel) : trois branches naissant de l'aorte pour la coronaire droite (Cruveilhier) ; deux coronaires naissant de l'artère pulmonaire pour s'anastomoser, soit avec les coronaires aortiques, soit avec une branche anormale de la sous-clavière (Brooks) ; la coronaire gauche naissant de la crosse aortique (Hyrtl). — Contrairement à l'opinion de Brucke, l'origine des coronaires est située dans l'aorte, au-dessus du bord supérieur des sigmoïdes, et quand il est situé anormalement au-dessous, les valvules aortiques ne peuvent en se relevant intercepter le cours du sang dans les coronaires, lequel se fait pendant la systole ventriculaire comme pour toutes les artères (Hyrtl, Rüdinger, Rebatel, Chauveau). — Les deux coronaires s'anastomosent largement entre elles, contrairement à l'opinion de Hyrtl qui avait conclu autrefois à l'indépendance des deux territoires vasculaires. Cependant, Dragueff est arrivé dernièrement aux conclusions suivantes : « Dans 80 p. 100 des cas, il n'existe aucune communication entre les territoires des deux coronaires, et une injection fine poussée dans l'une des deux artères ne pénètre pas dans le territoire de l'autre ; dans 14 p. 100 des cas, les deux artères s'anastomosent tantôt à la pointe du cœur, tantôt au niveau de l'extrémité postérieure du sillon interventriculaire inférieur. » Ce sujet appelle de nouvelles recherches (P. Jacques, L. Testut), quoique la pauvreté des anastomoses entre les extrémités terminales des coronaires paraisse démontrée.

*B.* — Au point de vue de leur *structure histologique*, les artères sont composées de trois couches qui sont du dehors en dedans : la tunique externe, la tunique moyenne, la tunique interne.

*a).* La *tunique externe* (tunique *conjonctive, celluleuse, adventice*, ou *feutrée* de Chassaignac), de coloration blanchâtre, peu apparente sur les gros troncs et les artérioles, est surtout accusée sur les vaisseaux de moyen calibre. Elle se continue en dehors avec le tissu conjonctif voisin qui forme ainsi autour d'elle une véritable gaine celluleuse ; une exception doit être faite pour les artères du cerveau, de la moelle et de la rétine, qui sont entourées de gaines lymphatiques dépourvues d'endothélium.

Elle se compose de fibres conjonctives et élastiques entremêlées, dont les unes sont groupées en faisceaux longitudinaux et dont les autres prennent la forme de réseaux à mailles plus ou moins serrées, dans l'intérieur desquelles on voit parfois quelques rares cellules adipeuses. L'entrelacement de ces fibres est tel qu'on l'a comparé à celui d'un cocon de ver à soie. Eberth et Remak ont signalé l'existence de quelques fibres-cellules musculaires à direction longitudinale dans la tunique adventice des artères rénale, splénique, fémorale, dans le tronc de la crosse de l'aorte, etc. C'est cette tunique qui renferme les nerfs et les vaisseaux des artères.

Ces vaisseaux (*vasa-vasorum*) ne pénètrent pas au delà de la tunique externe, selon Robin et Ranvier ; mais, d'après des recherches faites sur les grands animaux, Sappey tend à croire qu'ils se terminent dans toute l'épaisseur de la tunique moyenne, tandis qu'Eberth ne les aurait vus que dans les parties superficielles de celle-ci.

Les nerfs qui naissent en majeure partie du grand sympathique (nerfs vaso-moteurs), au sujet desquels Cl. Bernard fit ses belles découvertes, pénètrent avec les vasa-vasorum dans la tunique externe, et après des divisions nombreuses et des anastomoses très riches formant de véritables plexus, ils se perdent dans la tunique moyenne.

On n'a pas trouvé de lymphatiques dans la structure des artères.

Cette tunique externe a pour propriétés principales : d'abord sa grande extensibilité dans le sens longitudinal, l'extensibilité très limitée dans le sens transversal appartenant à la tunique moyenne ; ensuite, sa grande résistance qui permet aux artères de supporter de fortes pressions ou tractions et qui offre ainsi une barrière protectrice contre l'extravasation du sang dans les anévrismes spontanés.

*b).* La *tunique moyenne* ou *musculo-élastique*, épaisse, d'un blanc jaunâtre dans les grosses artères et rouge dans les petites, renferme du tissu élastique, du tissu conjonctif et du tissu musculaire lisse. Les grosses artères (aorte, carotides, etc.) possèdent plus d'éléments élastiques ; les moyennes et les petites, plus d'éléments musculaires.

La partie *superficielle* de cette couche moyenne est composée de fibres élastiques anastomosées entre elles et présentant une forme flexueuse et circulaire d'après Sappey ; elle fait partie intégrante de la tunique moyenne à laquelle elle adhère fortement, mais elle n'est pas une dépendance de la tunique externe, comme l'ont cru Ch. Robin et Gimbert ; elle ne forme pas non plus une couche spéciale que Fase Luigi (de Palerme) avait tenté d'isoler sous le nom de *tunica elastica propria*.

La couche *profonde* contient aussi des fibres élastiques qui offrent une disposition longitudinale, à réseaux plus ou moins larges donnant un aspect fenêtré, d'où le nom de *membrane fenêtrée* donné à cette « bandelette élastique interne » (*membrane élastique interne* ou *limitante interne*). Celle-ci repose immédiatement sur la tunique interne, et c'est en dedans d'elle que s'effectue d'abord tout le travail pathologique de l'artério-sclérose. Dans les petites artérioles, le réseau élastique est réduit à cette bandelette interne qui, très mince, apparaît sous la forme d'une ligne ondulée, festonnée et réfringente. D'après les récentes recherches (1897) de Triepel, les parois des artères de la cavité crânienne présentent les particularités suivantes : épaisseur de la membrane élastique interne ; pauvreté du tissu élastique dans la couche musculaire ; richesse de la tunique externe en éléments élastiques disposés circulairement.

La charpente élastique de la tunique moyenne renferme des *fibres musculaires* lisses, fibres-cellules de $0^m,005$ à $0^{mm},007$ de longueur, assez rares dans les grosses artères, tandis qu'elles forment des couches superposées dans les artérioles où elles sont nombreuses, pressées les unes contre les autres, avec une disposition fasciculaire et une direction transversale, c'est-à-dire perpendiculaire à l'axe du vaisseau. Quelques-unes des fibres musculaires sont reliées entre elles par d'autres fibres légèrement obliques ou longitudinales, d'après Eberth. L'élément musculaire et élastique est relié par du tissu conjonctif groupé en petits fascicules et non en larges faisceaux comme dans la tunique externe. Ce tissu conjonctif, très abondant dans les grosses artères, tend à disparaître dans les artérioles ; il augmente beaucoup avec l'âge, en raison des lésions artério-scléreuses ; il en est de même de l'élément musculaire qui peut s'hypertrophier dans les artères de petit calibre au même titre que dans le myocarde, et cela pour lutter contre les obstacles périphériques créés par l'artério-sclérose confirmée. Il est à noter que la charpente élastique de la tunique moyenne se continue par la membrane fenêtrée avec celle de même nature des autres tuniques, de sorte que cette continuité des éléments élastiques réunit plus intimement les trois tuniques artérielles, comme Robin et Retterer l'ont fait judicieusement remarquer (1884).

C'est dans la tunique moyenne que résident les principales propriétés des artères : l'élasticité et la con= tractilité.

L'*élasticité* rend compte de la béance de ces vaisseaux à l'état de vacuité, après la mort; elle contri= bue à régulariser le courant san=

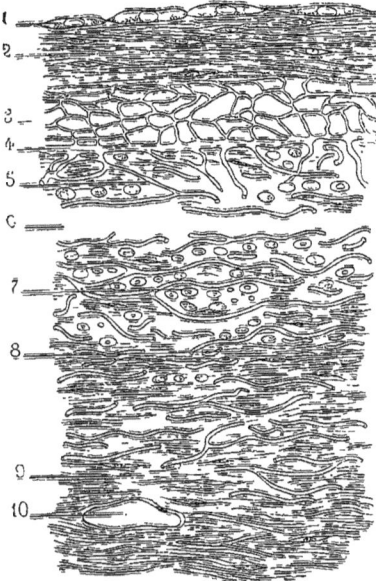

Fig. 48. = Coupe longitudinale de la crosse de l'aorte (Testut).

A. tunique interne. = B. tunique moyenne. = C, tunique externe ou adventice. = 1 endothélium. — 2. tunique interne (couche interne). — 3, tunique interne (couche externe). = 4, membrane limitante ou élastique interne ou interne schématisée. = 5, membrane élastique fenêtrée. = 6, interruption de la tunique moyenne. — 7. fibres musculaires lisses coupées en travers. = 8, tissu conjonctif avec cellules plates. = 9. tunique externe. — 10. vaisseau de la tunique externe.

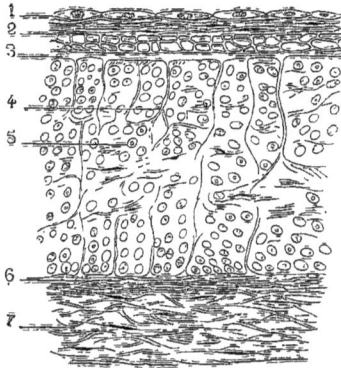

Fig. 49. = Coupe longitudinale de la fé= morale (Testut).

A, tunique interne. — B. tunique moyenne. = C. tunique externe ou adventice. = 1, endothélium. — 2, tunique interne. = 3, membrane élastique interne ou limitante interne. — 4, fibre du réseau élastique de la tunique moyenne. — 5, fibres musculaires lisses coupées en travers. — 6, réseau élastique figurant la membrane limitante externe. — 7, tunique externe et réseau élastique.

guin dans les organes en changeant le mouvement intermittent que le sang reçoit du cœur en un écoulement continu et uniforme. Par le retrait élastique des artères, elle est une force qui s'ajoute à celle du cœur en poussant le sang dans les moments où ce dernier organe se repose, et surtout en diminuant les résistances que le sang éprouve à passer du cœur dans les vaisseaux (Marey). En vertu de cette propriété, la paroi artérielle et le sang qui la traverse exercent constamment l'une sur l'autre une pression réciproque, ce qui produit le phénomène de la tension des artères. Quant à leur tonicité, elle est le résultat des propriétés élas= tiques et contractiles de ces vaisseaux.

La *contractilité* a pour effet de continuer l'impulsion du cœur, de favoriser et de régler les circulations locales dans les divers organes. Les artères du cerveau, de la moelle, des glandes sont douées de contractions très vives, et celles-ci sont plus prononcées dans les artères intestinales que dans les artères de la peau.

Il y a des artères à *type élastique* ; ce sont les grosses artères, l'aorte par exemple, le tronc brachio-céphalique, les sous-clavières, les carotides qui ne renferment pas ou peu d'éléments musculaires ; il y a les artères à *type musculaire*, représentées par les artères à moyen et surtout à petit calibre.

La *tunique interne* (endartère) est formée de deux couches : la première, en contact avec la tunique moyenne, est fibro-élastique ; la seconde, libre, en rapport avec la colonne sanguine qui la traverse, est endothéliale.

La couche *fibro-élastique* de *Bichat* (ou *couche striée* de Kölliker) est composée de fibrilles circonscrivant un réticulum très fin de mailles allongées et lamellaires, à direction longitudinale, très adhérentes et presque inséparables de la partie profonde de la tunique moyenne. Dans cette couche, Langhans, Remak et Eberth ont vu quelques fibres musculaires lisses sur les artères hépatiques, spléniques, cérébrales, rénales et sur la mésentérique supérieure surtout au niveau de leurs bifurcations. Cette couche fibro-élastique tend à disparaître dans les artérioles où la membrane interne est représentée seulement par le revêtement endothélial. C'est dans son intimité que débutent souvent les lésions de l'artériosclérose. Dans sa thèse inaugurale, L. Vialleton (Lyon, 1885) a décrit encore une troisième couche *juxta-musculaire* de formation élastique et connective, contenant des plans élastiques disposés en système de tentes, de grandes cellules conjonctives et les cellules striées de J. Renaut.

La couche *endothéliale* est formée de cellules minces, allongées, à noyau aplati, ovalaire ou fusiforme. Ces cellules sont de forme conique ou losangique dans les artérioles, de forme polygonale à grand axe parallèle à celui du vaisseau dans les grosses artères ; elles peuvent parfois prendre une forme cylindrique, d'après J. Renaut. Disposées sur une seule couche, elles présentent des contours rectilignes ou un peu onduleux. Leur aplatissement avec saillie de leur noyau est dû, d'après Ranvier, à la pression exercée constamment sur elles par la colonne sanguine, absolument comme les cellules du foie s'aplatissent par la pression des tumeurs développées en dehors ou en dedans de son parenchyme.

Cette portion de la tunique interne forme une membrane mince, fragile, peu extensible, se rompant facilement par traction ; elle est transparente et lisse comme un vernis, et c'est elle qui, par sa lubréfaction constante, est destinée à favoriser le glissement de la colonne sanguine. Elle présente quelques plis longitudinaux en rapport avec les mouvements alternatifs de resserrement et de dilatation des vaisseaux, et au niveau des grandes articulations on voit des rides transversales disparaissant et reparaissant par l'extension et la flexion des membres. Cette membrane, comme les autres tuniques artérielles, n'est douée d'aucune sensibilité ; cependant, quelques artères viscérales seraient légèrement sensibles par leur tunique externe seulement. Au contact, la membrane interne, absolument insensible, peut devenir très douloureuse à l'état pathologique comme dans les artérites aiguës, ou encore lorsqu'on injecte à sa surface un liquide irritant. L'extrême caducité ou fragilité de ses cellules explique ses promptes altérations sous l'influence de l'artériosclérose et la facilité avec laquelle se produisent des thromboses en présence d'un épithélium devenu dépoli et inégal par sa chute.

L'anatomie normale du système artériel étant connue, il sera maintenant plus facile de comprendre l'anatomie pathologique, de la sclérose artérielle et des artérites.

## ANATOMIE PATHOLOGIQUE DE LA SCLÉROSE ARTÉRIELLE

Lorsqu'on examine des artères *athéromateuses* ayant subi plus ou moins la tranformation calcaire, on constate qu'elles sont dures au toucher, tortueuses, sinueuses, dilatées, comme variqueuses et moniliformes ; elles subissent dans certains points une véritable élongation, leurs parois sont épaisses et rigides avec des lésions plus accentuées au niveau de leurs courbures et de leurs bifurcations. Elles présentent des séries de dilatations et de rétrécissements ; mais parfois, à la coupe, leur lumière est béante, ce qui avait fait regarder à tort par Riolan l'athérome comme une maladie providentielle, puisqu'elle devait maintenir, d'après lui, les vaisseaux ouverts pour rendre la circulation plus facile : *Natura in eo ossicula collocavit ut arteriæ manerent apertæ.*

La surface interne des artères est mamelonnée, inégale, comme pavée, présentant des plaques molles ou dures, cartilagineuses ou osseuses suivant le degré de la lésion. Dans un cas observé par Morgagni, « l'aorte depuis le cœur jusqu'au premier orifice des branches supérieures était très dilatée, et couverte à l'intérieur, dans presque toute cette étendue, de petites écailles osseuses qui ne ressemblaient à rien tant qu'à des gouttes très rapprochées de cire blanche après qu'elles se sont refroidies sur le pavé ».

A la période ultime du processus, ces plaques se ramollissent et deviennent quelquefois le siège d'ulcérations et d'abcès puriformes. Cette bouillie athéromateuse renferme des cellules en voie de dégénérescence, des granulations graisseuses libres, des fibres et des cellules musculaires dégénérées, des cristaux de cholestérine, etc. A une période moins avancée, lorsque les plaques sont molles ou dures sans apparence encore de ramollissement, la tunique interne est infiltrée de cellules embryonnaires, rondes, allongées ou étoilées ; la tunique moyenne est remplie de jeunes éléments, la tunique externe vascularisée et épaissie. En un mot, il y a dans toutes ces lésions, un mélange d'inflammation et de nécrobiose. Or, les auteurs sont partagés au sujet de la nature de l'athérome artériel.

1° Les uns pensent depuis Monro, avec Broussais, Rayer, Bouillaud, Virchow, Lancereaux, etc., que l'athérome n'est autre chose que l'inflammation *primitive* des artères (théorie *inflammatoire*). Un des partisans de cette théorie, Virchow, croit que le début de la dégénérescence athéromateuse est l'inflammation de la tunique interne de l'artère (endartérite), et Lancereaux admet un premier stade *actif* dont témoignent la multiplication des noyaux et l'hyperplasie de la couche profonde de l'endartère, puis un second stade *passif* qu'il attribue à la disette de l'apport nutritif.

2° Laennec, Andral, Cornil et Ranvier, qui représentent la deuxième théorie, admettent au contraire qu'il s'agit, au début, d'un processus de nécrobiose (théorie *dégénérative*). Ils reconnaissent un premier stade *passif* représenté par le dépôt primitif de granulations graisseuses dans la couche profonde de l'endartère ; cette nécrobiose détermine ensuite autour d'elle une irritation lente qui aboutit à la multiplication des fibres conjonctives, à l'épaississement consécutif de la tunique interne et à l'extension inflammatoire des autres tuniques (stade *actif* et *secondaire* d'endopériartérite).

3° La troisième théorie, qui se rapproche de la précédente par quelques points, est la théorie *dystrophique*. Les auteurs qui ont constaté le premier stade régressif de l'athérome ne nous apprennent pas sa véritable cause anatomique ; ils ne nous disent pas en vertu de quel mécanisme les parties profondes de l'endartère se nécrosent. Or, le raisonnement indiquait déjà qu'il devait y avoir quelque part un obstacle à la nutrition de la tunique interne des artères. Cette lacune de l'anatomie pathologique a été comblée par Hippolyte Martin qui a démontré le véritable mécanisme de ces lésions dégénératives du début de l'athérome.

« C'est par la face profonde de la tunique externe que pénètrent, on le sait, les artérioles nourricières de la paroi du vaisseau. Or, si on examine attentivement toutes ces fines artères qui cheminent en tous sens, dans un tissu conjonctif d'ailleurs normal, on les trouve généralement saines, à l'exception de celles qui correspondent au foyer athéromateux. A ce niveau, l'artériole nourricière de la région dégénérée présente, surtout lorsqu'elle a été sectionnée bien perpendiculairement à son grand axe, une belle *endartérite proliférative* qui, dans le cas où le foyer athéromateux est réduit à l'état de caverne, oblitère presque entièrement la lumière du vaisseau, de façon à rendre à peu près impossible la circula-

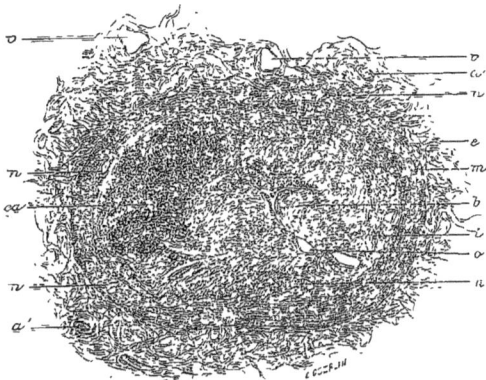

Fig. 50. — Section d'une coronaire entièrement oblitérée au-lessous du foyer athéromateux.

*e,* tunique externe : *m.* tunique moyenne : *i,* tunique interne ; *b,* bourgeonnement de la tunique interne , *o,* vestiges de la lumière du vaisseau : *ca,* masse calcaire déposée dans la couche profonde de la tunique interne et se continuant avec l'athérome sous-jacent ; *nn,* vaisseaux néoformés dans la tunique moyenne ; *n ,* vaisseaux néoformés passant dans la tunique interne ; *vr,* veinules de la tunique externe ; *aa',* artérioles de la tunique externe dont l'une (*a* ) est oblitérée.

tion sanguine à ce niveau. C'est là une lésion qui ne fait jamais défaut, mais elle est quelquefois difficile à constater, et il est bon d'être prévenu afin de ne point la laisser passer inaperçue [1]. »

Pour bien faire comprendre la nature des lésions de l'athérome artériel, je place sous les yeux la préparation ci-dessus (fig. 50) [2]. Il s'agit d'une artère coronaire entièrement oblitérée par un foyer athéromateux. Ici, le maximum des lésions se trouve au-dessous et dans l'épaisseur de la tunique interne dont le bourgeonnement a déterminé l'oblitération presque complète de la lumière vasculaire ; on constate encore l'oblitération des

[1] *Revue de médecine,* 1881, et *Acad. de méd.,* 1882.

[2] Les préparations histologiques ont été faites avec le concours de A. WEBER.

artérioles (ou vasa-vasorum) de la tunique externe dont l'altération n'est pas comparable à celle de la tunique interne.

Le premier stade de l'athérome artériel est donc constitué par l'*en-dartérite oblitérante* des vasa-vasorum, c'est-à-dire des vaisseaux nourriciers de l'artère ; il en résulte une diminution d'apport sanguin et nutritif de cette artère. Donc, celle-ci va s'altérer, puisqu'elle n'est plus suffisamment nourrie. Mais cette altération ne doit se montrer, ni dans la paroi externe du vaisseau qui reçoit encore quelques anastomoses vasculaires, ni dans les couches les plus superficielles de la paroi interne qui puisent une notable quantité de lymphe nutritive dans le torrent circulatoire dont elles sont si voisines. C'est dans les couches profondes de cette tunique interne, c'est-à-dire dans les parties où, même à l'état normal, la nutrition se fait avec le plus de lenteur et de difficulté, qu'ont lieu primitivement la dégénération des cellules et l'hyperplasie conjonctive. Tel est tout le secret des scléroses vasculaires et viscérales.

Pour les premières, c'est-à-dire pour les scléroses vasculaires, l'endartérite oblitérante des vasa-vasorum, l'*endovascularite*, phénomène primitif, détermine la mortification des couches les plus profondes de la tunique interne du vaisseau artériel, à l'extrémité même et le plus loin possible du centre vasculaire, là où la nutrition est la plus imparfaite.

Pour les secondes, c'est-à-dire pour les scléroses viscérales, l'*endar-tériolite* (ou inflammation des vasa-vasorum) détermine la dégénérescence scléreuse des petites artères, et sous l'influence de l'irritation lente causée par les parties mortifiées, les artères et artérioles s'enflamment, deviennent le siège d'endartérites plus ou moins prolifératives et oblitérantes qui produiront à leur tour, sur les viscères qu'elles sont chargées de nourrir, les mêmes phénomènes de nécrobiose et d'hyperplasie conjonctive dont leurs parois ont été primitivement envahies.

On a dit que les vaso-vasorum n'atteignent pas la membrane interne et qu'ils pénètrent à peine dans la moyenne. On a dit encore que la difficulté est reculée et non résolue, puisque l'oblitération et l'endartérite des artérioles de l'adventice, regardées comme cause de la sclérose ou de l'athérome, n'ont pas reçu une explication plausible de leur production. Enfin, on a prétendu que les oblitérations vasculaires produisent des infarctus, mais non du tissu scléreux.

Ces objections tombent devant les faits, comme on le verra lorsque sera bientôt étudiée l'artério-sclérose du cœur. Mais on peut déjà les réfuter.

*Première objection.* — Il est juste de dire que les vasa-vasorum n'atteignent pas la membrane interne ; c'est même la raison pour laquelle la lésion dystrophique consécutive à l'inflammation commence, non pas dans la couche superficielle de cette membrane, mais dans la bandelette élastique placée entre cette dernière et la membrane moyenne. Celle-ci n'est altérée qu'à une période plus avancée de la lésion, et comme elle est formée d'éléments élastiques et musculaires, on conçoit que son

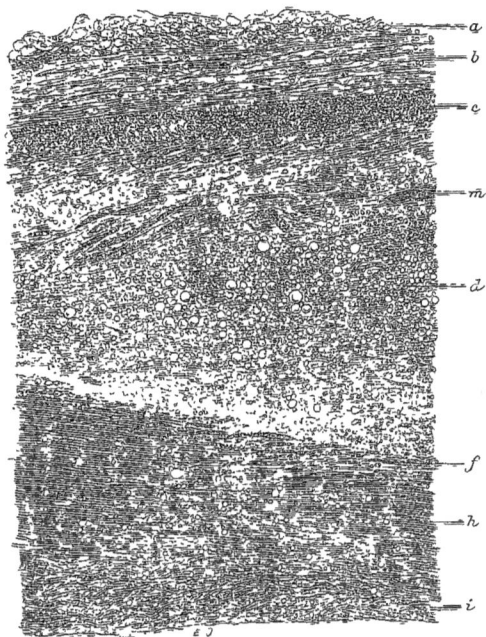

Fig. 51. — Coupe d'une coronaire athéromateuse (branche antérieure verticale) au niveau du foyer athéromateux lui-même.

*a. b*, tunique externe ; *c*, couche musculaire ; *m*, débris de la lame élastique interne infiltrée de sels calcaires ; *d*, foyer d'athérome très étendu renfermant de nombreux éléments graisseux, granulations et gouttelettes graisseuses ; *f*, zone de noyaux allongés de tissus conjonctifs hypertrophiés et infiltrés de granulations graisseuses ; *h, i*, tunique interne contenant de nombreux éléments fusiformes et noyaux inflammatoires. — (On retrouve l'infiltration graisseuse dans toutes les couches de cette tunique artérielle.)

altération et sa destruction contribuent à l'élongation et à la dilatation du vaisseau.

Quant à la tunique externe formée d'un tissu conjonctif qui se continue avec celui du voisinage, elle n'est altérée qu'en dernier lieu. Il faut donc surprendre le processus dès son début, ou à une période rapprochée de son début, pour bien voir qu'il commence par les couches profondes de l'endartère, et non par le périartère. On assiste alors à la prolifération et à la multiplication des cellules de l'endartère, d'où la formation d'un tissu fibroïde et bourgeonnant capable de rétrécir ou même d'oblitérer dans certains points la lumière vasculaire. Le travail pathologique commence *en dedans* de la bandelette élastique interne, mais elle peut parfois aussi débuter *en dehors* de cette bandelette, entre elle et la couche profonde des fibres musculaires de la tunique moyenne. Quand l'endartérite proliférante et oblitérante se localise dans certains points du vaisseau, sous forme de nodules, elle est dite *nodulaire*. Lorsqu'elle existe par fragments seulement sur quelques points de l'endartère, elle est *en plaques*. Quand elle est répartie à peu près uniformément à la surface du vaisseau, elle est *en pavés*. Mais, dans tous les cas, le processus anatomique est le même.

Pour démontrer qu'il s'agit bien d'une endartérite, et non d'une périartérite, pour démontrer encore que la lésion commence par les couches profondes de l'endartère, il suffit de mettre sous les yeux la figure où l'on voit très manifestement les lésions artérielles augmenter du centre à la périphérie du vaisseau (fig. 51, p. 159).

*Seconde objection.* — Elle n'a pas plus de valeur que la première.

Sans doute, la difficulté est reculée, et il s'agit de savoir à quelle cause attribuer l'endartérite des vasa-vasorum. Mais ceux-ci, en raison de la délicatesse de leur structure, sont plus vulnérables, plus sensibles à l'action des corps irritants qui les traversent, et nous apprendrons plus loin l'influence du système nerveux sur la production des artérites.

Si la difficulté est reculée par la notion de la sclérose dystrophique, celle-ci démontre, mieux que toute autre théorie, pourquoi dans une artère athéromateuse par exemple, la prolifération des éléments conjonctifs de la tunique interne se produit le plus souvent en même temps que la régression graisseuse des cellules. Ces deux processus simultanés, et cependant si dissemblables, sont reliés à la même cause pathogénique : à l'oblitération progressive des artères nourricières du vaisseau. Et c'est ainsi que dans l'épaisseur des artères, comme dans l'intimité des organes, les processus scléreux et graisseux sont sous la dépendance d'une même cause, de la nutrition incomplète et insuffisante.

*Troisième objection.* — Celle-ci est encore facile à réfuter. Les oblitérations vasculaires aboutissent à des infarctus *lorsqu'elles se font rapidement ou subitement;* elles produisent du tissu scléreux *lorsqu'elles s'établissent d'une façon progressive,* et du reste l'endartérite des petits vaisseaux se traduit souvent dans l'épaisseur des organes par des *infarctus microscopiques* souvent méconnus, parce qu'on ne les a pas cherchés.

Ainsi, dans le cœur, dans le rein, dans le foie, dans tous les organes en un mot, *ce n'est pas autour,* ce n'est pas dans le voisinage des artères malades que se produiront les lésions dégénératives de sclérose proprement dite ; *c'est toujours à l'extrémité du centre vasculaire*, là encore une fois où la circulation est plus languissante, où l'apport sanguin est à son minimum, où la nutrition est moins active.

Les préparations anatomiques faites sur les malades de notre hôpital par notre interne Weber, qui a écrit (1887) une thèse remarquable

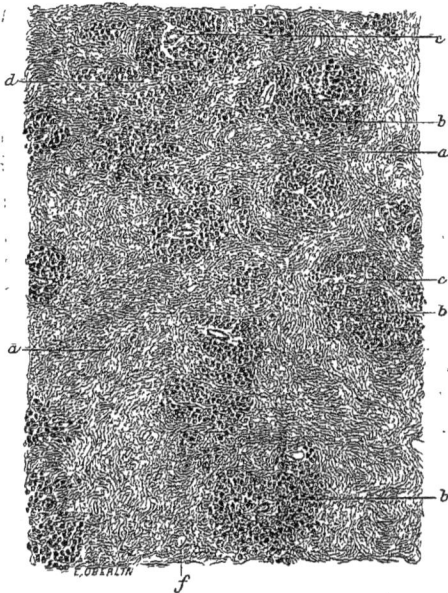

Fig. 52. — Coupe montrant une vue d'ensemble de la sclérose dystrophique.
*aaa*, tissu scléreux adulte ; *bbb*, îlot musculaire à centre vasculaire de la sclérose dystrophique ; *ccc*, artérioles atteintes d'endartérite oblitérante ; *d*, veinule ; *f*, capillaire.

sur « l'artério-sclérose du cœur », établissent que dans le cœur par exemple, autour des vaisseaux atteints d'endartérite, le myocarde est presque normal et qu'il n'est presque pas envahi par le tissu scléreux. C'est beaucoup plus loin, c'est-à-dire à l'extrémité du centre vasculaire rétréci et oblitéré, que se remarquent l'atrophie des fibres musculaires et leur disparition avec la production d'une hyperplasie conjonctive des plus considérables. La sclérose vasculaire, pas plus que la sclérose viscérale, n'est due ici à l'inflammation ; elle n'est qu'un processus de dégénérescence, elle doit être attribuée à une insuffisance de nutrition, d'où le nom si juste de sclérose *dystrophique*.

On peut donc établir déjà cette loi d'anatomie pathologique générale ;

Partout où l'endartérite apparaît, elle détermine une diminution d'apport des sucs nutritifs dans les organes, d'où un ralentissement dans la nutrition interstitielle qui aboutit à deux conséquences : 1° à la mortification, à la nécrobiose des éléments nobles de ces organes (cellules musculaires, cellules striées du rein, cellules du foie, tissu élastique et musculaire des artères, etc.) ; 2° à l'excitation de nutrition du tissu conjonctif.

La mortification consécutive à l'endartérite oblitérante s'explique d'elle-même. L'hypernutrition du tissu conjonctif se comprend moins, quoiqu'elle soit due, d'après nous, à la stase sanguine et lymphatique toujours observée à la suite des rétrécissements ou oblitérations vasculaires, et au rôle irritatif joué par l'élément noble des tissus, nécrobiosé et devenu corps étranger. C'est dans cette stase que le tissu conjonctif puise les éléments de nutrition suffisants pour sa prolifération. On peut comparer, avec M. Martin, ces phénomènes à ceux des terrains mal cultivés, où l'engrais est insuffisant, dans lesquels l'ivraie pullule et finit par étouffer le froment, comme le tissu conjonctif pullule et finit par envahir et faire disparaître les éléments importants de nos organes mal nourris, ou irrigués par une quantité insuffisante de liquide nourricier.

La figure 52 (p. 161) démontre les lésions viscérales d'origine dystrophique, et consécutives à l'endartérite oblitérante. On y remarque que la sclérose a envahi la presque totalité de la préparation et que les groupes musculaires qui ont résisté au processus scléreux renferment tous un vaisseau vers leur centre : pour les plus nombreux d'entre eux, une artériole ; pour d'autres, une veinule ; enfin, quelques-uns contiennent à la fois une artériole et une veinule.

Il ne faut pas cependant être exclusif, à l'exemple de quelques auteurs qui veulent créer sur ce sujet une question doctrinale.

L'artério-sclérose ne produit pas seulement des scléroses *dystrophiques* dans les organes, et l'on constate parfois l'existence de scléroses viscérales réellement *inflammatoires* et périartérielles. En effet, l'inflammation de la membrane interne de l'artère peut se propager, se propage parfois aux tuniques moyenne et externe, et il en résulte une endopériartérite qui a pour principales conséquences : 1° une sclérose *dystrophique*, d'après le mécanisme indiqué, sclérose *para*-vasculaire, puisqu'elle est éloignée du vaisseau malade ; 2° une sclérose *inflammatoire*, par suite de la propagation de l'inflammation du périartère aux parties avoisinantes, sclérose *péri*-vasculaire. La première se fait en îlots plus ou moins irréguliers ; la seconde est guidée souvent par les interstices cellulaires normaux et prend l'aspect de bandes ou de travées conjonctives. Mais souvent, la périartérite isolée peut conduire à la sclérose dystrophique et non inflammatoire ; car, la membrane externe servant à la dissémination des vaisseaux qui apportent aux parois artérielles leurs matériaux de nutrition, son inflammation, par suite de la compression des vasa-vasorum, est capable de produire à un faible degré, il est vrai, les lésions dégénératives de l'endartérite oblitérante.

Nous pouvons déjà établir les conclusions suivantes :

1° La sclérose artérielle (l'athérome) n'est autre chose qu'une sclérose *dystrophique* des tuniques vasculaires, consécutive à l'endartériolite oblitérante de leurs vaisseaux nourriciers. « Il n'y a pas, d'athérome artériel sur une artère douée de vasa-vasorum, sans endartérite *antérieure* de ces vasa-vasorum nourriciers » (H. Martin) ;

2° Les scléroses viscérales d'origine artérielle sont le plus souvent aussi, comme les scléroses artérielles dont elles sont l'équivalent, des scléroses dystrophiques ;

3° Les scléroses viscérales peuvent être mixtes, c'est-à-dire qu'elles sont à la fois dystrophiques et inflammatoires : *dystrophiques*, par suite de l'insuffisance de l'apport sanguin dû à l'endartériolite oblitérante ; *inflammatoires*, par suite de la coexistence de la périartérite (endopériartérite), et de la propagation phlegmasique autour du périartère ;

4° Beaucoup plus rarement, la sclérose est simplement inflammatoire (périartérite sans endartérite), elle est toujours alors beaucoup moins accusée. Dans ce cas encore, la périartérite isolée peut encore aboutir à la sclérose dystrophique ;

5° Dans l'évolution de l'artério-sclérose généralisée, on peut distinguer deux périodes anatomiques : *a*) développement de l'endo-vascularite, ou endartérite primitive des vasa-vasorum ; *b*) troubles nutritifs qui en sont la conséquence et conduisent à la sclérose artérielle d'une part, à la sclérose viscérale d'autre part ;

6° Au point de vue clinique, la première période (*vasculaire*) est assez souvent latente ; la période des troubles de nutrition (période *viscérale*) donne lieu à des symptômes plus ou moins accusés.

La périartérite *primitive*, considérée comme cause anatomique de l'artério-sclérose, est extrêmement rare, et il s'agit le plus souvent d'une périartérite *secondaire*, c'est-à-dire consécutive à l'endartérite. D'autre part, les auteurs ont souvent pris pour du tissu conjonctif pathologique périartériel l'enveloppe celluleuse normale qui entoure les vaisseaux comme une gaine. Voir, à ce sujet, la figure 53 (p. 164).

Si, dans cette préparation, l'artère est enflammée, comme le démontrent les amas cellulaires que l'on voit dans son enveloppe externe, il est facile de constater, d'autre part, les particularités suivantes : 1° le tissu conjonctif périartérial est lâche comme à l'état normal ; 2° il ne renferme, en aucun point, de débris musculaires ; 3° enfin, le tissu musculaire

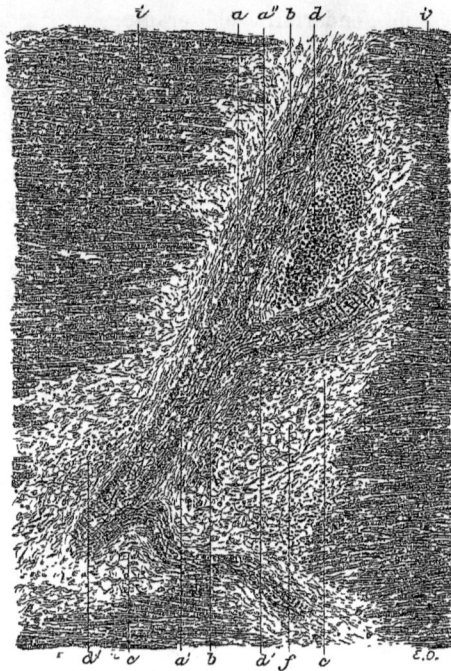

Fig. 53. — Coupe longitudinale d'une artériole assez volumineuse de la paroi ventriculaire gauche.

a, artère ; ses noyaux de fibres musculaires transversales (a') coupés eux-mêmes transversalement et obliquement ; b, tunique externe de cette artère ; c, gaine conjonctive de l'artère ; d, amas de noyaux embryonnaires que cette gaine renferme entre deux branches artérielles ; d', autre agglomération de noyaux ; f, réticulum de fibres et de noyaux conjonctifs ; i, fibres cardiaques absolument normales.

voisin est absolument normal et ne s'est laissé pénétrer par aucune néoformation fibreuse. Il n'y a pas ici, comme on pourrait le croire, la moindre trace de myocardite par propagation du périartère au myocarde voisin. L'artério-sclérose, vasculaire et viscérale, est donc le résultat de l'endartérite, et presque jamais de la périartérite.

Tel est le processus de l'artério-sclérose généralisée.

On comprend dès lors que si, au point de vue purement clinique et pendant la vie, la sclérose a paru n'envahir qu'un seul organe, il n'en est pas de même au point de vue de l'anatomie pathologique ; il est toujours possible de constater après la mort dans les différentes artères ou artérioles de l'économie et dans presque tous les organes, les traces d'un travail scléreux à sa première période. C'est ce que nous allons démontrer, en passant rapidement en revue, au point de vue anatomo-pathologique, comme nous l'avons déjà fait au point de vue clinique, les manifestations locales de l'artério-sclérose dans les organes : rein, foie, poumons, cœur, système nerveux, organes génito-urinaires, etc.

a. *Sclérose rénale.* — La néphrite interstitielle est souvent une néphrite *artérielle* ; cela veut dire qu'elle est consécutive à la lésion artérielle du rein, toujours accompagnée et dominée par la généralisation de l'artério-sclérose. Celle-ci peut atteindre le cœur avant ou après le rein, ou encore en même temps que lui, ce qui explique la coïncidence des *pseudo*-hypertrophies cardiaques dans la néphrite interstitielle. Car il ne s'agit pas d'une hypertrophie vraie, comme le croyait Traube, qui l'attribuait à une simple action mécanique, à l'hypertension artérielle due à la suppression d'une partie du champ circulatoire de l'organe rénal. La preuve que cette pseudo-hypertrophie n'est pas une conséquence directe de la néphrite, est fournie par l'apparition possible et fréquente de la lésion cardiaque avant la lésion rénale. La preuve qu'il s'agit d'une pseudo-hypertrophie et non d'une hypertrophie vraie due à l'hypernutrition des fibres de myocarde ou à leur hypergénèse, est encore donnée par l'examen anatomo-pathologique démontrant dans le cœur l'existence d'un travail scléreux analogue à celui du rein et des autres organes.

Pour Ballet, Charcot et Gombault, le rein sénile et la néphrite saturnine ne seraient pas sous la dépendance de l'artério-sclérose, et on devrait les rattacher à la classe des néphrites *épithéliales*, caractérisées par l'altération primitive de l'épithélium rénal. Les expériences semblent avoir démontré, en effet, que le plomb, en s'éliminant par les reins, doit produire, par suite de l'irritation des canalicules urinifères, une sclérose péritubulaire, et d'un autre côté on peut se demander avec Ballet si, pour la production du rein sénile, « la véritable cause ne réside pas dans certains principes de l'urine susceptibles de déterminer une irritation analogue à celle que produit le plomb ».

Ces opinions exclusives ont été ainsi refutées par Duplaix :

« Il n'est pas discutable que la lésion se développe autour des tubuli dans ces cas spéciaux (dans la néphrite saturnine). Mais la présence des lésions vasculaires dans les reins de ces malades est également un fait indiscutable. L'artérite s'y rencontre au même titre que dans

le cœur, la moelle et le foie. Le plomb transporté dans le système circulatoire agit aussi bien et de la même façon sur les vaisseaux du rein
que sur ceux d'autres organes, et avant d'aller irriter les cellules des
tubes urinifères, il circule dans les vaisseaux de l'organe sur lesquels il
exerce une action irritative aussi forte que sur les canaux glandulaires.
Les deux systèmes, vasculaire et urinaire, subissent donc l'influence du
plomb, et de même qu'il y a sclérose péritubulaire, il y a également
sclérose vasculaire dans les reins de tout saturnin. Pourquoi alors accorder
dans l'évolution de la néphrite interstitielle une importance aussi grande
à la lésion épithéliale, et voir uniquement dans cette altération cellulaire l'origine de la sclérose ? Nous croyons qu'il y a deux choses à
considérer dans la néphrite des saturnins : d'une part, la lésion péritubulaire, et d'autre part, la lésion vasculaire. Celle-ci se trouve dans les
reins comme dans les autres organes, et ce n'est pas par extension du processus qu'elle se développe tôt ou tard. L'intoxication saturnine, qui a
donné naissance à l'une, a permis à l'autre de se manifester ; elles sont
évidemment connexes, mais nullement dépendantes l'une de l'autre...

Pour le rein sénile, de même que dans l'intoxication saturnine, il peut
y avoir sclérose péritubulaire par irritation due à l'urine altérée, mais
l'artérite se rencontre aussi dans le rein des vieillards comme dans tous
les autres organes, et il n'y a pas de raison pour lui refuser ici un rôle
qu'on ne peut mettre en doute ailleurs. »

Telle est l'opinion que nous soutenons, tout en faisant remarquer que
la lésion vasculaire dans la néphrite interstitielle n'est pas une péri-artérite, mais une endartérite avec sa conséquence naturelle et inévitable :
la sclérose dystrophique du rein. Il serait bien extraordinaire que cet organe
dût échapper au même processus anatomo-pathologique existant dans
tous les autres, d'autant plus que dans presque tous les cas d'artério-sclérose *les lésions rénales sont associées aux lésions cardio-artérielles*, soit
qu'elles les précèdent, soit qu'elles les suivent, soit qu'elles se montrent
presque simultanément. On a même cherché la preuve expérimentale de
cette fréquente association. En pratiquant sur des animaux (1875),
pendant quelques jours ou deux mois, des rétrécissement artificiels de
l'aorte à des hauteurs différentes, Zielonko a toujours trouvé des lésions
rénales consécutives : tuméfaction trouble des épithéliums, altérations du
parenchyme, etc. Mais, d'autres expériences ont établi que, dans les cas
où le rétrécissement est pratiqué au-dessous des artères émulgentes, les
altérations du rein procèdent plutôt des lésions artérielles de cet organe.

b. *Sclérose hépatique.* — La cirrhose du foie est aussi d'origine artérielle, quoique beaucoup plus rarement ; mais, à ce point de vue, rappe-

lons que les hépatites chroniques sont rangées en trois classes, d'après le point de départ de la sclérose, dans les vaisseaux sanguins, les canaux biliaires, dans les conduits lymphatiques. Or, les cirrhoses vasculaires qui seules, nous intéressent ici, sont de trois ordres : 1° la *cirrhose atrophique alcoolique* (maladie de Laennec) ; 2° la *cirrhose d'origine cardiaque ;* 3° la *cirrhose d'origine artérielle.*

La *cirrhose alcoolique* est une sclérose veineuse ou portale caracté-risée par l'altération scléreuse des branches intra=hépatiques de la veine porte. Un médecin de l'armée, H. Blanc, auteur d'un excellent travail à l'appui des idées que je défends (1891), fait remarquer judicieusement qu'ici la veine porte se comporte comme une artère, et que son inflam-mation est d'autant plus précoce et plus intense que ce vaisseau est d'abord le lieu de passage de l'alcool absorbé. Mais plus tard, après avoir séjourné dans le foie, et après avoir passé dans le poumon, l'alcool pénètre dans le système artériel général, et c'est alors qu'il détermine l'endopériar-térite, l'athérome et la sclérose des viscères autres que le foie. « L'en=dophlébite porte et l'endopériartérite de l'arbre artériel sont co=effets d'une cause commune, et la cirrhose hépatique est, au même titre que la sclérose des autres organes, l'expression dépendante d'un même état général, l'alcoolisme. » Ce qui le prouve, du reste, c'est la concomitance possible de la néphrite interstitielle avec la cirrhose hépatique ; c'est la possibilité de rencontrer, en même temps que cette dernière, des lésions scléreuses dans le poumon, le foie et aussi dans le cœur.

La *cirrhose cardiaque* est la conséquence d'une stase et d'une dilata-tion vasculaires déterminant une périphlébite sus=hépatique. Mais, on avait remarqué depuis longtemps que, « chez certains cardiaques, le foie est rapidement envahi avant que les circulations intermédiaires, celle du poumon par exemple, en aient éprouvé le contre=coup ». Ce que la cli-nique avait constaté, l'anatomie pathologique l'a encore pleinement con=firmé, comme on va le voir.

Talamon (1881) a fait judicieusement remarquer que, dans la cirrhose cardiaque, « tout ne peut être mis sous la dépendance directe de la lésion du cœur dans les modifications subies par le foie », et c'est ainsi qu'il y a vu deux sortes de lésions : d'une part, celles qui dépendant de l'artérite rentrent dans la classe des altérations générales scléreuses ; d'autre part, celles qui, dues à la lésion cardiaque même, sont consécu-tives à la gêne circulatoire du système veineux hépatique. Voilà ce qui a été bien observé, ce qui a été admis, sans être expliqué. Or, il nous paraît démontré qu'il y a non seulement un foie cardiaque, mais aussi un *foie artériel*, et tout se comprend, comme le dit H. Blanc, avec la distinction établie entre les cardiopathies *valvulaires* et les cardiopathies

*artérielles.* « Chez les premiers malades, la cirrhose est sus-hépatique
et périphlébitique ; chez les seconds, elle est interlobulaire et périartérielle. L'une est liée à la stase veineuse et aux lésions consécutives des
veines ; l'autre dépend d'une altération artérielle et constitue une vraie
artério-sclérose hépatique. »

Cette cirrhose *cardio-artérielle* que nous opposons à la cirrhose cardiaque simple, est encore réalisée chez les vieillards, et Boy-Tessier a
confirmé ces idées pour le foie sénile, où il a démontré l'existence de
l'artérite et de lésions caractérisées par l'atrophie de la cellule hépatique, l'épaississement du stroma et la sclérose localisée de l'espace
porte. Mais cette sclérose est de nature dystrophique, étant consécutive
à l'endartérite.

   c. *Sclérose du poumon.* — L'artério-sclérose porte aussi son action
sur le *poumon*, et Boy-Tessier (1883) l'a caractérisée par l'épaississement des travées péri et intralobulaires et des cloisons interalvéolaires
allant parfois jusqu'à l'étouffement de l'alvéole, par la présence constante de lésions artérielles. En effet, sur 25 poumons examinés, il a
trouvé 25 fois des lésions artérielles caractérisées par la périartérite,
l'endopériartérite, et surtout par l'endartérite des vaisseaux pulmonaires
et bronchiques. Cette endartérite s'est montrée sans caractères particuliers. « C'est toujours l'épaississement de la tunique interne, formé de
plusieurs lits de cellules embryonnaires, fusiformes, rouges, reposant sur
la limitante interne dont les festons réguliers, la coloration jaune clair
et la réfringence ne peuvent laisser aucun doute à son égard. Cet épaississement affecte deux formes : ou bien il est circulaire et rétrécit assez régulièrement la lumière du vaisseau, ou bien il pousse dans son intérieur
des bourgeonnements à base plus ou moins étendue. » Le même observateur établit encore que la nutrition du parenchyme pulmonaire est
altérée dans un rapport proportionné aux lésions artérielles, et qu'ainsi
la sclérose est de nature dystrophique, et non pas inflammatoire.

Il y a encore une lésion en rapport avec l'artérite pulmonaire, c'est
l'*emphysème constitutionnel.*

On sait depuis longtemps que les malades atteints de cette dernière
affection sont souvent des artério-scléreux ou des athéromateux, et ce
rapport entre les lésions des artères et l'emphysème pulmonaire n'avait
pas échappé, dès 1862, à la sagacité clinique de Waters et de Noël
Gueneau de Mussy. D'après cette théorie, l'emphysème constitutionnel
serait donc encore sous la dépendance d'une sorte de sclérose dystrophique, d'un trouble, ou plutôt d'une insuffisance de nutrition par
endartérite des vaisseaux pulmonaires ou bronchiques.

Telle est, en quelques mots, l'artério-sclérose pulmonaire. Il faut
se garder de la confondre avec d'autres scléroses du poumon d'*origine cardiaque.* Celles-ci sont de deux sortes : elles sont dues à des
hypérémies passives chroniques, à des stases veineuses plus ou moins prolongées qui peuvent amener à la longue l'épaississement des travées conjonctives et la condensation de l'organe caractérisée si bien par Kelsch
sous le nom d'*indurations cyanotiques;* les autres sont dues aux œdèmes
persistants de l'organe qui produisent à la longue une sorte de condensation inflammatoire du poumon analogue aux infiltrations dures du tissu
cellulaire sous-cutané qui finit par s'enflammer sous l'influence d'un
œdème continu. Dès 1875, il a été démontré en effet par J. Renaut (de
Lyon), et plus tard par son élève J. Honnorat (1887), que l'œdème
persistant d'un tissu en détermine la cirrhose. Celle-ci se montre surtout
dans certains cas de rétrécissement mitral extrême : les poumons envahis
constamment par l'œdème finissent par se scléroser; ils sont le siège
d'une induration diffuse, élastique, avec aspect grisâtre ou ardoisé à la
coupe, et sous forme de nappes parfois très accusées, le long des
bronches interlobulaires, des bronchioles intralobulaires et des bronchioles terminales, pour se répandre ensuite dans le parenchyme alvéolaire qui subit un travail d'atrophie sous l'influence de l'épaississement
fibreux. Tel est le type de l'*induration œdémateuse* du poumon étudiée
par J. Renaut.

d. *Sclérose cardiaque.* — L'*artério-sclérose du cœur* sera étudiée
dans les chapitres suivants. C'est dans cet organe surtout, que l'on constate nettement le caractère dystrophique du processus scléreux consécutif
à l'endartérite oblitérante des coronaires. Les figures précédentes sont
des types de ce genre ; elles montrent que la dégénérescence de la fibre
cardiaque se fait *à l'extrémité* du territoire vasculaire sous la forme de
vastes champs ou d'îlots de sclérose.

L'endartérite oblitérante ne fait pas sentir seulement ses effets dans
l'intimité du muscle cardiaque, mais elle peut aussi se rencontrer sur les
valvules elles-mêmes et créer ainsi des cardiopathies artérielles à type
valvulaire. J'en ai observé des cas assez nombreux, et H. Martin a cité
lui-même un fait dans lequel les vaisseaux nourriciers de la valvule
mitrale présentaient une endartérite tellement intense que leur lumière
était en grande partie oblitérée; il en résultait une dégénérescence athéro-
calcaire très accusée, comparable, par la nature et la pathogénie, à celle
de l'aorte. Tous ces faits seront mieux étudiés au sujet de l'artério-sclérose du cœur, ou cardio-sclérose.

e. *Sclérose des centres nerveux.* — L'artério-sclérose des centres nerveux n'a pas été beaucoup étudiée ; mais il est indubitable qu'un certain nombre de « myélites chroniques » sont sous la dépendance d'une endartérite oblitérante.

On a noté la coexistence fréquente des lésions artérielles dans la *paralysie générale*, dans certaines *scléroses diffuses de la moelle ou du cerveau* dans la *maladie de Parkinson*, la *chorée sénile*. Rappelons la fréquence des lésions cardio-aortiques dans le *tabes ;* et comme cette dernière maladie est le plus souvent d'origine syphilitique, que la syphilis porte souvent son action principale sur le système artériel, il est probable que c'est elle qui produit à la fois les lésions cardio-artérielles et la dégénérescence des cordons postérieurs de la moelle. H. Martin a vu dans un tabes dorsal une endartérite des plus manifestes sur les artères méningées se rendant dans la zone postérieure de la moelle, alors que les artérioles des autres parties de l'axe médullaire étaient restées saines.

f. *Scléroses d'autres organes.* — Pour terminer cet exposé, il suffit de rappeler que d'autres organes, comme la *rate*, l'*estomac*, le *pancréas*, etc., peuvent être aussi le siège d'une endartérite avec prolifération conjonctive irrégulière et disséminée, et parmi les faits d'*apoplexie pancréatique*, cause de mort subite ou rapide, on signale assez souvent leur survenance chez les artério-scléreux [1].

L'artério-sclérose des *organes génito-urinaires* est encore un fait bien connu, et l'on sait que la plupart des prostatiques sont des athéromateux ; la sclérose de la *prostate*, de la *vessie*, des *uretères* et des *reins* a son point de départ dans l'endo-périartérite, comme les observations de Guyon et de son élève Launois l'ont démontré [2], et cette sclérose de l'appareil génito-

---

[1] STOJANOWITS. *De l'apoplexie pancréatique.* (Thèse de Paris, 1893.) — M. DEGUY. Mort subite par apoplexie pancréatique au cours d'une cardiopathie artérielle (*Journal des Praticiens*, 1899.)

[2] La fréquence de l'artério-sclérose chez les prostatiques n'est plus à démontrer. Mais chez ces malades la tension artérielle finit par s'abaisser. GENOUVILLE et PASTEAU (*Soc. de biologie*, 1897, *Annales des maladies des organes génito-urinaires*, septembre 1898) viennent de démontrer qu'il existe une relation proportionnelle entre l'état de la tension artérielle et la puissance évacuatrice de la vessie. Voici les conclusions de ce travail :
« Quand la contractilité vésicale est normale, la tension artérielle est élevée (+ 14 centim. de mercure). — Quand la contractilité vésicale est nulle ou extrêmement affaiblie, la tension artérielle est très abaissée (+ 8 ou 9 centim. de mercure). — Quand la contractilité vésicale est passable ou médiocre, la tension artérielle est au-dessous de la normale, mais moins que dans le cas précédent (+ 10 et 12 centim. de mercure). »
L'interprétation physiologique de ce fait est probablement la suivante : « Il y aurait une relation entre l'état de contractilité de la couche musculaire de la vessie et l'état de tonicité de la couche musculaire des parois artérielles. » Donc, l'hypotension artérielle et l'hypocontractilité vésicale sont les manifestations d'une hyposystolie générale du système musculaire lisse.

urinaire coïncide le plus souvent avec des lésions de même nature dis=
séminées dans d'autres organes.

Enfin, nous avons dit que l'artério-sclérose porte également son action
sur l'*œil* et sur l'*oreille*.

Tous ces faits démontrent déjà l'intérêt de cet état morbide, l'unité
de son processus anatomo=pathologique, la multiplicité de ses localisa=
tions dans un grand nombre d'organes. Mais, de toutes ses localisations,
la plus importante et la plus fréquente à la fois, est celle qui se produit
sur le cœur. L'étude de l'artério=sclérose en général nous conduit ainsi
à la conception des cardiopathies non valvulaires, parfois encore mécon=
nues, atteignant le myocarde, le plus souvent par l'intermédiaire des
lésions vasculaires et aboutissant à la *cardio=sclérose*. Leur nature
appelle la médication artérielle, et leur importance croissante est contraire à l'assertion de Bouillaud sur l'endocardite rhumatismale, d'après
lui, « le point culminant de la pathologie cardiaque ».

On verra dans les chapitres suivants que le « point culminant » est
au myocarde ; il est encore aux vaisseaux, ces puissants auxiliaires de
la contractilité du muscle cardiaque.

# V

## ARTÉRIO-SCLÉROSE *(Suite)*

### Étiologie

Les CAUSES de l'artério-sclérose sont : *diathésiques, toxiques, infectieuses.*

Les premières concernent : le rhumatisme, la goutte, le diabète, l'arthritis, l'hérédité.

Les secondes comprennent : l'alcoolisme, le tabagisme, le saturnisme, les erreurs d'alimentation, le surmenage, la sénilité.

Les troisièmes dérivent de maladies infectieuses : fièvre typhoïde, variole, scarlatine, grippe, diphtérie, syphilis.

L'étude étiologique est sans doute très intéressante. Mais, il faut qu'on le sache bien, la médication dirigée contre la cause n'a le plus souvent aucune action sur l'endartérite chronique une fois constituée. Pour bien le comprendre, il suffit de s'inspirer de certains principes de pathologie et de thérapeutique générales au sujet des maladies chroniques. Celles-ci sont divisées par Grasset (1898) en deux groupes distincts, et nous lui laissons la parole dans la crainte d'affaiblir la pensée qu'il a si hautement exprimée.

« Certaines maladies chroniques (premier groupe) ne sont que des maladies aiguës prolongées, telles la tuberculose, la syphilis. Quelle que soit leur durée, l'infection ou l'intoxication dominent toujours et commandent la scène, restent présentes, font l'unité et la caractéristique de la maladie. Dans tout ce groupe, comme dans les maladies aiguës, la lésion anatomique est au second plan, ne pourrait en aucun cas suffire à définir la maladie.

« Mais, dans un deuxième groupe, la maladie chronique ne peut plus être considérée comme une réaction vis-à-vis d'une cause morbigène présente. Ici la cause est éloignée, souvent multiple, disparue ; l'effet reste, persiste ; c'est la *maladie émancipée de sa cause*, constituée par un trouble nutritif, une dystrophie, l'état maladif du sujet. Ainsi, dans

l'arthritisme, le mal de Bright, les cardiopathies..., la cause n'existe plus ;
la maladie ne peut plus être caractérisée par sa cause ; elle est caractérisée par le trouble nutritif, par l'état de l'organisme lui-même. »

Il en résulte que les scléroses du cœur, des reins et de tous les organes
sont caractérisées par la lésion. Nous nous en souviendrons quand il
s'agira d'établir une distinction capitale entre les diverses variétés de
scléroses. Il en résulte encore que dans tous les cas où la maladie est
« émancipée de sa cause », celle-ci ne doit pas être exclusivement visée
par la thérapeutique, et que la nature de la lésion prend une grande
importance pratique.

## I. — Causes diathésiques

1° C'est la *forme chronique* du rhumatisme qui donne lieu plus souvent aux indurations artérielles.

Le *rhumatisme articulaire aigu* est plus rarement accompagné ou
suivi de manifestations artérielles. Cependant, on voit des malades ayant
été atteints de plusieurs attaques de rhumatisme articulaire franchement
aigu, devenir artério-scléreux à la longue, et j'ai vu un homme atteint
d'artério-sclérose du cœur, chez lequel on ne pouvait noter dans les antécédents pathologiques qu'une série de rhumatismes articulaires aigus.
Bouillaud a autrefois affirmé que cette maladie porte son action non seulement sur le cœur, mais parfois aussi sur les vaisseaux. D'autres fois, on
ne trouve dans les antécédents personnels ou héréditaires des malades
que des manifestations abarticulaires de la diathèse rhumatismale, telles
que des migraines, des névralgies erratiques et très rebelles, des affections
cutanées ou des attaques d'asthme. D'après N. Gueneau de Mussy, la
lésion artérielle chez les arthritiques et les rhumatisants commence d'abord
le plus souvent par les artères fémorales avant d'atteindre les autres vaisseaux périphériques. « Si l'on cherche, dit-il, dans quelles proportions
les manifestations rhumatismales ont coïncidé avec les lésions artérielles, on trouve que dans 140 cas on les a constatées 68 fois, c'est-à-
dire chez près de la moitié des malades... Quand on réfléchit encore au
rôle dominateur que le rhumatisme joue dans l'étiologie des maladies du
cœur, dont les artères sont une annexe, il n'est guère permis de conserver des doutes sur les rapports pathogéniques qui existent entre le
rhumatisme et les lésions artérielles. L'évolution de celles-ci me semble
moins rapide que celle des lésions cardiaques, ou moins apparente à ses
débuts ; mais dans le rhumatisme du cœur, après le choc de la maladie
aiguë, l'organe affecté peut subir une modification lente qui transforme

les produits du processus inflammatoire, et soit sous l'action persistante mais latente de la diathèse, soit sous l'influence des troubles fonctionnels qui résultent de la lésion primitive, les altérations du cœur deviennent très souvent plus graves et plus profondes. »

Cette opinion n'est pas celle de Lancereaux. Opposant les altérations viscérales observées dans le rhumatisme articulaire aigu et ce qu'il appelle « l'herpétis », il affirme que le premier affecte le cœur et non les artères, tandis que les manifestations articulaires de l'herpétis, « à peu près sans effet sur le cœur, sont presque toujours suivies, sinon accompagnées de lésions généralisées du système artériel ».

2° L'influence de la *diathèse goutteuse* sur le développement de l'artério-sclérose et de l'athérome artériel est si bien établie qu'il peut sembler inutile d'insister. *La goutte est aux artères ce que le rhumatisme est au cœur*, et c'est peut-être la raison pour laquelle la dégénérescence artérielle se montre précoce dans certaines familles d'hérédité goutteuse. Cela est si vrai, que l'artério-sclérose et l'athérome vasculaire peuvent être chez certains sujets les seules manifestations de cette diathèse. On voit ainsi chez des goutteux héréditaires, avant même l'apparition des symptômes articulaires, se développer lentement les lésions de l'artério-sclérose.

Dans le *diabète*, Dupuytren a remarqué le premier une certaine fréquence des lésions athéromateuses des artères, et c'est ainsi que s'expliquent les faits d'asphyxie locale et de gangrène des extrémités, d'hémorrhagies cérébrales ou rétiniennes dans cette maladie. L'endocardite diabétique signalée par Lecorché est presque toujours de nature artérielle, et cela quoiqu'elle affecte d'après lui, plus souvent l'orifice mitral que l'orifice aortique. On a dit encore que l'athéromasie des diabétiques atteint plutôt les vaisseaux de moyen et de petit calibre que les gros troncs artériels, et qu'elle n'a pas une grande tendance à se généraliser. Mais il est juste de faire remarquer que l'on a fréquemment attribué au diabète ce qui revient à la goutte.

3° L'*arthritis* (*herpétis* de Lancereaux), ce tronc commun de l'arbre pathologique dont la goutte et le rhumatisme sont les principales branches, est une des causes prédisposantes les plus puissantes de diverses scléroses, et Henry Cazalis (1891 et 1895) a judicieusement fait remarquer qu'il « existe chez les arthritiques une prédisposition du tissu conjonctif, par suite de quelque vice nutritif ou déchéance, à une faiblesse ou à une irritabilité spéciales, prédisposition qui fait de lui un lieu de moindre résistance, ce qui explique en cette diathèse la fréquence toute particulière des inflammations, des proliférations ou des relâchements de ce tissu ». Dans sa thèse de 1884, sur « l'asthénie du tissu conjonctif », Heultz avait exprimé des idées presque analogues, et Hanot en 1893, s'est exprimé dans les mêmes termes : « L'arthritisme est un état constitutionnel caractérisé, entre autres éléments constitutifs, par une viciation ordinairement congénitale et héréditaire de la nutrition du tissu conjonctif et de ses dérivés, qui deviennent des tissus de moindre résistance. Au point de vue fonctionnel et anatomo-pathologique, l'arthritisme se caractérise donc par la vulnérabilité plus grande du tissu conjonctif avec tendance à l'hyperplasie, à la transformation fibreuse, à la rétraction fibreuse. » Tendance aux congestions, tendance aux manifestations vasculaires, tendance aux proliférations du tissu conjonctif ; tels sont, ajouterai-je, les trois caractères de la diathèse arthritique.

Il résulte, de cette conception de l'arthritis, des indications thérapeutiques très importantes qui confirment notre méthode de traitement, et qui ont été très heureusement formulées en ces termes par H. Cazalis :

« Il est nécessaire que l'arthritique produise et absorbe le moins possible de poisons organiques qui, en irritant le tissu conjonctif, lieu chez lui de moindre résistance, créent certaines des manifestations de l'arthritisme. Il est nécessaire que les déchets ou les poisons ne s'attardent pas et ne s'accumulent pas en lui. Il faut, dès lors, veiller à la quantité et à la qualité des aliments ; il faut stimuler les actes nutritifs ; il faut faciliter l'élimination de ces déchets, de ces poisons organiques, en agissant sur tous les émonctoires, dont le fonctionnement est chez lui très imparfait. »

On verra, par la suite, combien ces idées sont vraies, et comme je les mets en pratique depuis plus de quinze ans, notamment en ce qui concerne le traitement de la dyspnée toxi-alimentaire.

D'autre part, comme le fait remarquer J. Renaut, on sait que par d'anciens travaux faits sous la direction de Ludwig, et par ceux bien plus récents de Yvan Tarchanoff, l'inertie musculaire enraye la circulation de la lymphe. Ce dernier auteur montre que, sur une grenouille dont les mouvements volontaires sont supprimés par l'empoisonnement curarique, les globules blancs du sang semblent disparaître de ce liquide, si bien que l'on avait pu croire avant lui que le curare exerçait une sorte de pouvoir destructeur sur ces globules. Il n'en est rien : ils vont tous s'accumuler dans les cavités lymphatiques qui, ici, représentent le tissu conjonctif lâche. Il ne faut rien de plus pour comprendre la tendance à l'œdème d'abord insensible, puis sous son influence, aux inflammations subaiguës, aux scléroses. Car, si c'est le mouvement musculaire qui fait marcher la lymphe, l'inertie doit fatalement engendrer l'engorgement conjonctif (J. Renaut).

Il y a là, comme on le voit, les éléments d'une théorie pathogénique sur la diathèse arthritique *acquise*, et cette théorie est importante au point de vue des indications thérapeutiques.

4° L'*hérédité* de la sclérose artérielle que j'ai observée plusieurs fois, découle encore de ces idées, et l'arthritis [1] souvent méconnu, avec ses manifestations plus ou moins frustes ou larvées, rend compte de certaines cardiopathies héréditaires, qui ne sont autre chose que des cardiopathies artérielles. Le rhumatisme peut être héréditaire, mais les affections cardiaques qui en dépendent (*cardiopathies valvulaires*) ne le sont pas. Il n'en est pas de même de l'artério-sclérose généralisée et de l'artériosclérose du cœur (*cardiopathies artérielles*) qui sont souvent héréditaires, alors même qu'on ne peut invoquer chez les ascendants l'influence de l'arthritis, de la goutte ou de la syphilis. Voici un des nombreux exemples d'hérédité de l'artério-sclérose :

B..., 60 ans, ni syphilitique, ni alcoolique, mais ayant abusé du tabac, ne présente aucun antécédent héréditaire de goutte ou de rhumatisme articulaire. Il est atteint d'artério-sclérose cardio-rénale dont le début a été annoncé, il y a deux ans, par une bronchite très tenace, et qui a été compliquée depuis trois mois par la dyspnée d'effort, des palpitations, un léger bruit de galop, des battements artériels du cou, le retentissement diastolique de l'aorte, de la pollakiurie nocturne (sans aucune trace d'albuminurie).

Son frère est mort d'angine de poitrine ; un autre frère, d'une affection cardiaque ; une sœur, d'hémiplégie ; son père mort accidentellement à 51 ans ; mère morte d'apoplexie cérébrale ; grand-père maternel, mort d'affection cardiaque (œdème des membres inférieurs, etc.) ; grand'mère maternelle, d'un cancer au sein ; grand-père paternel, « d'hydropisie du ventre » ; grand'mère paternelle, de vieillesse à 90 ans. — Cet homme a eu trois enfants : l'un d'eux a succombé vers l'âge de deux mois à une entérite ; le second a souffert du cœur (palpitations, œdème des membres inférieurs) ; le troisième est mort tuberculeux.

Il est donc démontré que certaines affections cardiaques sont directement héréditaires. Du reste, les auteurs anciens avaient autrefois insisté sur cette étiologie. Lancisi raconte que, dans une même famille, l'aïeul, le grand-père, le père et le fils ont été successivement atteints « d'anévrisme du cœur ». Albertini parle d'une femme déjà fort âgée qui avait eu cinq frères morts de maladies du cœur à la fleur de l'âge, et

---

[1] E. Régis (*Congrès des médecins aliénistes et neurologistes*, 1896) et Darroux (*Thèse de Bordeaux*, 1895) ont parlé des rapports existant entre la neurasthénie et l'artério-sclérose. Il est probable que cette association, sans être toujours fortuite, résulte de l'arthritisme capable de donner lieu à la fois à la neurasthénie et à la sclérose artérielle.

qui elle-même luttait depuis plus de trente ans contre une affection
semblable. Corvisart avait classé les causes des cardiopathies en « héréditaires, innées ou acquises ». Bouillaud, après avoir affirmé que cette
question d'hérédité ne peut être mise en doute, s'exprime ainsi : « Il
reste à déterminer d'une manière plus précise qu'on ne l'a fait jusqu'ici,
quelles sont, parmi ces maladies, celles dans le développement desquelles influe surtout l'hérédité, quelles sont les limites de cette influence,
et jusqu'à quel point elle peut être neutralisée par une sage observation
des lois de l'hygiène. » Près de vingt ans plus tard, en 1868, cette
question de l'hérédité des maladies du cœur n'était pas résolue, puisque
Maurice Raynaud, après avoir reconnu que l'on voit des parents atteints
d'hypertrophie cardiaque, donnant le jour à des enfants qui présenteront
la même affection, s'empressait d'ajouter : « Ce qui est héréditaire, ce
n'est pas l'hypertrophie en tant qu'hypertrophie, c'est la diathèse rhumatismale. »

Or, Bouillaud, en disant judicieusement que l'on ne connaît pas,
parmi les maladies du cœur, « celles dans le développement desquelles
influe surtout l'hérédité », a posé nettement les termes d'un problème.
On peut le résoudre par cette affirmation : Les cardiopathies *valvulaires*
ne sont pas directement héréditaires ; seules, les cardiopathies *vasculaires* se transmettent par hérédité, à la faveur de la maladie artérielle
qui peut évoluer chez les descendants sur des organes divers et
avec des affections en apparence différente. Ce qui est héréditaire, ce
n'est pas toujours la maladie d'un organe, c'est la maladie étendue à
tout le système vasculaire, c'est l'artério-sclérose qui peut se traduire
dans plusieurs générations par des hémorrhagies cérébrales, des anévrismes, des affections de l'aorte (aortite, rétrécissement et insuffisance aortiques), des cardiopathies artérielles, des néphrites interstitielles, etc. Il s'agit là d'affections artérielles qui peuvent se transmettre
héréditairement sur des organes différents, il est vrai, mais qui affectent le
même système organique, l'arbre aortique. J'ai donné à ce fait étiologique
le nom d'*aortisme héréditaire*.

Cette question de l'hérédité touche encore à l'un des points les plus
importants de la pathologie générale. Il nous arrive souvent de constater la transmission d'une maladie organique sous forme de troubles
fonctionnels dans le même organe atteint par les ascendants. C'est cette
vérité que j'ai autrefois exprimée au sujet des maladies nerveuses (1883) :
« Parfois, l'hérédité exerce une influence réelle sur la fixation de la
névrose dans un organe ou un appareil. Tel malade, par exemple, qui
présente des symptômes d'hystérie gastrique, a eu des ascendants goutteux ou rhumatisants qui ont souffert de l'estomac sous forme de dys-

H. HUCHARD. — Maladies du cœur. 3ᵉ édition.                     12

pepsie simple, de gastralgie ou même de cancer ; tel autre qui se plaint
de palpitations, de syncopes répétées, est issu d'une mère morte d'une
affection réelle du cœur... Ces faits prouvent qu'à côté de l'*hérédité dans
les lésions*, il faut placer l'*hérédité dans les organes*. »

## II. — CAUSES TOXIQUES

A cette catégorie appartiennent : l'*alcoolisme*, le *saturnisme*, le *tabagisme*, les *erreurs d'alimentation*, le *surmenage*, la *sénilité*.

1° L'*alcoolisme* est une cause fréquente d'artério-sclérose d'après la
plupart des auteurs. Mais, il faut bien reconnaître que la sclérose n'a
pas ici une grande tendance à la généralisation, qu'elle n'affecte le système artériel qu'après avoir agi localement sur le foie et sur un terrain
arthritique.

D'après Lancereaux, l'action de l'alcool sur les parois artérielles ne
serait pas de nature sclérogène ; elle déterminerait, non pas l'artério-sclérose, mais l'*artério-stéatose*.

Cette lésion apparaît sur des vaisseaux habituellement dilatés ou amin-
cis, et non resserrés ou épaissis, sous forme de taches graisseuses,
blanchâtres ou d'un blanc grisâtre et opalin, à peine saillantes, à contours irréguliers et sinueux (taches en îles, presqu'îles ou golfes), à
limites diffuses, ou encore sous forme de stries longitudinales et transversales plus ou moins régulières. Ce qui fait croire à l'identité des
deux lésions (stéatose et sclérose artérielles), c'est que souvent des
plaques d'athérome coexistent chez le même sujet à côté de ces plaques
de stéatose. Mais leurs caractères morphologiques différents permettent
d'en fixer le diagnostic anatomique, et l'examen histologique fait voir
que ces plaques stéatosiques renferment un grand nombre de granulations graisseuses, puisqu'elles se colorent fortement en noir sous
l'influence de l'acide osmique. Il est même important, au point de vue
clinique, de poursuivre cette distinction entre l'artério-stéatose et
l'artério-sclérose. Dans celle-ci, la tension artérielle est toujours accrue ;
dans celle-là, elle est normale, souvent diminuée. Dans la seconde, la
dégénérescence graisseuse du myocarde est très rare, le muscle étant
envahi par la sclérose ischémique ou dystrophique ; dans la première,
elle est presque de règle. Dans l'une, le cœur est dilaté plutôt qu'hypertrophié, parce que la tension artérielle est faible et que les résistances
périphériques sont amoindries ; dans l'autre, c'est-à-dire dans l'artério-

sclérose, le cœur est surtout hypertrophié parce qu'il a sans cesse à lutter contre l'hypertension artérielle et la rétraction vasculaire. Les artério-scléreux meurent en aortiques; les artério-stéateux en mitraux.

2° Le *saturnisme* produit des lésions du cœur, des vaisseaux, du sang, et quelques auteurs ont eu tort de les nier, en les attribuant le plus souvent à l'alcoolisme concomitant.

Il est démontré que l'empoisonnement plombique détermine la contraction, une sorte de contracture des parois vasculaires et qu'il donne lieu à l'hypertension artérielle, cause prochaine de l'artério-sclérose ; et si les alcooliques saturnins deviennent souvent artério-scléreux, c'est plutôt à la faveur du saturnisme que de l'alcoolisme. Andral avait déjà été frappé de certains symptômes de dyspnée cardiaque chez les saturnins. Beau avait noté la fréquence de l'hypertrophie cardiaque; A. Ollivier, celle de la néphrite et de quelques lésions vasculaires concomitantes (1864) ; Guéneau de Mussy, la dégénérescence graisseuse des artères.

Duroziez (1867) a décrit l'endocardite saturnine ainsi que les lésions athéromateuses des artères et la dégénérescence graisseuse du cœur. Kussmaul et Maier (1872) ont rencontré des lésions dans les parois des vaisseaux du cerveau, des reins et même de l'intestin, et ils ont encore constaté l'atrophie histologique des fibres musculaires du cœur, avec un certain état de rigidité de cet organe pendant la vie. Dans ses recherches sur l'anémie saturnine (1873), Malassez a constaté la diminution du nombre des globules rouges, leur augmentation de volume (macrocythémie) qui n'arrive pas à compenser l'oligocythémie, l'amoindrissement consécutif de la fluidité et de la vitesse du sang. Sur 24 malades ayant succombé à l'intoxication saturnine, Leudet (1874 et 1881) a vu que les causes de la mort se répartissent ainsi : 17 lésions organiques du cœur, 2 néphrites albumineuses, 2 gangrènes du poumon, 2 tuberculoses pulmonaires, une cirrhose du foie ; il a encore trouvé la dilatation et l'athérome de l'aorte, les dégénérescences du cœur, du rein et du foie, l'hypertrophie du ventricule gauche. Celle-ci, du reste, peut être le résultat d'une lésion rénale (néphrite interstitielle), ou encore de l'altération généralisée à tout le système artériel. Dans sa thèse inaugurale (1878), Roblot rappelle tous ces faits, confirmés ensuite par les expériences de Charcot et Gombault (1881) qui ont pu provoquer une hypertrophie du cœur chez des cobayes intoxiqués par la céruse pendant huit ou douze mois.

Les lésions cardio-artérielles peuvent être produites directement par le saturnisme, ou indirectement par la goutte et l'état uricémique que cette intoxication détermine fréquemment. A ce dernier point de vue, il y a une analogie presque absolue entre la nature des arthrites ou des néphrites saturnines et celle des arthrites ou néphrites goutteuses. Dans les deux cas, l'altération du sang est la même, et les plaques athéromasiques renferment, dans l'un comme dans l'autre, des dépôts uratiques. Comme le saturnisme atteint souvent les malades à un âge peu avancé, on comprend que l'athérome artériel puisse se montrer de bonne heure, à trente ans et même à vingt ans, ainsi qu'on en a cité quelques exemples.

Les lésions cardio-artérielles du saturnisme ne font plus maintenant aucun doute. J'en ai observé des faits assez nombreux à l'hôpital, et je rappelle un malade encore jeune qui est venu succomber à l'hôpital avec contracture généralisée de tout le système artériel, chez lequel nous avons trouvé à l'autopsie un début de néphrite interstitielle, de l'athérome artériel, et un petit anévrisme de l'aorte. Du reste, lorsque nous étudierons la pathogénie, nous verrons les raisons multiples qui doivent provoquer toutes ces lésions. Il suffit pour le moment de rappeler que le plomb porte son action, non seulement sur la tunique musculaire des vaisseaux, mais aussi sur la fibre cardiaque qui devient rigide jusqu'à la contracture et sur le sang dont les globules augmentés de volume concourent au ralentissement du courant circulatoire; toutes causes qui contribuent à produire l'hypertension artérielle d'abord, les lésions scléreuses des vaisseaux ensuite. La systole chez les saturnins se fait d'une façon toute particulière, et sur les tracés sphygmographiques, on constate l'existence d'un plateau, comme chez les vieillards, avec une sorte de pulsation tricrote ou polycrote. Les bruits du cœur sont plus ou moins altérés, rudes, parcheminés, soufflés, avec tendance au dédoublement du second bruit. On observe parfois un souffle intermittent crural, sans insuffisance aortique, et les palpitations sont fréquentes dans le saturnisme, en raison de l'anémie et surtout des résistances périphériques qu'il provoque dans le système artériel en état de rigidité plus ou moins constante.

On constate enfin à l'autopsie l'existence d'une endartérite plus ou moins généralisée présentant des caractères semblables à ceux de l'artériosclérose et de l'athérome d'origine goutteuse.

3° L'influence du *tabagisme* sur le développement de l'artério-sclérose est possible et même probable, puisque la nicotine produit le plus souvent une hypertension artérielle par vaso-constriction, comme les expériences de Cl. Bernard l'ont prouvé. Cependant, la sanction de l'anatomie pathologique fait encore défaut, et ce sujet appelle quelques recherches nouvelles.

On peut se demander si l'*ergot de seigle* peut déterminer à la longue des dégénérescences artérielles. La chose est possible, surtout si l'on songe à l'action de cet agent médicamenteux sur la tunique moyenne des artères, et aussi à la fréquence des gangrènes. Mais les faits d'intoxica= tion chronique par l'ergot de seigle sont devenus extrêmement rares, de sorte que l'on peut laisser de côté cette étiologie. L'artérite, comme cause des gangrènes, a été admise autrefois dans l'ergotisme par Ch. Roche, en 1844. Elle a été niée en 1865 par O. Weber qui attribue les gangrènes à la contracture des artérioles, capable d'oblitérer la lumière vasculaire. Il est possible que cette contracture vasculaire, par sa répé= tition ou sa prolongation, produise les lésions de l'endartérite.

4° Une cause très fréquente sur laquelle j'appelle surtout l'attention, est relative au *régime alimentaire ;* non pas que celui-ci n'ait jamais été incriminé, puisque Gubler et Lacassagne ont attribué l'athérome des gens de la campagne à l'abus de l'alimentation végétarienne. Lacassagne ayant remarqué que l'athérome est rare chez les animaux herbivores, et qu'il ne survient chez les végétaristes qu'après de grandes fatigues et des marches forcées, a émis la théorie suivante : « Le travail excessif aug= mente la proportion d'acide carbonique contenu dans le sang, ce qui détermine la formation exagérée et la précipitation de carbonates alcalins et de phosphates. Dès lors, on comprendrait qu'un régime exclusivement végétal puisse jeter dans l'économie une proportion plus forte des prin= cipes minéraux et favorise ainsi la production de l'athérome. » C'est là une vue théorique, non confirmée par la clinique.

La proposition contraire doit être acceptée, et c'est le régime lacto-végétarien qui est le meilleur préservatif des dégénérescences artérielles. A ce sujet, voici ce que je disais déjà en 1889 :

« Je suis convaincu, pour ma part, que les excès et surtout les erreurs d'alimentation, en jetant dans l'organisme un grand nombre de subtances toxiques, telles que les ptomaïnes non éliminées par le filtre rénal devenu de bonne heure insuffisant ou imperméable, sont une cause fréquente d'artério-sclérose ; en un mot, certaines toxines alimentaires possèdent des propriétés convulsivantes agissant, les unes sur les muscles des membres comme dans le cas de contracture des extrémités d'origine gas-trique, les autres sur la musculature vasculaire. Il en résulte, dans tout le système artériel, un état de spasme plus ou moins permanent, lequel produit rapidement de l'hypertension et consécutivement l'artério=sclérose. La conclusion thérapeutique est celle-ci : il faut prescrire un régime d'où sont exclus les aliments plus ou moins riches en ptomaïnes ou en matières extractives. Ceux qui viendront après moi confirmeront ces idées et auront ainsi, avec les déductions thérapeutiques que soulève cette ques=

tion, l'explication de la grande fréquence des affections cardio-artérielles. »

A deux ans de date (1894), Dujardin-Beaumetz a soutenu cette opinion, et c'est en des termes presque identiques qu'il s'exprime. En dehors de ces intoxications (saturnisme, goutte, diabète, etc.), « il en est d'autres qui jouent un rôle non moins important, je veux parler des troubles amenés par les ptomaïnes et les leucomaïnes, substances toxiques sans cesse fabriquées par l'économie, ainsi que nous l'ont démontré les intéressantes recherches de Gautier. Ces substances irritent à la longue la paroi des artères et finissent par l'altérer ».

Il n'y a rien à redire à cette citation qui reproduit bien nos idées, sinon que les ptomaïnes ne sont pas seulement « fabriquées par l'économie » et qu'il en est au contraire un plus grand nombre que l'on introduit dans l'organisme par l'alimentation.

Partant de cette idée, que l'insuffisance rénale est un symptôme précoce et presque constant des cardiopathies artérielles, j'ai pensé qu'elle pouvait en être aussi la cause. En effet, le rein n'a pas une faculté illimitée d'élimination. Quand on introduit trop de poisons dans l'organisme, il en reste une certaine quantité qui ne peut être complètement éliminée, le rein est insuffisant à la tâche excessive qu'on lui impose, et c'est ainsi qu'est constituée son insuffisance *relative*. Elle est relative, parce qu'elle ne dépend pas directement de l'organe éliminateur encore intact, mais de la quantité trop grande de matières à éliminer. La maladie commence par une intoxication, elle se continue et finit par une intoxication.

Le riche et le citadin qui mangent trop de viande et surtout de la viande faisandée et peu cuite, comme le pauvre et le paysan qui en consomment moins, mais des viandes de qualité inférieure provenant d'animaux tués depuis longtemps, se soumettent journellement à un empoisonnement presque égal, puisque ce régime alimentaire aboutit à l'absorption d'une trop grande quantité de toxines incapables d'être complètement éliminées. Ainsi, le riche a aussi sa misère physiologique.

Sans doute, il ne s'agit pas ici d'accidents aigus, souvent formidables et revêtant le caractère de véritables épidémies, tels qu'on les a si souvent signalés dans les empoisonnements alimentaires. Pour les faits que nous avons en vue, l'intoxication est lente, insidieuse, elle ne se manifeste le plus souvent que par des symptômes à peine appréciables : céphalalgie gravative, état vertigineux, inaptitude au travail, fatigues matinales, troubles vaso-moteurs, refroidissements partiels et algidités locales, bourdonnements d'oreilles, certaine faiblesse musculaire, sueurs profuses, état dyspnéique, etc.

A ceux qui objecteraient que cette intoxication ne porte pas son action sur l'appareil circulatoire, on peut répondre par les expériences de Brie-

ger qui a produit de fréquents troubles de ce côté, et par le nombre
assez considérable d'artério=scléreux chez lesquels on note une alimentation carnée excessive comme cause de la maladie. Et si l'artério-sclérose
généralisée, si les cardiopathies artérielles sont devenues des affections
extrêmement communes, cela dépend assurément, en dehors des causes
diathésiques, infectieuses, ou toxiques, qui n'ont pas dû augmenter sensiblement de fréquence dans ces dernières années, cela dépend, dis-je, du
changement profond qui s'est produit dans notre mode alimentaire. Ce
sujet n'est pas nouveau, et Sénèque qui avait dit : « l'homme ne meurt
pas, il se tue », avait ajouté que maintes maladies sont créés par notre
manière de vivre.

Ce n'est pas l'alimentation carnée qui rend les hommes plus forts et
plus vigoureux ; *elle est excitante, elle n'est pas tonique.* En Grèce, les
jeunes gens se destinant à la profession d'athlètes se soumettaient à un
régime composé de figues, de noix, de fromage et de pain grossier.
Pivion, dans son « étude sur le régime de Pythagore », a rappelé que
le tunnel du Saint-Gothard a pu être percé grâce à la force des travailleurs italiens se nourrissant de polenta, et le chemin de fer du Paci-
fique des États=Unis a été rapidement construit à l'aide d'ouvriers chi-
nois, grands mangeurs de riz. Ce n'est pas là évidemment le régime qu'il
faut songer à imposer à notre génération, mais il faut recommander
l'usage de l'alimentation mixte et végétarienne qui permet une plus
longue existence, comme on l'a constaté chez les Chartreux et les Trap-
pistes qui meurent rarement d'artério=sclérose ; il faut mettre un terme
à l'abus de l'alimentation azotée. Cet abus apparaît clairement dans le
tableau suivant, qui montre dans quelle proportion la consommation de
la viande et des boissons a augmenté en France dans l'espace d'un demi-
siècle, depuis 1820 jusqu'en 1870 :

|                          | En 1820 | En 1870 | Augmentation |
|--------------------------|---------|---------|--------------|
| Alimentation végétale . . . . | 47,5  | 77,12   | 63 p. 100    |
| —            animale . . . . | 24,35 | 62,64   | 157          |
| Boissons indigènes. . . . . . | 12,30 | 40,10   | 226          |
| Denrées diverses. . . . . . . | 8,22  | 15,61   | 88           |

Telle est une des causes qui explique la grande fréquence des maladies
du cœur et des vaisseaux, comme nous avons voulu le démontrer il y a
plusieurs années[1], et comme nous ne cessons de le répéter dans les
termes suivants : *Les toxines alimentaires sont des poisons vaso-cons-*

[1] Les causes de l'artério-sclérose et des cardiopathies artérielles ; leur origine alimen-
aire et leur traitement préventif (*Congrès de Marseille* et *Journal des Praticiens*, 1891.)

*tricteurs, et à ce titre, elles contribuent à provoquer l'éclosion d'un grand nombre d'affections cardio-artérielles.* La démonstration de ce fait important en clinique et en thérapeutique sera donnée plus loin.

5° La question du *surmenage* est très complexe et difficile à résoudre.

Quand la cellule animale travaille, et surtout quand elle travaille jusqu'à la fatigue, elle élabore des déchets de désassimilation plus ou moins toxiques, et différents avec les organes. Ainsi, le cerveau produit la leucine et la cholestérine. Un muscle fatigué est un muscle intoxiqué par des acides et surtout par l'acide lactique, et Ranke (1864) a conclu de ses expériences, que celui-ci est la cause de la sensation de fatigue ; mais on peut soutenir aussi qu'il en est plutôt l'effet. Dans sa thèse inaugurale (Strasbourg, 1865), Challan fait jouer à la créatine et à la créatinine le même rôle que Ranke à l'acide lactique. Enfin, d'autres auteurs pensent que l'acidité d'un muscle fatigué peut être également due à son imprégnation par l'acide carbonique.

Les théories peuvent changer, mais le fait suivant demeure :

Le muscle, alcalin à l'état de repos, devient promptement acide à la suite de contractions répétées et énergiques. — La fatigue amène l'épuisement des centres vaso-constricteurs, et chez les animaux surmenés, les capillaires sont largement dilatés comme si on avait administré des médicaments vaso-dilatateurs (Arloing). Le liquide sanguin, de consistance fluide et de coloration noirâtre, s'est promptement chargé de principes toxiques, et Ranke, en injectant le sang d'un animal fatigué dans l'artère d'un animal sain, a déterminé la sensation de fatigue dans le domaine de ce vaisseau. Dès 1880, Revilliod avait autrefois émis l'idée que ce sang injecté dans la grande circulation d'un animal au repos doit produire sur l'organisme les phénomènes et les altérations de la fatigue, et dernièrement Roger a pu démontrer l'auto-intoxication des surmenés, puisqu'il suffit de l'injection de 0,15 centimètres cubes de leur sang pour tuer un kilogramme de lapin, tandis qu'on n'arrive au même résultat qu'avec 0,25 centimètres cubes de sang d'animaux reposés. Enfin, en 1882, Keim (de Lyon) confirmant les recherches de Preyer (d'Iéna), a pu produire expérimentalement chez les animaux la sensation de fatigue par des injections de lactate de soude. La toxicité urinaire est encore augmentée, et en voici la preuve d'après Bouchard : tandis qu'à l'état normal, il faut 0,45 centimètres cubes d'urine pour produire des phénomènes d'intoxication, il suffit de 0,12 centimètres cubes de l'urine d'un courbaturé.

L'accumulation dans le sang de tous les déchets de désassimilation est donc capable de produire dans les organes diverses lésions parmi les

quelles il faut noter, d'après Revilliod, pour le système circulatoire :
« l'irritation, l'épaississement, la raréfaction ou la destruction de l'endothélium des vaisseaux et des valvules du cœur, les vices de nutrition de
la fibre cardiaque, sa dégénérescence, celle des fibres musculaires des
vaisseaux ».

On sait encore, depuis Byasson, que le travail intellectuel augmente
l'excrétion de l'urée, des phosphates et des sulfates. Broca et Lombard
ont démontré, sous la même influence, l'élévation de la température de
la tête ; mais, lorsque ce travail est excessif jusqu'à la fatigue cérébrale,
il n'est pas sans favoriser dans les artères de l'encéphale le développement
de phlegmasies chroniques.

Tous ces faits démontrent que le surmenage est capable de produire
des lésions de l'appareil circulatoire.

Donc, en jetant dans l'économie une quantité considérable de matières
extractives et de déchets de désassimilation insuffisamment éliminés par
les émonctoires naturels, le surmenage porte son action nocive sur les
muscles vasculaire et cardiaque. Il s'agit alors d'*artérites*, et surtout de
*myocardites par intoxication*. Revilliod en a cité des exemples, et j'ai
observé des faits semblables.

D'autres fois, c'est par le mécanisme de l'effort plus ou moins répété
que seront produites certaines affections du cœur, admises par les uns,
niées par les autres, et aboutissant aux symptômes du *cœur forcé* chez
les soldats en campagne. On a beaucoup discouru à ce sujet ; on a dit,
non sans raison, que le cœur ne se fatigue pas, et qu'il se dilate plutôt
qu'il s'hypertrophie dans ces cas. Du reste, la question est fort complexe,
et l'on doit rattacher les scléroses vasculaires dans l'armée à des causes
nombreuses : syphilis, tabagisme, surmenage, maladies infectieuses, etc.

Il est possible que le surmenage *physique* soit capable de produire,
à la longue et par le mécanisme de l'intoxication, des altérations du
muscle cardiaque et du système artériel. La chose est possible, mais
difficile encore à démontrer par l'anatomie pathologique.

Quant au surmenage *moral*, son mécanisme est tout autre, et sans
nier absolument qu'on puisse assimiler ses résultats et son mode d'action
à ceux de la fatigue physique, on est en droit de penser qu'ici l'intoxication joue un rôle secondaire, et que l'action du système nerveux est prépondérante.

Voyez un homme sous le coup d'une triste et violente émotion : la face
pâlit et se couvre de sueur, les extrémités se refroidissent ; le pouls est
petit, faible et misérable ; une angoisse indicible étreint le cœur dont les

battements précipités et tumultueux d'abord, peuvent se suspendre au
milieu d'un état lipothymique ou syncopal. Nierez-vous l'existence d'un
spasme vasculaire, et n'en avez-vous pas vu la preuve dans l'expérience
de Mosso à l'aide du pléthysmographe? Supposez alors des émotions
qui se répètent, qui se perpétuent, comme vous en voyez dans la vie
agitée des hommes politiques, des financiers, des ambitieux ou des
incompris, et alors vous comprendrez pourquoi leur système artériel
en état d'hypertension permanente pourra subir à la longue les lésions
de la sclérose. En un mot, puisque tout le monde admet l'influence
aggravante du choc traumatique sur les affections du cœur préexistantes,
on comprend difficilement pourquoi on se refuserait à croire que le
choc ou *traumatisme moral* souvent répété et prolongé ne puisse déterminer à la longue les mêmes effets. On sait, du reste, que le goitre
exophtalmique succède souvent aux émotions.

Sans tomber dans l'exagération des auteurs anciens, qui attribuaient
une importance prépondérante et exagérée aux causes morales de toutes
les cardiopathies, il semble que cette étiologie ne doit pas être entièrement abandonnée, surtout en ce qui concerne les cardiopathies artérielles,
cette pathogénie pouvant être difficilement attribuée aux maladies valvulaires.

« Je ne suis pas, dit Corvisart, le seul médecin qui ait pensé que les
lésions organiques du cœur ont été plus fréquentes dans les horribles
temps de la révolution que dans le calme ordinaire de l'ordre social. »

Bernheim a cité plusieurs observations (1877) dans lesquelles les
« causes morales déprimantes » ont certainement dû jouer un grand rôle
pour la production de troubles profonds dans la circulation. — L'une de
ses malades, nullement rhumatisante, réduite à la misère après de grands
revers de fortune, éprouva d'abord de violentes palpitations auxquelles
succéda une dyspnée croissante ; puis, survinrent de l'œdème des membres inférieurs, une hypertrophie du cœur, la dyspnée de Cheyne-Stokes
et des troubles graves de compensation qui aboutirent à une asystolie
mortelle. A l'autopsie, on trouva une hypertrophie ventriculaire considérable, des plaques athéromateuses de l'aorte avec intégrité des orifices
de cœur. — Il faut avouer que cette observation n'est pas absolument
concluante, puisqu'elle porte sur une femme âgée de 66 ans, et que les
influences morales ont pu précipiter la marche d'une cardiopathie latente
et préexistante, mais qu'elles n'ont pu la produire.

Il est certain que « le cœur ressent le contre-coup de la fatigue
musculaire comme de la fatigue morale » (Revilliod). La même vérité
a été exprimée par ces mots : « le cœur physique est doublé d'un
cœur moral », et Peter a pu dire que l'hypertrophie du ventricule gauche

«·est la maladie des organismes usés par la fatigue, les passions et les
excès : fatigue de la vie maritime, de la vie guerrière, de la vie politique.
Elle est la maladie des « viveurs », chez lesquels le système artériel est
constamment tendu, et s'use prématurément par excès de tension habi--
tuelle ».

A l'appui de ces idées, voici un exemple fort instructif que j'ai observé
il y a quelques années :

Un homme de 59 ans, riche banquier dans une ville importante, maire et
conseiller général de son pays, descend dans l'arène politique ; il est grand
électeur de son pays, il combat ses adversaires avec une vigueur inaccou-
tumée par la plume et par l'action. Puis, l'heure des déceptions arrive : ses
candidats sont battus par le parti adverse ; battu lui-même, il ne parvient
qu'à grand'peine à rester à la tête de l'administration de son pays. Alors,
les désastres de ses finances succèdent aux désastres de son ambition déçue ;
le visage pâlit, le cœur est agité par de folles palpitations ; le pouls est serré,
petit, concentré, et le médecin voit évoluer pas à pas, jour par jour, une
affection cardiaque d'origine artérielle. Les artères, tendues et résistantes
d'abord au toucher, deviennent très dures et athéromateuses, l'aorte se dilate,
et l'on finit par constater une double lésion de l'orifice aortique.

Chez cet homme, on ne peut invoquer aucune cause de son affection : il
n'était ni syphilitique, ni alcoolique, ni goutteux, ni rhumatisant, ni fumeur.
Seules, les émotions de cette vie tourmentée et tumultueuse avaient agi en
déterminant un double surmenage : celui du système nerveux et celui du
système circulatoire. Il y a quelques mois, il mourait asystolique, en laissant
dans sa caisse un déficit de près d'un million de francs, déficit qu'il avait
soigneusement caché aux siens.

Il serait possible de citer bien d'autres cas semblables ; il me suffira de
faire remarquer que souvent, après des campagnes électorales plus ou
moins violentes, j'ai été appelé à constater l'aggravation rapide d'une
cardiopathie artérielle, restée latente jusqu'alors.

Depuis près de quinze ans, un homme âgé de 68 ans était atteint
d'arythmie cardiaque que l'on regardait presque comme physiologique,
puisque jamais elle ne s'était accompagnée d'aucun autre trouble fonctionnel. En 1897, il soutient une campagne électorale des plus vives, et
il achète chèrement le succès par l'entrée en scène d'accidents assez
graves (augmentation de l'arythmie, apparition de la dyspnée toxi-alimentaire avec insuffisance mitrale fonctionnelle par dilatation ventriculaire).

Un homme politique de la plus haute valeur, reçoit un jour en pleine
paroi précordiale un coup de pistolet qui heureusement fait une plaie
non pénétrante. Avait-il déjà une affection cardiaque aggravée alors
par le traumatisme ? Je l'ignore. Mais, pendant dix ans, cet homme,

un grand patriote, poursuivi par les haines les plus violentes, par les
accusations les plus monstrueuses, par l'ingratitude la plus injuste, souffre
de palpitations avec arythmie, et il reste pendant cette longue période,
éloigné de la scène politique. Il y rentre un jour victorieusement, et il
succombe peu de temps après à cette forte émotion d'un nouveau genre,
emporté par une première attaque d'angine de poitrine avec œdème
suraigu du poumon.

Il n'est donc pas improbable que les émotions violentes et répétées
puissent agir, d'abord sur le système artériel, ensuite sur le cœur. En
cela, je diffère d'opinion avec les auteurs qui pensent que les influences
morales agissent d'abord sur le cœur. A ce sujet, rappelons-nous ce que
nous a appris l'étude de l'hypertension artérielle : nous avons vu tout
l'arbre circulatoire en état de contraction sous l'influence d'une émotion,
la plus légère en apparence ; or, cette contraction vasculaire est un facteur important de l'hypertension artérielle, et cette dernière est la cause
première de l'artério-sclérose, ou de son aggravation.

Dans sa thèse d'agrégation en 1853, Leudet ayant à « déterminer
l'influence réelle des causes morales et mécaniques dans la production
des maladies organiques du cœur », n'arrive à aucune conclusion; il tend
même à combattre l'opinion que Beaut avait exprimée la même année, sur
la réalité de cette pathogénie. Or, la question mal posée devait être
incomplètement résolue. Il est certain que jamais les causes morales ne
sont capables de produire de toutes pièces une cardiopathie valvulaire ;
mais il n'en est pas de même des cardiopathies artérielles, lesquelles
peuvent réellement, quoique rarement, être déterminées par ces causes
morales. Celles-ci n'agissent pas directement sur le cœur central, elles
portent surtout leur action sur le cœur périphérique représenté par tout
le système vasculaire. En tout cas, les causes morales sont certainement
aggravantes des cardiopathies, surtout des cardiopathies artérielles,
d'après une pathogénie maintenant bien connue.

6° L'influence athéromigène de la *vieillesse* n'est plus à démontrer,
qu'il s'agisse de la vieillesse prématurée des saturnins, des alcooliques,
des surmenés, ou de la sénilité succédant à l'accumulation des ans.

Ces deux vieillesses ne se ressemblent pas absolument au point de vue
de l'anatomie pathologique, de la clinique et de leurs causes. Pour la
première, les scléroses viscérales sont fréquentes, et la lésion est prédominante dans les petits vaisseaux ; en un mot, il y a plus d'artério-sclérose viscérale que d'athérome artériel. Pour la seconde, le processus se
localise davantage dans les gros troncs artériels, le retentissement viscéral moins accusé ne se manifeste parfois que par l'atrophie des organes,

il y a plus d'athérome artériel que d'artério-sclérose viscérale. La marche est subaiguë dans l'une, plus souvent chronique dans l'autre.

Toutes deux sont le résultat d'une intoxication. Nous le savons déjà pour l'alcoolisme, le saturnisme, le tabagisme, le surmenage. Il faut maintenant démontrer que la vieillesse est une sorte de maladie (*senectus, ipsa morbus*), et que cette maladie est une intoxication.

Chez le vieillard, le sang est altéré pour deux causes principales : en raison des troubles d'hématose, et du mouvement de désassimilation.

*a.* Les troubles de l'hématose sont tels, que Réveillé-Parise (de Lille) avait voulu voir dans l'appareil respiratoire la cause prochaine de la vieillesse, ce qui est une exagération. Car, l'emphysème sénile qui, par l'atrophie ou la destruction de nombreuses alvéoles pulmonaires, rétrécit considérablement le champ respiratoire, peut n'être pas très accusé chez les vieux athéromateux, et d'un autre côté il est causé parfois par l'endartérite des vaisseaux bronchiques. La difficulté est donc simplement reculée, et il est nécessaire de chercher la cause de cette lésion vasculaire chez les vieillards. En tout cas, même en l'absence de toute lésion emphysémateuse, la loi suivante formulée dès 1857 par Schnepf peut être invoquée : « La capacité vitale du poumon suit une double oscillation, une progression ascendante, depuis l'enfance jusqu'à l'âge de 20 ans, et descendante à partir de cette époque jusque dans la vieillesse reculée. »

Hutchinson est arrivé à des conclusions semblables, mais différentes au point de vue de l'âge (35 ans au lieu de 20) auquel le poumon atteindrait sa plus grande capacité fonctionnelle. Or, cette capacité vitale ou fonctionnelle des poumons mesurant la quantité d'air inspiré ou expiré dans la respiration la plus profonde possible, il en résulte qu'il y a dans ces organes, par les effets de l'âge, une diminution de la pénétration de l'air laquelle s'ajoute encore à la diminution de l'apport du sang, puisque les capillaires pulmonaires sont, les uns atrophiés et les autres disparus. Donc, le sang emprunte moins d'oxygène à l'air, et celui-ci lui enlève moins d'acide carbonique. Il doit en résulter déjà une altération sanguine par rétrécissement du champ de l'hématose. Le liquide nourricier prend les caractères de la « vénosité » ; il est moins riche en globules, en oxygène, en hémoglobine, en fibrine, et sa capacité respiratoire est amoindrie ; il est ainsi moins vivifiant et moins nutritif que celui de l'adulte, et l'organisme du vieillard se trouve en état ou en imminence presque continuelle de surmenage. Le travail de désassimilation augmente, celui de la nutrition diminue, et la vieillesse appartient pour ainsi dire aux maladies par ralentissement de la nutrition, maladies capables de provoquer des dégénérescences artérielles.

*b*. Il faut prouver maintenant que, par son mouvement incessant de désassimilation, la vieillesse rentre dans la catégorie des maladies toxiques.

C'est à elle surtout que l'on peut appliquer cette parole de Bouchard : « l'organisme est un réceptacle et un laboratoire de poisons ». Cela est vrai pour les vieillards dont le sang renferme une plus grande quantité d'urée ; au lieu de 0,017 à 0,019, chiffre normal chez l'adulte, il y aurait, d'après Quinquaud, une moyenne de 0,032 à un âge avancé. Mais, cette plus forte proportion d'urée dans le sang, ou *azotémie*, ne coïncide pas avec une élimination plus grande de ce produit par les urines ; il y a, au contraire, de l'hypoazoturie. D'autre part, l'azotémie n'est pas due à l'augmentation de l'alimentation qui est moindre, mais bien à la désassimilation des tissus. Enfin, le sang renferme plus de cholestérine, une grande quantité de matières extractives, et tous ces poisons deviennent des agents d'intoxication à plus ou moins longue échéance, parce que, dans la vieillesse, les urines sont moins abondantes, parce que la dépuration rénale est insuffisante, faits démontrés par une moindre toxicité urinaire. Le sang des vieillards présente donc un état toxique réel, capable d'expliquer la tendance adynamique de leurs maladies et la production des dégénérescences artérielles. La vieillesse est en rapport presque direct avec ces dégénérescences, et Cazalis a pu dire que « l'on a l'âge de ses artères ».

La vieillesse est donc une intoxication, ce qui justifie sa place parmi les causes toxiques de l'artério-sclérose et de l'athérome artériel.

*c*. Si la *ménopause* est fréquemment une cause d'artério-sclérose, il n'est pas illogique d'admettre qu'à cette période de la vie la lésion artérielle puisse se produire à la faveur d'une adultération sanguine ; hypothèse que des recherches ultérieures pourront confirmer.

L'artério-sclérose et les dégénérescences artérielles peuvent, par exception, s'observer dès les *premiers âges* de la vie. Les faits suivants n'infirment pas la règle, d'autant plus que ces lésions artérielles peuvent être dues à des causes méconnues (saturnisme, syphilis héréditaire, etc.).

Chez un enfant de 23 mois, H. Martin a trouvé au-dessus de l'orifice de l'artère coronaire gauche un point d'athérome aortique ayant un millimètre de diamètre, et il fait la remarque que dès l'âge le plus tendre, à 3 ou 4 ans, on peut constater déjà quelques stries athéromateuses sur les vaisseaux. Phœnomenow a cité (1882) un cas unique en son genre, relatif à un vaste anévrisme de l'aorte abdominale d'un volume tellement considérable qu'il était devenu chez un fœtus la principale cause de dystocie. Chez un enfant de 2 mois, Moutard-Martin a constaté une aortite chronique avec rétrécissement de l'aorte. Hogdson raconte que Young a enlevé une artère temporale absolument calcaire sur un enfant de 15 mois. Portal et Scarpa auraient encore rencontré des faits semblables. Andral a vu des ossifications aortiques chez un enfant de 8 ans, et chez cinq ou six malades âgés de moins de 30 ans, Henri Roger et Sanné ont rencontré chacun un cas d'anévrisme de l'aorte avec lésions athéromateuses chez deux enfants de 10 ans et de 13 ans et demi. Enfin, sur 551 cas d'anévrismes rassemblés par Crisp, 5 appartenaient à des sujets dont l'âge variait de quelques jours à 20 ans. On se demande si dans tous ces cas, il ne s'agit point d'hérédosyphilis.

### III. — CAUSES INFECTIEUSES

Après les diathèses et les intoxications, se placent les maladies infectieuses, qu'elles soient aiguës (fièvre typhoïde, variole, scarlatine, diphtérie, grippe) ou chroniques (impaludisme, syphilis). Le processus anatomique des premières, au lieu d'être lent et progressif comme celui de l'impaludisme et de la syphilis, des diathèses et des intoxications, est au contraire aigu et rapide à son début pour s'accomplir ensuite avec la lenteur des phlegmasies chroniques.

a. L'histoire des artérites dans les maladies infectieuses aiguës se lie à celle des myocardites, et il n'est pas inutile, pour faire comprendre l'importance de cette question, de jeter un regard en arrière. Nous laissons de côté les artérites périphériques si connues depuis les travaux de Bourgeois (d'Étampes), de Gigon (d'Angoulême), de Trousseau et de Patry (de Sainte-Maure), sous forme de gangrènes des membres dans la fièvre typhoïde, et nous ne nous occupons ici que des artérites viscérales.

Le domaine des cardiopathies myocardiques tend à s'agrandir tous les jours, depuis l'époque où la clinique a secoué le joug de la loi trop exclusive de Bouillaud sur l'origine endocardique et rhumatismale des maladies organiques du cœur, depuis l'époque déjà lointaine où, en 1871 — il y a donc plus de vingt-cinq ans — nous avons démontré la fréquence des lésions du myocarde et des coronaires dans la *variole*.

La « cardite aiguë » avait été autrefois signalée dans les pyrexies par Sénac, Virchow, Rokitansky, Zenker, Waldeyer et Bernheim. Mais aucun de ces auteurs n'avait vu que les altérations myocardiques sont sous la dépendance directe des lésions coronariennes. Une exception doit être faite en faveur de Hayem qui étudia (1875) d'abord les rapports existant entre la mort subite et les altérations vasculaires du cœur dans la *fièvre*

*typhoïde*, et qui, dans un autre mémoire précédent (1870) sur les « myosites symptomatiques », nous avait fait l'honneur de reproduire notre description clinique de la myocardite aiguë[1].

Nous avions alors admis l'existence « d'endartérites qui, par l'épaississement de la membrane interne des petites artères et aussi par
l'accumulation des globules blancs et de bouchons fibrineux, peuvent,
ou rétrécir considérablement la lumière des vaisseaux, ou l'oblitérer
tout à fait. Ces thromboses multiples donnent lieu à des infarctus
hémorrhagiques, et dans tous les cas, l'ischémie musculaire, qui résulte
du rétrécissement artériel, doit singulièrement hâter la dégénérescence
graisseuse. Celle-ci reconnaîtrait donc deux causes dans la myocardite :
l'inflammation, et le défaut d'irrigation sanguine par l'oblitération des
petites artères ».

Ce passage de notre travail a posé et résolu la question de l'ischémie
et des dégénérescences du myocarde consécutives à l'endartérite coronarienne des fièvres, question dont la confirmation se retrouve encore dans
notre thèse inaugurale sur les « causes de la mort dans la variole[2] ».

Plus tard, en 1877, à propos de la pathogénie de « la mort subite
dans la fièvre typhoïde », je revenais sur cette question de la coronarite
aiguë, et je disais :

« Dans un muscle, dans le myocarde enflammé, il faut considérer
deux choses : d'une part, l'inflammation du muscle avec tous ses caractères de gonflement, de prolifération, de multiplication des éléments ;
d'autre part, l'inflammation des artérioles du muscle, et consécutivement
le rétrécissement de leur calibre, l'oblitération de leur lumière favorisant, d'une façon plus rapide encore, l'anémie de l'organe, sa dénutrition,
et la dégénération de ses fibres ainsi que des produits inflammatoires. »

Un peu plus tard, Brouardel démontrait que des varioles graves déter-

---

[1] Depuis la publication de notre travail sur la myocardite varioleuse (1871), de nombreux travaux ont confirmé l'existence des lésions myocardiques dans les fièvres et diverses
maladies : Complications cardiaques du croup et de la diphtérie (*Thèse in. de Paris*, 1873,
par LABADIE-LAGRAVE). — Manifestations cardiaques de l'érysipèle de la face (*Thèse de
Paris*, 1874, par A. SEVESTRE). — Étude sur la variole par BROUARDEL (*Arch. de méd.*,
1874). — Altérations du cœur et des muscles volontaires dans les fièvres pernicieuses, par
VALLIN (*Un. méd.*, 1874). — Mort subite dans le rhumatisme (par myocardite), *Thèse* par
CHOPY, 1875. — Myocardite puerpérale comme cause la plus fréquente de mort subite
après l'accouchement (*Thèse*, par COSTE, 1876). — Ueber myocarditis diphterica, par ROSEN-
BACH (*Virchow's arch.*, 1877). — Contribution à l'histoire de l'artérite et des cardiopathies typhoïdiques ; étude des localisations angio-cardiaques typhoïdiques ; leurs
conséquences immédiates, prochaines et éloignées, par LANDOUZY et SIREDEY (*Revue de médecine*, 1885 et 1887). — Myocardite diffuse de la diphtérie, par STOEFFEN (*Iahrbuch f. Kin-
derh.*, 1887). — Étude anatomo-pathologique et clinique sur la myocardite infectieuse
diphtérique (*Thèse de Paris*, par HUGUENIN, 1890). Nous arrêtons cette énumération à l'année 1890.

[2] Étude sur les causes de la mort dans la variole (*Arch. de méd.*, 1871, et *Thèse*, 1872).

minent des lésions inflammatoires, non seulement sur la membrane interne du cœur, mais aussi sur celle de l'aorte.

Dès cette époque, la question de l'influence des maladies infectieuses sur le développement ultérieur d'affections artérielles a été nettement posée, comme on le voit par ce passage : « Il existe, suivant nous, une endocardite et une endartérite varioleuses. Elles diffèrent assez dans leurs lésions, dans leurs signes physiques et surtout dans leur marche, pour être séparées, dans les descriptions, des complications cardiaques du rhumatisme et de la pleuro-pneumonie. Il faudra les ranger à côté des lésions identiques ou analogues qui surviennent dans les maladies infectieuses. Il reste à déterminer quelle est leur part d'influence sur le développement ultérieur des affections du cœur et des artères. » (Brouardel.)

A l'époque où ces lignes étaient écrites, on ne pouvait savoir encore l'avenir réservé aux myocardites aiguës provoquées par les maladies infectieuses, parce que les malades n'avaient pu être suivis. Ce fut plus tard, en 1882, que Balzer a pu dire : « Les scléroses, aussi bien que les autres altérations que l'on observe dans les maladies infectieuses, paraissent déterminées par la présence, au sein des tissus, d'organismes inférieurs, et surtout de microbes de diverses espèces. Le nom de *scléroses parasitaires* serait donc mieux justifié pour les désigner. »

Landouzy et Siredey qui, en 1885, ont constaté comme nous les lésions artérielles du myocarde dans les pyrexies (fièvre typhoïde, scarlatine, variole), ont établi que l'artérite aiguë engendrée par elles, peut poursuivre lentement et chroniquement son évolution, et devenir le point de départ d'artérite chronique généralisée ou partielle. Pendant le cours de la fièvre typhoïde ou dans sa convalescence, la lésion artérielle atteint, d'après ces auteurs, les trois tuniques à la fois, mais surtout la tunique interne qui est bourgeonnante, végétante, jusqu'à l'oblitération de la lumière vasculaire ; la tunique moyenne est également altérée, et l'adventice est remarquable par la congestion intense des vasa-vasorum. Ces lésions sont peu accusées sur l'aorte, sur les gros troncs artériels, sur les branches des coronaires ; mais elles augmentent d'intensité dans les fines artérioles, à mesure qu'elles atteignent les vaisseaux plus petits, ce qui explique l'absence d'accidents angineux, ceux-ci se produisant surtout lorsque de plus grosses branches artérielles sont atteintes. Consécutivement à cette endartérite, évoluent des lésions parenchymateuses et interstitielles, les premières dégénératives paraissant succéder aux secondes. Celles-ci consistent en une prolifération tellement considérable des cellules fixes du tissu conjonctif, qu'elles contribuent à étouffer l'élément musculaire qui dès lors s'atrophie et dégénère, selon le mécanisme de

H. HUCHARD. — Maladies du cœur. 3ᵉ édition.  13

la dégénérescence de la cellule hépatique, dans les maladies infectieuses.

Telles sont les lésions produites sur le cœur par la fièvre typhoïde. Elles ressemblent à celles que nous avions révélées dans la variole. Ces altérations peuvent certainement disparaître ; mais d'autres fois elles donneraient lieu, à longue échéance (après cinq et même vingt ans), à des aortites, à des insuffisances aortiques, à des myocardites, ou encore à des scléroses rénales, hépatiques ou cérébro-spinales dont jusqu'ici l'étiologie infectieuse aurait été méconnue. Il serait donc juste de reconnaître, d'après Landouzy et Siredey, qu'avec la variole, « la fièvre typhoïde est un des facteurs les plus importants des infirmités cardiaques et de l'artério-sclérose ».

*b.* Ce qui est vrai pour la fièvre typhoïde et la variole, l'est encore pour la *diphtérie*, la *scarlatine*, la *rougeole*, la *grippe*.

Autrefois — comme le dit H. Martin — lorsqu'on décrivait des néphrites, des myocardites, des broncho-pneumonies d'origine typhoïdique, variolique ou diphtérique, etc., on ne cherchait et on ne trouvait que des inflammations des épithéliums ; mais on méconnaissait la cause résidant dans l'inflammation primitive de la tunique interne des artères. « Or, dans la diphtérie, il est facile de constater un épaississement énorme de la tunique interne des artérioles, non seulement dans les poumons, atteints de broncho-pneumonie, mais encore dans le cœur et souvent même dans les reins. »

Ces notions étiologiques, dont on comprend l'importance, ont été encore dernièrement accentuées par Roux et Yersin : « Beaucoup de néphrites ou de maladies nerveuses dont on ignore l'origine ou que l'on rapporte à des causes banales, sont probablement la suite d'une infection microbienne qui a passé inaperçue. »

En effet, les expériences de Charrin avec la toxine pyocyanique, et celles que J. Mollard et Cl. Regaud (de Lyon) ont instituées avec la toxine diphtérique, ont démontré que la sclérose du myocarde et l'athérome de l'aorte peuvent succéder à des intoxications microbiennes[1].

*c.* Dans la *tuberculose pulmonaire* et surtout dans sa forme aiguë, j'ai observé deux exemples remarquables d'aortite et d'endartérite généralisées. Du reste, la tuberculose prend parfois dans le poumon la forme fibreuse, bien étudiée dans ces dernières années ; mais, cette influence

---

[1] Lésions du myocarde dans l'intoxication aiguë par la toxine diphtérique (*Soc. de biol.,* 1895, et *Ann. de l'Institut Pasteur,* 1897). — Note sur l'histogénèse des scléroses du myocarde produites par l'intoxication diphtérique expérimentale. = Athérome de l'aorte chez des animaux soumis à l'intoxication diphtérique (*Soc. de biologie,* 1897).

sclérosante peut s'exercer encore sur quelques-uns des organes ordinairement indemnes de toute néoplasie bacillaire, et c'est ainsi que l'ataxie locomotrice, si souvent d'origine syphilitique, peut être aussi parfois d'origine tuberculeuse (Leyden). On avait jusqu'ici regardé la tuberculose comme consécutive au tabes dorsal, ce qui est sans doute possible ; mais, parfois aussi, c'est la seconde maladie qui est cause de la première, et à ce point de vue, notre élève, H. Kortz, a cité dans sa thèse inaugurale (1893) d'assez nombreux exemples établissant les rapports de la tuberculose avec la maladie athéromateuse.

Il est donc très probable que l'artério-sclérose, que les cardiopathies artérielles, qu'un grand nombre de scléroses viscérales peuvent être d'origine infectieuse ou microbienne. Mais la fréquence de cette cause ne saurait être exagérée, comme elle l'a été par quelques observateurs, quoique l'expérimentation et la microbiologie en aient établi la valeur. Ainsi, Rattone a vu certains micro-organismes, comme le bacille d'Eberth, se loger dans l'endothélium vasculaire ou dans les vasa-vasorum. Plus récemment, Lion a pu (1891), par les inoculations d'un bacille découvert par lui et Gilbert, produire non seulement des endocardites végétantes, mais aussi des artérites infectieuses, « rappelant la transformation scléro-calcaire des parois artérielles, et donnant ainsi la preuve expérimentale du rôle joué par les maladies infectieuses dans l'étiologie de cette altération vasculaire ».

*d.* La *malaria* donne lieu à des hypertrophies du foie et de la rate. Les premières, bien étudiées par Kelsch et Kiener (1878), procèdent d'une double lésion, à la fois vasculaire et parenchymateuse. Mais, on peut observer aussi des scléroses dans d'autres organes sous forme de néphrite interstitielle, de pneumonie chronique, et même d'induration du pancréas. Il est probable, quoique le fait ne soit pas absolument démontré, qu'il s'agit ici de scléroses vasculaires, si l'on en juge par l'existence des syncopes locales et des gangrènes des extrémités d'origine palustre. Du reste, les éléments parasitaires du paludisme sont connus depuis les recherches de Laveran, ils circulent avec le sang, et on les rencontre dans presque tous les organes, dans tous les tissus renfermant des vaisseaux sanguins, avec une prédilection marquée pour ceux du foie, de la rate, des reins et des centres nerveux. « Le plus souvent, le foie est augmenté de volume et de poids, et présente les altérations de la congestion chronique et à un faible degré celles de la cirrhose vasculaire. Dans la rate, les vaisseaux sanguins sont dilatés, remplis de sang, et leurs parois sont épaissies, l'endothélium vasculaire paraît prendre une part active à cet épaississement. » (Laveran.) Il en est de même des reins qui présentent aussi les lésions de la néphrite chronique interstitielle, et des poumons parfois atteints de cirrhose partielle dans le paludisme chronique.

Ce qui tendrait à prouver l'origine vasculaire de ces scléroses, c'est l'existence de l'artérite qui a été démontrée dans le paludisme chronique. Il y aurait des aortites chroniques, des dilatations ou des anévrismes de l'aorte, des rétrécissements ou insuffisances aortiques, des myocardites chroniques n'ayant pas d'autre cause. Mais il s'agit ici rarement d'une endartérite oblitérante, le plus souvent d'une *artérite en plaques* ayant pour caractères : de se localiser sur plusieurs points du système artériel, de n'affecter que très rarement ce système tout entier, de siéger ordinairement sur les gros troncs vasculaires (aorte dans ses portions ascendante et thoracique, artères naissant directement de ce vaisseau), enfin de se terminer parfois par des anévrismes. Cette forme anatomique de l'artérite serait presque spéciale à l'impaludisme, puisque sur vingt cas d'artérite en plaques, Lancereaux a noté onze fois l'intoxication palustre dans les antécédents des malades. Les plaques d'aortite peuvent siéger au niveau des coronaires dont elles rétrécissent ou oblitèrent les orifices, et c'est ainsi qu'on voit survenir l'angine de poitrine d'origine palustre. Les artères coronaires peuvent être également atteintes, beaucoup plus rarement, il est vrai, que les gros troncs artériels ; mais la lésion porte sur les principales branches des artères cardiaques et avec une moindre intensité sur leurs fines divisions. Comme il s'agit d'une artérite en plaques, d'une artérite pariétale, rarement oblitérante, les altérations consécutives des fibres musculaires et du tissu conjonctif de l'organe se font plus lentement. D'après Lancereaux, dans cette forme d'artérite, toutes les tuniques artérielles prennent part à cette altération, de sorte qu'il y aurait à la fois péri-artérite, mésartérite et endartérite.

Cependant, ces lésions ne sont pas admises par tous les auteurs. Kelsch et Kiener, Laveran, qui ont sur cette question une compétence indiscutable, les mettent en doute dans presque tous les cas. Par exemple, l'hypertrophie cardiaque signalée autrefois chez les palustres par Haspel, Dutrouleau et Collin, n'est pas la conséquence directe de l'impaludisme. D'après Kelsch et Kiener, « elle est étroitement liée à l'excitation fonctionnelle du cœur ; elle se rattache, comme elle, à la suractivité physiologique des grands viscères de l'abdomen, et reconnaît en outre, comme condition pathogénique non moins efficace, l'engorgement de ces viscères, les lésions phlegmasiques qui y évoluent silencieusement et notamment la sclérose naissante des reins » (1889). A ce dernier point de vue, la néphrite paludique tiendrait donc sous sa dépendance l'hypertrophie du cœur.

En 1870, Duroziez aurait réuni vingt observations de lésions valvulàires plus ou moins graves qu'il attribuait à l'impaludisme ; chiffre bien extraordinaire, lorsque des médecins exerçant depuis de longues années dans les pays où la malaria est endémique, affirment n'avoir presque jamais vu de cas semblables. Trois ans plus tard, Lancereaux cherche à démontrer l'existence d'une forme d'endocardite végétante et ulcéreuse, localisée de préférence aux valvules sigmoïdes de l'aorte, et Laveran remarque judicieusement qu'alors on a trouvé, au niveau des ulcérations de l'endocarde, des granulations et des bâtonnets, « qui n'ont évidemment rien de commun avec l'hématozoaire du paludisme ». En un mot, un impaludique peut présenter à un moment de sa vie, de l'hypertrophie du cœur, de l'artérite généralisée, de l'aortite, de l'endocardite infectieuse, des accès d'angine de poitrine, etc. ; mais, est-ce une raison pour attribuer toujours ces accidents au paludisme ancien, et ne sont-ils pas dus à d'autres causes, à des intoxications ou infections surajoutées ?

Il en serait de même de l'asphyxie locale et de la gangrène symétrique des extrémités dont Maurice Raynaud, Calmette, Moursou et Verneuil ont cité des faits semblant être en relation étiologique avec le paludisme. Laveran affirme n'avoir jamais observé, pour sa part, aucun exemple de cette complication pendant son séjour en Algérie ; il croit (avec Kelsch et Kiener) qu'indépendamment de la dyscrasie malarienne, d'autres causes agissent dans la genèse de ces accidents : diarrhée et anémie consécutive, action adjuvante d'une maladie telle que la bronchite capillaire ou la pneumonie d'après un fait de Blanc publié en 1885, action du froid, etc. « Le paludisme ne favorise probablement l'action de la maladie qu'en augmentant la sensibilité au froid et l'action réflexe de la moelle sur les vaso-moteurs » (Laveran, 1898).

La vérité est entre ces affirmations contraires, les lésions artérielles du paludisme pouvant survenir de longues années après lui.

e. Dans la *syphilis*, on observe souvent, à la période tertiaire, des scléroses du foie, du rein, parfois même du cœur, des glossites ou orchites scléreuses, des affections encéphaliques désignées sous le terme de syphilis cérébrale, et qui ont le plus souvent pour point de départ une lésion vasculaire. Il en est de même des scléroses de la moelle, et les recherches de Fournier ont victorieusement démontré que le tabes dorsal est presque toujours d'origine syphilitique. La syphilis artérielle produit encore des anévrismes aortiques, des aortites, des lésions orificielles de l'aorte, des gangrènes des extrémités, des cardio-scléroses avec angine de poitrine. Elle peut être une conséquence directe de la syphilis héréditaire, et Chiari (1881), a vu un enfant mort à quinze mois d'hérédo-syphilis, chez lequel les artères de la base du cerveau étaient épaissies, avec tous

les caractères de l'endartérite oblitérante. Or, comme la syphilis héréditaire peut exercer son action sur plusieurs générations, de sorte « qu'un
petit-fils peut être tributaire de la syphilis souvent ignorée de son
aïeul », on doit en conclure qu'un certain nombre de lésions aortiques,
d'insuffisances de l'aorte et de cardiopathies artérielles dont la vraie
cause est souvent inconnue, peuvent être justifiables de cette étiologie.

On avait pensé autrefois que les gommes placées au voisinage des
artères déterminaient souvent leur inflammation ; mais bon nombre
d'auteurs sont portés à croire que l'artérite précède et produit les néo-
plasies gommeuses.

Ce n'est pas seulement à ses périodes tertiaire et secondaire que la
syphilis porte son action sur le système artériel. Au moment de son accident initial, au milieu du chancre induré, on peut déjà constater un
épaississement notable de toutes les tuniques artérielles.

Donc, la *syphilis aime les artères*. Mais comment ? Produit-elle plutôt
l'endartérite que la périartérite ? A ce sujet, les avis sont partagés, et il
y a trois opinions en présence.

Pour Heubner, il s'agit plutôt d'une *endartérite*. La lésion se développe d'abord au-dessous de l'endothélium, en dedans de la membrane
élastique interne, sous forme d'éléments fusiformes dont la prolifération fait saillie au niveau du revêtement endothélial qu'elle soulève. Il
en résulte une petite nodosité (endartérite nodulaire) pénétrant dans
l'intérieur du vaisseau (endartérite oblitérante), sans occuper sa circonférence tout entière ; ces infiltrats nodulaires, sorte de gommes microscopiques, envoient des prolongements à travers la membrane fenêtrée.

Cet auteur a encore décrit un autre foyer inflammatoire dans la
tunique externe, et réalisé par l'inflammation des vasa-vasorum. Il regarde ce foyer comme secondaire, donnant le nom de foyer principal à
la lésion de la couche sous-endothéliale. Or, c'est le contraire qu'il faut
dire, et la véritable pathogénie de ces lésions a été incomprise. En effet,
l'inflammation des vasa-vasorum constitue l'acte primordial de l'endartérite oblitérante, puisqu'elle tient sous sa dépendance les altérations
dystrophiques de la couche sous-endothéliale. Le foyer inflammatoire
de la tunique externe est donc primitif, et c'est le foyer inflammatoire de
la tunique interne qui est le plus souvent secondaire.

Heubner a prétendu que l'artérite syphilitique ne se termine jamais par
la dégénérescence athéromateuse et calcaire. C'est là une exagération, et
Davidson (1879), après d'autres, a établi la relation de cause à effet
entre la syphilis et l'athérome. Mais, l'athérome d'origine syphilitique
est rarement généralisé, il n'atteint que quelques artères.

Pour Baumgarten et Lancereaux, l'artérite syphilitique est d'abord une *périartérite*, ce qui explique son siège cérébral, dû à la présence de la gaine lymphatique autour des artères encéphaliques et à la tendance de la syphilis à envahir les tissus lymphatiques. La lésion ne serait pas diffuse, elle commencerait par divers points circonscrits du vaisseau où elle produirait de petits foyers sous forme de nodosités miliaires prenant avec le temps une coloration jaunâtre. On observe d'abord une tuméfaction de la tunique externe qui s'infiltre d'éléments embryonnaires ; puis, la tunique interne se prend à son tour et détermine souvent par son épaississement et sa rétraction, le rétrécissement ou l'oblitération du vaisseau. Quant à la tunique moyenne, elle est le plus souvent comprimée par l'épaississement des tuniques interne et externe, et elle peut ainsi s'atrophier ou disparaître, ce qui explique la production fréquente de dilatations partielles ou de petits anévrismes des artères cérébrales. Mais ces dilatations anévrismales se montrent également sur les gros troncs artériels, par exemple sur l'aorte et ses principales branches.

Ainsi, au point de vue anatomique, l'artérite syphilitique est tantôt oblitérante, tantôt anévrismatique. Puisqu'elle est oblitérante, peu importe qu'elle commence par le périartère ou l'endartère, puisque le résultat est le même. Du reste, les partisans de la périartérite ne paraissent pas attacher une grande importance à leur opinion, puisque l'un d'eux convient lui-même que cette artérite ressemble histologiquement à celle qui succède à une ligature ou à une embolie, et que « tantôt les parois altérées sont épaissies, tantôt amincies, tantôt dilatées ou rétrécies, en sorte qu'il serait difficile d'admettre une identité parfaite du processus ».

Ces discussions n'ont pas une grande importance, et il faut dire avec Fournier : « Il se peut que le processus scléreux prédomine, soit vers les tuniques extérieures, soit vers les tuniques les plus internes. On a affaire alors, dans le premier cas, à une périartérite, et dans le second, à une endartérite. Cette distinction n'a pas, à mon gré, l'importance que certains auteurs lui ont attribuée ; car souvent ces deux modes de lésions se trouvent associés, et souvent aussi, telle est la ténuité du vaisseau affecté, que les lésions des tuniques externes ne tardent pas à retentir sur la circulation, comme celles des tuniques les plus intérieures [1] ».

En résumé, qu'on la fasse débuter par l'adventice ou par l'endartère, l'artérite syphilitique présente les caractères suivants :

---

[1] Dans une étude récente sur la syphilis cardiaque (*The New-Nork med. Journ.*, octobre 1898), I. ADLER a rapporté chez des enfants de deux à trois mois et demi (hérédo-syphilis), plusieurs observations de syphilis du cœur consécutive à l'endartérite des coronaires. Les figures qu'il reproduit à l'appui de cette dernière localisation, semblent très concluantes.

Elle est *nodulaire*, ayant une tendance à envahir plusieurs points du vaisseau et non sa totalité ; quelquefois, elle est régulièrement diffuse et fibroïde comme si l'artère était *blindée ;* plus rarement, elle est *gommeuse* avec apparence de grains de riz saillants dans l'intérieur du vaisseau ou plutôt avec gommes miliaires siégeant dans le péri-artère *(péri-artérite gommeuse)* ; le plus ordinairement chronique d'emblée, elle peut affecter aussi le mode aigu (Leudet, Baroux, 1884) ; elle atteint surtout les artères cérébrales où elle est souvent bilatérale et symétrique, et après elles, par ordre de fréquence, les gros troncs artériels (aorte dans ses portions ascendante, thoracique et abdominale), puis les artères du cœur (Birch-Hirschefd, Weischselbaum, Haushalter, Huchard), celles du rein, l'artère temporale (Leudet), les artères radiales (Lomokowsky), deux fois l'artère pulmonaire (O. Weber, E. Wagner) ; elle n'a pas une grande tendance à se généraliser et à se terminer par la dégénérescence athéromateuse et calcaire ; elle est le plus souvent circonscrite, limitée à un ou plusieurs vaisseaux, quelquefois à une petite portion d'un vaisseau, et ainsi la syphilis n'est pas une des causes habituelles de l'artério-sclérose, telle qu'elle doit être comprise. Elle est tantôt oblitérante, tantôt anévrismatique.

Elle est *oblitérante*, soit par endartérite bourgeonnante, soit par une sorte de rétraction nodulaire et cicatricielle de la membrane interne, soit par thrombose. Alors, elle détermine dans les organes, soit des lésions de ramollissement comme pour le cerveau, soit des ruptures comme pour le cœur si l'oblitération est rapide et si elle atteint un gros vaisseau, soit encore beaucoup plus rarement des scléroses dystrophiques. En tout cas, l'artério-syphilose passe par deux phases : celle d'induration avec perméabilité du vaisseau, celle d'oblitération avec sclérose dystrophique consécutive.

Lorsque l'artérite syphilitique est *anévrismatique*, elle détermine assez fréquemment sur le système artériel des anévrismes signalés depuis longtemps déjà par Lancisi, et bien étudiés surtout par Welch qui en a démontré la fréquence. Ils ont pour caractères d'être multiples (et c'est ainsi qu'on en peut trouver trois ou quatre sur le même sujet), de pouvoir survenir chez des individus relativement jeunes, enfin de siéger en plus ou moins grand nombre sur les artères cérébrales, dans les différents points de l'aorte (à ses régions ascendante, thoracique ou abdominale, et souvent à la partie postérieure) quelquefois au tronc brachio-céphalique, aux sous-clavières, plus rarement sur les artères des membres. On en a observé encore sur les coronaires (Chvostek, Erlich), sur les vaisseaux du péricarde (Balzer).

L'artérite syphilitique est donc tantôt *sténosante*, tantôt *ectasiante*.

Il convient d'ajouter que l'artérite syphilitique est un accident de la

période tertiaire, sauf de rares exceptions : dès les premiers mois suivant
l'infection primitive (Mauriac) ; 14 mois après (Baroux) ; 13 cas de syphilis artérielle pendant l'année qui suit le chancre (Gjön, de Christiania).
Les recherches de Hutinel (1876), de Brissaud et Malassez (1881), de
Balzer (1883) ont d'autre part démontré les rapports existant entre l'artérite et la gomme, celle-ci précédant celle-là sous forme de « gommes
microscopiques ». Ici, la lésion commence par la péri-artérite pour finir
par l'endartérite, et Cornil a montré qu'on observe des lésions analogues
dans le chancre infectant.

Enfin, l'artérite syphilitique affecte parfois une marche aiguë. Dans sa
thèse inaugurale (1884) Baroux en a rapporté quelques exemples, et Leudet a publié à ce sujet une observation intéressante d'artérite syphilitique
aiguë évoluant successivement sur les deux temporales.

L'artérite syphilitique offre beaucoup d'analogies anatomiques avec
celles qui surviennent dans le cours de la *tuberculose*.

Les artérites tuberculeuses sont rares ; elles ont les vaisseaux du cerveau, des reins et du poumon pour sièges de prédilection. Cependant,
on peut les observer un peu partout et jusque dans les artères de moyen
et petit calibre. Elles sont le plus souvent nodulaires avec tendance à
l'oblitération, et parfois à la dilatation anévrismale. Stokes a signalé les
rapports existant parfois « entre la diathèse athéromateuse et la diathèse tuberculeuse », et ces rapports ont été étudiés plus complètement
dans la thèse d'un de nos élèves, Kortz, en 1893. On lira plus loin
plusieurs faits d'aortites que j'ai observées dans le cours de la tuberculose. Hanot et Lévy (1896) ont signalé un cas de tuberculose aortique
sans artérite, et Challe relevant dans sa thèse récente (1898) tous les
faits de « lésions artérielles chez les tuberculeux », arrive à cette conclusion, que la tuberculose des artères de la grande circulation n'a pas beaucoup d'intérêt, que les artérites chez les tuberculeux avec ou sans gangrène, ne paraissent avoir comme particularité que la lenteur de leur
évolution et leur peu de douleur. Dans une belle observation de Deguy
(thèse de Challe) relative à une thrombose de la tibiale postérieure ayant
amené une gangrène de la partie inférieure de la jambe et du pied chez
un tuberculeux cachectique, indemne de syphilis, de diabète, d'albuminurie, d'alcoolisme et n'ayant jamais pris d'ergot de seigle, on n'a pas
constaté la présence de micro-organismes ni dans la mésartère calcifiée,
ni dans l'endartère presque complètement décollée.

L'anatomie pathologique et la clinique nous enseignent que les artérites tuberculeuses, toujours circonscrites, ne se généralisent pas et
qu'elles ne conduisent jamais au développement de l'artério-sclérose.

Après l'énumération de ces causes multiples et fréquentes, on prévoit une objection : « Alors, personne n'échappe à l'artério-sclérose, et c'est la maladie de tout le genre humain qui va être décrite? » Cela est presque vrai. Il s'agit d'un état morbide des plus fréquents auquel nous devons payer notre tribut. L'athérome est, comme l'a dit Bichat, la « rouille de la vie », et j'ajoute que, vivre c'est déjà commencer à mourir. Nous vieillissons tous les jours, mais il s'agit de ne vieillir ni trop tôt ni trop vite. Et si quelques-unes de ces causes s'imposent fatalement à nous (hérédité, goutte, arthritis, maladies infectieuses), il en est d'autres qu'il est en notre pouvoir d'écarter par l'hygiène et par une thérapeutique préventive. Parmi ces dernières, il faut citer toutes les causes toxiques et surtout l'alimentation.

Ce serait une grave erreur de croire que toutes les artérites sont capables de conduire à l'artério-sclérose et que ce dernier terme est synonyme du mot « artérite ». Voici, du reste, par ordre de fréquence les causes *certaines* ou *douteuses* de l'artério-sclérose :

1° *Causes certaines de l'artério-sclérose :* goutte, diabète goutteux, alimentation (toxines alimentaires), saturnisme et goutte saturnine, arthritis, rhumatisme chronique, hérédité (aortisme héréditaire), sénilité, peut-être suites éloignées de maladies aiguës infectieuses.

2° *Causes douteuses :* alcoolisme, tabagisme, ergotisme, impaludisme, surmenage, syphilis. (Les artérites de la tuberculose ne peuvent jamais être invoquées dans l'étiologie de l'artério-sclérose.)

Le tableau suivant montrera, dans une vue d'ensemble, non seulement les causes diverses des artérites, mais aussi leurs localisations :

Causes et localisations des artérites.

| | | |
|---|---|---|
| | GOUTTE. . . . . . . . | Endartérite le plus souvent chronique, avec |
| | ARTHRITIS. . . . . . | tendance à la généralisation et à l'athé- |
| | DIABÈTE GOUTTEUX. . . | rome. Fréquentes localisations au cœur, à l'aorte, au rein (artério-sclérose *fréquente*). |
| | RHUMATISME CHRONIQUE. | Artérites généralisées avec localisations semblables à celles de la goutte, mais rares au cœur (artério-sclérose *beaucoup moins fréquente* que dans la goutte). Rareté des artérites dans les rhumatismes noueux, déformant, fibreux, et surtout dans les pseudo-rhumatismes. |
| I. Causes diathésiques | HÉRÉDITÉ (avec antécédents goutteux, sans goutte articulaire). . | Endartérites goutteuses, en l'absence de manifestations articulaires (artério-sclérose *fréquente*). |
| | AORTISME HÉRÉDITAIRE . | Artérite des gros troncs vasculaires, ou endartérite généralisée (artério-sclérose *assez fréquente*). |

| | | |
|---|---|---|
| **II. Causes toxiques.** | TABAGISME. . . . . . | Artérite cardiaque probable des coronaires. (cause encore *douteuse* d'artério-sclérose). |
| | ALCOOLISME . . . . . | Artérites hépatique, de l'artère pulmonaire, cardio-aortique (artério-stéatose, et *plus rarement* artério-sclérose). |
| | SATURNISME. . . . . | Artérites rénale, cardiaque (artério-sclérose *fréquente*. |
| | GOUTTE SATURNINE. . | Tendance à la généralisation (artério-sclérose *fréquente*). |
| | ALIMENTATION . . . . | Artério-sclérose généralisée (artério-sclérose *très fréquente*). |
| | ERGOTISME . . . . . | Artérites non encore démontrées. |
| | SURMENAGE . . . . . | Artérite cardiaque (artério-sclérose *assez rare*). |
| | SÉNILITÉ . . . . . . | Endartérite des gros troncs et des petits vaisseaux. Athérome artériel (atrophie ou sclérose des organes). |

| | | | |
|---|---|---|---|
| **III. Causes infectieuses** | 1° MALADIES INFECTIEUSES AIGUES | FIÈVRE TYPHOÏDE. SCARLATINE, VARIOLE, ROUGEOLE, DIPHTÉRIE, GRIPPE. | Endartérites aiguës et chroniques du cœur. Endartérites pariétales ou oblitérantes, viscérales (cœur) ou périphériques (fémorales) (artério-sclérose *assez rare*). |
| | | IMPALUDISME. . . | Artérites en plaques, à l'aorte, au rein, etc. (cause *douteuse* d'artério-sclérose). |
| | 2° MALADIES INFECTIEUSES CHRONIQUES | SYPHILIS . . . . | Endartérites ou périartérites, panartérites. Artérites nodulaires, oblitérantes ou anévrismatiques; surtout à localisation cérébrale, puis aortique et cardiaque. Pas de tendance à la généralisation (cause *douteuse* d'artério-sclérose). |
| | | TUBERCULOSE . . | Endartérites nodulaires de siège cérébral, rénal et pulmonaire (*jamais* d'artério-sclérose généralisée). |

Par ce tableau, on voit que l'influence étiologique joue un rôle important sur la localisation des artérites. Ainsi, chez les alcooliques la sclérose, encore douteuse, a plus de tendance à envahir d'abord le foie, tandis qu'elle atteint de préférence le cœur : chez les arthritiques ; le cœur, le foie et le rein chez les goutteux ; le rein chez les saturnins, le cerveau chez les syphilitiques, le cœur chez les tabagiques, etc.

Certaines localisations de l'athérome restent encore inexpliquées. Gueneau de Mussy a constaté que l'athérome artériel peut se localiser chez les arthritiques sur les artères fémorales. Bonnemaison (de Toulouse) a cité l'observation d'un malade de 68 ans, atteint d'athérome artériel, chez lequel l'aorte ayant conservé son intégrité presque complète, la lésion athéromateuse ne s'observait que sur les fémorales, les carotides et les artères cérébrales. Ces faits sont en opposition formelle avec les tableaux de Rokitansky et de Lobstein qui placent l'aorte et ses divisions parmi les vaisseaux le plus souvent atteints d'athérome. Jaccoud a rapporté (1884) l'autopsie d'un malade présentant une artérite limitée à l'aorte, aux artères carotides et aux sous-clavières ; mais, dans ce cas, l'artérite chronique était très probablement d'origine traumatique, puisque le malade avait dû subir quelques années auparavant la ligature de la sous-clavière. D'après cet auteur, l'inflammation endo-artérielle avait dû être provoquée par une augmentation subite et considérable de la pression vasculaire sous l'influence de cette opération, ce qui est souvent une cause d'irritation pour les parois artérielles ; elle devait être aussi produite par la propagation inflammatoire venant de la ligature elle-même.

Il faut ajouter que chez beaucoup d'artério-scléreux, ce sont les artères de moyen et de petit calibre qui sont surtout affectées, tandis que les lésions des gros vaisseaux peuvent être à peine marquées.

## PATHOGÉNIE

*a*. Il existe pour les vaisseaux une sorte de *traumatisme physiologique* qui les expose aux dégénérescences, et Rayer a remarqué judicieusement leur fréquence sur toutes les artères, comme l'aorte, les radiales, les temporales, enfin les artères du crâne, qui, reposant sur des plans osseux, sont exposées à chaque instant à des causes d'irritation par suite du choc de l'ondée sanguine sur des parois résistantes.

Ce traumatisme physiologique explique le rapport réel qui existe entre la production des lésions athéromateuses et l'*activité* ou l'*exagération* du *fonctionnement artériel*. C'est même là une cause de la fréquence des lésions des coronaires, et Lécorché attribue au fonctionnement exagéré des artères de la rate les nodus athéromateux qu'on y rencontre souvent dans le cours des fièvres intermittentes. Du reste, la cause la plus fréquente des artérites est celle de la *pression* supportée par les parois artérielles. Partout où cette pression s'exerce avec plus de force, c'est-à-dire dans les vaisseaux voisins du cœur, au niveau de leurs courbures ou de leurs bifurcations, les lésions sont plus accentuées. Il n'est donc pas nécessaire d'établir, avec Peter, ce qu'il appelle « les lois des diamètres, des courbures et des éperons ». Il n'y a qu'une seule loi, celle de la pression. Plus celle-ci est accusée, et plus la lésion artérielle a de tendance à se produire. Ainsi, la tension moyenne du système aortique diminuant à mesure qu'on s'éloigne du cœur, on comprend pourquoi les artères coronaires, les plus rapprochées de cet organe, ont à subir une pression considérable. Lorsqu'un vaisseau est comprimé par une tumeur, il s'altère pour la même raison, et c'est ainsi que j'ai vu une lésion relativement très rare, l'athérome de l'artère pulmonaire, dans un cas où celle-ci était comprimée par un anévrisme aortique.

*b.* Si la pression exercée sur les parois artérielles, près du cœur, et au niveau des gros troncs vasculaires, de leurs courbures ou de leurs bifurcations, exerce une influence sur le degré de fréquence et d'intensité des artérites, on aurait grand tort de ne considérer que ce facteur. Car, à celui-ci s'ajoute encore la *nature* de la cause provocatrice.

S'il s'agit, par exemple, d'artérite syphilitique, les artères cérébrales peuvent être atteintes longtemps avant les gros troncs vasculaires, et même à l'exclusion de ceux-ci, parce que la syphilis porte surtout son action sur les artères du cerveau. De même, dans l'artério-sclérose saturnine, les vaisseaux du rein peuvent être primitivement atteints bien avant ceux du cœur, et même avant l'aorte. Dans l'artério-sclérose généralisée, il y a souvent un désaccord profond entre l'intensité des lésions des artérioles et l'intégrité presque absolue du tronc aortique et de ses diverses branches. Il faut donc se garder de prendre à la lettre la conclusion de ceux qui tendent à admettre que la fréquence et la gravité des lésions de l'endartère sont en raison du calibre des artères parce que celles-ci renferment une plus grande quantité de liquide en mouvement. Cela prouve que la nature de la cause produisant des artérites, joue un rôle des plus importants sur leurs localisations.

Cependant, lorsque les lésions artérielles procèdent de la *sénilité*, elles peuvent obéir seulement à la loi des pressions, et c'est ainsi que Lobstein et Rokitansky ont établi les tableaux suivants, d'après la fréquence et le siège de ces lésions :

Fréquence des localisations artérielles dans l'athéromasie sénile.

D'APRÈS LOBSTEIN

| | |
|---|---|
| 1° Crosse de l'aorte. | 9° Bifurcation de la carotide primitive. |
| 2° Aorte à son extrémité inférieure. | 10° Carotide interne. |
| 3° Aorte thoracique. | 11° Artères cérébrales. |
| 4°·Artère splénique. | 12° Carotide externe. |
| 5° Aorte abdominale. | 13° Art. thoraciques et abdominales. |
| 6° Artère crurale et ses branches. | 14° Artères brachiales. |
| 7° Artères coronaires. | 15° Petites artères cérébrales. |
| 8° Artères sous-clavières. | 16° Artère pulmonaire. |

D'APRÈS ROKITANSKY

- 1° Aorte ascendante.
- 2° Crosse de l'aorte.
- 3° Aorte abdominale.
- 4° Aorte thoracique.
- 5° Artère splénique.
- 6° Artères crurales.
- 7° Artères iliaques externes.
- 8° Artères coronaires.

- 9° Artères vertébrales internes.
- 10° Artères brachiales.
- 11° Artères sous-clavières.
- 12° Artères spermatiques.
- 13° Artère carotide primitive.
- 14° Artère hypogastrique.
- 15° Artère pulmonaire.
- 16° Art. mésentérique, cœliaque, coronaire stomachique, hépatique, etc.

Ces deux tableaux renferment des inexactitudes. D'abord, il n'est pas question des artères temporales si souvent atteintes et à un degré avancé. Ensuite, les artères cardiaques n'occupent que le 7e ou 8e rang, tandis qu'elles doivent être placées au 4e ou 3e rang.

La fréquence des coronarites est due à des causes nombreuses :

1° A la pression considérable que ces artères subissent en raison de leur proximité du cœur et du plancher sygmoïdien, et cela malgré leur naissance sur l'aorte, presque à angle droit ; aux chocs incessants qui se font sentir d'autant plus sur ces vaisseaux qu'ils présentent entre eux des anastomoses assez pauvres ;

2° A leur texture moins riche en tissu élastique et conjonctif que l'aorte (la membrane externe, adventice, formant la tunique la plus résistante des canaux artériels) ;

3° A leurs grandes flexuosités et nombreuses courbures ;

4° A l'excès de fonctionnement de ces vaisseaux, et surtout de l'artère coronaire gauche destinée à nourrir un muscle en activité continuelle ;

5° A leur situation au-dessous du tronc de l'artère pulmonaire dont l'ondée sanguine peut exercer une compression sur elles ;

6° A la petitesse relative du calibre de l'artère coronaire gauche, comparée à celle de sa congénère, ce qui tend, avec ses plus grandes flexuosités, à augmenter la tension et à favoriser son oblitération.

Toutes ces causes expliquent la fréquence relative des lésions coronariennes, et la plupart d'entre elles peuvent être également invoquées pour les artères rénales qui, avec leur court trajet, leur diamètre relativement considérable, leurs flexuosités, doivent supporter de grandes pressions. C'est peut-être là une des raisons pour lesquelles les altérations des artères cardiaques et rénales sont si souvent associées. Enfin, si l'artérite atteint plus fréquemment la coronaire gauche que la droite, c'est en raison de son excès de fonctionnement, de la petitesse relative de son calibre, et du nombre restreint des coronaires supplémentaires. Celles-ci, déjà indiquées par Vieussens, sont des artérioles qui, naissant sur le tronc même de ces vaisseaux, sont destinées à assurer la circula-

tion intracardiaque. Sur 38 cœurs examinés par Budor (1888), 10 fois
les coronaires présentaient des orifices multiples, et sur ces 10 cas,
7 appartenaient à la coronaire droite, et 2 seulement à la coronaire
gauche. Sept fois, l'orifice surajouté était unique ; deux fois la coronaire
postérieure offrait deux orifices secondaires, et une fois elle en présentait trois.

Dans les tableaux précédents et dans celui qui va suivre, les artères
radiales n'occupent que le 12e ou 13e rang. Cette particularité explique
le tort que l'on a trop souvent de juger du degré de l'athéromasie par
l'état des artères radiales. Parmi les vaisseaux périphériques, ce sont
les artères temporales, et principalement celle de droite, qui présentent
les lésions les plus accentuées et précoces.

Le tableau de la fréquence et de l'intensité des lésions artérielles doit
être modifié comme il suit :

Fréquence des localisations artérielles dans l'athéromasie sénile.

D'APRÈS H. HUCHARD

1° Crosse de l'aorte.
2° Aorte ascendante.
3° Artères coronaires.
4° Aorte abdominale à sa bifurcation.
5° Aorte thoracique.
6° Artères rénales.
7° Artères temporales.
8° Artères de la base du crâne.
9° Artères sous-clavières.
10° Artère carotide primitive.
11° Artères iliaques.

12° Artère splénique.
13° Artères brachiale et radiale.
14° Artères crurales.
15° Artères poplitées.
16° Artères vertébrales internes.
17° Petites artères cérébrales.
18° Artères bronchiques.
19° Artère pulmonaire.
20° Artères coronaire stomachique, mésentériques, utérines, spermatiques, etc.

*d.* Les causes de l'artério-sclérose agissent souvent par l'intermédiaire
du *sang* plus ou moins modifié dans sa composition. Mais, l'agent de
l'irritation n'est pas le même suivant les cas.

Le sang des goutteux, des arthritiques, des saturnins est riche en
acide urique, et chez ces derniers la présence du plomb n'est pas étrangère à l'irritation des parois vasculaires. Le sang des rhumatisants ren-
fermerait, d'après Richardson, de notables proportions d'acide lactique,
ce qui est loin d'être prouvé. Quant à la théorie microbienne du rhumatisme, elle a été pressentie par Koster et Klebs. Pour ce dernier, le para-
site serait une « monadine », de sorte que l'expression de rhumatisme
pourrait être remplacée par celle de « monadinie ». L'action microbienne
vient d'être étudiée par les recherches de Achalme, Thiroloix, Coyon et
Triboulet ; mais elle n'est pas absolument démontrée.

*e*. Si les agents de l'irritation vasculaire sont variables, s'ils ne sont pas encore connus dans quelques états morbides, on peut pressentir leur mode d'action. Or, en s'appuyant sur l'existence du spasme artériel qui précède presque toujours dans les petits vaisseaux la production de la sclérose, on est autorisé à croire qu'ils se comportent tous comme des *excitants musculaires*.

Cette pathogénie est démontrée pour le plomb qui détermine un état de rigidité musculaire du cœur et des vaisseaux. Depuis longtemps on avait constaté, sous l'influence du saturnisme, la diminution du calibre des artérioles et l'épaississement assez rapide de leur paroi celluleuse, et Stoll avait remarqué que les malades présentent pendant un temps plus ou moins long après des coliques saturnines, une « dureté et une tension anormales de tout le système artériel ». Donc, pour expliquer la fréquence de l'artério-sclérose chez les saturnins, il n'est pas nécessaire de toujours invoquer, comme le pensent à tort quelques auteurs, l'usage immodéré du vin et des liqueurs ; on doit tenir compte encore de l'altération sanguine caractérisée par l'augmentation de la fibrine, la diminution des globules rouges, et surtout par une sorte d'hypertrophie de ces globules qui, plus volumineux qu'à l'état normal, deviennent moins souples et moins ductiles. Il en résulte un réel ralentissement du courant sanguin, démontré par l'expérience suivante : du sérum contenant 1 p. 1000 d'acétate de plomb circule moins vite dans un tube en verre que du sérum pur.

L'acide urique en excès déterminerait encore le même état de contracture artérielle.

Quant aux toxines alimentaires, elles ont une action vaso-constrictive indéniable, démontrée par la pâleur des tissus, par les algidités locales, par la prompte disparition de cette pseudo-anémie sous l'influence d'un régime alimentaire spécial. Cette question sera plus opportunément étudiée au sujet du traitement de la cardio-sclérose.

*f*. Jusqu'ici, il ne s'agit que d'endartérite consécutive à une irritation locale, d'une endartérite *traumatique*, pour ainsi dire. On doit se demander encore s'il n'y aurait pas une endartérite *spontanée* d'origine nerveuse. Or, les expériences et certaines observations tendraient à prouver son existence, et Giovanni incline à penser que la sclérose artérielle peut être le résultat de perversions dans le fonctionnement des nerfs vaso-moteurs. Cet expérimentateur a sectionné à plusieurs reprises chez les chiens à travers deux espaces intercostaux les cordons du grand sympathique, et après avoir sacrifié ces animaux, quelques mois ou quelques semaines après, il a toujours trouvé à l'autopsie des taches jaunâtres

athéromateuses disséminées à la surface interne de l'aorte descendante
(1877). Il cite, à l'appui de son opinion, l'observation suivante : Chez
une femme de 50 ans, atteinte depuis sa jeunesse d'une névralgie faciale
du côté droit, l'artère temporale et ses ramifications étaient volumineuses
et rigides, tandis que celles du côté opposé étaient absolument normales.

Botkin avait déjà fait (1875), la remarque que l'endartérite se développe beaucoup plus dans les artères siégeant du côté où l'on observe des
troubles vaso-moteurs symptomatiques d'une lésion unilatérale du cerveau.

J'ai vu un fait semblable dans un cas de névralgie brachiale, une des
névralgies les plus rebelles qui existent. Le malade éprouvait depuis plusieurs années, sans qu'il eût été possible de les calmer, des souffrances
continues et violentes. Or, toutes les artères du bras et de l'avant-bras du
côté gauche, siège des douleurs névralgiques, étaient devenues dures,
flexueuses et athéromateuses, tandis que celles de droite avaient gardé
leurs caractères normaux.

Il résulte de ces faits expérimentaux et cliniques, bien étudiés par
Schnell dans sa thèse inaugurale (1886), que l'endartérite peut être produite par des lésions nerveuses. Si l'existence des nerfs trophiques de
Samuel a été contestée par divers auteurs et notamment par Hermann
Joseph, elle a été, d'autre part, démontrée par les nouvelles expériences
d'Eichhorst, de Rosanoff, de Wassilief et de H. Martin. Les deux premiers expérimentateurs, après la section des pneumogastriques chez des
oiseaux, ont observé une altération graisseuse très manifeste des fibres
du myocarde, altération probablement provoquée par une action directe
des nerfs sur le muscle. Le dernier auteur a répété ces expériences, et
d'après la topographie des lésions, il est arrivé à cette conclusion,
qu'après la section des nerfs, le premier phénomène constaté est l'altération vasculaire, et que les lésions musculaires et conjonctives lui sont
consécutives. Cette interprétation concorde avec les données de l'anatomie pathologique qui nous ont appris la subordination des dégénérescences musculaires et scléreuses à l'endartérite oblitérante. Il faut en
conclure que les centres nerveux n'exercent pas une influence trophique
*directe* sur les tissus, qu'ils agissent sur ces derniers seulement par
l'intermédiaire des vaisseaux.

Ces faits ne sont pas sans importance. Ils ne doivent pas étonner, si
l'on réfléchit aux nombreux troubles vaso-moteurs produits par divers
états morbides ; et si l'on admet que le système nerveux joue également
son rôle dans la production de l'artério-sclérose, il est facile de comprendre pourquoi les causes morales, les émotions diverses, le surmenage intellectuel et moral sont capables d'agir par l'intermédiaire des
vaisseaux dans le développement de cette maladie.

# VI

## ARTÉRIO-SCLÉROSE DU CŒUR

### (Cardio-sclérose, cardiopathies artérielles)

MYOCARDITES CHRONIQUES ET CARDIO-SCLÉROSE

Dès le commencement de ce siècle, Corvisart a posé nettement la question sur le terrain de l'anatomie pathologique :

« Le carditis est mis, dans quelques ouvrages, au rang des phlegmasies des muscles ; je l'ai placé dans cette classe (maladies intéressant à la fois divers tissus du cœur), parce que je pense, contre le sentiment de plusieurs auteurs, que cette affection n'appartient point exclusivement et isolément à l'un des tissus qui composent cet organe, mais qu'elle intéresse d'une manière aussi marquée, et le tissu musculaire, le séreux et le cellulaire, je n'en excepte pas même le vasculaire, qui entre dans la texture du cœur. Peut-être même, s'il fallait décider quel est celui de ces divers tissus qui se trouve le plus affecté, pourrais-je avancer que le tissu cellulaire est plus vivement et plus essentiellement lésé qu'aucun autre. »

Aujourd'hui, la question se pose encore entre ceux qui font commencer le travail pathologique par le muscle, le tissu conjonctif interstitiel, ou par les vaisseaux.

1° Les représentants de la première opinion, de la *myocardite* (mot employé pour la première fois en 1837 par Sobernheim) se font de plus en plus rares, et bien peu d'auteurs croient encore avec Kreysig, Simonet, Andral, Hope, Lobstein, Rochoux, Bouillaud, Rokitansky, David Craigie, Bernheim, que la cardite est une inflammation commençant par le muscle ; ou avec Cruveilhier, que l'élément contractile se transforme en tissu fibreux par suite d'une sorte « d'irritation de transformation », comme il disait dans un langage un peu obscur.

Nous ne pouvons plus admettre, avec Stein et Pelvet, que l'altération

des coronaires est consécutive à l'anévrisme pariétal du cœur, au lieu
d'en être la cause ; ou encore avec Rühle, Riegel, Köster, que parfois
les lésions parenchymateuses, et la nécrobiose de l'élément musculaire
étant les phénomènes primordiaux, les lésions du tissu conjonctif et des
vaisseaux sont secondaires.

En 1889, J. Renaut (bientôt suivi par son élève Mollard et par Lépine)
décrit une forme de « *myocardite segmentaire* » due à la dissociation
des cellules musculaires, par suite de la fonte du ciment qui réunit nor=
malement celles=ci. La symptomatologie reproduit une partie du tableau
clinique des cardiopathies artérielles, tel que nous l'avons exposé dès
1885, ce qui ne doit pas surprendre ; car la myocardite segmentaire est
souvent un des résultats de la sclérose dystrophique due à l'altération
sénile des artères cardiaques. Du reste, la dissociation des fibres musculaires du myocarde ne doit pas toujours être élevée à la hauteur d'une
maladie distincte et autonome, puisqu'elle peut être une simple lésion
commune à des états morbides divers : asystolie des cardiopathies valvulaires, inertie myocardique [1], hypertrophie cardiaque consécutive au
mal de Bright, phtisie pulmonaire, cachexie cancéreuse, fièvre typhoïde,
cœur forcé et surmenage ; sénilité prématurée par excès, alcoolisme et
goutte, état gravide.

C'est une erreur de croire toujours, avec Recklinghausen, que la dissociation segmentaire du myocarde est une « lésion agonique » produite
dans les derniers moments de la vie par le détachement des cellules cardiaques les unes avec les autres sous l'influence de systoles terminales,
tumultueuses et irrégulières. C'est encore une erreur de dire, avec
Œstreich, que la rupture se fait non pas au niveau des traits de ciment,
mais en dehors d'eux et qu'il s'agit plutôt d'une « fragmentation » des
fibres cardiaques [2]. Pour Zenker, Browicz et Tedeschi, la dissociation
segmentaire se ferait complètement lors des contractions agoniques à la

---

[1] Renaut et Landouzy (*Soc. de biologie*, 1877). = J. Renaut. Altérations du myocarde accompagnant l'inertie cardiaque (*Gaz., hebd.*, 1877). = Colrat. Contribution à l'étude des myo=
cardites chroniques et de la désintégration cardiaque (*Lyon méd.*, 1879). = Durand (*Thèse
de Lyon*, 1879) et Chalot (*Thèse de Paris*, 1880). = A. Robin. Clin. et thérap. médicales,
(Paris, 1887). = Mollard. De la myocardite segmentaire et principalement de la forme
sénile de cette affection (*Thèse de Lyon*, 1889). = Budin et Legrand. Un cas d'asystolie gra=
vidique (*Progrès méd.*, 1889).

[2] La « fragmentation » du muscle cardiaque vient d'être étudiée, surtout au point de
vue expérimental par Karcher (*Thèse de Bâle*, 1897). « Cette fragmentation a pour fonde-
ment une solution de continuité *en pleine cellule* musculaire cardiaque. » Il se demande,
sans pouvoir l'affirmer, si les deux processus (fragmentation des fibres cardiaques ou
dissociation segmentaire du myocarde) sont deux degrés de la même lésion. En tout cas,
il résulte de ses expériences, que la fragmentation des fibres cardiaques survient surtout
sous l'influence d'un abaissement prolongé de la pression sanguine.

faveur d'un ramollissement dystrophique du ciment d'Éberth. Or,
J. Renaut[1] n'a pas dit autre chose, et pour démontrer que cette disso=

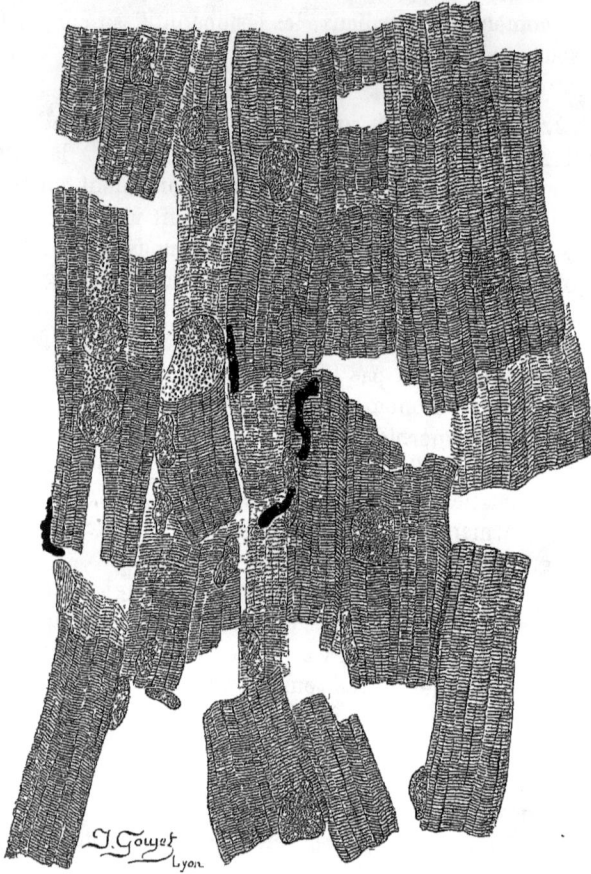

Fig. 54. — Myocardite segmentaire (J. Renaut).

ciation segmentaire peut exister à l'état plus ou moins étendu pendant
la vie, pour démontrer qu'elle est l'aboutissant d'un processus morbide
dont les cellules musculaires cardiaques sont le théâtre, lequel processus
précède le ramollissement et la fonte du ciment, l'histologiste français a

[1] Browicz (*Wiener. Klin. Woch*, 1889). — Recklinghausen et Zenker (*Congrès de Berlin*, 1890). — A. Tedeschi (*Arch. f. path. anat. und phys.*, 1892). — R. Œstreich (*Arch. de Wirchow*, 1894). — La dissociation segmentaire du myocarde (*Congrès de médecine interne de Lyon*, 1894).

produit des arguments importants. Sur deux suppliciés par la décapitation chez lesquels on avait constaté pendant la vie l'existence de la dissociation segmentaire, il a trouvé le cœur *arrêté en diastole*, ce qui ne suppose pas une sorte de tétanisation ultime du cœur capable d'exercer l'action de décollement admise par Recklinghausen. D'autre part, Tedeschi vulnère la myocarde au thermocautère ; l'animal survit, et quand on le sacrifie, on trouve une zone de dissociation segmentaire au niveau de la région cautérisée, dissociation qui n'a pas pu se produire subitement au moment de la mort. Dans les parties du myocarde voisin des foyers de dissociation segmentaire aussi bien qu'au sein de ces foyers, on observe des modifications plus ou moins profondes des cellules musculaires : *gigantisme* des noyaux qui se déforment, s'étirent en massues et prennent des aspects divers ; atrophie et état de fragilité de la substance musculaire ; développement du protoplasma intercontractile occupant les intervalles des cylindres primitifs. La dissociation segmentaire est donc la dernière étape d'un processus qui commence par l'*hypertrophie nucléaire*, continue par l'*atrophie hyperplasmique*, pour finir par le *ramollissement du ciment*, et cette lésion, non inflammatoire, conduit fatalement à l'insuffisance fonctionnelle de la cellule musculaire cardiaque, à l'asthénie myocardique progressive.

2° D'après une théorie, représentée autrefois par Meckel d'abord, puis par Corvisart, enfin par Dittrich, *la lésion commencerait par le tissu conjonctif*, et il s'agirait d'une inflammation interstitielle du cœur.

C'est l'opinion défendue par Bristowe qui le premier (1842), a prononcé le nom de *cirrhose cardiaque ;* par Friedreich qui place le point de départ de la maladie (*myocarditis fibrosa*) dans le tissu interstitiel du muscle et dans sa prolifération ; par Lancereaux qui lui donne le nom de myocardite *proliférative ;* par Bard et Philippe, qui l'appellent myocardite *interstitielle*. Ces deux derniers auteurs, sans nier absolument la sclérose d'origine artérielle, cherchent à prouver que, dans la plupart des cas, le processus scléreux est indépendant de celui des vaisseaux, et que, s'il prédomine davantage autour de ceux-ci, c'est parce que c'est dans cette région que le tissu conjonctif est le plus abondant. Ici encore en grande partie, la symptomatologie de la « myocardite interstitielle » reproduit celle des cardiopathies artérielles. Il doit y avoir entre ces auteurs et nous une différence d'interprétation anatomique, puisque nous nous rencontrons sur le terrain clinique.

3° Deux opinions sont en présence au sujet de la théorie qui regarde les *vaisseaux* comme le point de départ des altérations scléreuses du myocarde :

Il y a les partisans (Duplaix, Debove et Letulle, Juhel-Rénoy et Rigal, Demange et Haushalter, etc.) de la *périartérite* déterminant, par propagation inflammatoire, une prolifération du tissu conjonctif qui, de l'adventice, rayonne ainsi du centre à la périphérie pour former des bandes du tissu fibreux.

Il y a les partisans (H. Martin, Huchard et Weber) de la sclérose *dystrophique* en îlots ou en blocs. Celle-ci ne rayonne pas autour d'un vais-

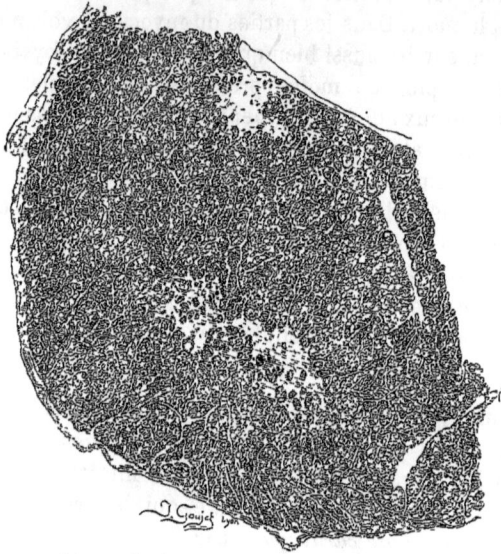

Fig. 55. — Sclérose expérimentale du myocarde provoquée par les injections répétées de toxine diphtérique (Mollard).

seau, elle n'est pas inflammatoire, puisqu'elle est due à l'insuffisance nutritive due à l'*endartérite*.

D'autre part, en Allemagne, Weigert pense que toujours la sclérose du cœur est due à l'oblitération progressive et plus ou moins complète des rameaux artériels des coronaires.

Huber affirme qu'il n'y a pas de sclérose sans lésions artérielles ; il signale certains faits d'infarctus cardiaques consécutifs à la thrombose coronarienne avec dégénérescence hyaline de la fibre, résultat d'une destruction cellule à cellule, ou « nécrose *moléculaire* ». Pour Ziégler, l'origine ischémique doit être attribuée au plus grand nombre de scléroses cardiaques, il s'agit de cicatrices d'un infarctus par nécrobiose d'un bloc de fibres (nécrose *insulaire*) ; mais il pense que quelques scléroses sont d'origine inflammatoire. Pour Leyden, l'oblitération vas-

culaire plus ou moins brusque doit être invoquée, et l'athérome corona=
rien peut avoir quatre conséquences différentes : l'intégrité du myocarde
malgré de graves lésions artérielles ; la myomalacie de Ziegler par throm=
bose rapide ; la sclérose par thrombose lente ; l'association de la myomalacie à la sclérose par la réunion de ces deux derniers facteurs. Enfin, la sclé=
rose présenterait trois formes : disséminée, confluente, anévrismatique.

On pourrait citer encore l'opinion éclectique d'autres auteurs qui pro-
noncent le nom d'*endopériartérite*. Mais, dans ce dernier cas, c'est encore

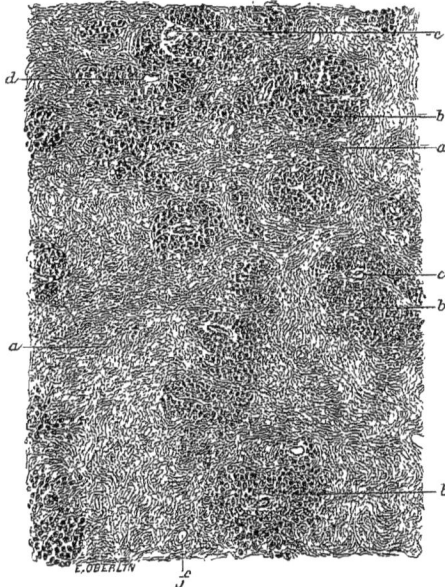

Fig. 56. — Coupe montrant une vue d'ensemble de la sclérose dystrophique.
*aaa*, tissu scléreux adulte : *bbb*, îlots musculaires à centre vasculaire (*ccc*) de la sclérose dystrophique ;
*ccc*, artérioles atteintes d'endartérite oblitérante ; *d*. veinule ; *f*, capillaire.

la sclérose dystrophique, et non la sclérose inflammatoire, qui est prédominante.

L'existence des myocardites interstitielles et primitives n'est pas niable ;
mais elles sont très rares. Peut-être disparaîtront-elles un jour du langage
médical, comme a presque disparu le nom d'encéphalite dont on abusait
autrefois. Aujourd'hui, on voit surtout des lésions dégénératives du tissu
nerveux, lésions consécutives à l'oblitération des artères cérébrales, là où
l'on croyait voir tous les caractères d'une inflammation encéphalique, et
le mot de ramollissement cérébral a remplacé celui d'encéphalite. Le

terme de « myocardite » aura le même sort : le mot disparaîtra, parce
que la chose est exceptionnelle. C'est pour cette raison que j'emploie les
dénominations de « cardiopathies artérielles », de cardio-sclérose, ou
encore d'*artério-sclérose du cœur*.

On ne réfute pas des résultats anatomiques par des arguments, mais
par des faits. Aussi, tout en renvoyant à l'étude anatomo-pathologique
de l'artério-sclérose en général, nous allons démontrer que la notion
de la sclérose dystrophique se confirme d'une façon éclatante pour le
cœur.

## Anatomie pathologique.

### A. — LÉSIONS MACROSCOPIQUES

Lorsqu'on examine un cœur atteint d'artério-sclérose (myocardite scléreuse des auteurs), on constate une augmentation de *volume* due à deux
causes : à la plus grande épaisseur des parois qui peuvent dépasser le
double de la normale, ensuite à la dilatation des cavités, surtout à
gauche.

Le *poids* varie de 450 à 600 grammes, parfois même il peut atteindre
900 et 1.000 grammes ; mais ce sont là des cas exceptionnels.

La *forme* est globuleuse ou franchement conique, due à la prédominance du ventricule gauche sur le ventricule droit, et on verra bientôt
pourquoi le premier est toujours plus profondément altéré que le second.
Parfois, le ventricule droit est également envahi par le processus scléreux, et dans ces cas rares, au lieu de prendre, comme à l'état normal,
l'apparence d'un appendice du ventricule gauche, il donne à tout l'organe
un aspect bilobé.

La *consistance* du muscle cardiaque a ordinairement augmenté ; elle
est dure, ligneuse et résistante, surtout au ventricule gauche. Mais, il
s'agit ici d'une pseudo-hypertrophie qu'il faut savoir distinguer de l'hypertrophie vraie à laquelle Corvisart avait donné le nom « d'anévrisme actif »
du cœur. Cet auteur, que j'aime à citer parce qu'il a entrevu beaucoup
de choses démontrées aujourd'hui, avait eu soin d'établir ainsi cette distinction capitale, dans son étude sur ce qu'il appelle « l'endurcissement
du tissu musculaire du cœur ». — « L'endurcissement dont je veux
parler, ne doit pas être confondu avec la solidité qu'acquièrent quelque-

fois les parois du cœur dans l'anévrisme de la première espèce. Dans ce dernier cas, les fibres charnues, quoique plus épaisses et plus consistantes, jouissent encore de toute leur force contractile, tandis que l'état pathologique dont il va être question (c'est-à-dire l'endurcissement cardiaque) est caractérisé par la perte partielle plus ou moins étendue de la contractilité musculaire. »

Corvisart avait déjà publié [1] l'observation d'une blanchisseuse âgée de 55 ans. Après une suppression des règles, en 1796, qui ne reparurent qu'en 1800, elle présenta de l'enflure des jambes, une respiration gênée, surtout quand la malade « précipitait sa marche », des battements du cœur obscurs, intermittents, très irréguliers, et se produisant sur une grande étendue, « un pouls petit, fréquent, serré et concentré ». Plus tard, douleur fixe et insupportable à l'épigastre, infiltration presque générale, et mort. A l'autopsie, « l'oreillette et le ventricule droits, ainsi que l'artère pulmonaire, n'offraient rien de particulier, sinon que les piliers du ventricule, et même les parois de l'oreillette, étaient d'une consistance presque remarquable, et que les parois charnues de ces cavités, plus épaisses qu'elles ne le sont ordinairement, étaient si compactes qu'elles se soutenaient au lieu de s'affaisser, comme il arrive toujours quand ce ventricule est vide. Toutes ces parties étaient élastiques ; elles cédaient difficilement à la pression, et se rétablissaient d'elles-mêmes. La cavité de l'oreillette gauche était dilatée, et présentait la même consistance que celle du côté droit. La cavité du ventricule gauche paraissait fort distendue ; ses parois avaient au moins le double de l'épaisseur ordinaire. Elles se soutenaient en voûte, et formaient véritablement une boîte charnue, très élastique, et résonnant quand on la frappait, de même que si l'on eût frappé une espèce de cornet. Cette élasticité, cette propriété de résonner, étaient d'autant plus extraordinaires, que la portion charnue de ce ventricule avait sa couleur propre, et ne paraissait convertie ni en substance osseuse, ni en substance cartilagineuse, ni en rien d'analogue ; et cependant, en l'entamant, le scalpel éprouvait une résistance insolite, et faisait entendre un bruit de crépitation singulier. »

Telle est l'observation intéressante de Corvisart qui jusqu'ici avait passé complètement inaperçue [2].

Parfois, la dure consistance du tissu cardiaque et sa grande épaisseur

[1] *Journal de médecine*, 1801.
[2] Morgagni est le premier auteur qui ait donné une observation remarquable (pour l'époque) d'une myocardite chronique. Il s'agit d'une femme de 40 ans, « impudique, adonnée au vin, sujette à tomber en défaillance ». Aucun symptôme, ni du côté du cœur ni du côté de la poitrine, et la mort survint dans l'espace d'une à deux heures. A l'autopsie, adhérences partielles du poumon gauche, et presque totales du poumon droit. « Le péricarde contenait une assez grande quantité d'eau trouble et brune. » Les deux cavité

contrastent dans certains points avec sa *mollesse* et la *minceur* des parois, lorsqu'elles sont atteintes d'un ramollissement ou d'une dégénérescence atrophique. Ainsi, dans un cas [1], le ventricule gauche présentait une hypertrophie générale de ses parois (12 à 17 millimètres d'épaisseur), à l'exception d'un point situé au-dessus de la pointe où, dans une étendue de 6 centimètres carrés, on observait une dépression de la paroi avec amincissement tel que celui-ci mesurait à peine 3 millimètres d'épaisseur. Cette lésion était manifestement en rapport avec une branche artérielle oblitérée.

La *coloration* du tissu cardiaque a conservé le plus souvent sa teinte rosée et n'a pas changé à la superficie, ce qui se comprend lorsque les foyers scléreux existent seulement dans la profondeur. Là, sa teinte est d'un pâle grisâtre ou jaunâtre, mais rarement d'une façon uniforme ; elle ne ressemble pas à cette apparence de « feuille morte » que présente le myocarde des maladies infectieuses aiguës. Du reste, cet aspect résulte d'une diminution ou d'une modification de l'hémoglobine musculaire, et nullement de l'inflammation de la fibre cardiaque, comme on l'a cru jusqu'alors.

La *surcharge graisseuse*, qui s'observe fréquemment, peut offrir toutes les variétés de siège, d'étendue et d'intensité : tantôt, il s'agit de bandes adipeuses se montrant principalement sur le parcours extérieur des coronaires ; tantôt le myocarde est enveloppé presque entièrement par le tissu graisseux, et cela surtout au niveau de la paroi postérieure où cette adipose extra-cardiaque atteint son maximum d'intensité. Nous avons souvent remarqué que cette altération est surtout excessive sur les

---

du cœur renfermaient un sang noir et liquide avec concrétion polypeuse blanche et molle dans le ventricule droit, et se prolongeant dans l'artère pulmonaire.

« L'oreillette droite était très engorgée de ce liquide (sang) et celle du côté gauche était amaigrie... Pour omettre que les fibrilles tendineuses qui sont placées entre les valvules mitrales et les colonnes parurent plus nombreuses qu'à l'ordinaire, il est certain que toutes ces colonnes étaient plus épaisses et plus dures que dans l'état naturel, en sorte qu'elles semblaient être beaucoup plus tendineuses que charnues, soit qu'on considérât leur couleur qui était blanche, soit qu'on eût égard à la résistance qu'elles opposaient au scalpel quand on les coupait. On rencontrait, en outre, çà et là dans les parois du même ventricule, quelques endroits où la substance charnue du cœur était blanche ou d'un rouge blanc ; mais cette même résistance particulière prouva à la dissection qu'elle était semblable aux colonnes. Plus ce vice du cœur, qui dégénérait en une nature tendineuse, s'avançait de la face interne vers la face externe de ce viscère, plus il devenait évident ; il existait aussi extérieurement à l'endroit auquel répond la cloison du cœur. Bien plus, la graisse même placée sur ce viscère n'était pas tout entière dans l'état naturel ; car à la face postérieure elle était inégale dans deux assez grands trajets dirigés en long, et aux mêmes endroits, elle était d'un brun rougeâtre. »
Morgagni termine en indiquant les lésions d'une aorte dilatée et athéromateuse.

[1] H. HUCHARD et WEBER. Coronarite primitive avec atrophies partielles du cœur (*Soc. méd. des hôpitaux*, 10 février 1888).

cœurs dilatés, et qu'elle est toujours moins considérable quand l'hyper-trophie est prédominante. Dans le premier cas, ces cœurs donnent l'ap-parence de « cœur gros », et l'on constate parfois un peu de dégéné-rescence graisseuse sur les parties superficielles des parois ; mais, dans leur profondeur, cette dégénérescence est le plus souvent absente ou peu accusée, ce qui prouve l'indépendance de la surcharge graisseuse du cœur et de la dégénérescence de même nature de ses fibres.

Le cœur est habituellement *hypertrophié* et *dilaté*. Or, une question se présente : la dilatation précède-t-elle l'hypertrophie, ou est-ce l'hyper-trophie qui précède la dilatation ?

Le plus souvent, c'est la seconde éventualité qui se produit, surtout dans les cas d'artério-sclérose généralisée; et si le cœur s'hypertrophie, c'est parce qu'il lutte d'abord contre les obstacles circulatoires de la péri-phérie dus à la sclérose des petites artères ; il ne se dilate ensuite qu'à une période plus avancée, lorsque la lésion des artères coronaires porte atteinte à sa nutrition. En cela, je ne suis pas d'accord avec tous les auteurs, mais il faut dire ce que la clinique nous a toujours appris.

D'autres fois, la dilatation précède l'hypertrophie ; c'est lorsque les lésions artérielles ont frappé de bonne heure le muscle cardiaque.

Cette explication rend compte de l'apparente contradiction d'une hypertrophie du myocarde coexistant avec le processus scléreux, lequel est cependant d'essence atrophiante. Car, dans tous les cas d'artério-sclérose cardio-rénale, il est démontré que la même maladie produit à la fois l'*atrophie* des reins et l'*hypertrophie* du cœur. Pourquoi donc, pour le même processus anatomique, l'atrophie sur un viscère et l'hypertrophie sur un autre ? En voici la raison :

Si le cœur augmente toujours de volume, c'est parce qu'il est un organe musculaire et qu'il trouve dans sa constitution anatomique les éléments d'une compensation suffisante, ce qui ne peut pas être pour le rein. Je répète que cette compensation est le plus souvent antérieure à ses lésions scléreuses. Weber a donc eu raison de dire, dans sa thèse, que l'hypothèse d'un stade hypertrophique précédant le stade scléro-atrophique est à la fois logique et vraisemblable. On ne doit donc pas admettre comme vraie l'opinion de ceux qui admettent que l'hyperplasie conjonctive, par suite de la gêne apportée à l'action des fibres muscu-laires, est la principale cause de l'hypertrophie du cœur. Le myocarde, avant de lutter contre un « obstacle intrapariétal » du cœur, a déjà subi une hypertrophie plus ou moins considérable, parce qu'il a eu à lutter contre des obstacles périphériques constitués par l'artério-sclérose géné-ralisée. Je ne révoque pas en doute cette hypertrophie cardiaque d'ori-

gine intrapariétale, et je l'assimile même à l'hypertrophie de la couche
moyenne du système artériel, lésion que Johnson avait eu tort d'attribuer à l'artérite elle-même, et qui est seulement la conséquence des
efforts de la tunique musculaire des artères obligée de lutter contre les
obstacles créés par l'endartérite oblitérante.

La *transformation scléreuse* présente des caractères et des aspects différents, très importants à connaître. A la surface de section du tissu
cardiaque, on constate assez facilement à l'œil nu, au milieu du myocarde
ayant conservé sa coloration rosée presque normale, des plaques de-
sclérose, sous l'aspect de travées ou de bandes, ou encore de points
étoilés, d'îlots à forme allongée, ovalaire, et le plus souvent irrégulière.

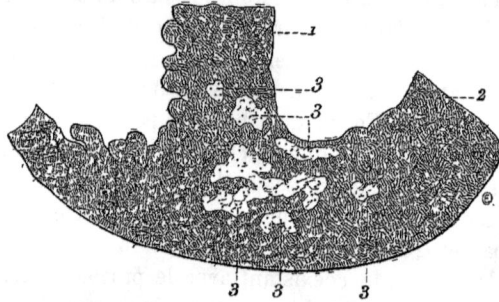

Fig. 57. — Aspect macroscopique des plaques de sclérose dystrophique (sur une section
transversale du cœur, à l'union du tiers inférieur et des deux tiers supérieurs).
1, cloison interventriculaire ; 2, paroi ventriculaire gauche ; 3, 3, 3, foyers de sclérose dystrophique
au milieu de la paroi musculaire, plus rapprochés de la face interne du cœur.

Ces plaques sont discrètes ou confluentes, grosses comme un grain de
millet, une tête d'épingle, un grain de blé ; d'autres sont encore plus
étendues et plus volumineuses, elles peuvent envahir une grande portion
de la paroi. Elles sont toutes d'une coloration d'un blanc nacré, bleuâtre,
cendré ou grisâtre, et sont manifestement déprimées au milieu du
myocarde qui fait une légère saillie au-dessus d'elles. Quelques-unes
sont reliées entre elles par des tractus à peine apparents. Parfois, le foyer
scléreux affecte la disposition d'un coin enfoncé dans la paroi cardiaque,
ce qui lui donne l'apparence d'une sorte d'infarctus presque microscopique. Le plus souvent, la sclérose affecte la forme insulaire, en îlots
disséminés, ce qui est en rapport avec l'endartérite oblitérante. Elle ne
prend la forme diffuse que par l'adjonction de la périartérite.

A côté des foyers de sclérose *adulte*, on rencontre souvent, dans l'intérieur du myocarde, une lésion analogue par le processus, mais différente par l'âge : c'est la sclérose *jeune*, en voie d'évolution. Ici, les foyers

peuvent être disposés de la même façon, et comme les premiers, ils sont disséminés ou groupés. Comme eux, ils ont la forme d'îlots à contours irréguliers quand ils sont examinés sur une surface de section transversale, tandis que sur les surfaces de section parallèles à l'axe des fibres cardiaques, ils paraissent disposés en tractus, en bandelettes d'étendue variable, dont les extrémités plus ou moins effilées viennent s'intriquer avec les faisceaux de fibres cardiaques correspondantes. Mais ils diffèrent absolument des foyers de sclérose adulte par leur coloration jaunâtre ou gris sale ; leur tissu est loin d'être aussi dense, il est même souvent un peu humide, et le myocarde qui les entoure ne fait pas saillie à leur périphérie. Ces caractères montrent bien que ces foyers de sclérose

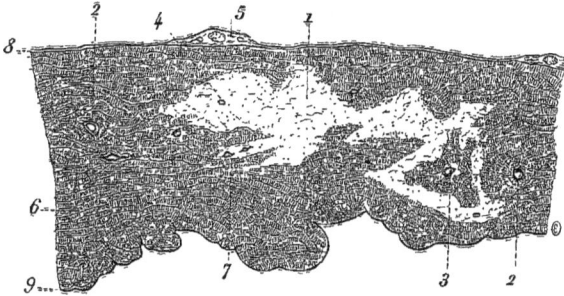

Fig. 58. — Coupe d'un fragment de la paroi ventriculaire gauche sur un cœur atteint de sclérose dystrophique (10 gross.).

1, champs de sclérose dystrophique ; 2, artérioles légèrement sténosées au milieu du muscle sain ; 3, îlot de sclérose dystrophique avec artériole centrale entourée de fibres musculaires saines au delà desquelles se trouve la sclérose dystrophique ; 4, artériole presque oblitérée au milieu du champ scléreux ; 5, section d'un filet nerveux sous le péricarde ; 6, fibres musculaires saines ; 7, artériole et veine ; 8, péricarde ; 9, endocarde.

ne sont pas arrivés à leur complet développement et qu'ils n'ont pas encore acquis cette rétractilité propre aux premiers. Aussi ne s'accompagnent-ils jamais d'un amincissement aussi accusé de la paroi.

Il est certainement utile d'observer les diverses phases de développement de la sclérose ; mais on ne doit pas partager l'opinion de ceux qui basent leur description anatomo-pathologique sur l'étude de la sclérose à l'état de développement incomplet, c'est-à-dire lorsqu'elle est jeune. Ils lui donnent alors le nom de sclérose *molle* par opposition à celui de sclérose *dure*. Ces dénominations sont défectueuses, parce qu'elles n'indiquent pas l'âge de la lésion, et nous préférons celles de sclérose *jeune* et *adulte*, lesquelles correspondent aux deux phases successives du processus scléreux. Pour bien comprendre et saisir sa nature dystrophique, je persiste à croire qu'il faut étudier ce processus à l'état de complet développement, lorsqu'il est arrivé à l'état adulte, et non pas lorsqu'il est incomplètement formé.

En résumé, d'après ses différents âges, la sclérose du cœur présente deux aspects différents :

1° La sclérose *dure*, ou plutôt sclérose *adulte*, arrivée à l'apogée de son développement ;

2° La sclérose *molle*, ou plutôt *jeune*, en voie d'évolution.

Cette dernière offre des degrés divers, parmi lesquels il convient seulement de mentionner la *sclérose hémorrhagique* caractérisée par une coloration variant souvent du rouge intense à la teinte rouillée. Elle peut contenir les petites hémorrhagies intra-musculaires que j'ai signalées dans la myocardite aiguë de la variole, et que j'ai rattachées, il y a vingt-huit ans, à de véritables infarctus hémorrhagiques, dus eux-mêmes aux thromboses vasculaires favorisées par l'endartérite. Elle doit être rapprochée de la lésion étudiée par Cruveilhier sous le nom de « ramollissement cardiaque apoplectiforme ». Mais il ne faut pas croire, avec Virchow, que ces hémorrhagies sont toujours le résultat de ruptures musculaires, ou encore, avec Stein, qu'elles sont attribuables à une sorte d'infiltration granuleuse des parois vasculaires.

La *répartition* des foyers scléreux dans les différentes régions du cœur est importante à étudier pour la confirmation de nos idées.

En passant en revue les nombreuses observations recueillies, tant à l'hôpital Bichat qu'à l'hôpital Necker, j'ai pu me convaincre d'un fait : c'est que la sclérose est beaucoup plus fréquente dans les parties centrales que dans les parties périphériques de l'organe, et beaucoup plus souvent localisée au ventricule gauche. Ce sont les piliers de la mitrale qui sont le plus ordinairement atteints ; puis, par ordre de fréquence, la cloison interventriculaire, la paroi du ventricule gauche, enfin le ventricule droit.

Quand la sclérose se localise surtout sur les parois cardiaques, c'est de préférence dans la région de la pointe qu'elle se cantonne, occupant souvent à la fois une partie de la cloison et de la paroi ventriculaire dans le tiers inférieur des ventricules. Tantôt, elle empiète alors sur la face antérieure ; tantôt, sur la face postérieure.

Ce siège de prédilection de la sclérose dans la région de la pointe est particulièrement intéressant à constater. En effet, le territoire vasculaire qui correspond à cette région est celui de l'artère verticale antérieure, branche de l'artère coronaire gauche. C'est elle qui apporte le sang à la moitié antérieure et inférieure de la cloison et à la partie inférieure et moyenne de la paroi antérieure du ventricule gauche ; c'est aussi cette artère qui présente les lésions vasculaires les plus constantes et les plus intenses. D'autre part, on sait que la région de la pointe dans le voisinage de la cloison est le siège de prédilection de ces dilatations partielles ou anévrismales du cœur, fréquentes chez les artério-scléreux.

Mais, la cardio-sclérose est loin de présenter dans tous les cas des caractères aussi tranchés. Souvent, les parois du cœur sont à peine envahies et ne renferment que des petits tractus scléreux très éloignés les uns des autres. Alors, on trouve toujours ou presque toujours une altération profonde des piliers de la mitrale ; ceux-ci sont, et ils peuvent être le plus souvent de volume très inégal, selon l'intensité et surtout l'ancienneté du processus scléreux qui les a envahis, ou encore on les trouve tous deux hypertrophiés. Ailleurs, l'un d'eux a pris l'aspect d'un véritable tendon et se trouve fort réduit de volume. D'autres fois, tous deux sont atrophiés et rétractés par la sclérose. Dans le ventricule droit, il est possible de retrouver quelquefois des lésions très avancées ; mais, ordinairement, elles sont peu marquées.

Les transformations scléreuses *régionales* du muscle cardiaque (sclérose des piliers, sclérose avec dilatation partielle du cœur localisée à la pointe) ne sont pas les seules variétés de siège. On peut encore décrire trois autres variétés de sclérose, suivant qu'elle existe sous le péricarde, dans l'intérieur du myocarde, ou immédiatement sous l'endocarde. Ces trois localisations répondent d'ailleurs aux deux couches musculaires superposées que l'on rencontre à la partie moyenne du ventricule gauche : la couche externe représentant le tiers de l'épaisseur et ne renfermant que des fibres verticales ; la couche interne étant divisée en deux portions très inégales, la première formée de fibres transversales, la seconde contiguë à l'endocarde, composée de fibres obliques, puis de nouveau verticales. Or, quoique l'angéiologie du cœur ne soit pas encore bien connue dans tous ses détails, il est permis d'émettre l'hypothèse qu'à chacune de ces couches musculaires correspondent des artères nourricières plus ou moins distinctes.

En résumé, qu'il s'agisse de sclérose de la cloison ou de la pointe, de sclérose sous-endocardique, intra-myocardique ou sous-péricardique ; qu'il s'agisse de sclérose du ventricule gauche ou droit, on sera toujours obligé de faire jouer un rôle important aux lésions vasculaires lorsqu'elles peuvent être constatées concurremment avec celles du myocarde. Et c'est du reste là un fait d'observation courante : *la lésion scléreuse marche toujours de pair avec la lésion vasculaire.* Toutes les fois que nous avons reconnu à l'autopsie des artério-scléreux les caractères macroscopiques qui viennent d'être décrits, nous avons constamment trouvé une lésion correspondante des vaisseaux.

Cette lésion, c'est presque toujours, sinon toujours, l'endartérite de coronaires.

Les *lésions vasculaires* commandent la topographie de la sclérose cardiaque dont elle est absolument dépendante ; et si le ventricule gauche est le plus souvent atteint, c'est en raison de l'altération beaucoup plus fréquente de l'artère coronaire gauche. Ainsi, sur 44 cœurs d'artério-scléreux examinés à ce point de vue, nous avons trouvé 31 fois les lésions athéromateuses beaucoup plus intenses sur l'artère coronaire gauche, 7 fois sur la coronaire postérieure, et 6 fois des lésions à peu près égales sur les deux branches artérielles.

Si l'artère coronaire antérieure est le plus souvent altérée, c'est en raison de l'excès de fonctionnement du ventricule gauche qu'elle doit irriguer et nourrir, en raison aussi des nombreuses collatérales qui en partent et qui forment à sa naissance un véritable *carrefour d'éperons*, par suite de ses nombreuses divisions naissant de son tronc originel : la coronaire verticale antérieure, les branches ventriculaires, l'artère du sillon auriculo-ventriculaire. L'athérome se localise en second lieu sur le tronc de la coronaire postérieure, parce que cette artère présente de grandes sinuosités.

La sclérose cardiaque est donc *gouvernée, dominée par les lésions coronariennes*, elle est en rapport constant avec le territoire vasculaire atteint, et la gravité des formes cliniques qui lui correspondent dépend plus du siège de la lésion que de son étendue ou de son intensité. Tel est le principe des *localisations myocardiques* que nos recherches contribuent à établir. Ainsi, la sclérose limitée à la cloison interventriculaire, ou celle des régions ganglionnaires, celle de la pointe de l'organe, ou encore celle de la région de Kronecker et Schmey occupant à la limite inférieure du tiers supérieur du ventricule gauche un point de quelques millimètres, peuvent donner lieu à des symptômes très divers dont la gravité est loin d'être en rapport avec l'étendue de la lésion.

L'artério-sclérose cardiaque est sous la dépendance des lésions coronariennes, et pour s'en rendre compte, il suffit de lire attentivement quelques observations d'anévrismes pariétaux du cœur, de ruptures du cœur et de ce que l'on désigne si souvent sous le nom de « myocardite interstitielle ». Avant la formation de ces anévrismes, avant la production de ces ruptures, dans la plupart des myocardites interstitielles, la paroi ventriculaire a subi des altérations très profondes en rapport avec une artère ou une artériole oblitérée. Dira-t-on que cette oblitération ne peut que produire des infarctus cardiaques, quand ceux-ci sont absents ?

Cette notion a été pressentie, il y a déjà longtemps, et dans une thèse française de Strasbourg, que l'on ne cite pas, voici quelques passages empruntés au chapitre « troubles de fonctionnement du cœur dépendant directement d'altérations des vaisseaux cardiaques » :

« Je crois qu'un plus grand nombre de dégénérescences cardiaques qu'on ne pense sont dues à des troubles vasculaires, et qu'une grande partie des lésions décrites sous le nom de myocardite doivent être rangées dans cette catégorie. Ces lésions sont d'autant plus fréquentes que les anastomoses des coronaires sont plus rares. Svann les nie complètement, mais j'ai démontré plus haut que, sans être très faciles, ces communications existent positivement. Je me rappelle un cas très intéressant que j'eus l'occasion d'observer. L'artère coronaire droite était presque entièrement oblitérée à son orifice aortique par des plaques athéromateuses ; la cardiaque gauche était saine. Mon ami, le Dr Gross, constata ainsi que moi, au microscope, une dégénérescence graisseuse très avancée de la fibre musculaire du ventricule droit dans lequel le muscle avait presque complètement disparu, tandis que la texture du côté gauche était à peine altérée... Les progrès de la science ont peu à peu enlevé à l'inflammation ses quatre caractéristiques cliniques pour y substituer un signe histologique, la prolifération cellulaire d'une valeur philosophique plus considérable, mais qui ne peut suffire à donner une idée du processus si l'on n'en précise l'espèce d'une façon plus nette. Autrement, toute sorte de prolifération deviendrait inflammatoire, ce qui mènerait directement à la doctrine de Broussais. Au point de vue doctrinal, l'école de Virchow glisse un peu sur cette pente, quoiqu'elle ait déguisé un peu ses tendances en remplaçant le mot d'inflammation par celui d'irritation. Il est nécessaire de trouver une distinction entre les divers processus ; celui de l'inflammation a une tendance vers des terminaisons spéciales (suppuration, résorption, mais jamais formation d'éléments nouveaux persistant dans l'organisme comme éléments normaux).

« La myocardite parenchymateuse n'a même pas pour elle cette prolifération ; il n'existe pas de fait bien certain de multiplication des sarcous éléments ; *c'est une nécrobiose, c'est-à-dire tout l'opposé d'une inflammation.* Ce n'est pas que je veuille nier la possibilité de la myocardite interstitielle, produisant à sa suite une dégénérescence du muscle lui-même. Voici comment je comprends la myocardite parenchymateuse : c'est une nécrobiose succédant à la suppression de la circulation des éléments musculaires par suite du développement d'une myocardite interstitielle antécédente[1].

De ce qui précède on peut établir les conclusions suivantes :

1° La sclérose du myocarde prédomine dans le ventricule gauche, et c'est dans le territoire de la coronaire antérieure que l'athérome atteint son maximum d'intensité et de fréquence ;

[1] A. RENOUT. Du rôle du système vasculaire dans la nutrition en général, et dans celle du muscle et du cœur en particulier (*Thèse de Strasbourg*, 1869).

2° Après les altérations des piliers et des valvules auriculo-ventriculaires, les plus fréquentes sont celles des parois du ventricule gauche dans la moitié inférieure du cœur ;

3° Il existe différentes variétés topographiques de la sclérose, correspondant à certaines modalités cliniques de l'artério-sclérose du cœur ;

4° L'altération des coronaires est une lésion constante et nécessaire de la maladie ;

5° Le processus athéromateux évolue surtout dans certains territoires vasculaires prédisposés, lesquels constituent des variétés topographiques correspondant à celles de la sclérose.

6° L'athérome des coronaires, ainsi que l'artério-sclérose du cœur, peuvent évoluer indépendamment des lésions aortiques [1].

Si les lésions des artères coronaires peuvent produire, par ordre de fréquence, la cardio-sclérose, comme nous l'avons démontré, puis des dilatations anévrismales et des ruptures du cœur, ainsi que nous le verrons plus loin, *il est des cas nombreux où elles n'ont aucun retentissement sur la fibre cardiaque.* Cela se voit surtout sur les cœurs des vieillards qui ont subi souvent une atrophie simple sans sclérose, ou encore dont la fibre musculaire est restée indemne, malgré l'altération souvent considérable des artères cardiaques converties en tubes rigides et presque osseux. Ce fait, contradictoire en apparence, tient à deux causes : à la perméabilité persistante des vaisseaux coronaires ; à la suppléance circulatoire qui peut être normale chez certains sujets, ou qui peut encore se produire à l'état pathologique chez d'autres.

*a*) La perméabilité persistante des coronaires, malgré leurs profondes altérations, est un fait connu, et l'on voit fréquemment chez les vieillards l'athérome de ces vaisseaux coïncider avec leur dilatation. La lésion coronarienne, même très intense, peut n'avoir aucun retentissement sur le myocarde, si elle n'aboutit pas à la sténose ou à l'oblitération vasculaires, et c'est moins l'altération des grosses branches des artères cardiaques que celle de leurs fines divisions, qui est susceptible de produire les lésions scléreuses des organes.

*b*) On cite des observations où l'oblitération complète d'une branche même importante des artères coronaires n'a produit aucune lésion du muscle cardiaque. Pour l'explication de ces faits, il suffira de reproduire le passage suivant que nous écrivions avec A. Weber en 1891.

« Il est des cas dans lesquels l'irrigation sanguine défectueuse du muscle cardiaque est en quelque sorte une cause d'appel pour le déve-

---

[1] H. HUCHARD et WEBER. Artério-sclérose de la pointe du cœur ; contribution à l'étude des localisations myocardiques (*Société médicale des hôpitaux*, juillet 1891).

loppement des coronaires supplémentaires. Ces artères, bien connues des anciens, puisqu'on en trouve la description dans les œuvres de Vieussens, sont habituellement groupées autour de l'une des coronaires, surtout de la postérieure, et constituées par de fines artérioles, quelquefois méconnues à un examen superficiel. Dans un grand nombre de cas, on les voit naître de l'origine même des troncs des coronaires et se répandre dans le tissu adipeux de la base du cœur ; de là le nom d'*artères graisseuses*, que leur a donné l'illustre anatomiste. Mais, ordinairement, on en trouve une ou deux, rarement plus, qui naissent directement de l'aorte. C'est une de ces artères dites graisseuses que nous avons vu atteindre, dans une de nos observations, le calibre de l'artère verticale antérieure ; elle se dirigeait obliquement de haut en bas, vers la pointe du cœur droit, sans présenter aucune altération, et envoyait des rameaux à la partie supérieure de la cloison et à la paroi du ventricule droit ; elle jouait donc apparemment, dans ce cas, un rôle providentiel à l'égard de l'artère du sillon vertical antérieur, dont elle suivait exactement la direction à deux centimètres au plus à sa droite. L'existence de ces *artères cardiaques supplémentaires* est très importante, et il est juste de rappeler qu'elle a été reconnue, il y aura bientôt deux siècles, par Vieussens. Après avoir signalé la présence assez fréquente de l'*artère graisseuse* et sa naissance habituelle au côté droit de l'aorte, tout près de l'embouchure de la coronaire postérieure, il affirmait que, toutes les fois qu'il avait examiné avec attention les premières origines des artères propres du cœur, il avait observé auprès d'elles, « tantôt deux, tantôt trois trous, très petits à la vérité, mais pourtant sensibles, qui sont les embouchures de ces artères très petites[1] ».

Dans les cas d'oblitération complète d'une ou des deux artères coronaires, la suppléance circulatoire peut sans doute se faire par les deux grands cercles anastomotiques qui entourent le cœur, et aussi par certaines anastomoses des artères cardiaques avec les artères bronchiques droites. Mais s'il est vrai, comme le pense Cohnheim, que les artères coronaires présentent le type des artères dites terminales (et cela contrairement à l'opinion de Sappey et de Legg), l'existence des artères supplémentaires peut jouer quelquefois, lorsqu'elles n'ont pas eu le temps de s'altérer, un rôle important sous le rapport des suppléances circulatoires, lorsque le tronc des grosses artères cardiaques est oblitéré.

Ces faits anatomiques sont très importants, et ils serviront pour la réfutation des théories erronées, émises sur la nature de l'angine de poitrine.

[1] Vieussens. Traité nouveau de la structure et des causes du mouvement naturel du cœur (*Toulouse*, 1715).

## RUPTURES DU CŒUR

L'oblitération des coronaires ne donne pas lieu seulement à la sclérose cardiaque, elle produit aussi des *anévrysmes* et des *ruptures* du cœur. Les premiers cas de *ruptures du cœur* appartiennent à Harvey, Morgagni, Morand (1773), Portal (1770).

Sur 40 cas, Le Piez a trouvé que si la lésion affectait 31 fois le ventricule gauche, c'est parce qu'elle est toujours en rapport avec l'altération de la coronaire gauche, ce qui a pu lui faire dire si justement « que l'altération des coronaires domine l'histoire des ruptures cardiaques, et que celles-ci ont lieu le plus souvent à la suite d'infarctus ». C'est ce qui avait été dit par Elleaume dès 1857, et c'est ce qu'a répété Karl Huber plus tard, lorsqu'il assimilait les foyers de myocardite chronique et partielle à de véritables infarctus du cœur consécutifs à la coronarite.

Ces ruptures cardiaques, auxquelles on avait autrefois donné injustement le nom de « spontanées » [1], sont donc préparées par la lésion des coronaires et par l'altération consécutive du myocarde. Pas plus que les

---

[1] ROSTAN (*Nouveau Journal de méd.*, 1820), DEZEIMERIS (*Arch. de méd.*, 1833), pensent que la rupture du cœur peut s'effectuer sans altération préalable de son tissu. — BLAUD (de Beaucaire) attribue la rupture du cœur à un « état gélatineux spécial », à une dégénérescence sénile (*Bibliothèque méd.*, 1820). — ROCHOUX (*Thèse de Paris*, 1823) insiste sur le ramollissement du cœur. — OLLIVIER (*Dict. de méd.*, 1834), tout en admettant des ruptures sans lésions, reconnaît que la plupart sont préparées par un « ramollissement apoplectique ou gélatinique. — ELLEAUME (*Thèse de Paris*, 1857) a eu le grand mérite de fixer la science à ce sujet et d'insister sur le rôle prépondérant des lésions coronariennes.
« D'après l'examen des faits, nous croyons pouvoir avancer que l'apoplexie et la dégénérescence sénile du cœur ont une cause commune : c'est un défaut de nutrition du cœur dû à l'ossification des artères coronaires. C'est là une cause que nous ne faisons qu'indiquer ici, nous proposant d'en démontrer plus tard la vérité dans un travail sur l'apoplexie cardiaque. Cette dernière maladie est à peine connue et a été indiquée pour la première fois par CRUVEILHIER. On comprend bien qu'un foyer apoplectique, se faisant dans l'épaisseur des parois du cœur, puisse facilement déterminer une rupture de cet organe. » Ensuite, Elleaume divise ses 47 observations en quatre groupes : 12 ruptures du cœur par apoplexie cardiaque ; 10 par dégénérescence graisseuse ; 10 par anévrysmes vrais du cœur ; 8 par ramollissement sénile ; 3 par cardite ; 2 par abcès du cœur ; 1 par anévrysme du cœur et des coronaires ; 1 par « tumeur stéatomateuse comprimant les nerfs vagues ». — BOUILLAUD a découvert l'*apoplexie du cœur* qu'on appelle maintenant « infarctus », mot nouveau pour une chose ancienne, et la première observation de rupture cardiaque par apoplexie du cœur a été fournie par TERGMALM (*Diss. de ruptura cordis*, Upsal, 1785). Voir la thèse de DENOUT, 1852, et les premières observations de GACHET et DURAND-FARDEL (*Soc. anatomique*, 1832 et 1839). — Enfin, BARTH (*Arch. de méd.*, 1871), en insistant sur cette étiologie, affirme que, sur les 24 observations, « il n'y en avait pas une dans laquelle on ait constaté l'absence de toute altération anatomique », et il ajoute dans un autre passage : « Si ces lésions n'ont pas été plus souvent signalées, c'est que l'*examen des artères coronaires a été généralement trop négligé*. »

anévrysmes pariétaux du cœur, et moins que ces derniers encore, elles
ne doivent être regardées comme des accidents nécessaires et ultimes de
la cardio=sclérose. Car, il faut faire une distinction entre l'oblitération
*lente, progressive* des petites artères cardiaques et l'oblitération *rapide*
ou *brusque* des grosses branches de ces mêmes vaisseaux ; celle-là
conduit à la sclérose dystrophique, à la sclérose adulte ou dure qui, par
sa résistance même, met le plus souvent obstacle aux dilatations par=
tielles, aux anévrysmes ou aux ruptures du cœur ; celle=ci aboutit plus
souvent à un ramollissement de l'organe (*myomalacia cordis* de Ziegler),
ramollissement qui le prédispose ainsi aux dilatations partielles et aux
ruptures. Du reste, déjà l'amincissement atrophique de certains points
de la paroi peut coexister avec l'hypertrophie et l'hyperplasie conjonctive
du cœur.

Voici le résumé d'une observation qui nous fait assister à la première
période de la dilatation anévrysmale du cœur.

Le cœur, débarrassé de ses caillots, pesait 625 grammes : le ventricule
gauche présentait une hypertrophie générale très nette de ses parois dont
l'épaisseur variait de 12 à 17 millimètres. Mais, à 2 centimètres au-dessus de
la pointe, sur la face antérieure du ventricule gauche et sur une étendue de
6 à 8-centimètres carrés, nous constatons que la paroi se déprimait facilement ; à sa section, nous avons vu que celle-ci, débarrassée de ses nombreux
caillots adhérents qui l'avaient sans doute protégée contre une dilatation
plus grande, avait subi un amincissement considérable, puisqu'elle ne mesurait plus que 3 millimètres d'épaisseur. Or, cette atrophie partielle de la paroi
ventriculaire gauche, à laquelle s'ajoutait l'atrophie du pilier postérieur de
la valve mitrale, était la conséquence : l'une de l'athérome et du rétrécissement de calibre de l'artère cardiaque antérieure ; l'autre, de l'oblitération de
la cardiaque postérieure de la première branche ventriculaire oblique, bifurcation de l'auriculo-ventriculaire gauche.

Nous avons donné plus haut la statistique de Le Piez sur 40 cas de
rupture du cœur. Depuis l'époque (1873) où son mémoire a été écrit,
un grand nombre d'observations ont été rapportées, et la statistique
suivante, portant sur 189 cas, indique le siège de la rupture : 150 pour
le ventricule gauche, 22 pour le ventricule droit, 6 pour les deux ventricules à la fois, 8 pour l'oreillette droite, 3 pour l'oreillette gauche. Dans
les 2/3 des cas, cette rupture s'est faite à la partie moyenne du cœur ou
à la pointe, elle est donc rare vers la base.

La solution de continuité, sous forme de fissure linéaire, de rupture,
de déchirure avec parties environnantes ecchymosées rappelant quelquefois la forme et l'aspect d'une plaie par arme à feu, a une direction verticale ou oblique, une longueur variant de quelques millimètres à deux

ou trois centimètres, une largeur à peine appréciable à bords accolés ou séparés de quelques millimètres. Les bords sont frangés ou irréguliers, déchiquetés et rarement nets, rouges ou ecchymosés et infiltrés d'un sang noirâtre à leur niveau ; la paroi est le plus souvent amincie et plus ou moins ramollie, avec tous les caractères d'un infarctus dû à l'oblitération thrombosique d'une des branches des artères coronaires ; au niveau de cet infarctus, on constate la nécrobiose des fibres musculaires et du stroma conjonctif. Le trajet de la rupture peut être direct, il est plus souvent oblique ou sinueux ; son ouverture interne est souvent difficile à voir parce qu'elle est presque toujours cachée par les piliers, et il en est quelquefois de même pour l'ouverture externe ou péricardique, qui peut être masquée par la surcharge adipeuse du cœur très fréquente. Une fois, Barth a vu deux déchirures externes pour une seule ouverture cavitaire, et Bertin (*Soc. anat.*, 1858) a rapporté une observation où, à côté d'une rupture complète, il y avait une rupture incomplète ou inachevée, limitée par la séreuse péricardique restée intacte. Depuis, d'autres observations semblables ont été publiées.

La rupture se fait rarement d'un seul coup, et *dans la majorité des cas elle s'accomplit en plusieurs temps*, ce qui explique pourquoi la mort subite est relativement rare, et pourquoi on a pu observer une survie d'une heure à quelques jours, et même à onze jours. Barth, qui insiste sur ce point, ajoute que la rupture s'opère non pas pendant la diastole (comme le croyaient Pigeaux, Bellingham et Hamernjk), mais pendant la systole, c'est-à-dire à un moment où la pression intracardiaque est à son maximum, et toutes les causes occasionnelles capables d'augmenter cette pression (émotions, efforts, bain froid, repas copieux, etc.), favorisent cette rupture. D'autres causes y prédisposent sur un myocarde préalablement envahi et affaibli par la sclérose, par exemple : une alimentation carnée chez un malade atteint de dyspnée toxi-alimentaire, les toxines alimentaires étant douées d'une action vaso-constrictive très accusée, ce qui augmente encore l'hypertension artérielle ; un rétrécissement orificiel et surtout la sténose aortique. A ce sujet, la première observation de rupture ventriculaire, due à Harvey, fait cette mention : « Le passage du sang étant empêché sur ce sujet, du ventricule gauche dans les artères, il en résulte une rupture et une perforation de la paroi du ventricule gauche. » C'est là une rupture « par distension » que Morgagni oppose à la rupture par « érosion ». Cette dernière, signalée par Morand, dès 1742, est très rare : il s'agit d'une érosion extérieure du ventricule droit « parvenue insensiblement jusqu'à la cavité du ventricule qui se trouvait vide parce que le sang était épanché dans le péricarde ». Cet état de vacuité ventriculaire a été signalé depuis par tous les auteurs.

Le péricarde renferme une quantité variable de sang, coagulé en grande partie, dont la quantité varie de 200 à 250 ou 500 grammes, dernier chiffre rarement dépassé, quoiqu'on ait très exceptionnellement 800 à 1 000 grammes et même davantage. Il en résulte, surtout dans les cas où la mort, terminaison du reste invariable de toute rupture cardiaque, survient avec un épanchement péricardique de quelques centaines de grammes, ne peut être attribuée à la quantité de sang sortie de la cavité ventriculaire ; on doit l'expliquer, soit par la compression *soudaine* du cœur, soit plutôt par l'oblitération coronarienne elle-même, quelquefois par l'anémie cérébrale.

Il est utile d'ajouter que le plus souvent on observe sur le même cœur, avec les lésions d'une oblitération d'une des coronaires (infarctus), les lésions d'une oblitération lente et progressive (sclérose dystrophique) et c'est même le plus ordinairement en grande partie à celle-ci que l'on doit attribuer la surcharge adipeuse du cœur.

En résumé, comme l'a dit Barth en 1871, « on doit voir dans les altérations vasculaires la cause immédiate : 1° des hémorrhagies interstitielles par le fait de la rupture des parois artérielles devenues fragiles et inextensibles ; 2° des atrophies locales par défaut de nutrition ; 3° au moins en partie, de la dégénérescence des fibres musculaires ».

Le mécanisme et la pathogénie des ruptures du cœur ont été heureusement résumés par ces deux formules (Robin et Nicolle, 1895) :

1° *En matière de rupture du cœur, l'athérome coronaire est la règle et son absence l'exception ;*

2° *La rupture reconnaît pour cause immédiate la production d'un infarctus dû à la thrombose d'une branche artérielle.*

Le diagnostic sera étudié au sujet de l'angine de poitrine.

Deux mots seulement sur la *rupture des tendons du cœur*, dont les premières observations datent de Corvisart (1819), Cheyne (1827) et de Legendre (1839).

Cette rupture se fait presque toujours à la faveur d'une altération préalable de ces tendons, et l'altération consiste le plus souvent dans un processus d'artério-sclérose. La rupture se fait brusquement à la suite d'un effort ou encore d'une façon latente sans que l'on puisse faire intervenir aucune cause occasionnelle, comme l'effort ou le traumatisme. Le résultat est une insuffisance valvulaire brusque avec aggravation de l'état général, avec production de bruits de souffle continus ou intermittents, d'un bruit de soupape ou de clapet[1].

---

[1] HUCHARD et DEGUY. Des ruptures de la valvule mitrale et de la luxation de la grande valve (*Soc. méd. des hôpitaux*, 4 mars 1898).

Le fait que j'ai observé (1898) avec Deguy (rupture des cordages tendineux avec *luxation de la grande valve mitrale*) mérite d'être rapporté :

Il s'agit d'un homme de 42 ans, sans antécédents personnels notables, venu à l'hôpital en état d'hyposystolie (souffle systolique à la pointe, double souffle à la base). La dyspnée devient intense, le pouls est petit et arythmique ; épanchement pleural gauche, plaques de purpura aux deux membres inférieurs ; symphyse pleurale gauche ; gangrène des extrémités bronchiques.

A l'*autopsie*, adhérences pleuro-pulmonaires totales à gauche ; aorte athéromateuse ; surcharge graisseuse du cœur ; nombreux îlots de sclérose dystrophique ; insuffisance et rétrécissement aortiques ; coronaires très athéromateuses ; ventricule gauche considérablement dilaté et hypertrophié. Les cordages tendineux sont rompus ; mais un surtout, le principal, s'est rompu à un centimètre de son insertion à la grande valve, de sorte que la partie antérieure de celle-ci *s'est luxée en haut, dans l'oreillette gauche*, et le moignon du tendon venant s'arcbouter sur la petite valve vers la zone d'insertion, y resta définitivement, déterminant une insuffisance permanente avec rétrécissement de l'orifice mitral. Ce rétrécissement qui existait anatomiquement, ne s'est manifesté cliniquement par aucun signe.

## ANÉVRYSMES ET RUPTURES DES VAISSEAUX CORONAIRES

Les anévrysmes des artères coronaires ont été rarement observés ; mais, comme ils sont d'origine scléro-athéromateuse et qu'ils se terminent assez souvent par leur rupture avec des symptômes rappelant ceux de la rupture du cœur, ils rentrent dans notre sujet d'études.

Mentionnés d'abord par Sénac qui en cite un cas, puis par Morgagni (deux cas), par Kramer, Fischer, Bougon, Hedlung (d'Helsingfors), par Peste (chacun un cas), ils ont été étudiés dans un travail d'ensemble par Aran en 1847 ; puis, d'autres observations ont été fournies par Bristowe, Peacock, Heuse, Bois de Loury, Wood, Trévoux, etc. Le cas de Tufnell, signalé par Bellingham comme un exemple d'anévrysme coronarien, est relatif à un anévrysme de la pointe du cœur avec varice rompue de la veine coronaire.

La malade de Kramer (observée en 1732), âgée de 78 ans, mourut subitement. A l'autopsie, on trouva tous les organes sains, à l'exception du péricarde distendu par une quantité considérable de sang. Cette hémorrhagie provenait de la rupture d'une des deux coronaires.

Un soldat observé par Daniel Fischer, après avoir dîné avec appétit, se lève de table et tombe mort. A l'autopsie, péricarde rempli de sang à la suite de la rupture d'une des branches des artères coronaires de la base du cœur.

Un ancien militaire, observé par Bougon, éprouvait depuis quatre ans des « douleurs de poitrine » accompagnées de suffocation et d'insomnie ; « le bras gauche était douloureux à la partie moyenne ». Mort subite. A l'autopsie, péricarde rempli de sang, moitié liquide, moitié coagulé ; ossifications circulaires, coralliformes à l'orifice ventriculo-aortique et aux valvules semilunaires ; aorte saine, mais à l'endroit où cette artère donne naissance à la coronaire droite, cette dernière était anévrysmatique et athéromateuse (« stéatomateuse ») et ce sac présentait une ouverture qui pénétrait dans la cavité du péricarde.

Le malade de Peste, âgé de 77 ans, atteint vingt-huit mois auparavant d'apoplexie cérébrale avec hémiplégie gauche, fut pris un jour, après un repas copieux, de deux ou trois vomissements, d'oppression, de douleur précordiale, et mourut subitement. A l'autopsie, péricarde distendu par un caillot « d'une palette et demie » qui enveloppe le cœur ; à la partie antérieure et moyenne du ventricule gauche, rupture de 14 millimètres, bifide inférieurement, et dont l'origine vraie est cachée par le tissu adipeux. En mettant à nu l'artère coronaire très ossifiée, on trouve une dilatation anévrysmale de celle-ci, au point de sa division en plusieurs branches, et dans tout son trajet l'artère était dilatée presque du volume de la brachiale. L'anévrysme était gros comme une noisette, présentant à sa partie inférieure une ouverture à bords minces d'où le sang s'était épanché dans le péricarde. La rupture pénétrait dans le ventricule. L'artère coronaire postérieure avait son volume normal. Foyer apoplectique à la surface du corps strié droit.

Un homme de 51 ans, observé par Peacock, boucher et intempérant, avait souffert pendant un mois d'une toux avec expectoration de crachats mucopurulents. Pouls peu accéléré, mais faible et inégal ; bruits du cœur masqués par des râles sonores et muqueux. On n'eut aucun soupçon d'une maladie cardiaque, et la veille de la mort seulement, le malade se plaignit d'une douleur précordiale, « on entendit un bruit particulier, comme un battement accompagnant le choc du cœur, et distinct des bruits cardiaques ordinaires ; il était très fort le long du sternum et vers le côté gauche ». Mort le lendemain matin, sans autre signe qu'une extrême faiblesse des bruits du cœur. A l'autopsie, lésions d'emphysème, de bronchite et de congestion pulmonaire. Péricarde distendu par « un fluide séro-purulent jaune pâle avec exsudat de lymphe molle ». A la base du ventricule gauche, anévrysme de la grosseur d'un œuf de pigeon, développé aux dépens de l'artère coronaire gauche au niveau de sa branche antérieure ; le sac était enclavé dans la substance ventriculaire. Au-dessous du sac, l'artère était moins ossifiée ; mais un stylet était arrêté par la courbure que le vaisseau avait subie sous la pression du sac. Ventricule gauche de consistance molle, à parois amincies, à cavité dilatée surtout vers le sommet où existait un caillot décoloré, en partie adhérent. Valvules épaissies ; athérome de l'aorte et des coronaires, surtout à leur origine.

Un marin de 22 ans, qui était entré à l'hôpital pour se faire soigner d'une fièvre », présentait sur le trajet des coronaires « non athéromateuses » plusieurs anévrysmes sous forme de petites poches isolées du volume d'un pois. Plusieurs des anévrysmes étaient remplis de caillots durs, d'une couleur jaunâtre. Les parois anévrysmales étaient épaisses, denses, fibreuses, contrastant d'une façon remarquable avec les portions saines de vaisseau (BRISTOWE).

Un malade de 21 ans avait eu à trois reprises des accidents paludéens. Il meurt subitement, après avoir présenté, trois mois avant sa mort, les signes d'une cachexie palustre avancée (anasarque, ascite, pas d'albumine). A l'autopsie, hémopéricarde d'un litre. Cœur petit (192 grammes), adipeux, sans lésion valvulaire ; cinq anévrysmes des coronaires dont un rompu à l'union du tiers supérieur et des deux tiers inférieurs du bord droit du cœur (HEUSE).

Une femme de 60 ans meurt en dix minutes sans un cri. A l'autopsie, le cœur paraissant normal présente à la partie postérieure du sillon auriculo-ventriculaire gauche une sorte de fissure en croix ; au-dessous, rupture incomplète communiquant avec la branche coronaire correspondante. Hémo-péricarde de 200 grammes (BOYS DE LOURY).

Une femme de 75 ans sujette à des attaques apoplectiformes est trouvée morte sur son fauteuil. A l'autopsie on trouve le péricarde distendu par des caillots du poids de 150 grammes ; à la face postérieure du cœur, à deux centimètres et demi de la pointe, ecchymose sous-péricardique large comme une pièce de deux francs, en rapport avec une rupture de la coronaire anté-rieure. Les artères cardiaques étaient athéromateuses et dilatées, et il y avait de la néphrite interstitielle (BATTERMANN).

Au musée de l'hôpital de New-York, on voit un anévrysme coronarien gros comme une noisette et rompu dans le péricarde. La femme sur laquelle cette pièce avait été recueillie était morte subitement en faisant sa toilette. WOOD a vu un fait semblable : anévrysme, du volume d'une noisette, rompu pendant le coït, mort subite. Aorte et artère coronaire très athéromateuses.

Chez un homme de 51 ans atteint d'un ulcère syphilitique tertiaire du nez et de la lèvre, et mort ensuite de phtisie pulmonaire, on constate à l'autopsie sur le trajet de l'artère coronaire antérieure et des artérioles péricardiques, en avant des ventricules et des infundibulums aortiques et pulmonaires, une trentaine d'anévrysmes miliaires gros comme une tête d'épingle, les uns sacciformes, d'autres fusiformes, d'autres enfin disséquants. Il eût suffi de la rupture d'un seul pour produire un hémopéricarde mortel. BALZER EHR-LICH et CHVOSTEK ont publié des faits à peu près semblables.

Voici un fait, à peu près unique, de dilatation anévrysmale des vaisseaux des piliers du cœur dans un des cas de myocardite interstitielle :

Une femme de 27 ans, au troisième mois de sa grossesse, entrée à la Mater-nité de l'Hôtel-Dieu de Lyon, le 9 décembre 1886, dans un état comateux complet, meurt le lendemain d'ictère grave avec atrophie jaune aiguë. Aucun antécédent ni héréditaire ni pathologique, aucun trouble de la circulation, aucun symptôme de lésion organique à l'examen du cœur.

A l'*autopsie*, on trouve tout d'abord toutes les lésions macroscopiques et microscopiques de l'ictère grave. Le cœur est volumineux surtout à gauche (410 grammes), avec surcharge graisseuse, sans aucune lésion valvulaire ni athéromateuse : seulement un peu de sclérose mitrale et quelques plaques légères aux valvules sigmoïdes. Les piliers de la mitrale ont un aspect blanc et nacré dû à l'épaississement de l'endocarde. Les parois du ventricule gauche hypertrophiées sont fermes et denses, parsemées d'îlots scléreux autour des vaisseaux ; coronaires saines. Les piliers de la région antérieure du ventricule gauche et de la valvule mitrale présentent des canaux artériels dont le volume atteint 2 à 5 millimètres de diamètre, avec des dilatations comme creusées dans leur intérieur. Ils sont le siège d'une sclérose diffuse très accusée dont le point de départ n'est pas endocardique. Ces dilatations multiples, de forme et de volume variables, ont une paroi propre, et elles ne sont pas creusées en plein tissu conjonctif. Sclérose interstitielle, atrophie des faisceaux musculaires des piliers, dilatation anévrysmale des vaisseaux, disparition à peu près totale des tuniques externe et moyenne, telles sont les lésions que l'on constate. Il est probable que la sclérose myocardique a été la lésion initiale, puisqu'elle est répandue sur tout le myocarde du cœur gauche, même en dehors des piliers. C'est elle qui a amené à sa suite ces dilatations anévrysmales par défaut de résistance de la paroi artérielle qu'elle aurait entraînée, et il s'est produit ici un phénomène analogue à celui qui se passe dans la dilatation des bronches. En effet, dans les artères, c'est la tunique musculaire qui est le principal tissu de soutien, et dès qu'elle disparaît, rien ne s'oppose à la dilatation des vaisseaux sous l'influence de la tension sanguine intra-artérielle (TRÉVOUX).

Tels sont les cas d'anévrysmes des coronaires ou de ses branches connus dans la science. Ils se lient tous, sauf le dernier, à leur altération scléro-athéromateuse, et quoiqu'il s'agisse ici de simples et de rares trouvailles d'autopsie, il était nécessaire de les signaler puisqu'elles font partie des lésions de l'artério-sclérose du cœur[1].

Ces anévrysmes des coronaires et de leurs branches (gros comme une noisette, un pois ou une tête d'épingle) demandent à être recherchés attentivement, et dans un cas de sclérose myocardique chez un syphi-

[1] Sénac, Morgagni (*Loc. cit.*). Kramer (*Commercium litterarium*, 1732). Daniel Fischer (*Acta phys. med. acad. C. Léopold*, 1740). Bougon (*Biblioth. méd.*, 1812). Hedlung (cité par Otto, *Traité d'anat. path.*, Berlin, 1830). Peste (*Arch. de méd.*, 1843). Aran (*Arch. de méd.*, 1847). Peacock (*Trans. Soc. path.*, 1847-1848). Tufnell (*Dublin méd. Press*, 1850 et Bellingham (*Treatise of diseases of the heart*). Heuse (*Acad. royale de méd. de Belgique*), et Bois de Loury (*Gaz. de méd. et chir.* 1859). Feigneaux. Obs. de rupt. de l'art. coron., mort subite (*J. med. chir. et ph. de Bruxelles* 1859). Harlan. Rupt. de l'artère et hémopéricarde (*Proc. path. soc.* Philadelphie, 1859). Wood (*New-York journal of méd.*;

litique que je n'ai pas publié, j'ai constaté sur l'artère coronaire gauche la présence d'une dizaine de petites dilatations anévrysmales dont les plus grosses avaient le volume d'une lentille et dont l'une, rompue en plein tissu musculaire, pouvait faire croire à l'existence d'une myocardite hémorrhagique ; cette suffusion sanguine un peu superficielle n'avait produit aucun accident, parce qu'elle avait été arrêtée de bonne heure dans son expansion par quelques adhérences péricardiques locales.

Ces anévrysmes coronaires peuvent acquérir des dimensions considérables, et Aran fait remarquer que lorsque ces tumeurs se rompent, le sang peut ne pas s'épancher immédiatement dans le péricarde, parce qu'il s'infiltre dans le tissu cellulo-graisseux et qu'il oppose ainsi pendant quelque temps un temps d'arrêt à un nouvel épanchement de sang. C'est ainsi que Mérat dit avoir observé une érosion des parois de l'artère coronaire ayant donné lieu à la formation d'une poche grosse comme une petite noix dans l'épaisseur de l'oreillette droite hypertrophiée.

Ce n'est pas ainsi que les choses se passent d'ordinaire, et la mort subite est la règle dans les ruptures des artères coronaires, parce qu'elle est due à deux causes rapidement successives : anémie aiguë du cœur par hémorrhagie coronarienne, compression du cœur par épanchement intra-péricardique.

Il faut distinguer la rupture des artères coronaires de la *rupture des veines* dont on a signalé plusieurs cas [1], d'autant plus qu'au point de vue clinique les symptômes et le résultat sont les mêmes : mort rapide par hémopéricarde et anémie aiguë du cœur.

## ANÉVRYSMES DU CŒUR

Les *anévrysmes partiels* du cœur [2], comme ses ruptures ou sa sclérose, siègent principalement à la pointe ou dans une partie voisine ; de

1860). OSBORNE. Rupture d'une artère coronaire et hémopéricarde (*Med. Times and Gaz.*, Londres, 1862). YOUL. Rupture de l'artère coronaire (*Austral. med. Journ.* Melbourne, 1872). CLARK. Rupture des artères coronaires (5 cas). *Trans. New-York Path. Soc.*, 1876). TOUTAIN. De quelques lésions des artères coronaires (*Thèse de Paris*, 1878). BALZER (*Arch. de phys.*, 1883). TRÉVOUX (*Arch. de phys.*, 1887) MALET. Anévrysme de l'artère coronaire. Rupture (*Lancet*, 1887). BATTERHAM. Hémopéricarde par rupture de l'artère coronaire (*Lancet*, 1887). LAWRENCE HUMPERY. Rupture de la coronaire gauche (*Lancet*, 1898).

[1] Ruptures des veines coronaires : faits d'ALBERS (*Corresp. blatt. rhein und Wertfäll. Aerzle*, 1844) ; David MAC-LAGAN (*London and Edinb. Montly Journal*, 1845) ; W. FITZ PATRICK (*London med. gaz.*, 1822) ; CARSON (*Lond. med. gaz.*, 1834) ; A. ROBIN (*Soc. méd. des hôp.*, 1885) ; JOURNIAC (*Méd. moderne*, 1891).

[2] Les deux premières observations d'anévrysmes partiels du cœur sont dues, la même année (1757), à un médecin italien, GALEATI et à HUNTER. Ensuite, CORVISART qui confondait

plus, ils affectent beaucoup plus souvent le ventricule gauche. C'est là déjà une preuve en faveur de l'identité du processus anatomique qui donne lieu à ces diverses altérations. Si le ventricule gauche est plus souvent atteint, c'est parce que l'artère coronaire antérieure est plus fréquemment altérée.

Il n'est donc pas nécessaire, pour se rendre compte de ce siège de prédilection des lésions, de l'explication hypothétique émise autrefois, en 1838, par Thurnam. D'après lui, le ventricule gauche est plus souvent atteint, en raison de la fermeture complète de l'orifice mitral lors de la systole ventriculaire, l'orifice tricuspidien se fermant toujours incomplètement à l'état normal, d'après King ; l'insuffisance pour ainsi dire physiologique de la valvule auriculo-ventriculaire droite permettrait ainsi une régurgitation sanguine capable d'empêcher le trop-plein ventriculaire et de préserver les parois du ventricule correspondant contre la distension résultant d'une pression sanguine exagérée. Cette opinion est inadmissible, d'abord parce que cette sorte d'insuffisance physiologique de l'orifice tricuspidien est loin d'être démontrée, ensuite parce que les dilatations anévrysmales du cœur sont aussi souvent et aussi facilement survenues dans les cardio-scléroses compliquées d'insuffisance mitrale.

Rokitansky avait déjà dit que l'anévrysme de la pointe [1] est plus fréquent, parce que c'est là un des sièges de prédilection de la myocardite chronique. Mais, il convient d'ajouter que la pointe, ou ses régions voisines, sont plus souvent atteintes de sclérose, parce que les artères nourricières de cette partie du cœur sont plus fréquemment altérées. Sans doute toutes les dilatations anévrysmales du cœur ne se produisent pas toujours d'après cette pathogénie, et il est prouvé par quelques observations, qu'elles peuvent être consécutives à l'endocardite chronique, et surtout à la péricardite adhésive avec adhérences partielles, mais elles sont le plus ordinairement le résultat de la sclérose myocardique liée aux lésions chroniques des coronaires [2]. La paroi ventriculaire cède

la dilatation du cœur avec l'anévrysme, en a cité un cas qu'il regardait comme « extraordinaire et unique ». BOUILLAUD rappelle que WALTHER (1775), BAILLIE (1797), MORICHEAU-BEAUCHAMPS (an VI), ZANNINI (1819), en ont cité chacun un cas, puis BRESCHET (10 observations) dans un mémoire sur « l'anévrysme faux consécutif du cœur » (Répertoire d'anat. et de phys., 1827). Vers la même époque, REYNAUD et PETIGNY (1833) en publient deux observations (Journal hebdomadaire de médecine), et CHOISY (Thèse inaug. de Paris) en cite encore un cas. LAENNEC au chapitre « Dilatation partielle du cœur » en reproduit deux observations dues à Bérard.

[1] Il existe aussi des cas d'anévrysmes de la partie supérieure de la cloison interventriculaire du cœur. L'observation de LEUDET (Soc. de biologie, 1853) en est un bel exemple.

[2] ELLEAUME (Thèse de Paris, 1857). BARTH (Arch. de méd., 1871, sur les ruptures du cœur). WEIGERT (Virchow's arch., 1880). HUBER (Virchow's. arch., 1882). LEYDEN (Zeitschrift f. klin. med., 1884). BECK (Thèse de Tubingen, 1886). HUCHARD et WEBER (Soc. méd. des hôp., 1887, 1888, 1891). LOP (Marseille méd., 1890 et Revue de méd., 1892). CUFFER (Sem. méd., 1893). E. LAURENT (Thèse inaug. de Paris, 1894).

ou se dilate partiellement sous l'effort de la pression sanguine, parce qu'elle est devenue moins extensible et plus faible sous l'influence de son altération et de son amincissement atrophique ; elle cède encore et se dilate sous l'influence d'adhérences péricardiques, lesquelles, par le tiraillement excentrique de ces adhérences, augmentent encore la tendance à la dilatation. Il en résulte que toutes les chances de production d'ané-vrismes partiels du cœur se trouvent réunies chez un malade atteint à la fois, ce qui est loin d'être rare, de sclérose dystrophique d'origine coronarienne avec néphrite interstitielle (qui élève considérablement la tension artérielle et la tension intra-cardiaque) et avec péricardite adhé-sive (qui contribue à dilater excentriquement les parois amincies et affai-blies du myocardite) ; et cette péricardite adhésive manque rarement dans tous les cas où l'infarctus du myocarde est la première étape de la lésion.

La *pathogénie*, basée sur une altération préalable du myocarde, a été indiquée depuis longtemps déjà : par Baillie qui, observant en 1793[1] un anévrysme de la pointe, l'attribue à « une faiblesse relative ou absolue du tissu musculaire du cœur » ; par Dance, Chassinat, Forget, etc., qui admettent une sorte de ramollissement inflammatoire ; par Quain qui parle d'un « dépôt fibrineux ou albumineux » ; par Cruveilhier, Rokitansky, Craigie, Thurnam, Hartmann, Peacock, Bristowe, Mercier, Pelvet, etc., qui parlent de « transformation fibreuse » des parois, probablement de nature phlegmasique. Mais il faut distinguer ces anévrysmes *vrais* du cœur dus à la simple dilatation des parois, des anévrysmes *faux* dus à la rupture incomplète des fibres myocardiques, et le tort des anciens auteurs, de Breschet, de Bouillaud, et de Lobstein, a été de croire que les anévrysmes cardiaques se produisaient toujours suivant ce dernier mode pathogénique.

La *transformation cartilagineuse et osseuse* du cœur dont j'ai observé trois beaux spécimens ne présente qu'un intérêt anatomo-pathologique ; elle ne peut être reconnue pendant la vie. Du reste, quoique cette trans-formation se montre le plus souvent sur des cœurs séniles et consécu-

[1] BAILLIE. Anat. path. des organes les plus importants du corps humain. 1re édition, 1793, 2e édition., 1815, trad. Guerbois. — CHASSINAT. Dilatation partielle du ventricule gauche (*Thèse de Paris*, 1835). — HARTMANN (*Thèse de Strasbourg*, 1844). — FORGET (*de Strasbourg*). Recherches cliniques sur l'anévrysme partiel du cœur (*Gaz. méd.*, 1853). — QUAIN (*Trans. of path. soc. London*, 1850]. — CRUVEILHIER (*Anat. path. et bulletins de la Soc. anat.*, 1837-1852). — ROKITANSKY (*Anat. path.*, 1844 et 1856). — CRAIGIE (*Edinb. med. and. surg. jour-nal.*, 1843). — THURNAM. (*Lond. med. chir. transact.*, 1838). — PEACOCK (*Edinb. med. and. surg. journal*, 1846). — BRISTOW (*Trans. of path. Soc. London*, 1854). — MERCIER. Sur la myocardite considérée comme cause d'anévrysme partiel (*Gaz. méd.*, 1857). — PELVET. Des ané-vrysmes du cœur (*Thèse inaug. de Paris*, 1867].

tivement à l'oblitération des coronaires, il faut bien dire que sa pathogénie est complexe, et qu'un grand nombre de plaques calcaires du myocarde se développent primitivement dans le péricarde.

## B. — LÉSIONS MICROSCOPIQUES

L'histologie des foyers scléreux du muscle cardiaque doit terminer cette étude anatomo-pathologique. Elle sera exposée surtout d'après notre observation personnelle, et d'après les recherches que notre interne Weber a consignées dans sa remarquable thèse inaugurale [1].

Le myocarde se compose essentiellememt de fibres musculaires dispo-sées en faisceaux, et d'un stroma conjonctivo=vasculaire. On connaît la disposition normale des fibres musculaires : longitudinales dans le voi-sinage du péricarde, transversales dans l'épaisseur des parois, puis de nouveau longitudinales ou verticales à mesure qu'on se rapproche de l'en-docarde. Les faisceaux musculaires qui constituent le myocarde sont isolés les uns des autres par un tissu cellulaire très lâche en général et peu abondant, au point d'être distingué avec peine sur les coupes, et dans lequel cheminent les fines artérioles et les capillaires. Sur une coupe de la paroi faite perpendiculairement à l'axe du cœur, on rencontre donc de dehors en dedans : le péricarde, les fibres longitudinales coupées trans-versalement, puis les fibres transversales vues suivant leur longueur, et enfin, à mesure qu'on se rapproche de l'endocarde, des sections de fibres d'abord obliques, puis nettement transversales comme les premières. Mais il faut être favorisé un peu par le hasard, pour obtenir une surface de section aussi schématique. Souvent, la coupe est faite plus ou moins obliquement, et il devient alors presque impossible de distinguer les rap-ports qu'affectent entre elles les différentes parties qui se présentent sous le champ du microscope. Au contraire, certaines parties du myocarde, les piliers par exemple, ont une structure beaucoup plus simple. Ici, les fibres musculaires ont une direction unique parallèle au grand axe du pilier, et une coupe de celui-ci montrera sur toute sa surface des fibres musculaires sectionnées dans le même sens.

Si j'insiste sur cette différence d'aspect des préparations histologiques faites dans l'épaisseur des parois du cœur et des piliers, c'est qu'il pour-rait nous être reproché de n'avoir pas fait de coupes des parois du cœur, quand nous avons démontré certaines relations topographiques de la sclé-

[1] Contribution à l'étude anatomo-pathologique de l'artério-sclérose du cœur (sclérose du myocarde). *Thèse de Paris*, 1887.

rose avec les lésions artérielles. Or, c'est précisément en raison de la
simplicité de structure des piliers qu'il nous a été possible d'affirmer
l'existence de la sclérose dystrophique. Dans les piliers, en effet, les
artérioles et les fibres cardiaques affectent entre elles un parallélisme
constant, et il ne sera pas difficile, par conséquent, lorsqu'ils sont envahis
par la sclérose, de voir si cette lésion est en rapport de contiguïté avec
les parois des artérioles, ou si au contraire elle se développe loin des
vaisseaux. Dans la paroi des ventricules, cet aspect régulier disparaît
plus ou moins facilement, en raison de la direction variable que prennent

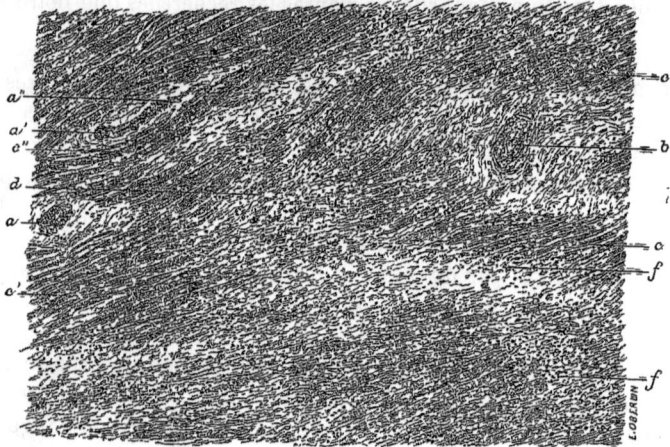

Fig. 59. — Paroi ventriculaire gauche.

a, a' a'', artérioles plus ou moins rétrécies ; b, artériole plus volumineuse, à lumière fort rétrécie et à enveloppe
conjonctive assez large, mais non enflammée ; c, couronne de fibres cardiaques affectant même disposition qu'en
c' et c'' sans altération ; d, partie du foyer scléreux renfermant de nombreux débris musculaires et des amas de
granulations pigmentaires ; f, zone inflammatoire dans le voisinage même de la couronne des fibres cardiaques
intactes.

les fibres musculaires et les artérioles qui les accompagnent. Aussi, la
lésion scléreuse n'offre-t-elle bien souvent alors aucune disposition régulière par rapport aux vaisseaux.

Cependant, il est encore possible de voir (fig. 59), dans les parois cardiaques elles-mêmes, la disposition des fibres musculaires normales qui
entourent comme d'une couronne ininterrompue les artérioles oblitérées
par l'endartérite. Cette figure montre encore :

1° La disposition *para*-artérielle des granulations pigmentaires et des
débris musculaires, éléments qu'on n'observe pas dans le péri-artère ;

2° Le rôle irritant qu'exercent les éléments nécrobiosés sur les fibres
cardiaques voisines ;

Examinons maintenant la coupe transversale d'un pilier de la mitrale atteint de sclérose parfaite, c'est-à-dire de sclérose arrivée à son complet développement. Trois choses frappent aussitôt le regard :

1° De grandes nappes d'un rose tendre (sclérose) ;

2° Disséminés au milieu de ces champs de sclérose, des groupes ou îlots plus ou moins grands de fibres musculaires coupées transversale-

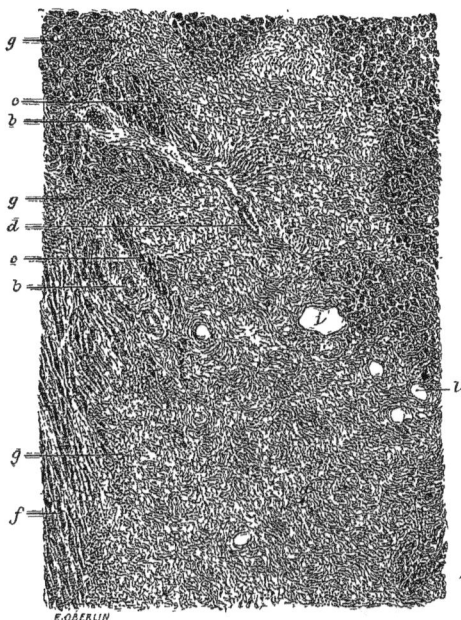

Fig. 60. — Coupe faite à la base d'un trabécule sclérosé du cœur, pris dans le voisinage de la paroi ventriculaire.

*a, a, a,* énorme plaque de tissu scléreux intra-myocardique ; *b, b,* artérioles atteintes d'endartérite plus ou moins accusée ; *c c,* îlots de fibres musculaires sectionnées transversalement et enveloppant les artérioles. Entre ces îlots musculaires et l'artériole, tissu scléreux développé à la faveur de l'endopériartérite ; *d,* artériole isolée au sein du tissu scléreux. Les fibres musculaires ont entièrement disparu dans le voisinage (endopériartérite) ; *f,* fibres musculaires coupées longitudinalement et faisant partie de la paroi ventriculaire ; *g, g, g,* zones inflammatoires voisines des fibres musculaires ; noyaux embryonnaires beaucoup plus abondants que dans les parties centrales du foyer scléreux ; *i,* coupe d'une veinule (?) ; *l,* coupe de lymphatique dilaté.

ment, tranchant sur le reste de la préparation par leur couleur plus foncée ;

3° Enfin, au centre de ces îlots musculaires, la section d'une artériole dont la tunique interne a bourgeonné à l'intérieur du calibre vasculaire, et a rétréci, quelquefois oblitéré le vaisseau.

Cet aspect des coupes des piliers caractérise la sclérose dystrophique. Il est évident que si la lésion se développe loin des parois artérielles, on ne peut guère expliquer son développement autrement que par un défaut d'irrigation dû à un trouble nutritif.

La figure 60 (p. 241) est destinée à montrer, à côté de la sclérose dystrophique prédominante (ou sclérose *para*-artérielle due à l'endartérite), d'autres lésions beaucoup moins accusées et développées dans le voisinage des vaisseaux par suite de la propagation inflammatoire de l'endartère à la tunique externe (sclérose *péri*-artérielle due à l'endopériartérite).

Il est impossible d'admettre toujours qu'il s'agit d'une altération sclé-

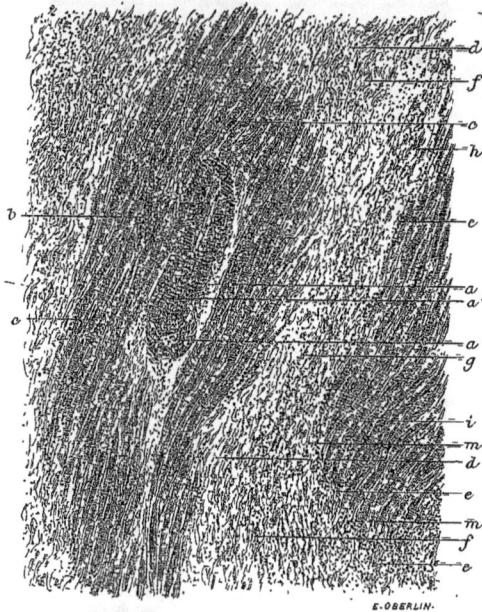

Fig. 61. — Paroi ventriculaire gauche dans le voisinage de la cloison.

*a*, coupe oblique d'une artériole ; *a'*, lumière de cette artériole, *a"*, tunique musculaire ; *b*, capillaire visible à travers la couche de fibres musculaires ; *c*, îlot périartériel de fibres cardiaques absolument sains avec leur striation nettement conservée ; *d*, *d*, *d*, champ de sclérose dystrophique renfermant des fibres de tissu conjonctif (*f*), des noyaux embryonnaires (*e*) plus nombreux dans le voisinage des fibres cardiaques, des granulations pigmentaires jaunâtres (*g*), des débris de noyaux et de fibres cardiaques (*h*) ; *i*, îlot musculaire voisin, entouré d'une zone de réaction inflammatoire (*m*, *m*).

reuse de nature inflammatoire par voie de propagation des artérioles au myocarde ; et si la lésion artérielle, si l'endartérite oblitérante est constante dans la sclérose, il faut bien convenir qu'elle doit jouer un rôle dans sa production. Or, c'est là un fait d'observation : *il n'y a pas de sclérose un peu intense sans endartérite concomitante.*

D'ailleurs, cette disposition topographique n'est pas propre aux piliers de la mitrale. Il n'est pas rare, malgré les difficultés que présentent les examens des coupes de la paroi, de retrouver là aussi une disposition semblable. On peut s'en convaincre en étudiant la figure 61 (p. 242). Elle prouve que la sclérose dystrophique ou para-artérielle se rencontre aussi bien dans les parois ventriculaires que dans les piliers valvulaires ; elle démontre, une fois de plus, que l'îlot de fibres cardiaques enveloppant l'artériole forme une sorte de véritable manchon qui se poursuit sur toute la longueur du vaisseau. La disposition dystrophique se reconnaît donc aussi bien sur des coupes transversales que sur des coupes longitudinales, dans les piliers comme dans les parois du cœur.

Si maintenant vous vous armez d'un grossissement un peu fort, vous pourrez reconnaître sur ces mêmes préparations les détails suivants :

Les nappes scléreuses, qui enveloppent plus ou moins complètement les îlots musculaires, sont constituées par une foule de petits blocs donnant à ces nappes un aspect vaguement lobulé. Çà et là, on reconnaît les vestiges de quelques rares fibres musculaires, la section des capillaires dilatés, des granulations pigmentaires d'autant plus rares que la sclérose est plus avancée, enfin quelques cellules conjonctives.

Dans les stades les plus avancés, on peut encore y trouver la trace de quelque artériole entièrement oblitérée dont les parois sont comprimées par le tissu scléreux qui l'entoure, l'îlot musculaire qui l'enveloppait ayant depuis longtemps disparu, faute de liquide nourricier. L'aspect de la sclérose rappelle alors celui du tissu élastique.

L'*hypergénèse du tissu élastique* signalée pour la première fois par Byrom-Bramwell qui la croyait spéciale aux myocardites scléreuses syphilitiques, a été étudiée à nouveau, au moyen de l'éosine et de la potasse, par Balzer, Létulle et Nicolle. Pour ces deux derniers auteurs, cette lésion, qu'ils ont d'abord considérée comme étant d'origine vasculaire, se montre dans l'endocarde, dans le myocarde et à un moindre degré sur l'épicarde où le réseau élastique est normalement plus pauvre, et la sclérose élasticogène aurait pour résultat de lutter efficacement, en l'absence des fibres musculaires dégénérées, contre la tension sanguine ; dans le myocarde, il y aurait des îlots élastiques « nettement formés aux dépens des couches élastiques péri-artérielles considérablement épaissies et condensées, les autres une origine manifestement indépendante de toute systématisation artérielle ou veineuse [1] ». En tout cas, cette hypergénèse élastique de l'endocarde et du myocarde, lésion de nutrition, est à distinguer de l'endocardite chronique qui, pauvre en éléments élastiques, est une lésion où l'irritation inflammatoire joue le principal rôle.

---

[1] *Société anatomique*, 1888.

Quant aux *fibres musculaires*, elles présentent de nombreuses altérations parmi lesquelles il faut signaler l'*atrophie simple*, la transformation
*vésiculaire* de Nicolle [1] (mieux appelée *vacuolaire*), l'*état fendillé* ; les
atrophies *fibrillaire* et *pigmentaire* de Letulle [2].

*a.* Les fibres des îlots musculaires intra-scléreux ne sont pas toutes
également atteintes d'*atrophie* ; celle-ci n'existe en réalité que dans le
voisinage du tissu scléreux, c'est-à-dire à la périphérie de l'îlot, les fibres
voisines de l'artériole centrale ayant presque toujours conservé leur
volume, sauf dans les cas assez rares de périartérite concomitante.

*b.* A côté de l'atrophie, on voit souvent dans les mêmes régions, c'est-
à-dire à la périphérie des îlots musculaires intra-scléreux, des fibres cardiaques qui, paraissant comme évidées à leur centre, ont subi l'altération
*vacuolaire*. La fibre ressemble à un anneau, ou bien elle n'est plus représentée que par un segment plus ou moins volumineux.

La cellule musculaire paraît hypertrophiée, et le noyau a augmenté
de volume. A un degré plus avancé, la cellule musculaire se dissocie,
elle n'est plus reliée à sa voisine par le ciment d'Eberth qui a souvent
disparu. Pour Nicolle, cette altération vacuolaire, qui peut également se
rencontrer dans les lésions les plus diverses du myocarde, et qui est
propre surtout aux phases peu avancées de la sclérose, ne paraît pas
être autre chose que l'œdème de la fibre cardiaque.

*c.* L'*état fendillé* constitue la première phase de l'altération vacuolaire. Il a été décrit par Cornil dans les cœurs d'athéromateux, sous la
désignation « d'exagération de la striation longitudinale », et cette apparence est surtout manifeste quand on examine la fibre suivant sa longueur.

*d.* Il existe encore d'autres altérations de la fibre musculaire : *dégénérescence granulo-pigmentaire*, *dégénérescence amyloïde*, *segmentation
musculaire*, *transformation vitreuse*.

De toutes ces altérations, la dernière est la plus importante et la plus
constante. Sur un grand nombre de préparations anatomiques, elle m'a
été montrée par A. Weber qui en a fait une excellente description :

« L'altération *vitreuse* des fibres musculaires consiste dans une transformation spéciale de ces fibres qui perdent leur striation et prennent
l'aspect hyalin. La substance vitreuse se laisse colorer assez facilement
par le carmin. Le nombre des faisceaux atteints est toujours limité.
Ainsi, sur nos coupes, nous n'avons jamais rencontré de larges surfaces
occupées par cette altération. Ordinairement, les fibres hyalines sont dissé=

[1] Les grandes scléroses cardiaques (*Thèse de Paris*, 1890).
[2] *Anatomie pathologique*, 1897.

minées au hasard et de préférence dans les parties occupées par l'atrophie ; ou bien, ce qui n'est pas rare, elles sont groupées en foyers irréguliers. Les fibres qui entrent dans leur composition se distinguent des
fibres normales par leur contour plus arrondi, leur volume tantôt supérieur, tantôt inférieur, leur réfringence spéciale, et leur coloration due
au carmin. Elles sont souvent fendillées sur leurs bords. A un fort grossissement, les plus volumineuses présentent dans leur partie centrale
une petite masse jaunâtre nettement granuleuse et foncée. Dans les
intervalles qui les séparent, en rencontre peu d'éléments fibreux, mais
au contraire une grande quantité d'éléments cellulaires... La cause immédiate de cette transformation vitreuse est difficile à élucider. Cependant
l'examen attentif de certains foyers nous permet d'émettre une hypothèse à ce sujet. Ainsi, sur le pourtour du foyer, on remarque les traces
d'un foyer inflammatoire (cellules embryonnaires, corps granuleux, leucocytes, globules rouges), beaucoup plus accentué qu'à la partie centrale. Dans le voisinage et en dehors de cette zone inflammatoire, un
certain nombre de capillaires ont leur paroi épaissie par le gonflement
bien apparent de leurs cellules endothéliales. C'est principalement là que
les leucocytes abondent. Il est donc assez vraisemblable d'admettre qu'à
la suite de l'oblitération d'une fine artériole il s'est produit en cet
endroit une sorte d'infarctus suivi d'un travail inflammatoire. Et, comme
il arrive dans le voisinage des abcès et des tumeurs des muscles ou du
phlegmon chronique, le tissu musculaire a été envahi en ce point par la
dégénérescence vitreuse. Nous serions donc volontiers porté à croire que
ce procédé de destruction du myocarde est le procédé habituel de la
sclérose dystrophique du cœur (A. Weber). »

Quant à la *dégénérescence granulo-graisseuse* qu'un grand nombre
d'auteurs regardent comme toujours consécutive à l'altération des coronaires, elle existe à peine dans la sclérose du myocarde. Elle s'observe
surtout après l'oblitération brusque et rapide des artères cardiaques, et
lorsqu'elle existe à un faible degré, elle est pour ainsi dire physiologique. Cependant, cette question de la dégénérescence graisseuse des
fibres musculaires a besoin d'un supplément d'études, parce que le
myocarde doit être étudié à l'état frais pour la constatation de cette
dégénérescence.

La figure suivante (p. 246) représente la coupe d'un îlot musculaire
de sclérose dystrophique avec deux centres vasculaires : le premier
formé par une artériole presque oblitérée (endartérite) ; le second par
une veine atteinte de légère périphlébite. Les fibres musculaires qui

entourent la veine sont normales ; celles qui entourent immédiatement
l'artériole sont normales également, et l'altération vacuolaire, que j'ai
mentionnée il y a un instant, n'apparaît que vers la périphérie du
manchon vasculaire circumartériel. Comme les lésions scléreuses, les
altérations de la fibre musculaire (fragmentation des fibres cardiaques,
état vacuolaire, etc.) se produisent loin de l'artériole oblitérée. Cela prouve
qu'il s'agit d'un trouble nutritif ischémique causant une véritable nécrobiose de la fibre musculaire. Aussi, pour les scléroses adultes, on

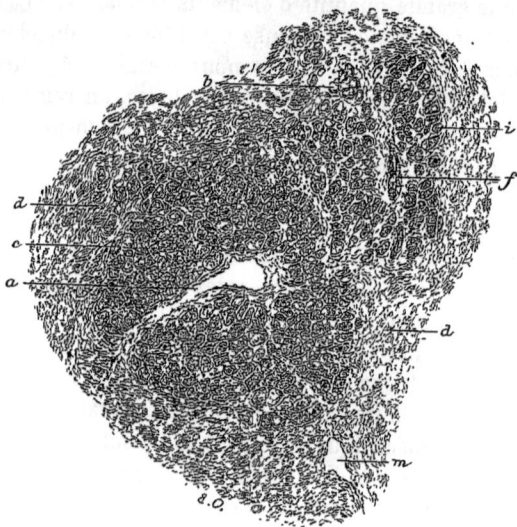

Fig. 62. — Coupe d'un îlot de sclérose dystrophique avec altération vacuolaire des fibres
musculaires et périphlébite.

a, veine centrale dont la paroi est un peu épaissie (périphlébite) : c, fibres musculaires entourant la veine
centrale ; d, d, sclérose environnante ; m, veinule située en pleine sclérose ; f, artériole enveloppée de fibres
musculaires moins nombreuses et plus altérées ; b, musculaires, comme évidées, ayant subi l'altération vacuolaire.

retrouve dans les mêmes régions occupées par les fibres musculaires, des
lésions irritatives produites elles-mêmes par ces mêmes débris musculaires jouant le rôle de corps étrangers. On peut s'en convaincre en examinant les figures 59, 60 et 61, où l'on voit (aux lettres d, g, e) des
amas de noyaux embryonnaires à la périphérie des faisceaux contractiles. C'est la seule trace du travail inflammatoire apparaissant dans le
cours de la sclérose dystrophique ; il lui succède, au lieu de la précéder
et de la produire, comme le croient à tort quelques anatomo-pathologistes,
trop empressés à voir partout les traces d'un travail phlegmasique.
    Les lésions vasculaires observées dans le myocarde ne sont pas les

seules, et il faut les rechercher dans les autres vaisseaux. Or, nous répétons qu'il n'existe pas de parallélisme obligé entre les lésions des artérioles intracardiaques et celles des grosses artères, de l'aorte, par exemple. Le plus souvent, sans doute, ces dernières sont associées à la sclérose cardiaque ; mais avec des lésions scléreuses très avancées du myocarde, on peut constater des lésions athéromateuses à peine marquées dans l'aorte et les gros vaisseaux, et réciproquement. De même, l'athérome des grosses branches coronaires est parfaitement compatible avec l'intégrité de ses plus fines ramifications dans l'intérieur du muscle. Cette particularité importante démontre, une fois de plus, que l'artério-sclérose a pour siège fréquent le système des petites artérioles, et qu'il ne suffit pas de constater à un examen trop rapide l'intégrité des grosses artères cardiaques pour conclure à l'intégrité du myocarde, de même qu'on ne doit pas croire forcément à la lésion de ce dernier en présence d'un athérome considérable des branches coronaires, comme j'en ai eu dernièrement un exemple frappant sous les yeux.

Un homme présentant des lésions athéromateuses considérables, à ce point qu'il paraissait atteint d'une ectasie artérielle généralisée, meurt dans le service. A l'autopsie, on trouve toutes les artères converties en tubes rigides, durs, et presque osseux ; les artères coronaires étaient extrêmement dilatées et d'une dureté cartilagineuse, et cependant les fines artérioles intra-myocardiques étaient à peine altérées, la sclérose des plus discrètes, le cœur seulement atrophié.

*Veines, capillaires, lymphatiques* et *nerfs.*

Le plus souvent, les grosses *veines* ne présentent aucune altération ; parfois cependant, elles sont enveloppées de tissu conjonctif à l'état de prolifération, et leur tunique externe est atteinte d'une légère inflammation. Mais jamais, on ne constate d'endophlébite, et l'on voit ainsi des veinules assez nombreuses, absolument saines, parcourir les tissus sclérosés. Il y a lieu de se demander si, dans l'artério-sclérose du cœur, il n'y aurait pas aussi une *cirrhose cardiaque d'origine veineuse* que l'on observe parfois dans les affections des orifices mitral et tricuspide. Cette question sera étudiée plus loin.

Les *capillaires* offrent dans les parties sclérosées des dilatations assez considérables qui peuvent donner parfois par leur réunion une apparence aréolaire. Ces dilatations, comme celles des veinules qui sont le résultat de la stase, se montrent surtout au début du processus scléreux, et elles ont peut-être pour résultat de suppléer à l'insuffisance de l'irrigation sanguine.

Letulle (1887) attribue un rôle très important, non seulement à la stase veineuse et capillaire consécutive à l'anémie artérielle, mais aussi et surtout à la *stase lymphatique*. Celle-ci serait, au même titre que la stase sanguine, le point de départ d'une sorte d'irritation interstitielle devant contribuer pour sa part à accélérer les troubles nutritifs. « La lymphe stationnaire se surcharge de déchets qui ne peuvent plus être aussi bien chassés par les mouvements artériels et par les contractions musculaires trop défectueuses ; elle devient toxique, et le muscle, de plus en plus mal nourri, devient, à son tour, pour lui-même la source d'intoxications progressives. » J. Renaut (de Lyon) a exprimé depuis longtemps cette idée (1874). Il en résulterait donc pour le myocarde une double cause de déchéance organique par suite de l'anoxhémie et de l'accumulation de. produits toxiques. Ce n'est là malheureusement qu'une théorie non confirmée par tous les faits, et nos préparations n'ont pas permis de constater, au niveau des confluents des capillaires lymphatiques, l'accumulation des noyaux embryonnaires qui deviendraient ainsi l'origine des lésions irritatives des cellules musculaires.

Les *lymphatiques* sont simplement dilatés, et les *filets nerveux* ont toujours paru exempts d'altération. Mais c'est là une question qui demande de nouvelles recherches.

### ARTÉRIO-SCLÉROSE VALVULAIRE

Jusqu'ici, il a été seulement question de l'artério-sclérose exerçant son action sur le myocarde ; mais elle peut aussi avoir son siège sur l'appareil valvulaire qu'elle atteint, plus souvent qu'on le pense, sous forme de dégénérescence scléro-athéromateuse.

Ce fait a une grande importance, et après la description des cardiopathies artérielles à *type myocardique*, s'impose celle des cardiopathies artérielles à *type valvulaire*, celles-ci bien différentes des cardiopathies endocardiques d'origine rhumatismale. Le fait va être démontré par de l'anatomie pathologique ; il sera confirmé par la clinique.

Ici, se présente déjà une grosse difficulté.

D'après beaucoup d'auteurs, les valvules du cœur sont très pauvres en vaisseaux, on a même nié leur existence, malgré l'opinion contraire de Luschka. La plupart des anatomistes (Kölliker, Cruveilhier, Henle, Sappey, Frey, Rindfleich) ont bien trouvé quelques vaisseaux au bord adhérent des valvules auriculo-ventriculaires, mais ils n'en ont jamais rencontré dans les valvules semilunaires aortiques ou pulmonaires.

Ludwig Langer, dans deux travaux importants, a même complètement nié la vascularité des valvules du cœur humain, tout le monde admet qu'il n'y a pas de vaisseaux dans l'endocarde et que ceux-ci existent seulement dans la couche conjonctive qui le sépare du myocarde. Cependant, dans ces derniers temps, Darier, après avoir prouvé à nouveau que, chez l'homme, les valvules sigmoïdes ne renferment jamais de vaisseaux à l'état normal, a démontré l'existence d'un réseau vasculaire sur la valve aortique de la mitrale dans sa portion musculeuse qui comprend la sixième partie de la hauteur de la valvule ; ce réseau vasculaire serait alimenté par un ou deux ramuscules artériels naissant de la coronaire gauche à proximité de son origine et le plus souvent encore de la branche de bifurcation de cette artère qui, contournant l'oreillette droite, contribue à former le cercle artériel horizontal du cœur. Il affirme, avec Langer, qu'à l'état normal, on ne voit jamais de vaisseaux remontant par les cordages tendineux des muscles papillaires jusqu'aux valvules auriculo-ventriculaires. Les vaisseaux de ces derniers muscles dépassent à peine la partie charnue. Mais, à l'état pathologique, toutes les valvules du cœur peuvent acquérir une vascularisation propre, absolument comme la cornée, qui, dépourvue de vaisseaux à l'état normal, présente de nombreux éléments vasculaires de néoformation à l'état pathologique [1].

Les choses en étaient là jusqu'en 1897, lorsque mes internes, Deguy et Weber [2], en décrivant minutieusement la région « *mitro-aortique* », sont arrivés à démontrer deux faits très importants : 1° la vascularisation normale des valvules cardiaques ; 2° la subordination de la grande valve mitrale au système aortique, ce que l'anatomie pathologique macroscopique m'avait appris depuis longtemps, et ce que j'avais affirmé dans l'édition précédente en 1893, au sujet de ce que j'appelle le « souffle mitro-aortique ».

D'après eux, les vaisseaux existent aussi bien dans les sigmoïdes que dans la grande valve mitrale, et cela, indépendamment de tout processus pathologique. Ces vaisseaux sont parfois visibles à l'œil nu, par simple transparence ; et quand on ne les trouve pas macroscopiquement, on les voit représentés au microscope par un *système lacunaire* recouvert d'un endothélium, et où la présence du sang a été nettement constatée.

L'existence de ces réseaux vasculaires est importante à connaître, car elle donne l'explication de divers processus pathologiques. C'est ainsi

---

[1] LANGER. Ueber die Blutgefässe der Herzklappen des Menschen (*Sitzungber, der K. Akademie der Wissenschaften*, 1880). Ueber die Blutgefässe in den Herzklappen bei Endocarditis valvularis (*Wirch. Arch.*, 1887). — DARIER. Les vaisseaux des valvules du cœur chez l'homme à l'état normal et à l'état pathologique (*Arch. de physiologie*, 1888).

[2] *Archives de médecine expérimentale et d'anatomie pathologique*, mai 1897.

que certaines endocardites pourraient bien être le résultat d'embolies microbiennes colonisées dans ces systèmes lacunaires. D'autre part, Weber et Deguy ont relevé assez souvent de petits foyers d'apoplexie consécutifs à l'effraction du sang hors de ces capillaires, foyers qui pourraient avoir ultérieurement des conséquences pathologiques.

Cette conception du système lacunaire des valvules et la production possible d'hémorrhagies intravalvulaires ont conduit ces deux auteurs à émettre une hypothèse sur la pathogénie de certains cas de rétrécissement mitral avec ou sans insuffisance chez des malades n'ayant eu aucune maladie infectieuse à détermination cardiaque. Il n'est pas impossible que dans certaines affections hémorrhagipares, il se produise de petits foyers hémorrhagiques au bord libre de la grande valve, sorte d'infarctus dont la cicatrisation pourrait donner lieu ultérieurement à une sténose orificielle. Au nombre de ces affections hémorrhagiques, il faut citer : la cirrhose atrophique, la néphro-sclérose, les affections du système nerveux, et peut-être aussi la grossesse. On sait, en effet, que l'hypertrophie cardiaque signalée chez les femmes enceintes et causée par le surcroît de travail du cœur, s'accompagne souvent de dilatation du ventricule gauche plus ou moins persistante. La production des hémorrhagies est donc d'autant plus explicable et plus justifiée dans l'état gravide. C'est là peut-être qu'il faut chercher l'interprétation de quelques cardiopathies de la grossesse. Certains cas de sténose mitrale seraient aussi expliqués par la production de cicatrices d'infarctus hémorrhagiques avec épaississement de l'endocarde à leur niveau, comme ils en rapportent deux exemples, dans lesquels la lésion cardiaque s'est manifestée non pas au cours de la grossesse, mais bien quelques années après, sans qu'il ait été possible de rattacher les lésions scléreuses de la mitrale à une autre influence pathogène.

D'ailleurs, dans un travail plus récent [1], ces auteurs envisagent à nouveau le rôle des hémorrhagies dans le rétrécissement mitral. Les petits foyers d'apoplexie sous-endocardique produisant du dépoli ou de la nécrose de l'endocarde à leur niveau, y déterminent la formation de caillots adhérents, et ce serait là, avec les autres causes générales (cachexie cardiaque, infection, stase sanguine, etc.), une cause déterminante de la thrombose cardiaque, qui s'observe parfois au cours du rétrécissement mitral.

Le résultat de ces patientes recherches a été très vivement contesté en quelques mots par Darier et Vaquez (1898), comme sont du reste toujours contestés les faits bien observés. L'avenir dira où est la vérité.

[1] *Presse médicale*, 1897.

L'endartérite oblitérante peut donc se retrouver sur les vaisseaux des valvules, et j'ai remarqué depuis longtemps que la grande valve mitrale, précisément celle qui est pourvue normalement de vaisseaux dans sa portion musculeuse, est altérée avec plus de fréquence et d'intensité que sa congénère dans l'athérome artériel. D'autre part, H. Martin a publié (1886) l'observation d'un artério-scléreux, chez lequel les vaisseaux nourriciers de la valvule mitrale en état de dégénérescence athéro-calcaire très avancée, dans leur parcours à travers l'anneau fibreux qu'ils traversent tout autour de l'orifice auriculo-ventriculaire pour se rendre à cette valvule, présentaient une endartérite tellement avancée que leur lumière en était en grande partie oblitérée. Le muscle cardiaque présentait une endartérite de même nature avec les lésions consécutives de sclérose dystrophique.

Les récentes recherches de Deguy et Weber dont j'ai déjà parlé, établissent, au double point de vue de l'anatomie normale et de l'anatomie pathologique, les raisons de la fréquence relative de l'artério-sclérose valvulaire. Ils décrivent sous le nom de « région mitro-aortique » le système formé par l'anneau sigmoïdien et la grande valve mitrale. Cette région mitro-aortique comprend trois zones, dont les dénominations sont tirées des rapports des sigmoïdes : *l'anneau sigmoïdien* avec ses trois valvules, l'une (*sigmoïde de la cloison*) en regard de laquelle se trouve toujours l'orifice de la coronaire postérieure avec un orifice accessoire, l'autre (*sigmoïde mitrale*) ne présente jamais d'orifice de coronaires, la troisième (*sigmoïde de la paroi ventriculaire gauche*) toujours en rapport avec l'orifice de la coronaire antérieure. Au-dessous, se trouve une zone neutre de transition, la zone *mitro-auriculaire* formée par l'adossement de la grande valve mitrale prolongée et des fibres de l'oreillette gauche et flanquée du côté de la cloison par l'*undefended space* à formé triangulaire. Enfin, la région mitroaortique se termine par la grande valve mitrale avec ses attaches tendineuses.

Au point de vue de la morphologie, ils pensent qu'une partie de la grande valve mitrale est de formation aortique, et pour cette raison, ils proposent de la dénommer *valve cardio-aortique*, des examens histologiques répétés leur ayant montré que toute la face auriculaire de la grande valve fait partie du cœur, et que toute la face artérielle fait partie de l'aorte.

Une déduction importante de cette étude est également de considérer les sigmoïdes comme étant de formation aortique, et par conséquent la dénomination d'endocardite que l'on donne parfois à leur inflammation est mauvaise et devrait être remplacée par celle d'*aortite sigmoïdienne*. D'autre part, l'individualité de la région mitro-aortique permet l'explication parfois difficile, de certains souffles observés en clinique, car les lésions anatomo-pathologiques y sont variables ; elles paraissent présenter trois variétés distinctes : 1° l'athéromatose ; 2° la fibrose ; 3° un processus probablement d'origine hémorrhagique paraissant compliquer parfois les deux premières.

« L'athérome est tantôt diffus, tantôt circonscrit, et dans cette dernière variété, il constitue dans quelques cas une véritable sigmoïdite. Cette même lésion est tantôt ulcéreuse, tantôt végétante.

« La fibrose est, ou diffuse, ou circonscrite, et alors, elle se présente tantôt sous la forme de nappes plus ou moins étendues, tantôt sous forme de tumeurs pédiculées.

« Ces deux lésions nous semblent, dans certains cas, dépasser leurs limites rationnelles et pouvoir se confondre dans la région mitro-aortique ; en ce sens, que l'athérome déborde souvent du côté de la grande valve, tandis que la fibrose peut parfois occuper les sigmoïdes elles-mêmes et la région sus-sigmoïdienne.

« La troisième lésion est caractérisée, selon toute apparence, par un processus hémorrhagique qui semble jouer souvent le rôle de complication, et même, dans certains cas, évoluer pour son propre compte. Il est possible qu'il y ait une relation pathogénique entre elle et les deux lésions d'athéromatose et de fibrose (Deguy et Weber). »

Un fait important à noter, c'est que, dans trois cas sur cinquante, Deguy et Weber ont vu l'un des deux piliers s'insérer directement par ses fibres musculaires sur la face artérielle de la grande valve. Dans l'un de ces cas, il s'agissait d'un tuberculeux, la valvule mitrale était saine, et cette insertion directe n'avait pas paru avoir de conséquence. Mais dans les deux autres, le cœur était très altéré, on trouvait des lésions énormes et massives de fibrose avec leurs maxima suivant le trajet de cette insertion irrégulière ; dans ce dernier cas, toute la région mitro-aortique était prise.

Un autre fait à déduire de cette étude est l'explication des rétrécissements sous-aortiques de Vulpian, véritable fibrose mitrale ou mitro-auriculaire.


### VARIÉTÉS D'ARTÉRIO-SCLÉROSES MYOCARDIQUES

Pour terminer ce qui a trait à la sclérose dystrophique, il resterait à montrer les différents aspects que prend la sclérose dans ses phases moins avancées et à la suivre depuis son début jusqu'à son entier développement. Il suffira d'examiner différentes préparations pour se convaincre de la marche du processus.

Les artérioles sont tout d'abord lésées. Leur tunique interne bourgeonne et finit par amener l'oblitération complète du vaisseau. A mesure que cette oblitération s'achève, les fibres cardiaques de ce territoire vasculaire, mais tout d'abord celles qui sont le plus éloignées, perdent leur vitalité, faute de l'aliment nécessaire. Elles dégénèrent et se mortifient ; les granulations remplissent leur intérieur en amenant leur fragmentation, et c'est alors que la trame conjonctive commence à proliférer. L'inflammation réparatrice s'installe, et c'est ainsi que peu à peu le tissu musculaire se trouve remplacé par un tissu scléreux d'abord mou, puis de plus en plus fibreux. Les différentes phases de la transformation scléreuse peuvent s'observer sur une seule et même préparation.

Tels sont les caractères distinctifs de la sclérose dystrophique et *para-vasculaire*. Cette variété de sclérose est de beaucoup la plus fréquente. Elle appartient aux cœurs artério-scléreux.

A côté d'elle, il ne faut pas oublier une autre variété anatomique, la sclérose *péri*-vasculaire. Bien qu'elle joue un rôle beaucoup moins important dans l'artério-sclérose du cœur, elle se rencontre également associée à la sclérose dystrophique. Elle donne lieu à la sclérose *mixte*.

D'autre part, cette sclérose péri-vasculaire ou péri-artérielle est quelquefois, quoique rarement d'après nos observations, constatée isolément. Elle appartient alors à des scléroses spéciales dont nous n'avons pas à parler et qui ne relèvent pas de l'artério-sclérose. Quoi qu'il en soit, quand on la rencontre, elle n'est jamais bien accusée, à tel point que bien souvent on pourrait élever des doutes sur la réalité de son existence. C'est ainsi que dans certaines hypertrophies concentriques et générales du ventricule gauche, elle se présente au microscope avec des caractères faciles à résumer :

La tunique externe des artérioles semble épaissie et envoie entre les faisceaux musculaires du myocarde des prolongements de tissu conjonctif dont le volume est au-dessus de la normale. Toutefois, sur certaines préparations d'artério-sclérose vraie du cœur, cet épaississement de la tunique externe est quelquefois très marqué, et la transformation fibreuse semble très nette. Mais alors, il s'agit le plus souvent d'artérioles d'un certain calibre dans lesquelles l'inflammation a progressé rapidement et envahi presque simultanément la tunique interne et la tunique externe. Du reste, il est difficile d'admettre que l'endartérite évolue sans inflammation concomitante du périartère.

Quant aux faits désignés par quelques auteurs sous le nom de « myocardite interstitielle chronique primitive », ils se rapportent à des cas très complexes qui n'ont rien à voir, encore une fois, avec les scléroses dystrophiques que nous étudions. Comme nos élèves A. Weber et Blind l'ont démontré récemment [1], cette forme de sclérose que l'on pourrait appeler *périfasciculaire* est diffuse, peu étendue et légère, et le terme de « myocardite » n'est pas exact ; car jamais, au moins dans tous les cas qu'ils étaient obligés de rattacher à une affection chronique, ils n'ont constaté de phénomènes de diapédèse et de lésions rappelant un processus inflammatoire. D'une autre part, ils ont pu reconnaître parfois, au centre d'un îlot fibreux, non pas une artère, mais une veine.

## CŒUR CARDIAQUE

Je suis amené à parler de ce que j'appelle le « cœur cardiaque ». Il n'y a rien à changer à la description si complète de Weber et Blind, et quoique la citation soit un peu longue, je n'hésite pas à la reproduire dans sa totalité.

« La clinique nous enseigne que l'évolution des cardiopathies artérielles est souvent interrompue par des accès brusques et passagers d'asystolie vulgaire. Pour peu que cette phase asystolique soit de quelque durée (période mitro-artérielle de M. Huchard), il est facile de comprendre *a priori* que l'on puisse trouver à l'autopsie des lésions *complexes* des parois du cœur. Comme dans tous les autres viscères, la stase veineuse sera devenue persistante : elle ajoutera donc ses effets aux lésions préexistantes. C'est à cette association, et en particulier aux altérations parenchymateuses consécutives à la stase, que M. Huchard a souvent fait allusion en décrivant le « cœur cardiaque ».

Il semble même que ces lésions de stase puissent exister seules, pour leur propre compte ; en particulier dans les cœurs dilatés des maladies infectieuses, ou encore plus nettement dans les cœurs atteints de lésions valvulaires avec asystolie ; enfin dans les cardiopathies secondaires aux affections pulmonaires chroniques (emphysème, scléroses pulmonaires, etc.).

Ces lésions ont d'ailleurs été entrevues par les anciens auteurs. C'est ainsi que Bertin dès 1824, parlant de la dilatation des veines du cœur, s'exprime ainsi : « Cette dilatation s'observe dans les cas où la circulation a été longtemps et considérablement gênée, et coïncide avec la dilatation ou l'anévrysme du cœur. On comprend aisément le mécanisme de cette affection des veines cardiaques. Le sang qui engorge les cavités du cœur, et spécialement l'oreillette droite, ne permet pas à celui contenu dans les veines du cœur de se décharger librement dans cette oreillette ; il s'accumule donc

[1] Pathogénie des myocardites (*Revue de médecine*, 1896. Mémoire couronné par l'Académie de médecine de Paris, 1895).

dans leur cavité, distend leurs parois, et les engorge jusqu'à leurs dernières extrémités. Il en résulte une turgescence veineuse, et, pour ainsi dire, un *état subapoplectique* du tissu du cœur. »

Nous désignerons, à l'exemple de M. Huchard, sous le nom de *cœur cardiaque*, les altérations du myocarde consécutives à l'action de la stase veineuse prolongée ; qu'elle se produise au cours des affections valvulaires, ou à la fin de certaines cardiopathies artérielles...

Ce qui frappe d'abord à l'examen de coupes fines provenant d'un cœur atteint de *stase veineuse* et durci dans la liqueur de Muller, c'est la congestion des veines, des veinules et des capillaires. On est surpris par la richesse du réseau des capillaires. On les voit, aux côtés des fibres musculaires, s'anastomoser par places, tantôt au-dessus, tantôt au-dessous d'elles. Chaque fibre musculaire est comme emprisonnée dans les mailles étroites du réseau des capillaires. Ceux-ci se distinguent sur les préparations par des rangées d'hématies régulièrement alignées et entourées d'une tunique vasculaire presque inappréciable, si on n'y voyait de temps en temps un noyau aplati de la cellule endothéliale. On ne saurait imaginer une injection mieux réussie pour étudier la distribution des capillaires autour des fibres musculaires.

Parmi les lésions consécutives à cette stase sanguine, la première en date, et qui ne manque jamais, est l'augmentation de volume du tissu conjonctif périvasculaire. Ses mailles sont élargies par la lymphe, exsudée sous l'influence de l'hypertension sanguine, surtout intraveineuse. Sur des coupes provenant de fragments de cœur durcis dans la liqueur de Muller, on peut voir dans les espaces interfibrillaires des blocs très transparents, résistant à l'action colorante de l'hématoxyline ou du carmin aluné, ne remplissant pas toujours la maille conjonctive élargie qu'ils occupent, et représentant, à notre avis, les substances albumineuses coagulées de la lymphe exsudée. Les cellules fixes sont relativement rares, ce qui contraste avec l'extension apparente du tissu conjonctif, mais faciles à étudier grâce à l'injection interstitielle naturelle. Les cellules rondes y sont en général très peu nombreuses et souvent font entièrement défaut. En un mot, ce tissu périvasculaire rappelle le tissu conjonctif, rendu artificiellement œdémateux par une injection interstitielle [1].

La fibre musculaire semble résister assez longtemps sans altération aux troubles résultant de la gêne circulatoire. Même après de longues semaines d'asystolie, on n'y constate que peu de lésions. On trouve çà et là, aux bords d'un espace périvasculaire, une atrophie prononcée des fibres musculaires. Mais partout ailleurs elles sont normales.

L'appréciation des dimensions des fibres musculaires est, on le sait, un problème difficile, même pour les histologistes les plus expérimentés, sans

[1] Dans *Zeitsch. f. klin. Med.*, Bd 27, p. 393, mai 1895) RADASEWSKI relate une observation avec des lésions de ce genre : œdème (*Staungsodem des Myocardiums*), légère augmentation de l'adventice (*Mœssige adventitielle Bindegewebswucherung*). Ce cœur provient d'un emphysémateux avec légère lésion mitrale, mort asystolique avec érysipèle terminal.

parler des causes d'erreur produites par la section d'une ramification de fibres,
par la section oblique de ces mêmes fibres. Pourtant il existe de telles différences de volume entre les fibres de ces cœurs atteints de stase veineuse, que
nous n'hésitons pas à affirmer l'atrophie de quelques-unes et l'hypertrophie
de certaines d'entre elles. Parfois, la fibre se trouve atteinte aussi dans sa
structure intime. C'est ainsi que sur des cœurs avec rétrécissement mitral
très accentué provenant même d'un sujet jeune, on voit les cellules musculaires situées à proximité des veines envahies par la dégénérescence. Les
unes présentent des différences de coloration dues à une augmentation du

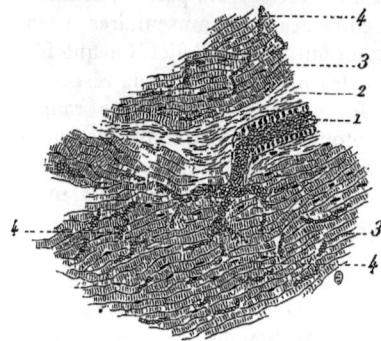

fuseau protoplasmique ; sur d'autres,
on constate des vacuoles de toute
taille, pouvant amener un évide-
ment complet de la fibre, dans laquelle le noyau reste comme suspendu par quelques fines trabécules
protoplasmiques.

Ces lésions dégénératives nous
étaient déjà connues : nous les
avions rencontrées dans le cœur
dystrophique ; mais là elles étaient
situées loin des vaisseaux ; ici, elles
sont en contact avec eux, et les vaisseaux ne sont pas oblitérés, ni rétrécis. — Au fur et à mesure que les
fibres musculaires disparaissent, le
tissu conjonctif interstitiel subit
un travail d'hypergénèse et vient

Fig. 63. — Coupe d'un cœur atteint de stase
veineuse (cœur cardiaque).

1, globules sanguins dans une artériole dilatée ; 2,
tissu conjonctif périvasculaire, légèrement œdématié ;
3, 3, fibres musculaires sains ; 4, 4, 4, capillaires dilatés
et gorgés de globules.

prendre leur place. Les fibrilles s'élargissent, elles sont homogènes, et les
travées ressemblent beaucoup à celles que nous avons décrites dans les
foyers de sclérose dystrophique.

A côté de cette hypergénèse conjonctive, qui est un processus de régénération, nous en trouvons un autre encore : c'est l'augmentation de volume
du tissu interstitiel interfasciculaire ; les gaines péri-fasciculaires y partici-
pent aussi. Comme elles vont se perdre dans les zones conjonctives périartérielles qui forment les fentes de Henle, le périartère semble s'hypertrophier
aussi, et l'on a ainsi en ce point l'image de la sclérose périartérielle. Mais, à
un examen plus approfondi, ce tissu est très facile à différencier du tissu de
sclérose proprement dite : il est composé de fines fibrilles ondulées, séparées
les unes des autres par des espaces interstitiels lymphatiques, tandis que le
tissu de sclérose est homogène, réfringent et dense. Notons encore qu'on
trouve souvent dans ces cœurs un épaississement de l'endocarde avec sclérose
sous-endocardique.

« Une autre particularité souvent observée dans les lésions de sclérose par
stase veineuse est la présence de *leucocytes* en nombre variable au sein des
foyers périvasculaires. Il n'y a pas lieu cependant d'en être très surpris. La

possibilité d'une certaine diapédèse à travers les parois vasculaires ne s'explique-t elle pas par le ralentissement du courant sanguin? Ne sait-on pas que c'est là une condition favorable à la production de cet autre phénomène, la margination des leucocytes? Du reste, les débris des fibres musculaires dégénérées ne sont-elles pas un centre d'appel pour les phagocytes?

« L'existence du cœur cardiaque est pour nous un fait démontré. Dans son Atlas et dans son Traité d'Anatomie pathologique, Lancereaux comparait déjà l'hyperhémie angiopathique du myocarde au foie muscade, et lui attribuait deux phases distinctes : l'une hyperhémique, l'autre scléreuse. La diminution de la pression sanguine dans les artères coronaires aurait, d'après lui, les mêmes conséquences que la stase veineuse. En résumé, sous l'influence de la stase sanguine, il se produit dans le cœur un œdème périvasculaire, et surtout périveineux ; la fibre musculaire dégénère au voisinage des vaisseaux ; elle est remplacée par le tissu conjonctif en hypergénèse et en voie de transformation scléreuse[1]. »

## CONCLUSIONS

Les faits de lésions coronariennes plus ou moins intenses coïncidant parfois avec l'intégrité du myocarde n'infirment pas cette loi générale : *La sclérose cardiaque est, dans la plupart des cas, d'origine vasculaire.*

Cette loi n'est pas en défaut, soit que la sclérose apparaisse sous forme de vastes îlots ou de larges plaques, ou qu'elle prenne l'aspect de travées ou de bandes, ou encore qu'elle semble succéder à de véritables infarctus. Ces diverses apparences ne constituent pas autant de variétés de la sclérose du myocarde, et c'est surtout au mode pathogénique qu'il faut s'adresser pour établir une classification sérieuse. Or, voici les formes de scléroses cardiaques que l'on peut admettre :

1° *Sclérose dystrophique.* — Consécutive à l'endartérite oblitérante progressive des vaisseaux coronaires, elle diffère essentiellement de la « myocardite scléreuse hypertrophique » décrite par divers auteurs.

Loin d'avoir son point de départ dans le voisinage immédiat de l'artère malade, comme par suite d'une périartérite, elle débute dans chaque territoire vasculaire, le plus loin possible de l'artère, et le processus marche ensuite de la périphérie au centre, de telle sorte que les fibres musculaires les plus rapprochées du vaisseau oblitéré sont les dernières atteintes. La lésion (endartérite oblitérante) retentit au loin et à l'extrémité du territoire vasculaire ; le processus de dégénérescence est là

[1] WEBER et BLIND. *Loc. cit.*

H. HUCHARD. — Maladies du cœur. 3e édition.                    17

conséquence d'une insuffisance sanguine et non d'une inflammation du périartère propagée au tissu conjonctif voisin. La sclérose est en *foyers* ou en *îlots* plus ou moins étendus. Il ne s'agit donc pas ici d'une phlegmasie, mais d'une dégénération du myocarde, et le terme de myocardite doit être remplacé par ceux d'artério-sclérose du cœur, de cardio-sclérose ou de cardiopathie artérielle.

2° *Sclérose inflammatoire.* — Décrite par les auteurs sous le nom de « myocardite scléreuse ou interstitielle », elle est une conséquence directe de la périartérite. Ici, les lésions se propagent le long des vaisseaux malades, elles sont inflammatoires, et progressent en marchant du centre à la périphérie, du périartère au myocarde. C'est une sclérose *périvasculaire* ou *périfasciculaire, diffuse*. Elle est rare.

Souvent aussi, la périartérite peut aboutir directement à la sclérose dystrophique. Car, l'inflammation de la membrane adventice ayant pour conséquence la compression des vasa-vasorum que cette tunique renferme, il en résulte un trouble de nutrition de la membrane interne, d'où la production consécutive d'une endartérite, avec sa conséquence inévitable, la sclérose dystrophique. Voilà ce qui explique l'extrême fréquence de celle-ci.

3° *Sclérose dystrophique et inflammatoire (sclérose mixte).* — Dans une certaine catégorie de faits, on trouve les deux variétés précédentes réunies sur la même coupe. Cette forme mixte est consécutive à l'endopériartérite, elle est à la fois d'origine périartérielle et para-artérielle, de nature inflammatoire et de nature dystrophique [1].

4° *Sclérose péri-veineuse.* — Elle diffère absolument par ses caractères anatomiques et cliniques, des scléroses artérielles. Elle a été étudiée plus haut.

Ainsi, d'après la lésion vasculaire, suivant qu'il s'agit d'endartérite, de périartérite, d'endopériartérite, ou encore de stase veineuse, la sclérose du myocarde peut être d'une nature et d'un aspect différents.

La sclérose consécutive à l'endartérite oblitérante est la plus fréquente, la plus importante, elle acquiert des dimensions plus considérables que la sclérose inflammatoire due à la périartérite. La première (sclérose *ischémique, dystrophique* et *para*-artérielle) a une marche centripète par rapport à l'artère, et se présente sous l'aspect d'îlots ou blocs considérables et irréguliers de tissu scléreux éloignés de l'artère.

[1] Voir encore pour ces trois espèces anatomiques de scléroses cardiaques (scléroses *dystrophique inflammatoire* et *mixte*) les deux planches placées à la fin du tome I.

La seconde (sclérose *inflammatoire* et *péri*-artérielle) a une marche cen-
trifuge, se présente sous forme de bandes ou de travées étroites de tissu
conjonctif avoisinant et suivant les vaisseaux malades. La troisième
est à la fois *péri*-artérielle et *para*-artérielle (sclérose mixte, diffuse et
en îlots). La quatrième, consécutive à la stase sanguine, mérite à peine
le nom de sclérose, elle a un point de départ *péri-veineux*.

Dans les scléroses du cœur, l'inflammation ne joue qu'un rôle secon
daire et consécutif, et voici encore les conclusions de Weber et Blind :
« Le processus pathogénique des lésions du myocarde comprend deux
stades bien distincts, dans les myocardites aiguës comme dans les myocardites chroniques.

« Les lésions du premier stade sont toutes des lésions de nutrition,
des lésions régressives ; le premier phénomène est la mort d'un élément
cellulaire important (cellule musculaire, endothéliale, etc.) ;

« Dans les myocardites aiguës, il faut incriminer, soit l'action directe des
microbes, soit celle des toxines ou simplement l'hyperthermie ; dans les
myocardites chroniques, le *primum movens* est le trouble circulatoire,
persistant ou brusque et répété, causé lui-même soit par l'ischémie artérielle, soit par la stase veineuse. Ce premier stade mérite le nom de stade
de *cardionécrose*.

« Le deuxième stade est caractérisé par la lutte, par la réaction des
tissus de l'organisme. Ici, interviennent deux processus actifs. Tantôt il
y a inflammation proprement dite[1], afflux sanguin et diapédèse : grâce
à la phagocytose, les microbes (dans les myocardites suppurées), les
déchets de fibres musculaires atteintes de nécrobiose (dans les myocardites aiguës ou chroniques) disparaissent. C'est la *cardite* proprement
dite. Tantôt, sans réaction inflammatoire, la résorption des déchets de
fibres musculaires se produit, et selon la loi de régénération de Weigert
il se fait une hypergénèse du tissu conjonctif (*scléroses* cardiaques). —
Ce deuxième stade mérite le nom de stade de *cardiogénèse*. »

Ces conclusions ont été confirmées ensuite par Kiener (1896) lorsqu'il
a dit : « L'inflammation a, dans tous les cas, le caractère d'une *réaction
locale*, en ce sens qu'elle est toujours produite par la présence dans un
point, d'un tissu, d'un agent irritant solide ou diffusible. » Elles ont été
encore démontrées dans un travail récent de Mollard et Regaud[2], qui

---

[1] WEBER et BLIND (*Loc. cil.*). — A. WEBER. Remarques sur l'anatomie pathologique et
la pathogénie de la sclérose du cœur (*Congrès de Lyon*, 1894). Pathogénie des myocardites (*Journal des Praticiens*, 1897).

[2] MOLLARD et RÉGAUD. Note sur l'histogénèse des scléroses du myocarde produites par
l'intoxication diphtérique expérimentale (*Soc. de biologie*, 10 et 17 juillet 1897, et *Annales
de l'Institut Pasteur*, février 1897).

disent expressément : « La fibre musculaire est atteinte parfois exclusivement ; dans tous les cas *primitivement*. La lésion musculaire primitive
provoque la leucocytose. Les leucocytes résorbent les fibres musculaires. »

Les anatomo-pathologistes finiront peut-être par s'entendre, surtout
s'ils veulent bien se placer en même temps sur le terrain clinique. Mais,
pour mettre en mains toutes les pièces du procès, il convient de reproduire encore les conclusions de Nicolle donnant l'idée générale qu'il se
fait du processus scléreux, et on verra que les ardentes disputes sur ce
sujet reposent souvent sur des questions de détail :

« La sclérogénèse se caractérise essentiellement par le développement
d'une *série de foyers* qui débutent presque toujours au niveau des *points
de moindre nutrition*. Dans chacun de ces foyers, la *lésion de la fibre
est brutale et passive ;* la réaction du stroma, au contraire, *lente et active*.
La présence, dans un même cœur, des divers stades de l'évolution
cirrhotique, prouve que celle-ci doit suivre une marche beaucoup plus
rapide qu'on a coutume de le penser. Dans tous les cas, c'est une
marche *successive*, et non *progressive*. »

Cela est absolument exact, et nous n'avons jamais dit autre chose : la
marche de la cardio-sclérose est *successive*, et ce processus anatomique
rend compte de ces cas observés en clinique que nous étudierons surtout au sujet de la forme arythmique évoluant à intervalles très éloignés.

5° *Sclérose multiple disséminée. Polysclérose viscérale.* —Nous ne ratta-
chons pas à la sclérose artérielle toutes les scléroses disséminées que l'on
trouve dans divers organes. Quand il y a endartérite chronique, je ne
pense pas que celle-ci soit quantité négligeable, et l'on ne peut croire à
la « simultanéité des processus fibroïdes frappant en même temps les
parois vasculaires et la gangue interstitielle des organes ». Lorsque cette
sclérose interstitielle existe exceptionnellement en l'absence de toute
lésion vasculaire, alors je dis qu'il s'agit d'une autre maladie qui n'a
rien à voir avec l'étude des affections du cœur et des vaisseaux. C'est
pour cela que je n'en parle pas, ou que j'en parlerai seulement au diagnostic.

Sous le nom de « *sclérose multiple disséminée* », Grasset décrit une
« maladie caractérisée (sous l'influence d'une étiologie complexe), par
l'apparition successive et la présence simultanée, chez un même individu,
d'une série de foyers n'étant anatomiquement reliés entre eux, ni par la
contiguïté, ni par les connexions vasculaires ou nerveuses ». Ce sont là
encore les « *polyscléroses viscérales* » de Bard, ou inflammations intersti-

tielles primitives « trouvant leur localisation première et prenant leur
développement originel dans le tissu conjonctif des cloisons intra-viscérales et des espaces organiques ». Bard affirme que ces polyscléroses
sont plus fréquentes que les scléroses d'origine vasculaire. Je pense que
celles-ci sont beaucoup plus communes.

La sclérose dystrophique d'origine artérielle n'est pas de nature inflammatoire, elle est un *trouble de nutrition*, tandis que les scléroses étudiées par Bard et d'autres sont franchement et directement inflammatoires. Donc, il s'agit de deux états morbides absolument différents, et il
n'y a pas là de question plus ou moins doctrinale à soutenir ou à défendre.
Les deux états morbides doivent être séparés sans aucun doute ; mais
c'est une erreur de diviser les auteurs en deux camps opposés. Les scléroses *non inflammatoires d'origine artérielle* existent, et elles sont d'une
extrême fréquence, ce qui est d'entière évidence ; les *scléroses interstitielles d'origine inflammatoire* doivent également exister, puisqu'elles
ont été vues et contrôlées par des hommes de grande valeur. La discorde
scientifique n'est donc qu'apparente entre nous et les savants auteurs
que nous venons de citer.

Quant aux théoriciens qui vont jusqu'à nier l'influence pathogénique
de l'artério-sclérose sur la sclérose rénale par exemple, qui regardent la
sclérose de l'artère comme toujours consécutive à celle du tissu conjonctif (ce qui a été dit avant eux par Stein et Pelvet), ou qui affirment, sans
la démontrer, la simultanéité des deux lésions, qui proclament encore que
« dans aucun organe, le développement du tissu conjonctif n'est com-
mandé par les lésions des vaisseaux », ils émettent au bout de leurs
microscopes des idées paradoxales que la plus élémentaire anatomie pathologique réprouve, et qu'il serait oiseux de combattre.

Nous verrons, du reste, dans les chapitres suivants combien la clinique
et la thérapeutique donnent raison aux notions qui viennent d'être exposées.

Comme préface à cette étude l'observation suivante ne sera pas sans utilité.

### OBSERVATION DE SCLÉROSE DYSTROPHIQUE

R..., charretier, âgé de 64 ans, entre à l'hôpital Bichat, salle Andral, n° 9, le
23 septembre 1885.

Ses antécédents héréditaires sont négatifs. En dehors d'une pleurésie
gauche à l'âge de 15 ans et de deux blennorrhagies, il a toujours joui d'une
bonne santé. Ni rhumatisme, ni syphilis, ni maladie infectieuse. Dès l'âge
de 25 ans, il s'est livré à de nombreux excès de boissons ; aussi est-il sujet
depuis plusieurs années à des accidents d'intoxication alcoolique (pituites
matinales, anorexie, cauchemars, troubles de la sensibilité, tremblement).
Depuis un an environ, il a de la gêne respiratoire pendant son travail, princi-

palement à la suite d'un effort quelconque ; enfin depuis quelques mois, le malade éprouve, en outre, à l'occasion de ses accès d'oppression, de véritables douleurs dans la poitrine. L'intensité croissante de ses accès douloureux le force à interrompre son travail et à entrer à l'hôpital.

Dès son arrivée, l'examen attentif du malade permet de reconnaître que les accès douloureux sur lesquels il attire tout d'abord l'attention sont de véritables accès d'angine de poitrine. Le malade éprouve à ce moment une grande angoisse avec sensation d'un « poids énorme » au-devant de la poitrine, et il localise nettement la douleur en arrière du sternum. Pendant l'attaque qui dure un quart d'heure et se répète plusieurs fois par jour, le cœur bat tumultueusement. L'accès laisse ordinairement un peu de dyspnée qui ne tarde pas à disparaître. Le malade est d'une pâleur excessive, et cette pâleur caractéristique des téguments est générale. Les artères superficielles sont dures, sinueuses, animées de battements ; les sous-clavières sont saillantes et surélevées. Le pouls est petit, dur, concentré (80 par minute), avec quelques intermittences et irrégularités. Le cœur est hypertrophié (pointe au 6e espace, matité précordiale) ; mais plus étendue surtout dans le diamètre vertical ; malgré cette hypertrophie, il n'est pas possible, par l'inspection seule, de localiser le lieu où bat la pointe. A l'auscultation, les bruits du cœur sont sourds, sans bruit de souffle ; au niveau de l'aorte, le premier bruit est rugueux, le second est sec et franchement clangoreux.

Le foie paraît un peu volumineux et douloureux à la pression. Les urines assez abondantes ne renferment ni sucre ni albumine.

Le malade est soumis au repos sans aucun traitement pendant un mois environ.

Au bout de ce temps, l'observation des crises douloureuses confirme de plus en plus le diagnostic d'artério-sclérose avec aortite et accès angineux vrais. L'état du malade cependant s'est légèrement amélioré par le repos : il se plaint moins de sa douleur sternale ; l'appétit est revenu.

Le 13 *décembre*, il a une crise douloureuse plus violente que jamais, avec irradiations dans le bras gauche. On le soumet à l'iodure de potassium (4 grammes par jour).

27 *décembre*.—Depuis quinze jours, il n'a eu qu'un très léger accès angineux. On supprime l'iodure. Deux jours après, survient un nouvel accès.

29 *décembre*. — Pâleur extrême, respiration anxieuse et rapide. Iodure de potassium (5 grammes par jour), nitrite d'amyle ; injections de morphine. Malgré cette médication, le malade éprouve à plusieurs reprises des accès angineux toujours légers. Son état général s'était un peu amélioré, lorsque, le 28 *janvier* 1886, apparaissent des signes de congestion pulmonaire (mouvement fébrile, râles à la base gauche). Les jours suivants, l'oppression s'accroît.

18 *février*. — Depuis quelque temps, la dyspnée est continue ; par instants, elle s'exagère. En même temps la pâleur du visage devient excessive et attire vivement l'attention. Les signes de congestion pulmonaire son beaucoup plus accusés. On constate un léger épanchement pleural à droite. Les urines sont un peu albumineuses.

A partir de ce jour, l'état du malade s'aggrave de plus en plus, malgré le traitement. Il prend peu à peu l'aspect d'un véritable cachectique. L'œdème apparaît aux membres inférieurs et s'accroît progressivement jusqu'à la mort. Celle-ci survient le 12 mars, avec tous les signes d'un affaiblissement progressif du cœur. Les accès angineux avaient fini par disparaître complètement, cédant la place à un ensemble de signes dont les principaux étaient la dyspnée, l'anasarque, l'albuminurie et l'affaiblissement du myocarde. Cet homme, dont l'affection avait débuté par des accidents exclusivement cardiaques, succombait en définitive à une albuminurie croissante.

Autopsie. — *Appareil pulmonaire.* Épanchement pleural considérable à droite. Légère plénisation du lobe inférieur droit. Hyperhémie du poumon droit tout entier et la moitié inférieure gauche. — *Foie.* Poids, 1,815 grammes; crie sous le couteau; cirrhose. — *Reins.* Poids, 200 à 225 grammes, lobulés, durs : capsules adhérentes; sclérose manifeste et atrophie de la substance corticale; hyperhémie de la substance médullaire.

*Aorte.* — Aortite intense : plaques athéromateuses, dures, calcaires. La partie ascendante de la crosse très dilatée; mesure étalée, 13 centimètres. L'intensité des lésions athéromateuses diminue à mesure qu'on se rapproche de l'aorte abdominale. Les orifices des artères qui en partent sont tous épaissis et entourés par l'athérome. L'épreuve de l'eau révèle une légère insuffisance des valvules aortiques. Celles-ci sont épaissies, mais peu déformées : l'athérome a envahi les nids valvulaires.

*Artères coronaires.* — En face du point d'émergence de l'*artère coronaire gauche*, on aperçoit sur la paroi interne de l'aorte altérée, au milieu des bosselures et des rugosités de l'athérome, un petit orifice de forme ovale dont le grand diamètre mesure exactement 2 millimètres. Ce rétrécissement est dû à un épais bourrelet athéromateux, qui enveloppe l'artère à son origine.

Quant à l'orifice de la *coronaire droite*, il a entièrement disparu sous une plaque calcaire très adhérente à la paroi, et qui envoie dans l'intérieur du vaisseau un prolongement de plusieurs millimètres de longueur et de consistance calcaire. Il est impossible de trouver un passage même étroit de l'artère dans l'aorte avec le stylet le plus effilé. — Le tronc d'origine de la *coronaire droite* et ses branches principales ont des parois d'épaisseur inégale. Çà et là, elles présentent de petites taches jaunâtres correspondant à un épaississement de leurs parois. L'une des branches ventriculaires du tronc auriculo-ventriculaire gauche (branche horizontale de la coronaire gauche) renferme un caillot de 2 centimètres environ de longueur; à ce niveau, la paroi de l'artère est manifestement épaissie et altérée.

Les branches de calibre moyen de la *coronaire gauche* paraissent normales au premier abord; toutefois il est facile de s'assurer par un examen attentif que leurs parois sont d'une minceur excessive; de plus, on voit facilement, en examinant leur paroi interne, qu'un grand nombre des orifices correspondant à l'émergence des petites artères collatérales ont un diamètre intérieur au calibre de l'artériole elle-même, un pourtour jaunâtre et un peu saillant.

Immédiatement en arrière de la plaque calcaire et du prolongement athéromateux qui oblitèrent complètement l'orifice de la *coronaire droite*, on trouve le vaisseau lui-même très atrophié et ses parois réduites à une membrane mince et transparente. Sur l'une de ses branches, on rencontre un petit foyer athéromateux qui rétrécit son calibre.

Ce qui frappe le plus dans la dissection des vaisseaux coronaires, c'est : 1° le *développement énorme de la coronaire gauche* et de ses branches, comparé à celui de la coronaire droite par suite de l'oblitération et de l'atrophie de cette dernière ; 2° l'athérome, manifeste en plusieurs points de leur trajet et principalement dans le voisinage des orifices des artérioles collatérales.

Avant de poursuivre cette description, nous insistons sur ce développement énorme de l'artère coronaire gauche qui, suppléant ainsi à la circulation imparfaite de la coronaire droite oblitérée, peut bien donner en grande partie l'explication de la disparition des accès angineux chez ce malade quelques mois avant sa mort. En tout cas, il apporte une première confirmation au rôle considérable que doit exercer la circulation collatérale complémentaire dans les cas d'obstruction de l'une des coronaires. On comprend que, dans ces faits, l'irrigation sanguine étant à peu près assurée, les phénomènes angineux aient pu ne pas se produire avec un rétrécissement ou même avec une oblitération complète de l'une des artères cardiaques.

*Cœur.* — Il est le siège d'une hépertrophie énorme, à laquelle le ventricule gauche prend la plus grande part. Celui-ci, en effet, mesure 15 centimètres du sillon auriculo-ventriculaire à la pointe du cœur. La circonférence maxima du cœur est de 38 centimètres. Quant aux orifices valvulaires, ils mesurent, étalés, l'orifice aortique 10 centimètres à l'insertion des valvules, l'orifice mitral 9 centimètres et demi.

L'hypertrophie du *ventricule gauche* est plus appréciable encore sur une oupe du cœur perpendiculaire à son grand axe. On voit alors nettement que le cœur droit y prend peu de part. De plus, la cavité du ventricule gauche est dilatée et présente un diamètre intérieur maximum de 7 centimètres. La paroi du muscle cardiaque offre partout une épaisseur qui varie de 2 à 2 centimètres et demi : nulle part elle n'est amincie. Sur la coupe transversale du ventricule faite à 5 centimètres environ de la pointe, on aperçoit dans l'épaisseur du muscle, mais siégeant tous dans la zone externe, de nombreux orifices béants dus à la section des ramifications des coronaires. Dans leur voisinage immédiat, la paroi cardiaque, d'un rouge foncé, paraît saine. Mais, à mesure qu'on se rapproche de l'endocarde, on distingue de petites taches d'un blanc nacré qui augmentent de nombre et d'étendue vers la cavité ventriculaire. A 2 millimètres de l'endocarde, on ne distingue plus aucune trace du muscle, de telle sorte que la zone interne de la coupe est entièrement transformée en un tissu blanc grisâtre, nacré, très dur et criant sous le scalpel. Cette disposition se retrouve circulairement et de haut en bas sur toute l'étendue des parois du ventricule gauche, y compris la cloison. Elle donne aux piliers et aux colonnes charnues de la cavité ventriculaire l'aspect extérieur du tissu tendineux. Mais c'est principalement à la base du pilier gauche et au point d'intersection de la cloison avec la paroi postérieure que la lésion semble avoir atteint son maximum.

Le *ventricule droit* est beaucoup moins altéré que le gauche. A peine voit-on quelques traces de la lésion. Cependant elle est manifeste en certains points et on la retrouve assez développée sur une coupe, les piliers affectant d'ailleurs la même disposition par rapport à l'artère et aux fibres musculaires. La cavité du ventricule droit est légèrement augmentée de volume. Mais les parois ne sont nullement épaissies, leur épaisseur maxima atteignant 1 centimètre au plus.

Enfin, quant au tissu graisseux qui enveloppe le cœur, il n'est pas exact de dire qu'il y a surcharge graisseuse, bien qu'il soit assez développé le long des grands sillons vasculaires de la surface de l'organe.

EXAMEN HISTOLOGIQUE. — Cet examen a porté : 1° sur l'*athérome aortique ;* 2° sur les *lésions des coronaires ;* 3° sur *celles du myocarde.*

1° *Athérome aortique.* — Sur une coupe de la paroi aortique, il y a, au milieu de nombreux amas de gouttelettes graisseuses, de véritables foyers athéromateux, à contours bien limités et occupant presque toute l'épaisseur de la tunique interne. En outre, on retrouve, sur plusieurs coupes, la lésion de l'artériole nourricière, l'entérite oblitérante.

2° *Lésions des coronaires.* — Comme pour l'aorte, la lésion des grosses branches est la dégénérescence athéromateuse avec infiltration graisseuse des couches profondes de la tunique interne. C'est l'altération qui a été observée sur l'une des branches ventriculaires de la coronaire gauche, oblitérée par un caillot sanguin. De plus, partout les lésions de l'endartère sont des plus accusées.

3° *Lésions du myocarde.* — L'examen d'une coupe faite sur l'un des piliers donne les résultats suivants :

A un très faible grossissement (obj. 0, ocul. 1), on constate tout d'abord que, presque sur toute l'étendue de la surface de la coupe, les fibres musculaires ont disparu et ont fait place à un tissu nouveau coloré par le carmin. Les fibres musculaires restantes sont disposées, les unes à la périphérie de la coupe, formant une zone ininterrompue limitée en dehors par l'endocarde épaissi, en dedans par le tissu de nouvelle formation, qui n'est autre chose que du tissu scléreux, comme nous le verrons plus loin. Les autres sont groupées par îlots disséminés au milieu de ce tissu scléreux.

A un plus fort grossissement, tous ces îlots de fibres musculaires présentent à leur centre la coupe d'une artère plus ou moins oblitérée par l'épaississement de sa tunique interne, et dont la tunique externe est d'épaisseur normale. *Les fibres musculaires, qui sont en contact immédiat avec cette artère, sont saines,* sans altération de volume ni de forme ; les interstices qui les séparent ne sont nullement élargis et ne reçoivent aucun prolongement

de tissu conjonctif venu des parois de l'artère malade. A mesure qu'on
s'éloigne de cette dernière, c'est-à-dire à la périphérie de l'îlot musculaire,
ces fibres changent d'aspect, perdent de leur volume, elles se laissent envahir
et séparer les unes des autres par des prolongements de tissu scléreux. Un
grand nombre d'entre elles sont atrophiées, arrondies, fortement réfringentes
et se sont laissé colorer par le carmin. Enfin sur la limite extrême de l'îlot,
déjà en plein tissu scléreux, on voit encore de petits éléments qui ne sont
autre chose que des débris musculaires. Nulle part on ne trouve de dégénérescence graisseuse des fibres.

Le tissu scléreux, dont le développement exagéré a causé manifestement
l'atrophie et la disparition du tissu musculaire, est constitué par des faisceaux
de fibres colorées en rose par le carmin, entre lesquelles on voit un grand
nombre d'éléments nucléaires. Ces fibres sont disposées parrallèlement aux
fibres musculaires, et sont comme elles sectionnées perpendiculairement à
leur direction. Elles donnent ainsi l'aspect d'une sorte de dallage dont les
éléments constitutifs ont un diamètre inférieur à celui des fibres musculaires normales, et supérieur à celui des fibres du tissu conjonctif ordinaire.
Il s'agit donc là d'un véritable tissu fibreux adulte. En effet, à mesure qu'on
examine des parties moins atteintes par la lésion, ces éléments fibrillaires
deviennent de plus en plus ténus. Au milieu d'eux, on rencontre de nombreuses vacuoles qui représentent les orifices de section de veinules et de
capillaires dilatés.

## ARTÉRIO-SCLÉROSE DU CŒUR *(Suite)*

### Symptomatologie.

Les maladies connues sous les noms de « myocardites aiguës, subai-guës, ou chroniques » correspondent aux quatre types suivants :

1° La myocardite parenchymateuse aiguë ou chronique ;

2° La myocardite suppurative ;

3° La myocardite interstitielle non suppurative ;

4° L'artério-sclérose du cœur qui sera spécialement étudiée. Elle est caractérisée par une dégénérescence, une dystrophie et non une inflam-mation du myocarde, comme l'anatomie pathologique l'a démontré.

1° La myocardite *parenchymateuse aiguë* (carditis, cardite, cardiomala-cie, ramollissement du cœur) a été à peine signalée dans ses rapports avec les fièvres, par Sénac au siècle dernier : « S'il est vrai que le cœur s'enflamme dans diverses fièvres, l'inflammation peut être plus fréquente qu'on ne le croit. » Elle fut étudiée ensuite en Angleterre par Davis, (1808) et en France par Simonet (1824). La nature inflammatoire du ramollissement cardiaque a été plus tard judicieusement contestée par Laennec et Lobstein, puis affirmée par Hope, Andral et Bouillaud. Pour ce dernier, le ramollissement du cœur, qui est à la fois l'inflammation du tissu musculaire et du tissu intermusculaire du cœur, offre trois variétés : le rouge, correspondant à la période aiguë ; le blanc ou gris, à la suppu-ration ; le jaune, à la phlegmasie chronique. Enfin, il divise les cardites en quatre catégories, celles qui se terminent : 1° par ramollissement et suppuration ; 2° par ulcération ou perforation des parois du cœur, de la cloison interventriculaire, des colonnes charnues et des tendons de celles-ci ; 3° par ulcération avec formation d'un kyste anévrysmal ; 4° par induration.

Rokitansky reconnut ensuite deux espèces de myocardites aiguës : l'une parenchymateuse, intéressant le tissu musculaire ; l'autre, interstitielle, affectant le tissu cellulaire interfasciculaire et aboutissant souvent à la suppuration, la fibre musculaire n'ayant pas de tendance à suppurer par elle-même, comme Demme le démontra en 1862.

Il suffit de signaler encore : la thèse de Bernheim en 1866, les travaux de Zenker et de Hayem sur les lésions musculaires de la fièvre typhoïde et les myosites symptomatiques ; notre mémoire de 1870 où nous avons indiqué la fréquence et l'existence des myocardites dans les fièvres, et où nous avons reconnu que les lésions du myocarde obéissent à deux processus : un processus inflammatoire, et une dégénérescence musculaire *consécutive à l'altération des artères cardiaques*. Enfin, Landouzy et Siredey, dans deux travaux consécutifs (1885-1887), après avoir également décrit les altérations du myocarde consécutives à ses lésions vasculaires, ont appelé l'attention sur les conséquences immédiates, prochaines ou éloignées des localisations angio-cardiaques typhoïdiques.

La myocardite *parenchymateuse chronique* a été signalée en 1849 par Dittrich, puis par Demme et Stein, par Ricord et Virchow dans la syphilis. Mais, dans tous ces cas, il s'agit bien plutôt de myocardite interstitielle avec lésions consécutives du muscle cardiaque. Ainsi, dès 1841, Dittrich, donnant raison à l'opinion anciennement émise par Meckel sur la fréquence relative de l'inflammation du tissu cellulaire interposé entre les fibres du myocarde, a pu décrire le rétrécissement fibreux de l'infundibulum du ventricule droit par myocardite chronique. La plupart des cas désignés sous le nom de « myocardite chronique parenchymateuse » rentrent donc dans la catégorie des myocardites interstitielles non suppuratives.

La *myocardite segmentaire* a été mentionnée précédemment.

2° La myocardite *suppurative* est connue depuis longtemps, et dès les premiers âges de la médecine, Galien la regardait comme « la maladie des gladiateurs ». C'était là une simple hypothèse.

Elle se présente sous forme *diffuse* (infiltration purulente), ou encore sous forme *circonscrite*, donnant lieu à la production de véritables abcès du cœur. Elle a été constatée à l'autopsie pour la première fois aux xvᵉ et xviᵉ siècles par Béniveni, médecin de Florence, et Nicolas Massa [1] ; par François Rota, Fernel, Rivière, Th. Bonet, Morgagni ; par Sénac qui a ouvert, au siècle dernier, un chapitre sur les inflammations du cœur ;

[1] BÉNIVENI a trouvé dans le ventricule gauche « un abcès rempli de pituite : *abcessum in sinistro cordis ventre redundantem* ». — NICOLAS MASSA a observé, en 1553, à la suite d'une plaie à la tête, un abcès du cerveau et du cervelet avec hémiplégie, un abcès du ventricule droit avec ulcération sanieuse de la surface externe de l'oreillette. — MECKEL (*Mémoires de l'Académie de Berlin*, 1756) donne deux observations de « cardites » suppurées qui sont plutôt des péricardites purulentes. Un jeune homme de 26 ans meurt subi-

par Meckel (1756), Raikem (1809), Stanley (1816); par Simonet (1824); Salter, Latham (1839); Dubini (1844). Dittrich (1849), Bartels et Oppolzer (1852-1853); par Friedreich qui en a donné une bonne observation; enfin par Féréol en 1878, et Stevenel en 1882.

Inutile d'insister sur d'autres faits plus récents; je n'ai pas à entreprendre l'histoire des myocardites suppuratives, et du reste, un grand nombre de ces observations doivent être rapportées à l'endocardite ulcéreuse. Il suffit de se rappeler que les myocardites suppuratives ont été observées le plus souvent dans le cours de la pyohémie, ou qu'elles ont pu encore se développer dans certains cas, sans cause commune, sans l'intervention d'un état pyohémique ou d'une maladie de même nature. Il en était ainsi dans l'observation de Féréol. La myocardite suppurative était caractérisée par la présence, au milieu du myocarde, d'une grande quantité de petits abcès, gros comme des têtes d'épingle, développés chez un homme de 44 ans, ni syphilitique, ni alcoolique, mais ancien impaludique, atteint en même temps d'aortite aiguë et d'athérome généralisé. Dans l'observation de Stevenel, la myocardite suppurative s'était développée dans le cours d'une endocardite ulcéro-végétante chez un homme de 67 ans, atteint de cachexie saturnine et de néphrite interstitielle. Ici, les abcès intra-cardiaques avaient un volume plus considérable, puisque l'un d'eux atteignait les dimensions d'une noisette.

La myocardite suppurative affecte les types : aigu, subaigu, chronique.

3° La myocardite *interstitielle*, primitive (myocardite fibreuse, scléreuse, proliférative, hypertrophique des auteurs) est certainement rare, et elle se présente sous forme diffuse ou localisée. Dans ce dernier cas, elle peut déterminer des sténoses orificielles siégeant au-dessous de l'appareil valvulaire (rétrécissement sous-aortique, rétrécissement de l'artère pulmonaire, au niveau de l'infundibulum, etc.).

Ces myocardites interstitielles, diffuses ou localisées, seraient caractérisées par l'inflammation primitive du tissu conjonctif; mais la plupart d'entre elles doivent être rattachées à des faits d'artério-scléroses du cœur, à des scléroses dystrophiques consécutives à la lésion des coronaires. Les scléroses dystrophiques sont au cœur ce que le ramollissement est au cerveau. On cite, et l'on citera encore des cas d'encéphalite, comme on rapportera encore des faits de myocardites chroniques primitives; mais il est certain que le terme de myocardite devra être le plus souvent rem-

tement sans avoir présenté aucun symptôme pendant la vie. On trouva à l'autopsie « du pus blanc dans le péricarde, un cœur corrodé par la suppuration, le tissu musculaire des deux ventricules très lâche et privé de sang, l'aorte contenant une concrétion polypeuse et les veines remplies de sang ». La seconde observation, presque semblable, concerne un homme de 64 ans.

placé par celui de sclérose dystrophique du myocarde, comme celui d'encéphalite a fait place au ramollissement cérébral. Le fait est déjà démontré par l'anatomie pathologique d'un grand nombre d'observations publiées sous le titre de « myocardites fibreuses ou interstitielles », et devant être rangées dans la catégorie des cardiopathies artérielles.

4° Dans l'*artério-sclérose du cœur* (cardio-sclérose, cardiopathie artérielle) déjà étudiée au double point de vue de l'anatomie pathologique et de l'étiologie, la lésion primitive est vasculaire ; la lésion secondaire étendue au myocarde et surtout à son tissu conjonctif est une dégénérescence, une dystrophie, et nullement une inflammation. La conception de cet état morbide doit être regardée, non pas comme une simple affection cardiaque, mais aussi et surtout comme une maladie généralisée à tout l'arbre artériel.

Est-il possible d'assigner à la cardio-sclérose une symptomatologie spéciale ? Beaucoup de cliniciens répondent négativement.

Au commencement de ce siècle, avant ou immédiatement après la découverte de l'auscultation, cette affirmation ne doit pas nous étonner, et l'on comprend que Corvisart ait divisé le carditis en *occulte* et en *manifeste*, d'autant plus qu'à l'époque où il écrivait, il constatait l'impossibilité d'un diagnostic entre la péricardite et la myocardite. Avant lui et au milieu du siècle dernier, Sénac avait dit que la symptomatologie des inflammations du cœur « ne renferme que des objets qui sont très cachés ; il n'y a que la mort qui puisse lever le rideau qui les couvre ».

Bertin, le précurseur et maître de Bouillaud, écrivait en 1824 :

« Malgré les écrits et les observations de Galien, de Salius Diversus, de Vésale, de Rondelet, de Forestus, de Benivenius, de Rivière, de Kerkring, de Meckel et de quelques autres, l'inflammation générale de la substance du cœur est une des maladies sur lesquelles règne encore la plus affligeante obscurité. Cela n'est pas étonnant s'il est vrai, comme le dit Laennec, qu'il n'existe peut-être pas un seul exemple incontestable et bien décrit de la cardite générale, soit aiguë, soit chronique. »

Deux ans plus tard (1828) Rostan écrivait : « Nous ne possédons encore que des probabilités sur l'inflammation du cœur. Dans l'état actuel de la science nous manquons de faits précis et complets pour nous élever à la description générale de cette maladie. »

A une époque plus rapprochée de nous, Grisolle pensait « qu'il n'existe aucun signe capable de faire reconnaître ou même soupçonner une cardite ». — Lorain, dans ses annotations au livre de Valleix, affirmait en 1866, « qu'on n'avait aucun fait authentique de cardite chronique ». C'était nier l'existence même de la maladie. — Quelques années plus tard, Parrot disait encore : « Il est peu d'affections dont la symptomatologie soit aussi mal connue que celle de la myocardite. » — « La myocardite, dit Jaccoud, est une des affections qu'on présume quelquefois, mais qu'on ne doit jamais affirmer. » — Telle, l'opinion exprimée autrefois par Friedreich : « Les phénomènes cliniques ne permettent en aucune façon de conclure avec probabilité à l'existence d'une myocardite chronique. » — Enfin, Traube, et plus tard Fraenkel en 1882, Bard et Philippe en 1891, Lépine en 1893 ont encore admis l'impossibilité de fixer l'étude clinique de l'artério-sclérose du cœur.

Ainsi qu'il arrive toujours en pareil cas, la symptomatologie de cette affection, que beaucoup d'auteurs regardaient comme difficile et même impossible à établir, a trouvé chez d'autres une description erronée ou trop riche.

Ainsi, Kreysig, en créant la « cardite polypeuse », attribuait à l'inflammation du myocarde la production des concrétions sanguines dans les cavités cardiaques. — Rochoux, en 1822, insistait parmi les symptômes propres à cette affection, sur un sentiment subit de défaillance, sur une toux et une oppression habituelles, sur l'existence presque constante d'une douleur sourde siégeant à la paroi précordiale, sur la petitesse du pouls, etc. — Sobernheim, le créateur du mot « myocardite » en 1837, parle de douleurs obtuses, d'anxiété extrême, de palpitations pénibles, de tendances syncopales, de refroidissement des extrémités et de pouls petit, irrégulier et accéléré. — De nos jours, les uns, avec Rigal et Juhel-Rénoy, regardent l'irrégularité cardiaque comme exceptionnelle dans la sclérose hypertrophique du cœur ; d'autres avec Fraenkel, Bard et Philippe, assignent à l'arythmie le premier rang dans la symptomatologie de la « myocardite interstitielle » ; d'autres encore, s'appuyant sur la nature inflammatoire de la « myocardite fibreuse », insistent, avec Peter, sur la fréquence des douleurs provoquées aux 3e, 4e, 5e, et 6e espaces intercostaux du côté gauche, et ils vont jusqu'à dire que cette pression douloureuse « devient une révélation de la maladie, au point que jamais, au cas de myocardite, on ne manque de provoquer une assez vive douleur ». Or, toutes ces affirmations sont contraires à la vérité.

Les points douloureux sont très rares, si même ils existent, ils n'appartiennent point au myocarde frappé d'inflammation ou de sclérose ; l'arythmie cardiaque fait parfois défaut, et la symptomatologie trop bruyante attribuée par les anciens auteurs aux affections du myocarde, d'après certaines vues théoriques, est absolument fausse.

Si les descriptions cliniques varient avec les différents observateurs, c'est parce que l'anatomie pathologique a été mal ou incomplètement interprétée. Jusqu'ici, le désaccord le plus complet a régné sur la nature des lésions constatées à l'autopsie ; il devait ainsi se poursuivre en clinique.

On a décrit, avec force détails, les divers signes d'une « myocardite granulo-graisseuse », quand l'anatomie pathologique est venue proclamer que cette dégénérescence est très rare, au moins dans sa forme primitive. On a voulu, d'autre part, refuser à la « myocardite segmentaire » une symptomatologie propre, alors que cette segmentation musculaire est une lésion commune à beaucoup d'états morbides, et Recklinghausen a été jusqu'à dire qu'elle est une « maladie hypothétique ».

J'ai démontré que les myocardites chroniques des différents auteurs ne sont pas des inflammations, mais le plus souvent des dégérescences musculaires consécutives aux lésions coronariennes ; que derrière le myocarde malade il faut toujours voir l'atteinte portée à tout le système artériel. Ainsi, nous verrons que la symptomatologie de l'artério-sclérose du cœur, dont l'étude a été par nous poursuivie depuis plus de quinze années, est en accord complet avec les résultats de l'anatomie pathologique.

Tous les cliniciens ont vu un grand nombre d'affections organiques du cœur pour lesquelles un interrogatoire des plus complets ne parvient pas à faire découvrir une cause et une origine rhumatismales. Or, à côté de la classe des cardiopathies *valvulaires*, presque toujours d'origine rhumatismale, il faut placer le groupe, plus important encore, des cardiopathies que j'appelle *vasculaires* ou *artérielles*, pour marquer d'un mot leur nature et leur origine. Ces dernières relèvent du processus scléreux général engendré par les causes diverses et nombreuses que nous avons étudiées, elles sont caractérisées par des lésions anatomiques maintenant bien connues. Ce processus peut envahir diversement l'organe central de la circulation, en frappant :

1° Les artères nourricières du cœur avec participation consécutive du myocarde et du tissu conjonctif ; 2° l'aorte et les appareils valvulaires de l'organe (mais, dans ce dernier cas, le myocarde et tout le système artériel sont presque toujours altérés).

Les premières sont les cardiopathies artérielles à type *myocardique ;*
Les secondes, les cardiopathies artérielles à type *valvulaire*.

Toutes deux présentent des symptômes communs dont il faut présenter d'abord la description.

L'anatomie pathologique a démontré que l'artério-sclérose est l'expression locale d'une maladie le plus souvent généralisée à tout le système artériel. Donc, la clinique doit obéir à cet enseignement, et la description de la cardio-sclérose comprendre celle de la sclérose artérielle.

Nous savons encore que la maladie peut se fixer de préférence sur le cœur d'abord, ou sur les reins, sur les poumons, sur le foie, ou encore sur le système nerveux. Enfin, nous avons fait entrevoir la possibilité de véritables localisations myocardiques, lesquelles doivent certainement avoir une influence sur la production de certains symptômes, suivant le siège de la lésion, à la pointe du cœur, à la cloison, à la base des ventricules, dans les régions ganglionnaires, dans le point vital de Schmey et Kronecker.

On comprend, par là, l'extrême variabilité de la symptomatologie et la raison du désaccord qui existe entre les divers cliniciens. Pour le faire cesser, il faut décrire les symptômes communs de l'artério-sclérose du cœur et de l'artério-sclérose viscérale plus ou moins généralisée. Ceux-ci comprennent d'abord trois ordres de symptômes, que j'appelle extra-cardiaques :

1° Symptômes d'hypertension artérielle ;
2° Symptômes méiopragiques ;
3° Symptômes toxiques.

## A. — SYMPTOMES EXTRA-CARDIAQUES

### 1° Symptômes d'hypertension artérielle.

On ne saurait trop dire que l'augmentation de la tension artérielle constitue un stade, pour ainsi dire prémonitoire, de la sclérose vasculaire qu'elle produit le plus souvent, au lieu d'être produite par elle. La symptomatologie complète en a déjà été décrite. Mais il faut savoir que cette hypertension persiste longtemps encore, alors que la maladie scléreuse est confirmée ; elle est même augmentée par elle, et dans les cas fréquents où la sclérose a envahi l'appareil rénal, dans les cas moins nombreux où celui-ci est absolument indemne, on constate souvent l'existence d'un symptôme très important, le *bruit de galop* qu'il convient de bien étudier, renvoyant à l'un des chapitres précédents pour la description complète des symptômes de l'hypertension artérielle. Parmi eux, le *retentissement diastolique de l'aorte,* à droite du sternum, occupe une place importante.

Le bruit de galop sera bientôt décrit. Mais, il importe de rappeler quelques-uns des symptômes d'hypertension artérielle, laquelle est souvent le résultat du spasme artério-capillaire, comme nous l'avons dit. Ces symptômes sont caractérisés par des *syncopes locales des extrémités*, des *douleurs rhumatoïdes* et des *crampes*, des *vertiges*, de la *céphalée*, des *troubles visuels*, la *pâleur des téguments* etc. Ils ont été, par la suite, interprétés très différemment par Dieulafoy (1886 et 1891).

*Brightisme et artério-sclérose.* — On désigne sous le nom de « brightisme » des accidents très divers que l'on observerait chez les malades atteints de néphrite, même en l'absence d'albumine : troubles auditifs, vertiges, sensation du doigt mort, demangeaisons, pollakisurie, cryesthésie ou sensation de froid à la peau, crampes dans les mollets, secousses électriques, épistaxis matutinales, vomissements, catarrhe gastrique, pseudo-asthme, dyspnée, céphalée, troubles visuels, etc. Ce serait là, de la « *petite urémie* », qui mettrait souvent sur la voie du diagnostic, même lorsque l'examen des urines est absolument négatif.

Il y a de tout dans ces divers symptômes : des symptômes urémiques, à n'en pas douter ; il y a aussi et surtout des accidents qu'il serait erroné, au double point de vue de la clinique et de la thérapeutique, de rattacher à l'urémie, si « petite » qu'elle soit. Dans ce nombre : les vertiges, la syncope et l'asphyxie locale des extrémités, la cryesthésie, les épistaxis, les troubles visuels et la rétinite, etc.

Quand on étudie les cardiopathies artérielles, on attache une plus haute importance au grand processus de l'artério-sclérose qui, à son stade prémonitoire (hypertension artérielle, spasme vasculaire), est capable de produire ces divers accidents, et parmi eux, il convient de citer le vertige cardio-vasculaire des artério-scléreux dont Grasset et moi avons donné de fréquents exemples. C'est commettre une erreur nosologique et clinique que d'attribuer au rein ce qui doit être mis sur le compte d'une maladie plus générale ; et s'il est vrai que quelques cliniciens attachent une trop grande importance à la présence de l'albumine dans le diagnostic des néphrites, il ne faut pas encourir un autre reproche, celui de voir partout et toujours la néphrite, et de méconnaître les diverses localisations de l'artério-sclérose.

Il existe certainement de nombreux faits de « néphrites latentes », comme l'a vu naguère N. Gueneau de Mussy, comme je l'ai moi-même indiqué dès 1874 [1]. Mais il paraît démontré que le plus souvent, ces faits sont relatifs à l'artério-sclérose, laquelle peut avoir un début cérébral, oculaire, cardiaque, pulmonaire, hépatique. Dans ce cas, et lorsque le rein est à peine touché, il n'est pas étonnant que cet organe *ne parle pas*,

---

[1] N. GUENEAU DE MUSSY. L'albuminurie latente (*Union médicale*, 1874). — HUCHARD. Considérations sur certaines formes de néphrites latentes (*Union médicale*, 1874.)

jusqu'au jour où l'envahissement progressif de l'affection scléreuse l'aura atteint à son tour.

Voici un malade [1], qui présente, trois ou quatre ans avant toute atteinte rénale, des épistaxis abondantes. Direz-vous qu'il est atteint de néphrite sans albuminurie? Alors, où sont les symptômes de néphrite? Je dis que ce malade est un artério-scléreux, qu'il n'est pas encore un rénal, et cela en m'appuyant à la fois sur la clinique et sur les données de l'anatomie pathologique.

En voici un autre : il est atteint de troubles visuels, et l'on constate à l'examen ophtalmologique tous les signes d'une rétinite. Brightisme, direz-vous? Nullement. Ce malade est un artério-scléreux qui commence sa maladie par l'appareil oculaire, mais qui n'est pas voué fatalement à l'affection rénale ; car il pourra plus tard devenir un cardiaque, ou même un cérébral, si la lésion artérielle envahit les vaisseaux du myocarde ou de l'encéphale.

Du reste, que fait-on du cœur, et même lorsque la sclérose artérielle a gagné le rein, pourquoi donc toujours attribuer à ce dernier organe le principal ou unique rôle, et formuler sans cesse le diagnostic de néphrite artérielle? Est-ce que le cœur n'est pas presque toujours intéressé dans ces cas, est-ce que les symptômes cardiaques ne sont pas prédominants le plus souvent et inscrits en gros caractères, avec l'œdème des membres inférieurs, avec les symptômes d'asystolie, avec les congestions viscérales multiples? Alors, la thérapeutique donne un démenti à votre diagnostic qui devrait être celui de *sclérose cardio-rénale*, et vous, partisans du brightisme à outrance, vous êtes bien obligés de faire de la médication cardiaque, et rien que de la médication cardiaque avec la digitale. Là où vous ne voyez qu'un rein malade, il faut considérer tout le système artériel atteint.

La sclérose artérielle peut prendre le masque d'une maladie cérébrale ou oculaire, d'une affection pulmonaire, d'une affection cardiaque, de la chlorose. Alors, à côté du « chloro-brightisme » pour quelques auteurs, il faudrait encore admettre le cérébro-brightisme, l'oculo-brightisme, le pneumo-brightisme, le cardio-brightisme, etc.

Nous avions cru, jusqu'à ce jour, que la chlorose est une maladie bien déterminée en nosologie; on pensait qu'il y a, au point de vue clinique, *une* chlorose et *des* anémies, et voici qu'à côté de la chlorose sanguine se placent des chloroses cardiaques et artérielles, et un chloro-brightisme. Mais, cette dernière désignation est une faute de terminologie, le mot d'anémo-brightisme convenant mieux ; ensuite, il n'est pas permis de

---

[1] H. HUCHARD. Epistaxis graves et répétées comme première manifestation d'une néphrite interstitielle (*Soc. médicale des hôpitaux*, 22 juin 1888.)

créer une espèce nosologique nouvelle seulement sur l'apparence d'un syndrome ou encore sur la possibilité de faire, d'après cette fausse apparence, des erreurs de diagnostic.

Les conclusions de G. Sée sont bien propres à résumer la question :

« Le chloro-brightisme ne présente rien de spécial ; les signes du petit brightisme n'ont pas de valeur ; on peut les expliquer, soit par la lésion artérielle, soit par une lésion cardiaque concomitante. Sinon, on ne peut interpréter ces petits signes que par une superposition de la chlorose et du brightisme vrai, lequel se traduit, soit par l'albuminurie, d'ailleurs fréquente chez les chlorotiques, soit par l'œdème des paupières ou des pieds qui est encore plus caractéristique. »

On ne saura jamais trop combattre la notion du « chloro-brightisme », une triple erreur fatale aux malades : erreur nosologique, clinique et thérapeutique.

Le brightisme est, du reste, « une étiquette commode, qui rend parfois bien des services, quand il s'agit de formuler par à peu près un diagnostic dont on n'est pas absolument certain ». Un malade a-t-il de l'oppression avec bruit aortique retentissant ou clangoreux, avec signes d'aortite? On en fait du brightisme. Eprouve-t-il des douleurs précordiales ou angineuses, a-t-il une artère temporale saillante et sinueuse avec pouls radial dur et tendu? On en fait du brightisme. A-t-il des poussées d'œdème aigu du poumon, des épistaxis, des démangeaisons, des crampes dans les mollets, la sensation de doigt mort? Encore le brightisme, toujours le brightisme. On a même écrit que « tout chemin mène au brightisme » ! Mais, le brightisme mène aussi à des erreurs graves de diagnostic et de thérapeutique.

Il sera démontré plus loin, que le « chloro-brightisme » est une erreur dont les conséquences sont parfois fort graves : il commande une thérapeutique (alimentation par la viande, etc.), qui peut conduire promptement à l'empoisonnement alimentaire [1], à l'aggravation de la maladie, à l'insuffisance rénale, à la mort.

Les symptômes d'hypertension artérielle que nous avons étudiés dans un précédent chapitre, permettent de formuler cette première loi clinique :

*L'artério-sclérose du cœur, comme l'artério-sclérose généralisée, étant l'effet et non la cause de l'hypertension artérielle, est caractérisée pendant la plus grande partie de son évolution clinique, par les symptômes de cette hypertension.*

---

[1] Voir plus loin les développements donnés à la description et au traitement de la dyspnée toxi-alimentaire.

## 2° Symptômes méiopragiques.

a. *Méiopragies en général.* — Comme l'a démontré Cl. Bernard, la circulation sanguine sert, dans les organes, à leur fonction et à leur nutrition, et l'on cite de nombreux cas où la circulation suffisante pour la nutrition, est insuffisante pour la fonction.

Comme exemple, on peut rappeler ce qui se passe pour la claudication intermittente des extrémités. Par suite de l'oblitération ou du rétrécissement de l'aorte abdominale chez le cheval, l'afflux sanguin, suffisant pour entretenir la nutrition des membres postérieurs au repos, devient insuffisant pour leur fonctionnement, parce que celui-ci a toujours besoin d'une irrigation vasculaire plus abondante. Aussi, après quelques pas ou après une course d'une durée plus ou moins courte, le train postérieur faiblit, puis il se raidit et l'animal tombe ; après quelques instants, il se relève, marche de nouveau pour tomber encore. Cette maladie décrite chez les animaux par Bouley, et chez l'homme par Charcot en 1858, porte le nom de « paralysie douloureuse intermittente », ou encore de « claudication intermittente des extrémités ». Elle résulte d'une diminution dans l'aptitude fonctionnelle d'un membre ou d'un organe, fait que Potain a désigné sous le nom de *miopragie*, ou mieux de *méiopragie* (de μείον, moins, et πρασσειν, fonctionner). En un mot, « les accidents causés par l'ischémie s'exagèrent toutes les fois que l'organe malade entre en action, en raison de la quantité de sang plus grande que son fonctionnement réclame ».

Qu'arrive-t-il dans l'artério=sclérose généralisée, dans cette maladie qui a pour résultat de diminuer, par suite du rétrécissement artériel, l'afflux sanguin dans tous les organes ? Elle place ceux-ci dans un état d'infériorité, de fatigue et de méiopragie continuelles ; elle les fait boiter, non seulement lorsque leur fonctionnement s'exagère, mais aussi lorsqu'il est normal, et c'est ainsi qu'il y a des méiopragies cérébrales, médullaires, bulbaires, cardiaques, rénales, hépatiques, etc.

Voici un malade, âgé de 77 ans, atteint d'athéromasie cérébrale très accusée. Nous le faisons lire. Pendant quelque temps, il s'acquitte fort bien de cette lecture; puis il s'arrête parce qu'il ne comprend plus, parce qu'il souffre, et il est incapable de continuer. Après un moment de repos, il reprend sa lecture pour s'arrêter encore. Il est atteint d'une sorte de claudication cérébrale intermittente désignée par quelques auteurs sous le nom de *dyslexie*. Ce phénomène ressemble à celui qu'éprouvait le malade d'Abercrombie : atteint d'anémie cérébrale, il se plaignait d'un grand mal de tête et d'un certain trouble intellectuel quand il voulait écrire ou lire. Il rappelle encore cet autre malade observé par Briche-teau, et qui pouvait travailler seulement lorsqu'il avait la tête déclive. C'est pour la même raison que les vieillards ou les individus atteints d'athérome cérébral ont des vertiges lorsqu'ils se lèvent, lorsqu'ils pas-sent brusquement de la position horizontale à la station verticale, ou encore lorsqu'ils se livrent à quelques travaux intellectuels.

Le *vertige méiopragique* est un symptôme fréquent chez les artério-scléreux, comme je l'ai écrit dès 1889, et comme Grasset l'a bien dé-montré en 1890 dans ces termes :

« La localisation de l'artério-sclérose sur un organe donne naissance, pendant les premières phases de l'affection, à des troubles curieux, inexplicables avant la théorie de Huchard, et qui constituent ce que l'on peut appeler la *claudication intermittente de l'organe*... Quand l'artério-sclérose envahit un viscère, qu'il s'agisse du spasme initial ou de l'artérite consécutive, la circulation est gênée dans cet organe. Cette gêne n'est point suffisante pour empêcher les actes ordinaires de la vie ; mais si, à un moment donné, la fonction s'exagère, l'organe, devenu insuffisant, fait quelques faux pas, puis cesse momentanément de fonctionner. Bientôt, il a acquis de nouvelles forces et reprend sa fonction un instant interrompue. Voilà ce que j'appelle la claudication intermittente des organes ; il s'agit là d'un trouble passager de la fonction pouvant aboutir à sa suppression transitoire, et provoqué par une irrigation insuffisante. »

On doit encore citer, parmi les méiopragies *médullaires :* les paraplé-gies passagères de certains diabétiques, les contractures fugaces, les anesthésies avec ou sans fourmillements, etc. ; parmi les méiopragies *cérébrales*, l'hémiparésie, l'amnésie, la fatigue intellectuelle, les aphasies transitoires, etc. ; parmi les méiopragies *bulbaires*, le syndrôme de Stokes-Adams, certaines formes transitoires de respiration de Cheyne-Stokes.

Au sujet des *méiopragies médullaires*, il est intéressant d'appeler l'attention sur un phénomène clinique bien singulier, signalé par Buzzard, sous le nom de : *giving way of the legs*, et par Charcot, sous ceux « d'effondrement, de dérobement », ou encore « d'affaissement et de tassement » des jambes, d'après la dernière expression d'un de nos malades.

Une femme, âgée de 46 ans, alcoolique et nerveuse, présente l'acci-dent suivant : elle marche avec la plus grande facilité et peut même courir pendant quelques instants ; puis, subitement, elle s'affaisse et tombe à terre. Elle se relève ensuite, et marche de nouveau pour retomber encore. Voilà un exemple de claudication intermittente des extrémités.

D'autres fois, cet accident se présente sous une forme plus atténuée, comme chez des malades atteints de goitre exophtalmique, de diabète ou de tabes. Il s'agit alors d'un simple affaiblissement de l'un ou des deux membres inférieurs, qui survient et cesse rapidement sans être suivi de chute. Or, ce symptôme est un diminutif de la claudication intermittente des extrémités ; il se rencontre non seulement chez les diabétiques, les alcooliques et les tabétiques, maladies caractérisées par la fréquence assez grande des dégénérescences artérielles, mais aussi chez les artério-scléreux où l'on observe, avant ou après la production de l'endartérite généralisée, des spasmes vasculaires analogues à ceux du goitre exophtalmique. En résumé, toutes les maladies qui donnent lieu à ce signe de « l'effondrement des jambes » ne le produisent qu'à la faveur de l'endartérite ou du spasme artériel, et c'est pour cette raison qu'on l'observe parfois au début de l'artério-sclérose généralisée et dans le cours de la maladie de Parry-Graves. Il s'agit encore là d'une méiopragie des membres inférieurs, absolument comparable à celles que nous avons passées en revue.

b. *Méiopragies cardiaques* (angine de poitrine, asystolie, arythmie). Le type de la claudication intermittente du cœur est représenté par l'*angine de poitrine* vraie, et lorsque nous aborderons son étude, on verra que le caractère clinique le plus important de ce syndrome consiste dans la provocation des accès par la marche, par un effort, par tout acte qui augmente le fonctionnement de l'organe. Plus tard, même sans effort, le fonctionnement normal du cœur obligé d'être continuellement en mouvement, provoque à chaque instant des crises, lorsque les artères coronaires sont presque complètement oblitérées, et c'est ainsi que le malade se trouve en *état de mal angineux*.

Chez les artério-scléreux, l'*asystolie* peut être encore un accident de méiopragie cardiaque. C'est ainsi que chez ces malades, bon nombre d'asystolies transitoires sont provoquées par quelques fatigues ou quelques marches, asystolies qui disparaissent assez rapidement par un repos de quelques jours. Pour les cardiopathies artérielles surtout, le repos est la digitale du cœur. On aurait donc tort de regarder toujours l'asystolie comme un accident terminal de toutes les cardiopathies ; elle peut être transitoire, de nature fonctionnelle, produite seulement par quelques efforts, et disparaître assez rapidement ; ou encore, elle peut être permanente, définitive, de nature organique, et causée par l'altération presque irrémédiable du muscle cardiaque.

Voici un malade, artério-scléreux et cardiopathe artériel. Agé de 56 ans, alcoolique et syphilitique, il souffre de son cœur depuis quatre ou cinq ans, et il nous est arrivé dans un état lamentable : œdème considérable des membres inférieurs et remontant jusqu'aux cuisses, congestion intense des poumons, du foie et des reins avec albuminurie abondante ; au cœur, aucun souffle, mais battements précipités, inégaux et faibles avec disparition du choc précordial, augmentation de la matité cardiaque. Ici, l'état asysto-lique est installé depuis plusieurs mois ; il est devenu définitif et résiste au repos, au régime lacté comme à la digitale. Nous pourrons retarder encore l'échéance fatale, mais nous ne l'empêcherons pas ; l'asystolie est perma-nente parce que les lésions dégénératives du muscle cardiaque sont égale-ment définitives et permanentes.

Tout autre est un malade, âgé de 49 ans, fort et vigoureux, alcoolique et saturnin. Charretier de son état, il a été obligé, depuis quelques mois, de faire de longues marches et de porter de lourds fardeaux. Il nous est arrivé dans un état notable d'hyposystolie : léger œdème des membres inférieurs, un peu d'hypérémie hépatique et de congestion œdémateuse de la base des deux poumons, dyspnée continue, battements du cœur faibles, précipités et arythmiques. Le cœur ne présente qu'un léger prolongement du premier bruit, symptomatique d'une cardiectasie subaiguë et d'une dilatation consé-cutive de l'orifice auriculo-ventriculaire gauche. Cet homme est un artério-scléreux, comme on le constate par l'état de ses artères, il n'a pas de lésion valvulaire proprement dite, et son affection cardiaque doit être rapportée au groupe des cardiopathies artérielles. Le repos au lit, pendant une huitaine de jours, avec le régime lacté mitigé, a été capable, *sans l'intervention d'au-cune autre médication*, de faire disparaître cette crise asystolique transi-toire, occasionnée seulement par quelques fatigues et par le fonctionnement exagéré du cœur.

Grasset a publié une observation analogue la crise d'asystolie passa-gère devant être également attribuée à une rupture brusque de l'équi-libre cardiaque, à une boiterie du cœur provoquée par l'irrigation insuffi-sante de l'organe. Il ne faut pas oublier, comme il le dit judicieusement, que « la vascularisation du myocarde, chez l'artério-scléreux cardiopathe, est incomplète ; elle suffit pourtant à la vie hygiénique, c'est-à-dire à une existence sans fatigue, sans effort, sans refroidissement en un mot, sans raison aucune d'une rupture d'équilibre. Que la circulation du myocarde, sous l'influence d'une perturbation quelconque, devienne insuffisante, aussitôt le cœur boite, et l'asystolie survient. Mais, comme il s'agit seulement d'un spasme des artérioles et non d'une altération avancée du myocarde, on arrive assez facilement à rétablir l'équilibre, à faire disparaître la claudication cardiaque et ses conséquences ».

Dans ces asystolies transitoires et rapides des cardio-artériels, sur lesquelles nous avons insisté dès 1886[1], un autre élément que le spasme des artérioles entre en jeu : c'est la dilatation aiguë du cœur dont sont souvent atteints ces malades, dilatation consécutive à la contracture et à l'altération commençante du système artériel.

Dans l'artério-sclérose, l'asystolie peut donc avoir une triple origine : *méiopragique*, par diminution d'aptitude fonctionnelle du myocarde ; *cardiectasique*, par dilatation du cœur ; *amyocardique*, par dégénérescence plus ou moins complète et définitive du myocarde.

Le rythme du cœur est surtout fonction du muscle cardiaque. Par conséquent, on comprend bien pourquoi la dégénérescence dystrophique du myocarde consécutive à la sténose ou à l'oblitération des coronaires donne lieu, d'une façon permanente, à une *arythmie* rebelle à tous les moyens thérapeutiques. Cette boiterie du cœur devient incurable, elle est presque une infirmité cardiaque, parce qu'elle résulte d'une méiopragie permanente. Chercher à la combattre, comme on le fait trop souvent, par la digitale et toujours par la digitale, parce que celle-ci a la réputation de régulariser le fonctionnement circulatoire, c'est commettre une grave erreur, c'est exposer à la longue les malades aux dangers d'une intoxication médicamenteuse.

Il existe dans la cardio-sclérose une autre forme d'arythmie. Paroxystique, elle paraît être en rapport avec les accès de spasme des artères coronaires, au début même de la maladie ; elle s'accompagne ordinairement d'une sensation d'anxiété précordiale et mérite le nom d'*arythmie angoissante paroxystique*. Dans l'intervalle des accès, les battements du cœur sont normaux, et l'arythmie est provoquée par le plus léger effort ou par une émotion qui accélère les mouvements de l'organe. C'est là un exemple de méiopragie cardiaque transitoire à forme arythmique.

Le *rythme couplé* du cœur, qui sera étudié plus loin, est également une forme de méiopragie myocardique.

c. *Méiopragies respiratoires.* — A l'état normal, et lorsque le malade est au repos complet, la respiration est régulière ; mais, sous l'influence d'un mouvement, de la marche, elle se précipite et devient pénible. C'est ce qui caractérise la *dyspnée d'effort* ou *dyspnée de travail* (dyspnée de Corvisart) des artério-scléreux. Elle sera étudiée plus loin au sujet des symptômes toxiques.

[1] *Congrès de Nancy*, 1886.

d. *Méiopragies hépatique et rénale*. — Du côté du foie et du rein, on observe encore des phénomènes semblables. Le malade peut momentanément boiter par son foie et par son rein, et comme la destruction et l'élimination des poisons subissent un temps d'arrêt, il en résulte des accidents d'intoxication que nous aurons à étudier.

Souvent, chez les vieillards comme chez les athéromateux, la lésion rénale était restée latente ; sous l'influence d'une maladie fébrile, d'une pneumonie par exemple, le rein devient tout d'un coup insuffisant pour l'élimination des déchets organiques en excès, engendrés par la maladie fébrile, et il en résulte une *auto-intoxication* qui se traduit de bonne heure par l'apparition de phénomènes typhoïdes. Le rein est encore en état de méiopragie, et c'est là une des causes de la gravité des pneumonies chez les vieillards et les artério-scléreux.

Ainsi, en raison de leur sclérose vasculaire, tous les organes sont en imminence continuelle de fatigue et d'inaptitude fonctionnelle, et par le fait de la généralisation de la maladie dans les viscères, les méiopragies diverses peuvent s'associer ou se succéder.

J'ai observé, à ce sujet, un cardio-artériel qui eut d'abord des vertiges (méiopragie cérébrale), puis des accès d'angine de poitrine (méiopragie cardiaque) et qui succomba à une gangrène des membres inférieurs, elle-même précédée pendant plusieurs mois par tous les symptômes caractéristiques de la claudication intermittente des extrémités (méiopragie périphérique). Charcot a cité l'exemple d'un artério-scléreux qui, après avoir été atteint d'une cécité subite de l'œil due à une thrombose de l'artère centrale de la rétine, éprouva tous les symptômes d'une claudication intermittente des extrémités et finit par succomber à une attaque d'angine de poitrine. « Le même sujet qui avait boité des jambes, boita du cœur au bout d'un certain temps. » Le diabète, qui produit de l'endartérite oblitérante, probablement sous l'influence de la goutte parfois concomitante, peut donner lieu successivement à cette claudication intermittente des extrémités, et à la claudication intermittente du cœur, ou angine de poitrine, comme Vizioli (de Naples, 1891) en a donné une observation intéressante.

Il serait facile de multiplier encore les exemples. Ceux qui viennent d'être cités sont suffisants pour en faire comprendre l'importance. Il faut les étudier et les chercher avec soin, car les symptômes méiopragiques avec ceux de l'hypertension artérielle, et les symptômes toxiques sont d'un intérêt capital : ils peuvent être considérés comme les *stigmates de l'artério-sclérose*.

Il en résulte cette deuxième loi clinique dont l'importance est certainement très grande :

*Dans l'artério-sclérose, sous l'influence des sténoses artérielles, organiques par endartérite, fonctionnelles par spasme vasculaire, tous les viscères et appareils sont en imminence continuelle de fatigue ou de méiopragie.*

### 3° Symptômes toxiques.

Dans le cours ou au début des cardiopathies artérielles, on voit survenir des accidents dont la pathogénie a été méconnue. Ce sont, par ordre d'importance et de fréquence : la *dyspnée*, certains *vertiges* et *délires*.

Depuis plus de douze ans, c'est-à-dire depuis le jour où j'ai établi la distinction entre les cardiopathies artérielles (endartériques) et les cardiopathies valvulaires (endocardiques), j'ai distrait de la dyspnée dite cardiaque, tout un ordre de dyspnées auquel j'ai reconnu, par les observations cliniques et les résultats thérapeutiques, une origine toxique.

C'est là un des sujets les plus intéressants de la cardiopathologie, plus important même à étudier que les syncopes et les palpitations ; car la syncope n'est presque jamais un signe de maladie organique du cœur, et on doit toujours penser à une origine réflexe ou nerveuse, condition souvent réalisée dans l'association assez fréquente des cardiopathies avec des névroses diverses, et surtout avec l'hystérie.

D'autre part, les palpitations les plus violentes et les plus rebelles sont fréquemment l'apanage de troubles fonctionnels, ou encore de troubles réflexes dont le point de départ vient le plus souvent des maladies diverses des organes abdominaux (dyspepsie, maladies des intestins, du foie, de l'utérus et des annexes. Par contre, la dyspnée est l'un des accidents les plus constants, les plus tenaces des cardiopathies. Au point de vue pathogénique, elle offre deux grandes variétés : la dyspnée *mécanique*, et la dyspnée *toxique*.

### DYSPNÉE MÉCANIQUE

La dyspnée mécanique n'est pas un symptôme toxique. Elle est le résultat direct de l'affection du cœur, dans les endocardites et myocardites aiguës, et surtout dans les affections organiques de l'appareil valvulaire, dans le rétrécissement mitral, maladie dyspnéisante par excellence, dans les dégénérescences graisseuses du cœur où elle peut être due à la cardiectasie contre laquelle une large saignée produit parfois de merveilleux effets. Ce sont surtout les complications du côté de l'appareil pulmonaire (congestions du poumon, œdèmes pulmonaires aigu ou

subaigu, infarctus, etc.), qui réalisent le plus ordinairement cette cause
de dyspnée mécanique provoquée par la rupture de compensation de la
lésion cardiaque. Ici, la médication doit être anti-asystolique, et c'est la
digitale qui en fait presque tous les frais et assure le succès.

Cette dyspnée *mécanique* est connue depuis longtemps ; mais on lui a
fait jouer à tort un rôle trop prépondérant, puisque Maurice Raynaud
a pu écrire : « Dans l'immense majorité des cas, sinon toujours, la dyspnée cardiaque se rattache à des lésions matérielles des poumons ou de
leur enveloppe séreuse ».

## DYSPNÉE TOXI-ALIMENTAIRE

Cette dyspnée a une importance capitale dans les cardiopathies artérielles et il faut l'étudier avec quelques développements, parce qu'aucun
auteur ne la signale, malgré nos recherches réitérées à ce sujet[1].

Un malade présente au cœur des signes caractérisés par une légère
arythmie et par un souffle très fort à l'orifice mitral. Or, cet homme est
*mitral par son souffle et aortique par la maladie ;* il est atteint d'une
cardiopathie artérielle à type valvulaire. Il n'a jamais eu de rhumatisme,
il est artério-scléreux : ses artères sont dures et rigides animées de
battements anormaux à la région cervicale ; le pouls irrégulier est serré,
concentré, cordé, comme disaient les anciens ; l'aorte est légèrement
dilatée, ce que l'on constate non seulement par l'augmentation de sa
matité, mais surtout par l'élévation anormale des sous-clavières ; enfin,
il existe à la base du cœur un léger prolongement du premier bruit et
un retentissement diastolique des plus nets à droite du sternum. Il
s'agit ici d'une cardiopathie artérielle, ce qui veut dire : maladie du
cœur consécutive à la lésion de ses vaisseaux nourriciers.

Ce qui frappe le plus l'attention, c'est une dyspnée intense, paroxystique, survenant sous l'influence de la marche, d'un mouvement, du
moindre effort, et se traduisant aussi pendant la nuit, d'une façon spontanée, par des accès souvent intenses. Cette gêne de la respiration,
dyspnée d'*effort*, c'est la *dyspnée de Corvisart*, du nom de l'auteur qui,
au commencement de ce siècle, l'a bien caractérisée, comme on le verra
plus loin dans la description clinique, me bornant à cette place, à faire
comprendre sa vraie pathogénie.

---

[1] La dyspnée cardiaque (*Journal des Praticiens*, 1887-1888). La dyspnée toxique
dans les cardiopathies artérielles (*Soc. de thérap.*, 12 juin 1889). La dyspnée chez les
cardiaques (*Sem. méd.* avril 1890). La thérapeutique pathogénique des différentes variétés
de dyspnée cardiaque (*Journal des Praticiens*, 1891). De la dyspnée toxique dans les affections du cœur (*Soc. méd. des hôp.*, 1892). Traitement de la dyspnée ptomaïnique nocturne
(*Soc. de thér.* 1895). Thèses de PICARD (1897) BOHN (1898).

Le malade est tellement incommodé de cette oppression qu'il vient à l'hôpital pour en être délivré. Et cependant, au premier abord, il n'y a rien pour l'expliquer. A la base des deux poumons, on constate l'existence de quelques râles sous-crépitants, et le murmure vésiculaire se fait partout, avec ses caractères normaux ; il n'y a pas, il n'y a jamais eu d'albumine dans les urines ; le choc de la pointe du cœur n'est pas affaibli ; la tension artérielle, au lieu d'être diminuée, est plus élevée qu'à l'état normal ; il n'y a pas de trace d'œdème péri-malléolaire ou prétibial, aucun indice de rupture de compensation, aucun trouble cérébral. La dyspnée ne vient donc ni du cœur, ni du poumon, ni du cerveau. Elle est due à un état d'imperméabilité relative du rein, qui élimine incomplètement les toxines développées ou introduites dans le tube digestif, et cela en vertu de cette loi fondamentale :

*L'insuffisance rénale est un symptôme précoce et presque constant des cardiopathies artérielles, même en l'absence d'albuminurie.*

Nous en avons la preuve dans le prompt succès de la médication qui consiste à prescrire un régime alimentaire d'où sont exclues toutes les substances renfermant des toxines ou des ptomaïnes (viandes, bouillons et potages gras, qui sont de véritables décoctions de ptomaïnes ou des « solutions de poison », poissons, fromages faits, charcuterie, etc.). Le régime lacté absolu remplit ces conditions, et en quelques jours, en vingt-quatre heures, avec une rapidité parfois surprenante, il fait disparaître cette dyspnée *toxique*, *ptomaïnique*, ou mieux *toxi-alimentaire*.

Parfois, dans les cardiopathies artérielles, la dyspnée est *mixte*, d'origine *à la fois mécanique et toxique :* c'est lorsqu'elles arrivent à la période asystolique. Alors, les symptômes de congestion passive du côté de l'appareil pulmonaire et l'œdème des membres inférieurs peuvent faire errer la thérapeutique. On ne considère qu'une dyspnée mécanique, là où il faut voir encore une dyspnée toxique qui tient la première place. La médication doit être complexe, parce que l'état dyspnéique est également complexe, et il faut joindre au régime lacté l'administration de la digitale.

On a opposé souvent la dyspnée cardiaque ou mitrale à la dyspnée aortique. Mais il y a des aortiques qui finissent par avoir une dyspnée mitrale à la période d'hyposystolie ou d'asystolie, et il y a des mitraux qui peuvent avoir une dyspnée aortique, comme il vient d'être démontré par un exemple. Cette divison n'est donc pas valable, les mots d' « asthme ou de pseudo-asthme aortique » doivent disparaître, parce qu'ils n'indiquent pas la pathogénie de l'accident ; ils doivent être remplacés par celui de dyspnée *toxi-alimentaire*.

La nature de celle-ci m'a été démontrée depuis longtemps par la clinique et les résultats de la thérapeutique. Il fallait encore la sanction expérimentale. Elle est fournie par les recherches que, sur mon conseil et sous ma direction, mon interne Tournier a entreprises au laboratoire de l'hôpital Bichat, et qu'il a consignées dans sa thèse inaugurale [1].

Il s'agissait de constater l'état de la toxicité urinaire dans les affections cardio-artérielles. Pour arriver à ce résultat, nous avons eu recours à la méthode de Bouchard, aux injections intra-veineuses d'urines. Les malades, choisis parmi les cardio-artériels, ne présentaient, autant que possible, ni albuminurie, ni lésions pulmonaires sérieuses. Ils étaient observés dès leur entrée à l'hôpital, avant tout traitement, et restaient provisoirement au régime commun, puisqu'il est démontré que l'alimentation lactée abaisse notablement le degré de toxicité urinaire.

Dans les conditions ordinaires, il faut en moyenne 0,45 à 0,50 centimètres cubes d'urine normale pour tuer un kilogramme d'animal, et pour un homme du poids de 60 kilogrammes, le coefficient urotoxique (somme d'urotoxies qu'un kilogramme d'homme peut fabriquer en vingt-quatre heures, d'après Bouchard) est représenté par le chiffre de 0,464. Or, sur une dizaine d'expériences, le chiffre du coefficient urotoxique des cardio-artériels atteints de dyspnée a toujours été inférieur à celui de 0,464 ; il a oscillé entre 0,273 et 0,370. Voici les résultats obtenus par quelques-unes de ces expériences :

EXPÉRIENCE I. — Homme de 56 ans, atteint d'artério-sclérose du cœur à type 'arythmique, au début de la période mitro-artérielle. Dyspnée très intense, continue, exacerbée par le moindre effort, se rapprochant par instants du type de Cheyne-Stokes. Poids du malade : 72 kilogrammes. Quantité d'urines en 24 heures : 1,270 centimètres cubes. Pas d'albumine.

Cette urine est injectée à un lapin pesant 1,390 grammes, et la mort arrive après introduction de 86 centimètres cubes.

Toxicité urinaire : 61 centimètres cubes par kilogramme d'animal.

Le malade élabore en vingt-quatre heures une quantité de poison suffisante pour tuer 20 kilog. 819 de matière vivante. — Coefficient urotoxique : 0,289.

EXPÉRIENCE II. — Homme de 50 ans, atteint d'insuffisance aortique d'origine artérielle. Souffles systolique et diastolique au foyer aortique; souffle systolique rude à la pointe. Rien aux poumons. Pas d'œdème périphérique. Accès de dyspnée survenant presque toutes les nuits (pseudo-asthme aortique). Poids du malade : 63 kilogrammes. Urines : 1,300 en vingt-quatre heures. Pas d'albumine.

Ces urines sont injectées à un lapin du poids de 2,400 grammes ; elles amènent la mort à 166 centimètres cubes.

[1] La dyspnée cardiaque. (*Thèse de Paris*, 1892).

Toxicité urinaire : 70 centimètres cubes par kilogramme d'animal.

Le malade élabore en vingt-quatre heures de quoi tuer 18 kilog. 570 de matière vivante. — Coefficient urotoxique : 0,294.

EXPÉRIENCE III. — Femme de 54 ans, atteinte d'insuffisance aortique d'origine endartérique. Accès de sténocardie, dyspnée d'effort. Poids de la malade : 65 kilogrammes. Quantité d'urines en vingt-quatre heures : 1,100 centimètres cubes. Pas d'albumine.

Cette urine est injectée à un lapin pesant 2,167 grammes. Mort après 132 centimètres cubes. Quantité mortelle pour un kilogramme d'animal : 60 centimètres cubes. — Coefficient urotoxique : 0,277.

EXPÉRIENCE IV. — Homme de 58 ans, atteint de sclérose cardiaque avec arythmie, sans bruit de souffle. Léger œdème prétibial. Quelques sibilances dans les poumons, anhélation continue avec constriction épigastrique. Poids du malade : 73 kilogrammes. Urines : 1,500 cent. cubes. Pas d'albumine.

Cette urine est injectée à un lapin du poids de 1,966 grammes. Il meurt après introduction de 106 centimètres cubes.

Toxicité urinaire : 53 centimètres cubes par kilogramme d'animal. La quantité de poison excrétée en vingt-quatre heures est suffisante pour tuer 28 kilog. 320 de matière vivante. — Coefficient urotoxique ; 0,387.

EXPÉRIENCE V. — Femme de 49 ans, atteinte d'aortite chronique et d'insuffisance aortique. Pas d'œdème des membres ; pas de râles dans les poumons. Douleurs angineuses et dyspnée permanente très marquée. Poids du malade : 57 kilogrammes. Urines en vingt-quatre heures : 950 grammes. Traces d'albumine.

Un lapin pesant 2,106 grammes meurt après avoir reçu 96 centimètres cubes de cette urine.

Toxicité urinaire : 45 centimètres cubes par kilogramme d'animal. Le malade élimine en vingt-quatre heures de quoi tuer 21 kilog. 111 de matière vivante. — Coefficient urotoxique : 0,370.

EXPÉRIENCE VI. — Homme de 40 ans, atteint de sclérose cardio-rénale. Quelques râles ronflants dans les poumons, avec expiration prolongée. Pas d'œdème. Dyspnée permanente avec angoisse précordiale et exacerbations nocturnes. Poids du malade : 66 kilogrammes. Urines en vingt-quatre heures : 1,500 centimètres cubes avec 0,25 centig. d'albumine par litre.

Un lapin de 3,600 grammes est tué par 300 cent. cubes de cette urine.

Toxicité urinaire : 83 centimètres cubes par kilogramme d'animal. Le malade fabrique en vingt-quatre heures de quoi tuer 18 kilog. 0,36 de matière vivante. — Coefficient urotoxique : 0,273.

Ainsi, la moindre toxicité urinaire des artério-scléreux est chose démontrée, et les poisons ne l'organisme n'étant plus qu'incomplètement éliminés par le rein ou insuffisamment détruits par le foie, il en résulte une intoxication sanguine qu'il est inutile de prouver par d'autres expériences, puisqu'elle se traduit en clinique par des symptômes, tels que la dyspnée, certains vertiges et délires. Cette *toxihémie* est donc un caractère de plus, permettant de distinguer les cardiopathies artérielles des cardiopathies valvulaires. Sans doute, dans celles-ci, la toxihémie peut exister, mais à un moindre degré, et seulement à la période asystolique, tandis qu'elle est un phénomène *précoce* des cardiopathies artérielles.

On prétend que cette dyspnée alimentaire est une dyspnée « urémique », Je le veux bien ; alors, il faut ajouter qu'il s'agit d'une urémie particulière, causée, non par un empoisonnement multiple, complexe et endogène, mais par un poison *unique*, simple, d'origine exogène et alimentaire, empoisonnement que l'on peut supprimer ou faire réapparaître à volonté. Peut-on en dire autant des autres dyspnées urémiques et de l'urémie constituée, telle qu'elle est habituellement comprise ?

On dit cette dyspnée urémique parce qu'elle résulte, comme tous les accidents du même genre, de l'imperméabilité rénale. Sans doute ; mais celle-ci ne constitue pas à elle seule l'empoisonnement urémique, et la nature des toxines à éliminer joue un rôle capital. Prenez deux malades atteints d'un même degré d'imperméabilité rénale ; donnez à l'un de l'opium, à l'autre de la belladone ou de la digitale à dose toxique. Est-ce que les deux ou trois empoisonnements seront les mêmes ? C'est là une vérité banale, mais bonne à rappeler. Ce qui *prépare* l'urémie, c'est l'imperméabilité rénale ; ce qui la *fait*, c'est la substance toxique.

Voici la preuve donnée par les *intoxications alimentaires aiguës* que l'on observe dans la sclérose rénale et dont la vraie cause est souvent méconnue ; elles doivent être rapprochées de l'intoxication alimentaire *chronique* qui vient d'être décrite.

En 1894, un de mes malades, artério-scléreux, soumis depuis dix-huit mois avec succès au régime alimentaire (régime lacté exclusif ou mixte), vient à Paris et a la mauvaise idée d'entrer chez un restaurant, où il mange du caviar, du gibier et du fromage avancé. Le soir même, il est atteint d'accidents dyspnéiques formidables, puis le lendemain d'une éruption scarlatiniforme presque généralisée, comme il arrive souvent dans les intoxications alimentaires, et en quarante-huit heures il est emporté par cette dyspnée intense coïncidant avec une anurie presque complète. En 1895, un fait presque identique a été publié, terminé par la mort en quelques jours [1]. Ces accidents ont une grande importance puisqu'à côté de l'intérêt clinique peut se dresser dans ces cas une question

[1] *Presse médicale*, 1895.

médico-légale intéressante et facile à trancher, surtout si l'on est en possession du diagnostic et de la notion pathogénique.

Que de morts ainsi inexpliquées chez les vieillards atteints d'une néphro-sclérose latente, ou tout au moins d'imperméabilité rénale, fréquente à cet âge ! Et que d'accès d'asthme ou de pseudo-asthme d'origine toxi-alimentaire, et non pas de nature nerveuse !

L'observation clinique m'a démontré que les toxines alimentaires ont une *action vaso-constrictive* des plus marquées. En effet, lorsque ces malades sont soumis à l'alimentation carnée, l'intoxication qui en résulte, se manifeste par la pâleur du visage et des téguments, par un aspect des plus anémiques, par l'exagération des caractères du pouls qui devient réellement serré, concentré et cordé. Voilà « le chloro-brightisme » de quelques auteurs. Singulière chlorose due au trouble fonctionnel du contenant (contracture vasculaire) et non à la lésion du contenu, c'est-à-dire du sang ! Singulière chlorose, amendée et guérie par le régime lacté exclusif, et par la proscription de l'alimentation carnée ! Comme les noms ont de l'importance en médecine, puisqu'ils peuvent constituer ou perpétuer l'erreur, dites plutôt, si vous le voulez absolument, *pseudo-chlorose brightique.*

Cette dyspnée toxi-alimentaire est d'origine rénale. Mais on doit penser que l'insuffisance hépatique joue également un rôle. En effet, Paulow et Massen (de Pétersbourg) ont reproduit sur des chiens l'opération de Eck, consistant dans l'abouchement direct de la veine-porte avec la veine cave, ce qui réalise la suppression fonctionnelle du foie. Or, sans en déduire les conséquences qui nous intéressent, ils ont remarqué que dans ces conditions, les animaux ne peuvent manger de la viande sans s'exposer à des accidents nerveux très intenses, parmi lesquels la dyspnée tient une place importante.

Dans certains cas, le coefficient urotoxique des urines peut être très élevé ; il peut même de beaucoup dépasser l'état normal : c'est lorsque les fonctions du foie sont profondément atteintes, comme le fait se présente souvent dans les formes artérielles des cardiopathies. Alors, le foie ne remplit plus ses principales fonctions, et ne pouvant plus ni arrêter, ni détruire les poisons venus de l'intestin, ceux-ci sont éliminés en grande partie par les urines, qui acquièrent ainsi une puissance toxique très élevée. Pendant un temps plus ou moins long (*stade d'insuffisance hépatique simple*), cette hypertoxie urinaire reste la sauvegarde de l'organisme, puisqu'elle contribue à l'élimination des toxines qui n'ont pu être ni détruites ni arrêtées par la cellule hépatique. A une seconde période (*stade d'insuffisance hépatico-rénale*) le passage incessant de ces toxines finit par irriter le rein qui s'altère, et il se produit une de ces « néphrites par auto-intoxication » bien démontrées par les expériences de Gaucher : de l'albumine apparaît dans les urines, et c'est ainsi que dans les cardiopathies artérielles il peut y avoir deux sortes d'albuminuries : l'une, due à la néphrite interstitielle souvent concomitante ; l'autre, épithéliale, d'origine hépatique, qui peut compliquer la première. Dans ce cas, l'insuffisance du foie, souvent révélée par l'épreuve du sucre[1], s'ajoute à l'insuffisance du rein, et la dyspnée toxique procède de ces deux causes.

Au début, quand la dyspnée était simplement d'origine cardio-rénale, le régime lacté exclusif suffisait à la faire disparaître. Mais, vers la fin de la maladie, quand l'imperméabilité du rein se complique d'insuffisance hépatique, et surtout quand, par les progrès de la cachexie artérielle caractérisée par une dénutrition profonde et rapide, les déchets de désassimilation encombrent le liquide sanguin, la dyspnée devient irrémédiable, et résiste à tous les moyens thérapeutiques. C'est la période grave de la dyspnée *hypertoxique*.

Ainsi, l'on voit se réaliser dans les cardiopathies artérielles une dyspnée toxique, d'origine à la fois hépatique et rénale, et cette pathogénie indique la thérapeutique à suivre : elle montre que, pour le bon fonctionnement de l'organisme, il faut qu'une porte soit ouverte et que l'autre reste fermée. Il faut que le rein reste ouvert pour l'élimination des poisons ; il faut que le foie soit fermé pour leur arrêt et leur destruction[2].

Par là, bien des faits, qui n'avaient pu recevoir une interprétation suffisante, sont expliqués, et si les accès de dyspnée, auxquels on donnait autrefois le nom de « pseudo-asthme aortique », sont souvent nocturnes, c'est parce que, durant le sommeil, l'élimination des poisons par le rein subit un ralentissement notable et que l'intoxication de l'organisme est à son maximum.

Il ne s'agit pas seulement d'une simple théorie, établie par l'expérimentation ; elle est confirmée encore d'une façon éclatante par les résultats thérapeutiques. Il est inutile, il est impossible de réunir ici les nombreux faits observés ; ils se résument tous dans cette conclusion :

---

[1] Pour constater l'atteinte portée à la fonction *glycogénique* du foie, à ses propriétés d'arrêt et de neutralisation des produits toxiques, on fait ce que l'on appelle l'expérience du sucre : A l'état normal, le sucre introduit dans l'alimentation est détruit par le foie, au même titre que les produits toxiques introduits dans l'organisme ou formés par lui. Quand la cellule hépatique est altérée, on voit, au contraire, après l'administration de 150 grammes à 200 grammes de sucre, celui-ci apparaître dans les urines après deux à quatre heures, ce que l'on constate facilement au moyen de réactions bien connues.

[2] Diagnostic et traitement de l'insuffisance hépatique (*Journ. des prat.*, 1891).

*La disparition de la dyspnée survient rapidement par une médication
qui vise non le cœur, mais le rein et le foie ; par une médication qui a
pour but d'introduire, à l'aide de la diète lactée et du régime végétarien,
le minimum de toxines alimentaires, et de réduire ainsi le fonctionnement de ces deux organes dépurateurs atteints de méiopragie.*

Tout s'enchaîne dans la marche de l'artério-sclérose du cœur, et
lorsque viendra l'étude du traitement, on verra que ces notions pathogéniques nous conduiront sûrement au succès thérapeutique.

De tous les symptômes toxiques produits par les cardiopathies artérielles, la *dyspnée* occupe la première place. Mais, certains *vertiges*,
certains *délires* se réclament de la même pathogénie : ce qui prouve que
l'on aurait tort d'attribuer toujours une origine ischémique aux sensations vertigineuses des artério-scléreux ; ce qui prouve encore que les
accidents délirants ne sont pas toujours imputables, comme pour les cardiopathies valvulaires, aux modifications circulatoires des centres nerveux ; ce qui démontre enfin, que dans ces cas la thérapeutique doit
s'attacher surtout à combattre les intoxications.

J'ai observé un homme de 70 ans présentant depuis plusieurs semaines un
délire presque permanent. Il était atteint d'une cardiopathie artérielle à type
valvulaire (souffle d'insuffisance mitrale), et comme il était entré dans la
phase de l'asystolie, on pouvait mettre les accidents cérébraux sur le compte
de cette dernière, et croire que la digitale en aurait promptement raison.
Or, ce que n'avaient fait ni la digitale, ni tous les toniques cardiaques,
ni les purgatifs, c'est le régime lacté qui a pu l'accomplir. En quelques jours,
tous ces troubles délirants ont disparu pour toujours [1].

Un malade âgé de 65 ans, franchement athéromateux et nullement rhumatisant, présentait depuis longtemps un souffle très net d'insuffisance mitrale.
Celle-ci était d'origine artérielle et relevait certainement de l'altération généralisée du système vasculaire qui avait atteint la valvule auriculo-ventriculaire. Cet homme était devenu asystolique, les battements du cœur avaient
perdu de leur force et de leur régularité, le choc précordial se percevait à
peine, et cependant le pouls était résistant, dur et concentré ; il y avait de la
congestion hépatique, de l'œdème des membres inférieurs, de la congestion
hypostatique des deux bases pulmonaires, mais pas d'albumine dans les
urines. Bientôt, un délire violent survint, et comme ce malade présentait des
troubles asystoliques manifestes, on crut faire disparaître les accidents cérébraux par la digitale. Celle-ci triompha bien de l'asystolie, les urines devinrent plus abondantes, les congestions viscérales et l'œdème des membres
inférieurs diminuèrent notablement, mais les accidents délirants persistèrent

---

[1] Le cerveau cardiaque (*Bulletin médical*, 1891).

au même degré. C'est alors qu'ayant prescrit le régime lacté exclusif, je vis disparaître très rapidement le délire et l'agitation. On pouvait presque les faire naître à volonté en autorisant de temps en temps l'alimentation ordinaire avec la viande.

Lorsque chez un artério-scléreux alcoolique le régime lacté absolu est prescrit, on peut voir persister le délire, ou naître un délire nouveau. L'exemple suivant est instructif à cet égard :

Il y a quelques années, je voyais un malade atteint d'artério-sclérose cardio-rénale, présentant ce mélange d'accidents asystoliques et toxiques fréquent dans le cours de cette affection. L'*asystolie* était représentée par l'œdème considérable des membres inférieurs, l'augmentation de l'albumine dans les urines devenues très rares, par un peu de congestion du foie et des deux bases pulmonaires. La *toxémie* se manifestait par de violents accès de dyspnée qui ne pouvaient certainement pas être mis sur le compte de la légère congestion hypostatique des deux poumons. Depuis plusieurs jours, surtout depuis l'administration du régime lacté absolu, des purgatifs et des antiseptiques intestinaux, qui avait fait promptement disparaître l'état dyspnéique, le délire avait apparu et progressivement augmenté. D'une extrême violence, surtout pendant la nuit, ce délire était professionnel et s'accompagnait d'une légère trémulation des membres. En rapprochant ces troubles cérébraux de la dyspnée, le médecin crut à la nature urémique de tous ces accidents. Il n'en était rien. La dyspnée était bien d'origine toxique, puisqu'elle avait disparu par le régime lacté ; mais le délire était de tout autre nature. Il présentait, chez un malade notoirement alcoolique, les caractères cliniques du délire éthylique, et il s'était produit et accentué sous l'influence du régime lacté qui avait trop brusquement privé le malade de son aliment habituel et nécessaire, l'alcool. Alors, l'association du régime lacté et des boissons alcooliques fit disparaître rapidement, et la dyspnée et le délire.

Ainsi, le régime lacté qui fait promptement disparaître les troubles cérébraux dus à l'imperméabilité rénale, peut faire au contraire apparaître une attaque de délirium tremens, par suite de la suppression de l'alcool. Il faut donc se rappeler que, chez les artério-scléreux en puissance d'alcoolisme, on voit parfois survenir des accidents divers d'origine asystolique, toxique ou éthylique, et que la médication doit naturellement s'inspirer de cette pathogénie multiple et différente. Il s'agit là de faits dont la fréquence et l'importance pratique sont considérables.

On peut se demander si d'autres accidents que la dyspnée, que les vertiges et certains troubles cérébraux, ne sont pas sous l'influence des auto-intoxications. Cela n'est pas probable, quoique Boinet et Silbert aient accusé les ptomaïnes urinaires de produire l'affaiblissement des systoles ventriculaires et l'arythmie. Le fait suivant, observé fréquemment dans le cours des cardiopathies artérielles, en est la preuve :

Lorsqu'un malade atteint à la fois de dyspnée, d'arythmie et d'angine de poitrine, par exemple, est soumis à la diète lactée, on voit promptement disparaître l'état dyspnéique, tandis que les symptômes arythmiques et angineux résistent toujours à cette médication et ne sont pas modifiés par elle. Cela prouve que l'arythmie et l'angine de poitrine obéissent à d'autres indications, et qu'elles ont rarement, pour ne pas dire jamais, une origine toxique et rénale.

L'étude, à la fois clinique, expérimentale et thérapeutique de ces accidents, confirme cette troisième loi clinique :

*L'insuffisance rénale (à laquelle se joint l'insuffisance hépatique) est un symptôme précoce et presque constant des cardiopathies artérielles, même en l'absence d'albuminurie.*

## B. — SYMPTOMES CARDIAQUES

### ÉVOLUTION CLINIQUE

L'artério-sclérose du cœur présente dans son évolution trois périodes.

*a).* La première, *artérielle*, caractérisée par l'augmentation permanente de la tension vasculaire, précède la lésion des vaisseaux. Cette hypertension, autrefois signalée par Boerhaave et Sénac [1], se traduit par tous

---

[1] On lit dans SÉNAC (1749) plusieurs passages où cette conséquence de la pression sanguine est indiquée : « La quantité du sang est un mobile plus réel et plus efficace. Dès que son volume augmente, les vaisseaux sont plus dilatés, leur distension est un aiguillon qui les sollicite ; ils poussent donc avec plus de force les fluides qu'ils renferment. Ce principe est évident par lui-même, mais il est appuyé par l'expérience. Qu'on lie l'aorte descendante, le sang qui est obligé de se porter en plus grande quantité dans les parties supérieures les rougit... Si l'effort du sang est quelquefois si grand, il peut remplir les viscères, les gonfler, y *porter une irritation* qui donnera encore plus d'action au cœur... L'obstruction est formée en général par un étranglement ou par un resserrement des vaisseaux. *L'inflammation est suite de l'obstruction.* » — BOERHAAVE, dès 1708, s'est exprimé dans le même sens. — OTTOMAR-ROSENBACH (*Breslauer aertzl. Zeitsch.*, 1886) s'est rangé à cette opinion. « Pour ce qui est du mécanisme pathogénique du processus artério-scléreux, nous sommes complètement sur le terrain de la théorie, qui veut que l'épaississement et les altérations consécutives de la paroi artérielle soient sous la seule influence de la pression s'exerçant sur les tissus, comme nous voyons en d'autres régions du corps se montrer les diverses formes d'hypertrophie et d'épaississement par suite de la réaction des tissus contre la pression s'exerçant continuellement sur eux. »

En 1898, un médecin de Londres a réédité, en la faisant sienne, cette notion de l'hypertension vasculaire précédant et produisant la sclérose cardio-artérielle, ce que, pour notre part, nous avons démontré depuis de longues années. En omettant de citer, involontairement sans doute, les auteurs qui l'ont précédé, ce praticien s'est mis en retard de plus de 150 ans sur les auteurs anciens, et de 15 ans sur les auteurs modernes.

les symptômes dont a été faite la description, par les caractères du pouls, le retentissement diastolique de l'aorte, et déjà par l'existence d'un faible degré de dilatation de ce vaisseau. Cette ectasie aortique, qui n'est ici qu'un *symptôme*, doit être distinguée des dilatations fusiformes constituant au contraire une *maladie ;* elle apparaît de bonne heure, devient l'accompagnement presque obligé de toutes les cardiopathies artérielles et surtout de la forme ischémique de l'artério-sclérose du cœur ; elle est le témoignage précoce de l'hypertension artérielle et des résistances périphériques que le cœur est obligé de surmonter par suite de l'existence du spasme et de la lésion vasculaires.

Cette période comprend deux phases successives : l'une (phase *dynamique*), caractérisée par l'hypertension artérielle sans lésion du vaisseau ; l'autre (phase *physique*), se traduisant par le début de la sclérose artérielle généralisée.

*b*). La deuxième période, *cardio-artérielle*, est caractérisée par l'endartérite des vaisseaux de la périphérie d'abord, des viscères et du myocarde ensuite, et toujours par l'élévation de la tension artérielle. Mais il faut bien savoir qu'il existe des cas où l'évolution anatomique de la sclérose artérielle est pour ainsi dire renversée, où la sclérose est d'emblée viscérale, et commence par le cœur, comme elle peut commencer par le rein.

*c*). La troisième période, *mitro-artérielle*, est caractérisée par la dilatation des cavités cardiaques et des orifices auriculo-ventriculaires, par l'affaiblissement du cœur, et par la diminution de la tension artérielle. Alors, le malade ne doit plus être considéré comme artériel, mais comme un cardiaque ou un mitral, et la thérapeutique devient celle des affections mitrales insuffisamment compensées.

*a*). La première période (*artérielle*) est caractérisée, ai-je dit, par un état d'hypertension, dû lui-même au spasme vasculaire. Sans doute, il est difficile d'assister à ce premier stade parce qu'il est souvent méconnu. L'exemple suivant en démontre la réalité :

En 1884, M^lle S..., âgée de 45 ans, née de parents arthritiques, sans antécédents nerveux personnels ou héréditaires, mais se trouvant à l'époque de la ménopause, est atteinte depuis plusieurs mois de palpitations très violentes et souvent nocturnes. Impossible de constater le moindre signe anormal au cœur dont le volume paraît cependant augmenté dans tous les sens; le pouls est serré, petit, régulier et rapide (110 à 130 pulsations).

Quelques mois après, en 1885, les palpitations redoublent; elles sont accompagnées d'une impression d'angoisse précordiale avec engourdissement douloureux dans les deux bras et surtout dans le bras gauche, quand tout à coup, au moment d'un de ces accès d'affolement cardiaque pendant lesquels les principales artères et le cœur battent avec violence, elle s'aperçoit que l'extrémité de ses doigts est devenue insensible, exangue, pâle, d'un blanc d'ivoire, avec sensation de tuméfaction et d'onglée. Cette pâleur extrême et ces sensations diverses atteignent les avant-bras ; les extrémités inférieures sont également froides, un peu livides, et cette attaque de *syncope locale des extrémités* se termine, après deux heures seulement, par quelques douleurs rétro-sternales angoissantes.

Le lendemain, il y a encore un abaissement de température très net à l'avant-bras et aux doigts qui présentent une pâleur caractéristique et un état de lividité aux extrémités ; le nez et les oreilles ont une température et une coloration normales. Le pouls est fréquent (140 pulsations), serré, concentré, petit, à peine appréciable surtout à gauche, et on voit apparaître pour la première fois un peu d'œdème péri-malléolaire. Pour la première fois aussi, on entend au foyer aortique, un peu à droite du sternum, un *retentissement diastolique*, indice d'une tension artérielle exagérée. Aucun souffle aux orifices.

Ce qui frappe le plus l'attention, c'est l'existence d'une dilatation assez considérable du cœur, — de date récente, puisqu'elle n'avait pas été observée les jours précédents, — dilatation *aiguë* survenue sous l'influence d'accès répétés de spasme artériel généralisé. L'examen des urines a été négatif, et pendant plus de dix ans que la malade a été observée, on n'a jamais constaté le moindre nuage albumineux, ce qui permet de nier l'influence possible d'une néphrite latente ou d'un « brightisme latent » dont on fait si grand abus en clinique.

Pendant trois ans, les mêmes troubles vaso-moteurs se produisent sept ou huit fois, et j'ai fini par constater en 1890, c'est-à-dire six ans après l'apparition des premiers accidents, tous les signes de l'artério-sclérose commençante, avec tachycardie persistante, accès de palpitations, douleurs angineuses, légère dilatation aortique, retentissement diastolique de la base, léger prolongement aspiratif du second bruit, élévation des sous-clavières, battements artériels du cou, trois attaques de congestion pulmonaire. Tous ces accidents, dus à l'artério-sclérose cardiaque de l'âge critique, ont été fort amendés par l'usage continu de l'iodure de sodium, de la trinitrine et du régime lacté, ce qui prouve la curabilité de cette maladie lorsqu'elle est reconnue et soignée dès ses premières périodes.

En 1898 (14 ans après le début des premiers accidents), la malade ayant cessé son régime alimentaire depuis plus d'une année, est reprise d'accidents graves : dyspnée toxi-alimentaire, troubles asystoliques, œdème des membres inférieurs, urines rares et légèrement albumineuses. Elle revient à son régime alimentaire d'autrefois, et bientôt les accidents graves disparaissent ; mais, chez cette malade, l'artério-sclérose est nettement constituée, avec aortite chronique et insuffisance aortique légère.

Cet autre fait nous permet d'assister à l'évolution très rapide de la deuxième période :

En 1885, un homme de 42 ans, un peu surmené par sa profession de plombier, mais sans antécédents pathologiques, avait été pris subitement pour la première fois et sans cause, pendant la nuit, par des accidents cardiaques d'une sévère intensité. Un confrère l'avait trouvé en proie à une oppression considérable, avec les extrémités froides et violacées, les lèvres bleuâtres, la face presque cyanosée; assis sur son lit, les jambes pendantes, il se plaignait encore de violentes palpitations; il rappelait l'aspect d'un asystolique, et cependant l'auscultation du cœur était négative; seule, la matité cardiaque était considérablement accrue dans tous les sens. Mais, fait important, le malaise avait commencé sans cause, sans aucune espèce de provocation, par un froid glacial et un engourdissement complet des membres, « après lesquels le cœur avait commencé à battre violemment ».

Le lendemain, je constate l'absence d'albumine dans les urines, de lésion valvulaire du cœur, d'affection pulmonaire ou gastrique dont le retentissement sur le myocarde eût pu expliquer ces accidents; mais je parviens facilement à observer tous les signes de l'artério-sclérose. Au bout d'un mois, sous l'influence du traitement, le violent orage s'est apaisé, et depuis cette époque, l'état de santé est presque satisfaisant, à part quelques troubles vasomoteurs dont il souffre de temps en temps (algidités et syncopes locales, accès de dilatation aiguë du cœur).

Ces deux faits, pris au hasard, tendent à prouver que certaines affections du cœur, que la dilatation aiguë des cavités cardiaques ont pour cause et pour origine la périphérie du système circulatoire, en un mot un état spasmodique plus ou moins généralisé du système artériel.

Ce n'est pas là une simple hypothèse; car la clinique en démontre la réalité, et le traitement la confirme.

Le spasme artériel peut être invoqué dans les affections aortiques, et principalement dans la maladie de Vieussens[1], maladie artérielle par excellence quand elle ne procède pas d'une endocardite. C'est ainsi, par exemple, qu'il faut interpréter le fait suivant observé et attribué par Zunker à une « névrose du cœur », névrose, mot bien facile, derrière lequel s'abrite souvent notre ignorance.

Chez un malade atteint d'insuffisance aortique, on voyait survenir brusquement, au milieu du calme le plus parfait, ou sous l'influence d'un léger effort, les accidents suivants : accès de tachycardie avec 220 pulsations par minute (et pour ma part j'en ai compté un jour 180 dans un cas d'aortite), cyanose, œdème du poumon, dilatation aiguë du cœur, alternatives de rougeur et de pâleur faciales. Ces paroxysmes se terminaient par des sueurs profuses et le retrait du cœur.

---

[1] J'ai démontré que c'est Vieussens (1715) et non Corrigan (1835) qui a découvert l'insuffisance aortique avec ses symptômes principaux. Donc, le nom de « maladie de Vieussens » doit être substitué à celui de « maladie de Corrigan ».

*c*). Dans les deux premières phases de la maladie, la médication doit s'attacher à prévenir, à combattre l'hypertension artérielle ; dans la dernière, au contraire, elle vise la diminution de la pression vasculaire.

On peut objecter qu'à ce dernier stade, l'affection mitro-artérielle se caractérisant souvent, mais non toujours, par l'existence d'un souffle à la pointe et par tous les phénomènes appartenant à l'hyposystolie ou à l'asystolie, il est difficile de la distinguer cliniquement des affections mitrales à début valvulaire. Cette difficulté est réelle ; mais la marche des accidents, les commémoratifs, l'existence de symptômes franchement artériels, de la dyspnée toxi-alimentaire, etc., permettent d'établir le diagnostic. En voici un exemple choisi parmi beaucoup de cas :

Une femme de 57 ans présentait tous les signes d'une affection mitrale non compensée : souffle systolique un peu diffus à la pointe, avec dilatation cardiaque considérable, œdème des membres inférieurs, ascite, congestion du foie, hyperémie des bases pulmonaires, aspect cyanotique des lèvres et des extrémités. Je diagnostiquai une cardiopathie artérielle en m'appuyant sur les caractères suivants : le pouls, contrairement à ce qui arrive dans les insuffisances mitrales d'origine valvulaire, était dur, concentré, presque régulier, l'artère sinueuse et dure au toucher, l'aorte dilatée avec retentissement diastolique, battements artériels du cou et surélévation des sous-clavières. Après la mort survenue assez rapidement, l'autopsie confirma le diagnostic : artério-sclérose ; dilatation des cavités droite et gauche du cœur, insuffisance *fonctionnelle* de la valvule mitrale, sclérose du myocarde, dilatation de l'aorte et aortite chronique.

Nous pouvons maintenant aborder, dans tous ses détails, la description des symptômes cardiaques.

Le passage exact de la première période (hypertension artérielle et sclérose des artères périphériques) à la seconde période (sclérose cardiaque) est souvent difficile et même impossible à établir ; mais, ces divisions sont un peu schématiques et elles sont établies pour la facilité de la description. Mais, supposons que vous n'ayez pas assisté (ce qui arrive souvent) à la première période *extra-cardiaque* de la maladie : vous êtes en présence d'une artério-sclérose du cœur confirmée. Quels en sont les symptômes ?

### 1° Troubles respiratoires.

*a*). Tout d'abord, l'attention est attirée du côté de la respiration. Le malade se plaint de *dyspnée* ; il a remarqué depuis quelque temps que celle-ci survenait sous l'influence d'un effort, d'un mouvement, du plus léger travail musculaire, parfois aussi après les repas (ce qui fait souvent croire à tort à son origine gastrique). Bientôt, l'action seule de s'habiller, de se déshabiller, de se baisser pour ramasser un objet, de monter sur son lit pour se coucher, de passer de la station verticale à la position horizontale et réciproquement, cause et augmente l'essoufflement. Corvisart, qui ne pouvait alors s'appuyer sur la distinction entre les cardiopathies valvulaires et les cardiopathies vasculaires, a bien décrit ce type respiratoire parmi les signes des affections cardiaques en général et surtout de ses « anévrismes actifs du cœur » qui comptent certainement un grand nombre de nos cardiopathies artérielles [1].

Cette dyspnée d'*effort*, mériterait donc le nom de *dyspnée de Corvisart*. Elle est déjà, dès la première période de la maladie, d'*origine toxique*, et dès ce moment, il faut intervenir par une thérapeutique dont le succès ne fait jamais défaut.

L'importance diagnostique de cette dyspnée est considérable, elle est le fait clinique *dominateur* de la cardio-sclérose et souvent le seul signe capable d'attirer l'attention, alors que les symptômes cardiaques sont à peine accusés. A ce sujet, le passage suivant de Forget est toujours vrai [2] : « L'intensité de la dyspnée n'est pas toujours en rapport avec la gravité apparente des lésions du cœur, au point que parfois c'est la gêne de la respiration qui donne l'éveil sur la possibilité d'une affection du cœur, et que des asthmes très intenses existent concurremment avec des symptômes cardiaques très peu prononcés. » Forget ne pouvait saisir, au moment où il écrivait, la raison de cette apparente contradiction. Elle est comprise aujourd'hui, depuis que l'origine *toxi-alimentaire* de cette dyspnée a été découverte. Nous ne revenons ni sur sa description, ni sur sa pathogénie qui ont été étudiées, nous proposant d'en parler encore au sujet du traitement.

*b*). Dans le cours de la cardio-sclérose, les causes de dyspnée sont nombreuses (œdème pulmonaire, congestions actives et œdème aigu du poumon, infarctus pulmonaires, épanchements pleuraux, emphysème, etc.).

---

[1] « Souvent la difficulté de respirer est le premier symptôme qui annonce le développement prochain, et peut-être instantané de la maladie qui vient de jeter en un instant ses premières racines apparentes... Dès que le mal a fait des progrès les dérangements de la respiration se développent et vont en augmentant. Alors, il y a une gêne légère, mais habituelle de la respiration. Aussitôt que le malade veut précipiter sa marche, il est obligé de s'arrêter, parce qu'il ne lui est plus possible de respirer. Les mêmes symptômes se reproduisent fréquemment s'il exerce une profession un peu pénible, s'il veut monter un terrain, un escalier. Il semble au malade qu'il n'y a plus de rapport entre la masse d'air qui est introduite par l'inspiration dans les poumons, et la capacité de ces viscères. Il fait de vains efforts pour respirer plus largement ; il précipite ses inspirations ; la respiration est alors gênée, haute, courte, entrecoupée. » (CORVISART.)

[2] Précis théorique et pratique des maladies du cœur, des vaisseaux et du sang, 1851.

· Dès ses premières périodes, l'artério-sclérose du cœur peut se révéler par une dyspnée survenant rapidement sous l'influence d'une de ces *congestions actives du poumon*, souvent méconnues dans leur origine ou leur nature. On voit ainsi de ces artério-scléreux qui présentent de temps en temps, alors que l'attention n'a pas encore été attirée du côté du cœur, une hypérémie pulmonaire rapide dans son évolution, à forme aiguë ou subaiguë, avec ou sans fièvre, s'accompagnant d'une dyspnée plus ou moins intense, affectant les allures d'une congestion active et non passive, comme cela se rencontre dans le cours ou à la fin des affections mitrales. Lasègue avait judicieusement opposé « la bronchite mitrale » à ce qu'il appelait, « la bronchite aortique » en disant que la première est *veineuse*, passive et indolente, tandis que la seconde est *artérielle*, active et à crises. Il est inutile d'ajouter qu'on attribue le plus souvent ces congestions actives du poumon au froid ou à toute autre cause, et qu'on n'en comprend pas toujours la valeur séméiologique.

Ces poussées de congestion pulmonaire, indiquées également par Rigal et Juhel-Rénoy dans le cours de la « myocardite scléreuse hypertrophique », ont les caractères suivants : brusques, mobiles, n'affectant le plus souvent qu'un seul poumon et souvent localisées à la partie antérieure et moyenne du sommet, elles se traduisent à la percussion par un peu de matité, et à l'auscultation par des plaques de râles crépitants. Leur mobilité est telle que dans trois cas observés par Rigal, « six attaques de congestion pulmonaire se répétèrent dans l'espace de cinq mois et laissèrent le malade dans un état sensiblement pareil à celui qui précédait ces accidents, à l'inverse de ce qui advient dans les affections valvulaires où les congestions pulmonaires déterminent si rapidement des ruptures de compensation ». Elles peuvent encore se terminer par de véritables hémoptysies, parfois abondantes, précédant même de plusieurs mois ou de plusieurs années l'évolution de la maladie que l'on rattache faussement alors à une tuberculose commençante.

*c*). Quelques auteurs ont insisté sur *l'inflammation des plexus cardiaques*, des nerfs pneumogastriques, des nerfs phréniques, sur l'irritation réflexe de la membrane interne de l'aorte, etc., dans les aortites. Ces causes sont très rares et ont été fort exagérées.

Quant à la *dyspnée de Cheyne-Stokes*, on la constate certainement dans l'artério-sclérose du cœur, mais toujours à une période avancée de la maladie, lorsque les reins sont assez profondément altérés et à la phase urémique.

*d*). Par les progrès de la maladie, la dyspnée s'accuse davantage à la troisième période (mitro-artérielle), elle n'a plus besoin de la provoca-

tion du phénomène de l'effort pour se produire, elle change de caractère, et de paroxystique elle devient continue ou subcontinue. Elle rentre
alors dans la catégorie des dyspnées *cardio-pulmonaires* ou *mécaniques*,
lesquelles sont dues à un état congestif permanent des poumons,
comme cela s'observe dans les affections valvulaires et surtout dans la
maladie mitrale mal compensée[1].

## ŒDÈME AIGU DU POUMON

Une autre cause de dyspnée pouvant se montrer rapidement dans les
premières et aussi dans les dernières périodes de la cardio-sclérose, et
dont la pathogénie se rapproche de celle des congestions pulmonaires
actives, est relative à l'*œdème aigu du poumon*. Il importe de s'étendre
sur ce sujet, car cet accident emprunte une grande partie de son intérêt
à la soudaineté souvent brutale de son apparition, aux allures impé-
tueuses de sa marche, à son extrême gravité dans beaucoup de cas, et
surtout à la possibilité d'une thérapeutique active et favorable, quand on
sait reconnaître de bonne heure cette complication redoutable et qu'on
ne la confond pas avec d'autres états morbides.

Son histoire clinique est déjà ancienne.

Dès 1819, Laënnec consacre quelques lignes à un œdème pulmonaire
aigu qui peut suivre une péripneumonie grave, à un « œdème idiopa-
thique » du poumon qui emporterait quelquefois dans une « orthopnée

[1] Corvisart avait vu que la dyspnée subit de grandes transformations dans le cours des
« anévrismes actifs du cœur », puisqu'il lui reconnaissait ces trois degrés différents :

« *Premier degré*. — La respiration éprouve une gêne que l'on peut caractériser plus
particulièrement en disant qu'elle est haute, courte et difficile. Le moindre exercice cause
un essoufflement accablant; de temps en temps, le malade est forcé, pour respirer plus
facilement, de suspendre sa marche. surtout quand il monte un escalier. Il y a une disposition singulière à contracter des rhumes évidemment symptomatiques qui durent plusieurs mois et aggravent fortement la maladie ; la toux, pendant ces indispositions, est
vive et sèche, et vient quelquefois par accès. L'expectoration est toujours difficile, abondante ; la matière en est ordinairement visqueuse, quelquefois on y aperçoit des stries
sanguinolentes. Cette toux opiniâtre, et surtout la nature visqueuse de ces crachats.
abusent souvent les praticiens qui regardent cette affection comme goutteuse. Il y a
presque constamment un sentiment de constriction vers la gorge.

« *Deuxième degré*. — L'acte de la respiration est devenu extrêmement gêné. Le malade
fait de longues inspirations qu'il renouvelle incessamment. parce que les poumons engor-
gés et comprimés ne peuvent admettre qu'un très petit volume d'air. Il ne peut respirer
dans la position horizontale ; il est obligé, pour rendre la respiration un peu moins difficile, de se mettre sur son séant, de courber son corps en avant, en appuyant, pour ainsi
dire. sa poitrine sur ses genoux. Il ne peut monter trois ou quatre degrés de suite, sans
qu'un essoufflement extrême ne le force à s'arrêter promptement.

« *Troisième degré*. — La suffocation est à chaque instant plus imminente. Toutes les
inspirations forcées que fait le malade sont vaines et d'autant plus difficiles qu'il n'a pas
assez de force pour prendre les positions qui, dans la deuxième période, en facilitent
l'acte. . »

suffocante » les enfants après une rougeole ; mais il se hâte d'ajouter
qu'il « n'a pas eu occasion de vérifier cette conjecture », et que Barrère
(de Perpignan, 1753) a dû parfois confondre cet œdème avec la péripneumonie au premier degré.

C'est Andral qui a insisté davantage sur ces faits, et dès 1837, il dit
qu'à côté de l'œdème *chronique* ou *passif* du poumon, il y a lieu de
décrire un œdème *aigu* ou *actif*, caractérisé par de rapides allures, comparables à celles de l'œdème de la glotte. Il distingue deux formes que
la clinique doit conserver : une forme *aiguë*, et une forme *suraiguë* à
début brusque avec orthopnée extrême et terminaison presque foudroyante. Trois ans auparavant, en 1834, dans ses cliniques médicales, Andral avait rapporté quatre observations se rattachant à des
maladies différentes : bronchite chronique, pneumonie, épanchement
pleural, « anévrisme » du cœur. Il disait déjà qu'il s'agit d'une sorte
de mouvement fluxionnaire, inconnu dans son mécanisme et sa cause
prochaine, mais que « l'on ne saurait confondre avec l'inflammation ».

Après lui, le silence se fait sur cette question pendant de longues
années : à part Legendre qui, en 1846, publie un mémoire sur « l'œdème
aigu du tissu cellulaire du poumon à la suite de la scarlatine » ; Devay
et Souin de la Savinierre qui, dans leurs thèses inaugurales de 1855 et de
1873, rapportent quelques faits semblables dans le cours du mal de Bright.

Il faut arriver maintenant jusqu'en 1879 pour trouver quelques observations éparses : l'une d'elles, que j'ai publiée à cette époque ; trois faits
rapportés en 1881 par de La Harpe, qui, tout en ignorant l'interprétation pathogénique de l'accident, parle d'une malade morte en quelques
heures, chez laquelle il semblait, dit-il, « qu'une écume bouillonnante,
épaisse, remplit les voies respiratoires », et après la mort « on vit sortir
par les narines et la bouche une écume d'un blanc pur, semblable à des
œufs battus en mousse». Il cite encore l'exemple d'un malade qui eut dix
ou quinze crises analogues sans y succomber, et qui, pendant chacune de
ces crises, prenait l'aspect d'un moribond, suffoqué par un liquide écu-
meux remplissant brusquement les voies respiratoires.

Il y a encore : quatre faits de Lund (de Christiania), publiés sous le
titre de « mort subite à la suite de congestion et d'œdème pulmonaire à
marche rapide », relatifs à des malades que l'on trouvait morts le matin
dans leur lit et chez lesquels on constatait, à l'autopsie, l'existence d'un
œdème très intense des deux poumons ; les deux faits de Bouveret
qui appelait de nouveau (*Revue de médecine*, 1890) l'attention sur
« l'œdème pulmonaire brightique suraigu avec expectoration albumineuse » ; la même année, à un mois de distance, huit observations que
je publiais à la *Société médicale des hôpitaux*, puis une leçon clinique

publiée en 1895 [1] et une communication récente que je fis en 1896 à l'Académie de médecine. Enfin, dans sa thèse inaugurale (Lyon, 1887) Honnorat avait mentionné un fait de ce genre observé dès 1874, par J. Renaut. Tel est le bilan des faits connus ou publiés jusqu'à ce jour.

Jusqu'ici, il n'était pas question des rapports existant entre l'œdème aigu du poumon et les affections aortiques ou cardiopathies artérielles. On ne trouve cette relation que vaguement exprimée par Andral : « Dans les affections organiques du cœur, plus que dans tout autre cas, dit-il, les petites bronches viennent à exhaler en très grande quantité un liquide incolore, mucoso-séreux, qui s'accumulant dans les voies aériennes, produit pendant la vie un surcroit de dyspnée et les deux variétés de râles bronchiques humides. » Pour lui, cet œdème à siège plutôt bronchique que pulmonaire, n'était autre chose qu'une « forme de sécrétion de la membrane muqueuse des bronches ».

Le malade, dont j'ai publié naguère l'observation en 1879 sous le titre d' « angine de poitrine cardiaque et pulmonaire avec paralysie consécutive du pneumogastrique », était atteint d'aortite subaiguë d'origine goutteuse avec crises angineuses, et il a fini par succomber à plusieurs accès de violente dyspnée coïncidant avec des poussées subites d'œdème pulmonaire caractérisées par des râles crépitants fins, nombreux, mobiles, et par une sputation séro-sanguinolente, écumeuse et très abondante.

Tel était le premier exemple d'un œdème aigu du poumon, survenant par le fait d'une aortite, et d'autres observations, dont le nombre augmente chaque jour, — tant il est vrai qu'en médecine on trouve souvent ce que l'on cherche attentivement, — m'ont démontré que c'est là, que c'est surtout dans les rapports unissant les affections aortiques et péri-aortiques avec la production de l'œdème pulmonaire aigu, que réside l'intérêt du problème clinique, au double point de vue de la pathogénie et des indications thérapeutiques. Avant d'aborder ces deux questions, il me semble utile de tracer en quelques mots la physionomie clinique de ce syndrome.

Il en existe trois formes : les deux premières *suraiguës* ou *foudroyantes*, et *aiguës* avec expectoration caractéristique ; la troisième *d'emblée broncho-plégique*, sans expectoration.

[1] *Revue intern. de méd. et chir.*, 1895. — Dans ses récentes cliniques de l'Hôtel-Dieu, parues en décembre 1897, Dieulafoy publiant des faits qui lui sont personnels depuis 1892, n'a mentionné sur l'œdème aigu du poumon, que ma communication à l'Académie de médecine (avril 1896), de sorte que pour le lecteur, mes recherches et observations seraient postérieures aux siennes. Dans l'intérêt de l'exactitude historique, je rappelle que mes premières observations venant après celles d'Andral (1834) et de Bouveret (1890), ont été publiées dans un travail présenté à la *Société médicale des hôpitaux*, en 1890.

Dans la première forme, réellement *foudroyante*, dont je n'ai observé que deux cas, le début est presque subit et la terminaison extrêmement rapide, en quelques minutes, comme le fait suivant relaté par de La Harpe : un malade est réveillé en sursaut pendant la nuit; il saute hors de son lit, traverse la chambre, s'assied sur une chaise, râlant ; quelques instants après, il était mort et une houppe de mousse blanche sortait abondamment de la bouche et des narines.

Dans les formes *suraiguë* et *aiguë*, beaucoup plus fréquemment observées, on constate les phénomènes suivants :

Tout à coup, ou rapidement, dyspnée intense et progressive, angoisse respiratoire extrême, qu'il ne faut pas confondre avec l'angoisse cardiaque de la sténocardie ; toux quinteuse, incessante, qui ne laisse aucun repos ; véritable pluie de râles crépitants à bulles très fines et très serrées envahissant sous l'oreille, comme un flot montant, les deux poumons le plus souvent de la base au sommet ; puis, expectoration parfois extrêmement abondante (jusqu'à 1 ou 2 litres en quelques heures), aérée, mousseuse, souvent limpide, de nature albumineuse, absolument comme dans les cas d'œdème du poumon et d'expectoration albumineuse après une thoracentèse trop copieuse. Souvent, l'expectoration est de coloration rosée, d'apparence *saumonée* tout à fait caractéristique, ce qui indique l'adjonction d'un élément congestif à la fluxion œdémateuse.

Avec cette abondance de râles qui envahissent rapidement la poitrine tout entière, on s'attend à trouver de la matité, ou tout au moins de la diminution de sonorité. Il n'en est rien, et j'ai presque toujours constaté un symptôme de *percussion paradoxale*, en quelque sorte, caractérisée par une certaine augmentation de la sonorité à la percussion de la poitrine. Ce phénomène est dû, ainsi que l'obscurité du murmure vésiculaire assez souvent constatée dans certains points, à la production d'un *emphysème aigu* qui accompagne presque toujours et suit parfois l'apparition de l'œdème actif du poumon.

Au milieu de ce violent orage, la température n'est pas élevée ; elle est même souvent abaissée, quoique Bouveret l'ait vue monter jusqu'à 39 et même 40 degrés. Les extrémités se refroidissent, se cyanosent rapidement ; la face et les lèvres sont violacées, quelquefois d'une pâleur livide faisant croire à l'imminence d'une syncope. Promptement, s'installe un râle trachéal particulier, sorte de bouillonnement bronchique couvrant les bruits bronchio-alvéolaires.

Enfin, le malade meurt rapidement au milieu des symptômes asphyxiques les plus intenses.

Mais, la mort n'est pas la terminaison constante et fatale de l'œdème pulmonaire aigu et même suraigu ; le malade peut résister à plusieurs de ces fluxions œdémateuses, souvent *récidivantes* à des intervalles variables ; il peut guérir, surtout si une thérapeutique active et prompte est intervenue.

Pendant le cours de cet œdème pulmonaire, il est un fait très important que j'ai presque toujours constaté. On sait que le pouls des malades atteints d'affection aortique ou de cardiopathie artérielle garde, même au milieu de la dyspnée la plus intense, une certaine force, une résistance au doigt assez grande et très appréciable au sphygmomanomètre qui indique l'existence de l'hypertension artérielle. Or, tout d'un coup, parfois dès le début, le plus souvent dans le cours ou à la fin de la crise, on constate une *chute considérable de la tension artérielle*, ce qui rend compte de l'*asystolie aiguë* survenant parfois assez brusquement, et de la rapidité avec laquelle se montre l'œdème des membres inférieurs. C'est ainsi que chez un malade observé en 1887, avec le regretté professeur Hardy, et dont j'ai rapporté l'histoire [1], j'ai vu survenir dans l'espace d'une nuit, en quelques heures, un état asystolique des plus prononcés, avec œdème considérable des membres inférieurs, tout cela succédant à une violente poussée œdémateuse du poumon.

Cette constatation clinique permet ainsi d'assigner deux périodes à la marche de l'œdème pulmonaire aigu : la première, caractérisée par la dyspnée, une expectoration très abondante et le maintien de l'hypertension artérielle ; la seconde, caractérisée au contraire par l'asystolie aiguë, une expectoration rare et devenue même impossible en raison de l'*état bronchoplégique*, et surtout par l'abaissement considérable de la tension artérielle contrastant avec l'hypertension pulmonaire.

C'est là ce qui explique pourquoi certains malades arrivent brusquement et d'emblée à la seconde période sans passer par la première ; c'est ce qui explique pourquoi il existe des cas promptement mortels d'œdèmes aigus du poumon presque *latents*, au moins au point de vue de l'absence complète d'expectoration. Car, ce serait une erreur de croire que celle-ci est un phénomène nécessaire et pour ainsi dire pathognomonique de la fluxion œdémateuse. L'exemple suivant, que je choisis entre plusieurs, va le démontrer :

Je voyais à la fin de l'année 1896, une femme de 50 ans, de souche goutteuse et rhumatismale, atteinte depuis trois ans d'une aortite subaiguë avec dilatation de l'aorte des plus nettes, et traces impondérables d'albumine dans les urines. Le 20, le 23 et le 28 septembre, elle éprouva, à la campagne où elle était alors, de violents accès d'oppression, auxquels elle faillit succomber et au sujet desquels on formula le diagnostic d'accès de congestion pulmonaire

[1] *Soc. méd. des hôp.*, avril 1890.

d'origine goutteuse. Le 14 novembre, je la vois pour la première fois et je la soumets au régime lacté absolu, pensant qu'il pouvait s'agir de cette dyspnée *toxi-alimentaire*, d'ordinaire si promptement et si sûrement réprimée par un changement radical dans l'alimentation. Nous n'avions raison qu'en partie, et à part une réelle amélioration survenue dans l'état dyspnéique sous l'influence de ce régime, j'ai vu évoluer un jour sous mes yeux un accès d'orthopnée formidable avec râles crépitants très fins, nombreux, naissant pour ainsi dire sous l'oreille et envahissant en quelques minutes presque tout le poumon gauche, de la base au sommet : anxiété extrême, mouvements respiratoires précipités, sorte de râle trachéal ou de bouillonnement bronchique, *pas d'expectoration ;* pouls petit, rapide et misérable, extrémités froides, face pâle et blême faisant croire à tort à une menace de syncope ou à un état syncopal.

Sous l'influence d'une application répétée de ventouses sèches dont on couvre littéralement la poitrine, l'abdomen et les membres, l'orage se calme après une demi-heure, et tout disparaît sans la moindre expectoration. Elle eut encore quatre crises à peu près semblables, et le 6 janvier 1897, après avoir effrayé pendant toute la journée son entourage par une « pâleur extraordinaire », elle fut prise, à 8 heures du soir, d'une crise foudroyante à laquelle elle succomba en quinze minutes au plus, avec tous les symptômes d'une véritable *asphyxie blanche* et l'expulsion, quelques instants avant la mort, par la bouche et par le nez, d'un liquide mousseux très abondant et rougeâtre, d'apparence saumonée.

On peut objecter qu'ici, en l'absence de l'expectoration caractéristique, la preuve anatomique fait défaut. Voici un fait qui donne la réponse :

En 1890, venait mourir à l'hôpital Bichat, un homme de 60 ans que j'avais déjà reçu à plusieurs reprises dans mon service pour des accès d'oppression nocturne et une dyspnée d'effort, symptomatiques d'une sclérose cardio-aortique. La veille, il avait été pris subitement d'un accès d'orthopnée d'une violence inouïe, et en vingt-quatre heures il succombait littéralement asphyxié. L'expectoration était peu abondante, elle s'était même rapidement supprimée, et nous avions pu constater l'existence d'une quantité considérable de râles crépitants fins, qui avaient envahi, comme un flot montant, les deux poumons de la base au sommet. — A l'autopsie, nous avons constaté l'existence d'une dilatation de l'aorte due à l'aortite chronique; les reins étaient sains. Les poumons, d'un gris pâle, d'une consistance molle et peu élastique, étaient volumineux et comme turgides, avec les empreintes costales très accusées; nulle part, on ne trouvait de congestion, excepté aux bases. Mais à la coupe on constatait une véritable inondation œdémateuse du parenchyme et un liquide spumeux, de coloration saumonée, sortait en quantité considérable (environ 1 litre), comme un ruissellement de sérosité, lorsqu'on pressait, même légèrement, le poumon entre les doigts. Quelques portions du parenchyme pulmonaire avaient une tendance à tomber au fond de l'eau, parce qu'elles étaient complètement infiltrées par un véritable *œdème massif* ayant rompu les cloisons alvéolaires.

Dira-t-on, avec Eichhorst, qu'il s'agit parfois d'un *œdème agonique*, se produisant dans tous les cas où, le ventricule gauche ayant suspendu son travail, le ventricule droit continue encore pendant quelque temps ses contractions désordonnées ? Nullement, et pour plusieurs raisons : d'abord, l'œdème agonique n'est pas total, il est partiel et envahit surtout les parties déclives ; il n'arrive jamais à produire, comme l'œdème aigu, ni la rupture des cloisons alvéolaires, ni le détachement de l'endothélium ; il n'est jamais associé à la congestion active du poumon ; ensuite, le phénomène de l'hémisystolie, que quelques auteurs s'obstinent à admettre, est en complète contradiction avec les enseignements physiologiques, et François-Franck a toujours affirmé, avec preuves à l'appui, la complète synergie des deux cœurs démontrée par l'anatomie et la physiologie ; enfin, lorsqu'on attribue tous ces accidents à l'agonie elle-même, il est certain qu'on prend l'effet pour la cause, et en supposant que cette opinion fût toujours exacte, il resterait encore à savoir pourquoi certaines agonies, et pas toutes, s'accompagnent d'œdème pulmonaire.

Inutile d'insister sur cette pathogénie qui sera étudiée plus loin.

A une époque plus avancée de la maladie, on observe une sorte d'*œdème subaigu* ou même *chronique* du poumon. Pendant des mois, et même pendant plusieurs années (comme j'en ai vu d'assez nombreux exemples), on constate à l'une ou aux deux bases pulmonaires, et jusqu'à la moitié de l'aisselle, l'existence de râles crépitants très fins, secs, superficiels, exclusivement inspiratoires. Il s'agit d'une *congestion œdémateuse* du poumon, laquelle trouvera mieux sa place dans la description de la forme pulmonaire des cardiopathies artérielles.

## PHYSIOLOGIE PATHOLOGIQUE, PATHOGÉNIE DES DYSPNÉES CARDIAQUES ET CARDIO-AORTIQUES

On a beaucoup discouru sur le mécanisme de la dyspnée cardiaque ou aortique, on a édifié sur elle des théories diverses qu'il importe d'examiner et de discuter.

1° Pour connaître la dyspnée pathologique, Basch (de Vienne) étudie ce qu'il appelle la « dyspnée cardiaque physiologique » qui survient après l'effort. Celui-ci élève la tension artérielle, et le sang se surchargeant d'acide carbonique, excite : d'une part, la contraction des vaisseaux périphériques, d'où augmentation de la pression vasculaire ; d'autre part, les centres pneumo-bulbaires, d'où accélération des mouvements respiratoires. Cette suractivité pulmonaire favorise les échanges gazeux et l'élimination de l'acide carbonique, ce qui explique la disparition rapide de l'essoufflement. Mais, si l'effort se prolonge, un nouvel élément va intervenir : l'hypertension pulmonaire. Celle-ci devient la consé-quence de l'hypertension artérielle qui déterminerait, par suite du rétré-cissement des artérioles, une plénitude sanguine dans les gros troncs artériels, dans les cavités cardiaques et la petite circulation. Or, la dis-tension des vaisseaux pulmonaires, au lieu de rétrécir la capacité des alvéoles, comme on l'a cru jusqu'alors, les élargit au contraire. Il en résulte un état de gonflement (*Lungenschwellung*) et de rigidité (*Lun-genstarrheit*) pulmonaires. Ce gonflement pulmonaire, après un effort, peut être constaté par la percussion, puisque le poumon descend plus bas ; la rigidité pulmonaire est confirmée par les recherches spiromé-triques qui démontrent l'amoindrissement de la capacité respiratoire. Telle est la « dyspnée cardiaque physiologique ». La dyspnée cardiaque pathologique se produit d'après le même mécanisme, et elle peut être sous la dépendance d'une parésie ou d'un spasme du cœur, ce qui donne lieu à deux formes différentes : le pseudo-asthme paralytique et le pseudo-asthme spasmodique.

Fraenkel admet, comme Basch, l'existence d'une stase sanguine pul-monaire précédant les troubles cardiaques. Cette stase est démontrée par les expériences de Waller qui, après avoir provoqué par l'excitation de la moelle cervicale, le rétrécissement du système artériel, a constaté le passage rapide du sang dans les veines de la grande et de la petite circulation. Or, cette expérience est grandement réalisée par l'artério-sclérose elle-même qui s'accompagne toujours de sténose artérielle, et « le sang trop à l'étroit dans le système aortique se fraye une place dans les vaisseaux de l'autre système ». Le malade se trouve en imminence d'accès dyspnéique, et celui-ci est favorisé par une fatigue subite du cœur gauche, fatigue préparée déjà par l'hypertrophie dégénérative du ventricule, et peut-être, d'après Bollinger, par un état parétique des nerfs et des ganglions cardiaques.

On peut répondre à Basch que l'état de « rigidité pulmonaire » s'observe également dans l'emphysème, que ses expériences de labora-toire ne sont pas applicables à la clinique, et que sa conception très obscure de la dyspnée cardiaque n'a malheureusement point fait avan-cer d'un pas la question thérapeutique.

Quant à Fraenkel, n'abuse-t-il pas de l'explication fondée sur « la fatigue subite du ventricule gauche » ? Car, cette cause a été aussi invoquée par lui pour expliquer la production du bruit de galop, de l'œdème aigu du poumon, de l'asystolie, c'est-à-dire pour des symptômes ou des états morbides absolument dissemblables. Où est donc la sanction thérapeutique, et si la dyspnée cardiaque, dans la cardiosclérose, est subordonnée toujours au même mécanisme, ne doit-il pas en résulter que toujours le même médicament, la digitale, serait indiqué ? Or, rien n'est plus erroné.

D'autre part, sur quoi s'appuie-t-on pour admettre « cet état parétique des nerfs et ganglions cardiaques », de ces ganglions si difficiles à voir chez l'homme, même à l'état normal ?

Tout cela est hypothétique, manque de précision et de conséquences pratiques, et la science est faite de clarté quand elle s'appuie sur de sérieuses déductions thérapeutiques. Le « gonflement » et la « rigidité pulmonaires » prétendent nous montrer des poumons en état de dyspnée ; mais rien ne nous indique dans ces expériences de laboratoire ni les causes diverses, ni la pathogénie différente des dyspnées. Ces expériences sont donc de nulle valeur au double point de vue clinique et thérapeutique.

2° Il résulte des expériences de F. Franck (1890) que toute irritation anormale de l'aorte et du cœur (et l'irritation expérimentale des régions sygmoïdienne et auriculo-ventriculaire est remplacée dans la maladie par l'irritation inflammatoire), est capable de produire des troubles respiratoires *réflexes* : arrêts spasmodiques ou inhibitoires de la respiration, son ralentissement ou son accélération ; le plus souvent, spasmes du larynx, des bronches ou des vaisseaux pulmonaires ; quintes de toux sèche avec constriction laryngée.

Malgré leur rareté, ce sont là des troubles respiratoires importants à connaître puisque leur traitement par le bromure de potassium à haute dose (6 et même 8 grammes par jour) agit puissamment, à titre de modérateur des actes réflexes, contre cette sorte d'éclampsie laryngo-bronchique et pulmonaire.

3° *Dyspnées mécanique et toxique.* — La première est commune aux cardiopathies valvulaires et aux cardiopathies artérielles arrivées à la période de mitralité. Mais, cette dyspnée mécanique (ou cardio-pulmonaire) des cardiopathies artérielles existe rarement à l'état isolé, *elle est presque toujours associée à un élément toxique*, et les recherches spirométriques faites sous ma direction par E. Tournier, ont démontré encore quelques différences entre la capacité respiratoire des cardiopathies artérielles et celle des cardiopathies valvulaires. Pour ces recherches, j'emploie le spiromètre de Dupont, appareil dans lequel la différence

de niveau du liquide dans deux vases communiquants donne en centimètres cubes la quantité d'air introduite dans le poumon, ou sortie de
cet organe par une inspiration et une expiration forcées.

On peut voir, dans le tableau suivant, que la quantité d'air inspiré et
expiré se rapproche davantage de la normale dans les cardiopathies artérielles, ce qui se comprend en raison de l'importance beaucoup moindre
des congestions pulmonaires passives qui ont toujours pour résultat de
rétrécir le champ de l'hématose.

Chez les individus sains et indemnes d'affection pulmonaire et cardiaque, l'inspiration forcée est représentée par 2,000 centimètres cubes
pour les hommes et 1,500 centimètres cubes pour les femmes, et l'expiration par 3,000 centimètres cubes environ chez les hommes et 2,500 centimètres cubes chez les femmes.

Voici, au point de vue spirométrique, les différences que nous avons
constatées dans la dyspnée des cardiopathies valvulaires et des cardiopathies artérielles :

CARDIOPATHIES ARTÉRIELLES

| Sexe. | DIAGNOSTIC | Inspiration. | Expiration. |
|---|---|---|---|
| H. | Forme cardio-hépatique. Rien aux poumons | 1600 | 2000 |
| H. | Forme arythmique. Rien aux poumons | 1500 | 2800 |
| H. | Forme arythmique. Rien aux poumons | 1500 | 2500 |
| H. | Forme arythmique. Rien aux poumons | 1350 | 2000 |
| H. | Forme arythmique (souffle syst. pointe). Rien aux poumons. | 1400 | 2000 |
| H. | Forme arythmique (tachycardie). Rien aux poumons. | 1300 | 2500 |
| H. | Insuffisance aortique artérielle. Rien aux poumons. | 1300 | 2500 |
| H. | Forme cardio-pulmonaire. Emphysème. | 650 | 1500 |
| F. | Sclérose cardio-pulmonaire. Emphysème. | 300 | 700 |
| F. | Forme arythmique. Congestion pulmonaire | 700 | 1200 |
| F. | Forme arythmique. Léger épan-chement pleural | 500 | 1000 |
| F. | Insuff. mitrale artérielle. Épan-chement pleural | 200 | 800 |
| H. | Insuff. mitrale artérielle. Bron-chite. | 900 | 1500 |
| H. | Insuff. mitrale artérielle. Con-gestion pulmonaire | 900 | 1600 |
| F. | Insuff. mitrale artérielle. OEdème pulmonaire. Asystolie. | 100 | 300 |
| F. | Rét. aort. Emphys. pulm | 400 | 800 |
| F. | Forme cardio-rénale. Épanche-ment pleural | 300 | 600 |

CARDIOPATHIES VALVULAIRES

| Sexe. | DIAGNOSTIC | Inspiration. | Expiration. |
|---|---|---|---|
| H. | Rét. mit. et ins. aort. Rien aux poumons. | 1300 | 2400 |
| F. | Rét. et insuff. mitrales. Rien aux poumons. | 1100 | 2200 |
| F. | Rét. mitral. Rien aux poumons. | 1000 | 2350 |
| F. | Rét. mitral. Rien aux poumons. | 900 | 2000 |
| H. | Rét. mitral. Congest. œdém. des poumons. | 600 | 1000 |
| H. | Rét. mitral. Congest. œdém. des poumons | 550 | 1100 |
| H. | Insuff. et rét. mitral. Rien aux poumons | 600 | 1250 |
| H. | Insuff. et rét. mitral. Rien aux poumons | 800 | 1100 |
| H. | Insuff. mitrale. Congest. pulm. | 600 | 1200 |
| H. | — — | 600 | 1150 |
| H. | — — | 500 | 1300 |
| F. | — — | 600 | 950 |
| F. | Insuff. mit. Péricardite. Congest. pulmonaire | 200 | 1200 |
| F. | Insuff. mitrale. Asystolie. OEdème pulmonaire | 100 | 500 |
| F. | Rét. aort. OEdème pulmonaire. | 950 | 215 |
| H. | Insuff. mitrale. Pleurésie car-diaque. | 400 | 950 |

Ces recherches spirométriques ne sont pas sans importance. Elles démontrent que la capacité respiratoire est moins atteinte dans les cardiopathies artérielles que dans les cardiopathies valvulaires arrivées à la période d'hyposystolie. Il fallait s'y attendre, puisque la dyspnée des premières est le plus souvent d'origine *toxique* et due à l'altération sanguine (*dyspnæa a sanguine*), et que la dyspnée des secondes est seulement *mécanique* et due en grande partie à l'état congestif des poumons (*dyspnæa ab aere*).

4° *Œdème aigu du poumon*. — Le mécanisme de cet accident, d'abord connu et étudié en France, a été l'objet de diverses théories à l'étranger : hyperhémie artérielle intense, pour Niemeyer ; paralysie subite ou rapide du ventricule gauche, d'après Welch (de New-York) et Cohnheim ; rupture de l'équilibre entre la force des deux ventricules, d'après Fraentzel ; sorte de spasme du ventricule gauche pour Grossmann. Quant à Bouveret, il pense que cette énorme fluxion œdémateuse des poumons, qui débute et cesse brusquement, « procède d'un trouble de l'innervation vaso-motrice dans le domaine de l'artère pulmonaire ». Sans doute ; mais, pourquoi ce même trouble de l'innervation dans des maladies différentes ? C'est ce qu'on ne dit pas, et c'est ce qu'on n'explique point.

Or, dans l'insuffisance aortique artérielle, dans l'angine coronarienne, dans la néphrite interstitielle artérielle, dans le rétrécissement mitral des artério-scléreux, dans l'insuffisance mitrale artérielle, il y a toujours entre ces diverses maladies et l'œdème pulmonaire aigu un intermédiaire obligé : l'aortite, et surtout la *périaortite* avec son retentissement inflammatoire ou réflexe sur les plexus nerveux cardio-pulmonaires. Ce fait est confirmé par les recherches de Ranvier, qui a bien démontré le rôle des troubles nerveux et vaso-moteurs dans la production des œdèmes. Il lie la veine fémorale chez le chien ; mais l'œdème du membre inférieur se produit surtout après la section du sciatique qui supprime également les nerfs vasculaires contenus dans ce tronc nerveux. Donc, à la stase veineuse s'ajoute la paralysie des muscles vasculaires pour produire rapidement l'œdème.

Ce n'est pas tout. L'œdème aigu du poumon est souvent précédé par l'abaissement considérable de la tension aortique, et par l'énorme et subite augmentation de la tension pulmonaire. Contre celle-ci, le ventricule droit lutte et s'hypertrophie, et tant qu'il peut lutter, l'inondation œdémateuse du poumon est prévenue ; mais sa force vient-elle à faiblir subitement, alors l'œdème aigu du poumon survient avec une grande rapidité ; de sorte que ce n'est pas l'insuffisance du ventricule gauche qu'il faut incriminer, mais celle du ventricule droit.

La filiation pathogénique est donc celle-ci : *troubles de l'innervation cardio-pulmonaire par périaortite ; augmentation considérable de la tension vasculaire dans la petite circulation ; insuffisance aiguë ou rapide du ventricule droit.*

Il s'agit d'un affaiblissement considérable et subit du ventricule *droit*, et non pas de celui du ventricule gauche, ce qui aboutirait à l'asystolie. Et ce n'est pas le tableau de l'asystolie que nous avons sous les yeux.

Ce qui prouve que l'hypertension pulmonaire joue un rôle des plus importants, c'est ce qui arrive à la suite des thoracentèses où l'écoulement du liquide a été trop rapide et sa soustraction trop abondante. L'expectoration albumineuse qui survient alors, doit être — comme le dit Pinault, dès 1839 — « attribuée à l'activité qui se produit tout à coup dans la circulation pulmonaire et surtout à l'afflux considérable du sang qui fait que sa partie la plus liquide transsude à travers les membranes pour faire pleuvoir à la surface de la muqueuse bronchique des quantités quelquefois très considérables de sérosité ». Après certaines thoracenthèses; il se produit donc une véritable poussée séreuse et sanguine du poumon, et dans beaucoup d'observations de la thèse de Terrillon où cette complication est signalée après la thoracentèse, on relève des lésions cardio-aortiques importantes. Celles-ci ont certainement dû favoriser la production de la congestion œdémateuse du poumon avec expectoration albumineuse après la thoracentèse, et cela en agissant sur les nerfs pneumogastriques dont la section expérimentale donne lieu à la congestion et à l'œdème pulmonaires.

Ce qui prouve que le système nerveux joue un rôle dans la production de cet accident, ce sont les symptômes qui l'accompagnent parfois et qui montrent l'atteinte portée au fonctionnement des trois branches du pneumogastrique. L'estomac se dilate rapidement, le cœur accélère et précipite ses battements, en même temps qu'apparaît la fluxion congestive et œdémateuse du poumon. C'est là ce qui constitue — comme je le disais dès 1879 au sujet d'une observation — « le trépied morbide du pneumogastrique ». Le nerf vague divague. Mais, il ne faut pas oublier que le grand sympathique joue le rôle prépondérant dans la vaso-motricité du poumon, et que, d'après François-Franck et la plupart des physiologistes, les pneumogastriques ne contiennent pas ou contiennent peu de fibres vaso-motrices pulmonaires.

Ce qui prouve encore le rôle du système nerveux, c'est le fait suivant dont Jaccoud a donné la relation en 1884 dans ses leçons cliniques :

Dans la convalescence d'une fièvre typhoïde à forme ambulatoire, un jeune homme de 27 ans est atteint brutalement, comme il suit : il s'affaisse, frappé d'une pâleur soudaine avec dyspnée extrêmement intense,

abaissement considérable de la température, cyanose livide succédant à
la pâleur, et il succombe en un quart d'heure. A l'autopsie, on trouve
une congestion énorme, « colossale » des poumons, comme on n'en voit
jamais, et l'auteur la rapporte très judicieusement à un réflexe d'origine intestinale dont l'irradiation s'est faite sur les nerfs vaso-moteurs
du poumon, au lieu de se porter sur le bulbe pour produire la mort par
syncope. Il s'agit d'un *coup de sang pulmonaire.*

N'est-ce pas le même mécanisme qui doit agir pour produire l'œdème
aigu, véritable *apoplexie séreuse* du poumon, comme auraient dit les
anciens[1] ?

Ce qui démontre enfin cette influence nerveuse, c'est l'existence fréquente de la périaortite ou d'une péricardite de la base dans ces cas.

Ainsi, l'altération rénale n'est pas suffisante pour expliquer la production si rapide de cet œdème aigu ; car s'il en était ainsi, si l'urémie
seule était capable d'en rendre compte, on ne comprendrait pas pourquoi
cet accident ne surviendrait pas dans presque tous les cas.

Nous avons insisté sur l'élément *mécanique* (hypertension pulmonaire
et insuffisance subite du ventricule droit), sur l'élément *nerveux* favorisé
souvent par la périaortite et par la péricardite de la base. Il faut ajouter
encore l'élément *toxique*, qui certainement joue un rôle en portant
son action sur les nerfs, en mettant le système vasculaire en instance
d'œdème, et cet élément toxique n'est peut-être autre qu'une substance
vaso-dilatatrice trouvée par Bouchard dans les urines de certains urémiques.

Ce qui prouve l'exactitude de cette pathogénie, c'est l'extrême rareté,
c'est même l'absence absolue de cet œdème pulmonaire aigu dans le
cours de la néphrite parenchymateuse. On le rencontre seulement dans
le rein artério-scléreux, dans un état morbide où les œdèmes sont aussi
rares qu'ils sont fréquents dans le gros rein blanc. Par conséquent, la
pathogénie de l'œdème *chronique* et *passif*, dans ce dernier cas, doit être
différente de celle de l'œdème *aigu* et *actif* de la néphro-sclérose. Celle-ci,
avant d'être une affection du rein, est une maladie du système artériel
tout entier. C'est là une notion importante sur laquelle on ne saurait

---

[1] Nous ne parlons pas des faits d'œdèmes aigus *primitifs* du poumon, admis par quelques auteurs, sans lésion préalable de l'aorte ou des reins. Telles sont celles de J. Tyr-
rell-Edye (Ueber paroxysmales Lungenœdem. *Diss. inaug. de Zurich*, 1889), de Hermann
Muller (Ueber paroxysmales angio-neurostisches Lungenœdem, *Corresp. blatt. f.
Schweitzer Aerzte*, 1891). L'observation de L. Lévi et Hanot (*Arch. de méd.*, 1895) relative
à un cas de congestion œdémateuse du poumon chez un jeune homme de vingt et un
ans, hystérique, manque de contrôle anatomique. Néanmoins, les congestions pulmonaires hystériques sont connues depuis longtemps, mais elles ont des rapports très éloignés avec l'œdème aigu du poumon, tel qu'il doit être compris et décrit.

trop insister. Il en résulte que l'aorte est souvent atteinte, au même titre que toutes les artères ; et ne considérer dans la néphrite interstitielle *artérielle* qu'un rein malade, ce n'est voir qu'une partie du tout. D'un autre côté, la mort subite ne s'observe jamais dans le gros rein blanc ; mais elle s'observe assez souvent dans le petit rein granuleux artériel, en raison de la participation des artères coronaires à l'inflammation généralisée du système vasculaire. Le malade ne meurt pas subitement par le rein, mais par l'aorte.

Assurément, on ne peut attribuer tous les œdèmes du poumon à la même cause, ni leur assigner toujours le même mécanisme. Ainsi, l'œdème *subaigu* ou *chronique* du poumon est d'origine mécanique dans les cardiopathies mal compensées ; il y a des œdèmes et des congestions pulmonaires, même dans l'hystérie où le rein ne peut être incriminé ; mais, pour l'œdème aigu des cardiopathies artérielles, on doit légitimement admettre une origine nerveuse, pneumogastrique surtout.

En résumé, dans le cours des cardiopathies artérielles il y a, non pas *une* dyspnée cardiaque, non pas *une dyspnée aortique*, mais *des* dyspnées cardiaques et aortiques.

1° La dyspnée *toxi=alimentaire*, si promptement améliorée par une alimentation spéciale, est un symptôme précoce et important, pour ainsi dire dominateur de toute l'histoire clinique de l'artério-sclérose cardio-rénale. Elle doit être distinguée de la dyspnée *urémique*, dont l'un des types est représenté par la respiration de Cheyne=Stokes, symptôme tardif de la néphro=sclérose ;

2° Les dyspnées *mécaniques* (congestion pulmonaire passive, œdème subaigu du poumon, infarctus pulmonaires, épanchement pleuraux à droite surtout, etc.) sont dues à la rupture de compensation de toutes les cardiopathies ;

3° L'*œdème aigu du poumon* est un accident spécial surtout aux cardiopathies artérielles à l'aortite, aux anévrysmes de l'aorte, et consécutif à l'action combinée du rein, des toxines et de la périaortite ;

4° Les *dyspnées nervo=réflexes*, par irritation inflammatoire de l'endartère aortique, paraissent révélées par quelques faits d'expérimentation, elles sont rarement réalisées en clinique.

## 2° Symptômes cervico-aortiques.

Dès la première période de la maladie, les signes *cervico-aortiques*, doivent être recherchés avec attention.

Ils sont caractérisés par le *retentissement diastolique de l'aorte, les battements anormaux des artères, l'augmentation de la matité aortique, l'élévation des sous-clavières.*

Les deux premiers, en rapport avec l'hypertension artérielle, ont été déjà décrits ; les deux autres traduisent l'existence d'une *dilatation de l'aorte*, légère sans doute, mais déjà très appréciable. Cette ectasie est elle-même le résultat de l'hypertension artérielle et des obstacles siégeant à la périphérie circulatoire. Elle doit être soigneusement distinguée d'une autre, due à l'altération athéromateuse de l'aorte, laquelle peut précéder ou suivre les manifestations de l'artério-sclérose du cœur et qui même peut faire complètement défaut. Cette dernière éventualité est facile à comprendre, puisque l'anatomie pathologique nous a démontré l'indépendance des lésions aortiques et coronariennes, celles-ci étant très accusées quand celles-là sont à peine appréciables, et réciproquement.

Les dilatations aortiques qui accompagnent la cardio-sclérose sont donc de deux sortes :

1° L'une *fonctionnelle*, due à l'ectasie simple du vaisseau. Dans certains cas, elle donne lieu à une légère insuffisance également fonctionnelle des valvules semi-lunaires, celles-ci ayant conservé leur souplesse et n'étant pas ou étant à peine altérées. Cette insuffisance se traduit par un souffle doux, bref, très localisé à la partie interne du deuxième ou troisième espace intercostal droit où il meurt presque sur place parce qu'il a peu de tendance à la propagation ; il succède immédiatement au retentissement diastolique dont il semble n'être que le prolongement ou l'écho ; enfin, il peut s'atténuer et même disparaître pour reparaître quelque temps après.

Cette insuffisance fonctionnelle n'est caractérisée que par ce souffle, mais nullement par tous les autres symptômes constitutifs de la maladie de Vieussens ; le pouls reste petit, serré et concentré, sans vibrance, et les tracés sphygmographiques ne présentent que rarement l'existence du crochet caractéristique. Il s'agit, à proprement parler, d'une insuffisance aortique *anatomique*, mais non d'une insuffisance *clinique*.

2° L'autre dilatation aortique est *organique*, elle ne survient que beaucoup plus tard, excepté dans le cas où l'athéromasie de l'aorte a précédé celle des coronaires. Elle est due à la lésion du vaisseau et surtout des valvules sigmoïdes, et se traduit par un souffle plus fort, plus propagé, et par tous les signes de la maladie de Vieussens.

### 3° Symptômes cardiaques et vasculaires.

Dans cette symptomatologie très complexe, la dyspnée d'effort, les symptômes cervico-aortiques restent toujours les signes révélateurs de la cardio-sclérose. Nous devons maintenant passer en revue ceux qui nous sont offerts par l'examen physique du cœur et des vaisseaux.

#### BRUIT DE GALOP

Le *bruit de galop* est un rythme particulier qui se compose de trois bruits : des deux bruits normaux du cœur, et d'un bruit surajouté. Celui-ci est produit pendant la diastole, se rapprochant le plus souvent beaucoup du premier bruit (galop *présystolique*). Par conséquent, il précède la systole ventriculaire, surtout lorsque les battements du cœur s'accélèrent. Mais, lorsqu'ils se ralentissent, le galop devient franchement diastolique, il peut même se rapprocher du second bruit au point de simuler un dédoublement (galop *post-systolique*). Quand il se fait entendre au milieu de la diastole, il contribue à produire, à chaque révolution cardiaque, trois bruits se succédant à intervalles presque égaux et séparés par un très court silence (galop *méso-diastolique*).

Le bruit surajouté est « un bruit sourd, un choc, un soulèvement sensible, à peine un bruit ». C'est une sensation tactile, plus encore qu'une sensation auditive, ce qui explique pourquoi on l'entend si mal avec le stéthoscope, pourquoi la main appliquée sur la région précordiale, éprouve la sensation d'un « soulèvement vague et étalé », bien différent de l'impulsion nette de la pointe au moment de la production du premier bruit ; ou encore la sensation d'un rebondissement appréciable, surtout au milieu et un peu au-dessous de cette région. Il est, le plus souvent, accompagné par les signes d'hypertrophie cardiaque et d'hypertension artérielle avec renforcement du second bruit aortique. On le perçoit parfois dans toute l'étendue de la région précordiale, mais ordinairement son maximum d'intensité est un peu au-dessus et à droite de la pointe. Presque toujours, ce bruit de galop à timbre sourd, un peu étouffé et profond, coexiste avec la tachycardie. Lorsqu'il est peu accentué chez certains malades, il peut disparaître à l'état de repos, et apparaître assez rapidement sous l'influence d'un effort, d'une marche un peu précipitée qui a pour effet d'accélérer les battements du cœur. Aussi, lorsque Devic et Tripier disent que l'on voit le galop « faire défaut avec la tachycardie », ils commettent une erreur, et je serais tenté de dire, au contraire : il n'y a pas de bruit de galop sans tachycardie.

Ce dernier caractère — la provocation du galop par la marche — a une grande importance qui n'a pas été suffisamment signalée. Lorsque l'on constate à la main une sorte de rebondissement cardiaque sans qu'il soit possible de constater encore aucun bruit morbide à l'auscultation, il suffira de faire courir ou marcher rapidement le malade pour voir apparaître sous l'oreille le bruit de galop. Une émotion peut avoir naturellement le même résultat.

Il faut se garder de confondre le bruit surajouté du rythme de galop avec un *dédoublement*. Qu'est-ce, en effet, qu'un dédoublement ? C'est la répétition d'un même bruit normal, tandis que dans le galop cardiaque il s'agit d'un bruit anormal et surajouté aux bruits normaux du cœur. Or, les dédoublements sont de deux sortes : tantôt il appartient au second temps, ce qui est le cas le plus fréquent, dans le rétrécissement mitral par exemple, et alors il s'entend à la base du cœur parce qu'il est dû au défaut de synchronisme de fermeture des deux orifices aortique et pulmonaire, le claquement sigmoïdien droit retardant sur le claquement sigmoïdien gauche, par suite des différences de pression existant dans le système aortique et dans le système pulmonaire ; tantôt il appartient au premier bruit, ce qui est dû parfois au défaut de synchronisme des claquements auriculo-ventriculaire droit et gauche. Les dédoublements sont donc des bruits divisés, comme Skoda les appelle (*gespalten*). Ils peuvent être aussi normaux, ayant des rapports intimes avec les mouvements respiratoires, puisqu'ils se produisent à la fin de l'inspiration et au début de l'expiration pour le dédoublement diastolique, à la fin de l'expiration et au début de l'inspiration pour le dédoublement systolique (Potain).

Cette distinction entre les galops et les dédoublements est importante à établir, parce qu'il s'agit d'une question de diagnostic.

Le rythme avec dédoublement du second bruit est représenté par un dactyle (une longue et deux brèves (_∪∪). C'est le *bruit de rappel* ou de caille, du rétrécissement mitral ; on peut encore l'entendre dans les adhérences générales du péricarde, au début de la péricardite, et dans les anévrismes pariétaux du cœur.

Le rythme avec dédoublement du premier bruit peut être représenté pur une longue entre deux brèves (∪_∪). C'est le *bruit du trot* que j'ai déjà signalé comme appartenant à l'hypertension artérielle et que j'attribue avec d'Espine à la contraction bisystolique du ventricule gauche accomplissant le mouvement systolique en deux temps.

Le *rythme de galop* est représenté par l'anapeste (deux brèves suivies d'une longue(∪∪_). L'explication en sera donnée plus loin. Il se distingue des dédoublements par les caractères cliniques sur lesquels je viens d'insister.

Mais, comme il peut se rapprocher beaucoup du second bruit, on comprend qu'il puisse simuler, dans certains cas, un dédoublement de ce second bruit.

Dans ce dernier cas, l'erreur est encore facile à éviter avec le rétrécissement mitral. Quand il s'agit d'un vrai bruit de galop diastolique, celui-ci s'entend un peu au-dessus de la pointe, il s'accompagne le plus souvent d'hypertrophie du cœur gauche et d'un retentissement diastolique de l'aorte à droite du sternum ; il est souvent symptomatique de néphrite interstitielle ; enfin il constitue moins une sensation auditive qu'une sensation tactile, s'accompagnant du phénomène de rebondissement cardiaque. Dans le rétrécissement mitral au contraire, le dédoublement siège à la base ; le ventricule gauche est plutôt atrophié, il n'y a pas de signes de néphrite interstitielle, pas d'hypertension artérielle, il n'existe pas de rebondissement cardiaque.

D'autres fois, le bruit surajouté du rythme de galop est franchement présystolique ; il se rapproche tellement du second bruit, qu'il ressemble au roulement diastolique du rétrécissement mitral, et ici la confusion entre cette maladie et la néphrite interstitielle dont le bruit de galop est le plus souvent symptomatique, est d'autant plus facile à faire que ces deux maladies sont très dyspnéisantes, et qu'un bruit de galop présystolique peut par la suite devenir diastolique et reproduire ainsi les variabilités extrêmes d'auscultation qui sont, de règle dans la sténose de l'orifice auriculo-ventriculaire. J'ai observé plusieurs cas où cette confusion a pu être commise, où l'on a regardé tour à tour un malade comme atteint de rétrécissement mitral ou de néphrite interstitielle. Il suffit d'être prévenu de ces causes d'erreurs pour les éviter.

L'arythmie produit parfois la sensation d'un *faux* bruit de galop. Souvent, comme d'Espine le fait remarquer, après une série de révolutions cardiaques complètes accompagnées des deux bruits normaux du cœur, on entend le dernier couple de bruits suivi d'un seul bruit (systole avortée, ou faux pas du cœur), puis d'un silence momentané, reproduisant à l'oreille le rythme de galop. Mais ici l'erreur est facile à éviter, parce que ce faux rythme de galop est accidentel et qu'il survient irrégulièrement après quelques révolutions cardiaques.

Il ne faut pas confondre le bruit de galop *gauche*, symptomatique de l'hypertrophie du ventricule gauche dans la néphrite interstitielle, avec le bruit de galop *droit*, symptomatique de la cardiectasie et de l'hypertrophie du cœur droit dans les maladies de l'estomac et de l'intestin, du foie, et de quelques affections de l'appareil respiratoire (emphysème, catarrhe, bronchiqué chronique). Ce dernier a, d'après Potain, son maximum correspondant au ventricule droit vers l'épigastre, au niveau de la

partie inférieure du sternum ; il a pour caractères d'apparaître soudainement, transitoirement chez un sujet dyspeptique sous l'influence d'une
exagération des phénomènes gastriques ; il coïncide avec le retentissement diastolique du second bruit pulmonaire, à gauche de la région
sternale, ce qui est l'indice d'une hypertension dans la petite circulation.
Le pouls, dans le bruit de galop gauche, est dur, plein, serré, concentré,
cordé ; dans le bruit de galop droit, il reste normal, ou il peut être
faible, mou, dépressible, et la pointe du cœur est plus déjetée en
dehors. J'ajoute que la fréquence du bruit de galop *droit* a été singulièrement exagérée. Je le crois très rare, et il semble qu'on l'ait souvent
confondu avec le galop *gauche*, pouvant avoir son maximum d'intensité en dedans de la ligne mamelonnaire, presque vers la droite.

Pour l'explication du bruit de galop gauche, il y a plusieurs théories :

1° *Théorie de Sibson*. — D'après l'opinion de cet auteur (1874), acceptée
ensuite par Barr, Leyden et Peter, le bruit de galop n'est autre chose
qu'un dédoublement du premier bruit résultant du claquement successif
des valvules tricuspide et mitrale, par suite de l'hypertension artérielle
qui modifie et trouble le synchronisme normal de ces deux claquements.
La contraction du ventricule gauche retarde sur celle du ventricule droit,
d'où le dédoublement du premier bruit. — Mais le bruit anormal n'a,
en aucune façon, le timbre et les caractères habituels d'un claquement
valvulaire ; de plus, la dissociation des contractions ventriculaires est
contraire aux enseignements de la physiologie ; enfin, on peut entendre
chez certains malades successivement et dans une même révolution
cardiaque le bruit de galop proprement dit et le dédoublement du premier
bruit. « Et comme il est reçu de tous, que le dédoublement du premier
bruit tient au claquement successif des valvules tricuspide et mitrale, il
faut bien que le bruit de galop ait une cause différente » (Potain).

2° *Théorie d'Exchaquet, Johnson, Kriege et Schmall*[1]. — Le bruit de
galop serait dû à l'exagération d'action de l'oreillette déterminant la
pénétration brusque de l'ondée sanguine dans le ventricule pendant la
période diastolique. Le bruit anormal serait donc produit par l'exagération de la systole auriculaire, et ce mécanisme expliquerait sa production
avant la systole. — Cette théorie a été complètement abandonnée pour
beaucoup de raisons, et surtout parce que le soulèvement précordial ne se
fait pas au niveau de l'oreillette, mais bien dans la région ventriculaire.

3° *Théorie de d'Espine et Bouveret*[2]. — D'après d'Espine, le bruit

---

[1] EXCHAQUET (*Thèse de Paris*, 1875). JOHNSON (*Brit. med. j.*, 1876). KRIEGE, SCHMALL (*Zeitsc.
f. kl. med.*, 1890).

[2] D'ESPINE (*Revue de méd.*, 1883). — BOUVERET et CHABALIER (*Lyon méd.*, 1889).

surajouté serait un bruit systolique, et l'on verrait ainsi se produire à l'état pathologique chez l'homme le même phénomène qui a lieu à l'état normal chez certains animaux, comme chez le cheval, par exemple, où la contraction ventriculaire, au lieu de se faire en une seule fois, s'accomplit en deux ou trois fois. La contraction ventriculaire se composerait donc de plusieurs efforts systoliques nécessaires pour vaincre les obstacles situés à la périphérie du système artériel, par suite de l'hypertension vasculaire. Traube et Rosenstein avaient admis déjà que la systole n'est pas constituée par une secousse unique, mais par une série de plusieurs contractions, et Lépine a cité un cas de systole en deux temps chez un cardiopathe en état d'hypertension artérielle [1].

D'après d'Espine, il serait possible de reconnaître plusieurs degrés dans ce bruit de galop : Au 1er degré, il n'y a pas trace de redoublement du premier bruit, mais celui-ci est rude, prolongé et va crescendo comme intensité et comme tonalité; c'est ce qu'il appelle le premier bruit *renflé ;* il se distingue du murmure mitral qui va, au contraire, en diminuant. Au 2e degré, l'oreille perçoit un double premier bruit dont les deux termes sont à peine dissociés (bruit *de trot*). Au 3e degré, la dissociation du double premier bruit est complète (bruit *de galop*).

Cette théorie est combattue par ceux qui admettent que le choc du galop est diastolique et non systolique, et qu'il est dû à la distension brusque de la paroi, et non à sa simple contraction. On lui objecte les cas assez nombreux où le bruit surajouté se produit au milieu et même au commencement de la diastole.

Bouveret et Chabalier partagent l'opinion de d'Espine, et ils ont démontré par des tracés cardiographiques que pour la production du bruit de galop « la systole ventriculaire présente deux efforts successifs, au lieu d'un seul, comme à l'état normal, et que le double choc de la pointe est précisément la manifestation extérieure de ce double effort systolique ».

*4° Théorie de Potain.* — Après avoir démontré par divers tracés cardiographiques que c'est bien au moment de la présystole que se produit le mouvement anormal donnant lieu à la sensation du bruit de galop, Potain en donne l'explication suivante :

Le bruit surajouté est un *choc de tension diastolique*, déterminé par la pénétration de l'ondée sanguine dans le ventricule au moment de sa diastole, et ce choc résulte de la distension brusque des parois ventriculaires se produisant le plus souvent à la fin de la période diastolique,

[1] Rosenstein (*Deutsch. arch. f. klin. med.*, 1879). — Lépine (*Lyon méd.*, 1880).

au moment de la présystole, c'est-à-dire au moment de la contraction
auriculaire qui termine brusquement le remplissage ventriculaire. Cette
brusque distension ventriculaire n'est que l'exagération de l'état normal,
comme j'ai pu le constater sur une de mes malades atteinte d'ectocardie
et que j'ai présentée à la Société médicale des hôpitaux [1].

À l'état pathologique, cette distension ventriculaire se perçoit à la main
et à l'oreille; elle est le résultat de l'inextensibilité et de la rigidité des
parois ventriculaires, deux conditions réalisées par l'épaississement scléreux du myocarde, ou par son état spasmodique, ou encore par l'épuisement de sa tonicité musculaire. Il en résulte que la paroi n'ayant plus,
pour résister à l'ondée sanguine, que son élasticité seule, entre en tension
au moment précis où celle-ci se produit (fièvre typhoïde, cachexies,
chlorose), etc. La contraction des oreillettes ne joue aucun rôle, et ce qui
vient à l'appui de la théorie de la production du bruit anormal par la
tension de la paroi ventriculaire, est le fait que, dans le cas d'intermittence cardiaque où cette tension est nulle, on voit se produire à la
suite une ou deux révolutions sans bruit de galop [2].

L'inextensibilité de la paroi ventriculaire peut être définitive et *permanente*, auquel cas le bruit de galop reste aussi permanent. Cependant,
par le repos, par le régime lacté et la digitale il a une tendance à diminuer et même à disparaître parce que le repos et le régime lacté abaissent
la tension artérielle, parce que la digitale la régularise et qu'elle ralentit
et fortifie le cœur. Car, il ne faut pas oublier que le plus souvent le
bruit de galop est un indice de fatigue cardiaque.

Cette inextensibilité peut être *passagère* dans plusieurs conditions :
1° dans les cas d'hypertension artérielle simple s'accompagnant, non
seulement de spasme artériel, mais aussi de spasme cardiaque ; 2° dans
les premières périodes de l'artério-sclérose généralisée avec hypertrophie
du cœur ; 3° dans les simples congestions rénales et dans toutes les
néphrites interstitielles indépendantes de l'artério-sclérose. Il en résulte
que le bruit de galop est également passager [3].

---

[1] Un cas d'ectocardie (*Soc. méd. des hôp.*, 1888). — FRANÇOIS FRANCK (*Arch. de Phys.*,
1889.

[2] POTAIN (*Soc. médicale des hôpitaux*, 1875). *Congrès de Grenoble*, 1886. — L'opinion de
FRAENZEL (1881) est simplement à signaler : Le bruit de galop serait un signe révélateur
d'un état asthénique du cœur, et il serait exceptionnel dans la néphrite interstitielle !
C'est là une opinion contre laquelle protestent tous les faits.

[3] DEVIC et TRIPIER (*Traité de pathologie générale*, 1897, t. IV) admettent une autre explication du bruit de galop. D'après eux, à l'autopsie des malades qui ont présenté le galop
« on trouve toujours une hypertrophie plus ou moins marquée du ventricule droit ou
une dilatation ordinairement telle de sa cavité que l'infundibulum distendu forme une
saillie plus ou moins manifeste immédiatement en rapport avec la paroi thoracique, et le
plus souvent cette hypertrophie du cœur droit coïncide avec une hypertrophie notable du
cœur gauche. » Mais, celle-ci ne suffit pas à elle seule pour produire le galop, puisque

La même théorie peut être invoquée pour la production du bruit de galop dans la *péricardite aiguë* et les *anévrismes pariétaux* du cœur.

Celui de la *péricardite* se montre dès le début de l'affection, avant l'apparition des frottements ; il se distingue par conséquent des *faux* bruits de galop pour lesquels le bruit surajouté est constitué par un frottement mésodiastolique ou présystolique, et il n'est certes pas dû, comme l'a dit Maurice Raynaud, à un frottement se montrant pendant le grand silence sous l'influence de la contraction auriculaire. Pour Potain, le mécanisme de sa production est celui-ci : le myocarde perd une partie de sa tonicité par suite de la phlegmasie du feuillet viscéral péricardique ; il en résulte, au moment de la réplétion ventriculaire, un choc de tension diastolique analogue à celui de la néphrite interstitielle. Mais, dans la péricardite, comme dans la fièvre typhoïde et la grippe, comme dans tous les cas où le bruit surajouté est dû à une diminution de la tonicité du muscle cardiaque, le bruit de galop est beaucoup moins accusé que dans ceux où, comme dans l'artério-sclérose, la paroi ventriculaire est atteinte de rigidité et d'inextensibilité.

Dans les *anévrismes pariétaux* du cœur, on peut constater aussi un rythme de galop, le bruit surajouté étant encore produit par la mise en tension de la poche anévrismale. Rendu (1881), a cité un cas où ce rythme avait des caractères particuliers permettant de le distinguer du galop de la néphrite interstitielle. Dans l'anévrisme, en effet, par suite de ses rapports souvent plus immédiats avec la cage thoracique, par suite de l'amincissement de la paroi anévrismale et de son défaut absolu de contractilité, le claquement surajouté peut être à timbre net et éclatant, s'entendant dans une étendue assez considérable, tandis que celui de la néphrite interstitielle présente un timbre sourd et profond. Mais ces différences de timbre, qui tiennent seulement à la constitution différente de la poche anévrismale et de la paroi ventriculaire, n'indiquent certainement pas un nouveau mécanisme dans sa production, et malheureusement cette forme de galop n'est pas assez nettement caractérisée pour permettre un diagnostic, même probable d'anévrisme du cœur.

ces auteurs ne l'ont jamais constaté chez les malades à l'autopsie desquels on trouve un énorme ventricule gauche avec un ventricule droit peu développé. Ce qui prouverait que l'infundibulum dilaté joue un rôle, c'est qu'il correspond précisément au bord gauche du sternum vers les 3e ou 4e espaces intercostaux « où le soulèvement du galop commence avec la contraction ventriculaire ». (Mais alors, le galop ne serait plus diastolique, et comment par cette théorie expliquer les cas nombreux où le bruit surajouté se place au milieu de la diastole ?) En un mot, pour ces auteurs, « on a, avec le galop, une impulsion basilaire accentuée et hâtive due à la saillie formée par l'infundibulum dilaté, et ensuite, comme avec une reprise ou un ressaut, l'impulsion plus forte de la pointe coïncidant avec le bruit systolique suivi du bruit diastolique ». Cette nouvelle théorie, ingénieuse sans doute, et qui n'a pas absolument le mérite de la clarté, a besoin d'être confirmée par les faits.

Sur une malade atteinte d'ectopie cardiaque (ectocardie) que j'ai présentée à la Société médicale des hôpitaux en 1888 et qui se trouvait être
la même que celle qui avait déjà été observée à Colmar en 1877 par
Fr. Franck, des expériences nouvelles ont été faites, et elles ont démontré
une fois de plus le mécanisme de production du bruit de galop diastolique[1]. A la suite de ces expériences, Franck a imaginé une figure que nous
reproduisons, où sont représentées deux révolutions cardiaques et en
regard, les bruits soit normaux, soit pathologiques qui leur correspondent. Sur la première ligne, les deux bruits normaux du début de la
systole et du début de la diastole ; sur la seconde ligne, une variété de
bruit de galop résultant de la projection bruyante, dans le ventricule, du
sang poussé par la contraction de l'oreillette (Or.) (*bruit de galop présystolique*) ; à cette variété est opposé, sur la troisième ligne, le *triple bruit
par dédoublement du premier bruit normal*, ce bruit étant comme
coupé en deux par l'asynchronisme de la tension des valvules auriculo-
ventriculaires droite et gauche. A la 4e ligne, seconde forme de bruit de
galop dû à l'intercalation d'un bruit immédiatement au début de la diastole (*bruit de galop post-systolique*), on peut supposer qu'il s'agit de la
tension brusque et bruyante de la paroi ventriculaire au moment du flot
post-systolique (Fl.). La 6e ligne représente le *bruit de galop médio-diastolique* caractérisé par un choc souvent prolongé, sourd, survenant plus
ou moins exactement au milieu de la diastole (p. 323, fig. 64).

Ainsi, tantôt le bruit de galop se rapproche de la systole (*galop présystolique*), tantôt il s'en éloigne, le bruit surajouté ayant lieu au milieu
du grand silence et pouvant même se rapprocher du second bruit (*galop
diastolique*). Comment expliquer ces faits, et quelle signification pronostique peuvent-ils avoir ?

Nos recherches nous ont appris que, le plus souvent, le mode de contraction de l'oreillette, s'il n'a aucune influence sur la production du
bruit de galop lui-même, peut en avoir sur le moment de sa production.
Si l'oreillette est hypertrophiée et si elle se contracte brusquement
à la fin de la diastole ventriculaire, elle déterminera surtout le galop
présystolique ; si l'oreillette est simplement dilatée avec diminution de
sa contractilité, elle se contractera avec plus de lenteur, et produira le
galop diastolique, lequel sera ainsi d'un pronostic plus sérieux.

D'après Lépine[2], « l'écartement anormal des systoles auriculaire et
ventriculaire aurait parfois une certaine influence sur le mode de production et d'apparition du bruit de galop. A l'état normal, la systole

---

[1] *Comptes rendus du laboratoire* du professeur MAREY (t. III, 1877). — H. HUCHARD.
Soc. méd. des hôp., 1888. — FRANÇOIS-FRANCK (*Arch. de phys.*, 1887).
[2] (*Revue de médecine*, 1882).

de l'oreillette gauche précède d'un temps très court celle du ventricule. Cependant, il est des cas où la systole de l'oreillette s'écarte de
cette dernière, au point d'en être séparée par un intervalle assez long.
Or, cet écartement anormal des systoles auriculaire et ventriculaire expliquerait la production du bruit de galop diastolique. Mais ce n'est pas la
contraction de l'oreillette qui anticipe, c'est celle du ventricule qui retarde,

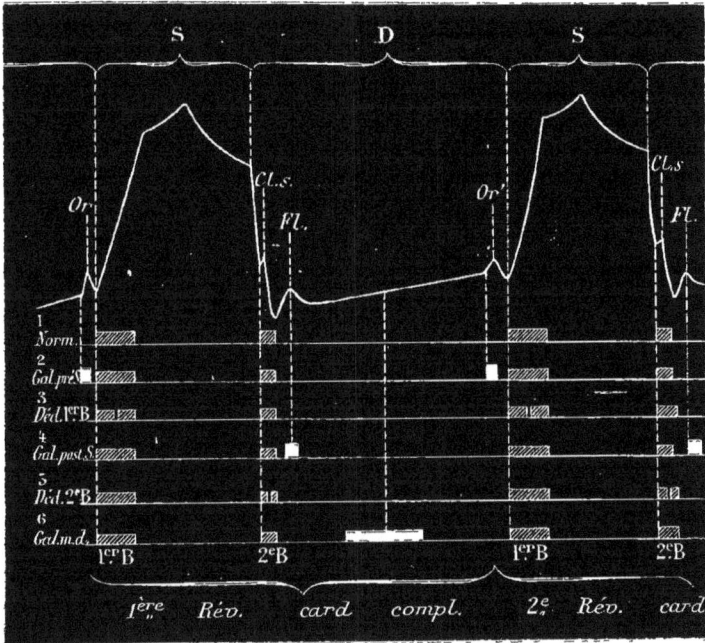

Fig. 64. — Représentation graphique des trois types principaux
du bruit de galop (F. FRANCK).

*Première partie.* — Bruit de galop *présystolique* (ligne 2), en rapport avec la systole auriculaire (Or.), précédant le 1ᵉʳ bruit normal (1ᵉʳ B) et qui ne peut être confondu avec le dédoublement de ce 1ᵉʳ bruit (ligne 3).

*Deuxième partie.* — Bruit de galop *postsystolique* (ligne 4), se produisant au moment du début de la diastole, après la clôture des sigmoïdes Cl. s, en coïncidence avec le flot postsystolique (Fl.) et qui ne peut être confondu avec le dédoublement du second bruit (ligne 5).

*Troisième partie.* — Bruit de galop *méso-diastolique* (ligne 6) occupant plus ou moins exactement le milieu
de la diastole (D) et résultant d'un choc bruyant probablement dû à la tension diastolique de la paroi ventriculaire (voy. fig. 5).

en raison de son énergie devenue insuffisante pour surmonter les obstacles périphériques.

Selon Potain, les modifications dans le moment d'apparition du bruit
surajouté dépendent de la rapidité plus ou moins grande avec laquelle
le cœur se contracte. Quand celui-ci se remplit vite, le bruit est diastolique ; lorsqu'il se remplit lentement, la systole auriculaire est plus

tardive, se rapprochant davantage de la systole ventriculaire, et le galop est plus franchement présystolique.

Pour Cuffer et Barbillon [1], le galop diastolique indiquerait le plus souvent une hypertrophie concentrique du ventricule gauche. Car, dans ce cas, le cœur dont la capacité ventriculaire est diminuée, se remplit plus vite qu'un cœur dilaté, la tension intra-ventriculaire arrive plus rapidement à son maximum, le choc a lieu plus tôt, il se rapproche donc du second bruit. Le galop présystolique indique une hypertrophie excentrique, parce que la capacité du ventricule étant augmentée, son évacuation est plus longue, le bruit surajouté a lieu plus près du premier bruit du cœur, qui peut même devenir soufflant par suite de la dilatation de l'orifice mitral. — Cette théorie n'explique pas les cas assez nombreux où un galop présystolique devient diastolique sur le même sujet, en quelques heures ou en quelques jours.

Avec la théorie un peu exclusive de Potain, qui suppose pour sa production l'altération préalable et l'inextensibilité de la paroi ventriculaire, on comprend difficilement son apparition sous la seule influence de l'hypertension artérielle et dès les premières périodes de l'artério-sclérose, alors que celle-ci est restée limitée aux parois vasculaires et n'a pas encore envahi le cœur. On la comprend mieux avec la théorie de d'Espine et de Bouveret, qui admet la division de la systole en deux temps. Or, les tracés cardiographiques donnent raison à ces deux opinions. Que conclure? C'est qu'il n'y a pas un bruit de galop, mais plusieurs bruits de galop.

Les bruits de galop *diastoliques* (*médio-diastolique*, *présystolique* ou *post-systolique*), faisant immédiatement suite au second bruit, indiquent l'altération scléreuse du myocarde et des reins. Le bruit de galop présystolique coïncide parfois avec la production d'un souffle fonctionnel de la mitrale dû à la dilatation des cavités cardiaques, et avec quelques symptômes d'hyposystolie (léger œdème prétibial, etc.), ce qui en fait un signe de fatigue cardiaque. Enfin il est représenté le plus souvent par deux brèves et une longue (⌣⌣—).

Le bruit de galop *systolique* (ou plutôt *médio-systolique*, puisqu'il fait partie de la systole) ne devient pas et ne peut pas devenir diastolique : il n'est symptomatique que de l'hypertension artérielle et du premier stade de l'artério-sclérose ; il se montre à une période où le cœur est seulement hypertrophié sans être envahi encore par la sclérose dystrophique ; il s'accompagne rarement de souffle fonctionnel de la mitrale ; il a pour caractère sa tendance à apparaître ou à disparaître rapidement sous l'influence des causes capables d'augmenter momentanément la

---

[1] CUFFER et L. GUINON (*Revue de méd.*, 1886). CUFFER et BARBILLON (*Arch. de méd.*, 1887).

pression vasculaire. Ce bruit mérite mieux le nom de *bruit de trot*, et il peut être représenté par une longue entre deux brèves (◡₋◡).

Ce bruit de trot (systolique) signifie faiblesse relative du cœur par augmentation des résistances périphériques. Le bruit de galop (diastolique) est un signe d'artério-sclérose à sa seconde ou troisième période ; il signifie encore faiblesse du cœur, non seulement par augmentation des résistances périphériques, mais aussi et surtout par diminution de la force contractile du cœur.

Mais il ne s'agit toujours que d'une faiblesse *relative* du cœur, ayant à lutter contre la tension artérielle. Cela est si vrai que le galop disparaît dans des conditions opposées : à la dernière période de l'asthénie cardiaque, ce qui est un mauvais signe, ou encore lorsque le cœur peut recouvrer un peu de sa force contractile sous l'influence de la digitale par exemple, ce qui est d'un pronostic favorable. Le repos peut aussi faire disparaître le bruit de galop. Mais ce qui contribue le plus à ce résultat, c'est l'administration du régime lacté exclusif, tandis que l'alimentation ordinaire par la viande augmente toujours le bruit de galop par suite de l'action vaso-constrictive des toxines alimentaires. Le régime lacté doit être continué jusqu'à la disparition, non seulement du bruit de galop, mais aussi de la tachycardie ; car, tant que celle-ci persiste, le galop reste imminent.

Enfin, l'arythmie masque le bruit de galop sans le faire disparaître, et l'on comprend parfaitement qu'il en soit ainsi dans tous les cas où, sous l'influence d'un épanchement péricardique par exemple, le cœur s'éloigne plus ou moins de la paroi précordiale. On comprend moins que la pleurésie gauche produise le même effet, comme Devic et Tripier le pensent.

VOUSSURE, CHOC PRÉCORDIAL, MATITÉ CARDIAQUE

La *voussure* précordiale est peu accusée, beaucoup moins que pour le cœur rénal où l'hypertrophie est considérable.

Cette voussure précordiale est ordinairement en rapport avec l'accroissement de volume du cœur ; mais, il importe de ne jamais confondre celui-ci avec l'hypertrophie de l'organe. L'augmentation de volume tient à trois causes différentes qui marquent souvent les étapes successives de la maladie que nous étudions. L'anatomie pathologique nous a démontré que l'hypertrophie simple du myocarde (que j'appelle *myo*-hypertrophie pour la distinguer de la pseudo-hypertrophie scléreuse plus tardive) est le résultat de l'artério-sclérose périphérique, beaucoup plus que de la sclérose intra-cardiaque qu'elle précède le plus souvent. Aux périodes

suivantes, l'augmentation de volume est produite par l'hyperplasie
conjonctive (*scléro*-hypertrophie cardiaque), et ensuite par la tendance
consécutive du cœur à la dilatation (*cardiectasie*). L'examen du choc
précordial permet le plus souvent d'établir le diagnostic de ces divers
états du myocarde et des cavités cardiaques, et ce diagnostic renferme
par lui-même une indication pronostique d'une certaine importance ; car
si la myo-hypertrophie est favorable, il n'en est pas de même de la
scléro-hypertrophie et de la dilatation du cœur qui montrent déjà une
diminution de résistance des parois cardiaques.

Le *choc précordial*[1] est intéressant à étudier. On le trouve, au début
de l'affection (*myo-hypertrophie cardiaque*), plus bas qu'à l'état normal,
vers le cinquième espace intercostal, sur le prolongement et parfois
un peu en dehors de la ligne mamelonnaire ; il se fait avec force,
la pointe se détachant ensuite rapidement et brusquement de la paroi, ce
qui donne la sensation du cœur impulsif. D'autres fois, à une période plus
avancée (*cardiectasie*), ce choc est étalé sur une assez large surface, la
projection de la pointe et du ventricule gauche se faisant sentir dans
plusieurs espaces intercostaux, et jusqu'à la région épigastrique. A une
dernière période de l'affection, quand la dégénérescence myocardique
est un fait accompli (*scléro-hypertrophie cardiaque*), le choc précordial
est remplacé par une faible ondulation (choc *ondulatoire*) ou même il
peut avoir entièrement disparu. C'est là un symptôme d'une certaine
importance, et il est intéressant de constater l'absence complète du
choc précordial avec le pouls radial relativement fort et presque vibrant.

D'autres fois, et cela particulièrement au début de la maladie, on
observe un phénomène inverse déjà signalé dans notre travail sur
la myocardite varioleuse : *le désaccord entre la faiblesse apparente
du pouls et la force des battements cardiaques*. Ce signe avait été en
partie indiqué par Corvisart :

« Avec un ventricule gauche aussi dilaté et d'une aussi grande
épaisseur, le malade aurait dû avoir le pouls très large, très dur et
très fort, puisque tous les orifices vasculaires étaient aussi très libres.
Cependant, il était petit, serré, concentré, faible, irrégulier, et parfois
intermittent ; ce qui s'explique fort bien par la dureté élastique de la

---

[1] Dans ces derniers temps, la production du choc précordial, telle qu'elle a été établie
par les expériences cependant décisives de CHAUVEAU et MAREY, a été combattue en France
et à l'Étranger. Il faut s'en tenir au résultat de ces expériences : la systole des oreillettes
se produit un peu avant celle des ventricules (ce que tout le monde admet naturellement) ;
mais l'*oreillette est déjà en diastole* quand se produisent la contraction ventriculaire et le
choc précordial. La propulsion de la pointe du cœur ne se fait, ni par la systole auriculaire seule, ni par la systole ventriculaire succédant à la systole auriculaire. Si cette
opinion était vraie, il y aurait deux chocs au lieu d'un, ce qui est inexact.

partie gauche du cœur et de la cloison de ces ventricules, qui ne devait permettre à ce viscère qu'une contraction pénible, très difficile, et nécessairement très incomplète. »

« Si les battements du cœur, dit Gendrin, sont énergiques et que cependant le pouls ne donne à l'exploration que des diastoles artérielles courtes et faibles, ce défaut de rapport peut se rapporter à certaines maladies du cœur. Ainsi, dans la cardite, les systoles du cœur sont énergiques et se décèlent par des chocs très forts sur les parois du thorax, et cependant les diastoles artérielles sont faibles, incomplètes et quelquefois si peu prononcées, que le pouls est comme ondulant et vermiculaire. Il semble, dans ces cas, que toute la violence des contractions du cœur, perçue à l'exploration de la région précordiale, ne consiste que dans le choc du cœur, puisque l'action expulsive que cet organe doit exercer sur le sang qui arrive dans ses ventricules est véritablement presque nulle[1]. »

Ce désaccord entre la force des systoles cardiaques et celle des diastoles artérielles, désaccord sur lequel Aran a encore insisté en 1857, n'est pas un symptôme spécial à la cardio-sclérose, puisqu'il peut s'observer encore dans certaines péricardites, dans les myocardites aiguës des fièvres, dans le rétrécissement aortique. Sa valeur est donc très restreinte.

La *matité cardiaque* est augmentée, à un moindre degré que dans le cœur rénal, et cette augmentation de la matité est permanente ou paroxystique. Dans les deux cas, elle porte sur les diamètres vertical et transversal, la pointe du cœur est abaissée et un peu déplacée en dehors jusqu'au cinquième et même sixième espace intercostal, au-dessous de la ligne mamelonnaire, et la matité atteint ou dépasse le bord droit du sternum. Mais souvent, et d'une façon rapide, sous l'influence des accès dyspnéiques ou des obstacles de la périphérie circulatoire, il se produit rapidement une cardiectasie aiguë se traduisant par l'augmentation assez considérable de la matité cardiaque, laquelle détermine promptement la production d'une congestion œdémateuse à la base des poumons, et d'un œdème prétibial toujours peu accentué. Cette tendance à la cardiectasie constitue un symptôme des plus intéressants à constater et dont la fréquence est en rapport avec la loi suivante :

*Toute cardiopathie artérielle est en imminence de dilatation cardiaque.*

La dilatation se produit aux dépens de toutes les cavités cardiaques, et surtout du ventricule gauche que l'anatomie pathologique montre toujours plus altéré. La facilité de sa production est en rapport avec l'atrophie ou la disparition des fibres musculaires qui ne peuvent plus

[1] GENDRIN. Leçons sur les maladies du cœur. Paris, 1841.

réagir contre la pression sanguine, au point même que l'on peut voir se produire des dilatations partielles des parois[1].

## VARIÉTÉS DU POULS

Au début de l'affection, le *pouls* est serré, concentré, tendu, cordé, parfois vibrant. Mais plus tard, surtout à la fin de la seconde, et pendant tout le cours de la troisième période, il devient le plus souvent irrégulier, inégal, faible et intermittent.

Un fait intéressant, sur lequel j'ai depuis longtemps appelé l'attention,

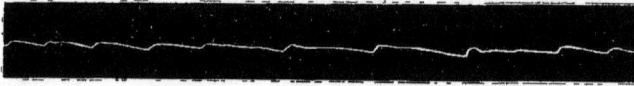

Fig. 65. — Pouls serré concentré, cordé avec hypertension artérielle.

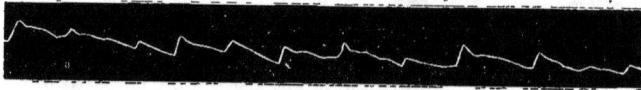

Fig. 66. — Pouls cordé avec hypertension artérielle et irrégularités cardiaques (stade plus avancé).

c'est l'*inégalité des deux pouls-radiaux*, celui de gauche restant toujours plus faible que celui de droite, alors qu'il est impossible d'expliquer cette anomalie par l'existence d'une ectasie anévrismale de l'aorte. Il est probable qu'elle est due à la lésion plus fréquente et plus accusée de la sous-clavière gauche.

Dans les cardiopathies artérielles à type valvulaire, lorsque la lésion scléreuse de l'aorte a altéré la valvule mitrale[2] au point de produire à l'auscultation un bruit de souffle très fort et propagé jusqu'à l'orifice aortique (souffle que j'appelle *mitro-aortique*), le pouls offre à la fois, par son irrégularité et la brusquerie de sa ligne d'ascension avec crochet,

---

[1] CORVISART, s'appuyant sur des vues théoriques erronées, avait admis une opinion contraire : « La substance du cœur, dans cette affection (endurcissement du tissu musculaire du cœur) est privée de sa dilatabilité et de sa contractilité ; propriétés qui ne peuvent plus s'exercer, parce que les fibres du cœur sont, en quelque sorte, solidifiées, et forment une masse inextensible, incapable, par conséquent, de dilatations et de contractions, ou, si ces mouvements ont lieu, ce ne peut être que très imparfaitement. »

Pendant les accès de dyspnée ou immédiatement après, Rosenbach a constaté l'existence de *battements anormaux dans la région du deuxième ou troisième espace intercostal gauche*, près du sternum. C'est là un symptôme d'une valeur douteuse dans le cours de la cardio-sclérose.

[2] Voir, page 439, la figure représentant la lésion scléreuse mitro-aortique.

les caractères du pouls mitral et aortique, quoique, dans ces cas, il soit absolument impossible de constater le moindre souffle d'insuffisance aortique, fonctionnelle ou organique.

Voici quelques tracés de ce pouls pris sur plusieurs malades atteints d'insuffisance mitrale artérielle (fig. 67, 68 et 69).

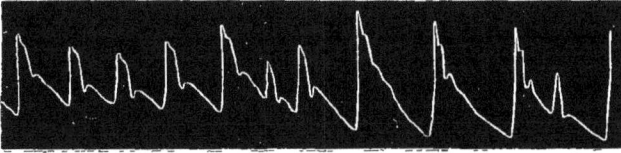

Fig. 67. — Cardiopathie artérielle arythmique avec souffle mitral permanent, sans aucun souffle diastolique de l'aorte (malade observé pendant quatre années).

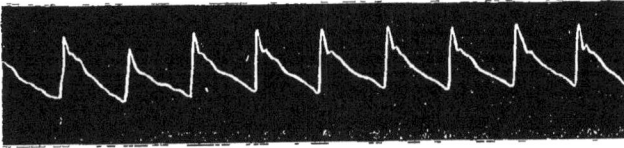

Fig. 68. — Cardiopathie artérielle avec souffle mitral permanent très intense se propageant dans l'aisselle et jusque vers la partie interne du 3ᵉ espace intercostal droit. Léger prolongement diastolique de l'aorte.

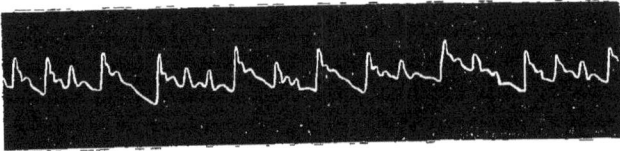

Fig. 69. — Cardiopathie artérielle arythmique avec souffle mitral intense.

En comparant le tracé d'une insuffisance mitrale endocardique (fig. 70) avec les précédents, on voit les grandes différences qui les séparent

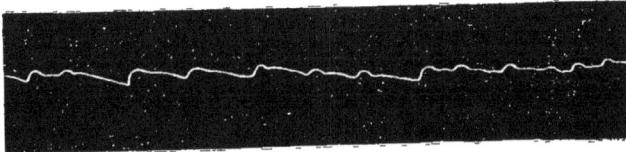

Fig. 70. — Cardiopathie valvulaire (insuffisance mitrale, d'origine endocardique).

(élévation et verticalité de la ligne d'ascension, tendance à la régularité de l'arythmie, etc., dans les trois premiers ; faible élévation et obliquité de la ligne d'ascension, irrégularités sans règle, dans le dernier.)

Au début de la maladie et dans son cours, alors que la tension artérielle reste élevée, on observe le signe de la *stabilité du pouls*, non
encore signalé et qui a cependant une certaine importance, puisqu'il est
l'indice d'une hypertension assez accusée. On sait que Graves, sans en
déduire aucune conséquence pratique, avait remarqué qu'à l'état normal,
le chiffre des pulsations diminue physiologiquement de 6 ou 10, lorsque
l'on passe de la station verticale à la situation horizontale. Or, j'ai
remarqué que, dans tous les cas où la tension sanguine est exagérée, cet
écart des pulsations tend à disparaître. Si, par exemple, le nombre de
celles-ci est de 80 dans la station debout, avec le bras pendant, il reste
sensiblement le même, lorsqu'on a fait coucher le malade, avec le bras
élevé. La stabilité du pouls est donc un signe permettant de constater et
de mesurer assez fidèlement l'hypertension artérielle.

Il n'en est pas de même dans tous les cas où la tension sanguine est
abaissée. Alors, l'écart des pulsations dans les deux positions augmente
encore, proportionnellement avec le degré de l'hypotension vasculaire.
Le pouls est parfois *instable*, c'est-à-dire que, sous l'influence du moindre
mouvement, de l'action de changer de position dans le lit, de passer
de la station verticale au décubitus horizontal, il s'accélère rapidement au point d'élever rapidement, et d'un instant à l'autre, le chiffre
des pulsations de 80, de 90 à 110 et même 120. Chez une malade
atteinte d'aortite et d'artério-sclérose cardiaque arrivée à la période
d'asystolie, ce caractère était très accentué ; on n'avait qu'à la faire
mettre sur son séant, qu'à la faire lever pour voir le pouls monter rapidement de 90 ou 100 à 120 et même à 130 pulsations par minute.

D'après Duclos (de Tours) [1] l'affaiblissement du myocarde et de
la systole ventriculaire est le premier indice de la cardio-sclérose
primitive, et se manifesterait de bonne heure par la *diminution de la
récurrence radiale*. Ce signe est réel. Mais, comme la cardio-sclérose
se traduit tout d'abord par l'hypersystolie et l'hypertension artérielle,
il n'est pas toujours un symptôme *précoce* de cette maladie, d'autant
plus que l'artério-sclérose du cœur ne précède pas toujours celle
des autres organes. Il est plus juste de penser que la diminution
de la récurrence radiale due à l'affaiblissement du myocarde est un
phénomène relativement *tardif* de la cardio-sclérose. Quand il est précoce,
ce signe s'explique par l'existence des lésions au niveau des éperons et
des bifurcations des vaisseaux. On conçoit alors qu'à ce niveau, la circu-
lution puisse être ralentie ou entravée par les voies collatérales.

[1] *Journ. des Praticiens*, 1889.

Les autres variations du pouls seront étudiées plus loin, au sujet des modifications du rythme cardiaque, et celles-ci ont une grande importance dans la symptomatologie de la cardio-sclérose.

## Auscultation du cœur et de l'aorte

Le *retentissement diastolique de l'aorte* est déjà connu, et je n'ai pas à y revenir. A la base, le premier bruit peut être encore sec et parcheminé, et j'ai parlé d'un souffle diastolique, symptomatique d'une insuffisance fonctionnelle des valvules semi-lunaires. Dans la maladie que nous étudions, il est certain que les souffles valvulaires n'ont pas une grande importance. D'abord, ils sont le plus souvent absents ; mais l'artériosclérose du cœur à type myocardique peut produire par elle-même des souffles valvulaires à l'orifice mitral. Alors, il s'agit d'insuffisance *fonctionnelle* de cet orifice, laquelle survient dans deux conditions différentes :

*a*. D'abord, sous l'influence de la dilatation du cœur. Comme celle-ci est le plus souvent aiguë et temporaire, il en résulte que l'insuffisance et son souffle accusateur sont également temporaires ; elle paraît et disparaît avec la cardiectasie qui lui a donné naissance, mais elle peut persister lorsque cette dernière persiste également.

*b*. Ensuite, dans l'artério-sclérose de la pointe, une des localisations fréquentes de cette lésion, il peut se produire une insuffisance fonctionnelle par suite de la faiblesse de la paroi, qui donne insertion aux piliers valvulaires. La lésion étant alors permanente, l'insuffisance de l'orifice ventriculaire et son souffle systolique tendent à persister.

Dans une autre série de cas, la lésion scléro-athéromateuse a envahi à la fois les appareils valvulaire et musculaire du cœur. Il en résulte, à l'orifice mitral, une insuffisance *organique* qui se traduit par un souffle systolique en jet de vapeur, et à l'orifice artériel, un rétrécissement sous-aortique ou aortique, ou encore une insuffisance aortique.

Mais, comment distinguer le souffle de l'insuffisance mitrale fonctionnelle de celui de l'insuffisance organique ? On a dit que le premier est plus fort que le second. Cela est vrai, mais non toujours. D'une façon générale, le souffle fonctionnel de la mitrale se produit rapidement, on l'entend naître souvent sous l'oreille, il est plus localisé, se propage moins, très rarement vers la région dorsale, comme cela est de règle pour les souffles mitraux organiques ; enfin, il disparaît souvent ou s'atténue notablement après l'administration de la digitale, tandis que le fait contraire se produit pour les souffles organiques.

#### 4° Symptômes cardio-vasculaires fonctionnels

Après l'étude des symptômes pulmonaires, cervico-aortiques et cardio-vasculaires, vient celle des symptômes cardiaques fonctionnels dont l'importance est grande.

### PALPITATIONS, TACHYCARDIE, PRÉCORDIALGIE

Au début de la cardio-sclérose, les malades ont d'assez fréquentes *palpitations*, qui ont parfois pour caractère d'être douloureuses et angoissantes. Quand elles sont nocturnes, elles sont souvent d'origine gastrique, par hyperchlorhydrie. D'autres fois, elles sont simplement subjectives, et les malades s'en plaignent, alors qu'on ne constate aucune augmentation de l'impulsion cardiaque. Souvent, elles sont d'origine aortique, dues au développement d'une aortite concomitante à son début, et alors ces palpitations qui surviennent sous forme de véritables crises, sont le résultat d'accès de vaso-constriction périphérique et s'accompagnent de symptômes de refroidissement des membres.

Plus souvent, le cœur est accéléré, et cette *tachycardie* (100 à 130 pulsations, rarement plus) est permanente ou revient seulement par accès ; elle existe avec ou sans bruit de galop ; mais il faut se rappeler que le bruit de galop n'existe ordinairement pas sans tachycardie et qu'il est souvent masqué par l'arythmie.

La tachycardie s'observe ici dans une maladie où la tension artérielle est très élevée, ce qui est en désaccord flagrant avec la loi de Marey : *La fréquence du pouls est en raison inverse de la tension artérielle.* C'est ce qui explique pourquoi la compression de l'aorte, la station couchée (Sénac, Guy, Graves) augmentent la tension artérielle et ralentissent le pouls, pourquoi une grande hémorragie l'accélère. Mais, dans l'artério-sclérose cardio-rénale, la tension artérielle est très haute et le cœur précipite ses battements. Pourquoi? On ne peut invoquer, d'après Marey, l'opinion de Haller et de Barckley, lesquels pensent que le cœur s'accélère en raison des obstacles qu'il trouve devant lui ; on ne peut attribuer non plus la tachycardie à deux causes principales : l'évacuation rapide du ventricule ou son remplissage incomplet, car alors il y a, dans ces deux cas, abaissement de la tension artérielle.

Grasset voit dans cette « fréquence paradoxale du pouls » un élément

de diagnostic et de pronostic, et il pose en principe que, dans les cas
où *la fréquence du pouls est paradoxale, l'appareil neuro-musculaire
de la circulation n'est pas normal et intervient dans la production du
phénomène.* Voici son explication très ingénieuse (1898) :

« La tension et la vitesse du sang sont fonctions de deux facteurs qui
peuvent, suivant les cas, agir simultanément ou séparément. Ces deux
facteurs sont : la résistance périphérique et l'impulsion centrale, la contraction vasculaire et la contraction cardiaque, le cœur périphérique (ou
de résistance) et le cœur central (ou d'impulsion) ; l'analyse et la détermination du rôle respectif de chacun de ces éléments dans chaque cas
particulier intéressent le clinicien au plus haut point. Quand le trouble
pathogène porte exclusivement sur la périphérie, les choses devront se
passer conformément à la loi de Marey, parce qu'alors le centre neuro-
musculaire étant intact, il réagira suivant les lois physiologiques. Ainsi,
s'il y a augmentation dans la résistance périphérique, il y aura hypertension, et le pouls sera ou normal ou augmenté de fréquence. Dans tous
ces cas, il n'y aura donc pas de fréquence paradoxale du pouls.

« Les choses se passeront autrement s'il n'y a plus intégrité de l'appareil central de la circulation, et j'entends par appareil central de la
circulation, le myocarde et son système nerveux (nerfs cardiaques et leurs
centres). La loi de Marey ne s'y appliquera plus, puisqu'elle ne vise que
l'animal sain et complet, et on aura la fréquence paradoxale du pouls. »

Nous avons déjà dit que cette tachycardie n'est pas aussi « paradoxale »
qu'elle le paraît, et qu'elle s'explique plus simplement par une sorte de
moyen de défense utilisé par le cœur contre une hypertension considérable et prolongée. Celle-ci met en jeu, en effet, l'action du nerf dépresseur du cœur, en excitant ses expansions terminales, d'où la tachycardie.

Dans ces conditions, l'indication est la suivante : il faut combattre,
d'une part, l'état de resserrement et de tension du système artériel, et
d'autre part, la faiblesse du cœur. Les iodures, la nitroglycérine, le
tétranitrate d'érythrol sont des médicaments qui agissent favorablement
sur l'hypertension artérielle d'origine périphérique ; il faudra les associer
à la spartéine ou à la caféine, dans le but de relever la force défaillante
du cœur, et Grasset recommande une formule analogue à celle que
nous avions déjà conseillée : eau, 300 grammes; iodure de sodium,
5 grammes; sulfate de spartéine, 0,50 centigr. (Deux à quatre cuillerées
à potage par jour.)

D'après Rosenbach, il existerait parfois un peu de *sensibilité* à la
pression dans un point circonscrit de la fosse sus-claviculaire. Je ne
partage pas cette opinion, pas plus que celle de Peter, Juhel-Rénoy et

Rigal, qui attribuent à des foyers douloureux provoqués par la pression du doigt et situés au cinquième espace intercostal gauche, ou sur le trajet des phréniques, une grande importance au point de vue du diagnostic des myocardites chroniques. C'est là une erreur. Souvent, ces points douloureux existent dans le cours des affections valvulaires en l'absence de toute lésion myocardique. Symptôme banal chez les anémiques, les chlorotiques et surtout chez les femmes atteintes si souvent de névralgie intercostale gauche, cette *précordialgie* n'est pas un symptôme de myocardite ; tout au plus existe-t-elle dans les affections du myocarde compliquées de péricardite sèche, et dans ce cas, elle est un signe révélateur de cette complication, mais nullement de l'affection primitive.

A la fin de la maladie, surtout dans la forme angineuse grave, lorsque les attaques sténocardiques sont subintrantes et constituent ce que j'appelle « l'état de mal angineux », on voit se développer une hyperesthésie cutanée et musculaire de toute la région précordiale se propageant jusqu'à l'épaule et au bras gauche. En dehors de ces cas, *le cœur artério-scléreux n'est pas douloureux à la pression de la paroi thoracique.* Lorsque les douleurs existent, elles prennent le caractère angineux, elles ne sont pas provoquées par la pression, mais par la marche[1].

### MODIFICATIONS RYTHMIQUES DU CŒUR

Sur les *modifications de rythme* du cœur, les auteurs sont loin d'être d'accord. Pour Fraenkel, le « cœur artério-scléreux est toujours régulier ». Pour Juhel-Rénoy et Rigal, « la régularité des systoles est la règle dans la myocardite scléreuse non valvulaire, l'arythmie est l'exception », et quand celle-ci se montre dès les premières périodes, ces deux auteurs la regardent comme un fait exceptionnel dépendant des conditions d'innervation cardiaque particulières à quelques individus. Bard et Philippe disent, au contraire, que dans la presque généralité des cas, l'arythmie devient, par sa fréquence, un signe « d'une importance capitale » dans la myocardite interstitielle.

La vérité existe entre ces deux affirmations si contraires.

Dans certains cas — et cela probablement en raison des localisations

---

[1] Sous le nom de « *point de côté des artério-scléreux* », A. WEBER a décrit un syndrôme clinique assez nettement caractérisé chez les malades atteints de sclérose artérielle, par une douleur pongitive et parfois angoissante avec exacerbations nocturnes, siégeant entre le quatrième et le huitième espace intercostal, et ne cédant qu'à l'action des médicaments vaso-dilatateurs, comme la trinitrine et les iodures. On croit souvent à une simple névralgie intercostale ou à un rhumatisme musculaire, tandis qu'il s'agit d'une sténose des artères intercostales, soit par spasme de ces vaisseaux, soit par le fait de leur lésion athéromateuse, comme les autopsies le démontrent. (*Journal des Praticiens*, 1897.)

myocardiques dont je parlerai plus loin et dont j'ai fait mention à propos de l'anatomie pathologique — l'arythmie est le symptôme prédominant de la cardio-sclérose, à ce point qu'elle peut contribuer à constituer une forme de la maladie. Mais, d'autres fois, pendant toute la durée de celle-ci, on ne constate que quelques rares modifications du rythme cardiaque. Cependant, cette arythmie doit être décrite, parce qu'elle appartient à l'histoire clinique de l'artério-sclérose du cœur.

Comme celle-ci s'accompagne de lésions myocardiques bien plus profondes que dans la « myocardite interstitielle inflammatoire », et que l'arythmie est souvent consécutive à l'altération de la fibre cardiaque, on comprend difficilement que Bard et Philippe aient pu écrire : « La plupart des faits, et par suite des symptômes que l'auteur (H. Huchard) rapporte à la forme arythmique de l'artério-sclérose du cœur, appartient à la myocardite interstitielle inflammatoire. » Pourquoi? Les auteurs ne le disent pas.

Schmaltz (de Dresde) parle d'une sorte d'arythmie *sénile* presque physiologique, existant normalement, sans artério-sclérose appréciable, chez la plupart des personnes ayant dépassé la soixantaine. A cette affirmation d'arythmie sénile sans lésions manque le contrôle des recherches nécroscopiques. On nous accordera que c'était par là qu'il fallait commencer avant d'affirmer, et que l'auteur a émis une hypothèse sans valeur scientifique, puisqu'elle n'est pas vérifiée par les faits.

Pour notre part, nous avons observé souvent cette « arythmie sénile », mais alors il y avait toujours à l'autopsie des lésions du myocarde pour l'expliquer. Cette arythmie des vieillards peut constituer pendant un assez grand nombre d'années le seul symptôme d'une affection du myocarde qui se révèle et se démasque souvent sous l'influence d'une maladie aiguë, d'une pneumonie, d'une affection grippale, comme nous en avons cité des exemples. L'arythmie sénile n'est donc pas un fait physiologique, et bien avant l'auteur allemand, Andral, dès 1834, avait signalé des faits semblables dans les lignes suivantes :

« Ce qu'il y a de certain, c'est que beaucoup de vieillards présentent pendant plusieurs années, un pouls très irrégulier, sans avoir d'ailleurs ni dyspnée, ni hydropisie. Cependant, chez la plupart d'entre eux, il arrive une époque où la respiration devient gênée, leurs jambes s'infiltrent, et ils meurent hydropiques. »

Au degré le plus élevé, l'arythmie cardiaque est caractérisée par des battements d'inégale intensité se succédant à des intervalles inégaux et séparés par des intermittences vraies. Il en résulte un désordre tumultueux que Bouillaud a heureusement traduit par le mot de *folie du cœur (delirium cordis)*, car « ce trouble cardiaque est, jusqu'à un certain point pour les fonctions du cœur, ce qu'est pour les fonctions du cerveau, le délire, l'aliénation mentale ».

D'autres fois, l'arythmie porte plus sur le nombre des contractions cardiaques que sur leur force. Il se produit une série de pulsations rapides et précipitées, terminées par une ou plusieurs pulsations ordinairement plus fortes et surtout plus lentes. *(Arythmie d'après le nombre.)*

Il y a aussi des arythmies qui portent sur la force inégale de ces mêmes contractions cardiaques. *(Arythmies d'après la force.)*

Il en est d'autres en vertu desquelles la forme du tracé sphygmographique peut changer d'un moment à l'autre, le pouls prenant rapidement les caractères successifs ou simultanés du pouls mitral et aortique (pouls *mitro-aortique)*. Ce sont là des *arythmies d'après la forme*, lesquelles méritent mieux le nom d'*inégalités cardiaques* (pulsus inæqualis).

Ces trois formes d'arythmie, dans le nombre, la force et la forme des contractions cardiaques, s'associent le plus souvent chez le même malade, et restent rarement isolées.

On observe encore des *intermittences* vraies ou fausses, des *faux pas* du cœur. Lasègue a insisté avec beaucoup de raison sur la distinction clinique entre les intermittences vraies (caractérisées par la suspension d'une ou deux contractions cardiaques) et l'arythmie. Les intermittences fausses (caractérisées par des systoles avortées trop faibles pour se faire sentir au pouls radial), appartiennent au contraire au groupe des arythmies. Il y a aussi une différence à établir entre les intermittences *conscientes* ou *inconscientes*, les premières bien perçues par les malades, et parfois sous forme de sensation angoissante très rapide que malades et médecins confondent assez souvent avec des sensations angineuses. J'ai remarqué que les intermittences inconscientes comportent un pronostic plus sérieux que les premières. Quelquefois, ces intermittences sont rythmées, survenant après un certain nombre de contractions cardiaques, lequel est sensiblement le même.

Mais, il ne faut pas trop se hâter de mettre l'arythmie et surtout les intermittences sur le compte d'une cardiopathie artérielle ou valvulaire ; elles peuvent être d'origine gastrique ou tabagique, même dans le cours d'une cardiopathie confirmée. C'est dans ces cas qu'on abuse de la digitale et de médicaments cardiaques, quand le traitement de la cause (tabac, dyspepsie, etc.) est seulement indiqué.

Ces faits m'amènent à mentionner une forme d'arythmie que j'ai étudiée pour la première fois en 1897, sous le nom d'*arythmie palpitante* et dont la description et la pathogénie trouveront leur place au sujet du rétrécissement mitral des artério-scléreux.

Il s'agit jusqu'alors d'arythmies irrégulières. Mais on observe encore dans la cardio-sclérose des arythmies cadencées (*allorythmies*), et parmi ces dernières, une mention spéciale doit être réservée au *rythme couplé du cœur*, au *pouls alternant*.

Voici en quoi consiste le *rythme couplé du cœur* :

Deux révolutions cardiaques se succèdent assez rapidement, l'une forte et l'autre faible, la première perceptible au pouls radial, la seconde à peine ou nullement perceptible et seulement appréciable au sphygmographe. Mais, si la seconde systole cardiaque n'est pas sensible au pouls radial, elle l'est presque toujours aux carotides et au cœur lui-même. Il en résulte que l'auscultation de cet organe révèle un nombre de systoles double des pulsations radiales, et pour 80 soulèvements de la pointe, le pouls atteint seulement le chiffre de 40. La seconde systole, la plus faible, suit de très près la première, mais elle est relativement plus éloignée du couple suivant. Donc, les deux éléments du couple sont séparés par un très petit silence, tandis que chaque couple est séparé de l'autre par un plus grand silence.

La seconde systole peut conserver encore assez de force pour être transmise, quoique faiblement, au pouls radial (*pouls bigéminé*).

Quelquefois, les deux pulsations composant chaque couple sont presque égales, la seconde étant presque aussi forte que la première. Enfin, on peut observer des rythmes couplés, dans lesquels la seconde pulsation de chaque couple est plus forte que la première, mais ces faits sont d'une extrême rareté, et c'est toujours la première pulsation qui est la plus forte.

Voici plusieurs tracés de rythme couplé, recueillis sur nos malades :

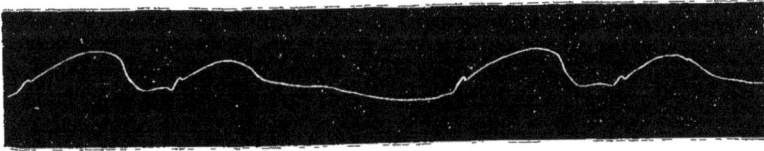

Fig. 71. — Tracé cardiographique d'un rythme couplé. (Mouvement lent de l'appareil.) (Cardiopathie artérielle arythmique.)

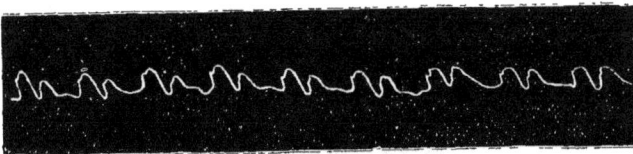

Fig. 72. — Tracé cardiographique d'un rythme couplé. (Mouvement plus rapide de l'appareil.) Cardiopathie artérielle arythmique. — Même malade.)

H. HUCHARD. — Maladies du cœur, 3e édition.                              22

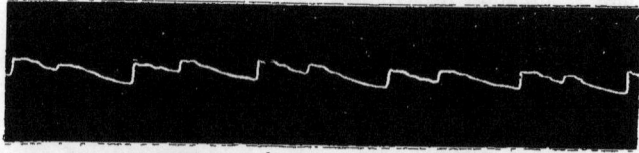

Fig. 73. — Tracé sphygmographique d'un rythme couplé.
(Athérome artériel. Pouls-lent transitoire).

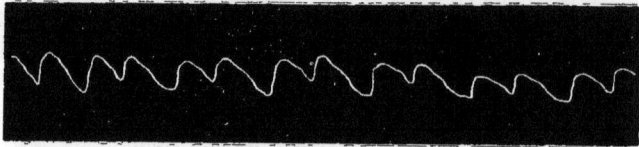

Fig. 74. — Tracé sphygmographique d'un rythme couplé au début.
(Cardiopathie artérielle arythmique).

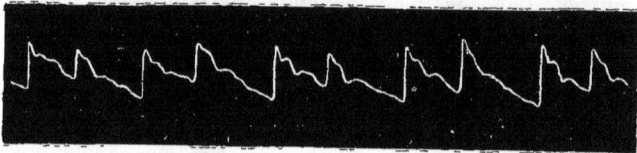

Fig. 75. — Tracé sphygmographique d'un rythme couplé.
(Cardiopathie artérielle arythmique. — Même malade que pour la figure 74.)

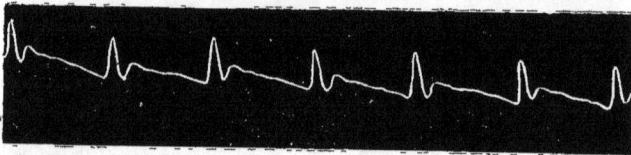

Fig. 76. — Tracé sphygmographique d'un rythme couplé sans pouls bigéminé. Apparence
de pouls lent, la seconde systole faible n'étant pas perceptible au pouls (45 pulsations
radiales pour 90 contractions cardiaques).
(Rythme couplé après l'administration de la digitale chez un cardiopathe artériel à
forme mitro-aortique).

Le rythme peut être *tricouplé*, composé de trois éléments accouplés, de
trois systoles presques égales, ou d'une systole forte et de deux systoles

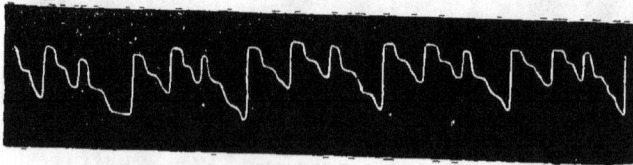

Fig. 77. — Rythme tricouplé et pouls trigéminé. (Cardiopathie artérielle.)

faibles; ces deux dernières peuvent ne pas se faire sentir au pouls radial, ce qui donne l'apparence d'un grand ralentissement du pouls, ou la

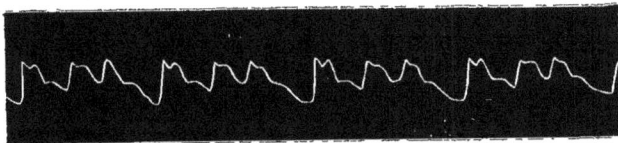

Fig. 78. — Autre variété de rythme tricouplé.

seconde est seulement perceptible, enfin les deux systoles faibles correspondent à deux pulsations faibles (pouls *trigéminé*).

Le rythme couplé et le rythme tricouplé peuvent alterner régulièrement. C'est le rythme couplé et tricouplé *alternant;* mais, on remarque (fig 79), que la grande pause a lieu toujours après la série tricouplée.

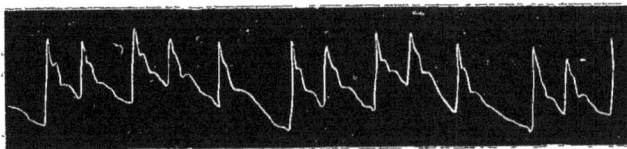

Fig. 79. — Rythme couplé et tricouplé alternant.
(Cardiopathie artérielle. — Même malade que pour les figures 74 et 75.)

Le rythme tricouplé présente parfois une systole avortée après la troisième pulsation, comme on peut le voir sur les deux figures suivantes (fig. 80 et 81) (rythme tricouplé *irrégulier*) :

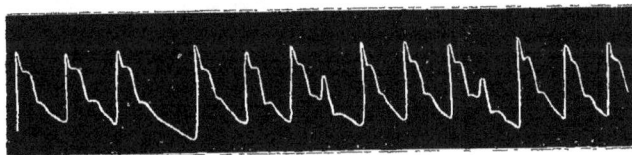

Fig. 80. — Rythme tricouplé irrégulier (cardiopathie artérielle avec léger prolongement diastolique de l'aorte.)

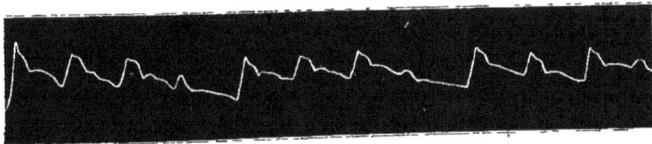

Fig. 81. — Rythme tricouplé régulier avec pulsation avortée. (Début de rythme quadricouplé.)

Les rythmes *quadricouplé, quadricouplé et quinticouplé alternant quinticouplé* sont très rares (peut-être parce que l'attention n'a pas été suffisamment attirée sur ces diverses allorythmies). En voici plusieurs tracés toujours recueillis sur des cardiopathies artérielles ; car il est à remarquer que les allorythmies sont bien moins fréquentes dans les cardiopathies valvulaires que dans les cardiopathies artérielles, probablement parce que dans ces dernières, l'altération de la fibre cardiaque plus pro-

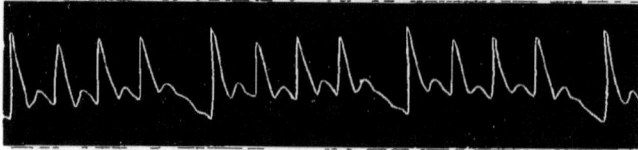

Fig. 82. — Rythme quadricouplé.

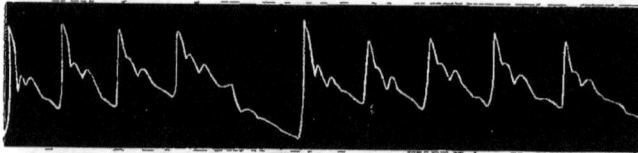

Fig. 83. — Rythme quadricouplé et quinticouplé alternant.

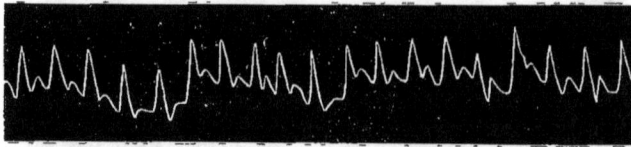

Fig. 84. — Rythme quinticouplé. (Influence de la respiration.)

fonde atteint plus souvent et avec plus d'intensité les nerfs et les ganglions nerveux du cœur.

Le rythme couplé est régulier, non seulement par la production cadencée des séries de couples systoliques, mais aussi par la durée totale des révolutions cardiaques qui les constituent et qui, d'après la remarque judicieuse de Bard (de Lyon), occupent un temps sensiblement égal à celui des révolutions normales du cœur. On le comprend, puisque la grande pause séparant chaque couple compense par sa longueur la brièveté du silence unissant les deux éléments d'un même couple.

Ordinairement, le rythme couplé apparaît tout d'un coup et disparaît de même, et l'on peut quelquefois le faire réapparaître par la marche, par le mouvement ou par une émotion. Mais, parfois aussi, il peut exister d'une façon presque permanente, et c'est ainsi que chez un malade atteint de cardiopathie arythmique que j'observe depuis neuf années, j'ai constaté ce rythme depuis plus de cinq ans, avec cette particularité qu'il apparaît au milieu d'arythmies irrégulières. La règle est cependant la suivante : toutes les variétés de rythmes couplés sont presque toujours transitoires, apparaissant et disparaissant pour ainsi dire sous l'oreille, apparaissant un jour pour disparaître le jour ou les jours suivants et reparaître encore, cela sans cause le plus souvent appréciable.

Au point de vue de son intensité, ce rythme comprend quatre degrés :

1° Dans le premier degré, qui n'a pas été suffisamment signalé, et que j'ai observé assez fréquemment dans le cours des cardiopathies artérielles, la seconde systole est égale ou à peu près égale à la première. C'est la forme la plus atténuée du rythme couplé (pouls *égal* et *bigémine*) ;

2° Au deuxième degré, la seconde systole, toujours plus faible que la première, se fait sentir au pouls radial. C'est là le pouls *inégal* et *bigéminé* que Traube a observé, dès 1850, à la suite de l'administration prolongée de la digitale ;

3° Dans le troisième degré (indiqué par Lorain en 1870, et l'année suivante par Hyde Salter), la seconde systole n'est plus assez forte pour se faire sentir à la radiale, et ainsi le nombre des pulsations de celle-ci est moitié moindre de celui des battements cardiaques. C'est le *rythme couplé du cœur* ;

4° Enfin, dans le quatrième, l'absence de pulsations radiales et la faiblesse de la seconde systole sont telles qu'elles font croire à un ralentissement considérable du pouls. Il en résulte que la plupart des faits de ralentissement permanent du pouls ne sont que des cas de rythmes couplés méconnus. Il s'agit alors d'un *pouls lent arythmique*. Ce dernier est indiqué par R. Tripier, beaucoup plus par un besoin de généraliser une théorie du rythme couplé qui lui est chère, qu'en s'appuyant sur des constatations anatomiques et cliniques.

Ces différentes formes de couple rythmé correspondent à des degrés divers et progressifs de gravité.

Le diagnostic du rythme couplé est ordinairement facile. Cependant, on ne saurait trop insister sur la nécessité de joindre toujours l'auscultation du cœur à la palpation du pouls, pour bien le constater.

Parfois, la seconde systole est tellement rapprochée de la première qu'elle semble en être l'écho, et qu'un assez grand nombre d'auteurs ont pu la prendre pour un dédoublement du cœur.

On peut encore observer un fait intéressant : La faiblesse des contractions cardiaques aboutit dans les vaisseaux du cou à une stase se
traduisant par le pouls veineux, et Stokes a publié une observation dans
laquelle le nombre des pulsations d'une des veines jugulaires était plus
« du double des contractions ventriculaires manifestes ». L'explication de
ce phénomène clinique, en apparence paradoxal, est des plus simples :
les pulsations veineuses correspondent exactement au nombre de toutes
systoles cardiaques, sans en excepter celles qui ne se transmettent pas aux
artères périphériques.; il en résulte que les pulsations veineuses paraissent
plus fréquentes que les pulsations artérielles. De là l'erreur de quelques
auteurs. étrangers, qui, reproduisant une idée anciennement émise par
Charcellay [1], ont imaginé pour expliquer ce fait, sous le nom d'*hémisystolie*, un défaut de synchronisme entre les deux systoles ventriculaires,
avec la possibilité de la contraction isolée de l'un des deux cœurs.

Il est une autre erreur par omission, bien plus fréquente, qui consiste
à méconnaître ce phénomène clinique, et cela pour plusieurs raisons :
d'abord, parce que ce rythme particulier est souvent transitoire, n'apparaissant que pendant quelques instants au milieu de contractions du
cœur régulières ou irrégulières ; ensuite, parce qu'il n'est pas très accentué, et que les couples sont séparés les uns des autres par un intervalle
sensiblement égal à celui qui sépare chaque élément d'un couple (comme
on peut le voir, figure 74); enfin, dans les cas de rythme couplé et tricouplé alternant, parce que celui-ci, à la simple palpation du pouls radial,
diffère à peine d'un pouls irrégulier. Les tracés sphygmographiques
permettent le plus souvent de reconnaître l'existence de ce rythme, et si
jusqu'ici aucun auteur ne l'a expressément signalé dans la symptoma-
logie de la cardio-sclérose ou des diverses myocardites, c'est parce qu'on
ne l'a pas suffisamment recherché. Cependant, sa constatation est d'une
grande importance, et quoiqu'on l'ait observé dans quelques affections
valvulaires du cœur, dans certains états anémiques, dans la fièvre
typhoïde, dans les affections bulbaires et à la suite de la seule compression des nerfs pneumogastriques, je suis porté à croire, d'après des
observations déjà nombreuses, que ce rythme anormal et régulier à la fois,
est le plus ordinairement l'indice d'une dégénérescence simultanée du
myocarde et de l'appareil nerveux du cœur.

Nous en avons la preuve dans la production du pouls bigéminé digitalique, puisque la digitale ne le détermine presque jamais chez les individus dont le cœur est normal, et seulement chez les cardiopathes dont
la fibre cardiaque est plus ou moins altérée.

[1] CHARCELLAY. Plusieurs cas remarquables de défaut de synchronisme des battements et
des bruits des ventricules du cœur (*Arch. de méd.*, 1838).

Il existe une autre variété d'arythmie régulière, qui se rapproche par certains points du rythme couplé et s'en éloigne complètement par d'autres, je veux parler du pouls *alternant*. Dans ce cas, il s'agit d'une pulsation forte suivie d'une pulsation plus faible. Mais ces deux pulsations n'évoluent pas par couples séparés, et même souvent la seconde est parfois plus rapprochée de la suivante, ce qui est le contraire pour le rythme couplé.

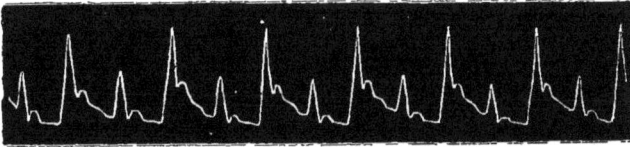

Fig. 85. — Pouls alternant régulier (cardiopathie artérielle).

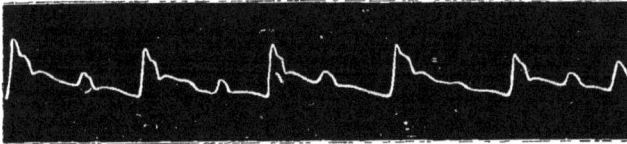

Fig. 86. — Pouls alternant irrégulier (cardiopathie artérielle à forme arythmique).

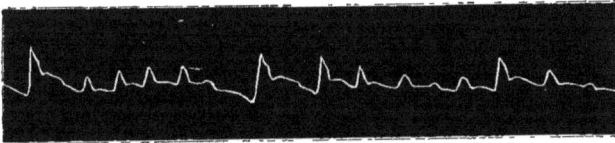

Fig. 87. — Pouls alternant presque régulier (une pulsation forte
suivie d'une série de cinq pulsations faibles).

On compte quatre variétés principales de pouls alternants :

1° Deux systoles faibles alternent avec deux systoles fortes ;

2° Une série de 4 à 5 systoles faibles est suivie d'une autre série de 4 à 5 (ou même davantage) systoles fortes (Traube) ; ou encore une pulsation forte est suivie d'une série régulière de 4 ou 5 pulsations faibles, et ainsi de suite, comme on le voit dans la figure 87.

3° Une systole forte est suivie d'une systole faible, à intervalles égaux, et ainsi de suite d'une façon régulière ;

4° Les systoles faibles ont plutôt l'apparence de systoles *avortées* dont quelques-unes sont plus fortes que les autres. C'est là une forme de pouls alternant *irrégulier*, les trois formes précédentes méritant mieux le nom de pouls alternant *régulier*.

Voici trois tracés se rapportant aux trois dernières variétés (p. 343).

Il ne faut pas croire que ces diverses variétés d'arythmies (arythmies irrégulières et arythmies rythmées ; rythme couplé du cœur et pouls alternant), sont spéciales à chaque malade ou à certaines formes de cardiopathies artérielles, et qu'elles s'observent toujours les unes à l'exclusion des autres. Loin de là. Ces diverses variétés d'arythmies se succèdent le plus souvent sans cause chez le même malade, et tout ce que l'on peut dire, c'est que les arythmies rythmées sont toujours d'un pronostic plus sérieux que les arythmies irrégulières. L'une d'elles, le rythme couplé du cœur, surtout dans sa forme de pouls *lent*, est même parfois l'indice d'une complication bulbaire (sclérose cardio=bulbaire), et c'est dans ces cas surtout que la mort subite ou rapide a été observée, comme l'étude de la maladie de Stokes=Adams le démontrera bientôt.

### Physiologie pathologique de l'arythmie

La *physiologie pathologique de l'arythmie* est intéressante à étudier, si l'on veut pénétrer davantage sa signification pronostique. Mais c'est là une question très difficile, d'autant plus que l'explication du rythme cardiaque normal n'est pas encore complètement élucidée.

Ce rythme a été attribué tour à tour au système nerveux central, aux ganglions et nerfs du cœur, au myocarde.

Je laisse de côté la théorie Hallérienne d'après laquelle l'afflux périodique du liquide sanguin agissant à titre de stimulus sur les cavités cardiaques serait la principale cause du retour périodique des systoles et des diastoles. — Je mentionne seulement l'opinion des auteurs anciens qui voulaient expliquer ce rythme par l'occlusion des artères coronaires à chaque systole, les expériences ayant démontré que la circulation dans ces vaisseaux s'effectue pendant la période systolique, comme pour toutes les autres artères. — Enfin, la vieille expérience de Chirac (de Montpellier) à la fin du xviie siècle, relative aux effets de l'occlusion expérimentale des coronaires, expérience si souvent renouvelée de nos jours, n'a pas fait avancer la question d'un pas, puisque l'ischémie porte aussi bien sur les ganglions et nerfs du cœur que sur le myocarde.

Restent les trois hypothèses : action du système nerveux central, du système nerveux intra-cardiaque, du myocarde.

1° L'action unique du système nerveux central n'est plus en cause, puisqu'il est prouvé depuis longtemps que le cœur de la grenouille, détaché complètement du corps, continue à fournir des battements rythmiques.

2° L'action des ganglions et des nerfs du cœur a été admise après les expériences de Volkmann (1844), de Bidder et Stannius (1852).

Le premier de ces expérimentateurs, après avoir sectionné le cœur au-dessous de sa base, de manière à séparer la partie supérieure du ventricule de la pointe, a vu celle-ci rester immobile, tandis que la portion basilaire était animée de contractions rythmiques. Comme la pointe ne renferme ni ganglions ni nerfs, il en conclut que ceux-ci doivent présider au rythme cardiaque. — Puis, Bidder admet que le ganglion de Ludwig (placé dans la paroi inter-auriculaire) est un centre de coordination, et que son ganglion (placé au niveau de la valvule mitrale) est un centre de mouvements réflexes, ce qui expliquerait encore la contraction du ventricule lorsqu'on l'excite après l'avoir séparé de l'oreillette.

Voici une grande objection à cette théorie : Le cœur de l'embryon exécute des mouvements rythmiques à une époque où il ne renferme aucune trace de cellules nerveuses.

3° L'action du myocarde seul, sans la participation de son système nerveux, paraît mieux établie.

En 1849 et en 1853, Brown-Séquard avait déjà assimilé les mouvements rythmiques du cœur à ceux qu'il avait constatés sur d'autres muscles des membres et de la face indépendamment de toute influence nerveuse. Plus tard (1864), Schiff voit persister pendant des heures et même des jours les mouvements rythmiques dans des portions isolées de muscles intercostaux. Enfin, Eckhard constate que la pointe du cœur, séparée de sa base, répond aux excitations électriques par des contractions rythmiques. Ranvier, Dastre et Morat, qui renouvellent ces expériences, arrivent aux mêmes conclusions, et ces deux derniers auteurs affirment que « le rythme du cœur ne paraît dépendre, ni des centres nerveux, ni des ganglions de la base, mais d'une propriété du muscle ou des terminaisons nerveuses ».

Cette conclusion est confirmée par des expériences établissant que la pointe du cœur, soumise à une circulation artificielle au moyen de l'introduction de sang défibriné, est capable d'exécuter des mouvements rythmiques Bowditch (1871), Luciani (1873), de Merunowicz (1875).

Quelques années après, Bernstein a renversé de nouveau cette théorie, et il a conclu que les ganglions conservent un rôle prépondérant dans la production du rythme cardiaque. D'après lui, le sérum étranger joue le rôle d'excitant anormal dans les circulations artificielles, et l'expérience de Bowditch ne réussit plus lorsque la pointe du cœur reçoit le sang même de l'animal. Il le démontre de la façon suivante : il exerce, avec des pinces, une forte constriction sur le ventricule, à l'union des deux tiers inférieurs

avec le tiers supérieur, détruisant ainsi la continuité entre la base pourvue de ganglions et la pointe qui en est privée. C'est ainsi qu'il arrive à
produire, suivant l'expression de Fr. Franck, une sorte de « séparation
physiologique » du cœur. Dans ces conditions, la pointe reste immobile
et gorgée de sang, tandis que la base continue à battre.

Cette expérience si intéressante semblait donner gain de cause à l'action
des ganglions cardiaques, quand d'autres expérimentateurs (Michael
Foster, Gaskell, Ludwig et Luchsinger) firent intervenir dans la production du rythme cardiaque un élément nouveau : la pression intra-ventriculaire. Après avoir refait et confirmé l'expérience de Bernstein, ils eurent
soin d'augmenter en même temps la pression intra-ventriculaire par la
compression de l'aorte, et obtinrent ainsi des mouvements rythmiques
dans la pointe du cœur ; ceux-ci diminuaient et cessaient par la diminution
ou la cessation de la compression aortique.

Mais, cette expérience contradictoire n'est pas concluante en faveur de
la théorie musculaire qu'elle prétend confirmer. Si la pression intraven-
triculaire joue un rôle, même secondaire, dans la production du rythme
cardiaque, comment peut-on comprendre que celui-ci persiste sur des
portions de myocarde séparées du cœur? Du reste, même après la
dernière expérience qui vient d'être mentionnée, on a remarqué que les
mouvements de la pointe n'affectent pas le même rythme que ceux de la
base. Par conséquent, si le rythme du cœur est fonction du muscle
cardiaque, les ganglions, quoique déchus de leur ancienne puissance
et doués seulement d'une influence sensitive d'après les derniers travaux
de Romberg et de His (1890), peuvent encore être considérés, d'après
F. Franck, comme « des *organes d'entretien et de régulation* pour cette
fonction rythmique, attribut de la fibre musculaire ». Ranvier, l'un des
partisans les plus convaincus de cette fonction rythmique du muscle
cardiaque, après avoir admis que les cellules nerveuses réunies au
niveau de la veine cave (ganglion de Remak) possèdent une action fré-
natrice, et que le groupe ganglionnaire de Bidder situé vers la valvule
mitrale exerce une action excitatrice, s'exprime en ces termes :

« Les cellules ganglionnaires produiraient seulement la force qui met
en jeu la contraction cardiaque et par suite le rythme ; elles subiraient
de plus les impressions des centres destinées à maintenir le cœur en har-
monie avec le reste de l'organisme; elles auraient encore un autre rôle
consistant à ménager la force dégagée par elles et à la répandre au fur
et à mesure des besoins fonctionnels. »

D'après ces données physiologiques, il est possible de comprendre la
production de l'arythmie dans la cardio-sclérose. Puisque le rythme est
fonction du muscle cardiaque, l'arythmie doit être la conséquence de ses

altérations, d'autant plus que la constitution anatomique de ses fibres y prédispose. En effet, le myocarde présente une disposition plexiforme en vertu de laquelle les divers faisceaux musculaires s'anastomosent largement entre eux, comme dans la langue, disposition qui assure l'action synergique des deux cœurs. Dès qu'une lésion vient rompre cette espèce de réseau contractile, il détruit la synergie musculaire et produit l'arythmie. D'un autre côté, celle-ci n'est pas toujours proportionnelle à l'étendue de la lésion, mais elle est souvent liée à son siège près des appareils ganglionnaires. Il est probable que les altérations de ces derniers jouent un rôle important dans la production des *arythmies rythmées*, ou *allorythmies*, dont il faut chercher maintenant à pénétrer le mécanisme.

On a donné beaucoup d'explications sur le rythme couplé.

On a voulu l'attribuer à un défaut de synergie des deux cœurs ; mais la seconde systole, celle du ventricule droit, ne peut pas se propager aux carotides, ni aux artères radiales. — On a dit que ces deux systoles ventriculaires sont assez rapprochées pour ne donner qu'une seule ondée sanguine, et que la seconde se produit pour ainsi dire à vide sur un ventricule vide de sang. Cela est possible ; mais pourquoi cet accouplement régulier ?

Il est plus probable, d'après Bard et Fiquet, qu'il résulte d'une modification apportée au fonctionnement des nerfs vagues, d'autant plus que Lannois (de Lyon) a publié une observation de rythme couplé dû vraisemblablement à une compression de ces nerfs par des ganglions hypertrophiés du médiastin, d'autant plus encore que la digitale portant son action sur les nerfs pneumogastriques, détermine assez souvent ce phénomène (pouls bigéminé ou trigéminé de la digitale). Mais il est bon d'ajouter que la production de ce rythme suppose toujours une altération des fibres cardiaques ; la preuve, c'est qu'il ne survient pas dans les empoisonnements digitaliques sur des cœurs sains. Cependant, Lorain l'a observé, dans un cas d'intoxication par la digitale chez une jeune fille indemne de toute lésion cardiaque, et Chauveau a obtenu la bigémination digitalique sur des chevaux dont le cœur était normal. Mais, dans ces deux cas, cet état normal du cœur reste encore à démontrer. D'autre part, si le rythme du cœur est fonction du myocarde, il est probable que celui-ci est réglé par les nerfs et ganglions nerveux qui l'animent, et Traube avait déjà émis l'opinion que le pouls bigéminé correspond à une paralysie des centres d'arrêt intra-cardiaques.

D'après ces données, on comprend pourquoi le rythme couplé s'observe parfois dans le cours de l'artério-sclérose du cœur, et surtout dans la forme bradycardique, caractérisée par la localisation simultanée de l'artério-sclérose au cœur et au bulbe. Il ne faut donc pas croire, avec quelques auteurs, que cette perversion rythmique ne saurait avoir de signification diagnostique ou pronostique. Elle a une valeur diagnostique réelle, puisque dans la maladie de Stokes-Adams, elle démontre l'extension du travail scléreux à l'appareil bulbaire, et que, dans la cardiosclérose, elle paraît indiquer la lésion des appareils ganglionnaires du cœur ; elle a une valeur pronostique, puisque, dans ces cas, la mort subite est loin d'être rare.

Le rythme couplé est encore un symptôme de méiopragie cardiaque. Chaque couple est séparé du suivant par une pause assez longue. Celle-ci correspond donc à une diastole prolongée pendant laquelle la réplétion ventriculaire s'accomplit d'une façon exagérée. Il faut alors, pour évacuer la masse sanguine en excès, que le cœur exécute deux contractions après lesquelles il a besoin de se reposer. Cette boiterie de l'organe est ainsi un symptôme de parésie, ou plutôt de méiopragie cardiaque.

Enfin, la seconde systole du rythme couplé, toujours plus faible que la première, peut être imperceptible au pouls radial, et il est certain qu'elle projette dans les organes une quantité de sang tout à fait insuffisante ; la parésie cardiaque intermittente, qui se traduit par la faiblesse de cette seconde systole, contribue à diminuer la pression intra-ventriculaire. Or, pour que les contractions cardiaques aient un effet utile, il faut que cette pression soit supérieure à celle de l'aorte. « Si elle la dépasse faiblement, dit Marey, l'obstacle sera vaincu, mais l'onde ne donnera lieu qu'à un très léger soulèvement dans le tracé carotidien ou radial ; de là, une pulsation comme avortée, correspondant à la systole cardiaque. »

Pour terminer cette étude de l'arythmie, il convient de dire qu'on aurait tort de croire en clinique qu'elle signifie toujours altération du muscle cardiaque. D'abord, elle peut se montrer au cours de maladies des centres nerveux ; ensuite dans les affections valvulaires, dans l'insuffisance mitrale surtout, elle est souvent due à une autre cause. Stokes a commis une erreur — renouvelée de nos jours par plusieurs auteurs — en disant que dans la maladie mitrale, l'irrégularité cardiaque se rattache plus intimement à l'altération du muscle qu'à celle des valvules du cœur. « Dans une affection valvulaire — ajoute-t-il — sans obstacle considérable à la circulation, et sans complication d'une lésion organique ou fonctionnelle des cavités du cœur, il n'y a rien qui puisse causer l'irrégularité du pouls. »

C'est là une erreur, et dans l'insuffisance mitrale, il y a deux sortes d'arythmies absolument différentes au point de vue du pronostic :

L'une appartient aux dernières périodes de la maladie, elle est con-
temporaine de l'asystolie, elle résiste presque toujours à la digitale et
comporte un pronostic grave : c'est une arythmie d'*origine myocardique*,
puisqu'elle est liée à la dégénérescence du muscle cardiaque ;

L'autre peut se montrer à une période rapprochée du début, elle est
d'origine mécanique, elle est souvent modifiée favorablement par la digitale, et son pronostic est bénin. On peut dire qu'elle est seulement *fonction de l'insuffisance valvulaire*, tandis que la première est *fonction de
l'insuffisance myocardique*. En effet, dans l'insuffisance mitrale, l'arythmie mécanique résulte du conflit de deux colonnes sanguines qui, par le
fait de l'inocclusion valvulaire, se rencontrent dans deux sens tout à fait
opposés. Il en résulte, dans les cavités cardiaques, des mouvements oscil-
latoires qui se répercutent jusqu'à la périphérie circulatoire.

Je suis entré dans tous ces détails pour démontrer qu'en matière
d'arythmie cardiaque, — une des questions les plus difficiles de la physiologie et de la clinique, — on ne saurait être exclusif. Sans doute, les
arythmies *myocardiques* ont une importance et une fréquence très
grandes. Mais on ne saurait nier l'existence des arythmies *nerveuses* et
des arythmies *mécaniques*, et la thérapeutique doit s'appuyer sur cette
division pour poser ses principales indications.

## ASYSTOLIE DES CARDIOPATHIES ARTÉRIELLES

Dans la cardio-sclérose, les attaques d'asystolie sont souvent brusques,
inopinées, fréquentes : elles présentent donc des allures aiguës que l'on
n'a pas coutume de rencontrer à ce degré et sous cette forme dans les
affections simplement valvulaires.

Dans ces dernières, on peut presque les prévoir, et l'insuffisance du myocarde, augmentant progressivement, se mesure par les œdèmes périphériques et les congestions répétées qui envahissent tour à tour les viscères
et les tissus, par la rareté des urines, la diminution du choc précordial
et tous les signes de l'asthénie cardiaque. Sans vouloir accepter dans sa
rigueur un peu mathématique et trop calculée, le « cycle des affections
du cœur », qui commence au ventricule gauche pour continuer aux vaisseaux et finir aux cavités droites, il n'en est pas moins vrai que la marche
des cardiopathies *valvulaires* obéit à des lois presque prévues à l'avance.

Dans les cardiopathies *vasculaires*, au contraire, c'est l'asystolie la
plus aiguë qui éclate d'une façon inopinée et parfois très rapide ; elle
peut, comme dans les affections valvulaires, s'accompagner d'œdème,

d'anasarque ou d'hypérémies passives ; mais, dès le début, elle peut aussi se traduire sans œdème périphérique et sans congestions viscérales ; c'est une asystolie dans le vrai sens du mot, parce que le cœur paraît seul atteint et qu'il subit une dilatation aiguë, depuis longtemps préparée par les lésions insidieuses et latentes du muscle cardiaque. .

Dans le premier cas, l'asthénie vasculaire et l'affaiblissement progressif de la contractilité des vaisseaux marchent de pair avec l'impuissance progressive du myocarde : asthénie cardio-vasculaire.

Dans le second cas, au contraire, c'est l'exagération de la contractilité vasculaire qui prédomine et constitue le principal danger ; c'est le système artériel, c'est le cœur périphérique qui retentit sur le cœur central, c'est le spasme vasculaire qui, constituant une sorte de barrage circulatoire, augmente subitement les résistances périphériques et oblige le cœur central à un excès de travail auquel il succombe, parce qu'il est altéré déjà dans sa structure intime. Jusque là, pour un travail modéré, l'ouvrier avait suffi amplement à la tâche ; mais un jour, pour une cause inconnue encore, et sans doute en raison de l'irritation produite par le processus scléreux, les artérioles entrent en contraction et déterminent une dilatation aiguë du cœur.

Ainsi donc, asthénie cardio-vasculaire, affaiblissement du cœur et des vaisseaux, avec diminution de la tension artérielle dans un cas ; éréthisme vasculaire et dilatation cardiaque avec hypertension dans l'autre.

La différence est grande au point de vue clinique ; elle se poursuit dans le domaine de la thérapeutique. Pour les deux asystolies, la médication cherche à ramener l'équilibre rompu dans les deux tensions vasculaires. Mais, dans la première, il s'agit de relever la pression artérielle affaiblie ; dans la seconde, il faut, au contraire, la diminuer ; dans celle-là, les toniques du cœur et des vaisseaux, la digitale et les principaux médicaments cardio-vasculaires sont indiqués ; dans celle-ci, il faut avoir plutôt recours aux médicaments vaso-dilatateurs et dépresseurs de la tension artérielle, et souvent une saignée générale, pratiquée à propos, est suivie d'effets presque merveilleux.

Chez une malade, l'artério-sclérose du cœur s'est manifestée au début par plusieurs attaques d'arythmie et de congestion pulmonaire.

Un jour, sous l'influence d'un accès de pseudo-asthme cardiaque, elle est en proie à une dyspnée considérable : lèvres violacées, extrémités refroidies, doigts cyanosés ; cœur très dilaté donnant à la palpitation la sensation d'une trémulation diffuse et de battements en ailes d'oiseau (flutterings) qui remplacent ainsi le choc précordial ; pouls faible, petit, misérable et tremblotant à gauche ; voix entrecoupée, et orthopnée telle que a malade est menacée à tout instant d'asphyxie.

Dans ces conditions, une large saignée générale est immédiatement pratiquée. L'effet ne se fait pas attendre longtemps : au bout d'une demi-heure, la malade éprouve un grand bien-être, elle peut respirer, et tous les accidents asphyxiques disparaissent. Elle en eut encore d'autres moins graves à plusieurs reprises, et chaque fois la saignée, qu'elle réclamait elle-même, fut suivie des mêmes effets. Elle mourut seulement cinq mois après, emportée par des accidents cérébraux.

Voici encore un cas fort instructif de cette forme asystolique :

Une femme de 52 ans se plaignait, depuis deux années déjà, de palpitations et surtout de dyspnée au moindre effort, et sous l'influence d'une marche plus ou moins précipitée. Parfois, elle éprouvait également une sensation de barre rétro-sternale légèrement angoissante. Le pouls était alors régulier, fort, un peu vibrant et concentré ; de temps à autre, il devenait très irrégulier par suite d'accès d'arythmie qui apparaissaient pendant quelques jours et disparaissait ensuite. Au cœur, impulsion forte, matité augmentée dans le sens vertical.

En 1883, les règles s'étaient supprimées après avoir donné lieu à plusieurs ménorrhagies. En 1886, les palpitations augmentent, la dyspnée s'accuse encore, mais on ne constate aucun bruit anormal du cœur, pas d'œdème des membres inférieurs, pas d'albumine dans les urines.

Au commencement du mois de mai 1887, après un voyage un peu fatigant, une crise asystolique éclate en Angleterre où elle était alors. Le calme revient après plusieurs jours, et la malade retourne en France où son médecin est déjà frappé par la pâleur de la face, l'irrégularité constante du pouls et l'état de dyspnée habituelle. Le 7 juin, elle est prise d'un accès de suffocation considérable avec battements de cœur tumultueux, pouls petit, irrégulier, fréquent et presque incomptable ; ses accès se répètent tous les jours, puis la dyspnée devient subintrante, l'œdème des membres inférieurs apparaît, les urines sont rares et présentent quelques traces d'albumine. C'est alors que, trois jours après, son médecin pratique une saignée de 400 grammes qui amène aussitôt un grand soulagement. Je la vois le lendemain. Les cavités du cœur ont subi une dilatation considérable, très appréciable par la percussion ; le premier bruit au niveau de l'aorte est sourd, le deuxième bruit retentissant, et il existe un léger degré de dilatation aortique, très appréciable par la percussion. Huit jours après, la scène change ; des flots d'albumine apparaissent dans les urines, et cette cardiopathe meurt urémique dans le coma.

Autre fait dont je dois la rédaction à Wehlin (de Clamart) :

Mᵐᵉ X..., âgée de 70 ans, a eu dans le courant des cinq dernières années, sept ou huit bronchites. En février, elle est atteinte d'une nouvelle bronchite assez légère, bientôt suivie d'accès de dyspnée survenant par la marche ou par un effort quelconque. Rien au cœur ni dans les urines.

Le 7 novembre 1888, à 10 heures du soir, elle monte un escalier assez doux d'un étage, et arrivée en haut, elle est prise d'un violent accès de suffocation pendant lequel on n'eut que le temps de la mettre sur un fauteuil où elle perd connaissance. A l'arrivée du médecin, dix minutes après l'accident, elle est pâle, les lèvres cyanosées ; le nez est pincé, l'œil atone, la mâchoire inférieure pendante ; le pouls est petit, misérable et disparaît même complètement pendant plusieurs minutes, pour reparaître un instant et disparaître de nouveau pendant l'espace de vingt minutes à une demi-heure environ. La respiration est bruyante, saccadée ; l'auscultation du poumon ne relève rien d'anormal ; l'auscultation du cœur est impossible.

Après deux heures, elle revient à elle, le pouls est redevenu plein, et elle demande ce qui s'est passé. On la place assise sur son lit où elle s'endort. M. Huchard la voit à 5 heures du soir. L'auscultation ne relève rien de particulier dans les poumons ; le cœur est dilaté, le pouls régulier.

A 10 heures du soir, elle veut se coucher ; mais à peine est-elle dans son lit qu'elle est reprise des mêmes accidents que la veille. Toutefois, aujourd'hui le pouls ne faiblit pas comme hier, et l'accès ne dure qu'une heure.

Le 12 novembre, quelques traces d'albumine dans les urines. L'examen du cœur permet de constater une dilatation considérable dans le sens transversal ; léger prolongement systolique à la pointe ; à la base, bruits parcheminés sans souffle avec retentissement diastolique à droite du sternum.

Le 13 au matin, toute la base du poumon gauche est remplie de râles crépitants très fins. Rien du côté droit. Mais dans la journée, chaque fois qu'on l'ausculte, on s'aperçoit que les râles montent et tendent à envahir tout le poumon. On pourrait suivre d'heure en heure la marche ascendante de cette poussée congestive et œdémateuse du poumon.

Le 14 novembre, le poumon gauche est rempli de râles de bas en haut ; le sommet est envahi ainsi que tout le reste du poumon. Pas de fièvre, rien du côté droit. Le pouls est rapide (120 p.), *fort et vibrant*. L'expectoration est assez rare et présente trois ou quatre crachats, couleur sucre d'orge, et deux crachats striés de sang. Toux sèche vers le soir. L'albumine a augmenté ; œdème des membres inférieurs. La malade s'affaiblit de plus en plus.

Le 15, toux sèche et saccadée ; expectoration nulle ; pas de fièvre. Quelques râles paraissent à la base du poumon droit. La malade reste dans son fauteuil où elle meurt, sans agonie, le 26 novembre, à 2 heures du matin.

Les deux premières malades ont eu dans l'espace de deux mois deux attaques d'asystolie subite qui constituent, presque à elles seules, l'histoire de leur affection. La seconde malade a succombé à des accidents à la fois asystoliques et urémiques, l'association de ces deux accidents étant très fréquente à la période ultime de ces cardiopathies. Les malades meurent à la fois par le cœur et par le rein. Chez la troisième, il n'y eut qu'une attaque d'asystolie, et au bout de huit jours, survint le dénouement fatal précipité par une congestion œdémateuse du poumon gauche qui a envahi tout l'organe comme une marée montante. Que de vieillards meurent ainsi de « congestion pulmonaire » dont l'origine cardiaque et la pathogénie à la fois ont été méconnues !

Est-ce ainsi que se comportent les affections valvulaires qui, lentes dans leur évolution, prévues dans leurs allures, régulièrement progressives dans leur marche, moins franchement accidentées dans leurs manifestations, plus fixes dans leurs complications, ont une durée plus longue, où l'imprévu tient moins de place, où le pronostic s'accomplit avec plus de régularité et de certitude?

Lorsque l'asystolie existe à l'état permanent et qu'on voit le malade pour la première fois, on peut diagnostiquer une affection valvulaire en l'absence même du souffle, et l'on pense, le plus ordinairement, que ce dernier a disparu par suite de l'insuffisance d'action du myocarde. C'est là souvent une erreur, et bon nombre de cardiopathies que l'on croit valvulaires, doivent rentrer dans la catégorie des cardiopathies artérielles.

## CONCLUSIONS

Telle est, dans ses lignes générales, la symptomatologie de l'artériosclérose du cœur, et cette description est destinée à réfuter l'opinion des auteurs anciens et modernes qui regardent comme difficile et même impossible le diagnostic de ces sortes de cardiopathies. En s'appuyant sur le contrôle des constatations nécroscopiques, on doit affirmer que ce diagnostic est aussi facile que celui des affections valvulaires. Pour les premières, nous n'avons certes pas, pour nous guider, l'existence de souffles révélateurs d'insuffisances ou de rétrécissements valvulaires ; mais, depuis la découverte de Laennec, on s'est trop habitué à chercher des souffles cardiaques pour conclure à l'existence d'une cardiopathie. A ce point de vue, une réaction trop lente a commencé à se produire.

A ceux qui nous reprocheraient la complexité un peu luxuriante de cette symptomatologie, nous faisons la réponse suivante :

On ne peut pas, on ne doit pas séparer les symptômes de l'artériosclérose généralisée (symptômes extra-cardiaques) de ceux de la sclérose du cœur. Ce serait là un simple artifice de description, et la clinique n'a pas le droit de séparer ce que l'anatomie pathologique réunit. Au point de vue clinique, pour reconnaître l'existence de l'artério-sclérose du cœur, de ce qu'on appelle improprement la « myocardite » scléreuse, une règle constante s'impose : *la recherche des signes ou des stigmates artériels*. Quand ceux-ci n'existent pas, on n'a pas affaire à une cardiopathie artérielle, à la cardio-sclérose, telle que nous la comprenons et l'avons décrite. Le tort des observateurs a été de ne voir que le cœur et qu'un organe malade, lorsqu'ils ont décrit les myocardites interstitielles, prolifératives, ou scléreuses hypertrophiques.

Pour le rein, la même erreur a été commise, et il est indubitable qu'il est plus conforme à la clinique de déposséder la néphrite interstitielle ou artérielle, au profit de l'artério-sclérose généralisée, de la déposséder de tous les symptômes ou accidents qu'on a faussement attribués jusqu'ici à la néphropathie. Il faut rayer la néphrite artérielle du cadre des maladies rénales, pour la rattacher directement au grand processus de l'artério-sclérose, qui, suivant les cas et les prédispositions individuelles. atteint, ici le cœur, là le rein, et chez d'autres malades, le foie, le cerveau, le poumon ou le système nerveux.

La néphrite interstitielle, les cardiopathies, certaines cirrhoses hépatiques et scléroses pulmonaires, quelques scléroses cérébro-médullaires, forment une *même famille* de maladies reliées ensemble par le même processus morbide, l'artério-sclérose, quoique développées sur des organes différents. Cela est si vrai, qu'à côté des formes cliniques (formes *douloureuse*, *arythmique* et *tachycardique*, *asystolique* ou *cardiectasique myo-valvulaire*), on doit placer d'autres modalités cliniques résultant des associations fréquentes de la sclérose des divers organes avec celle du cœur. C'est ainsi qu'il faut reconnaître encore les formes : *cardio-rénale*, *cardio-hépatique*, *cardio-pulmonaire*, *cardio-cérébrale*, *cardio-bulbaire*. Les deux premières sont les plus fréquentes ; la première se complique souvent d'accidents urémiques ou de troubles dus à l'imperméabilité rénale ; la seconde présente des accidents moins connus sans doute, mais réels, que l'on doit rattacher à l'insuffisance hépatique.

Au point de vue de la pathologie et de la thérapeutique générales, la nosographie basée sur les *lésions d'organes*, est souvent fausse ; elle doit s'appuyer sur les *lésions de systèmes*. De là, cette conséquence :

Lorsque j'affirme l'*unité de la maladie* chez un individu atteint hier de symptômes de néphrite interstitielle, souffrant aujourd'hui d'accidents cardiopathiques, et pouvant demain succomber à une hémorrhagie cérébrale ou à un accès d'angine de poitrine, j'ai proclamé aussi du même coup l'*unité de la thérapeutique*. J'ai dit que ce rénal, devenu cardiaque, et mort cérébral ou angineux, n'a fait qu'une seule et même maladie, l'artério-sclérose, et qu'il doit être traité par une seule et même médication.

*A maladie artérielle, il faut opposer une médication artérielle.*

La symptomatologie de la cardio-sclérose n'est pas seulement remarquable par sa *complexité*, elle l'est encore par sa *variété*.

Pourquoi cette diversité d'aspect des cardiopathies artérielles ? Pourquoi, ici les types douloureux ou pulmonaires, là les formes arythmiques, tachycardiques, bradycardiques ou asystoliques ? Cela tient sans doute à l'association et à la nature des lésions, les types douloureux et asystoliques appartenant de préférence aux scléroses franchement ischémiques, la forme bradycardique à la lésion simultanée des vaisseaux du cœur et du bulbe. Cela tient encore, pour le cœur, à la localisation des lésions et des départements circulatoires intéressés.

En effet, dans l'artério-sclérose du cœur, l'intensité et la gravité des phénomènes observés pendant la vie ne dépendent pas toujours de l'étendue, ni de l'intensité des lésions constatées à l'autopsie. Par exemple, souvent on constate des altérations fort étendues de la fibre musculaire, et cependant, durant l'existence, les accidents n'ont pas été très accusés ; d'autres fois, ou contraire, pour une *petite* lésion, vous avez de *gros* accidents. Que conclure de ces faits ? C'est qu'il existe dans le cœur, comme dans le cerveau, des régions *tolérantes* ou indifférentes, et d'autres régions intolérantes ; celles-ci en rapport avec l'importance ou l'absence d'anastomoses d'une artère oblitérée, ou avec le voisinage de plexus et de ganglions nerveux, ou enfin avec la fonction des fibres musculaires atteintes. Les régions *intolérantes* seraient les piliers des valvules, les portions de muscle avoisinant ou renfermant les ganglions nerveux du cœur, la cloison interventriculaire.

Tel est le principe de *localisations myocardiques* qu'il convient d'établir. La myocardite, ou mieux l'artério-sclérose de la *cloison* serait particulièrement grave, puisque, par son état parétique, elle réaliserait pour ainsi dire une sorte de communication imparfaite entre les deux ventricules et rendrait moins complète l'indépendance des deux cœurs. C'est pour cette raison, que, dans un cas observé dernièrement à l'hôpital, les symptômes asystoliques avec œdème considérable des membres inférieurs et hydropisies multiples, ont constitué toute la scène pathologique, en l'absence de lésion valvulaire. En résumé, la lésion de la cloison interventriculaire réalise à la fois une maladie du cœur gauche et une maladie du cœur droit ; et c'est la porte ouverte à l'asystolie. Mais, c'est une asystolie particulière. Lorsque la cloison seule est atteinte, les autres parties du muscle restant indemnes, et la région de la pointe ayant conservé sa puissance contractile, on comprend pourquoi, au milieu des symptômes asystoliques les plus graves, le choc précordial conserve à peu près la même force, et pourquoi le pouls reste fort et vibrant jusqu'aux approches de la mort. J'ai souvent constaté l'existence de ce pouls *paradoxal* et l'importance de son interprétation, puisqu'il permet d'éviter une erreur de pronostic et de reconnaître le danger imminent même avec un pouls résistant au doigt.

Il existe une *arythmie grave* qui se termine souvent par la mort subite, surtout après l'administration de la digitale, comme j'en ai observé quatre cas malheureux. Pourquoi cette gravité particulière dans cette forme clinique, alors que d'autres arythmies restent bénignes et peuvent persister indéfiniment, ou pendant de longues années ? La réponse est difficile encore ; mais, en m'appuyant sur deux observations, cette gravité dépendrait peut-être d'une lésion très limitée au niveau du point de Schmey et Kronecher, sorte de point vital du cœur.

Il existe encore une forme d'arythmie grave, le rythme couplé du cœur avec ralentissement apparent ou réel du pouls, avec attaques syncopales. Ici, la gravité dépend de l'extension de la sclérose aux vaisseaux bulbaires, et non toujours de sa localisation sur telle région du myocarde.

Enfin, la sclérose peut être limitée à la pointe ventriculaire. Elle donne lieu souvent alors à la production de cardiectasies partielles, ébauche des anévrysmes pariétaux du cœur ; elle se traduit par une tendance aux insuffisances fonctionnelles de la mitrale, à l'insuffisance myocardique, à l'arythmie et peut se terminer par la mort subite.

L'étude de ces localisations myocardiques devra être continuée au point de vue clinique. Elles sont la clef de la pathologie cardiaque.

En tout cas, c'est du côté des vaisseaux du cœur qu'il faut poursuivre les recherches, car on ne doit pas oublier que le principal facteur des lésions sclérosiques du myocarde, c'est la sclérose des coronaires avec ou sans sténose de ces vaisseaux. Or, les expériences poursuivies en France comme à l'étranger démontrent qu'à la suite du pincement de ces artères, de l'oblitération expérimentale de ces vaisseaux, on provoque de l'arythmie, de folles palpitations, peut-être des accidents douloureux et sûrement l'épuisement rapide et définitif du myocarde.

La pathologie expérimentale donne ici raison à la pathologie humaine.

# VIII

## ARTÉRIO-SCLÉROSE DU CŒUR (*Suite.*)

### Formes cliniques.

Comme pour l'anatomie pathologique, la symptomatologie des cardiopathies artérielles ne doit pas être limitée à la description des accidents cardiaques, puisque l'artério-sclérose du cœur est toujours plus ou moins associée à celle des autres viscères.

Cependant, il existe des cas assez nombreux où ces accidents occupent la plus grande partie de la scène pathologique et dominent par leur intensité les symptômes attribuables à d'autres organes. A ce point de vue, on peut admettre quatre formes principales : les formes *douloureuse ou sténocardique, arythmique* et *tachycardique, myo-valvulaire.*

Il existe d'autres cas où la symptomatologie cardiaque se confond avec celle des autres organes. Les cardiopathies artérielles sont alors associées, d'où les formes *cardio-rénale, cardio-pulmonaire, cardio-bulbaire* et *cardio-hépatique.* La première est la plus fréquente et la plus connue, et elle sera surtout étudiée au sujet de l'artério-sclérose des goutteux ; la dernière reproduit à peu près complètement la description clinique du foie cardiaque, raison pour laquelle nous la laisserons de côté pour l'instant. Quant aux formes cardio-pulmonaire et cardio-bulbaire, elles sont l'objet d'une étude spéciale.

---

### I. — Forme douloureuse (ou *sténocardique*).

Cette variété est fréquente dans l'artério-sclérose dystrophique, très rare dans la sclérose inflammatoire du myocarde (myocardite interstitielle) pour cette simple raison : la lésion intéresse primitivement le tissu conjonctif du myocarde et secondairement son système artériel.

Cette forme douloureuse sera étudiée avec tous les développements qu'elle comporte dans les chapitres sur l'angine de poitrine.

Il suffit de savoir, pour le moment, que la douleur peut affecter tous les degrés, depuis l'attaque d'angine la plus sévère jusqu'aux accès de pseudo-gastralgie angineuse, jusqu'à l'existence d'une barre ou d'un poids sous-sternal, d'une angoisse épigastrique survenant par accès. Ces sensations douloureuses, variables d'intensité, ont un caractère commun qui les rapproche de la dyspnée d'effort : elles sont ordinairement provoquées ou exaspérées par la marche, le mouvement, un effort, etc.

La provocation des douleurs *cardiaques* par les mouvements et les efforts constitue un signe de diagnostic important avec les douleurs *précordiales* augmentées ou provoquées par la pression sur divers espaces intercostaux et nullement par le phénomène de l'effort. Ce n'est pas le cœur qui est douloureux, c'est la région précordiale, d'où le nom de *précordialgies*, sous lequel on doit désigner ces douleurs thoraciques, nom préférable à celui de cardiodynie ou de « cardiacalgie », proposé par G. Sée. Cette dernière dénomination est défectueuse, elle induit en erreur, parce qu'elle englobe dans la même description les douleurs ayant pour siège la paroi précordiale et le cœur.

Les précordialgies dues à des névralgies intercostales ou phréniques sont fréquentes chez les anémiques, les chlorotiques, les hystériques, les neuro-arthritiques ; elles se traduisent souvent par l'existence « de points au cœur » dont se plaignent les malades, et lorsque ceux-ci siègent au niveau du choc précordial, il en résulte, à chaque fois que celui-ci se produit, une sensation de souffrance et de palpitation le plus souvent subjective, chaque révolution cardiaque étant ressentie douloureusement sur une paroi hyperesthésiée. Il s'agit alors de *fausses* maladies du cœur pour lesquelles on est à chaque instant consulté. Mais, il ne faut pas confondre, comme on l'a fait, ces douleurs *précordialgiques* des hystériques et des neurasthéniques avec les douleurs *cardiaques* se présentant sous l'aspect de pseudo-angine de poitrine et dont nous présenterons plus tard les caractères cliniques.

Dans les péricardites primitives, et surtout dans les péricardites secondaires aux aortites subaiguës ou chroniques, la précordialgie résulte parfois de la *névralgie* ou de la *névrite* du nerf phrénique, et aussi de la propagation inflammatoire aux plexus cardiaques. Dans certains cas, assez rares en vérité, il existe des douleurs provoquées par la pression au niveau de la région aortique, à la partie interne des espaces intercostaux ; mais elles siègent sur les parois thoraciques, sur le trajet des nerfs phréniques, et par conséquent en dehors du cœur qui reste insensible à l'état normal comme à l'état pathologique.

En conséquence, lorsque l'on constate dans le cours de la cardio=
sclérose, des points douloureux thoraciques, provoqués ou augmentés par
la pression du doigt, on doit toujours se demander deux choses :

1° S'il ne s'agit pas de simple névralgie intercostale ;

2° S'il ne s'agit pas d'une complication de péricardite souvent latente
et développée sous l'influence d'une aortite chronique concomitante.

Ces distinctions cliniques sont importantes à établir pour ceux qui vont
jusqu'à regarder ces points douloureux comme la « révélation » du
diagnostic de myocardite chronique. C'est là une grosse erreur ; car, la
précordialgie est un fait banal que l'on observe tous les jours, même
chez les malades indemnes de toute affection cardiaque. Lui attribuer
une valeur qu'elle n'a pas, c'est s'exposer à commettre de nombreuses
et graves fautes de diagnostic.

## II. — Formes arythmique et tachycardique.

Ces deux formes peuvent être réunies, parce qu'elles sont souvent
associées (*tachy=arythmie*). D'autres fois cependant, elles peuvent exister
à l'état isolé.

*a*). La *forme arythmique* a déjà été étudiée au sujet de la symptomatologie générale de la cardio-sclérose, et nous avons décrit les différentes
espèces d'arythmie que l'on peut observer dans cette maladie (irrégula=
rités cardiaques dans le nombre, dans la forme ou dans la force des
battements, folie cardiaque ou *delirium cordis*, intermittences vraies ou
fausses, faux=pas du cœur; irrégularités rythmées, rythme couplé ou
tricouplé du cœur, pouls bigéminé ou pouls trigéminé, pouls alternant
régulier ou irrégulier). Dans la cardio-sclérose, on peut rencontrer toutes
les variétés de l'arythmie, et celle=ci devient ainsi, par sa fréquence, un
des symptômes importants de la maladie ; elle peut même être et rester
sa seule manifestation pendant tout son cours. Alors, comme je l'ai
déjà dit, *l'arythmie a pour résultat de masquer et même de faire dispa=
raître à l'oreille le bruit de galop*, même dans les cas où la néphro=
sclérose concomitante est des mieux confirmées.

Tantôt, il s'agit d'attaques arythmiques survenant soudainement,
caractérisées le plus souvent par un véritable état de folie du cœur, par
des battements cardiaques précipités, inégaux, presque incomptables et
se terminant par la régularisation du pouls pour se reproduire plus tard
sous forme de nouveaux accès.

Tantôt, l'arythmie n'est plus temporaire, ni paroxystique, elle s'installe d'une façon permanente, et alors elle est parfois une surprise de l'auscultation. On voit ainsi un malade pour une tout autre affection, on l'ausculte et on découvre avec étonnement une arythmie sur laquelle il n'avait jamais appelé l'attention. Beaucoup d'observateurs commettent une erreur de diagnostic en rangeant ces cas dans la catégorie des « affections mitrales sans souffle ». Il s'agit, le plus souvent, d'une artério-sclérose du cœur, comme le démontrent les accidents ultérieurs, comme le prouvent formellement tous les signes de l'hypertension artérielle sur lesquels je n'ai pas à revenir.

Enfin, d'autres fois, mais plus rarement, voici ce que l'on constate : Brusquement, sous l'influence d'une cause presque toujours inconnue, à un âge variable (entre 45 et 60 ans), s'installe chez un homme en pleine santé, une arythmie dont il peut même ne pas avoir conscience au moment de sa production ; elle persiste pendant des années, pendant 5, 10 et même 15 ans, sans aucun autre trouble fonctionnel et sans aucune lésion organique du système circulatoire. Puis, un jour, sous l'influence du surmenage, d'écarts alimentaires, d'une maladie infectieuse comme une pneumonie, éclatent des accidents graves qui ne permettent plus aucun doute sur le diagnostic : accès de dyspnée toxi-alimentaire, signes indéniables d'hypertension artérielle avec retentissement diastolique à droite du sternum, léger œdème des membres inférieurs, un peu d'albumine dans les urines, etc. A partir de ce jour, la maladie artério-scléreuse, jusque-là presque complètement silencieuse, a parlé ; elle va poursuivre franchement son évolution avec tous les symptômes qui la caractérisent, avec tous les accidents qui peuvent la traverser. Pourquoi cette période latente pendant de si longues années, et pourquoi cette arythmie, seul symptôme d'une sclérose artérielle confirmée dix ou quinze années plus tard ? L'anatomie pathologique ne peut répondre ; mais les faits cliniques sont là qui permettent de relier les deux anneaux de la chaîne pathologique. Cette arythmie persistante est un avertissement pour le médecin qui devra, de bonne heure, instituer un traitement et surtout un régime alimentaire spécial. J'ai observé une vingtaine de ces cas dont l'interprétation clinique est hors de toute contestation.

L'arythmie de la cardio-sclérose a pour caractères principaux d'être assez souvent inconsciente pour le malade, d'être rebelle à la digitale, qui fait disparaître les troubles de compensation, tout en la laissant subsister. Elle diffère ainsi beaucoup de celle que l'on constate dans l'insuffisance mitrale. Dans ce dernier cas, les irrégularités du cœur sont dues aux oscillations de la colonne sanguine se produisant du ventricule dans l'oreillette au moment de la systole, et l'on comprend que la digitale, par son action tonique sur le myocarde et les muscles papillaires encore sains, puisse momentanément régulariser les mouvements du cœur. Mais le médicament est impuissant dans l'arythmie de l'artério-sclérose, parce qu'il ne peut plus rien sur un muscle dégénéré d'une façon définitive.

C'est là un fait important à connaître. Car, chercher à faire disparaître quand même par la digitale une arythmie d'origine franchement myo-cardique, c'est s'exposer d'abord à ne jamais atteindre le but, c'est s'exposer ensuite à provoquer des accidents d'intoxication digitalique, si l'on persiste dans cette médication à outrance jusqu'à vouloir obtenir une régularisation parfaite du rythme cardiaque. *Il y a des arythmies myocardiques, véritables boiteries incurables du cœur, que la digitale ne parvient jamais à modifier*, et de ce nombre sont celles qu'on observe dans la cardio-sclérose. On peut prescrire la digitale, mais il faut la supprimer dès qu'on s'aperçoit qu'elle n'a amené aucune modification du rythme cardiaque.

Dans les affections mitrales (rétrécissement ou insuffisance, et surtout dans l'insuffisance), on voit d'abord apparaître un souffle à la pointe, et on constate la régularité presque parfaite des mouvements cardiaques; c'est beaucoup plus tard que l'arythmie fera son apparition.

Dans la cardio=sclérose à forme arythmique, on observe le contraire : c'est l'arythmie qui commence d'abord, et le souffle systolique de la pointe (lequel peut faire défaut) ne survient que beaucoup plus tard, puisqu'il est contemporain de la dilatation du cœur et de l'orifice auriculoventriculaire gauche. Ce souffle symptomatique d'une insuffisance fonctionnelle de la mitrale, présente lui-même des caractères cliniques permettant de le distinguer des souffles organiques ; mais parfois, le diagnostic entre une affection mitrale et la cardio-sclérose arythmique est difficile, à ce point même que quelques auteurs allemands, Rühle et Riegel, ont été jusqu'à dire que le tableau clinique des myocardites diffuses chroniques est celui d'une lésion valvulaire non compensée.

Il sera donc possible de déduire parfois de l'ordre chronologique de l'arythmie et du souffle dans les deux maladies un élément précieux de diagnostic, si l'on se rappelle le fait suivant : souffle d'abord, arythmie ensuite dans les affections mitrales ; arythmie d'abord, souffle fonctionnel ensuite dans la cardio-sclérose. Voici un exemple à l'appui :

Un homme de 47 ans vient nous consulter en octobre 1887 pour une arythmie persistante dont il n'avait nullement conscience et qui avait été, quelques mois auparavant, reconnue pour la première fois aux eaux de Saint-Gervais où il était aller soigner un eczéma. Nous n'avons d'abord trouvé aucun antécédent morbide important, sauf celui-ci : il y a onze ans, à la suite d'un

accident de chasse, il avait dû subir l'amputation du bras gauche, et il avait
conservé dans son moignon quelques douleurs. (Cette particularité n'est pas
sans importance, depuis que nous connaissons l'influence des névralgies et
des affections douloureuses du membre supérieur sur la production de certaines dilatations cardiaques.) En août 1887, ce malade, en montant une
côte, avait éprouvé pour la première fois des palpitations très violentes, et
le médecin, reconnaissant l'existence d'une arythmie très prononcée, inter-
rompit avec raison le traitement hydro-minéral. Quand je le vis deux mois
après, je constatai avec cette arythmie tous les signes de l'hypertension artérielle : pouls fort, vibrant, presque bondissant ; impulsion cardiaque énergique ; second bruit diastolique très retentissant à droite du sternum. Le
malade souffrait peu, il sentait à peine et de temps en temps quelques irrégularités cardiaques, il n'avait jamais eu d'œdème des membres inférieurs,
l'auscultation des poumons ne permettait de constater aucun bruit morbide,
le foie avait son volume normal. Bref, cette affection était presque latente
pour le malade. Cinq mois se passèrent ainsi, quand brusquement, — et cela
peut-être sous l'influence des fatigues de la chasse — éclatèrent des accidents
asystoliques : dilatation des cavités cardiaques, souffle systolique de la pointe
très bref et localisé (souffle fonctionnel dû à la dilatation de l'orifice auriculo-
ventriculaire gauche), accès d'oppression, œdème envahissant promptement
les membres inférieurs jusqu'aux cuisses, foie turgescent et douloureux à la
pression. Dans les premiers temps, l'administration de la digitale put bien
produire, avec l'augmentation de la diurèse, la disparition de la plupart des
phénomènes imputables à la rupture de compensation ; mais jamais elle ne
parvint à modifier les troubles arythmiques. Puis, elle devint plus tard
impuissante contre l'asystolie elle-même, qui emporta le patient après quatre
mois de maladie.

Cette observation, comme bien d'autres, prouve que l'arythmie
d'origine myocardique peut persister pendant des mois et des années à
titre de phénomène indifférent ; elle montre aussi l'apparition tardive du
souffle fonctionnel, contrairement à ce que l'on observe dans l'insuffisance
mitrale ; enfin, elle est un exemple de la rapidité d'évolution des
accidents asystoliques d'une cardiopathie artérielle.

Dans la cardio-sclérose, le cœur est toujours en imminence de fatigue
ou d'impuissance, et, à un moment donné, les causes les plus légères en
apparence (une bronchite, des marches forcées, des émotions) peuvent
précipiter les accidents et hâter le dénouement. C'est là un des principaux caractères des cardiopathies artérielles : longue période de latence
brusquement interrompue par les troubles les plus graves de compensation. A l'appui de ces idées, voici encore un autre fait :

En 1886, je voyais un homme de 58 ans atteint, depuis une dizaine d'années,
d'une arythmie cardiaque extrêmement accusée. Ce malade, non rhumatisant,

mais de souche goutteuse, ne s'était jamais plaint d'aucun autre accident, et il avait fini par ne plus se préoccuper de cette arythmie qui constituait la seule manifestation d'une cardiopathie. A la fin de l'année 1889, il fut atteint pendant quelques semaines d'une bronchite grippale relativement légère. A partir de cette époque, l'impuissance du myocarde fit de rapides progrès, et dans l'espace d'un mois on vit survenir des accidents graves d'asystolie avec œdème assez considérable des membres inférieurs, congestion passive des deux poumons, augmentation de volume du foie, etc., accidents auxquels il succomba dans l'espace de quelques semaines. Cet homme était atteint de cardio-sclérose à forme arythmique, diagnostic confirmé par tous les symptômes qui survinrent en quelques mois.

Cette forme arythmique peut donc devenir particulièrement grave ; elle n'est presque pas modifiée par la digitale, et parfois elle se termine par la mort subite après l'emploi de ce médicament, même à doses modérées. La terminaison rapide et funeste s'observe dans trois cas :

1° Probablement lorsque la lésion est exactement localisée au point vital du cœur de Schmey et Kronecker, ou encore lorsqu'elle a envahi toute la pointe de l'organe ;

2° Lorsque l'arythmie coexiste avec des accidents angineux ;

3° A la suite de l'administration de la digitale dans les arythmies rythmées souvent méconnues (rythme couplé du cœur, rythme couplé et tricouplé alternant, comme nous en avons observé quelques faits [1].

Les caractères différentiels permettant de distinguer une insuffisance organique de l'orifice mitral d'une insuffisance fonctionnelle du même orifice, sont assez connus. Il s'agit d'éviter encore une autre erreur :

Souvent, dans la forme arythmique, il existe comme une sorte d'*hésitation de la systole* se traduisant, pour une oreille peu exercée, par la sensation d'un bruit présystolique. On croit alors, à tort, à l'existence d'un rétrécissement mitral. Mais cette erreur peut être facilement évitée en s'appuyant, pour la cardio-sclérose arythmique, sur l'absence constante de dédoublement du second bruit, sur le retentissement diastolique de l'aorte à droite du sternum tandis qu'il existe à gauche dans la sténose mitrale, sur les caractères du pouls qui, fort et vibrant, présente l'aspect du pouls mitro-aortique, etc.

Il existe enfin des *arythmies réflexes* (dans les affections gastro-intestinales, dans celles du foie et de l'utérus, etc.) qui, par leur persistance même, peuvent en imposer pour une cardio-sclérose arythmique. J'ai observé, à ce point de vue, une femme atteinte de dyspepsie et arrivée

[1] Le rythme couplé du cœur, et la mort par la digitale (*Soc. méd. des hôp.*, 1892)

à la période de la ménopause, chez laquelle des irrégularités cardiaques persistèrent pendant plus de deux ans. Le diagnostic était d'autant plus difficile, que l'on constatait déjà un commencement de dégénérescence scléro-athéromateuse du système artériel. Néanmoins, en m'appuyant surtout sur l'existence d'un retentissement diastolique à gauche du sternum, au niveau de l'artère pulmonaire, et non à droite au niveau de l'aorte, je pensai qu'il s'agissait plutôt d'une arythmie réflexe due à l'état dyspeptique. En dirigeant la thérapeutique contre l'affection gastrique, je parvins à faire disparaître à la longue les irrégularités cardiaques qui, depuis plus de deux ans, avaient résisté à toute médication. Cet exemple prouve qu'il ne faut pas se hâter de conclure, de l'arythmie seule, au diagnostic de cardio-sclérose.

Le tableau suivant, en montrant les nombreuses causes d'arythmies, permettra d'éviter les erreurs de diagnostic :

### Classification des arythmies.

**I. Arythmies névrosiques et psychiques.**
- Hystérie, neurasthénie, chorée. Epilepsie?
- Goitre exophtalmique. Emotions.
- Arythmie angoissante paroxystique.

**II. Arythmies nerveuses et cérébrales**
- Méningite tuberculeuse, méningites, rhumatisme cérébral.
- Ictus apoplectique. Hémorrhagies cérébrales ou méningées. Tumeurs cérébrales.
- Compression du nerf vague par des tumeurs.

**III. Arythmies réflexes.**
- Maladies de l'estomac, de l'intestin, du foie, etc.
- Arythmie *a frigore*.

**IV. Arythmies toxiques.**
- Digitale, aconit, atropine, à doses toxiques.
- Tabac, thé, café. Abus de l'alcool.

**V. Arythmies critiques des maladies aiguës.**
- Convalescence de la fièvre typhoïde [1].
- Au moment de la défervescence de la pneumonie et des maladies aiguës.

**VI. Arythmies des cardiopathies.**
- 1° VALVULAIRES.
  - Insuffisance mitrale surtout.
  - Sténose mitrale avec troubles gastriques.
  - Rétrécissement mitral artério-scléreux.
- 2° MYOCARDIQUES
  - a. Arythmie sénile, dégénérescence et surcharge graisseuse du cœur, myocardite segmentaire, arythmie *normale* et *congénitale* de certains sujets [2].
  - b. Cardiopathies artérielles.

[1] Les arythmies critiques de la fièvre typhoïde ne sont pas graves. Elles sont différentes de celles qui surviennent dans le cours de la maladie et qui indiquent un commencement de dégénérescence myocardique.

[2] Il s'agit de certains sujets atteints d'arythmie cardiaque depuis leur naissance. Est-elle le résultat d'une myocardite fœtale ?

VI. Arythmies des car-
diopathies. . . . . .

2° MYOCAR-
DIQUES

   *c.* Myocardites aiguës dans la fièvre typhoïde, la grippe, la variole, etc. Myocardites chroniques. Thrombose cardiaque.
   *d.* Endocardites, péricardites, adhérences
du péricarde [1]. Compression du cœur
par épanchements péricardiques.
   *e.* Insuffisance et rétrécissement aortiques
d'origine artérielle.

3° AORTIQUES

   *a.* Quelquefois, angine de poitrine avec ou
sans cardio-sclérose concomitante. Ligature expérimentale des coronaires.
   *b.* Aortite chronique avec coronarite. Périaortite. Anévrysmes aortiques.

*b.* La *forme tachycardique* coexiste souvent avec la forme précédente
(*tachy-arythmie*).

Mais, il existe des cas assez nombreux, surtout lorsque la sclérose
du cœur est associée à celle du rein, où l'accélération du pouls existe
d'une façon presque permanente, et cela sans aucune irrégularité cardiaque. C'est là une tachycardie, *surtout d'origine rénale, de nature
toxi-alimentaire*, comme la dyspnée du même nom, et qui peut disparaître avec elle par l'emploi du régime lacté exclusif.

D'autres fois, la tachycardie survient par accès ; elle se manifeste alors
par une accélération très marquée du pouls (*pulsus celer*), qui peut
atteindre le chiffre de 140 à 150, et qui est souvent en rapport avec un
abaissement subit de la tension artérielle.

Un de nos confrères, âgé de 54 ans, qui n'avait jusque-là rien éprouvé du
côté du cœur, est pris un jour, au milieu de son repas, de palpitations violentes et douloureuses qui cessent au bout d'une heure environ et qui font
place à une grande accélération du pouls (140 à 150 pulsations), avec arythmie
des plus prononcées. Tous ces accidents s'accompagnent d'une angoisse telle
(sans aucune douleur), que le malade a la sensation imminente de la mort.
L'orage s'apaise, le pouls reprend sa régularité tout en restant fréquent et
régulier, et à plusieurs mois de distance il est repris des mêmes accidents
paroxystiques, qui se sont répétés cinq à six fois dans l'espace de deux ans.
Dans leur intervalle, le malade présente souvent des alternatives de pâleur
ou de rougeur de la face, et des troubles vaso-moteurs divers.

Deux mois après cette première attaque de folie cardiaque, le cœur était
relativement calme, le pouls à 110 ou 120, chiffre qui n'a jamais diminué ; il

---

[1] Je range dans cette catégorie des arythmies myocardiques celles qui surviennent dans
les maladies de l'endocarde et du péricarde, parce que ces dernières se manifestent toujours à la faveur d'une lésion concomitante ou d'un trouble fonctionnel du myocarde ; il
en est souvent de même des arythmies valvulaires.

était concentré, serré, un peu vibrant. La face était rouge et vultueuse; les extrémités des membres inférieurs et supérieurs étaient froides.

A la palpation, le cœur un peu hypertrophié était franchement impulsif, le pouls gauche moins fort que le droit, et à l'aorte on constatait manifestement, un retentissement diastolique qui n'a fait que s'accentuer, et qui a été suivi, au bout d'un an, d'un léger prolongement au même temps.

Ce malade commençait ainsi sa sclérose cardiaque par des accès de tachycardie avec arythmie, puis par des accès de tachycardie sans arythmie, et les progrès de l'affection, arrêtés sans doute par l'administration précoce des médicaments dépresseurs de la tension artérielle, des iodures et de la trinitine, n'ont fait que confirmer le diagnostic. Cinq années après, il succombait au milieu de symptômes asystoliques, après avoir souffert pendant les deux dernières années de sa vie, de dyspnée toxi-alimentaire.

Ce qui distingue, au point de vue thérapeutique, la tachycardie de

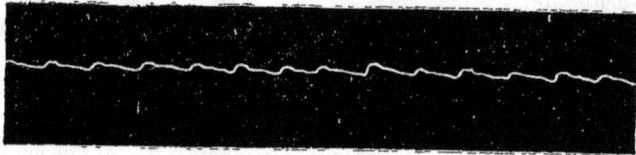

Fig. 88. — Tachycardie. (Artério-sclérose cardio-rénale.)

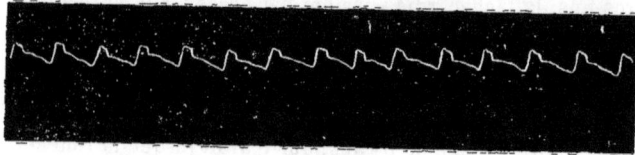

Fig. 89. — Tachycardie. (Artério-sclérose cardio-rénale, même malade.)

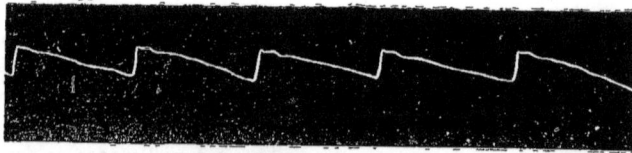

Fig. 90. — Pouls après la digitaline. (Artério-sclérose cardio-rénale.)

l'arythmie, c'est sa disparition possible sous l'influence du régime lacté, et même du traitement digitalique, comme il est facile de s'en convaincre par les trois tracés sphygmographiques suivants. On voit que, par cette action médicamenteuse, le pouls accéléré a fait promptement place, en quelques jours, à un pouls lent.

A signaler pour la forme tachycardique la même erreur que pour la forme arythmique : Parfois l'accélération du pouls est d'*origine réflexe*, et comme elle coïncide souvent avec un abaissement rapide de la tension artérielle, on n'a pas, comme pour l'arythmie, la ressource de la constatation du retentissement diastolique de l'aorte. Mais, c'est en observant complètement le malade, c'est en s'appuyant sur les symptômes concomitants, que l'on parviendra aisément à établir le diagnostic. Le tableau suivant des diverses tachycardies, permettra d'éviter encore certaines erreurs :

### Classification des tachycardies.

**I. Tachycardies par modification de la tension artérielle (*hypertension* et *hypotension*). . . . . . . .**
Influence de l'attitude, de la menstruation, de la ménopause, de la puberté. Néphrite interstitielle (*hypertension*). Fièvre typhoïde, grippe, hémorrhagies, sueurs copieuses, chaleur modérée, compression de la veine cave et de la veine porte, dernière période de la cirrhose du foie (*hypotension*).

**II. Tachycardies bulbaires neuro-centrales. . . . . . . . . . .**
*a.* Essentielles : (tachycardie essentielle paroxystique).
*b.* Symptomatiques : (paralysie bulbaire dans paralysie glosso-laryngée, sclérose en plaques, paralysie ascendante aiguë, tabes, méningites, polyomyélites, etc.).

**III. Tachycardies nerveuses, neuro-périphériques . . . . . . . . .**
*a.* Affections du nerf vague : névrites, compressions par des tumeurs du médiastin ; tachycardie *précoce* des tuberculeux, péricardite, aortite et péri-aortite. Forme cardiaque de la dothiénentérie sans myocardite.
*b.* Affections du grand sympathique : (compressions par tumeurs, etc.).
*c.* Tachycardie d'origine neuro-ganglionnaire. Adénopathie trachéo-bronchique des leucémiques, des tuberculeux, des coquelucheux, Tachycardie après extirpation du larynx.

**IV. Tachycardies névrosiques . . .**
Épilepsie. Neurasthénie. Hystérie ; hystéro-neurasthénie traumatique, chorée. Maladie de Parry-Graves.

**V. Tachycardies réflexes . . . . .**
Maladies de l'estomac (hyperchlorhydrie et gastro-succorrhée), de l'intestin, du foie et des voies biliaires, de l'utérus ; ectopie rénale, polypes du nez, péritonites par perforation ; après ablation de kystes ovariens, opérations abdominales.

**VI. Tachycardies toxiques. . . . .**
Alcool (par *vago-névrite*). Tabac. Café, thé. — Digitale et atropine à dose toxique. Émétique, ipéca (effet primitif). Tachycardie *tardive* des tuberculeux.

VII. Tachycardies dyscrasiques . . { Fièvre, hyperthermie, chaleur. Chlorose, anémie, cachexies, tuberculose, cancer, etc.

VIII. Tachycardies infectieuses . . { Fièvre typhoïde, *scarlatine*, grippe, variole, pneumonie. Diphtérie (par *myocardite*, ou par *vago-névrite*). Polynévrite infectieuse. Béribéri.

IX. Tachycardies des affections cardiaques et cardio-artérielles. . . { Artério-sclérose, cardio-sclérose, endocardites (assez rare), aortites et péricardites, myocardites, péricardites. Thrombose cardiaque. Néphrite interstitielle. Affections valvulaires du cœur.

### III. — Forme myo-valvulaire.

Les cardiopathies artérielles affectent le plus souvent le myocarde, et jusqu'ici les formes cliniques appartiennent à cette catégorie. Mais, l'anatomie pathologique nous a démontré que la lésion peut aussi atteindre l'appareil valvulaire (orifices mitral et aortique). J'ai décrit[1] ces affections sous le nom de cardiopathies artérielles *type myo-valvulaire*.

Celles-ci s'accompagnent toujours de lésions du muscle cardiaque, et elles diffèrent des cardiopathies artérielles à *type myocardique*, seulement par l'adjonction d'un souffle d'insuffisance ou de rétrécissement, ce souffle pouvant être fonctionnel et résulter de la dilatation de l'orifice auriculo-ventriculaire gauche, ou organique, et résulter de l'altération scléro-athéromateuse de la valvule. Ce qui fait l'intérêt de ces cardiopathies à type myo-valvulaire, c'est précisément l'existence de ce souffle qui peut en imposer pour une cardiopathie valvulaire d'origine rhumatismale. Il faut donc démontrer que le diagnostic peut encore se faire aisément en s'appuyant sur l'existence des stigmates de l'artério-sclérose du cœur : symptômes d'hypertension artérielle, symptômes toxiques et méiopragiques, lesquels font défaut dans les valvulites rhumatismales.

Jusqu'alors, on avait attribué à la néphrite interstitielle les lésions valvulaires du cœur qu'on attribuait à cette dernière maladie. Or, ces lésions valvulaires d'origine artérielle peuvent exister indépendamment de toute lésion rénale, ce qui prouve que celle-ci ne doit pas être accusée de les produire. Ces lésions se rencontrent à tous les orifices (orifices aortique, mitral, tricuspide, exceptionnellement à l'orifice pulmonaire).

[1] L'artério-sclérose du cœur à type myo-valvulaire (*Arch. de méd.*, juin 1892).

On trouve dans Morgagni l'observation d'une femme de 40 ans qui avait les valvules du ventricule droit endurcies et osseuses. Corvisart a vu les valvules tricuspide et mitrale devenues cartilagineuses, surtout à leur base, ce qui rétrécissait considérablement le diamètre de l'un et de l'autre orifice.

Lorsqu'une lésion orificielle coexiste avec une néphrite interstitielle, on se demande souvent quelle est la première, dans l'ordre d'apparition, de la lésion du cœur ou de la lésion du rein. Or, la maladie n'a commencé ni par le rein, ni par le cœur : elle a commencé par le système artériel. Cette idée a déjà été exprimée dans les termes suivants :

« Des lésions valvulaires persistantes peuvent se montrer concurremment, précéder ou apparaître consécutivement à la néphrite interstitielle, et reconnaître la même origine que cette dernière. Elles peuvent, dès lors, s'observer chez tous les scléreux, et toutes les causes capables de créer l'altération artérielle pourront en être le point de départ : alcoolisme, saturnisme, etc.[1]. »

## TYPE MITRAL

INSUFFISANCE MITRALE ARTÉRIELLE. — Voici trois exemples :

Une première malade est arrivée avec un léger œdème prétibial, une dyspnée d'effort des plus intenses, un facies d'une grande pâleur, restant nuit et jour assise sur son lit. A l'auscultation, souffle systolique à la pointe, se propageant légèrement à l'aisselle. En outre, on constate, difficilement il est vrai, surtout les premiers jours, un bruit de galop présystolique, dont le maximum était au-dessus de l'appendice xiphoïde, ce bruit de galop simulant si bien un roulement présystolique que l'on pouvait croire à un rétrécissement mitral compliqué d'insuffisance.

Il s'agissait d'un vrai bruit de galop précédant immédiatement la systole, et le souffle avec ses caractères de brièveté, de localisation fixe, de propagation très limitée vers l'aisselle, avec la constatation de la dilatation des cavités

---

[1] P. LONGBOIS. Des manifestations cardiaques dans le cours de la maladie de Bright (*Thèse de Paris*, 1883). — Voir encore les auteurs suivants : BAMBERGER. Relations entre les maladies des reins et du cœur (*Virchow's Arch.*, 1857). — HÉNOUILLE. De la néphrite interstitielle dans ses rapports avec les lésions athéromateuses des artères (*Thèse de Paris*, 1877). — LECORCHÉ et TALAMON. *Études médicales de la maison municipale de santé*, 1881 (obs. d'athérome de la triscuspide avec athérome généralisé et néphrite interstitielle). — LECORCHÉ. L'endocardite diabétique (*Arch. de méd.*, 1882). — MERKLEN. Obs. de néphrite interstitielle avec myocardite scléreuse et rétrécissement mitral (*France médicale*, 1881). — HEILER. Un cas d'insuffisance mitral dans la mal. de Bright avec quelques observations sur les relations avec les affections valvulaires (*Wien. méd. Woch.*, 1881). — SAUNDBY. Influence de la maladie de Bright sur le développement latent des affections valvulaires du cœur (*The Lancet*, 1882). — A. PINEAU. Artério-sclérose et néphrite interstitielle considérées dans leurs rapports (*Thèse de Paris*, 1884).

H. HUCHARD. — Maladies du cœur, 3e édition.                    24

cardiaques, n'était qu'un souffle d'insuffisance fonctionnelle de la valvule mitrale. Le pouls était serré, rapide et concentré, le second bruit aortique retentissant ; enfin l'examen des urines faisait constater la présence de très faibles quantités d'albumine.

Le diagnostic s'imposait. La malade, arrivée à la période de ménopause, était devenue artério-scléreuse, et elle était atteinte de néphrite interstitielle d'origine artérielle ; elle était *mitrale par son souffle, mais aortique par la maladie*. La dyspnée était de nature toxique, ce que devait nous démontrer le succès rapide de la médication.

En effet, sous l'influence du régime lacté, en deux jours au plus, cet état dyspnéique et le bruit de galop disparurent complètement, et ce résultat thérapeutique a ainsi confirmé pleinement le diagnostic ; car, on n'a jamais vu une dyspnée cardiaque d'origine mécanique céder aussi promptement à l'emploi du régime lacté. La digitale prescrite quelques jours après, donna encore une nouvelle confirmation à l'interprétation du souffle mitral que nous avions donnée. Celui-ci s'atténua considérablement après l'administration d'un milligramme de digitaline cristallisée, ce qui démontrait bien son origine fonctionnelle ; car, loin de faire disparaître un souffle organique, la digitale en augmente le plus souvent l'intensité. En un mot, chez cette malade, le cœur n'a été intéressé qu'en seconde ligne, après le rein. Mais la lésion primitive résidait dans tout le système artériel.

La seconde malade (salle Louis n° 16) n'a, comme la première, aucun antécédent rhumatismal. Elle présente un souffle systolique à la pointe, très intense. Chez elle on constate de l'arythmie, et un retentissement diastolique de l'aorte très voisin de la partie médiane du sternum. De plus, elle a eu à l'hôpital une crise épileptiforme qui avait, un moment, fait songer à une relation entre cet accès et sa cardiopathie. Mais, en consultant son observation, on a vérifié que, depuis au moins quinze ans, elle est sujette à des attaques de morbus sacer, de telle sorte que cette idée première a dû être plus sérieusement discutée. Ajoutons que la malade n'a plus ses règles depuis deux ans, et qu'elle est à l'époque de la ménopause.

La troisième malade (n° 19, salle Louis), âgée de 47 ans, non rhumatisante, a des épistaxis très fréquentes, des crises de dyspnée se manifestant surtout pendant la nuit. Légère quantité d'albumine dans les urines. L'auscultation révèle : 1° un souffle systolique serratique, très fort à la pointe, souffle s'entendant avec une intensité presque égale jusqu'à la base, et se propageant dans l'aisselle et jusque dans la région dorsale, mais à un faible degré ; 2° un retentissement diastolique siégeant à droite, très près du sternum ; 3° régularité complète du rythme cardiaque. Il n'y a pas trace d'œdème des membres inférieurs. Les artères sont, en outre, dures et flexueuses ; le pouls radial est régulier, fort et vibrant.

Il s'agit d'une cardiopathie artérielle à type valvulaire avec souffle mitral *organique* dû à la dégénérescence scléro-athéromateuse de la valvule.

Ces trois femmes, abstraction faite des symptômes différents qu'elles présentent, offrent cette particularité commune d'avoir un souffle mitral systolique; et cependant, ce ne sont pas des mitrales, mais bien des aortiques : *mitrales par le souffle, aortiques par la maladie.* Il s'agit de le prouver, et c'est dans le but de rendre la démonstration plus frappante que nous les avons réunies dans une description commune.

Rappelons encore que l'artério-sclérose peut avoir son point de départ dans le rein, le cœur, le poumon, le foie, l'œil ou le cerveau.

Nous avons eu un exemple du premier fait chez la première malade, et nous avons peut-être chez la seconde un exemple du dernier. Cette malade a eu des crises épileptiques longtemps avant son affection cardiaque, il est vrai ; mais on doit se demander si elle n'a pas autrefois commencé ainsi, par le cerveau, l'artério-sclérose dont elle est atteinte. La *relation des affections du cœur avec l'épilepsie,* ou plutôt avec les états épilep-tiformes est une chose bien connue. Je la crois cependant très rare dans les maladies valvulaires, et quoique plusieurs aient cité des cas où les affections mitrales ont pu faire naître l'épilepsie chez les prédisposés en produisant du côté du cerveau un état congestif habituel (épilepsie *congestive*), je crois cette relation beaucoup plus fréquente dans les cardio-pathies artérielles, et l'on verra, au prochain chapitre, que les crises épileptiformes (épilepsie *anémique*) forment un élément important de la maladie de Stokes-Adams, laquelle n'est pas autre chose que l'artério-sclérose cardio-bulbaire. Il est même permis de se demander si les affections mitrales dans le cours desquelles on a vu se développer des crises épileptoïdes ou épileptiques ne sont pas d'origine artérielle.

Après avoir rapporté deux cas où les accidents convulsifs, étaient manifestement subordonnés au goitre exophtalmique, Ballet se demande si ces derniers ne doivent pas être mis sur le compte de la fréquence persistante des battements cardiaques et artériels capables d'apporter un trouble profond dans l'irrigation cérébrale. Or, à ce sujet, on peut aussi bien les attribuer aux spasmes des artères encéphaliques. Enfin, dans les affections cardiaques, comme dans la maladie de Parry-Graves, il y a toujours lieu de se demander si les crises épileptoïdes ne doivent pas être plutôt mises sur le compte de l'hystérie, souvent concomitante[1].

Nos trois malades sont à l'époque de la ménopause, une des causes du développement de l'artério-sclérose. Elles présentent toutes trois également-

[1] POMMAY (*Revue de méd.*, 1881). — ANTONIADES (élève de KUSSMAUL). Die hirn hyperœmie als causalmoment der epilepsie (*Thèse de Wurtzbourg*, 1878). — GOVERS. Traité de l'épilep-sie, *traduction française*, 1883. — LEMOINE. De l'épilepsie d'origine cardiaque (*Revue de méd.*, 1887). — LE BEL. Des épilepsies par troubles de la circulation (*Thèse de Paris*, 1888). — HUC. Maladies du cœur et névroses (*Thèse de Paris*, 1891). — Voir encore, à ce sujet, le chapitre suivant sur l'artério-sclérose cardio-bulbaire.

ment un souffle systolique de la pointe, et l'on commettrait une grave
erreur en les regardant simplement comme des mitrales. Chez la première,
le souffle était fonctionnel, et la meilleure preuve, c'est qu'il disparut de
temps à autre et surtout sous l'influence de la digitale. Ce souffle avait
encore pour caractères : sa localisation à la pointe avec une tendance à la
propagation vers l'appendice xiphoïde et non vers l'aisselle ou dans la
région dorsale, comme cela existe pour les souffles organiques, enfin, son
moment d'apparition immédiatement après la systole, ce qui paraît en
faire un souffle post-systolique. Ici, la valvule n'est pas altérée, il y a
simplement une dilatation de l'orifice auriculo-ventriculaire par suite de
la dilatation de la cavité ventriculaire.

Chez les deux autres malades, il n'en est pas de même : le souffle est
fort, dur, serratique, il couvre et accompagne toute la systole, il se propage
dans l'aisselle et dans la région dorsale, il s'entend presque avec une
égale intensité à la pointe et à la base du cœur (*souffle mitro-aortique*),
ce qui est dû à l'altération simultanée et fréquente de la grande valve
mitrale et de l'infundibulum aortique.

Néanmoins, les caractères du souffle sont souvent insuffisants pour
établir que les malades sont réellement des aortiques. Nous avons heureusement d'autres indices pour fixer ce diagnostic.

D'abord, ces femmes ne sont pas rhumatisantes, et leur affection s'est
surtout développée à l'époque de la ménopause; le pouls est fort et vibrant,
tandis qu'il est faible et irrégulier dans l'insuffisance mitrale d'origine
rhumatismale; il y a des symptômes d'hypertension artérielle, et l'on
constate manifestement l'existence d'un retentissement diastolique de
l'aorte, à droite du sternum. La région du cou est animée de battements
artériels, tandis que l'on observe surtout des battements veineux dans les
insuffisances mitrales non artérielles; enfin, l'élévation anormale des sous-
clavières démontre encore l'existence d'une légère dilatation de l'aorte.
Enfin, ces trois malades sont atteintes de dyspnée *toxi-alimentaire* dont
j'ai démontré la fréquence dans les cardiopathies artérielles et dont la vraie
nature a été révélée par les bienfaits du régime lacté exclusif.

La troisième malade, est arrivée avec des hémorrhagies nasales répétées
et abondantes. Or, ces hémorrhagies sont rares dans les affections simplement valvulaires, elles sont au contraire très fréquentes dans la cardio-
sclérose, et c'est ainsi que l'on observe des hémorrhagies rétiniennes,
cérébrales, nasales, des hémoptysies (ces dernières dues aux congestions
pulmonaires actives, et aux dilatations bronchiques fréquentes chez les
artério-scléreux). Il en est de même des gangrènes que l'on voit plus
souvent dans les cardiopathies vasculaires que dans les valvulaires.

En résumé, les cardiopathies artérielles peuvent prendre la forme valvulaire, s'accompagner d'un souffle systolique de la pointe, lequel est de nature fonctionnelle ou organique. Le souffle est *fonctionnel;* il est donc le plus souvent transitoire et dû à deux causes :

1° A la dilatation de l'orifice auriculo-ventriculaire, laquelle est elle-même consécutive à la dilatation des cavités cardiaques ; 2° à un état parétique ou encore à un trouble dans la contraction des muscles papillaires.

Le souffle *organique,* toujours permanent, se produit sous l'influence de deux lésions différentes :

1° Sclérose avec rétraction des piliers valvulaires sans altération des valvules ; 2° Altérations scléro-athéromateuses de la valvule mitrale.

Dans ce dernier cas, le bruit morbide peut être très intense, quoique l'insuffisance soit elle-même très légère, ce qui s'explique en partie par l'hypertrophie ventriculaire souvent considérable. C'est là ce qui rend compte des cas assez nombreux dans lesquels un souffle intense persiste pendant de longues années avec un pouls toujours fort et vibrant et sans grand retentissement sur la circulation périphérique. Je rappelle, à ce sujet, l'exemple d'un malade athéromateux suivi pendant douze ans ; depuis cette époque, il présente un souffle mitral tellement intense qu'on peut l'entendre à distance, et cependant jamais il n'a présenté le moindre accident d'hyposystolie. Il a fini par mourir d'un cancer de l'estomac.

Le tableau suivant fera mieux comprendre encore les différences cliniques séparant l'insuffisance mitrale *endocardique* de l'insuffisance mitrale *endartérique :*

| INSUFFISANCE MITRALE ENDOCARDIQUE (*d'origine rhumatismale.*) | INSUFFISANCE MITRALE ENDARTÉRIQUE (*d'origine scléreuse.*) |
|---|---|
| 1° *Étiologie.* Rhumatisme articulaire, aigu le plus souvent. | 1° Ne succède presque jamais au rhumatisme articulaire aigu. Causes habituelles : goutte, diabète, hérédité, saturnisme, etc. |
| 2° Tendance à l'hypotension artérielle dès le début. Pas d'accidents méiopragiques des organes. Pas ou peu de symptômes toxiques. Dyspnée *mécanique.* | 2° Symptômes d'hypertension artérielle au début et dans ses deux premières périodes (artérielle et cardio-artérielle). Symptômes méiopragiques et toxiques. Dyspnée *toxique.* |
| 3° Souvent, retentissement diastolique à gauche du sternum (signe d'hypertension pulmonaire). Pas d'élévation des sous-clavières. Pas de dilatation de l'aorte. | 3° Dès le début, souvent retentissement diastolique à droite du sternum (signe d'hypertension aortique). Souvent, symptômes concomitants de dilatation de l'aorte. |
| 4° Jamais d'accidents angineux. | 4° Angine de poitrine possible, par lésion concomitante de l'aorte et des artères coronaires. |

5° Souvent, battements *veineux* du cou ; mais pas de battements artériels.

5° Battements *artériels* du cou dès le début. Battements veineux à la dernière période (mitro-artérielle).

6° Pouls ordinairement petit, inégal et irrégulier. Pas de lésions artérielles au début.

6° Pouls régulier ou irrégulier, mais fort, serré, parfois vibrant. Artères dures et athéromateuses au début.

7° Arythmie à la période d'hyposystolie, souvent améliorée par la digitale.

7° Arythmie souvent dès le début (parfois arythmie rythmée, intermittences, etc.). Arythmie d'abord ; souffle d'insuffisance ensuite.

8° Souffle d'insuffisance *réelle* avec toutes ses conséquences dans les différents organes (congestions passives).

8° Souffle mitral avec insuffisance *apparente* sans aucun retentissement sur les organes.

9° Souffle d'insuffisance fonctionnelle assez rare.

9° Souffle fréquent d'insuffisance fonctionnelle.

10° Souffle organique de la pointe, en jet de vapeur, avec propagation dans l'aisselle et la région dorsale.

10° Souffle organique de la pointe, souvent dur, rugueux, serratique, se propageant moins dans l'aisselle et le dos, ayant parfois une intensité presque égale à la pointe et à la base (souffle *mitro-aortique*). Souffle mitral et de rétrécissement sous-aortique.

11° Bruit de galop très rare, et possible seulement à la fin de la maladie (rein cardiaque).

11° Bruit de galop assez fréquent, pouvant apparaître au commencement de la maladie (néphrite artérielle concomitante).

12° Hémorrhagies et gangrènes très rares.

12° Hémorrhagies assez fréquentes ; hémorrhagies nasales, rétiniennes, cérébrales, etc. Gangrènes parfois.

13° Différents organes atteints de congestion *passive*, à la fin.

13° Organes atteints de sclérose dès le début. Parfois, congestions *actives* du poumon.

14° Asystolie *progressive*, faciès propria de Corvisart. Cycle morbide des affections du cœur.

14° Attaques d'asystolie *soudaines*, en rapport avec les accès de cardiectasie aiguë ou subaiguë. Souvent, pâleur de la face. Pas de cycle.

15° Presque toujours, mort par asystolie.

15° Quelquefois, mort par asystolie ; d'autres fois, mort subite par angine de poitrine ; mort rapide par accidents asystoliques ou urémiques, ou encore par hémorrhagie cérébrale, etc.

16° Thérapeutique de l'asystolie. Au début, augmenter la tension artérielle.

16° Thérapeutique de l'asystolie, de la toxinhémie, de l'urémie, etc. Au début, abaisser la tension artérielle.

Dans ce tableau, je relève les caractères distinctifs du pouls dans l'insuffisance mitrale endocardique d'origine rhumatismale, et dans l'insuffisance mitrale endartérique d'origine scléreuse. Le pouls de la première variété est petit, inégal et irrégulier. Voici, sur des malades atteints de cette affection, deux tracés sphygmographiques destinés à montrer les caractères du pouls de l'insuffisance mitrale endocardique :

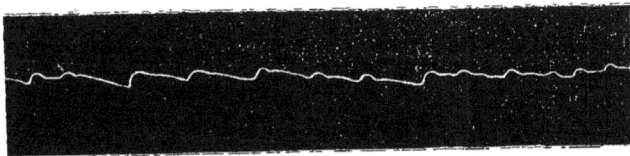

Fig. 91. — Cardiopathie valvulaire (insuffisance mitrale d'origine rhumatismale).

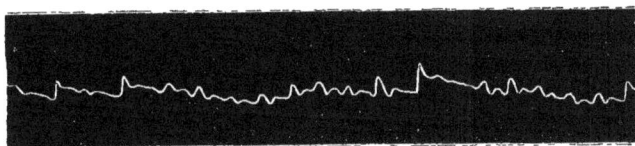

Fig. 92. — Cardiopathie valvulaire (insuffisance mitrale d'origine rhumatismale).

En opposition avec les tracés sphygmographiques précédents représentant des insuffisances mitrales d'origine rhumatismale, je place les tracés suivants, qui indiquent assez fidèlement les caractères du pouls *mitro-aortique* que j'attribue aux insuffisances mitrales endartériques. J'ai déjà signalé les caractères de ce pouls dont le tracé offre une ligne verticale d'ascension avec léger crochet et longue ligne de descente.

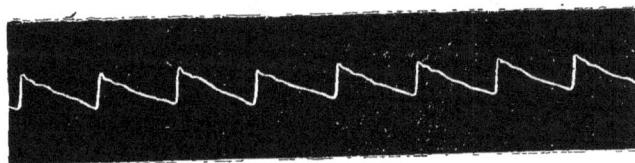

Fig. 93. — Cardiopathie artérielle avec souffle mitral intense
(pouls *mitro-aortique* régulier).

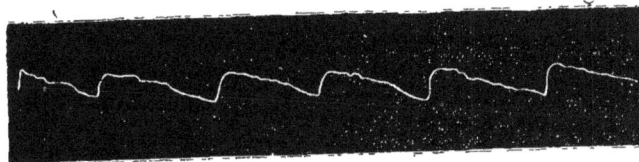

Fig. 94. — Cardiopathie artérielle avec souffle mitral intense
(pouls *mitro-aortique* régulier et lent).

J'ai encore dit qu'avec un souffle mitral même intense, le pouls est parfois régulier ou lent. On peut voir, par les deux tracés précédents, que la présence d'un souffle assez intense de la pointe n'indique pas toujours l'existence d'une insuffisance mitrale.

Dans les insuffisances mitrales artérielles, l'irrégularité du pouls prend parfois une tendance à l'apparition presque régulière de pulsations *avortées* succédant à des pulsations plus fortes, comme on peut le voir dans les quatre tracés suivants (fig. 95-98).

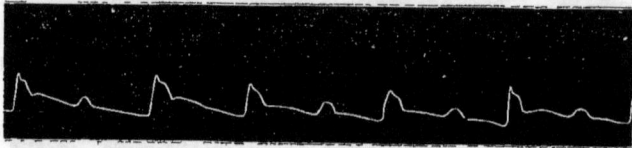

Fig. 95. — Cardiopathie artérielle avec souffle mitral intense (pulsations avortées régulières).

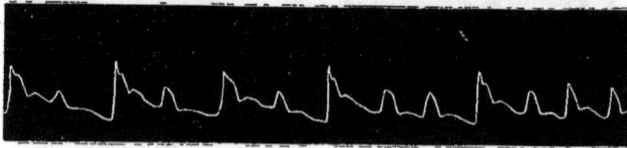

Fig. 96. — Cardiopathie artérielle avec souffle mitral (pouls *mitro-aortique*, pulsations avortées irrégulières).

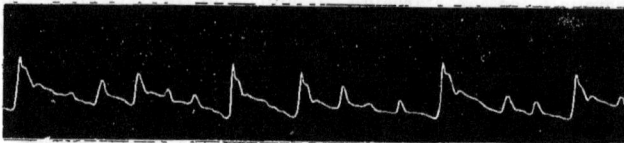

Fig. 97. — Cardiopathie artérielle avec souffle mitral (pouls *mitro-aortique*, pulsations avortées irrégulières).

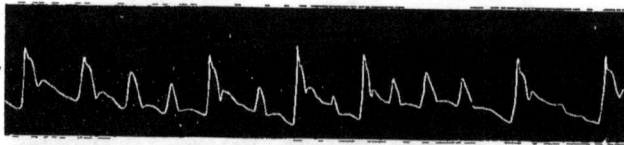

Fig. 98. — Cardiopathie artérielle avec souffle mitral (pouls *mitro-aortique* avec série de pulsations faibles irrégulières).

D'autres fois, le tracé sphygmographique présente une série de six ou sept pulsations faibles suivies de deux ou trois pulsations fortes, comme on le voit dans la figure 99 :

Enfin, d'autres fois, les séries de pulsations faibles sont suivies d'une ou deux pulsations non seulement fortes, mais aussi très lentes (fig. 100).

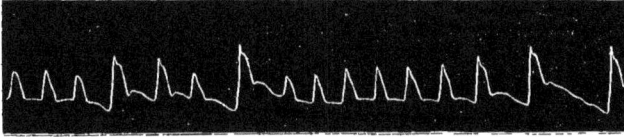

Fig. 99. — Cardiopathie artérielle avec souffle mitral.

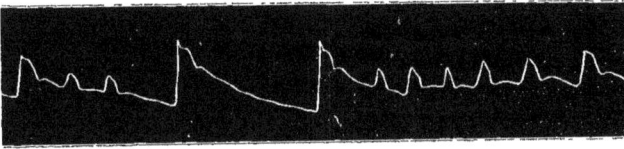

Fig. 100. — Cardiopathie artérielle avec souffle mitral
(pouls *mitro-aortique* inégal avec quelques pulsations lentes).

On voit aussi, à l'aide de ces tracés, quelles différences profondes séparent le pouls de l'insuffisance mitrale endocardique d'origine rhumatismale, du pouls de l'insuffisance mitrale endartérique d'origine scléreuse. Celui-ci présente toujours une ligne d'ascension haute et brusque, suivie parfois du crochet de l'insuffisance aortique (quoique l'auscultation ne permette pas toujours de constater le souffle révélateur de cette dernière). C'est là le principal caractère du souffle *mitro-aortique* méconnu jusqu'ici [1].

RÉTRÉCISSEMENT MITRAL ARTÉRIEL. — Jusqu'à ce jour, on a décrit deux rétrécissements mitraux : le rétrécissement mitral *infantile* ou juvénile, dont les symptômes, purement fonctionnels d'abord, se montrent dès l'enfance ou dans l'adolescence, probablement congénital (quelquefois par syphilis héréditaire, et non par tuberculose); le rétrécissement mitral de l'*adulte* ou même de l'enfance auquel peut se joindre un certain degré d'insuffisance, étant d'origine rhumatismale. Comment se fait-il qu'on n'ait pas encore décrit le rétrécissement mitral *sénile* ou *artériel*

---

[1] On trouve dans GENDRIN (1841) une bonne observation d'insuffisance mitrale artérielle : « Rétrécissement de l'orifice auriculo-ventriculaire gauche avec inocclusion de cet orifice par suite de l'induration de la valvule mitrale. Dilatation et hypertrophie de l'oreillette gauche du cœur : *maladies des artères dont les signes ont été masqués par l'affaiblissement des systoles du ventricule gauche;* sphacèle de la jambe gauche. » Il admet que ce sphacèle est survenu « sous l'influence simultanée de la maladie des tuniques artérielles et de l'altération de l'orifice auriculo-ventriculaire avec inocclusion de la valvule mitrale ».

(et il faut entendre par « sénile » tout ce qui se rapporte à l'âge des artères) ?

C'est parce que, chez les artério-scléreux, la sténose mitrale affecte une forme latente au double point de vue des signes physiques et de l'anatomie pathologique. Seuls, les troubles fonctionnels prennent une grande intensité, et l'histoire clinique et anatomo-pathologique de cette maladie est renfermée dans ces deux propositions.

Tout d'abord, deux éventualités peuvent se présenter :

D'une part, il s'agit d'un rétrécissement mitral qui, par les progrès de l'âge ou de la sénilité artérielle, se complique d'artério-sclérose cardio-rénale. Les faits de ce genre sont assez rares, pour des raisons faciles à comprendre, et je ne les ai observés que quatre fois.

D'autre part, il s'agit d'un rétrécissement mitral créé d'emblée par la sclérose artérielle. Ces cas sont plus fréquents qu'on le croit, et ils échappent d'ordinaire à l'observation parce que la maladie reste presque latente pendant tout le temps de son évolution.

a). Pourquoi est-elle latente au point de vue anatomique, et pourquoi, même sur la table de l'amphithéâtre, la méconnaît-on si souvent ?

Plusieurs raisons peuvent être invoquées. Ce rétrécissement n'est presque jamais très accentué, excepté d'une façon accidentelle lorsque la lésion est arrivée à la période athéromateuse et que l'orifice est considérablement rétréci par une plaque calcaire, comme dans un cas de Corvisart, et comme dans celui que nous présentons (fig. 104).

C'est surtout la grande valve qui est atteinte, ce qui permet de comprendre l'association possible et réelle de ce rétrécissement mitral avec le rétrécissement sous-aortique. L'orifice ne présente d'ordinaire l'aspect, ni d'un entonnoir, ni d'une boutonnière ; il affecte parfois la forme d'un croissant, plus souvent celle d'un sablier, parce que la lésion n'est pas franchement marginale et qu'elle intéresse plutôt irrégulièrement la partie moyenne du voile membraneux. Une autre raison pour laquelle ce rétrécissement est rarement très serré (sauf celui de la figure 104), c'est parce que le ventricule gauche est non seulement hypertrophié, mais dilaté, et que cette dilatation entraîne l'élargissement relatif de l'orifice.

b). Pourquoi cette maladie est-elle latente [1] par ses symptômes physiques ?

---

[1] Dans une étude sur les relations du rétrécissement mitral avec la goutte et la néphrite interstitielle, G.-N. PITT (Brit. med. journ., 1887) dit que dans ces cas, les signes de la sténose auriculo-ventriculaire sont peu nets. Sur 542 cas de mort par néphrite interstitielle, il y a eu 33 cas de rétrécissement mitral, soit 6 p. 100.

L'explication en est fort simple.

Dans le rétrécissement mitral, il y a hypertension dans la circulation pulmonaire, d'où retentissement diastolique *à gauche* du sternum. Dans la sclérose cardio-artérielle, il y a hypertension dans tout le système aortique, d'où retentissement diastolique *à droite* du sternum. Ces deux bruits retentissants se confondent alors, on ne peut plus les séparer

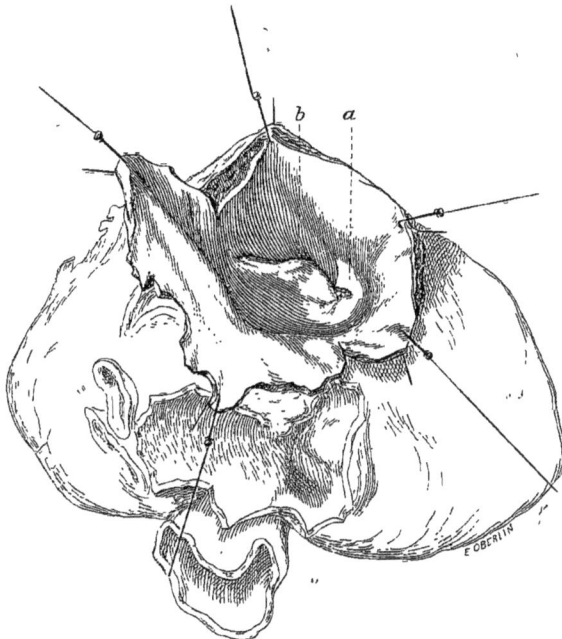

Fig. 101. — Rétrécissement mitral scléro-athéromateux.

*a*, grosse concrétion se continuant sur une grande partie de l'orifice mitral qu'elle contribue à beaucoup rétrécir ; *b*, orifice mitral sous forme de fente linéaire.

par l'intensité, à peine par le timbre. Voilà donc un premier symptôme qui échappe : le retentissement du second bruit pulmonaire, si fréquent dans le rétrécissement mitral pur.

On sait que le rétrécissement mitral est de toutes les cardiopathies valvulaires, celle dans laquelle on observe le plus de variabilité dans les signes d'auscultation. Aujourd'hui, vous constatez ce que l'on a coutume d'appeler le « rythme mitral » au complet : claquement d'ouverture, souffle diastolique, roulement présystolique de la pointe, dédoublement du second bruit à la base. Demain, le dédoublement disparaît, ou c'est le plus souvent le souffle diastolique, plus rarement le roulement présystolique, et parfois la maladie ne se manifeste que par un seul signe physique : le dédoublement du second bruit.

Or, ces variations sont le plus ordinairement subordonnées à l'état de ralentissement relatif ou d'accélération des battements du cœur. Le bruit diastolique suppose une diastole assez longue, un certain ralentissement cardiaque ; si ce souffle existe rarement dans le rétrécissement des artério-scléreux et surtout des mitraux atteints en même temps de sclérose cardio-rénale, c'est parce que cette dernière affection se traduit souvent par la tachycardie.

Le roulement présystolique se confond souvent avec le bruit de galop de la néphrite interstitielle, surtout lorsque ce bruit n'est pas médio-diastolique et qu'il se rapproche beaucoup de la systole. Donc, ce roulement peut être, en quelque sorte, masqué par lui.

Quant au dédoublement de la base qui résulte de la grande différence entre les tensions aortique et pulmonaire, il doit faire souvent défaut, puisque, dans le rétrécissement des artério-scléreux, ces deux tensions tendent à presque s'égaliser par exagération de l'une et de l'autre.

Tout cela n'est pas une simple vue de l'esprit et se trouve confirmé par l'observation clinique. Car, si par une médication appropriée, par le repos, le lait, et surtout par la digitale, on parvient à ralentir le cœur, on arrive souvent à faire apparaître d'une façon transitoire les signes physiques du rétrécissement mitral d'origine artério-scléreuse. Mais, tandis que dans la sténose mitrale pure, le dédoublement du second bruit est un signe très fréquent, à ce point qu'il peut constituer à lui seul la symptomatologie d'auscultation, il est au contraire exceptionnel dans la maladie qui nous occupe, et cela pour la raison que j'ai indiquée.

Cette maladie hybride est faite de contrastes.

Le rétrécissement mitral pur atrophie ou rétracte le ventricule gauche ; l'artério-sclérose l'hypertrophie. Le rétrécissement mitral aboutit à la dilatation et à l'hypersarcose du ventricule droit ; l'artério-sclérose est sans action sur lui. Le pouls de la sténose mitrale est petit ; celui de la sclérose artérielle est concentré, *cordé*, comme disaient les anciens. Ici, la tension artérielle est à son minimum ; là, elle est exagérée. Chez les premiers malades, l'hypertension vasculaire a son siège dans le réseau de la petite circulation ; chez les seconds, dans celui de la grande. Dans le rétrécissement mitral, le cœur est un appareil réglé pour un petit travail ; dans la sclérose artérielle, le cœur a un gros travail à effectuer. Retrait de l'aorte dans la première maladie ; dilatation de l'aorte dans l'autre. Terminaison par cachexie veineuse dans celle-là ; terminaison par cachexie artérielle dans celle-ci.

Les deux affections paraissent s'exclure, elles semblent jouer le rôle d'antagonistes ; mais, il ne faut pas croire que des effets contraires puissent toujours aboutir en clinique à des résultats compensateurs. Loin de là, ces deux maladies s'associent pour s'aggraver, non pour s'atténuer. Hypertension artérielle d'un côté, hypertension pulmonaire d'un autre, dilatation et hypertrophie du cœur gauche, dilatation et hypertrophie du cœur droit, d'où la forme globuleuse de l'organe : telles sont les conséquences de cette association morbide, conséquences qui ont une grande importance au point de vue clinique et thérapeutique.

L'atténuation des signes physiques est loin de commander celle des signes fonctionnels. Au contraire, ceux-ci prennent, dans le rétrécissement mitral des artério-scléreux, une intensité parfois extrême.

*a'*. Par lui-même, le rétrécissement mitral pur est une maladie *dyspnéisante*, et la dyspnée est d'origine mécanique, puisqu'elle résulte en grande partie de la stase sanguine dans le poumon. Par elle-même, la sclérose cardio-rénale est également une maladie très dyspnéisante, et la dyspnée est d'origine toxique ou mieux toxi-alimentaire, puisqu'elle est la conséquence d'un défaut de perméabilité rénale. Dans la maladie que nous étudions, ces deux dyspnées s'ajoutent, s'aggravent, et jettent le malade dans une anxiété respiratoire profonde.

*b'*. Certains de ces mitraux artério-scléreux peuvent mourir subitement par *angine de poitrine* dont l'explication n'est plus à donner. Dans le rétrécissement mitral pur, la mort subite ou très rapide peut survenir, mais par un autre mécanisme : par l'obstruction complète de l'orifice auriculo-ventriculaire au moyen d'un caillot, comme j'en ai donné un exemple récent[1]. Ici, mort subite par syncope ; là, par asphyxie.

*c'*. Le rétrécissement mitral est la cardiopathie des embolies ; la sclérose artérielle, la maladie des *thromboses* et des *hémorrhagies cérébrales*. Il en résulte que dans le rétrécissement mitral des artério-scléreux, on peut invoquer les deux causes (embolie ou hémorrhagie), pour expliquer une attaque hémiplégique, ce qui n'est pas fait pour faciliter toujours le diagnostic.

*d'*. Willis et Gendrin auraient observé parfois, dans le rétrécissement mitral, une véritable *polyurie* que l'on a expliquée par une « irritation congestive des reins ». Cette interprétation n'est pas soutenable. La polyurie ne pourrait se montrer qu'à deux périodes de la maladie : au début ou dans son cours, et à la fin. Au début, le fait ne se comprend pas ; la tension artérielle est faible, et tout l'arbre aortique est revenu sur lui-même. A la fin, à la période asystolique, les urines sont peu abon-

Soc. Méd. des hôpitaux, 1889.

dantes et même rares. Au contraire, l'oligurie mitrale est de règle, même dès les premières périodes de la sténose de l'orifice, mais la polyurie ne s'observe que dans le rétrécissement mitral des artério-scléreux, ce qui se comprend, puisque la maladie surajoutée, la sclérose rénale, augmente toujours la diurèse dès son début.

*e'.* C'est la raison pour laquelle l'*albuminurie* (mais une albuminurie légère) s'observe fréquemment au début du rétrécissement mitral des artério-scléreux, tandis qu'elle est très rare, même à une période avancée du rétrécissement mitral pur. La première est liée à la sclérose rénale concomitante, sans asystolie; la seconde, aux poussées asystoliques.

*f'.* Stokes avait fait la remarque judicieuse que certains rétrécissements mitraux s'accompagnent presque toujours d'un état très accusé d'*arythmie cardiaque*, mais il n'en avait pas donné la raison. Or, ce fait se rencontre surtout dans le rétrécissement mitral des artério-scléreux ; il s'explique par la dégénérescence fréquente du myocarde consécutive à l'altération des coronaires, d'où l'*insuccès de la digitale*. Il s'explique encore par l'énorme travail que le cœur est obligé d'accomplir, en raison de l'hypertension artérielle produite par l'artério-sclérose, et de l'hypertension pulmonaire causée par la sténose auriculo-ventriculaire; d'où une sorte d'*arythmie palpitante* ou *angoissante*.

Ainsi, dans le rétrécissement mitral des artério-scléreux, l'arythmie, et surtout la forme d'arythmie palpitante, est *la conséquence des deux hypertensions, pulmonaire et aortique,* contre lesquelles le cœur doit lutter, et que la thérapeutique doit s'attacher surtout à combattre.

Le même fait se présente dans le cas suivant :

Un homme de 57 ans présentait, il y a déjà trois ans, tous les signes de l'hypertension artérielle avec artério-sclérose commençante ; puis, survient une dyspepsie que l'analyse du chimisme stomacal fait rattacher à un état hyperchlorhydrique très avancé. Sous l'influence de cet état morbide très complexe, surviennent, une à deux heures après le repas et pendant la nuit, des palpitations très violentes, avec arythmie très accusée, fréquentes intermittences cardiaques, dyspnée intense, menaces de syncopes avec véritable affolement du cœur. On observe encore, chez lui, le phénomène auquel convient le nom de *retentissement diastolique alternant* : retentissement diastolique aortique à droite du sternum quand le malade est à jeun, et parce que l'hypertension artérielle est prédominante; retentissement diastolique pulmonaire à gauche du sternum, quand le malade est en période digestive, et parce que l'hypertension pulmonaire, par le fait de troubles dyspeptiques, l'emporte sur l'hypertension artérielle.

Dans ce cas, la médication doit être complexe : elle doit vaincre l'hyperpepsie par les alcalins, ce qui permet d'abaisser indirectement la tension dans la petite circulation ; elle doit encore combattre l'hypertension artérielle par la trinitrine et le régime alimentaire ; elle doit enfin, par l'administration du lait à doses répétées et rapprochées, modifier l'état gastrique et alléger la circulation générale. Mais, ici, *pas de digitale*, parce que le cœur ne peut plus être ni fortifié, ni calmé directement. Ne cherchez pas à augmenter sa force lorsque la contractilité cardiaque est depuis longtemps perdue ou épuisée ; mais adressez-vous plutôt aux causes de sa faiblesse.

Or, une cause fréquente de la faiblesse du cœur est dans la disproportion qui existe entre la résistance insuffisante du myocarde et les obstacles qu'il doit vaincre : obstacles au niveau de la petite circulation, dans tout le réseau vasculaire du poumon dont l'état de contracture forme comme un barrage au-devant du cœur droit ; obstacle dans la grande circulation, dans tout l'arbre aortique où l'hypertension sanguine forme un barrage au-devant du cœur gauche. Aux confins des sytèmes circulatoires, les deux freins vasculaires sont trop serrés, et le cœur lutte contre eux par les palpitations, jusqu'à ce qu'il commence à donner, par l'arythmie, le signe de son épuisement contractile.

En hydraulique, en mécanique, quand les freins sont trop serrés, on les relâche, et l'on ne pense pas un instant à augmenter le pouvoir moteur de la machine, surtout s'il est sur le point d'atteindre ses dernières limites. En thérapeutique cardiaque, nous avons souvent le tort de vouloir toujours agir directement sur le cœur, et nous prescrivons alors la digitale d'une façon banale, sans songer aux accidents qui peuvent en résulter. La médication des symptômes a fait son temps ; il faut s'élever plus haut, jusqu'à la cause, jusqu'à la pathogénie ; il ne suffit pas de constater qu'un organe souffre, mais on doit chercher et savoir pourquoi il souffre, d'où il souffre. En un mot, de ce qu'un malade se plaint de palpitations et d'arythmie, de son cœur, il ne faut pas en conclure que le cœur seul est à traiter. Celui-ci donne souvent, par les palpitations et par l'arythmie, le cri de la souffrance ; mais la souffrance a parfois son siège dans un organe voisin ou éloigné, souvent dans l'estomac, le viscère réflexogène par excellence.

Ainsi, la *notion des deux hypertensions* a en clinique une grande importance pratique, et quand des accidents cardiaques intenses surviendront dans le cours d'une dyspepsie ou d'un rétrécissement artério-scléreux de la mitrale, on ne dira plus — explication trop banale et trop facile — que c'est toujours à la faveur de l'état nerveux du sujet.

Tant que le cœur se contracte et palpite vigoureusement contre les deux obstacles, pulmonaire et aortique, il montre qu'il lutte ; mais dès qu'avec ces palpitations, apparaissent des intermittences, des faux pas et des irrégularités cardiaques, dès que survient l'arythmie palpitante, on peut dire que l'alarme est donnée avec le signal de la défaillance myocardique. Si votre action thérapeutique ne s'exerce qu'à cette période, elle sera trop tardive, et vous en serez réduits à faire la médication du symptôme qui n'a jamais été qu'un pis aller.

En un mot, surveillons les malades (aortiques, artério=scléreux, rénaux) qui, présentant une tension artérielle exagérée, sont exposés aux dangers de l'hypertension pulmonaire par les troubles gastro-intestinaux. Chez ces malades menacés par les deux hypertensions combinées, le travail du cœur n'a pas besoin d'être toujours renforcé, mais allégé : ce n'est pas le cœur central que doit viser la thérapeutique, c'est le cœur périphérique ; ce n'est pas la palpitation, élément et condition de lutte, qu'il faut modérer ou accroître, c'est la cause qu'on doit atteindre. Et la cause est le plus souvent, non dans l'organe lui=même, mais à côté, au cœur périphérique, à l'extrémité des deux courants circulatoires, aux deux hypertensions combinées, de sorte que si vous voulez donner plus de force au cœur central, il faut alléger son travail en cherchant à détendre le cœur périphérique. La cause est aussi très fréquemment dans l'estomac, et je serais tenté d'appliquer aux cardiopathes ce précepte enseigné pour les tuberculeux : « Entourez d'un soin pieux leur estomac. »

## TYPE AORTIQUE

INSUFFISANCE AORTIQUE ARTÉRIELLE. — La cardio-sclérose s'accompagne souvent de dilatation de l'aorte, que celle-ci soit de nature fonctionnelle (ce qui est assez rare), ou qu'elle soit plutôt de nature athéromateuse. D'autres fois, l'aortite chronique existe à l'état presque isolé, la sclérose du cœur occupant la seconde place dans la hiérarchie symptomatique ; elle est souvent associée à un rétrécissement et surtout à une insuffisance aortique d'origine artérielle, bien différente de l'insuffisance aortique d'origine endocardique.

Celle-ci peut survenir dans le jeune âge comme conséquence du rhumatisme ; elle est constituée simplement par une inocclusion valvulaire ; elle peut rester absolument latente pendant un grand nombre d'années, ou ne produire de retentissement sur les organes, qu'à la faveur de l'impuissance du myocarde et de l'asystolie, assez rares terminaisons de la maladie. Pour cette insuffisance aortique par altération de l'endocarde, la *lésion constitue toute la maladie ;* celle-ci est *locale* d'emblée.

Il existe une autre forme clinique d'insuffisance aortique où la lésion, c'est-à-dire l'inocclusion valvulaire n'est qu'un élément secondaire, contingent, en quelque sorte, de la maladie. Ici, *la maladie domine la lésion*, elle est d'abord *générale*.

La première forme d'insuffisance aortique peut être considérée comme une affection cardiaque ; la seconde a été regardée comme une affection aortique par Peter qui a eu le mérite d'insister sur la distinction clinique entre ces deux maladies. Il faut aller plus loin que lui encore : la seconde insuffisance est une affection de l'aorte, mais ce n'est pas seulement « l'aortite qui fait tout le mal », elle est une maladie de tout le système aortique, de l'arbre artériel entier, et c'est l'artérite généralisée qui fait tout le mal.

Un malade, âgé de 51 ans, franchement athéromateux, nullement rhumatisant, de souche goutteuse, ayant eu la syphilis autrefois, alcoolique et tabagique (quatre raisons étiologiques pour le développement de l'artériosclérose), entre à l'hôpital pour une dyspnée intense, survenant surtout sous l'influence du moindre effort, et parfois d'une façon spontanée sous forme d'accès nocturnes.

Son visage est d'une grande pâleur, le pouls est concentré, serré et vibrant, les artères du cou battent avec violence, les deux sous-clavières et surtout celle de droite sont surélevées, il y a augmentation de la matité aortique. A l'auscultation du cœur, double souffle à la base : le premier, systolique, bref et comme parcheminé ; le second, diastolique, légèrement piaulant, paraissant avoir son maximum vers l'appendice xiphoïde. Il existe encore, en dehors de la pointe et dans l'aisselle, un souffle systolique assez doux, distinct par le timbre de celui de la base et que nous avons entendu presque naître sous notre oreille (souffle d'insuffisance mitrale *fonctionnelle*). La matité précordiale est augmentée, le cœur hypertrophié, et cependant on sent à peine le choc de la pointe. Lorsqu'on fait marcher le malade, on éprouve la sensation, tactile et non auditive encore, du bruit de galop. Cependant, il n'y a pas et il n'y a jamais eu la moindre trace d'albumine dans les urines. Léger œdème prétibial. A l'auscultation de la poitrine, quelques râles sous-crépitants aux deux bases pulmonaires.

Ce qui domine dans l'état du malade, c'est la *dyspnée* dont l'intensité est très accusée.

Cette dyspnée n'était-elle pas d'origine cardio-pulmonaire? On pouvait le croire, puisque le malade présentait à la base des deux poumons les signes indéniables d'une congestion hypostatique, puisqu'il y avait un peu d'œdème prétibial, signes presque certains d'un commencement d'hyposystolie. Si cette interprétation était exacte, la digitale eût dû faire cesser cet état dyspnéique, ce qui ne s'est pas produit.

Cet homme est atteint de dyspnée *toxi-alimentaire*. Il ne s'agit pas ici d'urémie, et les agents de l'intoxication proviennent de l'alimentation carnée, qui introduit dans l'organisme des ptomaïnes ou des toxines alimentaires incomplètement éliminées par le filtre rénal devenu insuffisant.

Donc, l'indication thérapeutique est trouvée. Il faut changer absolument l'alimentation ; il faut prescrire d'une façon exclusive le lait, qui assure et augmente la diurèse, qui modère les fermentations intestinales, qui réduit au minimum pour le foie son travail destructeur des poisons et qui a l'avantage d'introduire à peine des principes toxiques dans l'économie.

Le succès de cette thérapeutique ne s'est pas fait attendre, et en moins de trois jours, la dyspnée a complètement disparu.

Si, dans cette affection, vous n'aviez vu qu'une lésion valvulaire ou qu'un souffle symptomatique d'une insuffisance aortique, ou encore qu'une maladie limitée à la naissance de l'aorte, vous n'auriez pas facilement triomphé des accidents. Il fallait aller plus loin, il fallait voir la lésion étendue à tout le système artériel, il fallait dépister les symptômes caractéristiques de l'imperméabilité rénale et de l'insuffisance hépatique. Et c'est en nous appuyant sur une thérapeutique vraiment pathogénique que nous avons fait rapidement disparaître des accidents menaçants pour l'existence du malade.

Tout autre est la dyspnée de l'insuffisance aortique endocardique.

Un malade (n° 17 de la salle Bazin), âgé de 36 ans, nullement athéromateux, mais franchement rhumatisant, est atteint d'insuffisance aortique, due à une endocardite rhumatismale contractée il y a quelques années. Il souffre, lui aussi, d'une dyspnée très accusée qu'explique suffisamment une forte congestion hypostatique des deux poumons. Les battements du cœur sont précipités, très arythmiques.

A ce sujet, on ne saurait trop insister sur la signification pronostique très différente des arythmies des affections mitrales opposées aux arythmies aortiques : les premières ne comportent pas souvent un pronostic sérieux, parce qu'elles résultent naturellement du conflit de deux colonnes sanguines arrivant dans deux sens opposés, et qu'elles sont, pour ainsi dire, fonction de la maladie ; les secondes sont beaucoup plus graves, elles sont une complication de la maladie, parce qu'elles indiquent déjà un commencement de dégénérescence du myocarde. Aussi, sont-elles beaucoup plus rebelles à la médication digitalique.

Ce malade est en pleine asystolie : œdème des membres inférieurs, état congestif des poumons, du foie et des reins ; urines renfermant une notable quantité d'albumine (1 gr. 50 environ).

Or, en appuyant l'action thérapeutique sur un symptôme, l'albuminurie, et nullement sur sa pathogénie, on pouvait croire qu'il y a plus d'imperméabilité rénale dans ce cas où l'albuminurie était assez abondante que dans le premier où elle était absente. Erreur manifeste, car l'imperméabilité rénale n'est pas en raison directe de la quantité d'albumine dans les urines ; elle peut exister et elle existe à son plus haut degré quand il n'y en a que quelques traces. Ici, le régime lacté, malgré la réelle amélioration qu'il a produite en favorisant la diurèse, a été impuissant pour faire disparaître complètement les troubles dyspnéiques. Ceux-ci étaient d'origine cardiaque, et non rénale ; ils étaient dus à l'affaiblissement du myocarde, qui avait eu pour conséquence une stase sanguine très accusée dans l'appareil pulmonaire.

Il fallait donc une médication cardiaque pour triompher des accidents, et nous y sommes arrivés assez promptement par l'emploi des purgatifs, l'application des ventouses scarifiées sur le foie (la congestion de cet organe devenant à son tour la cause d'une sorte d'asystolie hépatique), enfin par l'administration de la digitale.

Il est maintenant facile d'exposer les symptômes qui distinguent une insuffisance aortique *artérielle* d'une insuffisance *endocardique*.

J'ai dit que, dans la première de ces affections, la maladie domine la lésion, ce qui signifie que l'insuffisance aortique n'est que le symptôme d'une maladie plus générale, de l'artério-sclérose. Le système artériel tout entier est atteint, et la symptomatologie de cette affection obéit aux lois importantes formulées au sujet de l'hypertension artérielle, des méiopragies viscérales et des symptômes toxiques. Enfin, les signes distinctifs entre les deux sortes d'insuffisances se déduisent des caractères du pouls et du souffle, de la dilatation de l'aorte et du cœur, du choc de la pointe, de l'étiologie, du traitement.

1° *Hypertension artérielle.* — Celle-ci fait partie intégrante de la maladie artérielle qu'elle précède et cause le plus souvent ; elle est beaucoup plus accusée que dans l'insuffisance endocardique. Elle est révélée surtout par l'existence du *retentissement diastolique* de la base à droite du sternum ; elle est une des causes de l'intensité du souffle diastolique ; car cette intensité ne dépend pas seulement du degré de l'inocclusion valvulaire, mais surtout du degré de pression sanguine intra-aortique. Cette hypertension joue un rôle très important dans la maladie que nous étudions, et dans l'artério-sclérose généralisée sans insuffisance aortique organique, elle peut produire, comme Bouveret en a signalé des cas et comme j'en ai vu, des insuffisances aortiques *fonctionnelles temporaires* dues à une dilatation également temporaire de l'aorte. Quelques auteurs ont nié la possibilité de cet accident. Mais, ne sait-on pas que la rupture, spontanée ou traumatique, des valvules aortiques, se produit pendant la diastole cardiaque, c'est-à-dire au moment où la pression sanguine s'exerce le plus fortement sur les valvules ? Ne sait-on pas que l'exagération soudaine de la pression aortique peut les rompre, et n'a-t-on pas cité l'exemple de l'apparition subite d'un souffle d'insuffisance aortique, à la suite de la ligature d'un gros vaisseau, de la fémorale, par exemple ?

2° *Méiopragies viscérales; symptômes toxiques.* — Les méiopragies
viscérales n'ont pas de raison d'être dans l'insuffisance endocardique
dont la lésion locale constitue toute la maladie. Elles sont, au contraire,
très fréquentes dans l'insuffisance endartérique, en raison de l'atteinte
portée à tout le système artériel. Pour la même raison, les symptômes
toxiques s'observent dans la seconde, et presque jamais dans la première.

3° *Souffles aortiques.* — Dans l'insuffisance *endocardique*, le souffle
diastolique est doux, aspiratif, presque humé. Dans l'insuffisance
*artérielle*, il est souvent râpeux, rude et même piaulant; on constate
fréquemment un double souffle, le premier systolique, étant le plus
souvent bref et parcheminé. Or, dans ce cas, on ne trouve parfois, à
l'autopsie, aucune trace de rétrécissement aortique dont le souffle systolique de la base faisait cependant prévoir l'existence. Il ne s'agit pas
alors d'un souffle anémique, comme on l'a dit, mais d'un bruit morbide
dû au simple frottement de la colonne sanguine contre les rugosités de
l'aorte athéromateuse. On peut encore admettre que ce bruit de va-et-
vient (bruit de l'artério-sclérose aortique) peut-être dû à un peu de
péricardite de la base, assez fréquente dans l'insuffisance artérielle, et
plus rare dans l'insuffisance endocardique.

4° *Pouls.* — Celui-ci présente le plus souvent les caractères du pouls
athéromateux dans l'insuffisance aortique artérielle; les artères sont dures
au toucher, flexueuses, et les tracés sphygmographiques montrent une
ligne d'ascension brusque avec l'existence d'un léger plateau après le
crochet caractéristique, comme on le voit dans le tracé suivant (fig. 102).

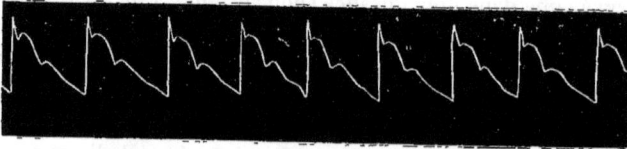

Fig. 102. — Insuffisance aortique artérielle avec léger souffle systolique à la base
(sans rétrécissement organique de l'orifice aortique). Léger athérome artériel.

Dans l'insuffisance aortique artérielle, et cela beaucoup plus souvent
que dans l'insuffisance endocardique, il y a des intermittences, des
irrégularités du pouls avec systoles faibles et presque avortées, inter-
calées entre deux pulsations fortes (fig. 103). D'autres fois, on remarque
deux ou trois pulsations fortes suivies d'une série de pulsations plus
faibles, sorte de pouls alternant (fig. 104). La fréquence de ces irrégularités cardiaques se comprend aisément, puisque l'insuffisance aortique
artérielle est souvent associée à des lésions coronariennes et à des altérations consécutives du myocarde.

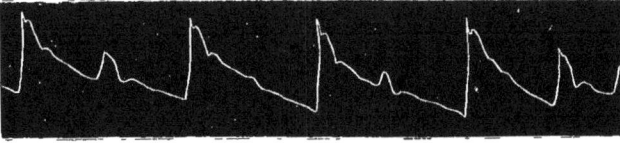

Fig. 103. — Insuffisance aortique artérielle. Pouls alternant irrégulier (quelques pulsations faibles et avortées).

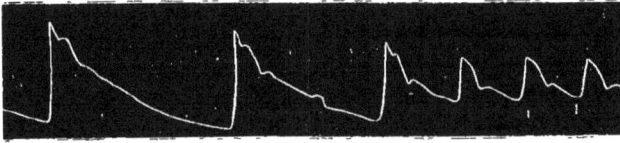

Fig. 104. — Insuffisance aortique artérielle. Pouls alternant régulier. Trois pulsations fortes et lentes (les deux dernières de moins en moins fortes et lentes) suivies de trois pulsations plus faibles et plus rapprochées.

Souvent, le pouls présente les caractères du pouls rénal ; il n'est pas seulement vibrant, il peut paraître petit, parce qu'il est serré, concentré et cordé.

D'autres fois, lorsqu'une néphrite intertitielle est associée à une insuffisance aortique artérielle, il en résulte un *pouls alternant ;* une pulsation forte est suivie rapidement d'une pulsation plus faible, et la première est exempte de dicrotisme, c'est-à-dire qu'elle est *monocrote.* Le tracé suivant est relatif à un malade atteint de ces deux affections, et

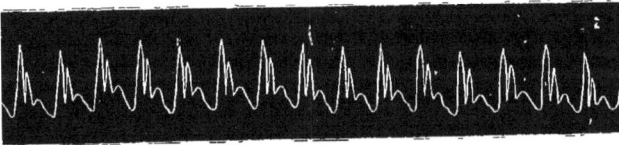

Fig. 105 — Insuffisance aortique avec néphrite artérielle (pouls alternant régulier et monocrote avec tachycardie et bruit de trot).

qui présentait une variété de bruit de galop (bruit de trot) caractérisé par un double effort systolique.

5° *Dilatation de l'aorte; dilatation cardiaque.* — La dilatation de l'aorte est précoce, plus accusée que dans l'insuffisance endocardique où elle manque souvent. Elle se manifeste par l'augmentation de la matité aortique, par l'élévation des sous-clavières, par l'existence du retentissement diastolique de l'aorte à droite du sternum, ou encore du bruit clangoreux spécial aux dilatations aortiques.

L'insuffisance aortique *endocardique* reste longtemps latente, parce que chez les jeunes sujets, la lésion valvulaire est longtemps compensée par un myocarde intact et vigoureux. Dans l'insuffisance aortique *artérielle*, il n'en est plus de même, et par suite de l'extension de l'artériosclérose aux vaisseaux nourriciers du cœur, celui-ci, mal ou incomplètement nourri, dégénère promptement ; il se prête d'autant plus facilement à la *dilatation* de ses cavités que la pression sanguine intra-aortique est plus grande. D'autre part, la tendance à la cardiectasie est réalisée par ces deux conditions pathologiques : augmentation de la pression artérielle à la périphérie, diminution de la résistance des parois cardiaques. Il en résulte des asystolies subites, répétées, souvent inopinées, que l'on doit souvent prévoir et combattre dans cette maladie. D'après une expression de Hanot, le foie cardiaque, sujet à des augmentations et à des diminutions successives et fréquentes de volume, est un « foie en accordéon ». On pourrait appliquer aussi justement cette comparaison à ce qui se passe pour le cœur de l'artério-scléreux.

6° *Choc de la pointe.* — Dans l'insuffisance aortique *endocardique*, ce choc est ordinairement très accusé, bien limité, en dehors et à plusieurs travers de doigt au-dessous du mamelon, ce qui indique toujours une hypersarcose ventriculaire sans altération de sa musculature. Dans l'insuffisance *artérielle*, il peut être à peine appréciable, en raison de la dilatation du cœur, et aussi de la faiblesse contractile du myocarde due à la dégénérescence hâtive de ses fibres. Donc, lorsque Duroziez a dit que, dans les affections mitrales, le cœur bat avec violence tandis que les artères sont calmes, il a commis une erreur en ne voyant qu'une partie de la vérité ; il n'a pas attribué à sa vraie cause l'absence ou l'atténuation du choc systolique de la pointe dans l'insuffisance aortique artérielle.

7° *Retard du pouls carotidien.* — Ce retard du pouls artériel sur les battements du cœur est physiologique, il existe à l'état normal. Cependant, pour Henderson, Roncati et Tripier, il serait exagéré dans l'insuffisance aortique endocardique, et moindre dans l'insuffisance aortique avec athérome. Mais ce signe n'a aucune valeur clinique, il est contesté par François-Franck qui admet le contraire, c'est-à-dire la diminution de ce retard carotidien dans les insuffisances aortiques. En effet, quand on applique chez les individus atteints de cette affection la main sur le cœur, on perçoit deux soulèvements : l'un, dû à la distension subite du ventricule par suite du reflux de l'ondée sanguine, et l'autre dû à la systole ventriculaire. On peut prendre alors, pour signal du début de la contraction du ventricule, le soulèvement brusque produit pendant la diastole par le reflux sanguin. C'est là une sorte de *dicrotisme cardiaque* qu'il est possible d'observer dans toutes les insuffisances aortiques et qui ne peut servir d'élément diagnostique.

8° *Symptômes cérébraux, bulbaires, etc.* — Dans l'insuffisance artérielle, par suite de l'extension de l'affection aux vaisseaux du cerveau et du bulbe, on peut observer des symptômes cérébraux et bulbaires (vertiges, délire ; albuminurie, glycosurie, polyurie, pseudo-épilepsie, etc.) dont la signification pronostique est ordinairement grave. Ces derniers symptômes sont souvent avant-coureurs de la *mort subite*, terminaison plus fréquente dans l'insuffisance artérielle. J'en ai vu un exemple récent chez un aortique atteint de polyurie bulbaire chez lequel j'avais, pour cette raison, annoncé la mort subite, survenue quelques jours après. Mais il faut avoir soin de distinguer cette albuminurie et cette polyurie *bulbaires*, de l'albuminurie et de la polyurie d'origine *rénale*, par néphrite interstitielle. Dans l'insuffisance artérielle, on observe aussi la mort rapide ou lente par asystolie dont j'ai parlé en signalant la fréquence des dégénérescences du myocarde.

9° *Angine de poitrine.* — Très fréquente dans l'insuffisance artérielle, par suite de l'altération concomitante des artères coronaires ; relativement rare dans l'insuffisance endocardique, ce qui se comprend, puisque les artères cardiaques sont indemnes.

10° *Étiologie.* — Celle-ci est absolument différente pour les deux maladies. L'insuffisance *endocardique* procède d'une endocardite rhumatismale. L'insuffisance *artérielle* est due à des causes multiples portant leur action sur le système vasculaire, et son étiologie est celle de l'artério-sclérose : saturnisme, alcoolisme, impaludisme, maladies infectieuses, syphilis, tabagisme, surmenage, goutte, sénilité, hérédité, aortisme héréditaire.

11° *Traitement.* — Au point de vue thérapeutique, il ne faut point voir dans l'insuffisance aortique artérielle la seule lésion des valvules ; il faut instituer la médication pathogénique des symptômes observés. Celle-ci doit viser, non seulement le cœur, non seulement l'inocclusion valvulaire, non seulement la lésion aortique, mais aussi la maladie artérielle tout entière avec ses manifestations multiples sur un grand nombre de viscères, mais encore tous les autres symptômes dérivant de l'insuffisance fonctionnelle des organes et surtout de la toxhémie par imperméabilité rénale et par insuffisance hépatique.

Tels sont les signes permettant de distinguer facilement l'insuffisance aortique *artérielle* de l'insuffisance aortique *endocardique*.

J'ajoute que, dans des cas rares à la vérité, mais réels, puisqu'ils ont été confirmés à l'autopsie, il existe des insuffisances aortiques sans souffle

diastolique, même lorsque l'inocclusion valvulaire n'est pas masquée par
la sténose concomitante de l'orifice. Le diagnostic est encore possible par
l'existence des symptômes artériels, du pouls capillaire, du bondissement
des artères, du tracé sphygmographique à crochet spécial, du pouls de
Vieussens, etc. Il ne s'agit pas ici de ces faits, très hypothétiques du reste,
signalés par Litten sous le nom de pseudo-insuffisances aortiques, caractérisées par presque tous les symptômes classiques de la maladie avec
intégrité des valvules sigmoïdes, symptômes qu'il attribue, chez certains
sujets, à une sorte de paralysie des muscles artériels vaincue par l'excès
de la pression sanguine. Dans les faits auxquels nous faisons allusion, la
lésion de l'insuffisance aortique a été constatée à l'autopsie et elle ne s'est
pas traduite pendant la vie par un souffle diastolique ni à la base du cœur,
ni même au niveau de l'appendice xiphoïde. Cette absence de souffle
s'observe surtout dans les cas d'insuffisances aortiques artérielles des
cardio-rénaux caractérisées par une tachycardie constante et très accusée
avec ou sans bruit de galop. Les deux bruits du cœur se succèdent avec
rapidité et l'on comprend pourquoi le souffle du second bruit n'est ni perçu
ni perceptible.

S'il y a des insuffisances aortiques sans souffle diastolique, il y a aussi
quelquefois des souffles diastoliques sans insuffisance, et dans ce dernier cas, le bruit morbide a les caractères des *souffles cardio-pulmonaires*.
Mais, lorsque ceux-ci se montrent chez des artério-scléreux, le diagnostic
peut présenter des difficultés presque insurmontables, comme le démontre
une observation que j'ai présentée à la Société médicale des hôpitaux en
1896, et qui a été ensuite reproduite dans la thèse de mon interne,
M. Magdelaine[1].


RÉTRÉCISSEMENT AORTIQUE ARTÉRIEL. — La distinction qui vient d'être
établie entre l'insuffisance mitrale artérielle et l'insuffisance endocardique,
entre les divers rétrécissements mitraux, entre l'insuffisance aortique
artérielle et l'insuffisance aortique d'origine rhumatismale, doit être poursuivie pour d'autres affections orificielles, et surtout pour le rétrécissement de l'aorte.

Celui-ci présente une variété que l'on constate parfois dans la cardio-
sclérose et chez les vieillards athéromateux. Il s'agit du rétrécissement
*sous-aortique*, qui résulte de la sténose du canal ventriculo-aortique formé
au-dessous des valvules sigmoïdes par la partie supérieure de la cloison
à droite et la partie la plus élevée de la grande valve mitrale à gauche. Il

[1] Contribution à l'étude des souffles cardio-pulmonaires (souffles diastoliques de la base)
(*Thèse de Paris*, 1897).

peut être consécutif à l'endocardite, mais il est plus souvent dû à la sclérose hypertrophique de la cloison et à la lésion scléro-athéromateuse de la partie supérieure de la grande valve mitrale.

Vulpian, qui a bien étudié cette lésion, la décrit en ces termes[1] :

« En regardant du côté de l'aorte, les valvules semblent saines, et on peut introduire sans résistance les deux doigts dans l'orifice aortique ; donc, pas de rétrécissement des valvules aortiques ; de plus, elles sont suffisantes. Mais, si l'on examine l'orifice aortique par son côté ventriculaire, on voit que, au-dessous des valvules saines, là où finit la cloison interventriculaire et au niveau de la valvule mitrale, il y a un épaississement des tissus qui cause un rétrécissement sous-valvulaire siégeant au-dessous de l'anneau fibreux et qui empêche l'introduction des deux doigts jusqu'à l'orifice. »

Ce rétrécissement, analogue à celui de l'infundibulum de l'artère pulmonaire, siège à 8 ou 10 millimètres au-dessous des valvules semi-lunaires, et cette localisation explique le siège du souffle au niveau du bord sternal correspondant au 4e espace intercostal. Dans quelques cas, il offre un second maximum d'intensité au 2e espace intercostal droit, au point où l'aorte se rapproche de la paroi thoracique après avoir diminué dans la portion du vaisseau séparée de cette paroi par l'artère pulmonaire et une languette du poumon. C'est là ce que l'on peut appeler, avec Cuffer, le « souffle en sablier ».

Ce rétrécissement sous-aortique nous paraît plus fréquent qu'on le croit généralement dans le cours de la cardio-sclérose à type valvulaire. Il peut expliquer parfois le production du souffle « mitro-aortique » caractérisé par une intensité à peu près égale à la pointe ou à la base du cœur. Il serait ainsi en rapport avec l'opinion ancienne de Norman-Chevers qui, dès 1842, avait attribué ce rétrécissement à l'extension de la lésion partant toujours de la grande valve mitrale.

Le *rétrécissement aortique* sans insuffisance, même d'origine artérielle, peut rester longtemps à l'état isolé ; il s'accompagne assez rarement de sclérose cardio-rénale, et dans ce cas le choc précordial est souvent à peine perceptible en raison d'une irrigation sanguine insuffisante du myocarde par sténose concomitante des coronaires. Il est parfois associé à la sclérose cardio-bulbaire que nous étudierons plus loin sous le nom de « maladie de Stokes-Adams ». Les caractères du tracé sphygmographique dans le rétrécissement aortique sont assez connus pour qu'il soit inutile d'insister. La pénétration lente de l'ondée sanguine dans l'arbre artériel

[1] *Arch. de physiologie*, 1868.

à travers l'orifice aortique rétréci se traduit au sphygmographe par la ligne d'ascension longue et oblique, terminée par un plateau quand la sténose aortique existe chez un athéromateux, et le dicrotisme descendant est à son minimum.

Mais, quand il s'agit d'un rétrécissement aortique sur un jeune sujet dont les artères sont absolument saines, on observe plus souvent qu'on le croit un tracé sphygmographique particulier, caractérisé par une sorte de dicrotisme ascendant (*anacrotisme*).

AFFECTIONS VALVULAIRES MIXTES. — Il existe des cas où une affection valvulaire endocardique et d'origine rhumatismale devient artérielle par la suite, et je possède un assez grand nombre d'observations dans lesquelles un malade atteint d'une insuffisance mitrale ou d'une insuffisance aortique, est devenu artério-scléreux sous l'influence de causes diverses, telles que la goutte, la syphilis, le saturnisme, la sénilité, etc.

Dans ces conditions, le diagnostic est encore possible. Ainsi, je citerai le cas d'un malade âgé de 55 ans qui fut atteint, à 30 ans, d'une insuffisance aortique après un rhumatisme articulaire aigu. Depuis trois ans, il présente tous les symptômes d'une néphrite interstitielle avec aortite chronique, accidents angineux et dyspnée toxique.

Cette éventualité, qui se réalise dans un assez grand nombre de circonstances, doit être présente à l'esprit; les lésions orificielles dues à une endocardite rhumatismale peuvent ensuite par l'âge ou par toute autre cause (tabagisme, syphilis, etc.,) procéder de l'artério-sclérose généralisée, et on le reconnaîtra sans peine, car il n'y a pas plus de difficulté à établir ce diagnostic sur le même malade que sur deux malades différents.

# IX

## ARTÉRIO-SCLÉROSE DU CŒUR (*Suite*).

### Formes cliniques (*Suite*.)

Nous allons étudier des formes cliniques très importantes, résultant de l'association de l'artério-sclérose du cœur avec celle d'autres organes : (formes *cardio-bulbaire, cardio-pulmonaire, cardio-rénale, cardio-hépatique.*)

Les deux dernières sont suffisamment connues ; la forme cardio-rénale sera décrite en grande partie dans notre étude sur la goutte rénale. Quant à la forme cardio-hépatique, elle réalise la symptomatologie d'une cardiopathie associée au foie cardiaque ou à une cirrhose du foie ; mais il est à remarquer que cette association de la cardiopathie artérielle avec la sclérose hépatique est relativement rare. Nous décrirons surtout les formes cardio-bulbaire et cardio-pulmonaire.

### IV. — Forme cardio-bulbaire.
#### (*Maladie de Stokes-Adams.*)

Dans cette forme, les battements du cœur sont très lents, les pulsations radiales peuvent s'abaisser jusqu'à 30, 20 ou même 15 par minute, et s'accompagner souvent d'attaques syncopales et épileptiformes, triade syndromique signalée d'abord par Adams, dès 1827, ensuite par Stokes, d'où le nom de *maladie d'Adams* ou de *Stokes-Adams* que je propose de lui donner.

#### SYMPTÔMES

On voit des malades atteints, pendant plusieurs années, de singulières attaques apoplectiques, caractérisées par du coma, une respiration stertoreuse, un ralentissement extrême du pouls. Ces attaques pseudo-apoplectiques ont un caractère important : elles ne sont pas suivies de paralysie.

Dans la première observation d'Adams, il s'agissait d'un officier de douanes âgé de 78 ans ayant eu depuis 7 ans jusqu'à vingt attaques apoplectiques. Un ou deux jours avant chacune d'elles, le malade était pesant, léthargique et perdait la mémoire, puis il tombait à terre dans un état complet d'immobilité; à cette occasion, il se blessa plusieurs fois. Au moment des attaques qui n'étaient jamais suivies de paralysie, le pouls devenait plus lent encore que d'habitude, et la respiration était bruyante et stertoreuse. Plus tard, survinrent de l'œdème péri-malléolaire, de la toux, de la dyspnée, un affaiblissement marqué des facultés intellectuelles, et la mort suivit une de ces attaques apoplectiformes.

A l'autopsie, on trouva la dure-mère saine, « l'arachnoïde séparée de la pie-mère par un liquide gélatineux », la substance cérébrale humide et d'un blanc jaunâtre, les parois des carotides et les artères moyennes de la dure-mère blanches et rendues opaques par des dépôts osseux; le ventricule droit n'avait aucune apparence de fibres musculaires, paraissant presque entièrement composé de graisse; le ventricule gauche était très aminci et recouvert de graisse; sa couche musculaire atrophiée, ramollie, friable présentait à la coupe « plutôt l'aspect du tissu hépatique que celui du tissu cardiaque ». Dans les fibres superficielles et profondes des deux ventricules, on voyait des « taches jaunâtres constituées par de la graisse » qui avait remplacé le tissu musculaire. Ces taches ne devaient être autre chose que des taches de sclérose analogues à celles que nous avons décrites.

Une observation de Stokes est relative à un homme de 78 ans, qui avait été pris subitement, il y avait trois ans, d'une défaillance pendant laquelle il serait tombé si on ne l'eût soutenu. Depuis lors, le même accident s'était reproduit une cinquantaine de fois.

« Le malade est à peine averti de l'approche d'une attaque; il sent un poids d'abord dans l'estomac, puis dans le côté droit du cou, enfin dans la tête; là, il fait explosion et disparaît avec un grand bruit ressemblant au tonnerre, en laissant le malade en proie à la stupeur; souvent, il y a en même temps une sensation de battements précipités du cœur. Pendant l'attaque, il n'y a ni convulsions, ni écume à la bouche, mais le malade s'est quelquefois mordu la langue. La durée de la syncope dépasse rarement quatre à cinq minutes, souvent elle est encore moins longue, mais pendant toute sa durée l'insensibilité est complète. Jamais ces attaques n'ont été suivies d'accidents ni de rien qui ressemble à la paralysie. »

Le malade était maigre et hâve, presque toujours assoupi, avec une impulsion cardiaque extrêmement lente, obscure et prolongée. Le premier bruit était suivi d'un murmure doux, empiétant sur le commencement du second temps qu'on entendait très distinctement. Le pouls battait vingt-huit fois par minute.

« Depuis son entrée à l'hôpital, le malade a eu deux menaces d'attaques, toutes deux pendant son séjour au lit. Elles ont été évitées par la manœuvre suivante : aussitôt qu'il ressent les premiers symptômes de l'accès, il se retourne rapidement et se place sur ses mains et ses genoux, en tenant la tête en bas ; par ce moyen, il fait souvent cesser un état qui autrement se serait terminé par un accès. On remarque, ce jour-là, en auscultant attentivement le cœur, qu'il y a de temps à autre des demi-battements entre les contractions régulières. Ils sont très faibles, sans impulsion, et correspondent à un phénomène pulsatif analogue au pouls. Celui-ci atteint le chiffre de 36 pulsations à la minute ; les battements réguliers sont au nombre de 28, ce qui donnait 8 demi-battements par minute. Quelque temps après, le malade se plaint de palpitations et d'un sentiment de malaise dans la région du cœur ; l'impulsion est plus énergique et se compose de deux pulsations distinctes. Le murmure systolique est un peu plus fort qu'auparavant. En écoutant attentivement, on entend de temps à autre comme des tentatives de contractions qui avortent environ 4 fois par minute. Ce bruit incomplet n'altère point les intervalles qui séparent les bruits normaux du cœur ; ils paraissent remplir cet intervalle. Il n'existe pas d'état correspondant du pouls qui bat 32 fois à la minute. »

Trois mois après, Stokes remarqua un symptôme nouveau : une pulsation remarquable de la jugulaire droite, évidente surtout lorsque le malade était couché, et plus tard le cou du malade fut très curieux à observer : « Jamais, dit-il, je n'avais vu jusque-là des pulsations veineuses semblables. »

Le même auteur rapporte encore quatre observations presque semblables. Il a eu tort d'attribuer tous ces faits, uniquement à la dégénérescence du cœur à laquelle il rattache le type respiratoire qui porte son nom et celui de Cheyne (respiration de Cheyne-Stokes) ; mais la description qu'il a tracée de ces accidents est si complète qu'on ne saurait, encore aujourd'hui, presque rien y ajouter.

« Le symptôme nerveux le plus important — ajoute-t-il — est l'apoplexie ou *fausse* apoplexie, qui frappe si fréquemment les malades. Elle diffère de l'apoplexie sanguine ordinaire, par la répétition fréquente des attaques, par la rareté de la paralysie consécutive, par le danger qui résulte d'un traitement antiphlogistique, et par les bons effets de l'emploi des stimulants, soit comme médication préventive, soit comme moyen curatif. »

Il avait encore remarqué judicieusement que ces attaques se rapprochent de la syncope, qu'au début de la maladie, c'est la forme syncopale qui prédomine, tandis que plus tard c'est la forme pseudo-aploplectique. C'est ainsi qu'un de ses malades, âgé de 63 ans, avait d'abord eu des attaques syncopales auxquels firent place des accidents à caractère apoplectique, précédés d'une convulsion légère et survenant pendant le sommeil. Quand le malade revient à lui et que le coma a disparu, il présente pendant une demi-heure ou une heure quelques troubles intellectuels : il ne reconnaît plus ni ses amis les plus intimes, ni ses parents, ni même sa femme qu'il a prise pour sa mère. Il en a été de même pour

un autre malade à qui il arrivait fréquemment de ne plus reconnaître des
amis de 30 ans. Mais ces accès ne sont pas toujours de courte durée,
comme Stokes le croyait ; et j'ai vu un malade qui est resté pendant
36 heures dans un état semi-comateux dont rien ne put le tirer. A son
réveil, il ne reconnaissait plus personne, et fut atteint d'un léger subdélire.

La mort, et ordinairement la mort subite, peut survenir dès les premières attaques, mais le plus souvent elle n'arrive qu'après des accès multipliés, lesquels se répètent à des intervalles irréguliers et elle ne paraît
pas devoir être rapportée à une lésion de l'encéphale. La mort par ictus
apoplectique, survenant en l'absence de toute lésion cérébrale, a été
constatée dans le cours de l'artério-sclérose du cœur par Karl Huber [1],
qui en eût certainement été moins étonné s'il avait connu les faits et la
description clinique si précise du médecin de Dublin.

Le *pouls* est lent ou plutôt rare [2], souvent d'une façon permanente ; il
se ralentit encore davantage à l'approche des accès ; à ce moment, il
peut même devenir irrégulier, intermittent et très faible, et prendre, suivant l'expression de Stokes, « un caractère de reptation particulier ».
Cette infréquence atteint parfois des limites extrêmes : 30, 20, 10 et
même 5 pulsations par minute. Un malade d'Halberton [3], trois ans après
une chute sur la tête, éprouva des attaques syncopales pendant lesquelles
les pulsations radiales s'abaissaient jusqu'au chiffre de 10, 8 et même 5
par minute. Un malade de 83 ans, observé par Lafont-Gouzi [4], meurt en
présentant un ralentissement progressif du pouls ; de 40 pulsations, le
le pouls tombe à 20, puis à 5, et pendant les deux dernières heures de
l'agonie, à 2 par minute.

Mais ce sont là des raretés, et le ralentissement oscille ordinairement
entre 40 et 20 pulsations. J'ai vu un malade chez lequel, au début de son
affection, la lenteur du pouls ne survenait qu'au moment des crises syncopales ou apoplectiformes ; alors, le pouls tombait de 60 à 50, à 40 et même 24
pour reprendre sa fréquence habituelle, immédiatement après les accès.

Le pouls est ordinairement régulier, plein, fort et tendu, et la tension
artérielle est le plus souvent surélevée. « Les artères — dit Stokes —
paraissent être dans un état de distension permanente... Les ramifications
des temporales sur le crâne apparaissent en relief, comme sur un sujet

[1] *Arch. de Virchow*, 1882.
[2] Le pouls *lent* — dit OZANAM — est celui dont tous les éléments diastole, systole et
repos, évoluent dans une période de temps plus long que dans l'état physiologique. —
Le pouls *rare* est celui dont la diastole et la systole se passent avec une rapidité normale, mais sont suivis d'un repos qui dépasse les limites habituelles.
[3] *Trans. méd. chir. soc. of London*, 1843.
[4] *Journ. de méd. et chir. de Toulouse*, 1866.

bien injecté. » Le plus souvent, les deux pouls radiaux sont inégaux, comme forme, et Adams a rapporté l'observation d'un malade sujet dans les dernières années de sa vie, à des syncopes et à des attaques angineuses, chez lequel le pouls, très faible à gauche, disparut complètement à droite ; puis, pendant les dernières six semaines de la vie, « l'examen le plus minutieux ne permit de découvrir aucune trace de pulsations sur le trajet d'aucune artère ». La main ne percevait plus, au lieu des battements du cœur, qu'une sensation obscure d'ondulation, et à l'autopsie, on trouva un cœur flasque et ramolli, des valvules sigmoïdes complètement ossifiées, ainsi que les artères coronaires imperméables à leur origine. J'ai observé un fait à peu près semblable, où les pulsations absentes aux fémorales et aux radiales n'étaient perceptibles à un très faible degré qu'aux artères humérales. A l'autopsie, il y avait un rétrécissement aortique considérable dû à l'athérome et à l'ossification presque complète des valvules semi=lunaires.

Les *tracés sphygmographiques* sont caractérisés par une ligne d'ascension ordinairement verticale et élevée, d'autres fois oblique avec large plateau terminal, et par une ligne de descente très longue, oblique, sans trace de dicrotisme. Souvent, au milieu de ce tracé, on constate des pulsations avortées, survenant parfois d'une façon régulière sous forme de pouls bigéminé. D'autres fois encore, le pouls n'a que l'apparence de la lenteur, puisque dans certains cas, les battements du cœur sont en nombre double de celui des pulsations radiales, une systole cardiaque forte étant suivie d'une systole faible non transmissible au pouls (rythme couplé du cœur). Dans le rythme tricouplé du cœur, la première pulsation cardiaque se transmet seule au pouls, et c'est ainsi que, pour trois systoles, il n'y a qu'une pulsation radiale. J'ai vu un malade chez lequel on pouvait compter 60 pulsations cardiaques pour 20 pulsations radiales.

Les causes d'accélération habituelle du pouls (émotions, marche, efforts, état fébrile) n'agissent que très faiblement, et ne l'augmentent que de quatre ou cinq pulsations. Parfois même, la marche prolongée ou un effort peuvent avoir un effet opposé, et c'est ainsi que l'on voit sous ces diverses influences le pouls tomber de 45 à 30 ; mais, dans ces cas, les systoles avortées sont plus nombreuses et moins transmissibles au pouls radial. Chez un malade atteint de pneumonie avec une température de 40°, le pouls, ordinairement à 36, ne s'est élevé qu'à 44 pulsations. Chez un autre, elles ne montèrent que de 24 à 29 pour un embarras gastrique fébrile à 40°2. La digitale ne contribue pas le plus souvent à ralentir encore les battements cardiaques. Cependant, un auteur allemand[1]

[1] A. FREY (*Berl. Klin. Woch.*, 1887).

a observé le phénomène contraire : un homme de 50 ans, obèse, ne présentait que 50 pulsations à la minute, avec pouls bigéminé ; sous l'influence de la digitale, la fréquence du pouls a été presque doublée (80 pulsations), et quand le médicament eut cessé d'agir, le pouls est retombé à 40. Il y a là une erreur d'interprétation : la digitale n'a pas accéléré le pouls, elle a seulement renforcé les systoles cardiaques et les a ainsi rendues plus perceptibles à l'artère radiale.

J'ai démontré [1] que, dans ces cas, on ne saurait être trop prudent dans l'administration de ce médicament qui contribue pour une grande part, à haute dose, non seulement à produire, mais aussi à exagérer le phénomène du pouls bigéminé et du rythme couplé du cœur.

L'auscultation du *cœur* permet de constater l'existence de bruits ordinairement très sourds, comme lointains, avec une longueur extrême des silences, surtout du grand silence.

Le plus souvent, il n'existe aucun souffle valvulaire ; parfois, cependant, les malades ordinairement atteints d'aortite chronique ont une insuffisance, ou plutôt un rétrécissement aortique. Dans ce dernier cas, le pouls est caractérisé à la fois par la *rareté* et le *ralentissement*, deux termes qui ne sont pas absolument synonymes ; le pouls *rare*, qui devrait même remplacer la désignation du pouls lent dans l'affection que nous étudions, signifie qu'il existe entre chaque pulsation un intervalle assez prolongé ; le pouls *lent* est surtout caractérisé par la longueur des contractions cardiaques et des diastoles artérielles.

Il faut toujours se rappeler que l'aortite chronique, le rétrécissement et l'insuffisance aortiques sont des lésions surajoutées, capables de modifier la symptomatologie de la maladie. Dans sa thèse inaugurale, Blondeau (1877) parle de souffles qu'aucune lésion n'expliquait à l'autopsie, et il est probable qu'il s'agissait d'affections aortiques incapables de produire un bruit morbide en raison de la faiblesse cardiaque, ou encore de souffles d'insuffisances fonctionnelles des orifices auriculo-ventriculaires survenues sous l'influence de la cardiectasie. Car celle-ci se produit fréquemment comme dans toutes les cardiopathies artérielles, et le cœur, pour la même raison, peut être atteint d'une pseudo-hypertrophie.

Si le *choc* de la pointe peut se faire plus bas qu'à l'état normal, il est difficilement perceptible et le plus souvent absent. L'impulsion cardiaque est donc extrêmement faible.

A l'auscultation, Stokes avait bien remarqué qu'on entend de temps à autre comme des « tentatives de contraction qui avortent quatre fois

---

[1] Le rythme couplé du cœur, et la mort par la digitale (*Soc. méd. des hôp.*, 1892).

environ par minute » ; dernier fait à rapprocher d'un symptôme que j'ai
constaté trois fois sur les cinq premiers cas soumis à mon observation.
Voici en quoi il consiste : le choc de la pointe se fait en un seul temps,
comme à l'état normal ; le bruit est assez nettement frappé, mais il est
suivi immédiatement d'un ou deux bruits lointains et sourds, lui répondant comme une sorte d'écho prolongé. Ces *bruits systoliques en écho*
représentent des systoles incomplètes et impuissantes.

D'autres fois, on peut interpréter autrement ces sortes de demi-battements cardiaques qui ne se font pas sentir au pouls radial, et les attribuer aux contractions de l'oreillette. Chauveau a vu (1889) un malade chez
lequel la systole ventriculaire s'accomplissait 24 fois par minute, tandis
que les oreillettes se contractaient 65 fois. Ainsi, tandis que le tracé
sphygmographique inscrivait 24 pulsations, le tracé cardiographique
montrait deux sortes de pulsations, les unes fortes et longues, synchrones
avec le pouls radial, les autres brèves et petites, correspondant avec les
contractions auriculaires et donnant ainsi la sensation d'un faux bruit
de galop ou d'un dédoublement.

La *circulation veineuse* peut être profondément troublée par suite
de la dilatation consécutive des cavités droites et de la production d'une
insuffisance tricuspidienne. Chez un de ses malades, Stokes nous
apprend « qu'un symptôme nouveau s'est montré, savoir une pulsation
remarquable de la veine jugulaire droite, et qui devient évidente, surtout
dans le décubitus horizontal. Il est difficile de compter les pulsations
réflexes (veineuses), mais leur nombre est au moins double des contractions ventriculaires. Chaque troisième pulsation est forte, subite,
appréciable à la vue. Les autres sont moins distinctes et quelques-unes
sont très faibles ; ces dernières correspondent sans doute aux contractions imparfaites du cœur dont nous avons parlé. » Voilà qui réduit à
néant l'hypothèse de l'hémisystolie de quelques auteurs.

Les *accidents nerveux* sur lesquels il est inutile de revenir, puisqu'ils
ont été décrits avec les observations de Stokes et d'Adams, sont de trois
sortes : 1° Vertiges et syncopes ; 2° Accidents apoplectiformes et coma ;
3° Accidents épileptiformes.

On pourrait encore ajouter les troubles respiratoires caractérisés par
des respirations suspirieuses, quelques arrêts de la respiration en inspiration, le type respiratoire de Cheyne-Stokes, la dyspnée d'effort.

Mais, tous ces accidents ne sont pas sous la dépendance du pouls lent
permanent, ou du syndrôme désigné sous ce nom. Il ne faut pas oublier
que ces malades peuvent, en même temps, présenter des altérations val-

vulaires (insuffisance aortique, ou rétrécissement aortique le plus souvent), et que ces diverses affections agissent quelquefois pour leur propre
compte en déterminant des troubles respiratoires. Il ne faut pas oublier
qu'il s'agit de malades artério-scléreux ou athéromateux, et que la lésion,
finissant par atteindre le rein, peut donner lieu à l'albuminurie et aux
accidents urémiques (respiration de Cheyne-Stokes, dyspnée, crises convulsives, état comateux, etc.). Il faut se rappeler enfin, que les artères
cardiaques assez souvent lésées peuvent donner lieu aux symptômes de
l'angine de poitrine. Tous ces accidents, dus aux complications valvulaires, à l'aortite, à l'urémie, à l'endartérite des coronaires, sont des
phénomènes surajoutés à la maladie et au syndrôme du pouls lent permanent avec attaques syncopales et apoplectiformes.

Chez certains sujets, les attaques syncopales s'accompagnent d'accidents d'*angine de poitrine*. Aussi, est-il quelquefois assez délicat d'éviter
l'erreur de diagnostic. L'angor domine plus ou moins la scène morbide
et la véritable maladie est méconnue. Il suffit de songer à l'origine
commune des différents états morbides constatés chez les malades, à
l'artério-sclérose et à ses localisations si variées pour avoir la clef de
toutes ces associations de symptômes. Localisée au cœur, la sclérose
pourra provoquer des accidents angineux ; au bulbe, ceux de la maladie
de Stokes-Adams ; au rein, ceux de la néphrite interstitielle, etc. Il est
alors facile de se représenter la multiplicité des physionomies que peut
revêtir en clinique l'artério-sclérose généralisée ou l'une quelconque de
ses localisations. Tous ces malades et ces cardiopathes artériels sont des
artério-scléreux, et chacun d'eux pourra devenir à la fois ou successivement un cardiaque, un rénal ou un bulbaire.

Ainsi, dans la maladie de Stokes-Adams, il peut y avoir complication
de néphrite et d'urémie, d'où certains symptômes, comme des convulsions épileptiformes que l'on aurait tort d'attribuer seulement à la
maladie causale. Ainsi, Truffet (de Lyon) parle d'accidents urémiques
chez une femme atteinte de pouls lent (1889). Debove et Gingeot men-
tionnent (1890) deux malades chez lesquels des crises convulsives dyspnéiques, rattachées avec raison à l'urémie, cédèrent rapidement à l'usage
du régime lacté. J'ai observé des cas semblables, de sorte que, dans
cette maladie, le même symptôme, la pseudo-épilepsie, peut avoir une
pathogénie différente, qu'elle est tantôt d'origine *bulbaire*, tantôt de
nature *urémique*. Il en est de même de la *dyspnée*, et on ne saurait trop
insister, au point de vue thérapeutique, sur la distinction que l'on doit faire
dans cette maladie entre les symptômes de provenance bulbaire, et ceux
d'origine cardio-aortique ou rénale.

Ces considérations n'ont pas seulement un intérêt théorique, mais elles ont aussi une grande importance pratique. Ainsi, tel malade atteint de la maladie de Stokes-Adams avec attaques épileptiformes, peut à une certaine période, devenir un rénal et finir urémique ; ou bien le processus artério-scléreux portera son action sur les artères du cœur pour donner lieu au syndrôme angineux, ou encore sur le myocarde pour produire les accidents d'une insuffisance du muscle cardiaque. A chacune de ces modalités cliniques répond un traitement spécial qui sera établi d'autant mieux que l'on connaîtra la cause commune, l'artério-sclérose et ses manifestations locales. J'ai constaté cinq fois l'existence de l'angine de poitrine dans cette maladie, et Adams est, à ma connaissance, le seul auteur qui l'ait signalée, sans s'arrêter aux réflexions qu'elles auraient dû cependant lui inspirer. Il s'agissait d'un médecin qui avait présenté, pendant les six dernières semaines de la vie, des « accidents ressemblant à l'angine de poitrine ». A l'autopsie, on trouva des dépôts osseux et calcaires s'étendant aux artères coronaires qui « étaient si complètement tranformées par ces dépôts qu'elles étaient presque solidifiées et imperméables dans l'étendue d'un pouce à partir de leur origine ».

Voici un fait qui se recommande à l'attention par l'existence, non seulement d'accidents angineux, mais aussi d'autres symptômes étrangers, en apparence, à la maladie de Stokes-Adams.

Un malade, âgé de 54 ans, souffrait d'*accidents angineux* depuis environ une année, les accès survenaient toujours sous l'influence de la marche et des efforts. Depuis dix-huit mois, il se plaignait aussi de *vertiges* et d'*étourdissements*, quand un jour il eut une perte de connaissance complète et tomba rapidement à terre. Ces accidents se répétèrent 3 ou 4 fois, et au mois de septembre 1888 il fut pris d'une douleur précordiale très vive avec angoisse, avec irradiations au cou, à l'épaule et au bras gauche ; immédiatement après, survint une *syncope* avec perte complète de connaissance pendant cinq minutes environ. Les crises syncopales surviennent spontanément, sans cause aucune, et le malade ne peut les prévoir que quelques secondes auparavant, parce qu'elles sont ordinairement annoncées par une sensation de pesanteur rétro-sternale et par un état indéfinissable d'anéantissement. Mais, fait important, dès que la syncope survient et après sa disparition, le *pouls se ralentit* jusqu'à 40 et même 30 pulsations qui restent à ce chiffre pendant une demi-heure ou une heure environ pour s'élever ensuite à 70 ou 80, chiffre qui persiste toujours dans l'intervalle des crises. Cela prouve que la désignation de pouls lent *permanent* est fautive, puisque dans certains cas, la bradycardie peut être paroxystique.

L'existence de ces attaques syncopales précédées et suivies de ralentissement du pouls nous mit immédiatement sur la voie du diagnostic et nous fit porter un pronostic fort grave.

On ne constate aucun antécédent personnel ou héréditaire de quelque importance. Les artères sont dures, athéromateuses ; le premier bruit du cœur est sourd, le second bruit à la base est retentissant et parcheminé, avec tendance au redoublement. Impossible de sentir le choc précordial.

Les accès se présentent sous la forme de *petites* et de *grandes* crises, comme le malade les appelle, les premières étant caractérisées par des lipothymies « rapides comme l'éclair », ou par une sensation de malaise indéfinissable pouvant persister de quinze à trente minutes ; les autres par des syncopes prolongées d'une durée de cinq à dix minutes et toujours accompagnées de légers *mouvements convulsifs* et de ralentissement du pouls. Celui-ci ne persistait le plus souvent que pendant quelques heures. Cependant un jour, à la suite d'une crise un peu plus sévère, le pouls resta au chiffre de 28 pendant dix jours, au bout desquels il se remit, après une crise syncopale, à battre 60 à 65 fois par minute, comme par le passé. Pendant une période de quinze jours encore, les pulsations se maintinrent à ce dernier chiffre ; puis, à la suite de nouvelles crises syncopales qui se succédèrent huit ou dix fois dans la même journée, elles tombèrent à 24, chiffre qu'elles ont gardé depuis cette époque.

Le malade reste maintenant dans le même état, exposé sans cesse aux défaillances, aux lipothymies qui surviennent d'une façon spontanée ou sous l'influence du moindre mouvement. De temps en temps, il éprouve des battements dans la tête, des sifflements aigus dans les tempes, et toujours comme une sorte de poids au niveau de la région du cœur. Il accuse encore une sensation étrange, analogue à « l'effort que ferait le sang pour pénétrer à travers un orifice trop étroit ».

Au cœur, le premier bruit est prolongé et vibrant, suivi de deux autres systoles incomplètes qui n'arrivent pas jusqu'au pouls radial et qui se présentent à l'oreille sous l'aspect de bruits lointains et répercutés (bruits systoliques en *écho*). Puis, la systole cardiaque s'affaiblit à ce point qu'il est impossible de prendre aucun tracé cardiographique, le pouls présente des intermittences et des irrégularités, les deux membres inférieurs deviennent rapidement en quelques jours le siège d'un œdème considérable qui remonte jusqu'aux cuisses. La dernière crise a été marquée par un accès de *dyspnée*, et depuis cette époque il y a de l'anhélation continuelle qu'augmentent encore les efforts faits par le malade pour parler. Cette dyspnée existe avec l'intégrité absolue de l'appareil broncho-pulmonaire et diffère de celle qui avait été provoquée, un mois auparavant, par une pleurésie diaphragmatique droite guérie depuis quinze jours. Les urines sont rares (500 grammes au plus), chargées d'urates, avec traces d'albumine, et jusqu'ici le régime lacté exclusif n'a nullement modifié l'état dyspnéique.

Sous l'influence d'une médication par les injections d'éther et de caféine au moment des accès, par l'administration de la trinitrine à l'intérieur, par les injections sous-cutanées de trinitrine (quatre injections quotidiennes d'un quart de seringue d'une solution renfermant 10 grammes d'eau pour 40 gouttes d'une solution de nitroglycérine au centième), les attaques syncopales perdent de leur fréquence et de leur intensité, la face pâle d'ordinaire se colore légèrement, le pouls change de caractère sans augmenter de fréquence, et le tracé sphygmographique indique, au lieu d'une ligne d'ascension brusque et verticale avec crochet au sommet et longue descente, une ligne oblique et arrondie à sa partie supérieure. Mais, l'impuissance du myocarde s'accuse de jour en jour, l'œdème périphérique augmente, et le malade succombe assez rapidement à des accidents *asystoliques*.

Dans cette observation, l'angine de poitrine et les accidents cardiaques ont été des phénomènes surajoutés au syndrome du pouls lent, comme les crises dyspnéiques et les convulsions épileptiformes d'origine urémique peuvent être surajoutées aux phénomènes bulbaires. C'est là ce qui constitue la *forme associée* de la maladie ; ce qui prouve, une fois de plus, qu'on ne doit jamais isoler l'artério-sclérose cardiaque de l'artério-sclérose des autres viscères, et que, lorsque cette affection se localise sur un organe, on ne doit jamais perdre de vue sa généralisation dans toute l'économie.

## FORMES INCOMPLÈTES ET FRUSTES

J'ai déjà dit que le pouls n'est pas toujours rare d'une façon permanente, et que dans l'intervalle des crises, il peut reprendre sa fréquence presque normale. Ces faits que j'ai étudiés [1], dont Adams et Stokes ont fourni autrefois quelques observations, sont importants à signaler, afin qu'on ne puisse méconnaître le vrai diagnostic.

Voici un malade de 52 ans, entré dans mon service le 14 mai 1895 ; il est atteint d'un rétrécissement aortique des plus nets, et il porte sur le front et de chaque coté de l'aile du nez de larges ecchymoses causées par une chute récente au moment d'une perte de connaissance complète. Depuis un an, il avait eu plusieurs « syncopes » semblables sans crise épileptiforme. A son entrée à l'hôpital, son pouls était assez rare (44 pulsations) ; mais quelques jours après et jusqu'à sa sortie il s'est maintenu à 80. Eh bien, ce malade, examiné en dehors de sa crise syncopale, pourrait faire porter le simple diagnostic de rétrécissement aortique, lésion valvulaire qui ne commande pas un pronostic bien sévère, tandis que, lorsqu'elle s'associe à des accidents syncopaux et épileptiformes, elle devient au contraire d'un pronostic extrêmement grave, la mort subite étant à craindre. Les faits de ce genre sont plus fréquents qu'on le pense.

A côté de cette forme incomplète de la maladie, il existe encore des formes *frustes*, témoin le fait cité par Potain, relatif à un homme d'excel-

---

[1] Formes frustes et associées de la maladie de Stokes-Adams (*Arch. de méd.*, 1895).

lente apparence, d'une grande activité, dont le pouls très lent paraissait
physiologique et qui mourut subitement à son bureau. Il n'avait eu que
deux fois de très légères « faiblesses » auxquelles on n'avait pas attaché
d'importance.

A ce sujet, je rappelle que, si la syncope est un symptôme cardiaque,
ce n'est pas un symptôme d'affection cardiaque. Quand elle survient
dans le cours d'une affection du cœur, elle peut être produite par des
causes différentes, mais nullement par la cardiopathie, et il faut songer,
ou à l'hystérie concomitante, ou à l'artériosclérose cardio-bulbaire. Il
faut songer à la neurataxie ou à la neurasthénie, et j'ai cité dans la thèse
d'un de mes élèves, en 1891[1], des cas où l'association de ces états nerveux avec les diverses cardiopathies peut donner à celles-ci une *apparence* de gravité en produisant par exemple des syncopes ou des lipothymies sans importance pronostique ; il faut songer à l'artériosclérose
cardio-bulbaire, quand les manifestations syncopales ou convulsives
s'accompagnent de rareté du pouls, paroxystique ou permanente, chez des
athéromateux ou dans le cours des cardiopathies artérielles. Alors, le pronostic est grave. Mais ici encore, il y a lieu de faire une distinction
importante, l'association *fortuite* d'une épilepsie vraie avec une cardiopathie quelconque ne justifiant pas la création d'une épilepsie « congestive » ou « cardiaque », comme le croient Kusmaul, et quelques auteurs.
Il y a des crises épileptiformes d'origine *artérielle* ; il n'y a pas d'épilepsie
d'origine cardiaque, mais *l'épilepsie chez le cardiaque.*

Mon collègue Gaucher m'a communiqué le fait d'un malade âgé d'une
cinquantaine d'années dont le nombre de pulsations ne dépasse pas 20 par
minute depuis 6 ans. Les accès qui surviennent à intervalles assez éloignés
sont caractérisés seulement par de l'insomnie, un peu d'angoisse précordiale
(sans angine de poitrine), par le ralentissement du pouls (12 à 16 pulsations)
qui devient alors *irrégulier*. Cet état dure plusieurs jours et disparaît ensuite
sans intervention thérapeutique. Mais, il n'y a jamais eu ni céphalalgie,
ni vertige, ni perte de connaissance, ni accident épileptiforme pendant les
crises. Encore un exemple de maladie de Stokes-Adams incomplète ou fruste.

Il y a trois ans, j'ai vu un malade de 62 ans arrivé à la période d'hyposystolie, et dont le pouls, depuis plusieurs années, ne battait que 45 à 50 fois
par minute. Depuis quinze mois environ, il avait eu quelques crises légères
qui avaient passé inaperçues pour le médecin et dont il ne s'était pas autrement inquiété. Ces crises étaient simplement caractérisées par un ralentissement du pouls (40 pulsations) et surtout par un état de *pâleur* extrême de la
face avec affaiblissement considérable des forces, et simples menaces de lipo-

---

[1] HUC. Névroses et maladies du cœur. *Thèse de Paris*, 1891.

thymies. On mettait tout cela sur le compte de l'anémie. Il s'agissait d'une maladie de Stokes-Adams *fruste* et le pronostic était donc très grave, puisque la mort subite est le dénouement le plus habituel de cette affection. Quelques mois après, le malade mourait subitement.

Ainsi, qu'il s'agisse d'une maladie de Stokes-Adams sans pouls lent *permanent* ou encore avec des crises incomplètes caractérisées simplement par des « faiblesses » comme dans l'observation de Potain, par des accès de ralentissement du pouls avec malaise précordial et arythmie cardiaque, comme dans le cas de Gaucher, ou enfin par des accès d'extrême pâleur avec affaiblissement considérable des forces et un état simplement vertigineux sans crises syncopales ou épileptiformes, le diagnostic s'impose et un pronostic grave doit être formulé.

Depuis assez longtemps, du reste, j'insiste sur ces *accès de pâleur* qui surviennent souvent dans les cardiopathies artérielles, et qui, lorsqu'ils se prolongent et se répètent, sont l'indice d'un pronostic sévère. « Rapidement [1], et d'une façon spontanée, la face devient pâle, d'un teint anémique ; puis, au bout de quelques minutes ou de quelques heures, elle reprend sa coloration normale et peut être envahie par quelques bouffées de rougeur avec sensation de chaleur à la tête. »

Ces accès de pâleur qui s'accompagnent souvent de ralentissement et de suppression du pouls (contracture vasculaire), ont une grande et grave importance pronostique, et ces symptômes ont la même signification que les attaques syncopales et épileptiformes, puisqu'ils sont les indices avant-coureurs d'une fin prochaine.

J'ai observé souvent ces faits, et en 1893, je voyais un malade de 67 ans, atteint de cardiopathie artérielle myovalvulaire (souffle à la pointe) sans albuminurie. Le jour où je le vis pour la première fois, le 30 juillet 1893, j'avais été frappé de deux symptômes importants : le *ralentissement du pouls* (45 à 48), et une *pâleur extrême* des téguments survenue depuis plusieurs jours. Le lendemain de ma visite, des symptômes graves survinrent : d'abord un grand accablement, une fatigue extrême pour se lever et faire sa toilette, puis une reprise de la dyspnée d'effort qui le tourmentait depuis plusieurs mois, enfin une syncope prolongée en essayant de remonter dans son lit. Après cette syncope, la face reste d'une pâleur verdâtre « cadavérique » et le pouls radial disparaît complètement. Le lendemain matin, même pâleur, pouls radial toujours nul. Vers une heure de l'après-midi, on vient en toute hâte chercher un médecin qui, en arrivant, n'a pu que constater la mort survenue dans une crise identique à celle de la veille, après un léger effort, dans le lit, mais accompagnée cette fois d'une cyanose très prononcée. Le malade n'avait eu rien qui ressemblât à une angine de poitrine.

[1] Etude-clinique de la cardio-sclérose. (*Revue de médecine,* 1893.)

Cette *suppression du pouls radial* que j'ai constatée plusieurs fois déjà dans le cours de cette maladie, a été également signalée par Adams.

Sans aucun doute, dans tous ces cas, il y a des manifestations morbides (angine de poitrine, signes de néphrite, etc.) qui n'appartiennent pas au syndrome du pouls lent permanent ; mais, encore une fois, elles le compliquent le plus souvent, ce qui prouve, une fois de plus, que la maladie de Stokes-Adams ne peut pas être détachée du grand chapitre de l'artériosclérose.

TERMINAISON ; DURÉE. — Le malade dont j'ai rapporté l'histoire est mort assez lentement en asystolie. Mais, le plus habituellement, c'est la mort subite que l'on observe après une syncope ou sous l'influence de l'angine de poitrine ; c'est encore la mort rapide par une attaque apoplectiforme suivie de coma. Enfin, la mort peut survenir au milieu d'accidents urémiques.

Le *pronostic* est donc toujours d'une extrême gravité.

La *durée* de cette maladie est variable, elle peut persister pendant quelques mois, ou même pendant plusieurs années, et on a cité des cas où la terminaison fatale n'est survenue qu'après douze ou quinze ans.

## DIAGNOSTIC

Il est ordinairement facile, surtout si l'on a soin de ne pas confondre le « pouls lent permanent avec attaques syncopales et épileptiformes », avec le pouls lent permanent presque *physiologique* de certains individus et qui ne s'accompagne d'aucun accident grave. On cite, comme exemple, Napoléon Ier qui n'avait pas plus de 40 pulsations ; mais il paraît qu'il aurait eu pendant sa vie quelques attaques épileptiformes.

Il importe encore de ne pas confondre la maladie de Stokes-Adams avec le pouls lent transitoire accompagné parfois de quelques vertiges à la suite de maladies aiguës, avec le rythme couplé du cœur, etc.

Une erreur peut encore être commise au sujet des crises épileptiformes ou apoplectiformes que l'on attribuerait à l'épilepsie ou à des hémorrhagies cérébrales, et je rappelle qu'il faut savoir distinguer les crises épileptiformes ou dyspnéiques d'origine bulbaire des mêmes crises d'origine urémique.

On pourrait encore méconnaître la maladie lorsqu'elle se présente sous la forme fruste et atténuée, comme j'en en ai cité des exemples.

Un diagnostic qu'il faut établir et qu'aucun auteur n'a indiqué, est celui-ci : il est important de faire une distinction entre le pouls lent permanent sénile, dû à l'artério-sclérose cardio-bulbaire (comme nous le verrons en étudiant la pathogénie), et le pouls lent permanent, dû à la compression des pneumogastriques, à la compression du bulbe et de la partie supérieure de la moelle, ou encore aux lésions périphériques (contusion d'un nerf ou de la région épigastrique, par exemple). Dans ces derniers cas de pouls lents permanents dus à des compressions nerveuses, les accidents cardiaques et angineux, les troubles urémiques, etc., font toujours défaut.

Comme pour la tachycardie et l'arythmie, et pour faciliter le diagnostic, j'établis le tableau de la classification des diverses bradycardies.

### Classification des bradycardies.

**1° Bradycardie physiologique ou expérimentale . . . . .**
Pouls normalement lent chez certains individus, sans aucun accident morbide. — Compression des carotides, de l'aorte, excitation du pneumogastrique, élévation de la tension artérielle.

**2° Bradycardie de convalescence . . . . . . . . .**
Après l'accouchement. Après les maladies aiguës (pneumonie, fièvre typhoïde, érysipèle, rhumatisme articulaire aigu, scarlatine, grippe, rougeole, variole, etc.).

**3° Bradycardies toxiques. . .**
Sels biliaires (dans l'ictère). Dilatation de l'estomac indigestion, dyspepsie. Intoxication saturnine. Surmenage, anémie. Intoxications médicamenteuses (digitale, belladone, jusquiame, aconit, ciguë, colchique, opium, composés cyaniques, phosphore, veratrum viride). Tabac, café et thé. Quelquefois dans l'urémie et la néphrite parenchymateuse. Fractures osseuses (par introduction de corps gras de la moelle osseuse dans le sang, d'après RUSSMANN).

**4° Bradycardies réflexes . . .**
Maladies du tube digestif, du foie, de l'intestin, etc. Maladies des reins, des uretères, de la vessie ; affections cutanées (rare). Douleurs. Algidité, choléra. Sclérème des nouveau-nés. Etat syncopal. Vers intestinaux.

**5° Bradycardies nerveuses . .**
Affections cérébro-spinales, hémorragies cérébrales, pachyméningite, méningites, mélancolie, aliénation mentale, commotion cérébrale, insolation. Artério-sclérose cardio=bulbaire. Pouls lent, avec inégalité pupillaire dans la scarlatine (localisation infectieuse au centre cilio-spinal, un cas de APERT). Maladies de la moelle, tabes dorsal, sclérose médullaire, sclérose latérale amyotrophique, méningite. Compression des nerfs pneumogastriques. Neurasthénie, hystérie, épilepsie, etc.

6° Brâdycardies d'origine car=
diaque . . . . . . . . . .

> Dégénérescence graisseuse et surcharge graisseuse
> du cœur. Lésions des coronaires.
> Rétrécissement aortique. Parfois, rétrécissement
> mitral.
> Cardio-sclérose. Artério-sclérose cardio-rénale.
> Artério-sclérose cardio-bulbaire (maladie de Stokes=
> Adams).

## ÉTIOLOGIE ET PATHOGÉNIE

L'*étiologie* est celle de la sénilité artérielle. Aussi, observe-t-on cette maladie rarement avant 40 ou 50 ans, et la plupart des faits signalés à 15, 20 ou 30 ans, tiennent à la confusion commise par les auteurs entre le ralentissement permanent du pouls dû aux compressions du bulbe ou du nerf vague, et la maladie de Stokes-Adams.

La *pathogénie* n'est pas encore complètement élucidée.

Stokes attribuait tous les accidents à la dégénérescence graisseuse du cœur. Or, que de fois ne rencontre-t-on pas des individus atteints de cette dernière affection, qui présentent une grande lenteur du pouls sans avoir jamais d'attaques syncopales, ou pseudo-apoplectiques ?

Lorsque ces crises surviennent dans le cours des cardiopathies arté-riellés, elles sont alors l'indice d'un pronostic extrêmement sévère. Il y a quelques années, je voyais deux malades atteints, par le fait d'une athé-romasie artérielle très prononcée, d'une insuffisance aortique des plus nettes. Pour l'un, l'affection était absolument latente, et il a fallu l'aus-culter attentivement pour la découvrir. L'autre avait un pouls lent (à 45) ; il se plaignait d'étourdissements fréquents, de vertiges, de lipo-thymies, et un jour il eut, en ma présence, une syncope prolongée à la suite de laquelle la respiration resta, pendant une heure, suspirieuse avec le caractère dyspnéique de Cheyne-Stokes. A l'avance la mort subite a été annoncé et 15 jours plus tard, une syncope emportait le malade.

Pourquoi cette différence de symptômes et de pronostic pour une même affection ? Chez le premier malade, l'athéromasie était limitée à l'aorte ; chez le second, elle avait envahi les artères du cerveau et surtout celles du bulbe, au point d'en faire à la fois un aortique et un bulbaire.

Ce ne sont pas là de simples hypothèses ; la physiologie pathologique et la clinique s'unissent pour expliquer tous ces faits.

Brown-Séquard en 1850, puis Duret et Couty ont démontré que l'ex-citation du bulbe et l'anémie bulbaire par athérome de ses artères, donnent lieu au ralentissement du pouls. Duret, en 1878, produisait ce dernier par des traumatismes cérébraux, et Couty avait déjà démontré que l'arrêt du sang dans l'encéphale détermine une augmentation de la tension artérielle et le ralentissement des battements cardiaques.

Ces faits sont confirmés par la clinique, et l'on voit survenir assez souvent des accidents comateux, apoplectiformes dans le cours des maladies de la moelle. D'un autre côté, les traumatismes et les fractures de la partie supérieure de la colonne vertébrale produisent le phénomène du pouls lent permanent avec les attaques syncopales et épileptiformes. A ce sujet, les observations d'Halberton, de Gurlt, d'Hutchinson, de Rosenthal sont concluantes, et l'on comprend pourquoi, dans ces cas, le centre cilio-spinal de la moelle étant intéressé, on ait pu constater la dilatation pupillaire. Boffart a vu également un rétrécissement du trou occipital donner lieu au phénomène du pouls lent. On sait, d'un autre côté, que la mort subite survient parfois dans le mal de Pott cervical, à la suite de la compression brusque de la moelle et du bulbe par la luxation de l'apophyse odontoïde de l'axis. Enfin Stackler et Lannois ont publié l'observation d'un pouls lent permanent avec attaques syncopales dans deux cas de compression des nerfs pneumogastriques [1]. Dès lors, on doit se demander si le phénomène du pouls lent a toujours besoin pour se produire, de l'intervention d'une lésion myocardique, comme le croyait Stokes, et si la cause anatomique ne réside pas dans la moelle cervicale, le bulbe [2], les nerfs pneumogastriques [3], au lieu d'être exclusivement au cœur.

Cette explication pathogénique se rapproche de la vérité. En effet, on peut observer de profondes dégénérescences cardiaques sans pouls lent permanent, et celui-ci peut apparaître dans les compressions ou maladies bulbaires, en l'absence de toute lésion du myocarde. Mais, il

---

[1] HALBERTON (loc. cit.). GURLT (Dublin Hospital reports, 1855). HUTCHINSON (London Hosp. reports, 1866). ROSENTHAL (Zeitsch. f. pract. Heilkunde, 1866). BOFFART (Dauphiné médical, 1888). STACKLER (Rev. de méd., 1882). LANNOIS (Thèse de FIGUET, Lyon, 1882).

[2] Un homme de 33 ans, non syphilitique, était atteint de paralysie du facial droit à son noyau d'origine avec abolition de la sensibilité gustative dans la moitié droite de la langue, diminution notable de la sensibilité auditive du même côté, céphalée et névralgie de la 5e paire à droite, lenteur permanente du pouls, ictus vertigineux, absences et mouvements convulsifs. Tous ces symptômes attestent une lésion (dans ce cas, probablement tuberculeuse) bulbo-protubérantielle (BRISSAUD. Presse méd., 1896). Donc, l'existence de tous ces symptômes et surtout d'une paralysie faciale totale avec un pouls lent permanent devient un élément de diagnostic de lésion bulbaire et de pronostic très graves.

[3] Cette compression des nerfs pneumogastriques peut produire deux symptômes tout à fait opposés : la tachycardie ou la bradycardie ; la tachycardie quand le nerf est profondément dégénéré, ce qui assimile la compression à une section du nerf; la bradycardie quand les nerfs vagues sont seulement irrités. — DÉJERINE a signalé un cas de vago-névrite avec tachycardie (Arch. de phys., 1887) et j'en ai moi-même observé quelques cas (Rev. de clin. et thérap., 1891). — Enfin, CUFFER (Rev. de méd., 1890) a vu que la névrite pneumogastrique peut devenir ascendante et se propager jusqu'au bulbe. C'est peut-être, par cette propagation bulbaire, que les affections ou compressions des nerfs vagues peuvent donner lieu au syndrome du pouls lent avec attaques syncopales et épileptiformes.

semble que la faiblesse impulsive du cœur, dans les cas d'artério-sclérose de cet organe, n'est pas un facteur à dédaigner, et qu'elle doit agir
comme cause provocatrice de l'anémie bulbaire quand celle-ci est depuis
longtemps préparée déjà par l'état athéromateux des vaisseaux de la
moelle allongée. Ce qui démontre que le cœur donne aussi sa note et joue
un certain rôle, c'est la terminaison possible de la maladie au milieu
d'accidents imputables à l'impuissance du myocarde et à l'asystolie.

Cette question appartient donc à l'histoire clinique de l'artério-sclérose
du cœur dont la symptomatologie peut et doit être souvent additionnée
d'accidents multiples et divers résultant de l'artério-sclérose des autres
organes. En voici la preuve :

J'ai dit que l'asystolie des cardiopathies artérielles est féconde en accidents cérébraux, parce que les artères encéphaliques sont souvent en
même temps atteintes, en accidents urémiques par suite de la coexistence de la néphrite artérielle ou interstitielle. Eh bien, dans le pouls lent
permanent avec attaques épileptiformes, celles-ci n'ont pas toujours la
même origine, elles doivent être parfois distraites de la symptomatologie
bulbaire, elles peuvent n'être que des convulsions urémiques. Il en est
de même des crises dyspnéiques qui cèdent alors au régime lacté exclusif.


### INDICATIONS THÉRAPEUTIQUES; TRAITEMENT

Le traitement doit s'inspirer de la pathogénie, et quatre indications
thérapeutiques s'imposent :

1° *Indication artérielle.* Elle est remplie par la médication iodurée et
par tous les médicaments vaso-dilatateurs (trinitrine, tétranitrate d'érythrol ou tétranitrol, nitrite d'amyle).

2° *Indication cardiaque.* Dans cette maladie où le myocarde est toujours
dégénéré et affaibli, il faut tonifier le cœur. La digitale, quoiqu'elle ne
contribue pas à ralentir encore le cœur dans cette maladie, ne doit être
employée qu'avec la plus grande prudence pour une raison importante
que j'indiquerai plus loin.

Cependant, un auteur étranger ne serait pas éloigné de la recommander
dans ces cas, parce qu'il aurait observé un phénomène, étrange au premier abord : l'accélération des pulsations radiales presque doublées (80 au
lieu de 50) par la digitale, chez un homme atteint de pouls lent et bigéminé. J'ai dit qu'il y a là une grosse erreur d'interprétation, et que l'action paradoxale du médicament n'est qu'apparente. A dose thérapeutique,
la digitale n'accélère pas le pouls ; mais, dans certains cas, de rythme

couplé du cœur (caractérisé, comme on le sait, par la succession rapide de deux contractions ventriculaires dont la seconde, toujours moins accusée, est quelquefois assez faible pour ne pas se transmettre au pouls), le médicament a simplement renforcé les systoles et les a toutes rendues perceptibles au pouls radial. C'est ainsi que, quelquefois, le pouls peut *paraître* lent (avec 40 pulsations par minute) tandis que le cœur bat normalement 80 fois. Mais, dans ce cas, la digitale est une arme à double tranchant, et je n'oserais pas la recommander, puisqu'elle contribue à produire et à exagérer ce rythme couplé, et qu'alors elle est capable de déterminer des accidents graves.

Le mieux est d'avoir recours : au sulfate de spartéine par la voie sous-cutanée ou gastrique, à la dose de 15 à 30 centigrammes ; à la caféine et de préférence à l'infusion de café qui renferme deux principes importants, la caféine, laquelle est un excitant neuro-musculaire, et la caféone, essence capable de stimuler à la fois le cerveau et le système nerveux.

3° *Indication cérébro-bulbaire*. Il s'agit de modifier l'état du cerveau et du bulbe en combattant leur ischémie. Il faut donc s'abstenir de tout médicament vaso-constricteur (bromure de potassium, ergot de seigle, belladone, cocaïne, etc.).

Il y a lieu de recourir de préférence à tous les médicaments qui agissent par vaso-dilatation, et la *trinitrine* en solution alcoolique au centième doit être administrée d'une façon permanente, concurremment avec les iodures et le café, aux doses progressives de 8 à 20 gouttes par jour. On peut encore, dans les cas rebelles, faire pratiquer d'une façon systématique, tous les matins et tous les soirs, une inhalation de 3 à 4 gouttes de *nitrite d'amyle*.

Ce dernier médicament sera du reste surtout employé au moment même des crises, et l'on peut y ajouter l'emploi d'injections sous-cutanées de la solution de trinitrine au centième (2 ou 3 demi-seringues de Pravaz d'une solution contenant pour 10 grammes d'eau, 40 gouttes d'une solution de trinitrine au centième). Les injections de *caféine*, d'*éther* ou d'*huile camphrée,* pourront encore être employées, avec de moindres chances de succès.

Le *tétranitrate d'érythrol* possédant la même action que la trinitrine, peut être employé avec doses progressives de cinq milligr. à deux ou trois centigr. par jour.

La *thyroïdine* et l'*iodothyrine* ayant pour action d'accélérer le cœur ne seront utilisées qu'avec la plus grande prudence, ces agents déterminant assez souvent des syncopes et ayant pour résultat d'affaiblir le

cœur. Il en est sans doute de même pour l'*hypophysine* à la dose quo=
tidienne de 0,20 centigr. (extraite de l'hypophyse), nouveau médicament
introduit dans la thérapeutique par E. de Cyon pour le traitement de
l'acromégalie (1898). Du reste, la science n'est pas encore fixée à ce
sujet, puisque certains auteurs admettent que l'iodothyrine et l'hypophysine possèdent au contraire la propriété de ralentir et de renforcer les
battements du cœur.

Enfin, on sait que certains malades évitent les crises en gardant la
position horizontale, en baissant la tête, comme Adams nous l'a depuis
longtemps appris, et je n'hésiterais pas, dans les cas graves de syncope
prolongée, à faire immédiatement l'*inversion totale du corps*, en plaçant
la tête en bas et les jambes en haut.

On connaît l'influence favorable du *repos* sur la claudication intermittente des extrémités observée chez le cheval et chez l'homme, et l'on
rapporte plusieurs observations, très concluantes, où la gangrène des
membres a pu être heureusement évitée en plaçant ces derniers dans
une immobilité presque absolue. Charcot a signalé naguère un cas où
cette thérapeutique a été suivie du plus beau succès. La mort, dans la
claudication intermittente du bulbe (maladie de Stokes-Adams), peut être
aussi retardée par le repos, par la proscription de tout surmenage ou
d'exercice actif qui, chose étrange au premier abord, ont pour résultat
dans cette affection, non pas d'accélérer le cœur, mais de le ralentir, et
d'ischémier davantage le système nerveux au lieu de le congestionner.

Pour se convaincre de l'importance de cette indication, on n'a qu'à se
rappeler les faits de *claudication intermittente cérébrale* dans les cas
d'athéromasie très accusée des artères encéphaliques. J'ai cité l'histoire
d'un malade de 77 ans qui, après quelques instants de lecture, s'arrêtait
presque subitement parce qu'il souffrait et ne pouvait plus rien comprendre ; il était atteint de ce qu'on a appelé assez improprement la
*dyslexie*. Un malade observé par Abercrombie, atteint d'anémie cérébrale, se plaignait d'un grand mal de tête et d'un certain trouble intellectuel lorsqu'il persistait à vouloir lire et écrire. Un autre, de Bricheteau,
ne pouvait se livrer à des travaux intellectuels que lorsqu'il avait la tête
déclive. C'est pour la même raison que le vieillard et les individus
atteints d'athérome cérébral ont des vertiges lorsqu'ils se lèvent, lorsqu'ils passent brusquement de la position horizontale à la station verticale, (vertiges méiopragiques), et l'on sait que la méiopragie résulte de la
diminution de l'aptitude fonctionnelle d'un membre ou d'un organe,
« les accidents causés par l'ischémie s'exagérant toutes les fois que
l'organe malade entre en action, en raison de la quantité plus grande de
sang que son fonctionnement réclame ». Il faut donc, dans toutes les

claudications intermittentes ou méiopragies, réduire le fonctionnement des membres ou des organes, et le subordonner à la quantité de sang qu'ils reçoivent.

Telle est la formule de la médication pathogénique pour la maladie de Stokes-Adams.

*4° Indication tirée des symptômes associés.* Il y a encore deux autres indications à remplir, du côté du *rein* et de *l'estomac*, mais surtout du côté du premier organe. Il ne faut pas oublier qu'il s'agit de malades artérioscléreux ou athéromateux, et que la lésion artérielle finissant par le rein, peut donner lieu à l'albuminurie et aux accidents urémiques (respiration de Cheyne-Stokes, dyspnée, crises convulsives, état comateux). C'est pour cela qu'il faut soumettre de bonne heure les malades au *régime lacté exclusif*, et ce dernier agit triplement : comme moyen préventif et curatif de l'urémie, comme médicament gastrique, et encore comme agent hypotenseur. La *diète carnée* est la diète des toxines alimentaires douées d'un pouvoir vaso-constricteur considérable, et à ce point de vue, elle réalise encore une indication thérapeutique de la plus haute importance, puisqu'elle contribue, en abaissant la tension artérielle, à économiser et à favoriser le travail du cœur toujours atteint dans sa puissance contractile.

Il ne faut pas oublier, non plus, qu'il y a, surtout à la fin de cette maladie, des accidents identiques (convulsions, coma, etc.) qui relèvent de deux causes différentes, de l'ischémie bulbaire d'une part, et de l'urémie d'une autre part. Il faut bien savoir distinguer ces faits, et j'ai vu un malade atteint de pouls lent permanent, dont la lenteur a augmenté encore avec les symptômes d'insuffisance rénale. Le régime lacté exclusif, en rétablissant les fonctions rénales et en activant la diurèse, a relevé le nombre de pulsations de 40 à 60, et, chaque fois que le lait était supprimé, le pouls descendait à son premier chiffre. Il faut se rappeler, à ce sujet, que dans certains cas, le *pouls urémique est lent*. Alors, la digitale n'est pas absolument contre-indiquée et elle peut accélérer les battements du cœur, comme je l'ai constaté chez le même malade.

Les affections diverses de l'estomac déterminent le plus souvent des palpitations, de la tachycardie, mais assez rarement la lenteur du pouls. Cependant, j'ai vu celle-ci survenir dans deux cas bien nets d'hyperchlorhydrie associée à la maladie d'Adams, et le lait, agissant comme alcalin, a également relevé le nombre des pulsations.

Enfin, j'ai observé un cas dans lequel la complexité des symptômes pouvait être un grand embarras pour le clinicien. Il s'agissait d'un homme

de 62 ans, de souche goutteuse, atteint de la maladie de Stokes-Adams des
mieux caractérisées, avec accidents urémiques et symptômes de maladie
de Ménière (celle-ci étant, comme on le sait, assez fréquente dans la sclérose artérielle). La thérapeutique devait ici s'inspirer du diagnostic, et
varier nécessairement suivant que les accidents syncopaux, vertigineux,
comateux ou épileptiformes étaient imputables à l'otite labyrinthique, à
la sclérose cardio-bulbaire, ou à la sclérose rénale.

En résumé, j'ai voulu démontrer :

1° Que sous le nom de « pouls lent permanent avec attaques syncopa-
pales et épileptiformes ou apoplectiformes », on a décrit un syndrome
appartenant à des maladies différentes, et que l'erreur de cette dénomination entraîne de graves fautes de diagnostic, de pronostic et de traitement ;

2° Que sous le nom de « maladie de Stokes-Adams », on doit comprendre tous les faits d'artériosclérose cardio-bulbaire, bien différents de
ceux où le pouls lent permanent est d'origine nerveuse (compression de
la partie supérieure de la moelle, traumatismes cérébraux et médullaires,
compression des nerfs pneumogastriques par diverses tumeurs, etc.);

3° Que dans le premier cas, c'est-à-dire dans la maladie de Stokes-
Adams, il y a des accidents *associés* (urémie, angine de poitrine, maladie
de Ménière, signes de cardiopathie artérielle avec tendance à la dilatation
du cœur et à l'hyposystolie, etc.) relevant de l'artériosclérose, tandis que
dans le second cas, c'est-à-dire dans le pouls lent permanent d'origine
nerveuse, tous ces accidents font toujours défaut ;

4° Que la thérapeutique est absolument différente dans ces deux cas ;

5° Qu'il existe des formes *frustes* de la maladie de Stokes-Adams (sans
pouls lent permanent, avec pouls lent permanent considéré souvent à
tort comme physiologique, avec simple bradycardie paroxystique ou faux
pouls lent permanent du rythme couplé du cœur, avec des accès de
pâleur extrême de la face, se terminant fréquemment par la mort subite) ;

6° Qu'il y a aussi des formes *associées* (à la lésion rénale, à celle des
coronaires et du myocarde, à une affection scléreuse de l'oreille interne,
au chimisme anormal ou défectueux de l'estomac, etc.);

7° Enfin, que la maladie de Stokes-Adams n'étant autre chose qu'une
claudication intermittente du bulbe et du cœur, la thérapeutique doit s'attacher à combattre l'état ischémique et méiopragique de ces deux organes.

## V. — Forme cardio-pulmonaire.

Nous avons parlé de cette dyspnée intense, le plus souvent paroxystique, survenant parfois tous les soirs avec une intensité variable, distincte de la dyspnée urémique de Cheyne-Stokes, quoiqu'elle présente quelques-uns de ses caractères. C'est une des variétés de « l'asthme cardiaque » avec sensation de poids et de compression thoracique, de pesanteur épigastrique, d'angoisse respiratoire, et avec l'absence de toute trace d'albumine dans les urines. On a rattaché quelques-uns de ces phénomènes au brightisme sans albuminurie ; mais, le plus souvent, les malades ne présentent aucun signe de ce genre pendant plusieurs années.

En 1886, je voyais un homme de 72 ans, chez lequel rapidement s'est manifestée une arythmie des plus accusées. Quelques jours plus tard, j'assistais un soir à une attaque de pseudo-asthme, qui a dépassé en intensité tout ce que j'ai pu voir : le malade, d'une pâleur extrême, avait été pris pendant une nuit entière, d'un accès d'orthopnée extrême au point que la mort a été imminente à tous les instants. Le lendemain, tout était rentré dans l'ordre, mais il conservait son arythmie cardiaque qui n'a pas cessé depuis deux ans. Le pouls, au milieu de toutes ces irrégularités, était fort, vibrant, serré, concentré ; la percussion de l'aorte faisait constater l'existence d'une légère ectasie de ce vaisseau, et l'auscultation du cœur ne permettait d'entendre aucun souffle.

Depuis cette époque, c'est-à-dire depuis deux ans, le malade n'a plus eu d'accès de dyspnée, mais il conserve toujours de l'anhélation sous l'influence de la marche, d'un effort quelconque, d'un simple mouvement constitué par l'action de se lever ou de se coucher, et quatre mois après son attaque dyspnéique, il a été atteint d'une hémiplégie droite avec aphasie. Je n'ai jamais constaté ni la présence de la plus faible trace d'albumine dans les urines, ni l'existence du moindre signe de brightisme. Sous l'influence de la médication iodurée prescrite de bonne heure, les accidents cardiaques et dyspnéiques se sont beaucoup amendés. Ce malade vivait encore en août 1889 ; il conservait son hémiplégie droite avec aphasie, son arythmie cardiaque augmentant brusquement par accès, et sa dyspnée d'effort avec fréquentes attaques d'oppression ; mais jamais, durant cette période déjà longue de près de trois ans, je n'ai constaté le plus petit nuage albumineux dans les urines, jamais je n'ai observé chez lui le moindre signe de néphrite interstitielle ou parenchymateuse.

Cette dyspnée est loin d'affecter une allure aussi franchement paroxystique, elle se manifeste seulement à l'occasion de la marche, d'une émotion, d'un effort. Son importance est capitale, parce qu'elle est le

plus souvent caractéristique de l'artério-sclérose du cœur. Elle peut
devenir subintrante par suite des progrès de l'affection ; elle s'accompagne alors de tous les signes de l'affaiblissement du cœur et aboutit
au *weakened heart* de Stokes. Mais, lorsqu'elle constitue pour ainsi dire
un phénomène prédominant chez un mitral qui présente en même temps
les signes de l'hypertension artérielle, avec légère ectasie aortique,
retentissement diastolique de l'aorte et troubles vaso-moteurs, le dias-
gnostic de cardiopathie artérielle s'impose.

Je voyais, en 1888, un malade âgé de 63 ans, qui m'était adressé pour
une affection bizarre de l'appareil pulmonaire. Cet homme souffrait, depuis
dix-huit mois, d'une *dyspnée* presque continuelle qui s'exaspérait souvent
par la marche et par le moindre effort ; de plus, il avait été sujet à des *bronchites* avec expectoration séro-muqueuse abondante, et il y a trois mois il
avait eu sans cause connue une attaque de *congestion pulmonaire*. Les urines
n'avaient jamais renfermé la moindre trace d'albumine, le cœur n'avait
jamais présenté de bruit de souffle ; bref, tous les symptômes paraissaient
cantonnés dans l'appareil pulmonaire où l'on constatait, depuis plus de six
mois, l'existence de râles très nombreux, crépitants, fins, secs, presque superficiels, exclusivement inspiratoires et se manifestant dans une étendue considérable, aux deux tiers inférieurs des régions axillaires et postérieures des
deux poumons. La sonorité était presque normale, et ces ronchus n'étaient
certainement pas symptomatiques d'une pleurésie sèche dont on ne trouvait
pas les signes.

Ce *faux* pulmonaire n'était qu'un cardiopathe artériel, comme on va le voir.

Depuis longtemps il éprouvait, sous l'influence de la marche, « une *gêne
douloureuse* » au-devant du sternum, gêne telle qu'il était obligé de s'arrêter ;
parfois elle s'accompagnait d'une sensation de compression et de poids
énorme à la poitrine ; ce malade avait de temps en temps des *vertiges* et des
*accès de pâleur faciale* qui avaient frappé son entourage. Le pouls était plein,
fort, vibrant, la région cervicale soulevée par des battements artériels anormaux, et toutes les artères dures et sinueuses. Au cœur, aucun souffle, mais
second bruit aortique retentissant, presque métallique avec un premier bruit
sec et parcheminé. L'organe est manifestement hypertrophié, sa pointe venant
frapper entre les 5e et 6e espaces intercostaux, avec des battements parfois
inégaux, intermittents et quelques faux pas. De temps en temps, le soir, léger
œdème périmalléolaire.

Mais, fait important, lorsque l'on fait marcher ce malade un peu rapidement et qu'on l'ausculte immédiatement après, on constate l'existence d'un
bruit de galop qui n'existait pas au repos, et que l'on pressentait seulement
par la palpation précordiale. Il ne m'en fallait pas davantage pour formuler
le diagnostic de sclérose cardio-rénale, même en l'absence d'albuminurie, et
au lieu de tourmenter le malade par la prescription de tisanes, de potions
calmantes et de révulsifs, j'ordonnai tout simplement le régime lacté·exclusif

et ensuite l'iodure de potassium à la dose d'un gramme par jour. Sous l'influence de cette médication, la dyspnée et l'œdème des membres inférieurs disparurent assez rapidement, et ce cardio-rénal, traité par erreur d'abord comme un pulmonaire, fut promptement amélioré, parce qu'on avait su dépister une affection cardio-rénale.

C'est ainsi qu'on voit des malades atteints de « bronchites répétées et rebelles », et souvent il s'agit de la forme *pseudo=asthmatique* ou *bron=chitique* de l'artério=sclérose. En voici encore un exemple :

Un homme de 40 ans habitant la province, se rendait sur l'ordonnance de son médecin aux eaux du Mont-Dore, avec le diagnostic d' « asthme catarrhal et de congestion pulmonaire ». Or, depuis plus de six mois, ce malade s'était aperçu — lui, chasseur intrépide, — qu'il ne pouvait marcher sans être essouffé, et que, lorsqu'il pressait le pas, il était obligé de s'arrêter, vaincu par l'anxiété respiratoire ; enfin, depuis deux mois, l'oppression survenait spontanément, tous les soirs ou toutes les nuits, au point d'empêcher tout sommeil.

On constatait des râles de congestion pulmonaire passive à la base des deux poumons ; le cœur hypertrophié ne présentait aucun bruit de souffle, mais le second bruit était manifestement retentissant à droite du sternum, et la main appliquée sur la paroi précordiale éprouvait la sensation de rebondissement qui se changea bientôt sous l'oreille en un véritable bruit de galop, après une marche de quelques instants. Enfin, les artères étaient dures et sinueuses, le pouls radial était plus faible à gauche qu'à droite.

Ici, le diagnostic était évident : artério-sclérose cardio-rénale avec pseudo-asthme et congestion pulmonaire symptomatiques, traces d'albumine. Il a suffi du régime lacté exclusif pour faire cesser dès le premier jour, les accès dyspnéiques, et cela pendant de longs mois. La station du Mont=Dore, par son altitude, plus que par la composition de ses eaux, peut singulièrement précipiter les accidents chez les faux asthmatiques. Lorsque à cette altitude élevée se joint l'action excitante des eaux sulfureuses comme à Cauterets, aux Eaux-Bonnes, à Uriage, il est facile de comprendre pourquoi ces eaux, si efficaces dans le traitement des maladies chroniques de l'appareil respiratoire, sont coupables de bien des méfaits lorsqu'on les ordonne sans mesure. Que de malades, partis emphysémateux ou faux asthmatiques, reviennent cardiaques et asystoliques, et que de malades, regardés comme atteints d'une affection pulmonaire ou bronchique, et dont l'affection principale réside dans l'appareil circulatoire ! Cette erreur, que l'on commet encore souvent aujourd'hui avait été signalée par Bichat : « La pratique de l'Hôtel-Dieu me montre chaque jour que les cas d'ossification, ceux d'anévrysme, et ceux d'autres affections organiques dont le cœur est le siège, forment une classe de maladies chroniques du poumon, sur lequel on rejetait en général tous les symptômes des maladies de poitrine avant Corvisart. »

Nous avons parlé de la dyspnée *toxique*, de l'œdème pulmonaire aigu et subaigu, des congestions pulmonaires passives, des bronchites chez les artério-scléreux.

Dans le cours de la cardio-sclérose, on peut voir survenir des *congestions pulmonaires actives*, avec ou sans fièvre, et siégeant parfois au voisinage de l'un des sommets. — A la dernière période de la maladie, on observe encore des *infarctus pulmonaires* et des congestions pulmonaires d'origine *urémique* lorsque les reins sont atteints à leur tour ; la *dilatation des bronches*, la *gangrène des extrémités bronchiques*, les *épanchements pleuraux* à droite et les *pleurésies hémorrhagiques* qui ne sont pas rares chez les artério-scléreux.

Il existe, dans les cardiopathies artérielles, une forme pulmonaire, à laquelle convient le nom d'*hémobronchite* (mot employé par Woillez pour indiquer l'association de la congestion pulmonaire à la bronchite). Il s'agit de malades de quarante à cinquante ans atteints d'une sorte de susceptibilité catarrhale des bronches caractérisée par des *bronchites à répétition*. Celles-ci sont toujours accompagnées d'une congestion chronique et permanente des deux poumons, siégeant le plus souvent aux bases, et persistant encore pendant des mois et même des années après la guérison des poussées bronchitiques. Plus tard, si l'on n'y prend garde, les bronchites répétées avec congestion pulmonaire pourront aboutir à la formation de foyers de pneumonie interstitielle et chronique, et il sera possible de constater, à leur niveau, l'existence d'une légère submatité avec respiration soufflante, ou même avec souffle bronchique. A un examen superficiel, vous avez cru qu'il s'agissait d'une simple maladie de l'appareil broncho-pulmonaire. Cherchez, et vous trouverez le plus souvent les signes d'une sclérose cardiaque associée à la sclérose pulmonaire.

La localisation et la persistance de râles sous-crépitants aux deux bases pulmonaires sont des signes de grande valeur. Toutes les fois que l'on rencontre, après plusieurs examens, des râles sous-crépitants des deux côtés et ne remontant pas au-dessus du tiers inférieur du poumon, on peut constater une altération de l'appareil cardio-vasculaire souvent peu apparente, mais réelle. Cette opinion, exprimée de la sorte [1], est sans doute exagérée ; mais elle renferme une part de vérité.

---

[1] BOY-TESSIER. — Poumon cardiaque (*Congrès de Marseille*, 1891).

L'*emphysème pulmonaire*, fréquent chez ces malades, procède d'une lésion semblable à celle qui est consécutive pour le cœur à la sclérose des coronaires, et l'emphysème au point de vue anatomique, doit être au poumon ce que l'angine de poitrine est au cœur. C'est même ce qui explique pourquoi ces emphysémateux, qu'il ne faut pas confondre avec d'autres, peuvent mourir subitement. A ce sujet, on lisait autrefois l'histoire de morts subites après des accès « d'asthme essentiel », et il s'agissait de *faux* asthme, symptomatique d'artério=sclérose. Celui=ci peut occasionner la mort subite ; celui-là, jamais.

Dans le cours de l'emphysème pulmonaire, il y a deux phases successives de la maladie : une phase pulmonaire et une phase cardiaque, la seconde étant toujours consécutive à la première. Alors, l'emphysémateux n'est devenu cardiaque qu'à la faveur du retentissement de la lésion pulmonaire sur le cœur, retentissement qui s'accuse d'abord par une augmentation de la tension vasculaire dans la petite circulation, ensuite par une dilatation des cavités droites du cœur, laquelle peut aboutir à l'asystolie. Ici, l'hydraulique joue un grand rôle dans la production des accidents cardiaques ; l'augmentation de la tension veineuse dans le système pulmonaire est le mécanisme toujours invoqué pour expliquer la dilatation consécutive des cavités droites du cœur. Mais, pour d'autres cas, on laisse trop souvent de côté un élément bien plus important, celui de l'artério=sclérose qui ajoute une cause de plus pour la distension des deux cavités ventriculaires. Il en résulte que les deux périodes de l'emphysème pulmonaire peuvent être renversées dans leur ordre d'apparition, et qu'ainsi on observe d'abord une phase cardiaque ensuite une phase pulmonaire. Il ne s'agit pas alors d'un « retentissement », en quelque sorte mécanique, d'un organe, c'est-à-dire du poumon emphysémateux sur le cœur ; il s'agit d'un malade emphysémateux dont les manifestations cardiaques relèvent surtout de la sclérose depuis longtemps constituée, de sorte que la thérapeutique doit viser le cœur, bien plus que le poumon. Voici deux emphysémateux :

L'un est un phtisique au deuxième ou troisième degré, ou encore c'est un malade sujet à des catarrhes bronchiques répétés depuis plusieurs années. Dans le premier cas, la surface pulmonaire a pu diminuer de moitié ; dans le second, les secousses continuelles de toux convulsive ont déterminé un emphysème plus ou moins étendu, le plus souvent d'origine expiratoire. Chez ces deux malades, l'emphysème peut être très accusé, et cependant on ne constate pas toujours un retentissement de l'affection respiratoire sur le cœur. Celui-ci au contraire, chez le phtisique, est petit, atrophié, revenu sur lui-même, sans trace apparente d'altération du myocarde ; et dans tous les cas, le retentissement cardiaque est *limité aux cavités droites*, il est caractérisé par leur simple distension, sans lésion ou avec une lésion peu marquée de leurs parois.

L'autre emphysémateux est un héréditaire, un asthmatique, qui peut n'avoir de l'asthme que l'emphysème pulmonaire : le plus souvent, c'est un artério-scléreux, et ce sont les *cavités gauches* du cœur qui sont surtout atteintes. Dans ce cas, l'emphysème est lobaire, généralisé à tout un lobe, au lieu d'être limité à un nombre plus ou moins considérable de lobules, il est primitif au lieu d'être secondaire, constitutionnel au lieu d'être mécanique, caractérisé par des déchirures et de vastes destructions alvéolaires coïncidant souvent avec des distensions lobulaires peu étendues, tandis que dans l'emphysème purement mécanique, les lobules pulmonaires peuvent acquérir une distension beaucoup plus grande en l'absence de toute rupture pariétale.

Pourquoi ces différences ?

C'est parce que, dans le premier cas, dans l'emphysème *mécanique*, la distension alvéolaire *est toute la lésion*, qu'elle est primitive, qu'elle se produit sur un tissu sain, et que les déchirures alvéolaires sont consécutives ; c'est parce que, dans l'emphysème *constitutionnel* et non mécanique, la distension alvéolaire est secondaire à la lésion des parois, que celle-ci soit constituée par une dégénérescence graisseuse d'après Rayney et Williams, par une dégénérescence fibreuse pour Jenner, ou qu'elle dépende plutôt d'une sorte de sclérose dystrophique, d'un trouble ou plutôt d'une insuffisance de nutrition par endartérite des vaisseaux pulmonaires et bronchiques. Ce qui le prouve, c'est que les emphysémateux constitutionnels sont le plus souvent atteints d'artério-sclérose et d'athérome artériel, comme le démontrent les recherches de Waters, de Guéneau de Mussy, et les nôtres.

Dans ses leçons sur « les trois pneumopathies cardiaques » Fabre (de Marseille) s'exprimait ainsi, dès 1881 :

« L'endocardite, qui produit les maladies du cœur, peut n'être qu'un épisode de l'endartérite, et cette endartérite peut siéger sur les vaisseaux du poumon. Cette altération primitive des vaisseaux pulmonaires peut être favorisée et aggravée par la stase sanguine que, d'une manière mécanique ou dynamique, l'affection cardiaque provoque dans le poumon, et alors se produit une altération vasculaire, qui est une localisation de l'endartérite, aggravée par l'accumulation du sang dans les vaisseaux malades. »

D'après cette opinion, l'endartérite peut être primitive ou consécutive sur le poumon. Il faut aller plus loin encore, et dire que l'artério-sclérose peut se localiser primitivement sur cet organe comme elle peut se localiser primitivement sur le cœur chez les cardio-pulmonaires. Le même fait ne se présente-t-il pas pour la néphrite interstitielle, ou le foie cardiaque ? Ce qui prouve que la théorie mécanique trop exclusive de Traube relativement au retentissement ventriculaire chez les néphritiques est le plus souvent inexacte, c'est que souvent les phénomènes cardiaques ouvrent la scène et que la maladie rénale vient la seconde en date ; c'est, qu'avec un rein à peine altéré, on trouve parfois un myocarde atteint de lésions considérables.

Il en est de même pour le poumon, et à l'exemple des cardio-rénaux, les cardio-pulmonaires sont cardiaques ou pulmonaires, non pas seulement en raison de troubles dynamiques dans la circulation du poumon, non pas en raison d'une influence réciproque d'un viscère sur l'autre, mais surtout à la faveur du développement de l'artério-sclérose qui, suivant sa prédominance au cœur ou au poumon, donne lieu à des formes cliniques différentes. Lorsque la lésion scléreuse prédomine au myocarde, il s'agit d'une artério-sclérose du cœur ; quand elle affecte surtout le poumon, il s'agit d'une *artério-sclérose pulmonaire*.

Pour les deux sortes d'emphysème, la différence se poursuit sur le terrain clinique. Dans l'emphysème purement *mécanique*, le danger est constitué par l'exagération de la tension dans la petite circulation, laquelle se traduit par un retentissement diastolique au foyer de l'orifice pulmonaire, c'est-à-dire à gauche du sternum. Dans l'emphysème *constitutionnel*, il est caractérisé par l'exagération de la tension dans la grande circulation, laquelle se manifeste par le retentissement diastolique au foyer de l'orifice aortique, c'est-à-dire à droite du sternum.

Il en résulte qu'il existe deux sortes de pseudo-asthme cardiaque :

L'un que l'on rencontre chez les cardiaques valvulaires (pseudo-asthme *cardiaque*), dû à l'augmentation de la tension pulmonaire, avec accentuation du bruit diastolique à gauche du sternum, constitué par un état de dyspnée subintrante, souvent continue, entrecoupée par des accès paroxystiques qui n'atteignent jamais l'intensité de la seconde espèce ; c'est celui des cardiaques, ou plutôt des dyspnéiques *rouges*, avec congestion pulmonaire passive, à la face cyanosée, aux membres infiltrés, aux congestions passives ;

L'autre, que l'on rencontre chez les cardiopathes artériels (pseudo-asthme *aortique*), avec exagération de la tension artérielle, augmentée encore par l'état spasmodique et intermittent des artères viscérales ou périphériques, est caractérisé par une exagération du deuxième bruit aortique. C'est celui des cardio-artériels ou plutôt des dyspnéiques *blancs*, à la face pâle et anémiée, au pouls fort et vibrant avec emphysème pulmonaire. La dyspnée, chez ces derniers, est paroxystique, assez souvent nocturne ; elle se complique parfois d'une sensation de barre ou de poids épigastrique, de sensations angineuses rétro-sternales ; le plus ordinairement d'origine toxique, elle est caractérisée par des périodes plus complètes d'accalmie pendant lesquelles on la voit se manifester sous l'influence d'écarts de régime alimentaire (cause prédisposante) ou de l'effort (cause occasionnelle). Souvent, dans cette seconde espèce de dyspnée, les symptômes pulmonaires sont tellement prépondérants, qu'ils font méconnaître non seulement la gravité, mais même l'existence d'une affection cardiaque.

Voici, à ce sujet, une observation intéressante à consulter. C'est l'histoire d'un homme jeune encore, puisqu'il n'avait que 42 ans, chez lequel, sans cause connue, l'artério-sclérose s'est localisée dans les artères du cœur (coronarite primitive). Cet homme a pu être considéré comme un emphysémateux vulgaire, et un examen superficiel pouvait faire supposer qu'il s'agissait d'un de ces bronchitiques emphysémateux qui vont de services en services dans les divers hôpitaux et que l'on renvoie souvent, parce qu'on les croit atteints d'une affection insignifiante. Il est juste de dire cependant que l'examen du cœur est le plus souvent muet, et pour tous ceux qui font dépendre, bien à tort, le diagnostic et le pronostic de la présence ou de l'absence d'un bruit de souffle, ces malades paraissent indemnes de toute affection de l'appareil circulatoire.

M..., âgé de 42 ans, cordonnier, entre le 25 septembre 1887 à l'hôpital Bichat. De bonne santé habituelle, le malade n'a jamais eu ni rhumatisme articulaire, ni aucune autre affection à retentissement ou à localisation cardiaque (fièvres, rhumatisme, saturnisme, goutte, syphilis, etc.). Il tousse

---

[1] Mon collègue, LERMOYEZ, m'a communiqué par la suite (en 1892), une observation qui vient à l'appui de ces idées :

Il s'agit d'un malade au sujet duquel, à plusieurs reprises et dans les divers services d'hôpitaux, on avait émis le diagnostic suivant : *Bronchite chronique chez un emphysémateux*. Lermoyez constate, en plus de l'existence de cet emphysème, une hypertrophie assez considérable du cœur avec bruits très sourds, arythmiques et inégaux. En s'appuyant sur quelques autres symptômes, il arrive au diagnostic suivant : *Sclérose cardiaque*. Un mois après son entrée à l'hôpital, le malade est trouvé mort dans son lit.

« A l'autopsie, cœur énorme, résistant au doigt comme un foie cirrhotique, quoique la mort l'ait surpris en diastole. La paroi du ventricule gauche a plus de 2 centimètres d'épaisseur, tandis que celle du ventricule droit a conservé ses dimensions presque normales. A la coupe, foyers de sclérose, surtout à la pointe du cœur ; pas de lésions valvulaires. Le diagnostic de sclérose cardiaque est donc confirmé. L'aorte est saine, sans athérome, sans aucune lésion de l'orifice. L'orifice des coronaires est intact, et un gros stylet y pénètre aisément ; mais à 2 centimètres environ, il éprouve une résistance infranchissable. A ce niveau, *il existe une plaque athéromateuse circulaire, crétacée, enserrant l'artère comme une virole et ayant rétréci sa lumière jusqu'à l'oblitérer complètement*. Cette lésion siège au point où la branche auriculo-ventriculaire se détache de la coronaire. »

J'ai observé beaucoup de faits semblables, relatifs à de prétendus emphysémateux ou bronchitiques qui viennent mourir subitement à l'hôpital. Ce sont des emphysémateux, il est vrai ; mais ce sont surtout des malades *atteints d'artério-sclérose du cœur méconnue*. Les faits de ce genre se multiplieront et l'on ne s'exposera plus à l'erreur si l'on tient compte de la symptomatologie de la cardio-sclérose.

depuis quelques années et il éprouve une oppression qui, d'abord intermittente et ne survenant qu'à la suite d'un effort, est devenue ensuite de plus en plus fréquente. Depuis quatre mois, à cette oppression progressive sont venues s'ajouter des douleurs rétro-sternales, vives, subites, sans irradiations, d'une durée d'une demi-heure à une heure. C'est surtout vers le soir que l'oppression atteint son apogée (accès d'étouffements avec sensation de « barre » épigastrique).

Huit jours avant son entrée à l'hôpital Bichat, il quittait l'hôpital Tenon où il avait été soigné pour une « bronchite avec emphysème ». Il n'y avait séjourné qu'une semaine environ, et l'on est autorisé à croire qu'il a eu à ce moment un de ces accès de congestion pulmonaire si fréquents chez les artério-scléreux. Quoi qu'il en soit, le malade n'avait jamais constaté jusqu'alors ni œdème des membres inférieurs, ni aucun symptôme qui pût faire croire à un trouble circulatoire. A son entrée à Bichat, on le trouve dans l'état suivant : le malade est pâle, en proie à une oppression considérable ; l'inspiration est lente, pénible ; l'expiration, au contraire, est brève. A l'auscultation, le murmure vésiculaire est affaibli, l'inspiration humée, l'expiration non prolongée. Des râles sibilants s'entendent dans toute la poitrine avec quelques râles muqueux aux bases. Nulle part, il n'existe de matité ; la percussion révèle, au contraire, une sonorité exagéré.

Le cœur est légèrement hypertrophié. La pointe bat dans le sixième espace au-dessous et en dehors du mamelon. Les battements cardiaques sont faibles, et par intervalles on distingue un bruit de galop. Mais celui-ci est plutôt une sensation tactile qu'une véritable sensation auditive. On ne constate aucun bruit de souffle, et à l'auscultation de la base du cœur il n'est pas possible de dire lequel des deux bruits aortiques est le plus fort. Le pouls est faible, régulier à 92. Pas d'œdème des membres inférieurs. Les urines sont rares, sans albumine, ni sucre. Rien d'appréciable à l'examen des viscères abdominaux. En présence de ces symptômes, le diagnostic reste d'abord hésitant.

Après un nouvel examen, et vu la persistance de l'oppression et de la rareté des urines, je prescris 15 centigrammes de feuilles de digitale en macération (29 septembre) sans succès. Au contraire, les signes de bronchite s'accusent davantage et les crachats prennent une odeur forte, un peu fétide. On supprime alors (1er octobre) la digitale que l'on remplace par un julep avec teinture d'eucalyptus, et par une solution de 3 grammes d'hyposulfite de soude. Les jours suivants, le malade se trouve mieux : l'haleine et les crachats ont perdu leur odeur ; cependant, l'oppression persiste toujours.

A partir du 8 octobre, le malade est soumis à l'iodure de sodium (1 gramme par jour), et déjà, au bout d'une dizaine de jours, on constate une amélioration sensible. Le malade demande son transfert à Vincennes. Mais le 23 octobre, au moment de partir, il est pris d'une *syncope* prolongée. Ce jour-là, je trouve à l'auscultation du cœur, à la pointe, des bruits sourds ; à la base, au deuxième temps et au niveau du foyer aortique, un bruit sec, claquant. Le pouls, petit, est à 120 par minute. L'apyrexie est complète.

J'abandonne le diagnostic d'emphysème avec bronchite, et, me basant sur les caractères du deuxième bruit aortique et sur les accidents syncopaux, je m'arrête au diagnostic d'*artério-sclérose cardio-pulmonaire*. Le lendemain, le malade est encore très faible et en proie à des lipothymies répétées ; on constate un léger pouls veineux jugulaire.

Le 30 octobre, après une rémission passagère des accidents, survient une poussée aiguë de *congestion pulmonaire* avec dyspnée intense ; de nombreux râles muqueux occupent les deux bases. Le cœur, de son côté, paraît se dilater de plus en plus ; ses battements, très faibles, s'entendent mal ; la pointe est située en arrière de la septième côte et un peu en dehors de la ligne mammaire. Pour la première fois, on voit apparaître un léger *œdème prétibial* et *périmalléolaire*. La dyspnée fait des progrès continuels. On remarque, à plusieurs reprises, des *accès de pâleur* caractéristiques et une *inégalité des deux pouls radiaux*. L'œdème des jambes, le pouls veineux jugulaire s'accentuent. Le foie plus développé paraît légèrement abaissé et douloureux à la pression. Les accès d'étouffement sont calmés par des piqûres de morphine.

A partir du 27 novembre, le malade prend pendant trois jours une dose quotidienne de dix gouttes d'une solution alcoolique de digitaline amorphe, représentant 1 milligramme de substance active. Mais les urines sont toujours rares (250 à 500 grammes par jour), non albumineuses. *Épanchement pleural* à droite. — Même insuccès avec la caféine. L'oppression devient excessive et continue, et le malade est pris, le 6 décembre, à 9 heures et demie, au moment de la visite, d'un violent *accès de suffocation* qui dure deux ou trois minutes au plus. Les lèvres deviennent subitement violacées, la face cyanosée, les extrémités se refroidissent, le pouls est insensible, et le malade meurt presque subitement.

Autopsie : rétraction du thorax apparente à l'extérieur et occupant la région sous-claviculaire gauche (le thorax n'est pas celui d'un emphysémateux). Exostose de la tête de la première côte.

*Plèvres et poumons.* — Épanchement pleural à droite (environ 500 grammes); quelques adhérences pleurales anciennes au sommet gauche et le long de la gouttière vertébrale du même côté ; adhérences semblables à la base droite. Le poumon gauche est fortement refoulé en arrière par le cœur hypertrophié ; ses bords antérieurs, ainsi que ceux du poumon droit, sont le siège d'un emphysème assez prononcé. On retrouve de l'emphysème aux deux sommets et une congestion intense des parties déclives et de la base droite. Deux foyers crétacés entourés de brides cicatricielles siègent dans chacun des deux sommets. Pas d'apoplexie pulmonaire.

*Cœur.* — Il est très volumineux ; sa pointe fortement déviée en dehors répond à la sixième côte. Léger épanchement péricardique. Surcharge graisseuse localisée surtout au cœur droit ; une tache laiteuse, d'un blanc nacré, recouvre la face antérieure du cœur, et la graisse sous-jacente, sur une étendue de 4 centimètres environ, à la limite des deux ventricules. Le tissu graisseux est surtout abondant le long du bord droit et des sillons vasculaires du cœur. — Le poids du cœur, débarrassé de ses caillots, est de 625 grammes. Il mesure 12 centimètres de la pointe au sillon circulaire, 14 centimètres de large au niveau de l'implantation des oreillettes. Celles-ci ont de 6 à 7 centimètres de hauteur. — Les oreillettes sont le siège d'une distension énorme, surtout la droite, dont l'auricule atteint à peu près le volume d'une oreillette de cœur normal. Elles contiennent une masse de caillots noirs, qui sont facilement expulsés après la section des veines caves et des veines pulmonaires, elles-mêmes gorgées de sang. L'épreuve de l'eau montre que les valvules sigmoïdes sont suffisantes, les valvules mitrale et tricuspide au contraire sont insuffisantes. La mitrale étalée mesure 11 centimètres et demi ; la tricuspide, 14 et demi ; l'aorte, au contraire à la base des valvules, 7 centimètres.

A 2 centimètres au-dessus de la pointe du cœur, sur la face antérieure du ventricule gauche et sur une étendue de 6 à 8 centimètres carrés, en remontant obliquement vers la cloison, on constate que la paroi cardiaque se déprime plus facilement que partout ailleurs et donne la sensation d'un amincissement. La section du ventricule gauche permet de constater, outre la dilatation considérable de toute la cavité ventriculaire, un amas blanchâtre, nacré, de l'endocarde qui la tapisse. De plus, au niveau de la partie amincie de la paroi antérieure, on trouve, appliqué contre elle, un amas de caillots noirâtres, légèrement adhérents, dont la face externe pariétale est rosée et nettement fibrineuse. Cette adhérence est assez prononcée pour qu'il soit nécessaire de détacher le caillot avec les doigts : il s'enlève alors en une seule masse, sans se désunir. Le caillot une fois enlevé, il est facile de mesurer l'amincissement de la paroi ventriculaire. Son épaisseur minima est, à la partie centrale, de 3 millimètres au plus, et correspond au point qui se laissait le plus facilement déprimer de l'extérieur. Il existe donc là une atrophie considérable et assez étendue de la paroi, sans que le processus ait produit une véritable dilatation anévrysmale visible au dehors. Quoique très dilaté, le ventricule gauche présente une hypertrophie générale très nette de ses parois (de 12 à 17 millimètres). La paroi est sclérosée sur toute son étendue, mais principalement, et cela d'une façon assez uniforme, dans toute sa moitié interne. Çà et là, le parenchyme musculaire renferme de petites taches violacées et même noirâtres sans aspect franchement hémorrhagique, causées probablement par la congestion veineuse. La paroi n'est envahie que sur quelques rares points, et vers la base du cœur surtout, par le tissu adipeux sous-péricardique. La paroi du ventricule droit est recouverte par une surcharge graisseuse considérable qui lui constitue une véritable enveloppe supplémentaire. Le tissu musculaire a une épaisseur maxima de 4 à 5 millimètres en moyenne. La cavité ventriculaire est moins dilatée que celle du cœur gauche ; son endocarde ne présente pas l'aspect blanchâtre, nacré, observé sur ce dernier, mais il a conservé une coloration normale, plutôt un peu jaunâtre.

*Valvules et piliers.* — La valvule mitrale insuffisante est sclérosée sur les bords : sa grande valve est amincie et parsemée de quelques taches jaunâtres. Les deux piliers très altérés par la sclérose sont résistants et crient sous le scalpel. Le pilier antérieur est d'un volume normal, tandis que le pilier postérieur, au contraire, est très atrophié ; son volume est réduit environ de moitié. Au lieu de la teinte pâle rosée, parsemée de quelques petites taches jaunâtres du pilier antérieur, il présente une coloration franchement jaunâtre, surtout à son extrémité qui est comme flétrie. Les cordages qui en partent, pour s'insérer aux bords libres de la valvule mitrale, sont manifestement atrophiés. La valvule tricuspide, également insuffisante, ne présente aucune trace de dégénérescence ; mais les piliers du ventricule droit sont plus petits qu'à l'état normal, sans être cependant scléreux en apparence.

*Aorte.* — Quelques plaques athéromateuses molles se trouvent en petit nombre dans le voisinage des valvules sigmoïdes et des coronaires, et sur une petite étendue de la paroi de la crosse. Mais le calibre de l'aorte n'est nullement déformé. On aperçoit de semblables plaques dans l'aorte thoracique et abdominale, principalement auprès des orifices des gros vaisseaux collatéraux. Nulle part, l'athérome n'est excessif.

*Coronaires.* — Il n'en est pas de même des artères coronaires. Déjà, avant toute dissection, il est possible de sentir par la palpation de la face antérieure du cœur un cordon, dur au toucher et dirigé vers la pointe de l'organe, dû à l'athérome de la branche verticale antérieure de la coronaire gauche. Les orifices aortiques des deux artères coronaires sont normaux et uniques (pas d'artérioles supplémentaires). Cependant, l'orifice de la coronaire antérieure est manifestement plus petit que celui de la droite, sans qu'il soit rétréci par aucune lésion.

La *coronaire antérieure* se bifurque, dès sa naissance, en deux branches de volume sensiblement égal : l'une descendante verticale, occupe le sillon antérieur du cœur (artère cardiaque gauche antérieure des auteurs) ; l'autre, horizontale, quitte la première à angle droit et suit le sillon auriculo-ventriculaire de droite à gauche (branche auriculo-ventriculaire). L'artère cardiaque gauche antérieure, après avoir fourni par son bord gauche deux branches importantes, une supérieure, l'autre inférieure, destinées à la paroi antérieure du ventricule gauche, se bifurque à son tour, à 5 centimètres de l'aorte, en deux troncs : l'un est la continuation de l'artère cardiaque antérieure, l'autre se dirige vers le cœur droit et fournit deux artères principales, l'une profonde, à la paroi antérieure du ventricule droit, l'autre superficielle, se dirige vers la pointe, parallèlement à l'artère cardiaque antérieure. Toutes ces artères, à l'exception des deux dernières branches destinées au ventricule droit, sont couvertes de nombreuses plaques d'athérome. L'une de ces plaques, énorme, siège immédiatement au-dessus de la bifurcation de la cardiaque gauche antérieure et a produit une oblitération presque complète du calibre de l'artère. Tandis qu'on arrive à faire franchir ce point à la pointe d'une épingle, il est impossible d'y introduire la tête de cette épingle.

D'autre part, alors que la branche de bifurcation destinée au ventricule droit ne présente que des lésions insignifiantes, le processus athéromateux est, au contraire, excessif sur toute l'étendue du prolongement de l'artère cardiaque antérieure, et peut être suivi jusqu'à la pointe du cœur. Toutes les artérioles collatérales qui en naissent pour se rendre à la paroi du ventricule gauche (surtout à sa portion atrophiée) sont pâles, filiformes et nettement atrophiées. D'ailleurs, leurs orifices correspondants du tronc de l'artère cardiaque antérieure sont perdus au milieu des masses athéromateuses; on arrive difficilement à en reconnaître deux, fort rétrécis. L'athérome n'existe pas seulement sur le tronc et les branches terminales de l'artère cardiaque antérieure, mais aussi sur ses deux branches collatérales ventriculaires. Leurs orifices sont également rétrécis, et l'une d'elles, l'inférieure, présente dans son trajet une masse athéromateuse, assez volumineuse pour qu'il soit impossible, par la dissection, de reconnaître en ce point le calibre de l'artère.

L'athérome est aussi prononcé sur la branche *horizontale* ou *auriculo-ventriculaire* de la coronaire antérieure. Cette branche, après avoir fourni dans le sillon de la base du cœur quelques rameaux à l'oreillette et à la partie supérieure du ventricule gauche, donne naissance successivement à deux collatérales obliquement descendantes qui se perdent dans la paroi du ventricule, après avoir contourné le bord gauche du cœur. Elle présente, avant la naissance de la première de ces deux *branches ventriculaires obliques*, une oblitération presque complète due à une plaque athéromateuse plus volumineuse ; on arrive difficilement à y faire passer la pointe d'une épingle. Une seconde oblitération beaucoup plus complète siège sur la première branche ventriculaire oblique, à 4 centimètres et demi de son origine, au moment où elle contourne le bord gauche du cœur. Il est impossible de suivre cette dernière plus loin, en raison de son atrophie ; d'après sa direction, elle semble se rendre vers le pilier postérieur atrophié du cœur gauche. La branche *auriculo-ventriculaire* offre, sur toute son étendue, des lésions athéromateuses très développées ; l'orifice de la deuxième branche ventriculaire oblique est également rétréci.

En résumé, l'artère coronaire antérieure est très athéromateuse, et plusieurs de ses branches principales sont rétrécies ou oblitérées. Seules, les branches qu'elle envoie au ventricule droit paraissent indemnes à l'œil nu.

Nour remarquons qu'alors que sur toute la face antérieure du cœur droit il y a surcharge graisseuse ; sur le ventricule gauche, au contraire, les artérioles athéromateuses rampent directement sous le péricarde. A la partie inférieure de ce dernier cependant, dans la région qui correspond à l'amincissement de la paroi, on aperçoit deux ou trois artérioles pâles et atrophiées que l'on perd par la dissection, au milieu de deux plaques circonscrites et peu étendues de surcharge graisseuse.

2° La *coronaire postérieure*, après avoir émis dans le sillon de la base du cœur qu'elle parcourt, en contournant d'avant en arrière le cœur droit, quelques rameaux à l'oreillette et à la partie supérieure du ventricule droit, se bifurque à la hauteur du sillon vertical postérieur, en deux branches : là plus volumineuse occupe ce sillon jusqu'à la pointe du cœur, et n'est en somme que la branche terminale de la coronaire postérieure (nous l'appellerons *cardiaque postérieure*, par opposition avec celle du sillon vertical antérieur); l'autre, plus petite, contourne dans le sillon auriculo-ventriculaire la base du ventricule gauche, et va s'anastomoser sur le bord gauche du cœur, avec la terminaison de la branche auriculo-ventriculaire de la coronaire antérieure. L'athérome est également très accusé sur toutes ces branches;

mais la lésion est surtout intense sur la partie horizontale de la coronaire
postérieure, qui est transformée dans presque toute son étendue en un
conduit rigide et bosselé. A un centimètre et demi de son origine, son calibre
est tellement rétréci qu'il est difficile d'en retrouver la trace par la dissection;
cependant, on arrive difficilement à y passer l'extrémité d'une épingle, mais
non l'épingle tout entière. Toutes les artérioles qui naissent de ce tronc sont
petites, pâles et se perdent dans le tissu adipeux très abondant du cœur
droit. Un peu plus loin, au niveau du bord droit du cœur, on retrouve un
second rétrécissement, mais moins étendu que le premier.

La branche verticale de bifurcation, ou *cardiaque postérieure*, suit exactement le sillon vertical postérieur. La plupart des branches collatérales qui
en partent se dirigent dans la paroi postérieure du ventricule gauche. Il en
existe trois principales, échelonnées et dirigées de telle façon qu'elles péné-
trent dans le muscle immédiatement en arrière du pilier postérieur atrophié
du cœur gauche. Malheureusement, il est impossible de les suivre par la simple
dissection, en raison de leur extrême ténuité. Mais un fait important est
l'oblitération complète par athérome du tronc de l'artère cardiaque postérieure, directement au-dessus de l'origine de la première de ces trois principales collatérales. La lésion d'ailleurs se retrouve sur toutes les branches de
la coronaire postérieure, avec une intensité moindre, il est vrai, que sur
celles de la coronaire antérieure.

Bien qu'il soit impossible de préciser les faits, en indiquant exactement les
artérioles qu'il faut incriminer, on peut cependant en conclure que l'atrophie
partielle de la paroi ventriculaire gauche d'une part, et l'atrophie du pilier
postérieur du cœur gauche d'autre part, sont des conséquences, l'une de
l'athérome et du rétrécissement de calibre de l'artère cardiaque antérieure,
l'autre de l'oblitération de la cardiaque postérieure, de la première branche
ventriculaire oblique, bifurcation de l'auriculo-ventriculaire gauche.

Nous ferons remarquer, en outre, l'inégale intensité de la lésion athéromateuse sur les coronaires d'une part, sur l'aorte de l'autre. Le fait est frappant,
et l'idée d'une dégénérescence athéromateuse, localisée aux coronaires, s'impose avec évidence.

*Foie rate et reins.* — Le *foie* a l'aspect du foie muscade; il est volumineux,
très hypérémié et ne présente pas trace de périhépatite. La *rate* est de volume
normal. Les *reins* sont volumineux, congestionnés. Leur substance corticale
semble atrophiée. Ils présentent à leur surface deux ou trois petits kystes, et
se laissent facilement décortiquer.

EXAMEN HISTOLOGIQUE. — *Coronaires.* — Sur des coupes de coronaires colorées au picro-carmin, on constate les lésions de l'athérome.

*Piliers du cœur.* — La sclérose, très apparente à l'œil nu, se présente au
microscope sous l'aspect de la sclérose *dystrophique*. Partout l'endartériolite
oblitérante constitue la lésion dominante, et bien qu'il existe toujours un
certain degré de périartérite, celle-ci n'est jamais très accusée et n'envoie pas
en général de prolongements intermusculaires dans le voisinage de l'artère.

On remarque, sur les coupes faites à la base du pilier antérieur, les mêmes lésions artérielles et musculaires qu'au sommet du pilier. Mais ici le processus est moins avancé, et l'on voit très nettement, à côté de l'endartériolite oblitérante, de petits foyers de sclérose de forme irrégulière, disséminés au sein du tissu musculaire, et indépendants des vaisseaux artériels. Quelques-uns ont là forme de véritables infarctus à la période de cicatrisation. Ils renferment, la plupart, de gros noyaux très colorés, débris de fibres musculaires, de nombreux noyaux conjonctifs et quelques capillaires paraissant dilatés.

L'endocarde qui enveloppe les piliers, est en général peu épaissi, sauf en certains points, au niveau des angles formés par la paroi cardiaque.

Sur les coupes faites dans le *pilier postérieur gauche* atrophié, la lésion artérielle a atteint son maximum d'intensité ; il y a oblitération complète de toutes les artérioles visibles dans la préparation, et le tissu musculaire a presque entièrement disparu dans la moitié interne de la coupe. Il ne reste plus que quelques débris de fibres musculaires dans le voisinage immédiat des artérioles. A l'œil nu, la coupe de ce pilier laisse voir dans cette même moitié interne une tache blanchâtre irrégulière, dans laquelle nous avons reconnu la présence d'une matière graisseuse et de portions calcaires. A mesure qu'on s'éloigne du sommet du pilier, cette tache diminue et finit par être remplacée par un tissu semblable à celui des cordages tendineux. Il est probable qu'en ce point il s'est produit, sous l'influence de l'endartérite oblitérante, propagée des branches principales des coronaires aux plus fines ramifications, un travail de dégénérescence de nature différente, à mesure qu'on examine la base, la partie moyenne ou le sommet du pilier, mais d'origine semblable. La matière graisseuse se retrouve encore à la base du pilier, sous forme de granulations noirâtres fines, dans le voisinage immédiat des artères malades.

Quant aux lésions du *myocarde*, c'est surtout dans les coupes de la paroi ventriculaire qu'elles sont le plus apparentes. Là, en effet, le travail de sclérose est encore à son début, tandis que, dans les piliers, le tissu musculaire est presque entièrement remplacé par le tissu néoformé. On remarque dans la paroi les mêmes lésions que dans les piliers : endartérite et sclérose dystrophique. Mais ici, l'endocarde semble jouer un certain rôle dans la production de la sclérose. C'est, en effet, près de l'endocarde que celle-ci atteint son maximum, alors que les couches externes de la paroi sont au contraire presque indemnes. A un fort grossissement, on constate que les fibres musculaires voisines des foyers scléreux sont, les unes atrophiées, d'autres plus rares, en voie de dégénérescence granulo-graisseuse. Les noyaux de la striation ont l'aspect normal. Mais en quelques points de la préparation, on voit des fibres musculaires ratatinées et brisées sur plusieurs points.

Nous devons noter encore que, dans les parties sclérosées, on remarque çà et là, au milieu du tissu fibreux nouveau, un amas de vaisseaux dilatés, remplis de globules sanguins et rappelant la disposition du tissu caverneux; ces lésions s'observent principalement sur le pilier postérieur gauche dans lequel l'endartériolite oblitérante est arrivée à son maximum d'intensité.

Il nous a été impossible jusqu'ici de constater dans nos préparations l'existence de la dégénérescence amyloïde.

En résumé, l'endartérite, constatée macroscopiquement sur les parois des grosses branches des coronaires, s'est propagée chez ce malade jusque dans les plus fines ramifications intraparenchymateuses, et elle a déterminé, par la gêne apportée à la circulation sanguine, une atrophie de la paroi d'une part, du pilier postérieur gauche d'autre part. Cette atrophie procède d'un travail de sclérose ou de myocardite interstitielle secondaire, et ce travail inflammatoire lui-même paraît être la conséquence d'une véritable nécrobiose de la fibre cardiaque, devenant une sorte de corps étranger et d'épine inflammatoire au sein du parenchyme.

*Reins, foie, poumons.* — Les artères rénales ne paraissent pas altérées, et nulle part, il n'existe de processus scléreux bien apparent. = Le foie présente les lésions de la congestion hépatique, sans hyperplasie conjonctive notable. — Des coupes faites sur les poumons nous ont permis de constater les lésions caractéristiques de l'emphysème atrophique : déchirures des cloisons, altérations légères des parois bronchiques. Les ramifications de l'artère pulmonaire sont normales. Quelques artérioles bronchiques semblent être atteintes d'endartérite.

## VI. — Forme cardio-hépatique.

La description de la forme cardio-hépatique se trouve contenue, en grande partie, dans les chapitres précédents ; mais il ne suffit pas de dire que dans ce cas, les symptômes de la cardio-sclérose sont associés à ceux de la cirrhose, car, le foie artério-scléreux se traduit rarement par les mêmes symptômes et par les phénomènes ascitiques. D'ailleurs, les lésions ne sont pas celles de la cirrhose de Laënnec, puisque dans le foie artério-scléreux, c'est l'artère hépatique qui est lésée : épaississement avec rétrécissement de l'artère hépatique et de ses branches, d'où hypérémie des capillaires, altération plus ou moins profonde des cellules hépatiques, production d'une sclérose d'apparence chagrinée ou granitée peu visible à la surface de l'organe, sauf pour quelques dépressions légères et comme cicatricielles. D'après Lancereaux [1], le foie est tuméfié, normal comme volume, ou atrophié. Au microscope, on voit beaucoup d'artérioles rétrécies, d'autres dilatées avec une membrane interne plus ou moins épaissie (endartérite hépatique), avec bandes conjonctivo-fibreuses un peu diffuses dans l'intérieur de l'organe qui renferme parfois quelques points hémorrhagiques.

[1] Traité des maladies du foie et du pancréas, 1899.

L'artério-sclérose hépatique se traduit par des phénomènes un peu obscurs, perdus le plus souvent dans la symptomatologie de l'artério-sclérose. Elle favorise souvent l'apparition de l'urémie, de troubles dyspeptiques, un amaigrissement parfois rapide.

Une des conséquences de l'endartérite hépatique est la thrombose, laquelle aboutit rapidement à l'atrophie et à l'état granulé des cellules du foie, à la diminution de la matière glycogène, sans doute cause de l'amaigrissement et de la mort par suppression de la fonction glyco-génique du foie. Du reste, la ligature expérimentale de l'artère hépatique pratiquée par Artaud et Butte (1889), Litten (1890) est promptement suivie de tuméfaction avec mortification des cellules hépatiques, et de mort après quelques jours. Il est vrai que les expériences plus récentes de Dominicis (1892) démontreraient, au contraire, qu'après la ligature de l'artère hépatique les animaux peuvent encore manger, digérer et même engraisser, sans doute parce que la circulation supplémentaire finit par se rétablir vers la coronaire stomachique, les mésentériques et les mammaires ; mais il est établi que le foie se passe plus facilement du sang de la veine-porte que de celui de l'artère hépatique, le premier pouvant être remplacé, dans une certaine mesure, par le second. Il s'agit donc ici de symptômes peu accusés en apparence, mais graves en réalité ; et de même que le rein artério-scléreux se traduit par une très petite quantité d'albumine dans les urines avec des accidents très mar-qués d'imperméabilité de l'organe, de même le foie artério-scléreux présente une symptomatologie assez obscure avec une glycosurie légère, souvent intermittente et une insuffisance hépatique presque toujours considérable. Il ne suffit pas de dire, avec Lancereaux, qu'on est en droit de supposer atteint le système artériel du foie, lorsque cet organe est revenu sur lui-même, avec des digestions plus ou moins pénibles et des fécès à peine colorés. Ce qui domine dans la sclérose de l'artère hépatique, c'est la lésion de la cellule et par conséquent l'atteinte profonde portée à son fonctionnement : de grands effets pour des lésions petites en apparence.

Lorsque l'artério-sclérose envahit le pancréas, il en résulte de profonds troubles digestifs et nutritifs : maigreur très accusée et rapide, glyco-surie très abondante, polyphagie, terminaison fréquente par la phtisie. L'artério-sclérose pancréatique est peut-être une des raisons qui explique les relations entre l'athérôme artériel et la bacillose pulmonaire, relations déjà signalées autrefois par Stokes et auxquelles nous avons consacré quelques développements (p. 166) ; elle est peut-être une des causes de l'état cachectique dans lequel tombent souvent les malades.

H. HUCHARD. — Maladies du cœur. 3e édition. 28

## VII. — Forme cardio-rénale.

Comme la forme cardio-hépatique, elle a été décrite dans les chapitres précédents, puisque le plus souvent la cardio-sclérose est associée à la néphro-sclérose. Elle sera encore étudiée plus tard au sujet de *l'artério-sclérose des goutteux* et de la *goutte rénale*.

*Addendum.* — Nous reproduisons ici les lésions mitro-aortiques que l'on observe dans les cas où l'on constate le *souffle mitro-aortique* (lésions des sigmoïdes aortiques, de la grande valve mitrale, des piliers valvulaires).

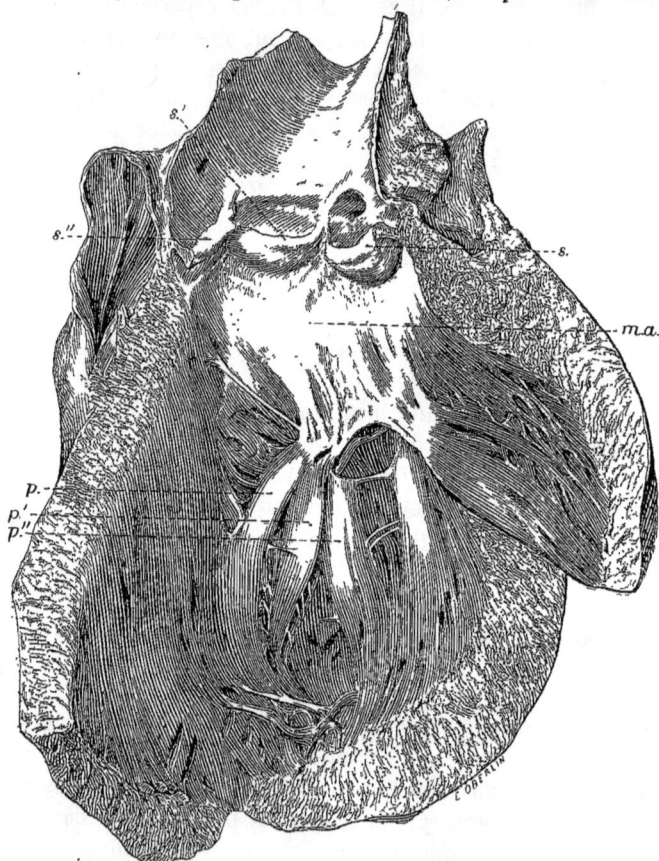

Fig. 106. — Lésions de l'endartérite mitro-sigmoïdienne (souffle mitro-aortique) 1,1',1" sig-moïdes et grande valve mitrale (*m. a.*) très épaissies et sclérosées; *p, p', p"* piliers valvu-laires sclérosés et rétractés.

# X

## ARTÉRIO-SCLÉROSE DU CŒUR (*Suite.*)

### Diagnostic.

La description des principaux types des cardiopathies artérielles ne se réalise pas toujours d'une façon exclusive en clinique. Ces types sont très souvent associés, et tel artério-cardiopathe présentant au début la forme douloureuse ou arythmique, pourra, par la suite, prendre les formes tachycardique, pulmonaire ou asystolique. Tel autre encore aura d'emblée, et pendant tout le cours de sa maladie, des irrégularités cardiaques, des accès de dyspnée et des douleurs angineuses. Il en résulte que le diagnostic doit être complètement étudié.

### CARDIOPATHIES ARTÉRIELLES ET CARDIOPATHIES VALVULAIRES

*a*). La cardio-sclérose peut ne se manifester longtemps par aucun *souffle* cardiaque ; mais si elle envahit l'appareil valvulaire, on constate les signes d'un rétrécissement et d'une insuffisance aortiques, voire même ceux d'un rétrécissement et plus souvent d'une insuffisance mitrale. Dans ce dernier cas, le mot, « insuffisance » n'est pas absolument exact, et pris à la lettre, il peut contenir une erreur de diagnostic. En effet, on voit fréquemment des malades qui n'ont de l'insuffisance que le souffle au premier temps à la pointe avec le pouls fort, vibrant, parfois régulier, contrastant singulièrement avec le pouls faible, irrégulier, inégal ou intermittent de l'insuffisance mitrale des cardiopathies valvulaires. Souffle mitral ne veut pas toujours dire insuffisance mitrale dans les cardiopathies artérielles ; *on peut être mitral par le souffle et aortique par la maladie*, et il existe des malades qui, présentant un souffle à l'orifice auriculo-ventriculaire gauche, sont néanmoins des aortiques, c'est-à-dire des cardio-artériels, chez lesquels l'hypertension artérielle joue le principal rôle.

Voyez ces derniers. Quoiqu'ils présentent un souffle systolique à la

pointe, ils ont la face pâle et comme anémiée, ils n'ont ni œdèmes périphériques, ni congestions viscérales ; la tension artérielle est augmentée,
le pouls reste fort, vibrant, même lorsqu'il est irrégulier. — Bien différent est l'aspect du valvulaire, chez lequel les congestions passives des
viscères et l'œdème des membres inférieurs surviennent d'une façon
relativement hâtive, par suite de la tendance à l'hypotension ; le pouls
est faible, ondulant et arythmique, la figure rouge et vultueuse, avec
léger aspect cyanotique des joues et des lèvres, ce qui reproduit le *facies
propria* des maladies du cœur, si bien peint par Corvisart.

Dans le cours des cardiopathies artérielles, on voit encore se développer des souffles transitoires, soit à l'orifice tricuspide, soit à l'orifice
mitral ; ils sont brefs, doux, post-systoliques plutôt que systoliques et ils
accompagnent les diverses phases de dilatation aiguë ou subaiguë du
cœur. Ces bruits traduisent la production d'*insuffisances fonctionnelles*
par dilatation des cavités cardiaques et des orifices. Mais ils ne sont pas
toujours transitoires, ils peuvent devenir permanents si leur cause, la
dilatation cardiaque, reste permanente. En tout cas, rappelons-nous que
les cardiopathies artérielles, plus que les cardiopathies valvulaires, présentent des souffles d'insuffisance fonctionnelle de la valvule mitrale. A ce
sujet, voici l'histoire d'un médecin âgé de 70 ans :

« J'ai été plusieurs fois ausculté, me dit-il, soit par des confrères des
environs, soit par vos collègues, et jamais on n'a été d'accord sur la localisation des souffles. Tantôt on me dit atteint de rétrécissement et d'insuffisance aortiques avec insuffisance mitrale ; tantôt celle-ci disparaît, et on
n'entend plus aucun souffle à la pointe. Je veux enfin être fixé sur mon
sort, et savoir si je suis aortique ou mitral. »

Après auscultation de ce malade, je trouvai à la base un double souffle
dont la rudesse contrastait avec la douceur d'un murmure systolique de
la pointe se propageant dans l'aisselle, et d'un autre à l'appendice xiphoïde.
Le cœur était augmenté de volume, surtout dans le sens transversal ;
les artères radiales et temporales étaient dures, athéromateuses ; le pouls
fort, vibrant, serré. Il y avait des battements artériels au cou et un
gonflement avec ondulations très manifestes des veines jugulaires ; enfin,
depuis quelques jours, le malade avait de l'œdème périmalléolaire. Diagnostic : rétrécissement et insuffisance aortiques de nature organique ;
insuffisance mitrale et tricuspidienne d'origine fonctionnelle, par dilatation
des cavités cardiaques. Le laitage, le repos et la digitale furent prescrits,
avec l'espoir que très probablement le malade reviendrait, les souffles de
la pointe en moins. Les prescriptions furent ponctuellement suivies, et,
trois semaines après, l'œdème des membres inférieurs avait disparu, comme
avaient disparu les insuffisances mitrale et tricuspidienne.

Ces faits sont fréquents dans l'histoire des cardiopathies artérielles, parce qu'elles placent les malades en imminence continuelle de cardiectasie, alors même que les symptômes asystoliques sont à peine accusés.

Cette *dilatation cardiaque* survient sans doute dans les affections valvulaires, mais alors le plus souvent à la période d'asystolie, elle est plus durable, plus tardive, moins fréquente, moins aiguë dans ses allures. Dans les cardiopathies artérielles, au contraire, elle est plus précoce, se répète pour la moindre cause, apparaît et disparaît facilement au début pour s'installer définitivement à la fin ; elle n'est pas un signe d'asystolie, elle traduit l'existence d'une simple insuffisance systolique.

*b*). Pour bien faire comprendre les différences si grandes qui séparent les cardiopathies artérielles des cardiopathies valvulaires d'origine rhumatismale, nous allons reproduire, tel que nous l'avons tracé en 1887[1], le parallèle clinique de ces deux affections. Voici deux malades, tous deux atteints de cardiopathie :

L'un est relativement jeune, et c'est un rhumatisant. Autrefois, pendant une attaque de rhumatisme polyarticulaire aigu, il a eu une endocardite, et à sa suite, un rétrécissement ou une insuffisance d'orifice dont un bruit de souffle révèle l'existence. La lésion est un fait accompli, elle ne peut plus rétrocéder, elle forme — suivant l'expression si vraie de Stokes — comme « la cicatrice d'une blessure ». Ici, le cœur a été frappé le premier, et les vaisseaux n'ont souffert que secondairement, lorsque, par l'évolution naturelle de l'affection valvulaire, cœur et vaisseaux à la fois ne suffisent plus à la tâche et lorsqu'ils présentent tous les phénomènes caractérisés par le mot d'*asthénie cardio-vasculaire*, certainement préférable au mot défectueux d'asystolie.

La cardiopathie n'atteint pas d'emblée ce stade ultime et dangereux ; elle a dû passer auparavant d'abord par une première période, celle d'*eusystolie*. Alors, la lésion existe, mais la maladie n'est pas encore constituée, les médicaments n'ont aucune influence, la digitale est inutile, et l'hygiène fait tous les frais de la médication.

Puis, en raison de l'obstacle et de la lutte qu'il est obligé de soutenir, le myocarde s'hypertrophie, la tension artérielle s'élève, et le malade entre dans la période de compensation exagérée, d'*hypersystolie*. Alors, la digitale serait non seulement inutile comme dans la première phase, mais nuisible. Cette période de compensation exagérée peut faire défaut dans un assez grand nombre de cas, ou elle existe parfois d'une façon seulement passagère.

---

[1] Parallèle clinique entre les cardiopathies artérielles et valvulaires (*J. des Prat.*, 1887).

Bientôt, le muscle cardiaque fléchit, et avec lui, ou plutôt après lui, le système vasculaire : des œdèmes, des congestions passives apparaissent ; la tension artérielle tombe au-dessous de la normale, et la digitale, qui a pour action principale de l'augmenter, est pleinement indiquée durant cette période à laquelle j'ai donné le nom d'*hyposystolie*.

Enfin, le myocarde s'altère de plus en plus et subit une profonde dégénérescence. Au début de cette période, la digitale peut encore produire des effets remarquables ; mais vers la fin, quand la tension artérielle est à son minimum et que la pression veineuse est considérable, quand le muscle cardiaque profondément atteint n'existe pour ainsi dire plus, quand il est incapable de se contracter encore sous l'action de la digitale, ce dernier médicament est souvent inefficace et inutile, et cette médication fait place à d'autres excitants du cœur, principalement à la caféine. Le malade est entré dans la période « d'asystolie cardioplégique » de Gubler. Le nom plus exact d'*amyocardie*, ou seulement d'*asystolie* lui conviendrait.

Ainsi, un des grands dangers d'une cardiopathie valvulaire, c'est la faiblesse de la tension artérielle ; c'est elle qu'il faut le plus souvent combattre, à part la période temporaire où elle est trop élevée, et la digitale qui augmente cette tension et fait contracter les vaisseaux périphériques, restera toujours son médicament par excellence.

Le second malade est plus âgé, ou du moins il a « l'âge de ses artères ». C'est souvent un jeune vieux, ou un vieillard précoce, dont l'affection cardiaque ne date ni d'un rhumatisme articulaire aigu, ni d'une endo-cardite infectieuse.

Chez le premier malade, c'est le cœur qui a été frappé d'abord dans son appareil valvulaire ; chez le second, c'est le muscle cardiaque qui a été atteint dans son système artériel. Chez celui-là, les artères et les vaisseaux ont souffert secondairement ; chez celui-ci, la lésion a débuté par les artères, soit par les artères périphériques, soit même par les artères viscérales, comme celles du cœur, du rein, du foie, du cerveau ou de la moelle. Ici, la maladie commence par l'endocarde, par la val-vule pour finir au muscle ; là, au contraire, la maladie commence par l'endartère, par le muscle, pour finir à la valvule.

En un mot, le second malade est un *artério-scléreux* qui peut rester *artériel* une grande partie de son existence, mais qui est exposé à devenir un cardiaque, un rénal, un hépatique, un pulmonaire, un cérébral, un médullaire, suivant la prédominance des lésions vasculaires au cœur, au rein, au foie, au poumon, au cerveau, ou à la moelle. Il peut même devenir exclusivement un cardiaque, un rénal ou un cérébral, si l'ar-

tério=sclérose, ordinairement généralisée, se localise plus particulièrement à l'un des organes. Mais, dans tous les cas, le myocarde souffre,
même en l'absence de toute lésion de ses vaisseaux nutritifs, et cela
pour deux causes : d'abord, en raison de la perte d'élasticité des grosses
artères atteintes d'inflammation, ensuite sous l'influence de l'obstacle
apporté à la circulation par le rétrécissement, organique ou spasmodique, des artérioles périphériques.

Chez le cardiopathe *valvulaire*, une attaque de rhumatisme articulaire
avec complication d'endocardite a donc été le point de départ de la
maladie du cœur. Chez le cardiopathe *vasculaire*, le début est moins
précis, plus insidieux, d'autant plus qu'il n'est annoncé ou confirmé
par aucun bruit de souffle, il se lie au développement de l'artério=sclé-
rose, et les causes de la maladie sont multiples : goutte, alcoolisme,
syphilis, saturnisme, hérédité, tabagisme, sénilité, maladies infectieuses.

*c*). Le *début* des cardiopathies artérielles est différent suivant le mode
d'évolution de l'artério=sclérose. Celle-ci est-elle d'abord seulement
limitée aux artères périphériques? Le cœur ne souffre que secondairement, la cardiopathie, ai-je dit, est insidieuse dans ses débuts, lente dans
sa marche, mal dessinée encore dans ses allures symptomatiques.
Atteint-elle d'abord primitivement ou d'une façon prépondérante le
myocarde avec ses vaisseaux nourriciers? Alors, la scène change, le
début peut être brutal et s'annoncer, sous l'influence de la cause la plus
légère, par un accès d'arythmie ou de tachycardie, par une crise violente
de dyspnée ou de pseudo=asthme, par des attaques répétées de congestions pulmonaires *actives*, et non *passives*, comme dans les cardiopathies
valvulaires, par des poussées violentes d'œdème aigu du poumon, par
quelques paroxysmes angineux, enfin par de fortes palpitations qui
prennent ordinairement un caractère angoissant ou douloureux, et qui
constituent parfois un véritable état de folie du cœur. Tous ces accidents
sont d'abord paroxystiques, revenant sans cause à .d'assez rares intervalles, au bout d'un, deux ou trois mois, pour reparaître ensuite d'une
façon plus fréquente, jusqu'au jour où s'installera définitivement un
état d'arythmie permanent ou de dyspnée subintrante.

Que de fois ne voit-on pas chez des femmes, à l'époque de la ménopause, cause assez fréquente d'aortite, d'artério-sclérose généralisée et
surtout de cardio=sclérose, la maladie annoncée par des palpitations
violentes, paroxystiques et nocturnes, et confondue pendant longtemps
avec de simples troubles fonctionnels ou une névrose du cœur !

Souvent aussi, ces accidents cardiaques sont attribués aux troubles de
l'estomac ; on en méconnaît la nature et la gravité dès le début, faute

très préjudiciable au malade, car c'est à ce moment surtout que la thérapeutique doit et peut agir[1].

Mais, comme le cœur est à chaque instant dans un état d'imminence de dilatation ou d'affaiblissement en raison de l'obstacle apporté à son irrigation sanguine par ses vaisseaux nourriciers rétrécis ou oblitérés, on peut aussi voir survenir rapidement tous les accidents d'une affection cardiaque qui n'avait jamais fait parler d'elle ou qui n'avait été ni soupçonnée, ni prévue. En quelques jours, en quelques heures, le myocarde faiblit dans ses contractions, et une véritable crise d'asystolie aiguë éclate.

Au triple point de vue de l'anatomie pathologique, de la clinique et du traitement, on doit donc distinguer tout un groupe d'affections cardiaques *qui ont le cœur pour siège et les artères pour origine ;* la maladie est localisée au cœur, mais elle est généralisée au système artériel. Donc, il faut la traiter comme une maladie *artérielle*, et non comme une affection cardiaque. L'angine de poitrine vraie, les scléroses dystrophiques du myocarde, la sclérose des coronaires représentent ainsi certains types de cardiopathies artérielles. Les étudier, comme on l'a fait jusqu'alors, dans chacune de leurs variétés, c'est voir incomplètement la physionomie générale de ces cardiopathies.

d). Dans les cardiopathies valvulaires, l'*augmentation de la tension artérielle* ne constitue qu'une phase le plus ordinairement temporaire de leur évolution ; il n'en est pas ainsi des cardiopathies artérielles qui, durant la plus grande partie de leur évolution, et avant même l'existence de lésions, sont caractérisées, au contraire, par l'élévation permanente ou répétée de cette tension. Ce phénomène fait partie intégrante de leur histoire, et lorsque les anciens insistaient sur les dangers de ce qu'ils appelaient « l'état pléthorique », lorsqu'il y a plus d'un siècle, Parry mentionnait la « violence de l'impétus du sang » chez les angineux, ils traduisaient dans leur langage d'alors le fait de cette augmentation de la tension artérielle. Par conséquent, l'indication thérapeutique dans ces affections consiste moins à élever cette tension déjà exagérée qu'à la diminuer, elle nous prescrit de recourir aux médicaments dépresseurs de cette hypertension. Il faut donc reconnaître de bonne heure les premiers signes de l'artério-sclérose généralisée, avant même que l'état de dureté et de

---

[1] « Les dyspeptiques qui présentent le plus souvent des intermittences, sont des gens âgés de 50 à 60 ans, ordinairement athéromateux, ayant par conséquent beaucoup de chances d'être porteurs, du fait seul de leur athérôme, d'altérations des coronaires et du myocarde. En pareil cas, les troubles dyspeptiques et la dilatation de l'estomac ne constituent vraisemblablement qu'un appoint favorisant l'apparition du trouble du rythme et ne le créant pas de toutes pièces. » (R. TRIPIER et DEVIC, 1897). Cette citation reproduit judicieusement des idées connues, et toujours utiles à rappeler.

résistance des artères périphériques, devienne un indice certain de la maladie constituée, et alors seulement que la médication est capable de produire des effets réellement curatifs.

Ces signes, on les connaît déjà ; ils ont été décrits au sujet de la symptomatologie extra-cardiaque de l'artériosclérose du cœur : symptômes d'*hypertension artérielle*, symptômes *méiopragiques*, symptômes *toxiques*.

e). L'artério-sclérose doit d'abord être divisée en deux périodes : l'une, *artérielle* et PRIMITIVE, dans laquelle les lésions scléreuses sont limitées au système artériel ; l'autre *viscérale* et SECONDAIRE, dans laquelle la sclérose a envahi les organes consécutivement à celle des vaisseaux.

Sans doute, au lit du malade, cette distinction n'est pas aussi facile que sur la table de l'amphithéâtre ; les scléroses viscérales présentent au début une période latente, et tant que le tissu scléreux se forme sans envahir l'intimité et les éléments nobles des organes, la symptomatologie est obscure et parfois nulle (stade latent des scléroses viscérales). Mais, du jour où la sclérose intéresse, pénètre et désorganise, ici les fibres musculaires du cœur, là les tubuli et les glomérules rénaux, plus loin les cellules hépatiques, on constate des signes qui permettent de reconnaître les altérations de ces organes. De ce jour, date réellement, au point de vue clinique, la période viscérale de l'artério-sclérose, et il est extrêmement rare que la sclérose viscérale précède ou commande la sclérose artérielle.

On ne peut donc admettre l'opinion de ceux qui font jouer à la néphrite interstitielle un rôle prépondérant et qui disent, par exemple, avec Fabre (de Marseille) : [1] « La néphrite interstitielle détermine une altération du sang qui produit l'artérite, laquelle produit à son tour l'hypertrophie du cœur[1]. » La fin de la phrase est exacte, le commencement est erroné ; car, au contraire, c'est l'altération du sang qui détermine l'artérite, et celle-ci provoque les altérations scléreuses du rein.

Il ne faut pas attribuer au rein des symptômes qui appartiennent à la sclérose des artères. Les syncopes et algidités locales, les asphyxies des extrémités, le phénomène du doigt mort, les accès de pâleur de la face et des téguments, certaines gangrènes, tous les accidents, en un mot, dus à un état spasmodique, intermittent ou permanent des artérioles périphériques, que divers auteurs ont rattachés au développement de la néphrite interstitielle, doivent rentrer dans la symptomatologie de l'artério-sclérose.

Par exemple, les hémorrhagies et les accidents gangréneux décrits dans le cours des néphrites ou des cardiopathies chroniques relèvent presque

[1] Du rôle de l'artérite dans la néphrite interstitielle (*Marseille médical*, 1876).

toujours de la sclérose artérielle qui, dès son début, peut déterminer tous les phénomènes de l'asphyxie locale et de la gangrène symétrique des extrémités, en raison de la fréquence du spasme artériel; de l'artério-sclérose encore, d'une façon plus indirecte, lorsque la lésion des artères nourricières du cœur aboutit aux altérations du myocarde et que la stagnation du sang dans les cavités cardiaques devient la source d'embolies; de l'artério-sclérose toujours, lorsque la lésion vasculaire, étendue aux artères des membres rétrécit ou oblitère leur calibre. La preuve que ces gangrènes ne doivent pas être attribuées toujours à l'affection du cœur ou à la néphrite interstitielle, c'est la possibilité de leur production avant toute maladie rénale ou cardiaque. La gangrène dite sénile (mauvaise dénomination, puisqu'elle ne se rencontre pas toujours chez les vieillards) n'est pas autre chose que le résultat de l'artérite.

Les gangrènes peuvent se montrer dans le cours de toutes les cardio-pathies valvulaires ou artérielles. Mais, dans les premières, elles sont provoquées par des embolies; dans les secondes, surtout par la thrombose artérielle due à l'artérite, quoique le processus embolique ne soit pas impossible, lorsque la cardio-sclérose est arrivée à la période de la mitralité.

Un homme de 70 ans, entre à l'hôpital Bichat en 1885. Ses antécédents héréditaires sont nuls, et ses antécédents pathologiques se résument dans des abus de tabac.

Son affection a débuté, il y a six mois, par des engourdissements et des fourmillements dans les doigts, par de la syncope locale des extrémités; puis, surviennent une dyspnée d'effort avec accès d'oppression se reproduisant tous les soirs, et l'œdème des membres inférieurs. A son entrée, on constate un athérome très prononcé de toutes les artères, surtout de la fémorale droite, dure et résistante au toucher avec pulsations extrêmement faibles, presque imperceptibles, tandis qu'à gauche elles sont normales. Le membre inférieur droit, infiltré comme à gauche, est froid; il est le siège de fourmillements et d'engourdisssment, et présente à quatre travers de doigt au-dessus de la malléole externe une plaque noirâtre de sphacèle grande comme une pièce de cinq francs qui s'étend bientôt pour prendre la largeur de la paume de la main. Le pouls radial est faible, un peu irré-gulier, fréquent (120 à 130 pulsations). Le choc précordial est insensible, le premier bruit très faible, le second bruit retentissant au niveau de l'ori-fice aortique, sans aucun souffle valvulaire. Le foie est gros, douloureux à la pression, avec un peu d'ascite.

L'oppression s'accuse davantage, le malade est obligé de se tenir au lit sur son séant, et tous les soirs surviennent des accès de dyspnée qu'on est obligé de calmer par la morphine. Enfin, depuis six semaines, il est atteint de pollakisurie nocturne, les urines abondantes alors sont devenues rares. (300 grammes par jour) et renferment quelques traces d'albumine qui disparaissent par la suite. Un mois après son entrée à l'hôpital, l'eschare de la jambe s'était éliminée, et les accès d'oppression avaient presque complètement disparu sous l'influence du régime lacté exclusif.

Ce malade était un athéromateux, sa cardiopathie était d'origine arté-rielle, et il n'est pas douteux non plus qu'il était atteint de néphrite inters-titielle. Est-ce à cette dernière maladie que l'on doit attribuer le sphacèle de la jambe droite? Assurément non. Il n'est pas probable non plus qu'il s'agissait d'une embolie partie du cœur, et il est certain que cette gan-grène partielle était sous la dépendance de l'artérite beaucoup plus accusée à droite qu'à gauche, puisque nous avions constaté la dureté athéromateuse de la fémorale droite avec disparition presque complète de ses battements.

Dans les cardiopathies valvulaires et surtout dans le rétrécissement mitral, on peut aussi observer des accidents gangréneux. Mais ils sont le résultat d'une embolie, et non de la thrombose, comme dans les car-diopathies artérielles.

Une affection valvulaire, d'origine rhumatismale, peut devenir ensuite *mixte* par l'adjonction d'une cardiopathie artérielle survenue sous l'in-fluence du développement ultérieur d'une artério-sclérose généralisée, et lorsque des accidents gangréneux se déclarent, ils doivent être parfois attribués plutôt à la seconde qu'à la première maladie. C'est à un fait de ce genre que doit être rapportée l'observation suivante de Gendrin :

Une femme de 50 ans, atteinte de rétrécissement de l'orifice auriculo-ventriculaire gauche, présentait en même temps une aortite chronique avec athérome de toutes les artères. Or, une gangrène du membre abdomi-nal gauche qui survint par la suite, « était le résultat de l'affaiblissement de la circulation par la diminution du ventricule gauche sur le sang, et de l'obstacle apporté aux fonctions des artères par la maladie de leurs parois ». Cette dernière opinion fut vérifiée par l'aspect même du caillot thrombo-sique, adhérent aux parois indurées de l'artère crurale gauche

Ce que nous disons des gangrènes par thrombose est également applicable aux *hémorragies* actives (nasales, rétiniennes, cérébrales) relativement rares dans les cardiopathies valvulaires, excepté dans le rétrécissement mitral où les épistaxis et les hémoptysies sont d'origine passive, elles sont fréquentes dans les cardiopathies artérielles dont elles peuvent même précéder l'évolution pendant un temps assez long, parce qu'elles sont sous la dépendance de l'artério-sclérose généralisée et de l'hypertension artérielle. Celle-ci procède de trois causes :

1° Dans la cardio-sclérose, la maladie commence par les artérioles périphériques. Or, par suite de leur lésion, par suite de l'endartérite obli-

térante, elles deviennent un obstacle pour le cœur et la circulation :
première cause d'augmentation de la tension artérielle ;

2° Les grosses artères sont également atteintes, et parmi elles l'aorte.
Sous l'influence de cette lésion, elles perdent leur élasticité qui est un
des plus puissants auxiliaires de la circulation, et leur contractilité reste
ainsi sans frein : seconde cause de l'hypertension artérielle.

3° Dès son début, l'artério-sclérose a pour résultat de déterminer un
état spasmodique plus ou moins généralisé à tout le système artériel ;
troisième cause de l'élévation de la pression vasculaire.

Le spasme vasculaire rend compte de la plupart des troubles : algidités
locales, sensation de doigt mort, syncope, asphyxie locale et gangrènes
des extrémités, quelques accès dyspnéiques ou angineux. Cet état
spasmodique ne trouve nullement sa cause, comme le pense Johnson,
dans une sorte de viciation du sang admise déjà par Bright, en vertu de
laquelle la contractilité des artérioles et des capillaires serait augmentée ;
il est aussi provoqué par le seul travail morbide de l'artère qui devient
un excitant de la contractilité artérielle, il est encore le résultat de réflexes
vasculaires dont la réalité a été démontrée par l'expérience de F. Franck.
Avec un valvulotome, il produit expérimentalement chez le cheval une
insuffisance aortique, et il détermine immédiatement, par l'irritation de
la paroi du vaisseau, une contraction réflexe généralisée de tout le système artériel. C'est sans doute par ce mécanisme qu'il faut comprendre
l'état d'hypertension observée dans les affections de l'aorte, et en particulier dans l'insuffisance aortique, contrairement à l'opinion qui attribuait
autrefois à cette affection toujours une faible tension artérielle.

La plupart des auteurs, encore une fois, ont eu le grand tort de mettre
sur le compte d'une affection rénale les principaux accidents qui appartiennent au développement de l'artério-sclérose généralisée. Mohamed (de
Londres) n'a vu qu'une partie de la vérité, lorsqu'il a décrit la période
« préalbuminurique » du mal de Bright. Pour lui, comme pour Johnson,
l'origine de cette dernière maladie ne réside pas dans le rein, mais dans
une intoxication spéciale du sang qui, agissant à titre d'excitant du
système artériel, déterminerait une contraction de ses parois, et par la
suite, une élévation de la tension vasculaire. Il avait fait la remarque très
judicieuse, qu'avant de présenter aucun des symptômes de la néphrite
interstitielle, les malades pouvaient succomber à une hémorragie cérébrale, aux accidents de la dilatation cardiaque, à des bronchites répétées
avec congestion pulmonaire et emphysème. Pouvait-il mieux démontrer
l'erreur de sa théorie fondée sur l'existence d'une période « préalbuminurique », et pouvait-il mieux dire que l'on doit voir dans tous ces
symptômes, non les indices d'une affection rénale qui n'existe pas encore

ou qui peut ne jamais exister, mais les signes de l'artério-sclérose au début, limitée aux vaisseaux d'abord et propagée ensuite aux organes? Pourquoi, dès lors, admettre une période « préalbuminurique » plutôt qu'une période précardiaque, une période précérébrale? L'hypertension artérielle exerce son influence sur tous les vaisseaux de l'économie, et au point de vue théorique et pratique, les nombreuses observations cliniques établissent le fait suivant :

*L'hypertension artérielle est la cause, le symptôme précoce de l'artério-sclérose et des cardiopathies artérielles.*

*f)*. Dans la cardio-sclérose, il y souvent un *désaccord entre la faiblesse du choc précordial et la force du pouls*. Le choc précordial peut être absent ou ne se traduire au doigt explorateur que par une faible et diffuse ondulation, à peine perceptible, et cependant le pouls radial reste fort en apparence avec un caractère de vibrance tout particulier. Pourquoi cela? Le choc précordial est faible, parce que la fibre cardiaque a perdu sa force contractile en raison des altérations dégénératives qui l'ont envahi; le pouls reste fort, il conserve une grande amplitude, parce que la diastole artérielle s'accomplit sans entrave, parce que les artères ne sont plus bridées par leurs freins, la contractilité et l'élasticité, disparues à la faveur des lésions qui ont profondément désorganisé la tunique moyenne. Et c'est ainsi que jusqu'aux approches de la mort, il est possible de constater assez souvent l'*amplitude* du pouls (différente de la *force* du pouls) en désaccord avec la faiblesse des systoles cardiaques.

Dans les cardiopathies valvulaires, ce désaccord entre la force du pouls et du cœur existe également, mais dans un sens inverse ; *les contractions cardiaques sont fortes, tandis que le pouls est faible*. Voyez ce qui se passe dans l'insuffisance mitrale d'origine rhumatismale : le cœur est animé de violentes contractions, le choc précordial est plus accentué qu'à l'état normal, il soulève fortement la paroi précordiale, et cela parce que la fibre cardiaque, presque intacte et encore puissante, surtout dans le jeune âge, cherche à réagir contre l'obstacle valvulaire ; le pouls est faible, irrégulier et inégal, non pas seulement parce que le débit des ondées ventriculaires est amoindri par suite des lésions orificielles, mais aussi et surtout, parce que l'intégrité du système artériel lui laisse encore, pendant un temps plus ou moins long, la résistance de ses deux freins, de la contractilité et de l'élasticité vasculaires. Dans l'insuffisance mitrale artérielle, au contraire, le choc précordial peut être faible et le pouls ample, pour les raisons qui ont été données.

*g)*. Les cardiopathies artérielles et les cardiopathies valvulaires présentent des *crises asystoliques*. Mais, celles-ci sont différentes.

Dans les premières, la maladie se révèle et se démasque souvent par une attaque asystolique ; elle commence, en un mot, par où finissent les affections simplement valvulaires.

Celles-ci, sans parcourir toujours régulièrement ce qu'on appelle le « cycle morbide des affections du cœur » arrivent lentement, progressivement à l'insuffisance myocardique et à l'asthénie cardio-vasculaire.

Celles-là y tombent d'emblée, brusquement, à propos d'une cause insignifiante, parce qu'elles y sont préparées depuis longtemps déjà par l'altération vasculaire qui a produit de bonne heure l'asthénie du myocarde, et parce que le cœur est, pour cette raison, à chaque instant en imminence de dilatation ou d'asystolie. Vienne une cause légère, par exemple, une simple bronchite qui retentit sur l'organe, quelques troubles digestifs, un peu de surmenage, et aussitôt éclateront les accidents d'une affection cardiaque qui n'avait été, ni soupçonnée, ni prévue. En quelques jours et même en quelques heures, le cœur faiblit dans ses contractions qui deviennent rapides et irrégulières, sa matité transversale augmente, la pointe bat en dehors du mamelon, les bases pulmonaires se congestionnent, l'œdème prétibial apparaît, on peut constater de l'albuminurie, tous les phénomènes d'insuffisance myocardique s'accentuent, et une véritable crise d'asystolie *aiguë* éclate brutalement, comme je l'ai naguère fait remarquer [1].

Par exemple, chez les vieillards, une maladie légère en apparence, comme la grippe, qui n'exerce que bien peu d'influence sur le cœur, mais qui est une maladie dépressive par excellence, et surtout dépressive de la tension vasculaire, peut être le premier signal de l'explosion d'accidents asystoliques très graves. On voit souvent de ces malades qui présentaient des arythmies cardiaques très accentuées, sans en souffrir depuis des années, et chez lesquels l'affection du myocarde ne s'est révélée qu'après une grippe, une pneumonie ou tout autre maladie infectieuse.

Chez les *valvulaires*, les bronchites ou les affections broncho-pulmonaires diverses ne font que retentir sur les cavités droites du cœur et accentuer les phénomènes asystoliques.

Chez les *vasculaires*, l'histoire pathologique de l'affection myocardique ne date parfois que d'une affection banale de l'appareil respiratoire, et l'on voit des malades qui comptent leurs attaques asystoliques par leurs bronchites, parce que celles-ci ont trouvé un myocarde primitivement altéré. Si les pneumonies sont souvent si graves chez les vieillards, c'est parce que ces derniers sont le plus ordinairement athéromateux, et que leur cœur est continuellement en état d'imminence morbide de

---

[1] Les cardiopathies artérielles et leur curabilité (*Congrès de Nancy*, 1886).

dilatation en raison des lésions du myocarde ; de sorte que la thérapeutique doit viser non seulement le poumon, mais aussi et surtout le myocarde dont il faut soutenir la contraction défaillante.

Une femme de 80 ans qui n'avait jamais rien présenté du côté du cœur, et dont la verte vieillesse faisait l'admiration de tout l'entourage, est atteinte d'une grippe légère. Quelques jours après, on constate pour la première fois au cœur des intermittences et des irrégularités nombreuses. Bientôt, les membres inférieurs s'œdématient, le choc précordial s'affaiblit, la matité cardiaque augmente considérablement dans le sens transversal, des congestions viscérales apparaissent, la systole cardiaque est molle et sans énergie, et quinze jours seulement après le début de son affection, cette femme succombe en pleine asystolie.

Un vieillard de 79 ans, observé par Haushalter[1], est pris, en pleine santé, d'une bronchite aiguë *a frigore*. Presque en même temps, le pouls devient irrégulier, les veines du cou se gonflent, l'œdème apparaît aux membres inférieurs. L'asystolie ne fait que progresser, et la digitale n'ayant pu fortifier la contraction cardiaque, la mort survient au bout d'un mois.

Ce n'est pas ainsi que les choses se passent d'ordinaire dans les affections valvulaires ; elles n'accomplissent pas leur évolution dans l'espace de quinze jours ou un mois. Quelle différence avec ces cardiaques dont le myocarde est intact et vigoureux, comme chez les enfants, par exemple, qui peuvent subir impunément tant d'assauts fébriles, qui peuvent être atteints d'accidents pulmonaires les plus graves sans grand dommage pour leur cardiopathie !

Ainsi, se trouve une fois de plus vérifiée, surtout chez les vieillards, ou encore chez les artério-scléreux ou les malades atteints de cardio-sclérose plus ou moins latente (et l'affection n'est le plus souvent latente que pour ceux qui ne veulent point la reconnaître, ou qui en ignorent la symptomatologie), ainsi se trouve vérifiée cette proposition importante au point de vue pratique :

*Dans la pneumonie des vieillards et des artério-scléreux, la maladie est au poumon ; le danger, au cœur.*

Le danger est au cœur, puisque des malades atteints de bronchite, de congestion pulmonaire, de grippe ou de pneumonie, succombent aux progrès rapides d'une affection cardiaque jusque-là méconnue ou latente. Le danger a été au cœur, pour cet homme regardé comme un vulgaire emphysémateux et qui, atteint d'une simple bronchite, est venu mourir subitement dans mon service, alors que nous avions formulé le dia-

---

[1] Recherches sur le cœur sénile (*Thèse in, de Nancy*, 1886).

gnostic de cardio-sclérose confirmé par l'autopsie. Il a été encore au cœur dans les faits de « tachycardie d'origine pneumonique ou grippale » survenant au cours d'affections cardio-artérielles [1]. Il est toujours au cœur dans les pleurésies terminées par la mort subite, terminaison au sujet de laquelle jusqu'alors tant d'opinions contradictoires et erronées ont été émises.

En vingt ans, j'ai observé trois cas de mort subite dans le cours de la pleurésie, et trois fois j'en ai trouvé la cause dans l'existence d'une cardiopathie artérielle qui avait passé alors complètement inaperçue [2]. Il y a plusieurs années, Weill (de Lyon) publiait une observation intéressante de mort subite dont la cause, dans le cours d'une pleurésie, devait être également rattachée à l'existence d'une dégénérescence antérieure du myocarde [3]. Ce qui tendrait à prouver la réalité de cette explication, c'est la rareté de la mort subite dans les pleurésies infantiles, c'est la possibilité de sa production chez des gens d'un certain âge, à une époque de la vie où les affections artério-scléreuses sont relativement fréquentes. Nous voilà loin des explications si diverses de la mort subite, attribuée tour à tour dans la pleurésie, à l'abondance et à la compression de l'épanchement, à la déviation du cœur et à la torsion brusque des gros vaisseaux, à la thrombose cardiaque et pulmonaire, à des embolies cérébrales, à l'œdème aigu du poumon sain, à la brusque compression de la veine cave et à l'arrêt de la circulation par le cœur dévié d'après Bartels, enfin à un acte réflexe parti de l'extrémité des nerfs intercostaux irrités ou enflammés d'après Laborde et les physiologistes [4].

Laissons de côté quelques-unes de ces hypothèses qui, édifiées dans le silence du cabinet ou du laboratoire et loin des malades, n'expliquent rien. Rappelons-nous que la mort subite survient assez fréquemment dans le cours des cardiopathies artérielles, et qu'elle a plus de chances de survenir encore dans le cours d'une pneumonie, et surtout d'une pleurésie. Si, pour cette dernière maladie, la mort subite est plus fréquente dans les cardiopathies artérielles, c'est qu'il s'agit de l'inflammation d'une séreuse, et que la clinique nous a toujours appris à regarder les séreuses comme des foyers réflexogènes très actifs. Mais, pour que l'acte réflexe puisse produire la terminaison fatale, il faut qu'il s'exerce sur un cœur primitivement altéré.

---

[1] MERKLEN. Tachycardie d'origine pneumonique ou grippale dans les affections cardio-artérielles (*Soc. méd. des hôp.*, 1892).

[2] De l'influence cardiaque dans les pneumonies et les pleurésies, et de la mort subite dans la pleurésie (*Soc. méd. des hôp.*, 1892).

[3] *Revue de médecine*, 1887.

[4] H. HUCHARD. Congestion pulmonaire au début de la rougeole, et affaiblissement cardiaque dans les pyrexies (*Rev. mens. des mal. de l'enfance*, 1888). — De l'influence cardiaque dans les maladies (*Soc. de thérapeutique*, 1888).

· h). Dans la symptomatologie si accidentée et si complexe des cardiopathies artérielles, il y a souvent une part que l'on doit rattacher au développement concomitant d'une *aortite* subaiguë ou chronique, aux phénomènes douloureux, dyspnéiques, syncopaux de cette dernière affection.

Mais, ce qui n'appartient pas à l'aorte, ce qui doit être attribué à l'affection du myocarde, ce sont : les accès de dilatation aiguë du cœur, l'arythmie, les attaques d'asystolie qui surviennent d'une façon rapide, les accidents dyspnéiques divers, etc.

i). Les cardiopathies artérielles se distinguent encore des valvulaires par leur pronostic, leurs modes de terminaison, le *mécanisme de la mort*.

Toutes deux peuvent se terminer par l'*asystolie*, quoique celle-ci soit moins fréquente dans les premières que dans les secondes et qu'elle ait des caractères spéciaux.

Les cardio-artériels succombent encore lentement : aux progrès continus de la cardiectasie qui est une cause de *thrombose cardiaque*, à l'*urémie*, plus lentement encore aux progrès d'une véritable *cachexie artérielle* dont je n'ai trouvé l'indication ni la description nulle part et qui doit être distinguée de la *cachexie cardiaque*.

J'ai parlé souvent du faciès parfois si caractéristique que présentent les artério-scléreux. Leur visage est alors d'une grande pâleur qui s'accuse davantage par instants, surtout au moment des crises de dyspnée toxi=alimentaire, et il peut prendre ainsi une teinte anémique. Par les progrès de l'affection, et par suite de la sténose artérielle presque généralisée, il se produit dans la plupart des organes une diminution de l'irrigation sanguine et de la nutrition qui aboutit promptement à un amaigrissement considérable, à l'émaciation des masses musculaires, à une véritable cachexie artérielle. C'est alors un signe de haute gravité, et parmi beaucoup de faits semblables, celui-ci en est la preuve :

Il y a quatre ans, premier accès d'angine de poitrine survenu en montant une côte ; il y a deux ans, aphasie et hémiparésie droite, d'une durée de quinze jours environ ; depuis un an, accès angineux plus fréquents, la matité aortique augmente, les artères du cou battent avec violence, le pouls droit est fort, vibrant et serré, tandis que celui de gauche est faible, à peine sensible ; enfin, de violents accès de dyspnée nocturne surviennent, et la face prend rapidement une teinte pâle et terreuse. En six mois, l'amaigrissement fait de tels progrès, l'émaciation musculaire est telle qu'on est amené à chercher les signes d'une tuberculose qui n'existe pas et à laquelle on doit d'autant plus penser que la phtisie des artério-scléreux n'est pas une chose rare. Or, il ne s'agissait que d'une *cachexie artérielle*. Durant les dernières semaines de l'existence, l'albumine apparaît dans les urines, les membres inférieurs s'infiltrent et le malade succombe au milieu d'accidents urémiques caractérisés par du coma et du délire.

Quand on voit survenir, dans le cours des cardiopathies artérielles, une émaciation considérable des masses musculaires avec un amaigrissement tel que les malades peuvent perdre 20 kilogrammes et même plus de leur poids en quelques mois, il faut penser à la cachexie artérielle et à la grande sévérité de son pronostic. Alors, la médication ne produit plus les mêmes effets favorables, le régime lacté devient impuissant pour calmer les accidents dyspnéiques qui résistent à tous les moyens, et la dyspnée devient *hypertoxique*. En effet, une nouvelle cause d'auto-intoxication — et celle-ci rebelle à tous les traitements — est survenue. Cette émaciation considérable, cet amaigrissement énorme et cette fonte du tissu adipeux jettent à profusion, dans le liquide sanguin, des déchets de désassimilation qui, n'étant plus éliminés par un rein devenu imperméable depuis longtemps, ni détruits par le foie insuffisant, augmentent dans de grandes proportions l'intoxication de l'organisme. Alors, brusquement ou très rapidement, l'œdème des membres inférieurs devient considérable, les urines sont rares, se chargeant d'albumine qui peut atteindre le chiffre de 2 à 5 grammes par jour, et le malade ne tarde pas à succomber, le plus souvent au milieu d'accidents urémiques.

Cette *cachexie artérielle*, caractérisée par l'amaigrissement et l'émaciation extrêmes des masses masculaires, par l'aspect pâle et terreux de la face, forme un contraste frappant avec la *cachexie cardiaque* caractérisée, au contraire, par l'infiltration des membres, la conservation de l'embonpoint, l'aspect cyanosé ou légèrement bouffi de la face, la teinte violâtre du nez et des lèvres, au point, écrit Corvisart, « qu'on dirait que tout le système veineux seul est injecté ». Les auteurs anciens avaient décrit les cachexies « sèches » (*tabes sicca* de Fernel) et les cachexies « humides ». La cachexie artérielle est bien une cachexie sèche, la cachexie cardiaque est plutôt humide. Celle-ci ne doit pas être confondue avec l'asystolie[1] : la

---

[1] Un point d'histoire intéressant à rectifier : On attribue généralement à Beau le mérite d'avoir décrit l'asystolie, et c'est là une erreur. Il n'a que le mérite d'avoir donné un nom à un état circulatoire qui a été ainsi presque complètement décrit par Corvisart :
« Après plusieurs alternatives de mieux et de pis, les malades, immobiles dans presque tous les cas, le corps courbe en avant, ou dans toute autre attitude forcée, la face bouffie et violette, les lèvres noirâtres, les traits altérés, décomposés, les yeux souvent cachés par le boursouflement des paupières, la respiration étant courte, entrecoupée, presque impossible, la toux continue avec crachement de sang ou de mucosités abondantes, les parois de la poitrine et du ventre gonflées, distendues par la sérosité qu'elles renferment, les bras, les jambes, déformés par l'infiltration, le pouls inégal, irrégulier, très intermittent, vacillant, insensible, les malades ayant tantôt un léger délire, d'autres fois dans un état sub-apoplectique, succombent rarement à la rupture d'une tumeur anévrismale, ordinairement à une suffocation prompte, et plus rarement à une agonie lente, pendant laquelle ils semblent s'éteindre par degrés. »

première résulte de l'aggravation de l'état général (*malus corporis habitus* de Celse et d'Arétée); la seconde est due surtout à l'aggravation des désordres locaux de la circulation.

En résumé, dans l'artério-sclérose du cœur, la mort peut être *lente*, et alors elle survient de façons différentes : par asystolie, par cardiectasie avec thrombose cardiaque, par des accidents hybrides dus à l'association de l'asystolie et de l'urémie, par l'urémie seule, par cachexie artérielle.

La mort peut être aussi *rapide*, sous l'influence de diverses complications : ruptures d'anévrisme des artères coronaires dans le péricarde ; ruptures du cœur par infarctus cardiaques consécutifs à l'oblitération des coronaires ; œdème aigu du poumon ; accidents urémiques, hémorragie ou ramollissement du cerveau.

La mort peut être *subite*, par syncope ou par angine de poitrine.

Cette mort subite que j'ai observée deux fois seulement dans le rétrécissement mitral, par l'obturation complète de l'orifice auriculo-ventriculaire au moyen d'un caillot, ne s'observe pas dans les affections simplement valvulaires, et l'on ne comprend pas que Stokes ait pu écrire que « la maladie des valvules mitrales offre des chances plus grandes de mort subite que les affections analogues de l'aorte ». Sans doute, il y a des affections de l'orifice auriculo-ventriculaire qui déterminent parfois cette terminaison subite ou rapide, mais il s'agit alors d'insuffisances mitrales *artérielles* avec dégénérescence concomitante du muscle cardiaque, et ces insuffisances, si elles sont mitrales par le souffle, sont aortiques par la maladie. Il n'est donc pas extraordinaire que la mort subite survienne dans ces conditions, et il est probable que Stokes a eu affaire à des cas de ce genre, inconnus alors pour lui.

Les maladies cardio-aortiques fournissent plus de la moitié des cas de morts subites observées, comme le démontrent les chiffres suivants fournis par cinq auteurs différents :

| Auteurs. | Morts subites. | Lésions cardio-aortiques. | Proportion. |
|---|---|---|---|
| KEY-ABERG . . . . . . . | 862 | 451 | 52,3 p. 100 |
| LESSER , . . . . . . . . | 162 | 71 | 43,8 — |
| HERRICH et POPP. . . . | 86 | 31 | 36,4 — |
| WYNN WESTCOTT . . . . | 303 | 147 | 48,5 — |
| CH. VIBERT . . . . . . . | 112 | 16 | 14,2 — |
| | 1325 | 716 | 40 p. 100 |

Quelle est la *durée* des cardiopathies artérielles ? Elle est indéterminée, oscillant entre trois et quinze ans, et même davantage. Du reste, cette durée dépend du siège de la lésion, des complications si fréquentes qui peuvent survenir, de la médication suivie.

Les cardiopathies artérielles diffèrent donc des cardiopathies valvulaires, par leurs lésions anatomiques, par leur siège, par leur étiologie, par leur aspect clinique, par leurs terminaisons, par leur thérapeutique. Elles commencent par le cœur périphérique pour finir au cœur central : latentes dans leur évolution, insidieuses dans leur début, paroxystiques dans leur marche, accidentées et saccadées dans leurs allures, compliquées et variables dans leur manifestations viscérales, soudaines et brutales dans leurs explosions asystoliques. Leur symptomatologie n'est pas seulement cardiaque, mais encore artérielle ; c'est pourquoi, elle doit comprendre la description des symptômes *extra-cardiaques* et des symptômes *cardiaques* proprement dits, et elle est subordonnée aux six lois cliniques dont nous avons développé les caractères.

### SYMPTÔMES ET DIAGNOSTIC DES MYOCARDITES

Les longs détails sur la description des cardiopathies artérielles sont justifiés par l'importance de la question, puisque ces dernières sont presque trois fois plus nombreuses que les cardiopathies valvulaires, dans le rapport de 70 p. 100. Cette discussion du diagnostic doit être continuée pour les différentes maladies capables de simuler la cardio-sclérose.

Au sujet des *myocardites chroniques* des divers auteurs, il est utile de faire remarquer qu'un grand nombre d'entre elles rentrent dans la catégorie des scléroses dystrophiques du myocarde consécutives à la lésion des coronaires, et que la myocardite est aussi rare que l'encéphalite. Les symptômes que l'on attribuait naguère à cette dernière, sont maintenant mis sur le compte du ramollissement cérébral par oblitération embolique ou thrombosique des artères de l'encéphale ; les symptômes que l'on attribue à la myocardite doivent également être rattachés le plus souvent à l'endartérite oblitérante des coronaires.

En dehors de la cardio-sclérose artérielle, on a décrit cinq types de myocardites chroniques : les myocardites *scléreuse hypertrophique* et *interstitielle ;* la myocardite *segmentaire ;* la myocardite *granulo-graisseuse ;* la myocardite *veineuse* (ou cardiopathie veineuse). Enfin, il y a lieu d'ajouter les myocardites *secondaires* de la syphilis, de la tuberculose, du cancer, de l'acromégalie, etc.

*a.* La *myocardite scléreuse hypertrophique*, décrite par Juhel-Rénoy et Rigal en 1881, est caractérisée par la prolifération du tissu conjonctif interstitiel du cœur produisant l'atrophie de l'élément musculaire ; cette prolifération du tissu conjonctif est elle-même consécutive à la périartérite et à l'endo-périartérite, de sorte que l'altération du myocarde, d'origine inflammatoire et non dystrophique, part des petites artères autour desquelles se cantonne la lésion. On voit quelles profondes diffé-rences séparent cette myocardite *péri*-vasculaire de la cardio-sclérose, qui n'est pas une maladie inflammatoire, et dont les lésions dégénératives se produisent à l'extrémité du territoire artériel oblitéré, ce qui en fait une sclérose *para*-vasculaire. Cette myocardite scléreuse hypertro-phique se traduirait par les symptômes suivants :

Affaiblissement des systoles et du pouls coïncidant avec leur augmen-tation de fréquence et leur régularité ; hypertrophie cardiaque progres-sivement croissante ; absence fréquente de tout bruit de souffle ; troubles de la sensibilité cardiaque, douleur vers le cinquième espace intercostal ; affaiblissement de la contraction systolique et du choc pré-cordial, tendance à l'asystolie, congestions pulmonaires actives.

La *myocardite interstitielle chronique,* ainsi appelée par Bard et Phi-lippe en 1891, a été étudiée et désignée autrefois sous des noms différents : *cirrhose du cœur* (Bristowe), *myocardite proliférative, scléreuse* (Lance-reaux), *fibreuse* (Rühle et Koster). Elle est caractérisée anatomiquement par l'inflammation chronique primitive du tissu conjonctif intermuscu-laire du cœur, cette inflammation étant indépendante des lésions vascu-laires. Si la myocardite « scléreuse hypertrophique » se rapproche de la cardio-sclérose par l'origine artérielle, la myocardite interstitielle ou scléreuse s'en éloigne beaucoup plus, puisqu'on admet la phlegmasie primitive du tissu conjonctif sans l'intervention d'aucune lésion vascu-laire, et pour quelques auteurs (Brehm, Riegel, etc.), lorsque ces lésions vasculaires existent, elles sont secondaires à la fibrose myocardique et de même nature qu'elle ; pour d'autres, la maladie commence par l'atro-phie des fibres contractiles et son remplacement par l'hyperplasie du tissu conjonctif. Bard a généralisé cette opinion par la notion des « sclé-roses polyviscérales », et en admettant que les crises asystoliques des maladies du cœur sont moins souvent dues à un surmenage mécanique de cet organe qu'à des poussées inflammatoires subaiguës du myocarde.

Les symptômes de la myocardite interstitielle seraient les suivants :

Une période *latente* caractérisée déjà par l'apparition de quelques troubles fonctionnels, parmi lesquels une gêne des contractions car-diaques résultant de l'hypertrophie du cœur et de l'élévation consécutive de la pression artérielle, quelques troubles respiratoires et douleurs sourdes dans la région précordiale ; une période *d'état* caractérisée par une voussure précordiale plus ou moins accusée, l'abaissement de la pointe du cœur ordinairement bien perçue, l'augmentation de la matité

cardiaque dans tous les sens, les troubles arythmiques nombreux et
presque constants, parfois par des douleurs sourdes dans toute l'étendue
de la paroi précordiale, par des poussées de bronchite ou de congestion
pulmonaire, par l'absence habituelle de souffles valvulaires, enfin par
les progrès croissants de l'asystolie.

b. La *myocardite segmentaire* est caractérisée par une sorte de morcel-
lement de la fibre musculaire du cœur, consécutif lui-même à la fente du
ciment existant au niveau des traits scalariformes d'Eberth. Cette lésion
avait déjà été décrite dès 1877 par Landouzy et Renaut qui l'avaient attribuée à tous les cas d'asthénie du myocarde. Plus tard, Renaut en 1888 et
Mollard en 1889, la décrivirent chez le vieillard à titre de maladie primitive et indépendante de lésions scléreuses ou vasculaires.

Les symptômes attribués à cette myocardite sont les suivants :

Parfois, absence d'oppression et de palpitations, inégalité et irrégularité du pouls, arythmie paroxystique, pouls arythmique « multiforme »,
tachycardie ; affaiblissement des contractions cardiaques et du choc précordial, lequel reste intramamelonnaire ; augmentation de la matité cardiaque (forme de matité *rectangulaire* dépassant exceptionnellement le
bord gauche du sternum, opposée à la matité cylindroïde du rétrécissement aortique, piriforme du rétrécissement mitral, en gibecière de
l'insuffisance mitrale avec rétrécissement) ; atténuation des bruits cardiaques, souffle systolique médiocardiaque (souffle doux, faible ou
fort, sans bruit musical et sons harmoniques surajoutés, localisé à égale
distance du foyer aortique et mitral, sans propagation vers l'aisselle) ;
œdème latent prétibial et œdème des membres inférieurs ; œdème variable des bases pulmonaires prédominant à gauche avec tendance à
l'engouement; absence de signes de congestion veineuse passive dans la
grande circulation, de tuméfaction du foie et de congestion rénale ;
pâleur spéciale des malades.

Il y a dans cette description un assez grand nombre de symptômes
qu'on retrouve dans la cardio-sclérose.

Le « pouls arythmique multiforme » qu'on peut appeler plus simplement *pouls arythmique variable*, est un fait observé fréquemment dans
toutes les dégénérescences du myocarde. C'est une arythmie qui change
d'un moment à l'autre, et les variations portent surtout sur l'amplitude
du pouls. « D'un tracé à l'autre, cette amplitude passera d'un minimum
de 8 millimètres à un maximum de 20, pour ne plus atteindre, dans le
tracé suivant, qu'un maximum de 10 à 12 millimètres. » Les tracés
sphygmographiques recueillis sur le même malade, à plusieurs jours ou
seulement à quelques heures de distance, et que l'on peut étudier dans

l'étude symptomatique de l'artério-sclérose, montrent la valeur de cette forme d'arythmie.

On parle d'un œdème prétibial « latent ». Pourquoi « latent », puisqu'il suffit de le chercher pour le trouver, et qu'on le constate facilement par la pression profonde et persistante de la peau sur la région préti-biale ? Les symptômes ne sont souvent latents que pour ceux qui ne les connaissent pas ou ne savent pas les chercher.

Ce qui rapproche encore la description clinique de cette myocardite segmentaire de celle de la cardio-sclérose, c'est l'influence de la moindre cause, de la moindre maladie intercurrente (bronchite, congestion pulmonaire, grippe, choc traumatique, etc.) sur l'aggravation rapide et subite de la cardiopathie, ce sont encore ses terminaisons par syncope, par asystolie, ou encore par faiblesse et asthénie cardiaque.

La myocardite segmentaire a été désignée sous le nom de sénile. Or, le « cœur sénile [1] » comprend des faits et des maladies assez disparates, il correspond à cinq types différents :

1° A l'athéromasie des coronaires, sans aucune lésion consécutive du myocarde (forme *athéromasique simple*) ; 2° à l'athéromasie des coronaires avec atrophie du myocarde (forme *atrophique*) ; 3° à l'athéromasie des coronaires avec hypertrophie du myocarde (forme *hypertrophique*) ; 4° à l'artério-sclérose du cœur avec sclérose dystrophique du myocarde (forme *dystrophique*) ; 5° à la myocardite *segmentaire*. Mais, il n'est pas encore absolument démontré que celle-ci soit une maladie réelle, isolée de toute altération vasculaire ou autre.

*c.* Quelques auteurs s'attardent encore à décrire une *myocardite chronique graisseuse* ou *granulo-graisseuse*. Or, il en est de même pour cette maladie que pour la myocardite segmentaire laquelle est souvent une lésion consécutive à d'autres altérations, et non une maladie autonome et primitive. La « myocardite » granulo-graisseuse *primitive* n'existe pas. Il y a, sans doute, des dégénérescences granulo-graisseuses *secondaires* que l'on peut observer à titre de lésions presque banales dans le cours des myocardites ou de l'artério-sclérose du cœur (et il est démontré que cette sorte de dégénérescence est encore plus

---

[1] Boy-Tessier (De la sénilité en général, 1894) et ensuite Sesquès (Marseille, 1894) admettent une forme de cœur sénile sans altérations pathologiques, sans lésions des coronaires, du tissu musculaire ou conjonctif, avec légère atrophie du cœur. La structure histologique présente des modifications résultant seulement de l'évolution du processus sénile et de l'hypergénèse du tissu conjonctif diffus qui en est la conséquence. Cette hypergénèse a pour caractères d'être générale, primitive et indépendante de toute lésion, régulière et sans action nocive sur les éléments musculaires qu'elle sépare sans les étouffer ni les atrophier.

rare qu'on l'a dit) ; mais il n'y a pas lieu d'en faire une forme clinique distincte, à plus forte raison une maladie spéciale et surtout inflammatoire. Et cependant, pour Peter, quel luxe de détails symptomatiques dans la description de cette maladie !

Il dit que le cœur est douloureux à la pression, il parle de douleurs rétro-sternales et angoissantes, de troubles dyspnéiques, de pouls ralenti ou accéléré, d'accidents « dus à la mise en action des nerfs pneumogastriques », d'attaques syncopales ou comateuses et pseudo-apoplectiques, etc.

Il y a de tout dans cette symptomatologie : des symptômes dus à l'endartérite coronaire, à l'imperméabilité rénale, à la sclérose bulbaire. On y remarque la confusion de la dégénérescence granuleuse des fibres musculaires du cœur avec la surcharge graisseuse de cet organe et de ses espaces interstitiels, maladie qui se traduit d'ordinaire par le ralentissement de pouls, la faiblesse des contractions cardiaques, la fréquence des accidents lipothymiques et par la respiration de Cheyne-Stokes.

Cette question du *cœur graisseux* (dégénérescence graisseuse du myocarde) et du *cœur polysarcique* (surcharge adipeuse du cœur) a besoin d'être ici résumée.

*A.* — La *dégénérescence graisseuse* du myocarde n'est pas une inflammation, et je répète que le terme de « myocardite » adopté par Peter est absolument impropre. Elle est assez rare et survient sous l'influence de trois causes : *toxiques* (alcool, phosphore, arsenic, acide sulfurique, etc.), *infectieuses* (fièvres, atrophie jaune aiguë du foie, puerpérisme infectieux, etc.) ; *dyscrasiques* (phtisie, suppurations osseuses, carcinose, diabète, goutte, anémie, surtout anémie post-hémorrhagique, d'après Perl). Enfin, les lésions des coronaires ont été invoquées par un assez grand nombre d'auteurs, et cependant Wilde (1891) n'admet aucune relation entre celles-ci et la production de la dégénérescence graisseuse des fibres myocardiques. D'autre part, cette dégénérescence est souvent plus apparente que réelle, et dès 1843, dans son livre sur la *Pathologie du système circulatoire*, Pigeaux avait bien vu que le tissu adipeux, au lieu d'être disposé en une seule couche au-dessous du péricarde, s'insinue et s'interpose aux plans charnus : « il les sépare, les éparpille dans quelques endroits, et on conçoit alors que, pour peu que les fibres musculaires soient minces et décolorées, il sera facile de croire à une transformation graisseuse qui n'existe réellement pas ». En tout cas, ses signes reproduisent à peine la symptomatologie un peu banale de l'asthénie cardiaque, et il est toujours exact de dire avec Laennec, qu'aucun symptôme important ne lui est spécial, avec Ormerod (1849) que « le diagnostic basé sur les signes locaux ou généraux est presque impossible ».

Plus tard, il est vrai, Hope, Walshe, puis Stokes, ont prétendu le contraire, et pour ce dernier auteur, le diagnostic porte sur trois points prin-cipaux : « 1° la présence des signes physiques et des symptômes indiquant une diminution de la force du cœur ; 2° l'apparition des symptômes se rapportant à l'encéphale et à une modification de la circulation cérébrale, soit par anémie du système artériel, soit par congestion du système vei-neux ; 3° les troubles des fonctions respiratoires dus, en apparence, à la faiblesse du ventricule droit. »

Il s'agit ici de simples affirmations, non démontrées par la clinique, et l'opinion de Laennec reste toujours vraie.

*B.* — La *surcharge graisseuse du cœur* (*lipoma capsulare* de Wirchow, atrophie lipomateuse de Orth, cœur polysarcique, etc.) est connue depuis de très longues années. Elle s'observe, comme l'a fait autrefois remarquer Forget, tantôt chez les obèses, tantôt chez les individus non chargés d'em-bonpoint général. Elle peut se continuer dans la partie inférieure du médiastin, au-devant du péricarde, entre lui et les plèvres (Laënnec) ; l'état adipeux envahit encore les replis péritonéaux, l'atmosphère grais-seuse des reins, d'où gêne et stase de la circulation abdominale (Sto-kes). Pigeaux, qui parle de sujets « décharnés ayant offert à l'autopsie des cœurs prodigieusement chargés de graisse », ajoute très judicieusement qu'il y a une différence très grande entre la polysarcie cardiaque et le foie graisseux ; car, « le tissu adipeux du cœur ne pénètre pas sa trame, tandis que dans le foie gras des tuberculeux, c'est plutôt une dégénéres-cence qu'une accumulation, et la graisse semble incorporée à l'organe même ». Cette opinion devait être confirmée plus tard : par les expériences de Kisch (de Pétersbourg, 1887) sur l'engraissement des oies, démon-trant l'envahissement graisseux du cœur surtout par son ventricule droit dans les interstices musculaires et de dehors en dedans ; par les constata-tions histologiques de Renaut (de Lyon, 1897) démontrant encore comme résultat de la surcharge graisseuse du cœur, l'atrophie simple ou avec dégénération pigmentaire, l'atrophie hyperplasmique avec ou sans dissociation segmentaire, mais rarement la dégénérescence graisseuse des fibres myocardiques.

La symptomatologie en a été diversement décrite. Au siècle dernier, (1749) Sénac pensait que le cœur « chargé d'un tel fardeau » ne pouvait, ni se déplacer, ni se dilater, ni se contracter, et il cite, après Hippocrate et Lancisi, un cas de mort subite par le dépôt graisseux qu'il accuse de comprimer les vaisseaux au point de les rétrécir et de les durcir « comme les cordes de violon ». Il avait pris l'effet pour la cause, et c'était le rétrécissement des coronaires qui avait au contraire provoqué la pro-duction du tissu adipeux, principalement sur le ventricule droit, comme nous l'avons vu à l'anatomie pathologique (p. 218). Au commencement du siècle, Corvisart rapportant les faits de surcharge graisseuse de Ker-kring, Bonnet et Morgagni, n'osait, au contraire, « prononcer que cet état fût pathologique, c'est-à-dire porté au point de déranger constam-ment et à un point qui fait maladie, la fonction de l'organe ». Laennec a émis la même opinion et il n'a jamais observé, dit-il, « aucun symp-tôme qui lui ait paru dépendre directement de l'accumulation de la graisse ».

La vérité se trouve entre ces deux affirmations contraires. Tout d'abord, la mort subite peut s'observer, même sans altération concomi-tante des coronaires, et sur 210 cas de syncopes mortelles analysés par Westcott (1894), il y en a 77 par surcharge graisseuse du cœur. Ensuite, les symptômes suivants sont observés : quelquefois arythmie et brady-cardie, souvent tachycardie ; signes de dilatation du cœur, d'asthénie myocardique, pas ou peu de choc précordial, battements du cœur très sourds ; signes de pléthore abdominale ; refroidissement des extrémités, pâleur et sorte de bouffissure de la face, arc sénile cornéen (non cons-tant) ; toux fréquente sans bronchite (Walshe) ; respiration courte et rapide, polypnée et dyspnée.

Comme on le voit, tous ces symptômes sont loin de reproduire ceux de la cardio-sclérose. Mais celle-ci peut être compliquée de surcharge graisseuse du cœur, chez les obèses par exemple, et l'erreur consisterait à ne voir qu'un cœur graisseux sans cardio-sclérose. Cette dernière peut être cependant très facilement dépistée et reconnue par l'existence de tous les symptômes artériels, de la dyspnée toxi-alimentaire, etc.

d. En opposition avec les cardiopathies artérielles (myocardites arté-rielles) qui commencent aux artères pour finir au cœur gauche, il y a les cardiopathies veineuses (myocardites veineuses) que nous étudions depuis quelques années et qu'il nous suffit de mentionner ici. Leurs lésions anatomiques sont celles du « cœur cardiaque » déjà décrit (p. 254).

Ici, la maladie commence par le système veineux, et surtout par le système veineux intra-abdominal, ce grand égout collecteur de l'orga-nisme. Pendant des mois et des années, il y a stase énorme et perma-nente dans les veines mésaraïques dont la dilatation progressive amoin-drit la contractilité, et c'est ainsi que la « pléthore abdominale » des anciens mérite d'être réhabilitée. Ces veines et la veine-porte charrient alors lentement les toxines dont elles sont encombrées ; le foie insuffi-sant à la tâche, se congestionne (foie gastro-intestinal, non cardiaque), et neutralisant incomplètement les poisons venus du tube digestif, il les laisse pénétrer jusque dans le cœur droit et les poumons qu'ils irritent, congestionnent et enflamment. Alors, la maladie du cœur va être constituée, et c'est ainsi que l'on voit des malades, *congestifs*[1] pour la plupart, chez lesquels l'hypérémie passive avec stase veineuse se traduit par les signes de la pléthore abdominale, par un gros foie, par des bronchites, des congestions pulmonaires à répétition, et devenant ensuite inamovibles, par des fluxions hémorrhoïdaires fréquentes, par des congestions rénales, par un cœur prompt à la dilatation avec contractions molles et insuffisantes, par l'hypertension veineuse, par un facies rouge et un peu cyanosé et tous les symptômes de congestion encéphalique, souvent par l'abondance du tissu adipeux. Car les maladies par « ralentissement de la nutrition » commencent presque toujours par le ralentissement de la circulation veineuse.

Quelles différences avec les cardiopathies artérielles qui commencent par les artères pour finir au cœur gauche et dans lesquelles prédomine l'ischémie des organes ; avec les myocardites scléreuses ou interstitielles qui affectent d'abord le muscle cardiaque ; avec les cardiopathies valvulaires chroniques qui commencent au cœur pour finir aux vaisseaux et dans lesquelles les troubles hydrauliques prennent une place prépondérante !

Si vous savez *prévoir* la cardiopathie veineuse dans ses origines, vous saurez aussi la *prévenir*, et comme ici la digitale et les médicaments toni-cardiaques sont souvent impuissants, vous aurez dans la kinésithérapie et le massage abdominal, aidés par le régime alimentaire et les eaux minérales, des moyens préventifs de haute valeur. Le massage abdominal répond ici à trois indications principales : réduire la stase sanguine ; prévenir l'immobilisation et l'accumulation des toxines contenues dans les veines mésaraïques ; augmenter leur élimination par la diurèse. Il faut surveiller le système circulatoire des veines intra-abdominales, le grand régulateur de la tension artérielle, combattre la tendance à la « pléthore abdominale » des anciens, parce que chez certains sujets à nutrition retardante qui commence par la circulation retardante (arthritiques, uricémiques, goutteux, obèses, diabétiques gras), cette stase circulatoire

[1] Ces faits sont à rapprocher en partie de ceux que CUFFER et SOLLIER ont étudiés sous les noms de : « diathèse congestive veineuse et congestion veineuse généralisée » (*Revue de méd.*, 1889). D'après ces auteurs, cette maladie qui peut se terminer par la « sclérose péri-veineuse », donne lieu à deux ordres de symptômes : 1° *Troubles congestifs veineux* (érythème cutané, purpura, éruption vésiculeuse de la peau, veinosités, varicosités des veines sous-cutanées ; injection conjonctivale ; stomatite, gingivite expulsive et hémorrhagique ; coryza et enchéfrènement, épistaxis ; hypertrophie du foie et de la rate, albuminurie, congestion pulmonaire, vomissements, hématemèses) ; 2° *Troubles nerveux* (sueurs locales et refroidissement des extrémités, exagération des réflexes, hyperesthésie, irritation spinale, céphalgie, étourdissements, troubles de la vue, etc.). ⸺ Quoiqu'ils n'aient pas observé les troubles cardiaques consécutifs et qu'ils n'aient pas décrit les cardiopathies veineuses assez souvent méconnues, ces auteurs ont publié deux observations très instructives sur la « congestion veineuse généralisée », laquelle peut venir à l'appui de l'opinion que nous soutenons. ⸺ Chez les vieillards, Canstatt avait autrefois insisté sur la prédominance des veines et du système veineux, sur ce qu'il appelait, la « vénosité ».

retient, emmagasine des toxines vaso-constrictives, et elle contribue à surmener le fonctionnement du foie et du rein.

*e.* Il existe des *myocardites secondaires* à des affections néoplasiques du cœur. Nous les décrirons seulement pour mémoire, parce que la tuberculose, la syphilis et le cancer du cœur sont le plus souvent impossibles à diagnostiquer pendant la vie.

La *tuberculose du myocarde* se présente sous trois formes : granulations miliaires, masses caséeuses, myocardite scléreuse. — Les gros tubercules (masses caséeuses) dont le volume atteint parfois un œuf de pigeon et même de poule, peuvent dans la paroi de l'oreillette gauche comprimer des organes importants, comme les veines pulmonaires (1re observations en date de Townsend en 1833), les veines pulmonaires et la veine cave (observations de Kaufmann, 1897), et donner lieu à des phénomènes de cyanose promptement mortelle. Leur siège est surtout dans le ventricule gauche et ils sont en rapport direct avec les fibres musculaires, ce qui les distingue des productions syphilitiques ordinairement entourées d'une zone assez nette de tissu fibroïde. — Les lésions scléreuses sont constituées par d'abondants faisceaux fibreux sous-endocardiques, avec nombreuses cellules géantes, bacilles de Koch et amas d'une substance granuleuse provenant de la fonte en bloc des cellules musculaires. — Dans l'infiltration tuberculeuse, la myocardite n'est plus circonscrite, mais diffuse, elle s'observe surtout chez le bœuf (Cadéac, Bergstrand), et la cirrhose tuberculeuse du cœur est à rapprocher de celle du cheval (observée par Cadiot, Gilbert et Roger) où on trouve un muscle grisâtre et ferme, parcouru par des bandes fibreuses au milieu desquelles se voient des granulations, par une hypergénèse du tissu conjonctif dans les cloisons interfasciculaires et pénétrant entre les fibres musculaires qu'il atrophie et dissocie. — Enfin, Brehmer (1883) a décrit une myocardite scléro-tuberculeuse sans bacilles de Koch, apparemment produite par les toxines bacillaires.

La tuberculose ne reste pas toujours cantonnée dans le myocarde ; elle atteint aussi, à des degrés divers, l'endocarde et le péricarde, et elle peut être accompagnée d'altérations secondaires, ainsi résumées par Sanger (1879) : œdème des valvules du cœur gauche, hypertrophie et dilatation de l'organe, compression des veines pulmonaires, rétrécissement de l'oreillette droite, adhérences et hydropisie du péricarde. Enfin, contrairement à ce qui arrive pour d'autres organes, elle ne se termine pas par ulcération, une seule observation de Murchison à ce sujet (1865) restant toujours très contestée.

La tuberculose du myocarde est toujours secondaire à celle des autres organes, sauf deux cas contestables (Demme et Knopf) où elle aurait été primitive. Elle est souvent latente, ou elle se traduit par de la dyspnée, de la cyanose, de l'asphyxie, par des accidents asystoliques, de l'arythmie, de la tachycardie, des syncopes, un pouls faible et irrégulier, et par la symptomatologie banale de toute myocardite chronique arrivée à la période d'insuffisance cardiaque [1].

La *syphilis du myocarde* affecte trois formes : myocardite gommeuse, scléro-gommeuse, scléreuse. — Les gommes peuvent être *miliaires* et appréciables seulement au microscope ; le plus souvent, elles se présentent sous forme de nodosités d'un blanc jaunâtre dont le siège est surtout au cœur gauche, dont le volume varie d'une lentille à un pois, à une amande, à un œuf de pigeon, à une bille de billard ; elles sont souvent saillantes sous le péricarde et l'endocarde, toujours séparées du muscle cardiaque par une zone de tissu fibroïde. Les orifices sont ordinairement respectés. — Tantôt la myocardite scléreuse est partielle et en rapport avec une endo-périartérite circonscrite ; tantôt elle est généralisée et diffuse sous forme de larges tractus fibreux, où les cellules géantes sont toujours plus rares que dans la tuberculose. Ce qui prouverait que la syphilis peut donner d'emblée naissance, sans syphilomes, à une myocardite scléreuse, c'est le fait déjà ancien (1859) de Virchow : myocardite gommeuse dans le cœur droit, myocardite seulement scléreuse dans le cœur gauche. Du reste, celle-ci a presque toujours un point de départ vasculaire et ce ne sont pas seulement les petites branches coronariennes (Mracek, Adler) qui sont atteintes, mais aussi les troncs des artères cardiaques qui peuvent donner lieu à l'angine de poitrine, ou encore être atteints de multiples petits anévrysmes dont la rupture est possible (Chvostek, Ehrlich, Weischelbaum, Balzer, Mauriac). L'observation de Balzer (1883) indique chez un syphilitique, la présence d'une trentaine d'anévrysmes miliaires, du volume d'une tête d'épingle, échelonnés sur le trajet de la coronaire antérieure et formés dans les vaisseaux du péricarde. Outre ces anévrysmes, on trouvait encore de

[1] Tuberculose du myocarde : TOWNSEND (*Dublin Journ. of. med. Sc.*, 1832 ; 1re observation) ; A. FUCHS (*thèse de Paris*, 1898, dernier travail en date). — Syphilis du myocarde : RICORD (*Gaz. des hôp.*, 1845) ; WIRCHOW (*La syphilis constitutionnelle*, 1859) ; LANCEREAUX (*Arch. de méd.*, 1873) ; GRENOUILLER (*Thèse de Paris*, 1878) ; LANG (*Die syphilis der Herzens*, Wien 1889) ; MRACEK (*Arch. f. dermatol. und syphilis*, 1893) ; I. ADLER (*New-York med. Journ. et Journal des Praticiens*, décembre 1898). — Cancer du cœur : LIEUTAUD (*historioa anatomica medica*, 1761, t. III) ; VITAL-LAISNEY (*Thèse de Paris*, 1895). — Troubles cardiovasculaires dans l'acromégalie : DALLEMAGNE (*Arch. de méd. exp.*, 1895) ; HUCHARD (*Journal des Praticiens*, 1895) ; CAMILLE FOURNIER (*Thèse de Paris*, 1896 ; LABADIE-LAGRAVE et DEGUY (*Journ. des pratic.*, 1899). — Dans cette courte bibliographie, nous ne donnons que le premiers et derniers travaux.

petites hémorrhagies dans les gaines des vaisseaux du péricarde et principalement dans la gaine séreuse de l'aorte et de l'artère pulmonaire, de sorte que l'on est en droit de se demander si ces anévrysmes miliaires des coronaires ne peuvent pas être invoqués pour la pathogénie de certaines péricardites hémorrhagiques. — La question d'une lésion syphilitique primitive des nerfs cardiaques reste en suspens, quoique Petrow (cité par Lang) croie à sa possibilité.

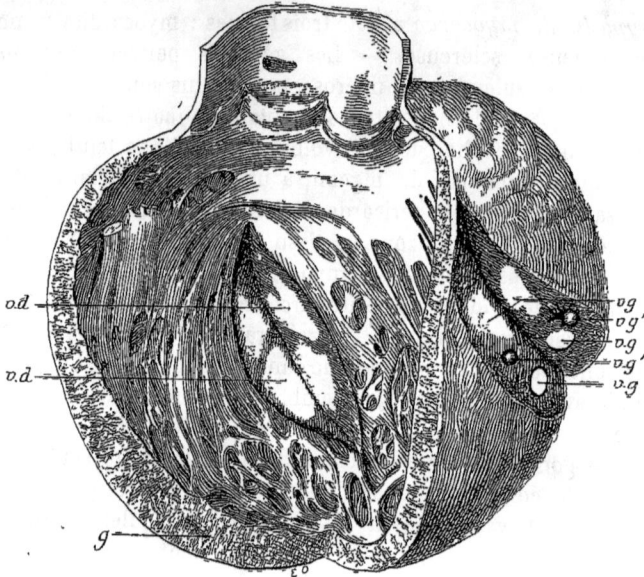

Fig. 107. — Gommes syphilitiques et myocardite syphilitique gommeuse des deux ventricules (Ricord).

*vg, vg, vg', vg,* gommes du ventricule gauche ; *vd. vd,* gommes du ventricule droit.

Les symptômes sont encore ceux de toute myocardite : palpitations parfois violentes, arythmie, attaques d'asystolie aiguë (Marchiafava), quelquefois cyanose, anasarque, accès paroxystiques de dyspnée souvent très accusée, symptôme auquel Rosenfeld (1882) attache une importance exagérée jusqu'à décrire l'*asthma syphiliticum*. A ce sujet, on doit se demander si la dyspnée n'est pas due à l'action d'une néphrite assez souvent concomitante, comme le pouls lent permanent a été judicieusement rattaché à la néphrite interstitielle accompagnant une masse gommeuse énorme de la base du cœur (Rendu, 1895). La mort peut survenir par embolie cérébrale (Oppolzer, 1860) ; la mort subite est fréquente (Jullien, Cayley) probablement en raison de l'atteinte portée à l'irrigation sanguine de l'organe par la lésion habituelle des coronaires.

En un mot, la syphilis du cœur ne présente rien de spécial. L'arythmie et l'irrégularité de fréquence du cœur (Lang), la prédominance des symptômes respiratoires et des accidents se passant dans la petite circulation, sont des signes d'une valeur très douteuse, et si la mort subite s'observe fréquemment, c'est en raison de l'endartérite coronarienne qui s'observe souvent dans ces cas, et cette endartérite coronarienne, plus fréquente que la myocardite scléreuse *primitive* d'origine syphilitique, est pour nous le plus souvent la cause de la sclérose *secondaire* du myocarde. En tout cas, au double point de vue anatomique et clinique, il convient de séparer nettement les lésions du myocarde ou du tissu interstitiel produit directement par la syphilis ou les gommes, des altérations dystrophiques des mêmes éléments consécutives à l'endartérite des coronaires.

D'autre part, la syphilis myocardique reste longtemps latente dans la plus grande partie de son évolution, et à la dernière période on ne constate plus que le tableau clinique un peu banal de l'insuffisance du cœur. C'est donc aller trop loin que dire avec Adler (de New-York) que, chez les individus jeunes, « un cœur faible et irritable, associé à la bradycardie, plus souvent à la tachycardie, et toujours à une arythmie plus ou moins marquée, n'est autre qu'un cœur atteint de syphilis ». Il est vrai que cet auteur a corrigé, en quelque sorte, ce que cette affirmation avait d'excessif, en ajoutant que dans les cas où la myocardite se présente chez des individus jeunes et où elle n'est pas attribuable à quelque autre cause, elle doit toujours donner naissance à un soupçon de syphilis. Alors, il faut donner au patient le bénéfice du doute, en procédant sans délai à un traitement antisyphilitique énergique, parce que si la thérapeutique peut arrêter le processus de certaines lésions spécifiques, résorber des gommes et d'autres proliférations cellulaires, elle est impuissante contre le tissu fibreux complètement développé. Dans ce dernier cas, l'insuccès n'infirme pas le diagnostic qui a pu être seulement soupçonné.

Il est encore utile d'appeler l'attention sur la *syphilis héréditaire*, précoce ou même tardive du cœur, et lorsque nous voyons survenir sans cause apparente, à l'âge de 20, 30 et même 40 ans, les signes d'une myocardite chez un sujet dont les parents ont succombé au tabes, à la paralysie générale, nous avons une tendance à regarder la maladie comme d'angine syphilitique. D'autre part, l'aortite syphilitique est d'une grande fréquence, comme nous l'avons déjà dit, et elle peut être associée à la myocardite de même nature.

Le diagnostic est donc possible, en se fondant sur les commémoratifs, et à la condition de pouvoir écarter tous les autres facteurs étiologiques. En tout cas, lorsque l'on constate les signes d'une myocardite chez un

syphilitique, le premier devoir du médecin est d'instituer un traitement
spécifique énergique (injections mercurielles, iodure de potassium à
haute dose), et malgré les dénégations de Dusch (1871), la guérison est
possible au début, comme Zacharjine, Bogosslowski (1891) et Adler (1898)
l'ont démontré.

Il importe de terminer par une rectification historique. On attribue
généralement à Virchow le mérite d'avoir décrit le premier d'une façon très
nette, la syphilis du cœur. Or, c'est Ricord qui, plus de dix ans avant
lui, a donné l'histoire de gommes du cœur — le type anatomique le plus
incontestable de la syphilis cardiaque — sous le nom de : « dégénérescence plastique tuberculiforme du tissu musculaire du cœur ». Nous reproduisons la figure (p. 462,) d'après sa clinique iconographique[1].

Le *cancer du cœur* est toujours une surprise d'autopsie, et quoique
dans un seul cas on ait constaté à sa suite une profonde dégénérescence
du myocarde, le diagnostic est impossible chez un cancéreux, parce que
le cancer altère peu les fibres musculaires voisines, et que le médecin n'a
même pas l'existence d'une myocardite pour pouvoir penser à un carcinome du cœur. Son lieu de prédilection paraît être le ventricule droit,
parce qu'il se propage surtout par la voie vasculaire. Toutes les observations ou thèses sur ce sujet, démontrent que, le plus souvent, le cancer
du cœur est une affection latente, elle ne devient grave que par son
siège ou par sa propagation intra-cavitaire, et encore dans tous les cas
où les symptômes dépendent de la tumeur elle-même, Schrœtter (1879)
a raison de dire qu'ils n'ont rien de caractéristique. Quand on observe de
l'arythmie, de la dyspnée, de la tachycardie, des phénomènes angineux,
des signes de lésions valvulaires, une insuffisance aortique, la mort rapide
ou même subite, etc., on peut, chez un cancéreux, penser à un cancer du

---

[1] Malade âgé de quarante-quatre ans, ayant eu un chancre induré en 1834. En 1845,
quelques accidents tertiaires (gommes ulcérées). Le 5 août de la même année, mort presque
subite. — A l'autopsie, cœur hypertrophié, rempli de sang pris en caillots peu consis-
tants ; « l'endocarde du ventricule droit avait plus d'un millimètre d'épaisseur, il était
de couleur blanc mat et de consistance fibreuse ». Rien d'anormal à l'endocarde du ventricule gauche. Mais, à la pointe et sur sa paroi interne, « espèce de foyer apoplectique
qui avait pour siège toute l'épaisseur de la paroi ventriculaire ». Le péricarde, au niveau
de ce foyer, était boursouflé et épaissi. Les parois ventriculaires présentaient dans plusieurs points « une altération tuberculiforme, constituée par une matière jaunâtre, dure,
criant sous la pointe du bistouri, sans vascularité, de consistance squirrhoïde en quelques
points, et dans d'autres, analogue pour l'aspect à la matière tuberculeuse en voie de
ramollissement. En un mot, on retrouva là les caractères des nodus ou tubercules
syphilitiques, accidents tertiaires qu'on observe souvent dans le tissu cellulaire sous-
cutané ou sous-muqueux ».
Autour de ces productions morbides, la fibre musculaire était dégénérée. — Les poumons,
parfaitement sains à leur sommet, présentaient, à leur base, plusieurs altérations tuber-
culiformes, grosses comme un pois, et tout à fait analogues à celles du cœur.

cœur, mais on n'est jamais en droit de l'affirmer. Lorsque l'on constate, à l'autopsie, comme j'en ai vu deux cas, une tumeur cancéreuse du cœur avec sclérose dystrophique du myocarde, il faut bien se garder d'attribuer à la tumeur elle-même des lésions dues seulement à la sclérose conco= mitante des coronaires et développée indépendamment de la tumeur elle-même. Car, celle-ci, encore une fois, retentit à peine sur la nutrition du myocarde qui reste le plus souvent intact. La myocardite secondaire au cancer du cœur est donc sans importance, et cette dernière affection est du reste très rare, puisque sur 22.000 autopsies réunies par Kœhler (de Stuttgart), Tanchon et Villigk, elle n'a été trouvée que 24 fois. Ce dia-gnostic, presque toujours impossible, est donc jusqu'ici négligeable

L'acromégalie détermine des troubles cardio=vasculaires (arythmie, dyspnée d'effort, hypertrophie cardiaque considérable, angine de poitrine syncopes, mort subite) qui ont été étudiés par Dallemagne et par nous. L'athérome artériel dans l'acromégalie est assez fréquent, mais rarement l'endartérite est oblitérante ; les artères sont athéromateuses et large-ment ouvertes, le cœur est énorme (800 à 900 grammes) très hypertro-phié, peu scléreux et participant à un véritable état de splanchnomégalie (foie, 5 900 grammes ; rate, 920 grammes ; pancréas, 220 ; reins droit et gauche, 550 à 620). Sur les trois observations de Dallemagne, l'un arté-rio=scléreux est mort dans le coma diabétique, et l'autre avait 70 ans ; de sorte qu'il n'est pas encore démontré que les toxines de l'acro-mégalie puissent créer de toutes pièces une artério-sclérose généra-lisée et une myocardite scléreuse. Mais, il était utile d'appeler l'atten-tion sur ces faits, d'autant plus qu'un de nos malades dont l'observation est rapportée dans la thèse de C. Fournier, est mort à 67 ans au milieu d'accidents asystoliques, avec asthénie générale.

Après avoir résumé la symptomatologie attribuée aux variétés de myocardites chroniques, il faut maintenant établir leur diagnostic avec la cardio=sclérose. Or, à ce point de vue, il n'y a qu'une chose à dire :

Toutes les myocardites chroniques, étant des affections locales, ne présentent aucun des symptômes extra=cardiaques que je réunis sous le nom de « stigmates de la cardio=sclérose » (symptômes d'hyperten-sion artérielle, symptômes méiopragiques, symptômes toxiques).

Parmi les symptômes cardiaques et cardio-artériels, voici encore ceux qu'on ne rencontre pas d'ordinaire dans les myocardites : la dysp=née toxi-alimentaire ; les symptômes cervico-aortiques (retentissement diastolique de l'aorte, battements anormaux des artères cervicales, aug-mentation de la matité aortique et élévation des sous=clavières) ; les symptômes dus à l'aortite souvent concomitante, l'œdème aigu du poumon, les accidents angineux ; les complications possibles d'anévrisme partiels du cœur, de ruptures du cœur, de l'aorte et des coronaires ; toutes les complications artérielles (hémorrhagies cérébrales, thromboses des coronaires, infarctus du cœur,) affections rénales concomitantes et pouvant précéder la localisation cardiaque, affections prostatiques, etc.

La marche de la cardio-sclérose en trois périodes (*artérielle*, *cardio-artérielle*, *mitro-artérielle*) et les symptômes de la cachexie artérielle, n'appartiennent pas à l'évolution clinique des myocardites chroniques.

Parmi les symptômes communs aux myocardites et à la cardio-sclérose, il faut signaler : la dyspnée d'effort, les poussées de congestion active du poumon, la congestion passive des bases pulmonaires, l'augmentation de la matité précordiale, l'affaiblissement des contractions cardiaques et du choc précordial, l'absence habituelle de souffles valvulaires, l'arythmie, etc. Les allorythmies, ou arythmies rythmées (rythme couplé ou tricouplé du cœur) sont plus fréquentes dans la cardio-sclérose, et la mort subite s'observe plus souvent.

Malgré ces caractères distinctifs, un grand nombre d'observations, désignées sous le nom de « myocardites chroniques », doivent être rangées dans la classe des cardiopathies artérielles.

Le *cœur rénal* de la néphrite interstitielle offre beaucoup de points communs avec la cardio-sclérose. Les premiers signes de cette néphrite, qui mérite souvent le nom de néphrite artérielle, sont : palpitations, tachycardie légère, insuffisance aortique fonctionnelle et dilatation de l'aorte, dyspnée d'effort, polyurie, état congestif de la base du poumon.

D'une façon générale, les symptômes des scléroses cardiaque et rénale sont souvent associés dans la forme cardio-rénale de la maladie. Mais, lorsque l'artério-sclérose prédomine ou lorsqu'elle existe à l'état isolé, l'hypertrophie cardiaque est plus considérable, les battements du cœur, tout en étant plus accélérés, sont presque toujours réguliers, il n'y a pas d'arythmie, ou celle-ci n'existe vers la fin de la maladie que dans les cas où le myocarde a été atteint à son tour, et cela le plus souvent sous la forme de quelques intermittences ou faux pas du cœur. Enfin, les modifications de l'urine, la présence de faibles quantités d'albumine, l'existence d'un bruit de galop caractéristique, etc., s'observent beaucoup plus fréquemment dans la néphrite interstitielle.

En quelques mots, revenons encore sur la question du diagnostic des diverses myocardites chroniques avec la cardio-sclérose. Si l'on se reporte aux longs développements dans lesquels je suis entré à ce sujet, (dans le seul but de citer complètement l'opinion de tous les auteurs), on peut croire cette question très difficile à résoudre au lit du malade. Or, rien n'est plus simple, et le diagnostic est basé sur cette formule : La myocardite chronique est une maladie *locale* du myocarde ; la cardio-sclérose est une maladie *artérielle* et le myocarde n'est atteint que par suite des lésions vasculaires. Donc, les symptômes *communs* aux deux affections sont ceux de l'insuffisance du myocarde ; les symptômes *propres* à la cardio-sclérose sont les symptômes artériels (hypertension, méiopragies, accidents toxiques, signes de sclérose coronarienne, etc.). Peut-on faire alors plus longtemps une question doctrinale où les disputes des anatomo-pathologistes n'ont aucune sanction, d'une question clinique où les médecins retrouvent la concorde et la vérité?

D'autre part, on abuse singulièrement de la myocardite, du mot et de la chose. Un malade atteint de cirrhose avec thrombose des veines mésaraïques (dont j'ai résumé l'observation, p. 15), présente des systoles cardiaques affaiblies, un pouls irrégulier et rapide, quelques palpitations, et ces symptômes semblent suffisants pour établir le diagnostic de myocardite. Celle-ci n'est naturellement pas confirmée à l'autopsie, et on n'avait pas songé que la pyléphlébite, la thrombose de la veine porte et de ses branches d'origine, sont suivies d'une chute considérable de la tension artérielle avec tachycardie donnant ainsi lieu au syndrome d'une *pseudo-myocardite*. — Après les fièvres et surtout après la dothiénentérie, la tension artérielle reste abaissée pendant un temps plus ou moins long avec les conséquences que nous avons énumérées. Myocardite, diront quelques auteurs, quand il s'agit seulement de troubles dans l'innervation 'vaso-motrice. — Rappelons cet homme au pouls très instable, chez lequel les battements s'élevaient de 90 à 140, lorsqu'il restait debout ou lorsqu'il passait de la position couchée à la station verticale. Dira-t-on encore qu'il y avait « myocardite », et va-t-on d'autre part rayer du cadre nosologique toutes les cardiopathies veineuses?

Même abus pour les myocardites aiguës des fièvres, et ce que je disais, il y a quelques années, ne peut être contesté [1] :

La myocardite typhoïdique existe réellement, comme le prouvent nos recherches en 1870 pour la variole, et celles de Hayem pour la dothiénentérie. Mais cette myocardite ne peut pas être seule invoquée ; car, le poison typhique agit également sur les nerfs cardiaques, soit en produisant leur inflammation ou leur simple hypérémie, soit en déterminant de simples troubles *fonctionnels* de l'innervation cardiaque. Avec Bernheim (de Nancy), on doit admettre que le poison typhique « agit à la façon de

---

[1] Sur les signes d'affaiblissement du cœur dans les fièvres ; sur les complications cardiaques dans la fièvre typhoïde (*Soc. méd. des hôp.*, juin et juillet 1894).

la digitale et des acides biliaires qui ralentissent le cœur par irritation de son centre modérateur », et qu'il agit encore comme la digitale à dose exagérée, en produisant une accélération toxique du cœur.

Dans ce dernier cas, on ne peut pas plus trouver de lésions nerveuses qu'on n'en peut rencontrer pour expliquer la bradycardie des ictériques, des convalescents, des urémiques, des nouvelles accouchées, ou encore le délire *toxique* des maladies infectieuses et la dyspnée *ptomaïnique* des cardiopathies artérielles. Sans doute, pour ce qui regarde les accidents des ictères chroniques, on connaît mal encore l'état anatomique du cœur, quoique certaines observations et expériences tendent à faire admettre l'existence d'une myocardite par intoxication biliaire. Le fait est d'autant plus probable que cette intoxication est capable de produire des endocardites ulcéreuses. Mais, nous savons qu'il faut faire une distinction capitale entre ces graves accidents cardiaques et ceux qui surviennent d'une façon transitoire chez les ictériques (bradycardie, intermittences, dilatation du cœur et insuffisance tricuspidienne consécutive).

Or, cette distinction clinique que l'on fait si justement entre les symptômes transitoires ou bénins et les accidents permanents ou graves qui surviennent du côté du cœur chez les ictériques, doit être appliquée également pour la fièvre typhoïde, avec cette restriction que, dans cette dernière maladie, les troubles d'innervation cardiaque peuvent être plus profonds et conduire à la phase très périlleuse de l'asystolie nerveuse. La clinique le prouve, et un grand nombre de faits démontre qu'il ne peut s'agir d'une myocardite, si légère qu'elle soit, lorsque les accidents disparaissent en quelques jours.

L'anatomie pathologique autorise ces conclusions, puisqu'elle démontre l'absence de lésions myocardiques, ou des lésions à peine appréciables dans certains cas. Dans un travail destiné à montrer l'importance des altérations du plexus cardiaque dans la paralysie du cœur consécutive à la *diphtérie*, H. Vincent conclut en ces termes : « La névrite diphtérique du plexus cardiaque a une individualité propre ; c'est elle qu'il faut, chez certains malades, rendre responsable des phénomènes si graves de paralysie du cœur qu'on observe dans le cours ou dans la convalescence de la diphtérie [1]. » C'est elle, ajouterai-je, qui est prise souvent pour de la « myocardite diphtérique » ou qui a été encore attribuée à la « thrombose cardiaque ». — Dans le cours de la *grippe*, le pouls prend parfois une rapidité insolite, les phénomènes gastriques prennent une grande intensité, et les malades meurent de bronchoplégie, de ce que Graves appelait la « paralysie pulmonaire », comme ils peuvent succomber à

[1] *Arch. de méd. expérimentale*, 1894.

la cardioplégie nerveuse. Ainsi que je l'ai démontré [1], « les nerfs pneumogastriques sont comme coupés », et ainsi s'expliquent quelques manifestations congestives du poumon et les accidents de paralysie pulmonaire que l'on rencontre si souvent dans cette maladie. — Si la myocardite
n'est pas niable dans certains cas de *dothiénentérie*, il semble qu'un
autre élément très important, un élément nerveux, s'ajoute à cette complication, et si la description des symptômes de cette myocardite telle
que la comprennent la plupart des auteurs, diffère si notablement de
celle que j'ai établie, il y a près de trente ans, dans le cours de la *variole*,
c'est parce que, dans cette dernière maladie, la myocardite reste isolée,
c'est parce que le poison variolique porte surtout son action sur le myocarde et beaucoup moins sur l'innervation cardiaque. Comparez les symptômes de la myocardite varioleuse et ceux de ce qu'on appelle la « myocardite typhique », vous verrez de grandes différences, et pour le moment,
je ne retiens que celle-ci : autant la mort subite est rare dans la variole,
autant elle est relativement fréquente dans la dothiénentérie.

La clinique démontre, en s'appuyant sur nos connaissances physiologiques, que la bradycardie ou la tachycardie, que toutes les déviations
du rythme cardiaque (allorythmie, embryocardie, bradydiastolie, etc.)
sont sous la dépendance d'un trouble de fonctionnement des nerfs pneumogastriques ; et il y a un intérêt supérieur, au point de vue du pronostic,
à savoir distinguer ce qui appartient à la myocardite typhoïdique et ce
qui relève de la simple action toxique, élective en quelque sorte, du
poison typhoïdique sur les nerfs du plexus cardiaque.

Les toxines secrétées par les microbes pathogènes peuvent tout aussi
bien porter leur action sur le système nerveux que sur le tissu musculaire, et Hayem a eu raison de dire que les altérations de la fibre cardiaque dans la fièvre typhoïde « sont sous la dépendance d'altération
du sang dont les mauvais effets retentissent sur tous les organes peut-
être, sur le système nerveux certainement ».

En tout cas, il ne faut pas chercher ni voir partout des lésions pour
expliquer tous les symptômes constatés pendant la vie, et l'action des
toxines microbiennes peut n'être que *fonctionnelle* sur les organes. En
étudiant l'action d'un poison cardiaque d'origine microbienne, Roger [2]
a constaté que les toxines secrétées par le *Bacillus septicus putidus*,
déterminent des accidents cardiaques caractérisés par le ralentissement
des battements du cœur, l'augmentation de durée des systoles, l'arrêt
de l'organe en diastole comme avec la muscarine, et l'inexcitabilité du

[1] *Soc. méd. des hôpitaux* et *Journ. des Praticiens*, 1890.
[2] *Arch. de physiologie*, avril 1893.

myocarde au début même de l'empoisonnement, phénomènes toxiques
survenant au bout de dix minutes environ. On ne peut raisonnablement
les expliquer par des altérations anatomiques survenues si promptement,
pas plus qu'on ne peut déceler d'altérations nerveuses chez les animaux
empoisonnés par le curare ou la strychnine.

Par conséquent, la conclusion s'impose, et la clinique, aidée de l'expérimentation et de l'anatomie pathologique, démontre un fait : l'abus de
la « myocardite ».

## DIAGNOSTIC DE LA CARDIO-SCLÉROSE AVEC DIVERSES MALADIES

La *péricardite*, aiguë ou subaiguë, avec accidents angineux (comme
Andral en a signalé plusieurs cas), ou encore la péricardite à forme paralytique due à la complication de myocardite et se manifestant par les
symptômes d'insuffisance et même d'impuissance cardiaque, peuvent, en
reproduisant quelques-uns des symptômes de la cardio-sclérose, être
confondus avec cette maladie. Il en est de même des adhérences du péricarde. Mais, l'erreur ne doit pas être de longue durée, si l'on porte
l'attention sur les signes bien connus des péricardites aiguës et chroniques et sur les symptômes extra-cardiaques de la cardio-sclérose.

Quand la cardio-sclérose s'accompagne de poussées de congestion
active vers le sommet de l'un des poumons avec ou sans hémoptysie, et
surtout lorsque ces accidents congestifs surviennent pendant la période
de cachexie artérielle avec grand amaigrissement, on peut croire à une
*phtisie pulmonaire*, et cette erreur est d'autant plus compréhensible
que les deux maladies peuvent parfois coexister chez les mêmes sujets en
raison de la relation existant d'après Stokes entre les « diathèses athéromateuse et tuberculeuse ». Il suffit d'être prévenu de cette erreur pour
ne pas la commettre, et l'examen bacillaire des crachats lève les doutes.

Comme l'*arythmie* est un symptôme fréquent de la cardio-sclérose,
qu'elle peut constituer parfois même le seul symptôme de la forme
arythmique de la maladie, on comprend que dans les cas où elle est plus
ou moins persistante, on puisse croire à une cardiopathie artérielle qui
n'existe pas. Je renvoie à ce sujet à la classification que j'en ai donnée,
et ne retiens pour le moment que les arythmies *congénitale*, *réflexe*,
*angoissante essentielle paroxystique*, et celles des *affections valvulaires*.

J'ai observé trois cas d'arythmie existant depuis l'enfance ou depuis
la naissance chez des sujets adultes ou même avancés en âge. Il s'agis-

sait peut-être de myocardite fœtale qui avait laissé pour toujours cette perversion rythmique du cœur (arythmie *congénitale*). En tout cas, l'absence de tout autre accident cardiaque permet d'établir le diagnostic. Mais il ne faut pas confondre cette arythmie congénitale qu'on peut observer jusque dans un âge avancé, avec l'arythmie sénile qui surviendrait, d'après certains auteurs, presque à l'état physiologique et normal, par les progrès de l'âge, et qu'il convient d'attribuer au développement d'une cardio-sclérose plus ou moins latente chez le vieillard.

Les *arythmies réflexes*, symptomatiques de maladies des voies digestives (estomac, intestin, foie, etc.), de l'utérus et de ses annexes, peuvent être confondues avec celles de la cardio-sclérose, surtout lorsqu'elles surviennent à l'âge où se montrent d'ordinaire les affections cardio-artérielles, et lorsqu'elles persistent pendant plusieurs années, comme j'en ai vu d'assez nombreux exemples. A ce sujet, voici l'exemple d'une femme de 40 ans, affectée depuis trois ans d'une arythmie cardiaque presque persistante, que l'on rattachait au développement d'une affection cardiaque ; elle fut délivrée pour toujours de ce simple trouble fonctionnel, le jour où on lui enleva un petit polype de l'utérus. Dans la plupart des cas d'arythmies réflexes dues aux maladies des voies digestives, on observe le plus souvent un signe important d'hypertension dans la circulation pulmonaire avec dilatation des cavités droites du cœur : le retentissement diastolique à gauche du sternum. Dans les cardiopathies artérielles, ce retentissement siège à droite.

L'*arythmie angoissante paroxystique et essentielle* n'a été jusqu'ici décrite par aucun auteur. Voici en quoi elle consiste : Au milieu du meilleur état de santé, survient chez un sujet relativement jeune le plus souvent (vingt-cinq à quarante-cinq ans), une arythmie désordonnée avec pulsations fortes, faibles et inégales, s'accompagnant presque toujours d'une sensation angoissante sans douleur angineuse. L'accès dure quelques heures, pendant une journée ou même pendant plusieurs jours, et par suite pendant plusieurs semaines ; puis, il se termine par la prompte régularisation des battements cardiaques qui peuvent conserver leurs caractères absolument normaux pendant plusieurs semaines ou même pendant plusieurs mois, jusqu'à la crise suivante qui survient presque toujours spontanément et sans cause. J'ai observé cette affection, surtout chez les névropathes et les neurasthéniques, en l'absence de toute lésion cardiaque.

Dans la cardio-sclérose à type *myo-valvulaire*, l'existence d'un souffle systolique à la pointe avec arythmie peut faire croire à une insuffisance mitrale d'origine rhumatismale. Je renvoie, à ce sujet, au tableau du diagnostic des deux maladies.

## DIAGNOSTIC DU SIÈGE DE LA CARDIO-SCLÉROSE

Il s'agirait maintenant d'établir le diagnostic du siège et des associations fréquentes avec les scléroses d'autres organes.

Pour le *siège*, le diagnostic reste encore difficile et même insoluble dans la plupart des cas. Mais, il n'est pas toujours impossible, et des recherches ultérieures montreront la possibilité d'établir, au point de vue clinique, la réalité des localisations myocardiques que l'anatomie pathologique nous a révélées. La cardio-sclérose n'est pas toujours, comme on l'a cru à tort, une maladie diffuse, étendue à tout l'organe ; elle se localise de préférence dans un point du cœur ou dans un autre, parce qu'elle est sous la dépendance de tel ou tel territoire vasculaire atteint d'oblitération complète ou incomplète. Lorsque la sclérose affecte seulement la cloison interventriculaire, elle réalise la symptomatologie un peu incomplète d'une communication anormale entre les deux ventricules. Quand elle atteint les régions ganglionnaires et le point vital de Schmey et Kronecker, elle se termine par la mort subite. Enfin, quand elle envahit toute la pointe de l'organe, elle donne lieu à la dilatation cardiaque, à l'insuffisance fonctionnelle de l'orifice auriculo-ventriculaire. On ne saurait aller plus loin, et il serait prématuré d'assigner au siège de la cardio-sclérose des signes cliniques spéciaux dont la valeur pourrait à bon droit être contestée. C'est là un chapitre d'attente.

Quant au diagnostic de la cardio-sclérose *associée*, il est facile et il doit toujours être établi. Les détails donnés aux formes cliniques de la maladie doivent lever tous les doutes.

## DIAGNOSTIC DES COMPLICATIONS DE LA CARDIO-SCLÉROSE

*a*. Pour les *anévrismes*, la solution de la question reste encore à trouver. Du reste, cette complication est extrêmement rare, puisque j'en ai observé à l'autopsie trois cas en quinze ans. Dans sa thèse (1867), Pelvet a divisé les observations d'anévrismes cardiaques en trois groupes : suivant que la maladie a été latente, ou encore qu'elle a offert seulement les signes d'une affection cardiaque, ou enfin qu'elle a présenté des signes positifs.

Parmi ces derniers, on voit signalés les symptômes suivants : douleurs précordiales, angine de poitrine, dyspnée, voussure localisée à la paroi, une autre fois dépression épigastrique à chaque révolution cardiaque, irrégularités du cœur, contraste entre l'impulsion énergique des contractions ventriculaires et la faiblesse de ses bruits d'après Aran, dédoublement du second bruit, existence d'un « murmure double à temps séparés » d'après Gendrin, un certain bruit de bombes, souffle diastolique de la pointe ne pouvant s'expliquer ni par une lésion mitrale ni par le bruit diastolique de l'insuffisance aortique propagé ou transmis à la pointe.

Il n'y a rien de spécial dans cette symptomatologie qui reproduit à la fois celle de la coronarite, de l'aortite et des adhérences péricardiques. Dans un cas observé par Rendu qui attribue après Thurman et Pelvet un rôle aux adhérences péricardiques pour la production de certains anévrysmes du cœur, un bruit surajouté se percevait immédiatement après le claquement sigmoïdien et pendant la diastole (ce qui n'est pas un caractère distinctif avec les autres bruits de galop), il avait un timbre éclatant, différent du timbre sourd du galop rénal, enfin il s'entendait au-dessus de la pointe à la partie moyenne du ventricule avec propagation vers le sternum et l'appendice xiphoïde. Il est douteux que ces caractères de timbre, de siège et d'étendue du bruit de galop soient suffisants, non seulement pour établir le diagnostic d'un anévrisme pariétal du cœur, mais même pour « permettre d'y songer ». Du reste, il importe de rappeler que ces anévrismes cardiaques procèdent de causes différentes, et qu'ils peuvent être consécutifs, à des infarctus du cœur, à la dégénérescence du muscle cardiaque, enfin à la péricardite adhésive. C'est à cette dernière variété qu'appartenait le fait précédent.

Une observation vient d'être publiée, relative à un anévrysme du cœur diagnostiqué pendant la vie ; mais celui-ci existait à la base du ventricule gauche, et non à la pointe qui est le siège habituel dans l'immense majorité des cas. Il s'agissait d'un homme de 61 ans, observé par P. Remlinger, atteint depuis deux mois d'assez violentes crises angineuses survenant surtout après un « repas copieux ou un exercice fatigant » (1896). Bientôt, la dyspnée s'installe très accusée, que ne pouvaient expliquer ni l'état emphysémateux du sujet ni l'existence de quelques râles ronflants et sibilants disséminés dans la poitrine. On constate un frottement péricardique des plus nets, le pouls devient faible, dépressible, presque incomptable ; l'œdème des membres inférieurs augmente, et le malade meurt au milieu d'un paroxysme dyspnéique.

Du côté de l'appareil circulatoire, on avait observé les signes suivants : pointe battant au 6° espace intercostal, cœur moyennement hypertrophié, bruits sourds et lointains aux orifices aortique et pulmonaire. A la pointe, ils sont normaux ; mais au niveau de l'appendice xiphoïde, on constate sur une étendue circulaire dont le centre serait la base de l'appendice et qui aurait 5 centimètres de diamètre, un frottement systolique

et diastolique très net. « Si maintenant on applique le stéthoscope à
2 centimètres au-dessus d'une ligne qui unirait la base de l'appendice
xiphoïde et le mamelon et à égale distance de ces deux points, on constate que sur l'étendue d'une pièce de cinq francs, *il se greffe sur ce
double frottement, un double bruit musical tout à fait particulier.* C'est
un bruit clair en *ou* ou en *i*, systolique et diastolique, comparable
comme timbre à certains bruits de piaulement, mais beaucoup plus
intense. » Ce bruit ne se propage pas, ne change d'intensité ou de
timbre ni par la pression du stéthoscope ni par les changements de
position du malade. La palpation ne fournit aucun signe. Les jours
suivants, le double bruit musical diminue d'intensité (en raison probablement de la réplétion progressive de la poche par les caillots) ; puis,
au lieu de couvrir toute la systole et toute la diastole, il ne forme
plus qu'un léger piaulement, tantôt systolique, tantôt diastolique ;
enfin, il disparaît complètement. Ce double bruit musical semble avoir
été produit par le passage du sang à travers l'orifice rétréci de la poche
anévrysmale.

Dire qu'on a pu faire une fois un diagnostic d'anévrysme du cœur
confirmé à l'autopsie, ce n'est pas affirmer que ce diagnostic est possible.
On a hésité entre un tendon aberrant et un anévrysme, et l'auteur de
l'observation fait judicieusement remarquer que « lié au rétrécissement
du collet du sac anévrysmal, ce signe (double bruit de souffle musical)
ne peut se rencontrer qu'exceptionnellement et au début seulement de la
formation d'un anévrysme lorsque la poche est encore vide de caillots ».
Or, ceux-ci se produisent le plus souvent dès le début, à la période
d'amincissement de la paroi ventriculaire, avant la constitution d'une
poche quelconque, comme je l'ai constaté quatre fois avec Weber [1]. Donc,
ce signe, pas plus que les autres, n'a de valeur.

Ce qu'il faut bien établir, c'est d'abord l'existence de symptômes ou
d'accidents que l'on peut bien relever dans l'histoire clinique des
anévrysmes partiels du cœur, mais qui n'appartiennent en aucune façon
à ces derniers. Tels sont : la dyspnée, l'angine de poitrine, les altérations
du rythme cardiaque, l'insuffisance fonctionnelle de la mitrale, la mort
subite elle-même. On ne meurt pas subitement, on n'est pas atteint
d'angine de poitrine parce qu'on a un anévrysme du cœur, mais parce que
celui-ci est sous la dépendance d'une sténose ou d'une obstruction coronarienne. De même, la péricardite adhésive est un phénomène surajouté
à l'anévrysme, mais *incapable de le produire sans altération et affaiblissement préalables d'une portion de la musculature cardiaque.* Par

---

[1] *Soc. méd. des hôpitaux*, 1891.

conséquent, les faits d'anévrysmes du cœur d'origine exclusivement péricardique sont sujets à révision.

D'autre part, lorsque quelques auteurs, et Leyden en particulier,
parlent d'une « forme anévrysmatique » de la cardio-sclérose, ils commettent une légère erreur de mot. Comme la rupture du cœur, l'anévrysme est un accident, mais il n'est pas une forme de la maladie.

Quelques cliniciens paraissent étonnés que de grosses tumeurs anévrysmales de la pointe du cœur soient absolument latentes, ne donnant lieu
à aucun trouble fonctionnel, et qu'elles soient simplement des trouvailles
d'autopsie. A cela, il y a plusieurs raisons : d'abord, la pointe du cœur
est une région *indifférente* et souvent tolérante, parce qu'elle ne renferme pas de nerfs et que son fonctionnement est au minimum ; ensuite
parce que de bonne heure, la production de caillots rapidement stratifiés
concourt à l'oblitération du sac et à sa guérison.

Deux circonstances cependant peuvent entraver celle-ci dès le début :
c'est l'existence concomitante d'une néphrite interstitielle et quelquefois d'un rétrécissement aortique, capables d'augmenter la tension intra-
cardiaque, cause ultérieure de rupture du cœur au milieu d'une dilatation
anévrysmale, et chez un de ces malades atteint de dyspnée toxi-alimentaire,
les erreurs d'alimentation, en augmentant encore la vaso-constriction
et la tension artérielle, l'administration intempestive de la digitale
peuvent précipiter les accidents, comme j'en ai vu un exemple.

Donc, il faut s'étudier à reconnaître — ce qui est fort difficile — quelques-uns des symptômes *physiques* des anévrysmes cardiaques : une
impulsion exagérée et comme impulsive du cœur, surtout marquée à sa
partie moyenne et à laquelle ne semble pas participer la région apexienne,
et cela sans signes de symphyse cardiaque ; une matité parfois plus
étendue vers la pointe sans signes de péricardite avec épanchement ;
l'existence d'un souffle *post-systolique* apexien, non propagé. Aucun de ces
signes pris isolément n'a d'importance ; c'est de leur association ou de
leur réunion que dépend, non pas la certitude, mais la probabilité du
diagnostic, surtout lorsqu'on les constate sur un cœur artério-scléreux.

*b.* Les *ruptures du cœur* ne surviennent dans la cardio-sclérose qu'à la
suite des oblitérations complètes et rapides d'une branche importante des
coronaires, lesquelles sont promptement suivies d'un véritable ramollissement avec dégénérescence graisseuse de la paroi cardiaque correspondante (*myomalacia cordis*). Lorsque l'oblitération est lente, progressive et
incomplète (cas le plus fréquent), elle aboutit à la production de la sclérose dystrophique, le plus souvent sans dégénérescence graisseuse.

Quand la rupture du cœur survient et qu'elle se fait en un seul temps, ce qui est rare, la mort peut être *subite*, et alors il n'y a aucun signe qui puisse renseigner sur la cause de la terminaison fatale. Elle est encore *rapide* (après une heure ou deux), et l'on peut croire à une sévère attaque d'angine de poitrine. Enfin, elle est relativement *lente* (quelques heures, un à cinq, onze et même dix-sept jours) dans les cas fréquents où la rupture se fait en plusieurs temps. Alors, on peut parfois distinguer les symptômes de la rupture elle-même, laquelle se traduit d'ordinaire par une extrême douleur précordiale ressemblant à l'angine de poitrine et par des troubles dyspnéiques, avec ceux de l'épanchement rapide du sang dans la cavité péricardique (orthopnée, refroidissement des extrémités, tumulte lointain des bruits du cœur, affaiblissement extrême et disparition du pouls radial, sorte de bruit de clapotement de la pointe, etc.). Quand on observe ces symptômes dans le cours d'une cardio-sclérose, quand on constate avec une douleur précordiale violente et subite les symptômes rapides d'un épanchement péricardique, même peu abondant, on peut penser à la rupture du cœur ; mais il n'est pas toujours possible de l'affirmer, et du reste cette terminaison est rare, puisque je ne l'ai, pour ma part, observée que trois fois.

Voici deux faits importants dont témoignent toutes les observations les plus anciennes et sur lesquels presque tous les auteurs ont insisté : 1° *rémissions* plus ou moins longues qui s'observent dans la marche de la maladie et qui en retardent pendant plusieurs heures ou plusieurs jours, le dénouement fatal ; 2° *terminaison presque toujours subite* par syncope après une ou plusieurs de ces rémissions.

La première observation en date, celle de Harvey, nous montre un malade « attaqué souvent d'un paroxysme pendant lequel, après une douleur oppressive de la poitrine, il craignait quelquefois (rapporte Morgagni) une lipothymie, et d'autres fois une suffocation, jusqu'à ce que la maladie s'aggravant, il devint cachectique et hydropique, et mourut enfin dans une extrême oppression pendant un de ces paroxysmes ».

Les deux faits suivants (et on pourrait aisément les multiplier) rapportés par Barth (1871) montrent bien ces deux caractères — rémission des symptômes, puis mort subite — qui donnent à la marche de la maladie une physionomie clinique toute spéciale :

Un homme de 79 ans est pris dans la soirée du 8 au 9 avril, d'une douleur vive à la partie latérale gauche inférieure du sternum, avec dyspnée extrême. Porté à l'infirmerie le 9, on constate, outre les phénomènes précités, un pouls petit, inégal, intermittent ; des battements du cœur sourds, irréguliers sans bruit anormal. Amélioration le 10 : la douleur a disparu et l'oppression a diminué ; *le malade se lève dans la journée, mange avec appétit.* A cinq heures du soir, il regagne son lit ; mais au moment d'y monter, il pâlit, s'affaisse sur lui-même et meurt aussitôt sans pousser un cri (environ 40 heures après les symptômes graves).

Le 5 février, un homme de 79 ans, à la suite d'efforts pour aller à la selle, s'affaisse et perd connaissance : face décolorée, pouls petit, fréquent, extrémités froides. Traitement tonique ; *amélioration*. Le 16 février, vers midi, le malade après s'être levé pour boire retombe sur son lit et meurt (onzième jour après la première syncope).

La cause et le mécanisme de ces rémissions ont été en partie expliqués à l'anatomie pathologique : 1° Tout d'abord, la rupture est incomplète, elle peut s'arrêter en plein muscle cardiaque ou même s'avancer jusqu'au péricarde qu'elle laisse intact pendant plusieurs heures ou plusieurs jours, et dans son œuvre posthume sur « le mouvement du cœur » paru en 1728, Lancisi parle, « dans un certain endroit du ventricule gauche, d'une sorte de trou transparent que les membranes externe et interne *empêchaient seulement d'être entièrement ouvert* » ; 2° le trajet de la rupture même effectuée en un temps — ce qui est exceptionnel, nous le répétons — est rarement direct, il est le plus souvent étroit et sinueux, ce qui peut favoriser la formation d'un caillot, passagèrement oblitérateur ; 3° il convient de faire remarquer avec Stokes, que l'ouverture peut offrir une disposition en valvule tendant à fermer l'orifice et à favoriser la formation d'un caillot ; que, grâce aux alternatives de contraction et de relâchement du cœur, l'expulsion du sang devient intermittente ; qu'enfin le peu d'extensibilité et que la capacité restreinte du péricarde donnent, pour un moment, au sang accumulé dans sa cavité, *les conditions d'un sac anévrysmal*. Sans doute, il y a là quelques raisons hypothétiques ; mais on comprend suffisamment la cause des rémissions.

La complication de rupture du cœur dans le cours d'une cardio-sclérose — complication rare, nous le répétons — ne survient du reste que dans un âge avancé, entre 78 et 80 ans, quoiqu'on ait observé un assez grand nombre de cas à 60 et même à 50 ans, ce qui s'explique, puisque la rupture du cœur est presque toujours la conséquence immédiate ou éloignée d'un infarctus produit par la brusque oblitération d'une branche coronarienne.

Les actes de ce drame pathologique sont les suivants : Un malade ordinairement âgé, souvent artério-scléreux ou angineux depuis plusieurs mois ou plusieurs années, éprouve une *syncope* que n'explique aucune circonstance extérieure (dit Barth) ou une grande *dyspnée* avec imminence de suffocation, un sentiment d'angoisse profonde avec extrême anxiété, avec des *sensations angineuses* plus ou moins violentes, différentes souvent de l'accès classique de sténocardie, en ce sens que les douleurs sont plus vagues, plus diffuses, plus continues, mieux exaspérées par la pression du doigt, qu'elles sont surtout marquées à l'épigastre[1], à l'épaule ou dans la région interscapulaire, et qu'elles sont traduites par l'expression de « déchirure » ; mais quelquefois, il s'agit d'une véritable crise angineuse. Le malade est d'une pâleur extrême, son pouls est petit et imperceptible, il y a souvent des *vomissements*. On croit que le malade va succomber ; d'après les commémoratifs et l'allure des accidents, on avait même pu poser le diagnostic de rupture du cœur, quand tout paraît rentrer dans l'ordre : le malade se relève, ne se plaint plus que d'un malaise indéfinissable, et d'autres fois même la rémission est complète, « il se lève dans la journée, et mange avec appétit ». Quelques heures et même plusieurs jours se passent, on a cru à une erreur de diagnostic, quand on trouve le malade mort dans son lit, ou on le voit subitement s'affaisser et succomber à la *syncope terminale*. Quand la vie se prolonge ainsi quelques heures ou quelques jours, on peut le plus souvent, en se basant sur les *symptômes initiaux* chez un homme âgé qu'une affection cardio-artérielle prédispose à cette complication redoutable, on peut, dis-je, établir à la fois le diagnostic et le pronostic.

Mais, lorsque la rupture complète se fait exceptionnellement en un seul temps, lorsqu'elle est considérable en longueur, comme dans les cas de Becker (1841), de Beer et de Dubreuil (1842) où elle s'étendait encore exceptionnellement de la base du ventricule jusqu'à la pointe, alors c'est la mort subite ou rapide en quelques minutes. Cette rapidité de la mort rappelle celle de la rupture des coronaires — souvent une trouvaille d'autopsie — laquelle produit bien plus vite la terminaison fatale, sans les rémissions de la rupture du myocarde, parce qu'alors le cœur se trouve tout à coup atteint d'anémie aiguë.

Contre cet accident si grave, et toujours mortel, en dépit des observations très rares et contestables de cicatrisation de ruptures complètes (Rostan, Laboulbène) et d'enkystement momentané de l'épanchement sanguin par de fortes adhérences péricardiques, ce qui en fait une rupture incomplète (Willingk, Robin), la thérapeutique est presque désarmée : repos absolu, proscription de tout effort, injection de morphine pour assurer le repos ; pas de saignée, prescrite par quelques médecins, et pas de digitale. Ce dernier médicament est conseillé bien à tort par Friedreich lorsque « les contractions du cœur subsistent avec assez d'énergie et que la force du pouls artériel est encore intacte ». Or, la digitale est à la fois inutile et nuisible : inutile parce qu'elle n'a pas le temps d'agir ; nuisible parce que, si elle agit malheureusement, elle peut précipiter le terme fatal

---

[1] NAISMITH (*Lancet*, 1885) et LAACHE (de Christiania 1895), insistent sur la fréquence des *douleurs abdominales* dans les hémorrhagies intra-péricardiques, dans la péricardite et la symphyse cardiaque.

en augmentant la systole cardiaque pendant laquelle nous avons dit que la rupture se produit. Ces remarques peuvent être faites également pour l'application, sur la paroi précordiale, de compresses froides conseillées par le même auteur.

La rupture du cœur peut se faire aussi au niveau des muscles papillaires, d'un cordage tendineux, et alors, au milieu des symptômes plus ou moins graves, on voit apparaître tout à coup une insuffisance orificielle.

*c.* On voit parfois dans la cardio-sclérose, surtout chez les individus âgés, la *dégénérescence calcaire du cœur* dont les auteurs anciens (Sénac, Morgagni) ont donné beaucoup d'exemples. Il s'agit toujours d'une trouvaille d'autopsie, et il n'existe aucun symptôme capable de la faire reconnaître. Cependant, j'ai vu deux cas où elle a coïncidé avec des accidents de cyanose très accusée. Mais le fait viendrait-il à se confirmer, qu'il ne permettrait pas encore d'établir le diagnostic.

*d.* A la dernière période des cardiopathies artérielles, un nouveau syndrome clinique peut s'établir, qui contribue parfois à jeter une grande incertitude sur le diagnostic, surtout lorsqu'on n'a pas assisté à l'évolution de la maladie, et qu'on voit le malade pour la première fois ; je veux parler du syndrome des *périviscérites* sur lequel, depuis six ans mon attention a été appelée. Les périviscérites sont caractérisées anatomiquement par une inflammation chronique des trois grandes séreuses : péricarde, plèvre, péritoine. Le plus ordinairement, à la plèvre et au péricarde, elles se manifestent sous forme de symphyses, plus rarement sous forme d'épaississement avec ou sans liquide. Au péritoine, les lésions sont un peu différentes ; ce sont surtout des épaississements, parfois pseudo-cartilagineux, siégeant d'ordinaire autour du foie et de la rate (périhépatite, périsplénite).

Les périviscérites se développent surtout d'une façon secondaire aux affections rénales ou cardiaques.

Un fait primordial qui prime toute leur séméiologie, c'est que, lors de leur développement, *la maladie causale et principale s'efface de plus en plus*, elle en arrive à occuper en clinique un rôle secondaire, et l'attention n'est point attirée vers elle ; aussi, les erreurs de diagnostic sont-elles fréquentes. Il est cependant parfois possible de les éviter.

Comme second fait important en clinique, il convient de dire que les périviscérites ont un cortège symptomatique très riche, trop riche même, il y a trop de symptômes, de telle sorte qu'on ne peut en établir l'enchaînement. Ce fait se comprend très bien, si l'on réfléchit que, par suite de l'inflammation des plèvres, on a des signes pleuro-pulmonaires ; par

suite de l'inflammation du péricarde, des symptômes cardiaques ; par
suite de la périhépatite, des signes d'affection du foie ; par suite des
lésions du péritoine, des signes gastro-intestinaux ; et, en plus, le rein,
étant souvent le point de départ de la maladie, donne aussi sa note dans
ce cortège symptomatique complexe.

Il n'est pas étonnant que des difficultés sans nombre s'élèvent, et
lorsque au lit du malade il faut relier l'enchaînement des faits, on établit
les diagnostics les plus divers : ceux de cirrhose atrophique, de péritonite
tuberculeuse, de cancer de l'estomac, de cancer viscéral, de maladie
valvulaire du cœur ; mais il faut l'avouer, jamais avec une ferme conviction, et il persiste toujours quelque doute dans l'esprit, car il y a quelque
chose d'anormal ou d'inexpliqué.

Si l'on a pu suivre l'évolution de la maladie, on pourra, après quelque
temps d'hésitation, arriver au diagnostic exact, mais au prix de nombreuses difficultés. Prenons quelques exemples :

Une femme entre à la salle Delpech avec de l'arythmie, de temps en temps
de la tachycardie ; au poumon, de l'emphysème avec bronchite chronique et
des râles de congestion aux bases ; dans l'abdomen, une ascite considérable
se développant avec des douleurs assez vives ; pas d'albumine dans les urines;
pas d'œdème des membres inférieurs. On fait le diagnostic probable de cirrhose atrophique, mais avec réserves, car la malade n'avait pas, à beaucoup de points de vue, l'apparence d'une cirrhotique, les urines n'étaient pas
rouge brique, elles étaient assez abondantes, variant depuis 1 litre 1/2 jusqu'à 3 litres, claires et limpides, et nous écrivons le diagnostic suivant :
« Arythmie, emphysème, ascite ; pas d'albumine. Foie ? » Ce dernier point
d'interrogation prouvait qu'il y avait là quelque chose d'inconnu, et cet
inconnu, l'autopsie nous l'a révélé : il s'agissait d'une périviscérite.

Un homme de 51 ans entre à la salle Chauffard, avec une symptomatologie
des plus complexes : souffles au cœur, râles dans la poitrine, de l'ascite, des
hématémèses, une teinte subictérique, une cachexie progressive spéciale,
une dyspnée intense, de l'œdème des membres inférieurs et du scrotum, des
urines foncées, peu abondantes, mais non sédimenteuses, avec traces d'albumine. Quel diagnostic porter ? On avait pensé à une cardiopathie, à un cancer à l'estomac, à de la tuberculose, à une cirrhose ; mais aucun de ces diagnostics n'était ferme, on supposait autre chose, et cette autre chose était de
la périviscérite.

Un troisième malade entre avec de l'ascite, des signes d'épanchement
pleural, de l'albumine à flots, des œdèmes, de la cachexie ; cette fois, après
quelques jours d'incertitude, on a pensé à de la péritonite tuberculeuse, à
une affection hépato-rénale. En présence de la multiplicité des symptômes,
on fait le diagnostic de périviscérite secondaire à une néphrite, diagnostic
qui fut d'ailleurs vérifié à l'autopsie.

Chez ces trois malades, les reins étaient altérés, ils avaient été la cause des périviscérites, et bientôt, les symptômes propres de l'affection initiale s'étaient perdus dans le cortège symptomatique prédominant et insidieux de la complication. Celle-ci est importante à connaître ; car lorsque les périviscérites se développent, la mort est parfois proche [1].

Ici, se termine la longue description clinique de la cardio-sclérose dont l'étude a été commencée par nous depuis plus de quinze années. On voit que cette maladie, devenue si fréquente (sans doute parce qu'on la connaît mieux et qu'on s'y expose davantage par le régime alimentaire), n'est pas une de ces lésions silencieuses, impossibles le plus souvent à reconnaître au lit du malade ; elle a une symptomatologie propre, et à son sujet le diagnostic est rarement en défaut. Sur le terrain immuable de la clinique, l'accord se fera certainement, et il s'est déjà fait entre les différents auteurs. Sur le terrain mouvant de l'anatomie pathologique, les disputes doctrinales régneront peut-être encore ; mais elles disparaîtront quand elles ne seront plus doctrinales.

[1] H. HUCHARD et M. DEGUY. Un nouveau syndrôme clinique : les périviscérites disséminées (*Journal des Prat.*, 4 décembre 1897). — LABADIE-LAGRAVE et M. DEGUY. Les périviscérites (*Arch. de méd.*, 1898.)

# XII

## ARTÉRIO-SCLÉROSE DU CŒUR (*Fin.*)

### Thérapeutique.

Pour fixer les indications du traitement des cardiopathies artérielles, il faut avoir présente à l'esprit la division de la cardio-sclérose en trois périodes (*artérielle, cardio-artérielle, mitro-artérielle*).

### I. — TRAITEMENT DE LA PREMIÈRE PÉRIODE (*artérielle*).

Le traitement hygiénique et alimentaire ayant été déjà indiqué au sujet de l'hypertension artérielle, sera simplement résumé.

Il faut éviter : le surmenage sous toutes les formes, les excès de toutes sortes et surtout les excès de table, l'abus de la viande et surtout de la viande peu cuite et faisandée, du gibier, les boissons alcooliques, les bières fortes, les vins de Bourgogne ; les bouillons et les potages gras qui sont des solutions de poison ou de véritables décoctions de ptomaïnes[1], les poissons, les fromages faits, les salaisons, la charcuterie, les conserves alimentaires.

---

[1] Au milieu du siècle dernier, SÉNAC avait déjà insisté sur les mauvais effets d'une nourriture excitante et des bouillons gras qu'il regardait, dans ces cas particuliers, comme des « poisons ». Voici à ce sujet un passage bien instructif qui a passé jusqu'à ce jour complètement inaperçu : « Les aliments qui portent une matière grossière ou trop nourrissante dans des corps malades, sont des aliments pernicieux ; ils agitent les corps qui jouissent d'une santé parfaite ; ils mettront donc en feu les corps qui souffrent ; les bouillons trop forts, ou les consommés *sont donc des poisons* ; les bouillons légers sont, il est vrai, moins pernicieux ; mais, outre qu'ils s'altèrent dans les premières voies, qu'ils y prennent une disposition à la pourriture, qu'ils y contractent une âcreté rongeante, ils surchargent les vaisseaux d'une manière dont la densité donne au cœur plus d'action. »

Comme on le voit, Sénac a soin de distinguer pour cette proscription d'une nourriture excitante, de bouillons et de potages gras, entre l'état de santé et celui de maladie. Cette distinction est, en effet, importante ; car on commettrait une grave erreur en nous faisant dire que nous défendons toujours cette alimentation. Il faut seulement la défendre chez les individus prédisposés à l'artério-sclérose, et à plus forte raison, chez ceux qui sont atteints de cette maladie arrivée à la période viscérale.

Il faut donner la préférence à une alimentation composée de beaucoup de laitage sous toutes les formes, de légumes, de quelques œufs, et en dernier lieu, de viandes très cuites et fraîches. Lorsque la plénitude vasculaire est considérable, il peut y avoir indication de prescrire un régime sec mitigé.

L'alimentation doit donc être soumise à certaines règles fort importantes chez les prédisposés à l'artério-sclérose ou aux maladies du cœur d'origine artérielle, et c'est ainsi qu'est démontrée la vérité de cet adage dans lequel il ne faut pas voir seulement un simple jeu de mots : *modicus cibi, medicus sibi*.

Il faut encore de bonne heure favoriser les fonctions de la peau par des bains répétés, des lotions froides, et surtout par du massage et des frictions excitantes pratiquées régulièrement tous les matins sur les membres, ces différents moyens ayant pour but et pour résultat de favoriser la circulation sanguine à la périphérie, et de combattre chez les malades menacés d'artério-sclérose la tendance à la vaso-constriction. Cette médication sera étudiée plus loin.

Dès cette période, il faut déjà insister sur la prescription d'un médicament dont l'influence dépressive sur la tension artérielle et l'action vaso-dilatatrice sont connues : la *nitro-glycérine*, que j'ai désignée [1], d'après Berthelot, sous le nom de *trinitrine* (pour ne pas effrayer les malades). Ce médicament est si peu dangereux qu'en 1859, Vulpian en contestait l'influence thérapeutique, ce qui est une exagération en sens contraire de ceux qui en redoutent l'emploi.

La trinitrine est un vaso-dilatateur ; elle abaisse la tension artérielle, et en diminuant les résistances périphériques, elle augmente l'énergie de l'organe central de la circulation. Je l'ai souvent employée dans les néphrites où elle produit de bons effets ; mais, elle est sans influence sur le symptôme albuminurie, sans action sur la néphrite parenchymateuse, elle n'agit réellement d'une façon efficace que sur la néphrite interstitielle pour une raison facile à comprendre. En effet, la néphrite interstitielle, avant d'être une maladie des reins, est une affection de tout le système cardio-artériel, c'est le plus souvent une « néphrite artérielle », c'est-à-dire une des nombreuses manifestations locales de l'artério-sclérose sur le rein. C'est donc comme médicament vasculaire que la trinitrine agit indirectement sur le rein, c'est en vertu de son influence dépressive sur la tension artérielle, toujours exagérée dans ces néphrites

[1] Propriétés physiologiques et thérapeutiques de la trinitrine (*Soc. de thér.*, 1883).

artérielles, qu'elle produit d'excellents effets. A ce titre seulement, il faut
l'employer de bonne heure dans la première période de l'artério-sclérose.

Il suffit de prescrire trois à quatre fois par jour, pendant deux ou
trois semaines chaque mois, deux à trois gouttes de la solution alcoolique de trinitrine au centième (dose qui peut être portée progressivement, suivant les différentes susceptibilités des malades, à 16 et même
20 gouttes par jour, en cinq ou six fois) [1]. L'action de ce médicament
n'ayant qu'une durée de trente à quarante-cinq minutes au plus, il est
indiqué de le prescrire souvent et à doses réfractées, si l'on veut maintenir la tension artérielle à son degré presque normal. De cette façon, on
évite encore la céphalalgie pulsatile et frontale qui survient chez certains
sujets, même avec de faibles doses de nitroglycérine.

Le *tétranitrate d'érythrol* (auquel je donne, par abréviation, le nom
de *tétranitrol*) a une action plus lente et plus prolongée que l'on peut
évaluer à une heure et demie environ. Il peut remplacer avantageusement la trinitrine, aux doses de 1 à 5 milligrammes, répétées quatre à six
fois par jour, en solution concentrée (six gouttes représentant 1 milligramme) ou en comprimés de 5 milligrammes ou 1 centigramme. La dose
quotidienne peut être élevée à 3 et même 6 centigrammes, en ayant soin
de la diminuer dès que survient une céphalalgie intolérable.

## II. — Traitement de la seconde période (*cardio-artérielle*).

A la période *cardio-artérielle* de l'artério-sclérose, caractérisée par les
lésions scléreuses des vaisseaux et ensuite du myocarde, il faut continuer le même régime alimentaire et l'emploi des agents dépresseurs de
la tension.

La trinitrine et le tétranitrol deviennent quelquefois insuffisants, parce
que ces médicaments agissent seulement sur la tension vasculaire, et
nullement sur les parois du vaisseau. Les *nitrites de sodium* ou de
potassium, employés par Mathew Hay (d'Edimbourg), sont dangereux en
raison de leur action promptement toxique sur les globules sanguins,
comme de nouvelles expériences nous l'ont démontré [2]. Quant au *nitrite
d'amyle*, son action rapide et remarquable sur les accès angineux est trop
prompte et trop fugace pour qu'on puisse l'instituer comme mode de

---

[1] Pour avoir un dosage plus exact, on peut avoir recours à l'usage de « comprimés »
de trinitrine ; les comprimés 1, 2 et 3 renferment chacun, une, deux, trois gouttes de
trinitrine au centième.

[2] Recherches expérimentales sur l'action toxique du nitrite de sodium (*Soc. de thér.*, 1883)

traitement de l'artério-sclérose et des cardiopathies artérielles. Du reste, comme la nitroglycérine et le tétranitrol, le nitrite amylique n'a aucune action sur le tissu scléreux.

Les *iodures* joignent à leur influence sur les circulations périphérique et viscérale qu'ils accélèrent, sur la nutrition des organes qu'ils rendent plus active, sur la tension artérielle qu'ils abaissent, une action résolutive non moins importante sur le tissu scléreux et sur les parois vasculaires. La thérapeutique expérimentale nous apprend les propriétés résolutives et vaso-dilatatrices des iodures. L'expérimentation démontre leur influence sur la tension artérielle, et voici les résultats obtenus : En évaluant la pression carotidienne du lapin au moyen du manomètre élastique enregistreur, nous avons constaté l'abaissement de 10, 19, et même 41 millimètres de la colonne mercurielle ; ces dépressions se produisent dix, quinze, trente minutes après l'administration des iodures, aux doses de 50 centigrammes de sel par kilogramme du poids vivant [1].

Ce résultat expérimental démontre que dans le traitement des cardiopathies artérielles, les iodures répondent aux principales indications de la première et de la seconde période.

Au point de vue thérapeutique, on ne saurait trop insister sur les faits suivants : Une des conditions du succès, c'est la *persévérance*, c'est la *constance* dans le traitement, c'est aussi et surtout *son emploi dès la première période de la maladie*. A ce sujet, il importe de toujours se rappeler qu'il y a deux périodes dans l'artério-sclérose : la période simplement *vasculaire* ou *curable* qui n'atteint que les vaisseaux, et la période *viscérale*, *incurable* ou *peu curable*, lorsqu'elle a envahi l'intimité des organes. C'est en nous conformant à ces principes, que nous avons pu annoncer plusieurs guérisons de cardiopathies artérielles, guérisons absolument confirmées par la suite [2].

---

[1] LAPICQUE et G. SÉE (*Académie de médecine*, 1889) ont montré par leurs expériences deux périodes dans l'action cardio-vasculaire de l'iodure de potassium. La *première période* (phase de l'alcali) est caractérisée par l'accélération du cœur, l'élévation de la pression artérielle, la vaso-constriction, etc. La *seconde période* (phase de l'iode) se traduit par l'abaissement de la tension artérielle, la vaso-dilatation. Il en résulterait pour le cœur, pendant la première phase, un renforcement d'action, et pendant la seconde phase, une plus grande facilité de travail par suite de la vaso-dilatation. — Pour l'iodure de sodium, les expériences des mêmes auteurs ont démontré que, si la seconde phase est semblable à celle de l'iodure de potassium, il n'en est pas de même de la première phase où l'on n'observe qu'une hypertension artérielle très légère et très éphémère avec ralentissement cardiaque et quelques intermittences. Ils en concluent que, dans la première phase, les dissemblances tiennent à la différence d'action des radicaux potassium et sodium.

Dans nos expériences entreprises avec ELOY en 1885, nous n'avons constaté que cette dernière phase d'action des iodures, et c'est la plus importante, puisqu'elle démontre qu'ils agissent à la fois comme médicaments de *soutien* et de *soulagement* du cœur.

[2] Des angines de poitrine (*Revue de méd.*, 1883). — Nature et traitement curatif de l'an-

Il faut encore établir cette autre règle de thérapeutique :

*Toutes les fois que l'on doit longtemps prolonger la médication iodurée dans les maladies de l'appareil circulatoire, il faut préférer l'iodure de sodium à l'iodure de potassium.* — Voici les raisons :

1° Les sels de potassium longtemps continués peuvent devenir des poisons du cœur; 2° les affections cardio-artérielles prédisposent à l'insuffisance et à l'imperméabilité rénales, et de ce fait, l'accumulation lente et progressive des sels de potasse dans l'économie peut créer un danger d'intoxication; 3° l'iodure de sodium est mieux supporté par l'estomac, et il expose moins souvent aux accidents d'iodisme, sans les éviter toutefois d'une façon absolue.

On a émis cette idée, que l'iodure de sodium n'a pas toutes les propriétés toxiques et physiologiques de l'iodure de potassium. A cela, il n'y a rien à dire. Depuis longtemps la clinique, sans le secours de la physiologie, nous avait mis en garde contre la toxicité des sels de potassium, et c'est pour ce motif, c'est pour ne pas intoxiquer à la longue nos malades, qu'a été substitué, avec juste raison, l'iodure de sodium à l'iodure de potassium dans le traitement de toutes les affections artérielles. L'iodure de potassium est toxique, et l'iodure de sodium l'est peu; la chose est entendue. Mais, je ne sache pas qu'on doive toujours mesurer l'activité thérapeutique d'un médicament à son pouvoir toxique. A ce compte, le chlorure de potassium devrait être préféré au chlorure de sodium. Je me suis appuyé, moi aussi, sur la physiologie, sur les expériences de Feltz et Ritter qui ont démontré les dangers de la « potassiémie ». Je me suis encore appuyé sur des observations de plusieurs années; elles valent les expériences de quelques minutes ou de quelques heures sur les animaux.

On a été jusqu'à prononcer — au nom de la physiologie — cette hérésie thérapeutique : « l'iodure de sodium est un médicament inerte ». Or, il faut toujours répondre aux hérésies, parce qu'elles font souvent leur chemin, bien plus que les vérités scientifiques les mieux démontrées. Si l'on en croyait la physiologie pratiquée sur les animaux, malades et médecins se seraient étrangement trompés en constatant les bons effets de cet agent médicamenteux dans le traitement des affections de l'aorte, de l'angine de poitrine, des cardiopathies artérielles. Mais, les malades sont plus intéressants que les cobayes, et si les physiologiques s'appuient sur les seconds, les cliniciens ont bien le droit de prendre la défense des premiers.

Les physiologistes commettent une erreur en assimilant leurs expé-

gine de poitrine vraie (*Congrès de Grenoble*, 1885). — Les cardiopathies artérielles et leur curabilité (*Congrès de Nancy*, 1886).

riences éphémères qui expliquent seulement certains phénomènes, à l'observation clinique qui peut s'exercer pendant plusieurs mois et même pendant plusieurs années et qui, seule, est capable de rendre compte de certaines actions thérapeutiques à longue échéance. Ils se trompent encore, lorsqu'ils concluent par leurs expériences, de l'animal à l'homme, et non de l'homme sain à l'homme malade. Ils savent cependant que l'action physiologique d'un médicament est différente pour le même agent suivant les différents animaux. Il n'est pas inutile de rappeler : que la grenouille rousse possède d'autres réactions physiologiques que la grenouille verte ; que certains animaux sont absolument réfractaires à quelques poisons, comme à la belladone, par exemple, tandis que l'homme est extrêmement sensible à ce médicament. Or, au point de vue des réactions physiologiques et thérapeutiques, il y a autant de différence entre l'homme sain et l'homme malade qu'entre la grenouille verte et la grenouille rousse. Peut-on, dès lors, asservir toujours l'observation clinique sur les malades à l'expérimentation physiologique sur les animaux ?

Par exemple, si nous nous adressons à la physiologie pour connaître le mode d'action thérapeutique de la digitale — je n'ai pas dit le mode d'action physiologique — nous sommes dans l'embarras le plus grand. D'abord, je prie les physiologistes de s'entendre et de choisir dans le dédale des innombrables explications qui ont été données. Traube, que l'on cite souvent, ne s'accorde pas avec lui-même, puisqu'il admet successivement trois ou quatre modes d'action très différents. Quand même vous prouveriez physiologiquement que la digitale agit sur les nerfs pneumo-gastriques, et nullement sur le muscle cardiaque ou sur les vaisseaux, il y a une chose que, vous physiologistes, vous ne pouvez expliquer : Pourquoi cette différence d'action de la digitale sur l'homme sain et sur l'homme malade ?

Car, voici un fait des plus concluants : Vous prescrivez la digitale à un cardiaque dans la période d'eusystolie ; vous la donnez au même cardiaque arrivé au stade d'asystolie avec des œdèmes, des congestions multiples, etc. Dans le premier cas, vous n'aurez presque pas d'action cardiaque et les urines restent à leur taux normal ; dans le second, l'action cardio-vasculaire est à son maximum, la diurèse abondante. Ainsi, chez le premier malade, la digitale n'a aucune action sur les urines ; chez le second, elle devient indirectement un des meilleurs diurétiques que nous connaissions. C'est la clinique qui nous a appris tous ces faits ; c'est elle, et non la physiologie sur des animaux sains, qui nous en donne l'explication. En effet, au point de vue clinique, quelques observateurs, et je suis du nombre, pensent que la digitale agit plutôt d'abord sur la périphérie du système circulatoire qu'à son centre. Est-ce la physiologie sur les animaux qui nous a démontré le fait et qui nous a fourni l'explication ? Non ; c'est une autre physiologie que les cliniciens ne sont pas toujours inhabiles à faire, et que les physiologistes de profession, quittant pour quelques instants leurs laboratoires, ne feraient pas mal de venir étudier à l'hôpital : la physiologie de l'*homme malade*.

On pourrait citer bien d'autres exemples, et au sujet des iodures, il importe d'affirmer, encore une fois, que la physiologie ne permet pas toujours d'expliquer leur action à longue portée. Sans doute, la physiologie est utile à la clinique ; mais, elle ne doit pas l'asservir. La clinique et la physiologie doivent s'appuyer réciproquement l'une sur l'autre, avec cette restriction que la seconde a toujours besoin du contrôle de la première. « Ceux, dit Cl. Bernard, qui veulent aujourd'hui tout expliquer en médecine par la physiologie, prouvent qu'ils ne connaissent pas la physiologie et qu'ils la croient plus avancée qu'elle n'est. Ceux qui repoussent systématiquement les explications physiologiques en médecine, prouvent qu'ils ne connaissent pas le développement de la médecine scientifique et qu'ils se trompent sur son avenir. »

L'*iodure de sodium* moins actif sans doute que l'iodure de potassium, possède les mêmes propriétés que celui-ci[1]. S'il est moins actif, il est moins nuisible à la longue, il est plus facilement toléré par l'estomac, et d'après sa composition chimique, il renferme des quantités d'iode un peu supérieures. Cependant, l'*iodure de potassium* étant doué d'une action antisyphilitique incontestable, c'est ce dernier sel que l'on doit toujours employer de préférence dans toutes les affections cardio-artérielles où l'on soupçonne l'influence étiologique de la syphilis. Dans les autres cas, et cela en raison de l'action incontestable de l'iodure de potassium, on peut toujours faire alterner (et telle est notre pratique depuis longtemps), tous les deux ou trois mois, par exemple, ce dernier médicament avec l'iodure de sodium. Il n'y a aucun avantage à recourir à l'*iodure de strontium* dont l'action sur la diurèse et sur les fonctions rénales est bien problématique. De même, l'*iodure de calcium* prôné par G. Sée, à la dose de 1 à 2 gr. surtout dans les cas où l'état des voies digestives laisse à désirer, n'a pas fait ses preuves.

A la première période de l'artério-sclérose, il faut prescrire de faibles doses d'iodure de sodium (10 à 30 centigrammes par jour à prendre dans une tasse de lait durant dix à vingt jours chaque mois). Ensuite, pendant dix jours ou quinze jours du mois, on fait prendre trois à six fois par

[1] Huchard. De l'action thérapeutique des médicaments comparée à leur action thérapeutique (*Soc. de thér.*, mars 1890). — Gingeot. De la prétendue impuissance thérapeutique de l'iodure de sodium (*Rev. gén. de clin. et thér.*, août 1890).

jour deux à trois gouttes de la solution au centième de trinitrine. Lorsque la localisation de l'artério-sclérose sur le cœur est confirmée, il ne faut pas craindre d'augmenter la dose quotidienne d'iodure jusqu'à un à deux grammes.

En 1883, puis en 1885, j'ai démontré par quelques exemples probants, multipliés et confirmés depuis cette époque, que l'angine de poitrine *vraie*, affection artérielle par excellence, doit être traitée par un médicament artériel, l'iodure de potassium ou de sodium. Les guérisons ou grandes améliorations obtenues par cette méthode de traitement ne font plus maintenant aucun doute.

Parmi les observations citées, s'en trouvent plusieurs dans lesquelles la médication iodurée suivie d'une façon constante pendant un à trois ans, à la dose quotidienne de 1 à 2 grammes, à fait disparaître non seulement les accès angineux, mais aussi des souffles valvulaires liés à la cardio-sclérose. Celle-ci même peut guérir définitivement, grâce au traitement. Ces faits ne sauraient étonner, depuis que la curabilité de la cirrhose du foie à son début a été démontrée par Chrestien (de Montpellier) dès 1831, ensuite par Pécholier en 1866, et cela précisément par un traitement qui se rapproche beaucoup de celui des cardiopathies artérielles (régime alimentaire, laitage, médication iodurée).

Comment agit la médication iodurée, non seulement dans les affections valvulaires, mais aussi et surtout dans les cardiopathies artérielles ?

D'abord, en activant la circulation périphérique et viscérale, elle augmente ainsi la nutrition des tissus et des organes ; en abaissant la tension artérielle surélevée, elle favorise et facilite le travail du cœur.

Ensuite, la médication iodurée favorise la phagocytose, ce qui explique l'action résolutive des iodures sur les tissus scléreux. Plusieurs expériences tendent à le démontrer. Chez les animaux auxquels Schleich (1890) a pratiqué des plaies cavitaires des os, il a remarqué que la migration des leucocytes est beaucoup plus abondante après l'emploi de l'iodure de potassium, soit appliqué comme topique, soit pris à l'intérieur, et il arrive à cette conclusion que l'iodure stimule la formation des bourgeons charnus en activant la circulation, d'où l'explication de son action résolutive. Ces faits ont été confirmés ensuite par Heinz qui a démontré également que les iodures aboutissent à une production plus abondante de leucocytes et à un surcroît de leur activité. Cependant, il avait confirmé aussi les expériences de Binz montrant que l'iodoforme en mettant de l'iode en liberté, paralyse les globules blancs et entrave ainsi leur mouvement d'émigration. Mais, l'iode en combinaison produit tout le contraire.

A ce traitement il existe un écueil important à signaler :

Vers la fin de la seconde période de la cardio-sclérose, le myocarde faiblit, la tension artérielle tend à s'abaisser au-dessous de la normale, ce que l'on constate par l'existence des œdèmes périphériques et des congestions viscérales. Il y aurait donc un certain danger à prolonger outre mesure l'emploi des iodures à haute dose, d'autant plus que j'ai vu cette médication trop longtemps continuée et à trop haute dose, aboutir à un véritable état asystolique (*asystolie iodique*). Alors, il faut avoir recours aux toniques du cœur, à la digitale, au sulfate de spartéine, à la caféine.

On ne doit jamais oublier les deux indications à remplir : un cœur à fortifier, des dégénérescences artérielles à combattre. C'est pour leur obéir, que nous associons souvent, dans la même formule, l'iodure et un tonique du cœur, comme le sulfate de spartéine[1].

Les excellents résultats dus à cette médication dans l'artério-sclérose doivent être rapprochés de ceux qui ont été obtenus dans le traitement des anévrismes aortiques par les moyens suivants : les iodures dont Bouillaud a le grand honneur d'avoir le premier donné l'indication en 1859[2] ; les cures de repos, d'abstinence et de saignées, formulées autrefois par Albertini et Valsalva, médication barbare sans doute, lorsqu'elle est appliquée dans toute sa sévérité, mais dont il faut encore s'inspirer parfois en l'atténuant au moyen de la diète carnée, par exemple ; enfin, tous les moyens capables d'amener la réduction de la masse sanguine et la diminution de la tension artérielle. Mais, si l'on a pu dire que, par la déplétion de la circulation centrale au profit de la circulation périphérique, les médicaments vasculaires produisent comme « une sorte de saignée interne », il est utile d'appeler l'attention sur l'abus que l'on fait de la médication iodurée : on l'emploie partout, d'une façon banale dans toutes les cardiopathies sans distinction, à toutes les périodes des cardiopathies aussi bien valvulaires qu'artérielles, et l'on arrive à produire des troubles digestifs ayant un retentissement plus ou moins marqué sur le cœur. Cette remarque est d'autant plus importante que l'on verra plus tard, *le seul régime alimentaire aidé ou non de l'emploi de diurétiques puissants, et surtout de la théobromine*, suffire pour combattre la plupart des accidents, et surtout la dyspnée. Dans les cardiopathies artérielles, le régime alimentaire est la base du traitement.

[1] Eau distillée . . . . . . . . . . . . . . . . . . . 100 gr.
Iodure de sodium . . . . . . . . . . . . . . . . 5 gr. (ou 10 gr.)
Sulfate de spartéine . . . . . . . . . . . . . . 0 gr. 50 (ou 1 gr.)
Prendre une cuillerée à café deux ou trois fois par jour.

[2] BOUILLAUD. Deux cas d'anévrismes traités par l'iodure de potassium. (Disparition à peu près complète de l'un ; amélioration sensible de l'autre.) (*Gaz. des hôp.*, 8 février 1859.) — Après Bouillaud, CHUCKERBUTTY (de Calcutta) en 1862, BALFOUR en 1868, ont publié de nouvelles observations. Ce n'est donc pas à ces deux derniers médecins (comme l'ont écrit quelques auteurs), mais à Bouillaud seul que revient la priorité de la médication iodurée dans les anévrismes et les maladies artérielles.

III. — Traitement de la troisième période (*mitro-artérielle*).

A cette période, la thérapeutique est celle des affections mitrales mal compensées, puisque la cardio-sclérose est entrée dans la phase de la mitralité, par suite de la dilatation des cavités cardiaques et des orifices auriculo-ventriculaires. Alors, il faut employer les toniques du cœur, surtout la digitale qui trouve déjà son application à la deuxième période, et dont il importe de fixer les indications, les contre-indications et le mode d'emploi. Cette étude sera suivie de celle d'autres moyens thérapeutiques, et du traitement des principales manifestations de la cardio-sclérose.

*Emploi de la digitale (ses contre-indications et indications).*
Si les cardiopathies artérielles sont précédées et caractérisées à leurs premières périodes par l'élévation de la tension artérielle, l'indication consiste à prescrire surtout les médicaments dépresseurs de cette tension, et à proscrire ou à employer avec prudence les substances ayant pour effet de l'augmenter : digitale, belladone, ergot de seigle.

Il y a un corollaire à cette proposition. Si l'augmentation de la tension artérielle est le plus souvent le résultat d'un état spasmodique, permanent ou intermittent, généralisé ou partiel du système artériel, la logique enseigne la contre-indication de tous les médicaments vasoconstricteurs, et au contraire l'indication des substances capables d'amener la vaso-dilatation.

Ainsi, les angineux sont souvent des artério-scléreux, et comme tels, ils présentent une hypertension artérielle qui augmente encore au moment des accès. On comprend ainsi pourquoi et comment l'ergot de seigle est capable de déterminer chez ces malades des crises douloureuses, pourquoi la digitale, administrée sans prudence et d'une façon intempestive, a pu produire les mêmes effets défavorables.

J'ai vu commettre, il y a quelques années, l'imprudence d'administrer à haute dose la digitale à une malade atteinte d'aortite subaiguë avec accès d'angine de poitrine vraie. Pendant les trois jours que dura cette médication, les paroxysmes angineux devinrent beaucoup plus fréquents et intenses, alors qu'ils s'étaient considérablement amendés sous l'influence des iodures. Deux jours après, elle mourait subitement, et quoique cette terminaison soit spéciale à l'angor pectoris, on est en droit de se demander si la digitale n'a pas été étrangère à ce rapide dénouement.

Dans la néphrite interstitielle — qui n'est autre chose que la localisation de l'artério-sclérose sur le rein — l'emploi de la digitale a pu provoquer des hémorrhagies cérébrales, comme Traube en a cité cinq exemples : « Dans un cas qui m'a été signalé, dit Rendu, une attaque d'apoplexie survint trente-six heures après l'administration de 50 centigrammes d'ergot de seigle, et quoique le malade fût déjà depuis quelque temps sous le coup de phénomènes d'urémie lente, il y eut là peut-être plus qu'une simple coïncidence. »

J'ai vu dernièrement des embolies cérébrales[1] survenir chez des cardiopathes artériels auxquels la médication digitalique avait été prescrite à trop haute dose dans le but de combattre certains symptômes d'arythmie. En 1889, j'ai observé deux malades en ville, dont l'un eut une embolie cérébrale, un jour après l'administration d'une solution alcoolique de deux milligrammes de digitaline, dont l'autre était atteint d'accès de dyspnée extrêmement violente, aussitôt qu'il avait pris une faible dose du médicament. Il y a quelques années, à l'hôpital, un cardiopathe artériel succombait à une embolie cérébrale, comme l'autopsie l'a démontré, après avoir absorbé pendant deux jours 30 centigrammes de macération de digitale. Un de mes élèves, dans sa thèse inaugurale, a rapporté l'observation d'une femme qui fut atteinte dans mon service, d'une embolie cérébrale, vingt-quatre heures après avoir pris pendant deux jours 30 centigrammes d'infusion de digitale[2].

Dans une thèse inaugurale faite sous l'inspiration de Bernheim (de Nancy), on lit le passage suivant : « Quand l'affection cardiaque est accompagnée d'athérome artériel et de lésions scléreuses des valvules, il est prudent de n'user de la digitale qu'avec beaucoup de réserve. Deux phénomènes peuvent se produire : sous l'influence de l'augmentation de pression, il est possible que les vaisseaux artériels du cerveau se distendent et même se rompent par suite de leur perte d'élasticité ; d'autre part, l'activité cardiaque étant accrue, les ondées sanguines possèdent une force d'impulsion plus grande, et il peut arriver que quelques parcelles athéromateuses se détachent, soient entraînées dans le torrent circulatoire jusque dans les artères cérébrales, leur siège de prédilection, et donnent lieu à des embolies, puis à du ramollissement. Ces accidents s'annoncent par des étourdissements, de l'obscurcissement de la vue, des fourmillements dans les membres, et si l'on prolonge l'administration de la digitale, on ne tarde pas à voir survenir le cortège alarmant

[1] Danger de l'emploi de la digitale et des médicaments excitateurs de l'artério-tension dans les cardiopathies artérielles (*Journ. des prat.*, 1887).
[2] FLEUROT. Action thérapeutique de la digitale dans les affections organiques du cœur (*Thèse de Paris*, 1884).

des symptômes de l'embolie cérébrale, parmi lesquels prédominent l'aphasie et l'hémiplégie[1]. » Suivent trois observations concluantes.

Les cardiopathies artérielles déterminent par elles-mêmes et sans l'intervention de la digitale des arythmies rythmées (rythme couplé et tricouplé du cœur, rythme couplé et tricouplé alternant, et j'ai observé quatre cas où la digitale, qui peut produire par elle-même ou exagérer cette allorythmie, a été suivie de la mort rapide ou subite[2]. »

Tous ces faits malheureux, on ne peut les attribuer à l'intoxication digitalique à laquelle seraient plus particulièrement exposés les artério-scléreux d'après les idées régnantes, en raison des lésions fréquentes qu'ils présentent du côté de leurs reins, et de l'imperméabilité rénale consécutive. Car, dans toutes ces observations, on n'a jamais constaté aucun accident de digitalisme. Il faut donc se rappeler que dans les cardiopathies artérielles, au moment de la période d'hypersystolie et d'hypertension vasculaire, la digitale peut contribuer à la production d'accidents divers tels que : accès d'angor, attaques de palpitations violentes ou de dyspnée, embolies ou hémorrhagies cérébrales.

Cependant, ce sont là des faits isolés, heureusement très rares, qui ne doivent en aucune façon nous autoriser à proscrire absolument la digitale dans la cardio-sclérose. Loin de nous une semblable pensée. Adopter une telle conclusion, serait commettre l'une des erreurs thérapeutiques les plus graves et les plus préjudiciables aux malades.

Les cœurs gros de l'artério-sclérose ne sont pas toujours des organes dont la fibre musculaire est hypertrophiée, et il existe tout un groupe de *pseudo*-hypertrophies cardiaques caractérisées par l'atrophie de myocarde et l'hyperplasie du tissu conjonctif ; alors, l'affaiblissement du cœur est précoce, il n'est que temporaire, et la digitale est indiquée.

A la dernière période de l'artério-sclérose du cœur, le myocarde faiblit encore, les cavités se dilatent, et avec elles les orifices auriculo-ventriculaires qui deviennent insuffisants ; les congestions, les œdèmes et les hydropisies apparaissent, la tension veineuse augmente tandis que la pression artérielle diminue, en un mot la *cardiopathie entre dans la mitralité ;* de cardio-artériel, le malade devient un vrai cardiaque ou un mitral. Ici encore, le médicament peut produire d'excellents effets.

Enfin, dans d'autres cas plus rares de ces mêmes cardiopathies, les rapports existant normalement entre l'état de la tension artérielle et celui de la tension veineuse sont intervertis d'une manière seulement

---

[1] BLOCH. Sur les indications de la digitale dans les maladies du cœur (*Nancy*, 1879).

[2] Le rythme couplé du cœur et la mort par la digitale (*Soc. méd. des hôpitaux*, 1892).

fonctionnelle, et la digitale prescrite à dose modérée agit encore favorablement, surtout comme le disait Withering, à titre de « régulateur »
de la circulation.

En dehors de ces cas, et surtout lorsque la cardio-sclérose présente
les signes d'une tension artérielle surélevée avec exagération de la systole, la digitale doit être prescrite avec prudence pendant deux ou trois
jours au plus, à doses modérées, et cette recommandation a d'autant
plus d'importance que les accidents d'arythmie et de tachycardie, fréquents dans cette forme de cardiopathie, paraissent être à tort deux indications favorables à son emploi. Le plus souvent même, il faut alors s'en
abstenir ; mais la proscription *absolue* et *systématique* de la digitale dans
les cardiopathies artérielles serait une faute très grave de thérapeutique
contre laquelle nous serions des premiers à protester.

En résumé, l'existence de symptômes hyposystoliques (avec léger
œdème prétibial, et cela malgré un pouls fort et presque vibrant et un
cœur paraissant se contracter avec énergie), la diminution de l'excrétion
urinaire, l'apparition du bruit de galop qui est souvent un signe de
fatigue ou d'insuffisance du myocarde, la production de congestions
œdémateuses passives vers l'appareil pulmonaire, etc., sont autant d'indications pour l'emploi du médicament. A proprement parler, c'est
l'*hyposystolie* qui règle la conduite du praticien.

Cet état hyposystolique est le premier degré, le signe révélateur de
l'asystolie confirmée de Corvisart et de Beau ; il n'a pas les allures
bruyantes de cette dernière, et il doit être recherché avec soin, d'autant
plus qu'il se reproduit à chaque instant dans le cours des cardiopathies
artérielles. Il se traduit par les symptômes qui viennent d'être énumérés,
et souvent, mais non toujours, il est précédé par un bruit de galop qui
se manifeste d'abord à la palpation de la main, par une sensation de
rebondissement cardiaque. Or, malgré cet état hyposystolique, le pouls
peut conserver presque toute sa force dans les cardiopathies artérielles,
il reste serré, concentré et dur ; le cœur paraît battre toujours avec assez
d'énergie, et si l'on s'en tenait au simple examen du cœur et du pouls,
on penserait à tort qu'une intervention thérapeutique est inutile.

Il y a loin, comme on le voit, de cet état hyposystolique à l'asystolie de
Corvisart et de Beau, que Maurice Raynaud a caractérisée, en disant : « La
face bouffie, l'œil brillant, les narines largement dilatées, la poitrine
haletante, le malheureux patient est en permanence dans l'état anxieux
d'un homme qui vient d'accomplir une course forcée. Ses lèvres, ses
joues sont livides ; son pouls est imperceptible ; les veines du cou sont
turgescentes et animées d'une ondulation perpétuelle. Tout son corps
est tuméfié par l'anasarque. »

L'hypertension artérielle et l'imperméabilité rénale, avec ou sans albuminurie, sont-elles toujours des contre-indications formelles à l'emploi de la digitale ?

*a.* Je réponds à la première question, en disant qu'il ne faut pas trop agiter le spectre de l'hypertension artérielle. Sans doute, la digitale produit et augmente cette hypertension ; mais, avant tout, ce médicament agit à titre de régulateur du cœur et de la circulation ; il a encore pour effet d'allonger la période diastolique des révolutions cardiaques, et c'est ainsi qu'il favorise la réplétion complète des cavités ventriculaires. Du reste, il ne faut pas oublier que, dans ces cardiopathies artérielles, la tension vasculaire subit des oscillations rapides et fréquentes, qu'elle s'abaisse fréquemment d'une façon transitoire, ce que démontre l'existence de l'œdème prétibial. Dans ces conditions, il ne faut jamais hésiter à prescrire de bonne heure la digitale, capable de produire alors des effets plus complets que dans les affections simplement valvulaires.

Au sujet de la digitale, je le répète, il ne faut pas trop agiter le spectre de l'hypertension artérielle, d'autant plus qu'il est démontré que ce n'est pas toujours en augmentant cette tension que le médicament est diurétique. C'est là une erreur que, pour ma part, j'ai quelque temps partagée et qu'il importe de rectifier. L'observation clinique démontre, au contraire, qu'au moment où s'établit la diurèse digitalique, la tension vasculaire est ordinairement abaissée, et la preuve expérimentale de ce fait a été donnée par Lauder-Brunton et Power. Après injection d'une solution de digitale dans la circulation d'un chien, ils notent deux phases : la première dans laquelle la sécrétion urinaire diminue jusqu'à s'arrêter par suite de la contraction des artères rénales, contraction tendant à mettre obstacle à l'arrivée du sang dans le rein et pouvant aboutir à l'apparition d'une faible quantité d'albumine, comme s'il s'agissait d'une ligature ou d'une compression de ces artères ; la seconde qui succède assez rapidement à la première, caractérisée par la dilatation des artères rénales, par l'abondance de la sécrétion urinaire, *au moment même où la pression artérielle commence à baisser.* Tel est même le mécanisme d'action d'un grand nombre d'agents diurétiques. Le massage abdominal semble agir sur la diurèse comme la digitale, puisque l'augmentation des urines coïncide, par l'emploi de ces deux moyens, avec la vaso-dilatation succédant promptement à un état de vaso-constriction et d'hypertension artérielle. Donc, l'augmentation de la diurèse est *liée surtout à l'accroissement de la vitesse du sang dans le rein,* plus qu'à l'élévation de la tension artérielle, et cet accroissement de vitesse est proportionnel à la résistance qui a contenu le liquide sanguin et qu'il a dû vaincre. Il s'agit, en un mot, d'une véritable *poussée de* liquide, analogue à la brusque poussée de l'eau à travers une digue rompue.

Du reste, la digitale est un diurétique *indirect*, n'agissant à ce titre que dans des circonstances déterminées. Déjà, à la fin du siècle dernier, Withering qui a eu le grand honneur d'avoir utilisé le premier l'action cardiaque et diurétique du médicament, disait « qu'on peut en espérer de bons effets dans toutes les espèces d'hydropisies, excepté dans les hydropisies enkystées ». Vassal, en 1809, affirmait que l'état d'infiltration est nécessaire pour favoriser l'action de la digitale, et Lorain l'appelait le « remède des hydropisies cardiaques ». Un peu plus tard, Sydney-Ringer faisait remarquer que la résorption des œdèmes ou des hydropisies par la digitale est la cause et non la conséquence de son action diurétique. Celle-ci est donc intimement liée à l'existence des œdèmes, à ce point que, ceux-ci disparus, l'augmentation de la sécrétion urinaire s'arrête et qu'elle peut même être remplacée par l'oligurie, si l'on continue la même médication ; fait très important pour la pratique. « On pourrait croire — avait dit Lorain avant lui — que les litres d'urines que la digitale a fait rendre, en vingt-quatre heures, sont empruntés aux tissus, tandis qu'ils appartiennent à la résorption du liquide épanché, d'où il suit que la diurèse est plus facile chez les hydropiques qui ont du liquide en réserve. »

Donc, l'accroissement de vitesse du sang dans le rein est cause de l'augmentation de la diurèse. Sous cette influence, le liquide épanché dans le tissu cellulaire ou les cavités, rentre dans la circulation pour être éliminé par les reins, et cela en vertu de principes physiques démontrant que l'accélération d'un liquide quelconque dans un tube poreux augmente l'endosmose, et que son ralentissement fait prédominer l'exosmose, comme l'ont démontré, dès 1826, les expériences de Dutrochet.

Ce qui prouve enfin qu'il s'agit bien, pour l'augmentation de la diurèse, de la rentrée du liquide du tissu cellulaire dans la circulation, c'est l'élimination parfois considérable des chlorures dans la diurèse digitalique. Ces chlorures n'ont pu être puisés que dans les liquides hydropiques, et leur chiffre a pu s'élever ainsi à plus de 35 grammes, comme je l'ai vu. Naubauer et Vogel parlent de deux malades dont l'un excréta 55 grammes de chlorure de sodium pendant trois jours, et dont l'autre vit la quantité de ce sel s'élever de 4 à 27 grammes sous l'influence d'une décoction de digitale. Sans doute, cette hyperchlorurie urinaire *d'emprunt* n'a pas d'importance clinique ; mais elle a la valeur d'une démonstration physiologique. Elle contribue à prouver que la digitale ne résout pas les épanchements parce qu'elle est diurétique, mais elle *devient* diurétique parce qu'elle résout les épanchements [1].

---

[1] H. HUCHARD. *Traité de thérapeutique appliquée*, 1896, fascicule X.

*b.* Pour répondre à la seconde question, il suffit d'abord de rappeler brièvement deux faits que j'ai contribué à démontrer :

1° La digitale, même administrée à haute dose, n'est pas nuisible dans les affections rénales; 2° la digitale peut être utile, et elle a souvent pour résultat de diminuer la quantité d'albumine, non pas seulement dans les albuminuries cardiaques, mais aussi dans les néphrites.

On a regardé à tort l'imperméabilité rénale comme une contre=indication à l'emploi de la digitale. C'est là une erreur démontrée par la physiologie de ce médicament qui ne s'élimine pas par les reins et qui est probablement détruit par l'organisme avant de passer dans les urines; erreur démontrée encore par la clinique qui fournit des observations nombreuses, témoignant de l'innocuité et même de la grande efficacité de ce médicament dans les néphrites interstitielles. Et cependant, il est prouvé que, dans cette dernière maladie, l'imperméabilité du rein est beaucoup plus accusée que dans les autres néphrites.

Dans les néphrites parenchymateuses, la grande quantité d'albumine n'est pas une contre-indication à son emploi, et la digitale agit ici non seulement en élevant la tension artérielle toujours très abaissée dans cette maladie et en augmentant la vitesse du sang dans le rein, mais aussi en diminuant l'albumine, comme j'en ai cité des exemples [1].

Donc, l'imperméabilité rénale dans les néphrites artérielles d'une part, la quantité d'albumine d'une autre part, ne sont pas des contre-indications à l'emploi de la digitale.

Ce médicament est seulement inefficace, ainsi que je l'ai remarqué, dans les cas de complication hépatique (congestion ou sclérose du foie), et cependant il résulte des expériences de Roger [2], que le foie ne semble pas exercer sur la digitaline une action d'arrêt; il est contre=indiqué à la période franchement hypersystolique, et aussi quelquefois au stade ultime de l'asystolie et de la dégénérescence myocardique. Dans ce dernier cas encore, il ne faut pas complètement s'en abstenir, et on observe souvent des faits où la digitale, après avoir été inefficace à plusieurs reprises, a repris toute son action.

Du reste, il ne faut pas se hâter de conclure de l'impuissance digitalique à l'impuissance ou à la dégénérescence définitive du myocarde. D'abord, à l'aide de quels symptômes peut-on savoir que cette dégénérescence est complète et définitive, et n'arrive-t-il pas souvent, surtout dans les cardiopathies artérielles, de confondre de simples cardiectasies par cœur forcé avec une dégénérescence irrémédiable du muscle cardiaque?

[1] L'administration de a digitale dans les affections rénales (*Soc. méd. des hôp.*, 1892).

[2] *Soc. de Biologie*, 1889.

H. Huchard. = Maladies du cœur, 3ᵉ édition.                      32

Je me rappelle à ce sujet une femme arrivée à l'hôpital dans un état d'asystolie très accusée. Pendant plusieurs semaines, la digitale agit d'une façon remarquable ; puis brusquement elle cesse d'agir, la diurèse et le ralentissement cardiaque ne se produisent pas, et la malade est sur le point de succomber. C'est alors que, constatant une dilatation énorme des cavités cardiaques, je fais pratiquer une saignée générale de 400 grammes pour lever l'encombrement vasculaire. Le lendemain, j'administre la digitale qui, donnant une diurèse de quatre litres, fait promptement disparaître les hydropisies, les œdèmes et congestions passives des divers organes. Les mêmes accidents se sont produits depuis deux ans ; à plusieurs reprises la même médication a été appliquée, et grâce à elle, cette malade vit encore.

Un cardiaque arrivé à la dernière période d'asystolie présente un œdème dur et comme éléphantiasique des membres inférieurs. La digitale, qui jusque-là avait produit ses effets habituels, cesse tout à coup d'agir. Pourquoi? Etait-ce parce que la fibre cardiaque trop altérée était incapable de répondre à la sollicitation médicamenteuse? D'après les idées courantes, cette opinion, qui pourrait aboutir à l'inaction thérapeutique, serait acceptée par un assez grand nombre de cliniciens. Et cependant, c'est là une erreur. On pratique avec une grosse aiguille chauffée au rouge afin qu'elle soit aseptique et pour rendre les piqûres moins douloureuses, une dizaine de mouchetures sur les membres inférieurs ; on lève ainsi l'obstacle périphérique constitué par la compression de l'œdème dur sur les vaisseaux, comme on avait tout à l'heure levé l'obstacle central constitué par l'encombrement ventriculaire, et la digitale récupère toute son action.

Sous quelle forme, à quelle dose doit-on prescrire la digitale? Car, il ne s'agit pas seulement d'instituer l'indication d'un médicament, il faut encore savoir s'en servir, et un bon outil, entre les mains d'un ouvrier inexpérimenté, ne sera toujours qu'un mauvais outil.

Depuis longtemps j'ai renoncé à toutes les tisanes de digitale (infusion et macération), et je donne la préférence à la digitaline cristallisée pour des raisons faciles à comprendre, comme on va le voir.

Il est de connaissance vulgaire, que les fruits n'ont pas la même saveur, que les feuilles n'ont pas la même verdeur, ni les fleurs le même éclat, suivant les différentes *conditions atmosphériques*. Il y a des années de bon et de mauvais vin. De même, il y a des années de bonne et de médiocre digitale. Ce qui le prouve, c'est le fait suivant : Pendant une saison de sécheresse exceptionnelle, les feuilles de la plante récoltées en 1892, avaient une action thérapeutique très amoindrie, parce qu'elles renfermaient une quantité de principe actif certainement inférieure à un milligramme par gramme de feuilles, ce qui est l'habituelle proportion. Il en est de même pour toutes les plantes dont la composition chimique change avec les climats et les conditions atmosphériques, pour l'aconit par exemple, et la belladone renferme parfois des quantités notables de sels de potasse, capables de modifier son action médicamenteuse.

Brunton a fait la remarque que les digitales d'Angleterre, d'Écosse ou d'Amérique ont une action absolument différente. Ainsi, à Édimbourg, il raconte que les malades supportent impunément la quantité de 15 grammes d'infusion de feuilles, tandis qu'à Londres une dose de 4 grammes expose déjà à des accidents sérieux d'intoxication. Rien de bien extraordinaire, puisque c'est là une dose habituelle pour un cheval. En Roumanie et dans quelques autres pays, à l'exemple de Pétrescu (de Bucarest), on ose prescrire, « sans aucun accident » 10 à 12 grammes d'infusion de feuilles de digitale dans la pneumonie. Cette pratique ne sera jamais suivie en France, parce que notre digitale est certainement beaucoup plus active, et l'on ne se résoudra jamais à cette « thérapeutique par intoxication ». Dans notre pays, j'ai pu voir à quelques kilomètres de distance, dans les Vosges et dans le Morvan, des digitales douées d'une action variable en raison de leur exposition différente aux rayons solaires et aussi du terrain sur lequel elles puisent leur nourriture.

Voilà ce qui démontre encore, qu'en plus des *conditions atmosphériques*, les *terrains* et les *climats* peuvent faire varier dans des proportions considérables la richesse de la plante en principes actifs, et l'on sait d'autre part, que la digitale cultivée dans nos jardins est presque inerte.

Ajoutez à cela, que les feuilles de première année sont également inertes, que celles de seconde année doivent être cueillies avant la floraison, que les plus actives sont situées au-dessus des radicales, que la tige, les pétioles et les nervures sont pauvres en principes actifs, que le pharmacien doit conserver soigneusement ces feuilles à l'abri de la lumière et de l'humidité, qu'il doit en renouveler la provision tous les ans parce qu'elles s'altèrent et perdent facilement leurs propriétés, et vous comprendrez avec moi qu'il y a là bien des causes d'erreurs, bien des causes d'inégalités d'action du médicament. Si encore les malades se fournissaient toujours aux mêmes pharmacies, il n'y aurait que demi-mal ; mais, quand vous faites usage, un jour de feuilles de digitale renfermant 1 milligramme de digitaline par gramme, et un autre jour de feuilles qui n'en contiennent que 3/4 ou 1/2 milligramme, voyez à quels accidents vous pouvez exposer les malades. Si vous avez employé des feuilles inactives ou peu actives, vous attribuerez l'insuccès au myocarde trop dégénéré, et non au médicament lui-même, et vous commettrez une double erreur très préjudiciable à votre cardiopathe, puisque, d'une part,

vous aurez diagnostiqué à tort une dégénérescence myocardique à
peine accusée, et que d'autre part, vous vous condamnerez à l'inaction
thérapeutique. Puis, enhardis par des quantités assez fortes de feuilles de
digitale qui n'auront produit que des effets peu appréciables, vous dou-
blerez, vous triplerez la dose avec des feuilles d'autre provenance et d'une
activité deux ou trois fois plus grande.

Tel est le secret des intoxications digitaliques dont on parle tant, et *qui
n'arrivent jamais ou presque jamais avec la digitaline cristallisée*, parce
que celle-ci est invariable dans ses propriétés physiologiques et dans son
action thérapeutique ; non pas que je condamne l'emploi de l'infusion et
de la macération de digitale qui sont des préparations de choix et qui
aboutissent — la macération surtout — à une diurèse parfois très abondante. Mais, si l'on réussit dix fois, vingt fois avec ces préparations, on
peut avoir une fois ou deux un insuccès complet, ou même encore des
accidents quand on augmente inconsidérément les doses : nouvelle raison de donner la préférence à la digitaline cristallisée.

On a dit que la digitaline n'est pas le seul principe actif de la plante.
Cela est vrai. Mais la *digitaléine* possède des propriétés physiologiques
très atténuées, la *digitine* est presque inerte, la *digitonine* est douée
d'une action contraire à la digitaline, puisqu'elle reproduit les effets de
la saponine (paralysie des nerfs sensibles et moteurs de l'appareil musculaire et du myocarde, abaissement de la pression sanguine, cœur en
diastole). Quant à la *digitoxine* dont on parle en certains pays avec
grande exagération, nous dirons bientôt ce qu'il faut en penser.

On a dit aussi que la digitaline a un pouvoir diurétique inférieur à celui
de la macération de feuilles de digitale ; encore une légende. En 1890,
j'ai démontré, par des observations concluantes et décisives, que l'action
diurétique de la digitaline cristallisée ne le cède en rien à celle de la
macération de digitale. Au contraire, cette action diurétique s'exerce
plus sûrement et plus rapidement, la digitaline est mieux supportée par
l'estomac, et elle détermine plus rarement des troubles gastriques.

La question de posologie est importante à connaître.

Lorsqu'on est en présence d'un asystolique, il faut prescrire la digitaline à dose élevée et *massive* pendant un seul jour : 50 gouttes du
soluté de digitaline cristallisée au 1000e, ce qui équivaut à 1 milligramme
de principe actif. Bien entendu, il faut en même temps soumettre le
malade au régime lacté. Voilà la dose *anti-asystolique*. Elle ne doit être
répétée qu'après huit ou quinze jours, s'il y a lieu. Quant à cette dose de
1 milligramme de digitaline cristallisée, elle n'est pas si forte qu'on pourrait le croire, puisqu'elle correspond à 1 gramme de feuilles. D'un autre

côté, il faut prescrire cette quantité en deux fois dans la journée, et
même en une fois, en raison du principe suivant de thérapeutique générale : Tout médicament à élimination *lente*, peut et doit être prescrit à
dose massive et pendant peu de temps, sans crainte, non à doses fractionnées, parce que l'organisme se charge lui-même du fractionnement
des doses ; par contre, tout médicament à élimination *rapide* (salicylates,
iodures, bromures, etc.) doit être prescrit à doses fractionnées et pendant un temps plus ou moins long pour en impressionner davantage et
plus longtemps l'organisme.

Quand on a obtenu la disparition des phénomènes asystoliques, des
œdèmes, des hydropisies, des congestions passives, on peut prévenir ces
accidents, en prescrivant d'une façon systématique tous les vingt jours
ou tous les mois par exemple, pendant trois ou quatre jours, un granule
d'un quart de milligramme de digitaline cristallisée. Telle est la dose à
titre de *médication cardio-tonique* ou *cardio-sédative*.

On voit par là, une fois de plus, que « dans un médicament, il y a
plusieurs médicaments », ce qui veut dire qu'avec des doses différentes
et un mode également différent d'administration, la digitaline, par
exemple, agit tantôt sur le rein, tantôt sur le cœur. Mais il faut bien
savoir qu'elle n'est diurétique que d'une façon occasionnelle, seulement
lorsqu'il y a des œdèmes ou des hydropisies cardiaques à résorber, que
l'action diurétique est souvent en raison inverse de l'action cardio-tonique,
et réciproquement. C'est ce qui explique les faits de son *action dissociée*.

Je termine par les conclusions suivantes :
La digitale est un médicament qu'on peut qualifier d'héroïque ; il est,
sans aucun doute, le plus efficace de toute la thérapeutique, et sans lui,
la cardiothérapie ne serait pas. Par conséquent, il est nécessaire d'avoir
sous la main une préparation toujours fidèle, invariable dans sa composition comme dans son action thérapeutique. Seule, la *digitaline cristallisée de Nativelle* possède ces avantages.

Il n'en est pas de même d'un produit que l'on vante beaucoup à l'étranger : la *digitoxine de Schmiedeberg*. A ce sujet, je n'aurai qu'à répéter
ce que je disais en 1896.

Les différents échantillons de digitoxines présentent une variété très
grande dans les effets produits. En France, Houdas, dont les travaux
chimiques font autorité en la matière, affirme que *la digitoxine n'est pas
un produit de composition constante et définie, mais un mélange de digitaline cristallisée, et d'un principe non encore isolé, analogue ou identique à la strophantine, à l'ouabaïne, ou à la tanghinine*, corps possédant une action toxique certainement supérieure à celle de notre digitaline

cristallisée. Voilà ce qui explique l'activité (lisez toxicité) parfois plus grande de cet agent ; et le pouvoir thérapeutique d'un médicament ne se mesure pas aux accidents toxiques qu'il est capable de produire.

Je répète que jamais je n'ai vu d'accidents avec la digitaline, parce que je l'administre d'après certains préceptes sur lesquels j'insiste depuis longtemps.[1]

Tout d'abord, quand un malade est en état d'hyposystolie ou d'asystolie, il ne faut jamais se presser d'administrer la digitale ; on doit commencer par ouvrir les voies à l'action du médicament. Pour cela, on doit laisser pendant deux ou trois jours le malade au repos (celui-ci étant déjà la digitale du cœur), et le soumettre immédiatement au régime lacté absolu. Une certaine diurèse résulte d'abord de l'emploi de ces deux moyens bien simples. Puis, on prescrit une purgation, et le lendemain, en une fois et pendant un seul jour, 40 à 50 gouttes de la solution de digitaline cristallisée au millième. Après quoi, on attend quinze ou vingt jours, avant de recommencer de la même façon et à la même dose, si l'indication persiste.

La plupart des thérapeutes ont pour habitude de prescrire trop tardivement la digitale dans les affections cardiaques, en attendant que celles-ci soient arrivées à la période d'asystolie confirmée. C'est là un grand tort, et dès qu'est survenue la période d'hyposystolie caractérisée seulement par un peu d'œdème prétibial, on peut dire que l'heure de la digitale a sonné ; il faut dès lors prescrire *systématiquement* toutes les trois semaines environ, pendant un seul jour et en une fois, vingt à

---

[1] Quand et comment doit-on prescrire la digitale ? (*Rev. de clin. et thér.*, 1887-1888 et *Société de Thérapeutique*, 1889). — Sur le pouvoir diurétique de la digitaline cristallisée, et le traitement des cardiopathies à la période d'hyposystolie (*Société de Thérapeutique*, 9 juillet 1890). — Traitement des pneumonies grippales ; mode d'emploi de la digitaline. (*Soc. de Thérap.*, et *Bull. méd.*, 1892, *Bulletin de la Soc. méd. des hôp.*, 1892.) — Le rythme couplé du cœur et la mort par la digitale (*Soc. méd. des hôp.*, 1892. — Digitale et digitaline (*Journal des praticiens*, 1896). — Les feuilles de digitale et la digitaline cristallisée (*Journal des Praticiens*, 1897. — Etude sur la digitale et les médicaments cardiaques (*Thérapeutique appliquée*, 1896-1897, fasc. X et XI.)

La solution de digitaline cristallisée au millième est ainsi composée :

Digitaline cristallisée . . . . . . . 1 gramme.
Glycérine pure (densité 1250). . . . 333 cent. cubes.
Eau distillée . . . . . . . . . . . 147 cent. cubes.
Alcool à 95° . . . . . . . . . q. s. pour compléter un litre à 15° centigrades,

On fait dissoudre la digitaline dans 450 cent. cubes d'alcool ; on ajoute l'eau et la glycérine, puis on complète un litre avec quantité suffisante d'alcool.

Cette formule présente l'avantage de donner une solution ayant exactement la densité de l'eau, de sorte qu'un gramme ou un centimètre cube correspond à 50 gouttes. Cette préparation à laquelle convient le nom de *glycéro-alcoolé* présente encore les avantages suivants : 1° sa conservation indéfinie ; 2° la difficulté de l'évaporation par suite de la viscosité du liquide ; 3° sa solubilité complète assurée, même quand le liquide est étendu d'eau ; 4° la sûreté de son absorption sous forme liquide, les granules médicamenteux préparés depuis longtemps pouvant traverser le tube digestif sans être absorbés. (Petit).

trente gouttes de cette solution. Par cette méthode, on soutient ainsi la
fibre cardiaque pendant des mois et des années, et des cardiopathes
soumis depuis plusieurs années à cette médication, n'ont jamais vu survenir d'autre accident d'hyposystolie. Mais, il faut toujours prescrire, en
même temps que la digitaline, et pendant deux ou trois jours, tous les
mois ou toutes les trois semaines, le régime lacté absolu.

En résumé, sans crainte des effets accumulatifs de la digitale dont le
danger a été singulièrement exagéré, on doit la prescrire à dose massive,
précisément parce qu'elle s'accumule et agit lentement.

Quand on veut faire dormir un malade, on a soin de lui injecter en
une fois un centigramme de morphine, et non pas en quatre fois. Quand
on veut agir sur l'état fébrile, on prescrit d'emblée un gramme de quinine, et non pas cette même quantité en plusieurs doses dans la journée. Pour la quinine comme pour la digitale, comme pour les médicaments à action lente, le fractionnement des doses est une faute, puisque
celles-ci, encore une fois, se fractionnent d'elles-mêmes dans l'organisme,
en raison de la lenteur de leur action et de leur élimination.

Tout autre doit être notre conduite pour les médicaments à élimination
rapide, comme les bromures et les iodures. Il faut fractionner les doses
pour que l'organisme soit le plus souvent et le plus longtemps impres-
sionné par le médicament, et à ce sujet, je cite l'exemple d'un épileptique
atteint d'accès nocturnes, qui prenait inutilement 8 grammes de bromure en deux fois dans la journée, et qui en fut complètement délivré
par deux doses de 2 gr. 50, prises le soir et au commencement de la nuit.

## TRAITEMENT DE LA DYSPNÉE TOXI-ALIMENTAIRE

La dyspnée dans les cardiopathies artérielles est un symptôme dont
la fréquence et l'importance sont maintenant connues. Par conséquent,
il est utile d'entrer dans quelques détails au sujet de sa médication.

La dyspnée *toxi-alimentaire* de beaucoup la plus importante, doit
être d'abord étudiée au point de vue thérapeutique. L'explication qui en
a été donnée, a montré que trois éléments entrent en jeu pour la produire : 1° le régime alimentaire qui introduit un grand nombre de toxines
dans le tube digestif et dans l'organisme ; 2° l'insuffisance rénale qui met
obstacle à l'élimination complète de ces toxines ; 3° l'insuffisance hépa-

tique qui, empêchant leur arrêt et leur destruction, permet la pénétration de ces poisons dans la circulation.

C'est contre cette triple alliance que la thérapeutique doit combattre.

Puisque la dyspnée est d'origine alimentaire, il faut s'adresser à l'*alimentation*, et pour remplir cette indication, de toutes la plus importante, d'abord supprimer pour toujours du régime alimentaire les substances renfermant un grand nombre de toxines : bouillons et potages gras en excès, poissons et surtout poissons de mer, viandes faisandées et peu cuites, gibier avancé, salaisons, conserves alimentaires, charcuterie, fromages faits, etc.

Il faut prescrire le régime lacté et celui-ci est soumis à certaines règles qu'il est utile de bien connaître au point de vue pratique.

D'abord, dès l'apparition de la dyspnée toxi-alimentaire, le régime lacté doit être absolu, à l'exclusion de tout autre nourriture, et il faut le prescrire à la dose minima de 3 litres à 3 litres 1/2 par jour. Au-dessous de ces quantités, pour un malade de poids moyen, l'alimentation devient insuffisante, et l'amaigrissement assez rapide qui en résulte peut contribuer encore pour sa part, en jetant dans l'organisme des produits toxiques de dénutrition, à devenir une nouvelle source d'auto-intoxication et de troubles respiratoires. Donc, il ne suffit pas de dire au malade : « Buvez trois litres de lait par jour, comme vous voudrez et quand vous voudrez »; il faut recommander d'en absorber régulièrement une tasse de 300 à 350 grammes au moins toutes les deux heures, de ne pas prendre cette quantité d'un seul trait, mais en plusieurs fois et par gorgées. En effet, lorsqu'on prend de trop grandes quantités à la fois, le gros coagulum qui se forme dans l'estomac n'est pas tout entier attaqué par les sucs digestifs, et en passant dans l'intestin à l'état de corps étranger, il n'est pas absorbé et provoque souvent la diarrhée.

Le lait froid est préférable au lait chaud ou bouilli. Mais souvent, le laitage est mal supporté par l'estomac et l'intestin, il peut provoquer, suivant les sujets, de la diarrhée ou de la constipation, des troubles digestifs avec intolérance gastrique, un véritable dégoût, et chez quelques malades, ce régime s'accompagne d'un réel affaiblissement des forces.

Pour assurer la digestibilité du lait, il faudra parfois additionner chaque tasse, d'une cuillerée à café d'eau de chaux, d'une à deux cuillerées à soupe d'eau de Vichy (Célestins) [ou d'eau de Vals, ou d'un cachet d'un gramme de bicarbonate de soude, ou enfin prescrire un peu de pepsine ou de pancréatine (20 centigrammes).

Si le lait détermine de la diarrhée, il faut la vaincre à tout prix par des cachets de 0,50 cent. de sous-nitrate de bismuth à chaque tasse de lait ; (le salicylate de bismuth dont on abuse est défendu, parce qu'en s'élimi-

nant par le rein, il irrite ce dernier organe). Lorsque la diarrhée reste
encore rebelle à tous ces moyens, on l'a parfois fait cesser par l'emploi du
lait stérilisé avec une bouteille de képhir (n° 2) par jour.

S'il donne lieu, au contraire à la constipation, on aura recours à quelques laxatifs (une cuillerée à café de magnésise tous les matins, un cachet
de 50 centigrammes à 1 gramme de poudre de rhubarbe, un cachet de
50 centigrammes de fleurs de soufre et de magnésie).

Malheureusement, dans certains cas assez fréquents, les malades ne
peuvent supporter le régime lacté. Il faut voir alors si cette difficulté ne
tient pas au lait lui-même ou à l'état des voies digestives. Certains laits
. sont mal digérés parce qu'ils renferment trop de substances grasses ; il
convient alors d'en changer la provenance, et dans nombre de circonstances, on arrive ainsi à un bon résultat. Quelquefois, il est mieux
digéré lorsqu'il est écrémé. Enfin, certains malades supportent mieux le
lait chaud que le froid. Souvent, le lait d'ânesse qui se rapproche beaucoup du lait de femme par sa composition, est mieux toléré que le lait
de vache et de chèvre, parce qu'il renferme beaucoup moins de caséine
(0,60 au lieu de 3,01 et de 2,87). Les hyperchlorhydriques digèrent mal
le lait, parce qu'ils le digèrent trop vite, et que le coagulum se forme
trop rapidement dans la cavité stomacale. Il faut alors prescrire des alcalins à haute dose, sans crainte d'augmenter cette hyperchlorhydrie comme
on l'a dit à tort : (trois fois par jour, une cuiller à café de poudre composée de 30 grammes à parties égales : bicarbonate de soude, phosphate
neutre de soude, craie préparée.)

On trouve parfois encore la cause de l'intolérance au régime lacté
dans l'existence d'un simple embaras gastrique, et alors il suffit d'un
purgatif ou même d'un vomitif pour combattre l'état catarrhal des premières voies et favoriser ainsi la digestion du lait. Pour prévenir cet
accident, ne pas oublier de faire rincer la bouche après chaque tasse de lait,
avec un demi verre d'eau de Vichy (Célestins) ou de Vals (Vivaraise n° 5).

Il faut encore savoir vaincre le dégoût naturel de certains malades
pour le lait. Comme ce dégoût, souvent invincible, tient non seulement
à la monotonie du régime, mais aussi et surtout à sa saveur fade, on aro-
matise celui-ci avec différents liquides : kirsch, rhum, anisette, curaçao,
cognac, teinture de badiane, alcool de menthe, caramel, infusion de café
dont il suffit d'ajouter une cuillerée à bouche ou à dessert pour chaque tasse.

L'addition de liqueurs alcooliques a encore pour but de remédier,
dans une certaine mesure, à l'état d'affaiblissement dans lequel ce régime
exclusif jette quelquefois les malades [1], et bien qu'à ce sujet beaucoup

---

[1] Le lait écrémé est souvent plus facile à digérer, mais alors il n'est plus un aliment
de force. SOULIER (de Lyon) fait remarquer judicieusement que la graisse est une source

d'exagérations aient été et soient encore journellement commises par
malades et médecins, on peut conseiller pendant la durée de ce régime,
de prendre une ou deux fois par jour, dans le lait ou dans un peu d'eau,
une petite cuillerée à café d'une mixture à parties égales de teinture
alcoolique, ou mieux d'extrait fluide de kola et de coca avec addition
d'un peu de liqueur de curaçao, ce qui en fait une préparation agréable.
On peut encore remplacer cette mixture par des infusions de maté, par la
prescription de deux ou trois verres à madère de vieux vin de Bordeaux.

Chez les individus atteints d'alcoolisme, le régime lacté, en privant le
malade de son aliment habituel, de l'alcool, peut faire naître des accidents délirants de nature éthylique. Aussi, dans ce cas, l'adjonction de
quelques boissons alcooliques au régime lacté est-elle indiquée.

La *durée* du régime lacté est subordonnée à l'état du malade. Le plus
souvent, elle ne doit pas être moindre de dix à quinze jours, et il faut
même en prolonger l'emploi si la dyspnée persiste et si le bruit de galop
n'a pas disparu. Après la cessation de l'état dyspnéique, le malade est
soumis au régime lacté mitigé, à la dose d'un litre à deux litres par
jour, avec adjonction de quelques œufs et de légumes en purée. On ne
permettra de la viande (bien cuite et non faisandée), que plus tard,
quand toute trace de dyspnée aura disparu, mais jamais le soir, parce
que l'intoxication de l'organisme est à son maximum pendant la nuit.

Dès que la dyspnée se montrera de nouveau, le malade devra se soumettre encore au régime lacté exclusif pendant huit ou dix jours. Du
reste, pour prévenir l'apparition de la dyspnée toxique, j'ai pour habitude
de prescrire systématiquement aux artério-scléreux, toutes les trois
semaines ou tous les mois, pendant trois à cinq jours, le régime lacté
exclusif, et s'il existe des symptômes d'hyposystolie avec léger œdème
prétibial, il est utile d'ordonner encore un purgatif, et le lendemain
25 à 30 gouttes de solution de digitaline cristallisée au millième.

Tel doit être le régime alimentaire des artério-scléreux, et je suis tenté
de répéter ce que Sydenham disait du régime alimentaire de la goutte
qui offre avec celui-ci de grandes analogies : « Il ne faut pas s'en écarter de la largeur de l'ongle ». Je rappelle encore que Corvisart, au commencement de ce siècle, n'hésitait pas à dire, que « ce sont presque
toujours les erreurs dans le régime qui déterminent les rechutes si fréquentes dans les périodes avancées de ces maladies ». Les deux thèses
de mes élèves, H. Picard et G. Bohn, ont démontré l'importance de cette

d'énergie et que, dans la composition du lait, elle n'est même pas en quantité suffisante
pour devenir l'aliment des travailleurs.

médication capable de produire de très longues rémissions dans l'apparition de la dyspnée toxi-alimentaire, rémissions qui peuvent durer des mois et même des années, à ce point que les malades se croient définitivement guéris, ce qui est une erreur. Car, à partir du jour où ils ont fait de la dyspnée toxi-alimentaire, on ne saurait trop leur dire que, pendant de longues années et peut-être pour toujours, leur alimentation doit être absolument modifiée [1].

Tous ces dyspnéiques se plaignent d'*insomnie*. Or, il dorment mal parce qu'ils respirent mal, et le meilleur moyen de leur donner du sommeil, c'est de favoriser la respiration, ce qu'on obtient naturellement par le régime lacté absolu. Dans ces cas, l'emploi répété ou prolongé de la morphine et de tous les hypnotiques, (sulfonal, trional, chloral, chloralose, etc.) est une faute thérapeutique. Faites respirer vos malades, ils dormiront; or, vous ne les ferez respirer aisément que par le régime lacté exclusif qui devient ainsi indirectement une médication hypnotique de haute valeur, puisqu'elle manque très rarement son effet.

Quel est le résultat de cette médication si simple en apparence?

Il est parfois merveilleux. En quelques jours, quelquefois en vingt-quatre ou quarante-huit heures, et avec une précision presque mathématique, les dyspnées les plus violentes qu'on observe chez les aortiques et les cardiopathes artériels, disparaissent presque constamment, à ce point que les malades se croient absolument guéris et qu'ils ont une tendance naturelle et malheureuse à se départir de la sévérité de leur régime. Il importe donc d'insister sur leur persévérance, de leur montrer l'utilité absolue de cette médication que Chrestien (de Montpellier) exprimait un peu brutalement en leur disant : « Le lait, ou la mort [2] ! » Je ne cesse, pour ma part, de leur répéter, en paraphrasant un mot célèbre : « Il faut se soumettre au régime alimentaire ou... se démettre.

· Mais, un jour arrive, à la période de cachexie artérielle, et lorsque

---

[1] H. Picard. Dyspnée toxique d'origine alimentaire (1897). — G. Boux. Les longues rémissions de la dyspnée toxi-alimentaire dans les cardiopathies artérielles, (1898).

[2] Hippocrate employait le lait dans la jaunisse, dans les « flux hépatiques, dans l'hydropisie causée par un vice de la rate ou du foie ». — Dans un livre intéressant pour l'époque et presque inconnu (Traité de l'usage du lait, par B. Martin, *Paris* 1684), nous lisons cette phrase : « Le lait, à certains égards, se trouve bon pour de l'hydropisie. » — On raconte que Guy Patin disait de Mazarin, son ennemi : « Nous le tenons enfin! Il est hydropique, il prend du lait, et il ne guérit pas. » — Il existe une observation bien curieuse (1776) de Bouvard, (médecin de Louis XIV), et de l'abbé Teissier, observation relative à une ascite d'origine hépatique et guérie par l'emploi du régime lacté exclusif. — La priorité appartient surtout à Chrestien (de Montpellier) qui a publié le travail suivant dans les *Archives de médecine* en 1831 : « De l'utilité du lait administré comme remède et comme aliment dans l'hydropisie ascite. » — En 1886, Pécholier publia encore des observations intéressantes sur cette question dans le *Montpellier médical* sous ce titre : « Des indications de l'emploi de la diète lactée dans le traitement des diverses maladies et spécialement dans celui des maladies du cœur, de l'hydropisie et de la diarrhée. »

l'insuffisance hépatique est jointe à l'insuffisance rénale, quand la source des toxines procède de l'organisme lui-même et non de l'alimentation, quand à la suite des progrès de cette cachexie caractérisée par une dénutrition rapide et profonde, les déchets de désassimilation encombrent le liquide sanguin, un jour arrive où le régime lacté devient inefficace, où la dyspnée hypertoxique est irrémédiable et résiste à tous les moyens. Dans ces cas graves, et même mortels à brève échéance, la thérapeutique ne doit pas rester inactive : saignée générale, purgatifs, lavages répétés de l'estomac, grands lavages de l'intestin (entéroclyse), injections sous-cutanées de sérum artificiel à haute dose (200 à 300 et même 500 gr. par jour).

Tous les détails dans lesquels je viens d'entrer ne me paraissent pas inutiles, et je suis tellement pénétré des bienfaits de cette médication que je voudrais à ce sujet faire entrer dans l'esprit de tous les praticiens la confiance qui m'anime ; et pour inspirer davantage encore cette confiance, je crois important de résumer ses divers modes d'action.

Le lait agit d'abord, comme un aliment parfait, comme un aliment inoffensif n'introduisant avec lui dans l'économie aucun produit toxique, pas même des sels de potasse qu'il renferme en très petite quantité. Aussi, a-t-on pu dire : « le lait agit surtout parce qu'il ne nuit pas. » Les recherches expérimentales de Charrin et Roger ont apporté la meilleure confirmation à cette idée, puisqu'elles ont démontré la diminution considérable de la toxicité urinaire à la suite de ce régime. Mais, longtemps avant ces expériences, et dès que j'eus établi pour la première fois, en 1887, la nature toxique de certaines dyspnées des artérioscléreux, j'étais amené à formuler les bienfaits de cette médication.

En second lieu, le lait, en favorisant la diurèse et en ouvrant le rein, assure la dépuration urinaire et l'élimination de tous les poisons. Il n'a aucune action excitante sur les reins malades, comme Rosenstein le croit.

En troisième lieu, il s'adresse encore aux fonctions hépatiques, parce qu'il contient du sucre capable de se transformer en glycogène.

Enfin, il contribue, pour une grande part, à diminuer l'hypertension artérielle, et il augmente ainsi l'énergie du cœur d'une façon indirecte, en facilitant ou en diminuant son travail, puisqu'il tend à vaincre par la diurèse les obstacles périphériques. C'est là tout le secret de la thérapie des cardiopathies artérielles dans lesquelles l'obstacle et la maladie sont à la périphérie du système circulatoire, tandis qu'ils sont d'abord au cœur dans les cardiopathies valvulaires[1]. Le lait augmente donc l'éner-

---

[1] Telle est l'explication que j'ai donnée (*Rev. gén. de clin. et de thér.*, 1888), dans les maladies du cœur, du mode d'action complexe du régime lacté, mode d'action qu'un auteur étranger, Ilogerstedt, affirmait ne pas connaître (*Zeitsch. f. kl. med.*, 1888).

gie du cœur parce qu'il diminue et allège son travail. A ce titre, c'est encore un médicament *anti-méiopragique*.

Dans ces conditions, l'*antisepsie intestinale*, un mirage trompeur dont on abuse tant, doit-elle toujours être prescrite concurremment avec le régime lacté?

Je n'en vois nullement la nécessité, d'autant plus que le régime alimentaire aboutit à quelque chose de mieux qu'à l'antiseptie intestinale, si problématique : à *l'asepsie* intestinale, autant qu'on peut l'obtenir.

Croit-on que les naphtols, le bétol et le salol, en s'appuyant sur les idées théoriques, ont une réelle action sur les fermentations des voies digestives? On l'a dit, mais rien n'est moins prouvé, et si je proteste contre l'abus de cette médication, ce n'est pas parce qu'elle est mauvaise en soi ou même dangereuse, c'est parce qu'elle fait perdre un temps précieux, c'est parce que dans les cardiopathies artérielles, le mieux encore est d'introduire le minimum de drogues dans l'organisme. Le charbon est encore préférable à toutes celles que l'on a vantées, et l'asepsie gastro-intestinale est plus sûrement réalisée par le régime lacté, les purgatifs, les grands lavages gastriques et intestinaux avec l'eau bouillie.

Tel est le traitement *pathogénique* de la dyspnée toxi-alimentaire. Quant à son traitement *symptomatique*, il est presque nul. Pourquoi chercher à agir contre l'élément dyspnéique lui-même, puisque nous avons dans le régime lacté un moyen remarquable de le faire disparaître rapidement, en vingt-quatre ou quarante-huit heures? On pourrait cependant prescrire, dans les cas rebelles, les inhalations d'oxygène qui ne peuvent jamais nuire, quelques inhalations d'iodure d'amyle dont l'action eupnéique est bien supérieure à celle de l'iodure d'éthyle et de la pyridine. Quant au nitrite d'amyle, il n'a aucune action anti-dyspnéique, et il doit être réservé seulement pour les crises d'angine de poitrine ou pour certaines formes de dyspnée douloureuse [1].

Je viens d'instituer la médication, non pas seulement d'un *symptôme*, la dyspnée, mais de la *maladie*, l'artério-sclérose cardio-rénale. Depuis longtemps, j'ai acquis la certitude que, dans cette maladie, *le régime alimentaire est la base même du traitement*. Sans lui, aucune amélioration sérieuse ou définitive ne peut être obtenue, et les dépresseurs de

---

[1] L'iodure d'amyle se prescrit en inhalations. Il suffit de déboucher le flacon qui renferme cet iodure et d'en respirer les vapeurs pendant quelques minutes. Pour en augmenter l'action eupnéique, j'associe parfois le chloroforme à l'iodure d'amyle d'après cette formule : Iodure d'amyle, 25 grammes ; chloroforme, 5 grammes.

la tension artérielle, les nitrites, les iodures n'agissent qu'à titre de médication adjuvante et secondaire. Pour bien me faire comprendre, et au risque de me répéter, je vais donner la formule résumée du traitement, dès que l'on a constaté l'apparition de la dyspnée toxi-alimentaire.

1° Pendant huit jours, *régime lacté exclusif* (trois à quatre litres de lait par jour). Mais, si au bout de huit jours, la dyspnée persiste encore, il faudra, surtout la première fois, prolonger ce régime pendant quinze jours, un ou deux mois.

2° Pendant huit autres jours, (et ainsi de suite durant six mois à trois ans), *régime lacté mitigé*, composé comme il suit : un litre et demi à deux litres de lait par jour, légumes de toutes sortes, quelques œufs frais, fruits, raisins ; viandes en petite quantité et jamais le soir, seulement une fois par jour, et autant que possible pendant les trois ou quatre jours précédant chaque période de régime lacté exclusif [1].

3° Lorsqu'après plusieurs mois de ce traitement, on a réussi à vaincre complètement la dyspnée et à faire disparaître la tachycardie et le bruit de galop (quand ils existent), on peut ne soumettre les malades au régime lacté exclusif que pendant dix jours par mois, par exemple du 1er au 5 et du 15 au 20 du mois.

4° Si la dyspnée résiste au régime lacté, ce qui est exceptionnel, il y a lieu d'avoir recours aux purgatifs répétés, aux grands lavages de l'intestin, et même aux lavages d'estomac.

5° Eviter toujours dans l'alimentation : bouillons et potages gras en excès ; viandes faisandées, marinées, et peu cuites ; mets épicés et gibier ; poissons fumés, œufs de poissons, caviar, poissons de mer et saumures, conserves alimentaires et fromages faits ; thé, liqueurs, vin pur en excès. — Fuir la fumée de tabac.

6° De temps en temps, un *purgatif* (deux verres d'eau de Montmirail, deux cachets de 0, 60 centigr. de résine de scammonée et de calomel).

7° Pendant le régime lacté mitigé, 2 ou 3 fois par jour, un cachet de 0,30 à 0,50 centigramme de *théobromine*.

8° Pendant le régime lacté absolu, 2 fois par jour, une cuillerée à soupe ou à dessert, d'une solution renfermant 3 grammes *d'iodure de sodium* pour 300 grammes d'eau. (La médication iodurée peut être suspendue

[1] Je prescris trois ou quatre jours de viande avant chaque période de régime lacté. parce que, si les malades s'intoxiquent alors avec de la viande, ils se désintoxiqueront bientôt avec le régime lacté. La viande ne doit pas être prise le soir, parce que l'intoxication de l'organisme est à son maximum aux approches de la nuit et pendant la nuit. C'est pour cela que les accès d'asthme dit « essentiel ou nerveux » sont ordinairement nocturnes, et que la prescription d'un régime alimentaire spécial (*beaucoup de laitage, de légumes, pas de viande*, etc.) est le meilleur moyen de les faire disparaître et même de les guérir, de nombreuses observations m'ayant démontré que l'asthme n'est pas toujours une névrose, mais une intoxication, le plus souvent d'origine alimentaire.

pendant un mois tous les 2 mois, et remplacée par 6 à 12 gouttes par jour en 3 ou 4 fois, de solution de *trinitrine* au centième). Si le malade est syphilitique, remplacer l'iodure de sodium par *l'iodure de potassium*.

9° Dans les cas où des phénomènes d'insuffisance myocardique avec œdèmes et congestions viscérales multiples, se joignent à la dyspnée, on prescrira, mais toujours après ou pendant le régime lacté, une dose de 30 à 50 gouttes de la solution de *digitaline* cristallisée au millième, durant un seul jour.

10° Contre l'arythmie simple, ou contre l'arythmie palpitante des cardiopathies artérielles, la *digitaline* à doses faibles et répétées (10 gouttes de la solution au millième pendant quatre à cinq jours) exerce une action sédative, sans jamais faire disparaître l'arythmie. Donc, il ne faut jamais la prescrire à doses élevées.

## TRAITEMENT DES AUTRES FORMES DE DYSPNÉE

Pour les dyspnées *nervo-réflexes* résultant d'une sorte d'éclampsie broncho-pulmonaire symptomatique des réflexes vasculaires assez rarement observés dans les affections cardio-artérielles, le médicament de choix est représenté par le bromure de potassium. Mais, une des principales conditions du succès réside dans la prescription de ce médicament à haute dose (4, 6 et même 8 grammes par jour).

Pour les dyspnées *cardioplégiques* dues à la dilatation considérable et à l'état parétique des cavités cardiaques, il n'y a pas de meilleur moyen que l'emploi d'une saignée générale qui a pu parfois sauver les malades des plus grands dangers.

Dans certains cas graves et presque désespérés, quelques praticiens (Leuf[1]) n'ont pas hésité à conseiller la ponction du cœur pour en soustraire le sang qui contribue à sa dilatation. Je laisse cette pratique aux théoriciens, en rappelant le cas malheureux de ce médecin qui, croyant ponctionner l'oreillette, était tombé sur l'aorte ! On peut comprendre à la rigueur toutes les audaces thérapeutiques, mais à la condition expresse qu'elles s'arrêtent au respect de la vie humaine.

Les meilleurs moyens de s'opposer à ces cardiectasies et à la thrombose cardiaque consécutive, consistent dans l'emploi de la saignée et de la digitale. La saignée générale est préférable aux saignées locales. Cependant, lorsque le foie est congestionné, l'application de sangsues ou de

[1] *American journal of med. science*, 1884.

ventouses scarifiées sur la région hépatique produit de bons résultats

Lorsque la cardiopathie artérielle est arrivée à la période asystolique, la dyspnée est *mécanique* et d'origine cardio-pulmonaire. Dans ces cas, le traitement est celui des affections mitrales mal compensées. Ici, la digitale peut produire d'excellents effets ; elle agit, non seulement parce qu'elle élève la tension artérielle ou augmente la diurèse, non seulement parce qu'elle accroît la contractilité ou plutôt l'élasticité des cavités droites, comme le pense G. Sée, mais aussi et surtout parce qu'en prolongeant la période diastolique des révolutions cardiaques, elle favorise le remplissage complet du ventricule gauche.

Les *épanchements pleuraux* sont assez fréquents dans les cardiopathies artérielles. Ils peuvent survenir à la suite d'infarctus pulmonaires, même latents, se manifestant par la présence d'un liquide d'abord sanguinolent, puis séro-sanguinolent ou même séreux, libre ou cloisonné ; d'autres fois, ils se montrent le plus souvent à droite et nécessitent la thoracentèse par leur abondance ; enfin, les pleurésies peuvent être directement hémorrhagiques (par rupture de petits vaisseaux des néomembranes). Alors, l'épanchement se reproduisant souvent et rapidement, la thoracentèse n'est qu'un moyen palliatif [1].

La *dilatation des bronches* s'observe chez un certain nombre d'artérioscléreux ; elle peut être cause d'une aggravation de dyspnée par sclérose pulmonaire, donner lieu à des hémoptysies non tuberculeuses, et se terminer par la gangrène curable des extrémités bronchiques. Dans ce dernier cas, les inhalations d'oxygène, l'administration de 30 à 40 gouttes de teinture d'eucalyptus avec 2 à 4 grammes d'hyposulfite de soude, constituent les principaux éléments du traitement.

### TRAITEMENT DE L'ŒDÈME AIGU DU POUMON

Pour l'*œdème aigu du poumon*, complication redoutable par la soudaineté de son apparition et par sa terminaison souvent rapide, les indications thérapeutiques s'inspirent des trois faits suivants que l'étude pathogénique nous a enseignés :

1° Énorme hypertension pulmonaire, affaiblissement subit ou rapide de l'organe compensateur, du ventricule droit vaincu par cette hyperten-

---

[1] Voir : thèse de mon élève J. ROBERT, sur « les manifestations pleurales au cours des maladies du cœur et de l'aorte » (*Thèse de Paris*, 1898).

sion (élément *mécanique*); 2° troubles de l'innervation cardio-pulmonaire (élément *nerveux*); 3° imperméabilité rénale très fréquente avec intoxication consécutive de l'organisme (élément *toxique*).

Que pouvons-nous, *directement*, sur le ventricule droit? Rien ou presque rien, et la digitale n'aurait pas le temps d'agir dans une affection qui procède si brusquement. Or, la meilleure manière de fortifier le cœur, c'est d'abord de diminuer son travail. Pour remplir cette dernière indication, une médication d'urgence s'impose aussitôt : une large saignée générale de 300 à 500 grammes avec des saignées locales (ventouses scarifiées sur la paroi thoracique, sur la région du foie, sur les reins, avec application répétée de ventouses sèches dont on couvre le thorax, le tronc et les membres). Du même coup, on soulage, on soutient le cœur droit dans sa lutte, et on abaisse la tension dans le domaine de l'artère pulmonaire. On voit des malades revenir pour ainsi dire à la vie sous l'influence d'une large saignée faite en temps opportun.

Pour combattre le collapsus cardiaque, il faut recourir aux injections de caféine, surtout aux injections d'huile camphrée, qui remplacent avantageusement celles d'éther.

Pour combattre les troubles d'innervation cardio-pulmonaire, et surtout l'état parétique des bronches et du diaphragme qui apparaît le plus souvent à la seconde phase de la crise œdémateuse et qui est l'une des causes les plus puissantes de la terminaison fatale, on peut avoir recours aux préparations de strychnine, surtout en injections hypodermiques. Car, il faut agir résolument et rapidement, et l'une des conditions principales du succès de la thérapeutique, est de savoir surpasser le mal en vitesse.

Dans la première observation que j'ai rapportée en 1879, l'électrisation du nerf vague par les courants continus (que l'on devra toujours faire avec prudence), a produit pendant plusieurs jours d'assez bons effets. C'est là une indication à laquelle on peut songer dans les cas graves et à répétition. Mais, pour prévenir ces troubles d'innervation, il faut combattre la périaortite par des cautérisations à la région sternocostale, et aussi par l'application de cautères et de ventouses scarifiées.

En Allemagne, on a une tendance à employer l'atropine, en s'appuyant sur les expériences de Grossmann qui ont établi une sorte d'antagonisme entre cette substance et la muscarine, celle-ci déterminant promptement chez les animaux la production d'un œdème pulmonaire efficacement combattu, paraît-il, par l'atropine. Malheureusement, ce ne sont là que des idées théoriques, et l'antagonisme physiologique n'a jamais été synonyme d'antagonisme thérapeutique. J'ai répété autrefois à l'hôpital Bichat ces expériences sur les animaux, e cela avec un

H. HUCHARD. — Maladies du cœur, 3° édition.                                33 succès très relatif ; j'ai prescrit l'atropine à des malades atteints d'œdème aigu du poumon, et je suis arrivé à des résultats presque négatifs, même défavorables, puisque je supprimais ou diminuais les urines dans une maladie où la diurèse s'abaissant très rapidement, doit être maintenue à son taux normal.

Ne fondons pas trop d'espérances sur ces *apparents* antagonismes thérapeutiques, et si, par exemple, la morphine et l'atropine ont une action très différente sur la pupille, n'oublions pas que toutes deux se rencontrent dans la production de quelques accidents identiques, qu'elles ont une action presque semblable sur l'excrétion urinaire qu'elles diminuent. Donc, l'atropine est contre-indiquée dans le traitement de l'œdème aigu du poumon, et il en est de même de la morphine, *inutile* parce qu'elle ne peut rien contre l'état cardioplégique et contre l'œdème pulmonaire, *dangereuse* parce qu'elle contribue à accentuer les phénomènes de parésie broncho-pulmonaire, et qu'elle entrave la diurèse.

Car, le maintien de la diurèse par le régime lacté exclusif, par la théobromine à la dose de 1 gr. 50 à 3 grammes par jour, est une indication thérapeutique des plus importantes contre une complication redoutable provoquée souvent par l'intoxication de l'organisme. C'est pour cela que les vésicatoires sont contre-indiqués, parce qu'ils pourraient contribuer pour leur part à augmenter l'insuffisance rénale.

L'œdème aigu du poumon survient le plus souvent chez des artério-scléreux, des aortiques, des cardio-artériels, c'est-à-dire chez des malades auxquels on prescrit — parfois avec abus, il faut bien le dire — la médication iodurée. Or, celle-ci est capable, à elle seule, de déterminer des œdèmes, et j'ai cité autrefois l'exemple d'un œdème pulmonaire survenu rapidement après l'administration quotidienne de 2 grammes d'iodure de potassium, chez un malade atteint d'anévrisme aortique. Ici, la médication devenait la complice de la maladie.

Par conséquent, dans toutes les affections que je viens d'énumérer, lorsqu'on voit survenir des poussées œdémateuses aiguës ou subaiguës dans un point de la poitrine, ce sont là autant d'avertissements pour instituer une thérapeutique prompte et énergique, pour cesser immédiatement les médications contraires, et parmi elles, la médication iodurée.

Il s'agit ici d'une complication redoutable que l'on peut prévoir et prévenir dans certains cas ; il s'agit d'un accident intéressant par sa soudaineté, par les erreurs de diagnostic qu'il fait commettre. Car, on le confond trop souvent : avec une syncope, surtout lorsque l'on a affaire à la forme foudroyante avec asphyxie blanche ; avec un accès de sténocardie, surtout lorsque les malades sont en même temps angineux, par le fait de leur lésion aortique ; avec un simple accès d'asthme, quand la dyspnée dite aortique, devenant paroxystique, prend le masque pseudo-asthmatique ; avec la dyspnée toxi-alimentaire, avec la dyspnée urémique *sine materia*, avec la congestion pulmonaire, ou même encore avec une attaque d'asystolie aiguë. Erreurs graves, puisque, si l'on croit à une syncope, si l'on croit à un accès angineux, si l'on croit à une crise asthmatique, l'idée ne viendra pas de pratiquer immédiatement une saignée générale et copieuse, capable de sauver un malade d'une mort presque certaine.

Il n'y a pas de syncope, puisque le cœur continue à battre et qu'il bat follement. Il n'y a pas d'angine de poitrine, puisque le malade est surtout dyspnéique, et l'angine de poitrine est plutôt un accident d'endoaortite, tandis que l'œdème aigu du poumon est souvent la conséquence de la périaortite ; la sténocardie n'est pas une « dyspnée douloureuse », la sténocardie à forme asphyxiante, admise par quelques auteurs, n'existe pas, ou si elle existe, c'est parce que les aortiques peuvent avoir à la fois de l'angine de poitrine par coronarite, de la dyspnée toxi-alimentaire par insuffisance rénale, des poussées œdémateuses aiguës du poumon par périaortite. Il n'y a pas de congestion pulmonaire, ou l'élément congestif est simplement surajouté à la poussée œdémateuse ; la dyspnée simplement urémique n'évolue pas avec cette soudaineté, et l'asystolie aiguë, quand elle survient, n'est qu'un phénomène secondaire.

Si j'insiste sur ce diagnostic, c'est parce que la thérapeutique et la guérison lui sont entièrement subordonnées ; c'est parce qu'il y a souvent des aortites et des néphrites latentes qui peuvent entrer brutalement en scène par un œdème aigu du poumon ; c'est parce que chez un goutteux, par exemple, on peut avoir une tendance à rattacher cet accident à la goutte seule, à une sorte de manifestation métastatique, et que la thérapeutique peut errer ainsi dans une fausse voie. Or, souvent (je ne dis pas toujours) chez les goutteux présentant brusquement ces phénomènes jusqu'alors inexpliqués ou mal expliqués de poussées congestives ou œdémateuses, cherchez et vous trouverez une aortite ne se manifestant souvent que par le seul retentissement clangoreux du second bruit à droite du sternum, ou encore une de ces néphrites artérielles évoluant silencieusement sans hydropisies, avec quelques traces d'albumine qui peuvent même faire défaut. Chez ces malades, le traitement de la goutte ne fait rien ; le traitement de la cause fait tout.

Si j'insiste enfin sur ces faits, c'est parce qu'il s'agit d'un de ces accidents au sujet desquels l'issue favorable dépend souvent de la promptitude de l'action thérapeutique. L'inondation œdémateuse, dans la forme suraiguë, détruit tout sur son passage : les cloisons alvéolaires se rompent, quelques lambeaux de l'endothélium se détachent, et les capillaires sont comprimés d'une façon presque complète. C'est là une double dyspnée, par défaut d'air et par défaut de sang, et le danger est de tous les instants parce que l'œdème aigu peut conduire et équivaloir, par ses conséquences, à la suppression de l'alvéole pulmonaire. Eh bien, dans ces cas si graves, en apparence comme en réalité, une décision prompte, énergique, urgente s'impose : il faut ouvrir aussitôt largement la veine, sans crainte de la syncope et malgré l'aspect blafard du malade ; car, ce n'est pas la syncope qui le menace, c'est l'asphyxie, comme dans certains accidents gravido-cardiaques.

Voilà un pas de plus vers la réhabilitation de la saignée.

---

## AGENTS DIURÉTIQUES

Nous avons dit et prouvé que la digitale n'est qu'un diurétique indirect et occasionnel, n'agissant à ce titre que dans la résorption des œdèmes ou hydropisies. Or, dans les cardiopathies artérielles, ces œdèmes et ces hydropisies manquent pendant une grande période de leur existence. Donc, la digitale ne peut être prescrite dans ces cas pour activer la diurèse, puisqu'elle contribuerait souvent à la diminuer. Or, s'il y a une maladie où l'on doit avoir toujours l'œil sur le rein, où l'on doit sans cesse combattre les symptômes de l'imperméabilité urinaire, c'est bien la cardio-sclérose. A quels diurétiques nous adresserons-nous ?

Souvent la *lactose* (30 à 100 gr. par jour) est infidèle, et dans tous les cas la diurèse qu'elle provoque n'est jamais bien accusée. Il en est de même du *calomel* (0,80 cent. en trois fois), en ajoutant qu'il est parfois dangereux et d'un maniement difficile. La plupart de ces réflexions s'appliquent aux *sels de potasse*.

La *théobromine* est un médicament diurétique de choix dans le traitement des cardiopathies artérielles. Isolée, en 1842, de la semence de cacao par Woskessenski, elle a été pour la première fois employée l'année suivante par Boutigny, puis par Gubler, comme médicament tonique ou « dynamophore », ce qui est exact. Puis Schrœder (1888), Gram (1890), G. Sée (1890-1893) et nous-même avons insisté sur ses propriétés diurétiques très précieuses. Elle doit agir directement sur les éléments secréteurs des reins, puisqu'elle n'exerce aucune influence sur le cœur ou la tension artérielle (Cohnstein). Insoluble dans l'eau, elle diffère peu au point de vue chimique de la caféine qui est une triméthylxanthine, tandis que la théobromine est une diméthylxanthine. A la dose de 1 gr. 50 en trois fois par jour à 2 ou 3 grammes, elle produit dès les premières vingt-quatre heures, une diurèse qui peut atteindre 3 à 4 litres. Elle est un bon et fidèle médicament dans les hydropisies cardiaques et brightiques et, même en l'absence de celles-ci, contrairement à la digitale. Mais, il faut se rappeler qu'elle produit chez certains malades une céphalalgie en casque, intolérable souvent, qui oblige, ou d'en cesser l'emploi ou d'en diminuer les doses ; parfois, elle détermine encore quelques rares phénomènes d'excitation cérébrale, ou quelques troubles digestifs (nausées, vomissements). Je l'emploie à la dose d'un gramme à 1 gr. 50 pendant la durée du régime lacté mitigé, par cachets de 0,50 centigrammes, et à dose plus élevée lorsqu'il est nécessaire d'agir plus énergiquement sur la sécrétion rénale.

Quant à la *diurétine* (mélange de salicylate de soude et de théobromine), elle doit être bannie de la thérapeutique, malgré sa solubilité, parce qu'il s'agit seulement d'un mélange et non d'une combinaison, comme notre interne en pharmacie Brissemoret l'a démontré en 1895 ; parce qu'elle ne serait souvent autre chose que la théobromine à 18 p. 100, dissoute dans la soude caustique à 4 p. 100 (d'après Marette) à laquelle on ajoute 16 p. 100 de salicylate de soude. Or, la présence de la soude caustique dans la diurétine suffit pour tuer les chiens d'après les expériences de Gley, et pour expliquer chez l'homme certains accidents, d'autant plus que pour obtenir avec cette drogue une diurèse suffisante, il faut doubler et même tripler la dose. Geissler, après huit jours d'emploi, a constaté de la tachycardie, de l'arythmie et même de la cyanose. Ces effets nuisibles ne s'observent jamais avec la théobromine pure, et c'est à elle seule qu'il faut recourir.

L'action diurétique du *massage abdominal* a été étudiée au sujet du traitement de l'hypertension artérielle.

Dans certains cas de foie cardiaque ou cardio-scléreux, l'ascite qui en est la conséquence cède difficilement, surtout quand le foie est sclérosé, à l'action de la digitale et même de la théobromine. C'est dans ces conditions que l'*urée*, ce « diurétique physiologique » peut parfois produire de bons effets aux doses de 10 à 20 grammes par jour (dans 300 ou 500 gr. d'eau). C'est en France que l'urée (néphrine de Thomson) a été d'abord employée comme diurétique. Au commencement de ce siècle, Ségalas a démontré par ses expériences, qu'elle n'a aucune action nuisible sur l'organisme, et Fouquier l'a employée avec succès pour activer la sécrétion du rein. Cette question a été reprise seulement dans ces dernières années par Friedrich (de Budapest) en 1892, par Klemperer en 1896, par Beckert (de Prague) en 1897, par Dion (de Bordeaux, 1898), enfin par Sabrazès et Dion. D'après Abelès, Cavazzani et Rebastello, l'urée accélère la circulation du sang rénal et exerce une action vaso-dilatatrice sur le rein, le cerveau, le foie et la peau.

Ce diurétique que j'ai pour ma part, expérimenté depuis deux ans, est assez infidèle et n'agit que dans la sclérose hépatique à son début [1].

## Emploi des révulsifs, des applications froides

Les révulsifs sont à la mode, on les emploie indistinctement dans toutes les affections du cœur, sous forme de teinture d'iode, de cautères volants ou à demeure, de pointes de feu, de vésicatoires. Il y a même des cliniciens pour lesquels le secret de la médication consiste dans l'emploi de vésicatoires, petits ou grands, souvent appliqués sur la paroi précordiale, et l'art dans leurs changements de place. Notta (de Lisieux) prétend même avoir fait disparaître des bruits de souffle organiques, par l'application de cautères profonds (1889), et il ne s'est pas demandé s'il n'avait pas affaire à des bruits de souffle fonctionnels.

On ne saurait trop protester contre cet abus thérapeutique. En effet, voyons ce que l'on prétend obtenir par cette révulsion à outrance : Subs-tituer une inflammation à une autre et faire de la contre-fluxion ? Mais la cardio-sclérose est une dégénérescence, elle n'est pas une inflamma-tion. — Faire, à l'aide du vésicatoire, une sorte de « saignée séreuse », comme on se propose, à tort encore, de la produire dans les pleurésies ? Mais ici, l'indication est tout autre. — Agir par action réflexe sur la cir-culation précordiale ? Mais, qui vous prouve qu'elle va intelligemment agir, et cela d'une façon presque élective, sur la circulation intra-car-diaque ? — Fortifier le cœur ? On a prétendu, en effet, que « l'applica-tion d'un simple vésicatoire peut venir au secours du cœur défaillant en le mettant plus à même de se contracter ». Le fait n'est pas niable, et les excitations cutanées peuvent certainement agir par action réflexe contre toutes les menaces de syncope ou de rapide défaillance de cet organe. Mais nous avons heureusement d'autres moyens thérapeutiques pour relever l'énergie contractile du cœur.

L'action des révulsifs dans certains cas, n'est pas niable et les faits suivants, bien étudiés dans la thèse de Besson sont à retenir [2] :

---

[1] H. HUCHARD. Action diurétique de la théobromine dans les maladies cardiaques et rénales (*Soc. de thérapeutique*, 1895). BRISSEMORET. Étude sur les sels doubles de théobro-mine (*Journal des Praticiens*, 1895). DION. L'urée, son emploi comme diurétique, et en particulier dans les cirrhoses atrophiques (*Thèse de Bordeaux*, 1898). J. SABRAZÈS et DION. L'urée comme diurétique (*Revue de médecine*, septembre 1898).

[2] Étude expérimentale sur la révulsion. Paris, 1892.

1° Les excitations cutanées *intenses* et *rapides* peuvent produire : un ralentissement du cœur précédé d'une accélération de peu de durée ; une augmentation marquée de l'amplitude des pulsations ; un abaissement notable de la tension artérielle avec élévation de la pression veineuse.

2° Les excitations *faibles* produisent une accélération du cœur, une élévation durable de la pression artérielle.

3° Les excitations *lentes* et *permanentes* (par les vésicatoires) ont pour résultat d'anémier les parties sous-jacentes et de calmer la douleur.

En s'en tenant seulement aux expériences physiologiques, on constate que les effets des révulsifs cutanés sont douteux, puisque, suivant la force ou la faiblesse de l'excitation cutanée, les résultats sont absolument différents. Or, peut-on dire où s'arrêtent les excitations faibles et où commencent les excitations fortes ? D'un autre côté, les vésicatoires capables de calmer la douleur et d'anémier les parties sous-jacentes, ne sont pas indiqués dans une maladie, comme la cardio-sclérose, où la douleur est absente et où le principal danger réside dans l'ischémie du myocarde. Par conséquent, au nom de la physiologie et de la clinique, rien ne nous autorise à admettre l'utilité des pointes de feu, des cautères, des vésicatoires dont on fait un si étrange abus, et je suis fondé à répéter pour les affections organiques du cœur ce que je disais autrefois au sujet des pneumonies et des pleurésies : « Pour les vésicatoires, leur principale indication consiste... à n'être pas indiqués. »

Dans une maladie comme l'artério-sclérose du cœur, caractérisée de bonne heure par des accidents d'insuffisance rénale, on commet en outre un contresens thérapeutique en employant les vésicatoires qui ont pour effet de congestionner les reins, de diminuer la dépuration urinaire et d'introduire dans l'organisme un élément toxique de plus. Dans cette maladie, je fais pratiquer des badigeonnages iodés dans un tout autre but, pour faire absorber un peu d'iode aux malades, quoiqu'on ne soit pas autorisé à compter beaucoup sur l'absorption de cette quantité infinitésimale du médicament. Dans les premières années de ma vie médicale, j'ai assisté à la grandeur du vésicatoire, et j'espère que le temps n'est pas éloigné où nous assisterons à sa décadence ainsi qu'à celle des pointes de feu. Car, pour continuer à faire ces applications réitérées de vésicatoires, les médecins n'auront plus que cet argument bien insuffisant de Grisolle : « C'est une pratique si universellement acceptée qu'elle doit avoir quelque raison d'être. »

L'opinion que j'exprime est ainsi bien résumée par Manquat :

« Toutes réserves faites sur les effets de la dérivation qui sont réels, on ne peut guère compter sur ces procédés que pour exciter le système nerveux défaillant, et par là, agir à un moment donné sur le cœur et la respiration ; on peut aussi agir sur la douleur, mais au prix d'une autre douleur ; on peut enfin agir sur la circulation générale, mais nous ignorons dans quel sens et en vue de quel bénéfice. Si la révulsion produit d'autres bienfaits, je ne veux pas nier que l'empirisme ne puisse l'établir, mais jusqu'ici la physiologie est impuissante à le faire. Ce que j'affirme sans réserve, c'est que, dans l'immense majorité des cas, on peut sinon la condamner toujours, du moins l'abandonner sans scrupule [1]. »

Lorsque les emplâtres vésicants sont appliqués sur des sujets dont les reins fonctionnent mal, sur des vieillards ou des goutteux, dans tous les états morbides où les déterminations rénales sont fréquentes comme dans la cardio-sclérose, il y a beaucoup à craindre pour les accidents du cantharidisme. De toutes les affections du rein, c'est la *néphrite interstitielle* ou encore la *néphro=sclérose* qui constituent la plus sévère contre-indication à l'emploi du vésicatoire cantharidé, parce que de toutes ces maladies, ce sont elles qui compromettent le plus complètement la perméabilité de l'émonctoire; et le danger est d'autant plus fréquent, il est d'autant plus grand, qu'ici l'*albumine est peu abondante, qu'elle est quelquefois absente, et que la maladie est souvent latente.*

On va m'objecter l'action diurétique de la cantharide, signalée dès les temps les plus reculés par Galien, puis par Amatus Lusitanus et Thomas Willis, Baglivi et Bartholin, utilisée ensuite contre les hydropisies par Scultettus et Cappivaccio, médecin italien du xvie siècle, enfin établie à nouveau par les observations de Cruveilhier, Rayer et Lancereaux. Je m'en voudrais de greffer en quelque sorte une discussion sur une autre. Mais, je suis bien obligé de déclarer que cette diurèse cantharidienne est très infidèle et inconstante, et il est à craindre qu'on la paie trop cher, au prix d'une congestion de l'organe, toujours à éviter dans le cours de certaines affections rénales. Compte-t-on, du reste, les faits où la cantharide ferme le rein *déjà malade*, où elle aboutit au contraire à l'anurie? En tout cas, le vésicatoire considéré comme agent diurétique, est un moyen aléatoire et dangereux, puisqu'il s'agit d'une question de dose, que celle-ci ne pouvant pas être mathématiquement fixée par un emplâtre, il est impossible alors de savoir où commence et où finit cette propriété diurétique. Voici un fait :

Un homme de 61 ans, atteint de néphro-sclérose avec albumine à peine appréciable, arrive à la période cardiaque de son affection. Sous cette influence, et peut-être aussi sous l'influence d'une grippe intercurrente, il présente une congestion des deux bases du poumon avec quelques râles de bronchite. A titre rénal, il souffrait de cette dyspnée toxi-alimentaire, si

[1] *Traité de thérapeutique.* Paris, 1892.

heureusement et si promptement combattue par le régime lacté exclusif.
L'amélioration suivait son cours, quand un vieux médecin, ajoutant ainsi le
*malum medicum* au *malum morbicum* de Stahl, crut devoir changer la médication qui n'était pas « traditionnelle », selon lui : suppression du laitage,
administration de kermès, application de sept larges vésicatoires consécutifs
en trois semaines. Résultat : l'albumine augmente rapidement dans des proportions considérables, les urines diminuent, deviennent sanguinolentes,
elles se suppriment, et la mort survient promptement au milieu d'accidents
urémiques.

On a dit que le vésicatoire peut produire la multiplication des leucocytes, d'où la phagocytose, un des puissants moyens de l'organisme
contre les inflammations et les infections. Mais, Charrin et Duclert (1894)
ont démontré par des expériences décisives, que de simples excitations
cutanées, que les pointes de feu sur la peau produisent les mêmes effets.
Du reste, cette leucocytose que l'on met à l'actif de la vésication, se
rencontre sous des influences diverses et nombreuses : simple travail de
la digestion, inflammations et plaies, fièvres avec état phlegmasique,
médication iodurée, etc. Cette théorie de la phagocytose, qui a reçu
encore ses grandes lettres de naturalisation en France par les études
ultérieures de Metchnikoff sur l'inflammation, est sans doute très
séduisante, mais il ne faudrait pas trop en abuser. Elle est séduisante,
non seulement parce qu'elle est vraie, mais parce qu'elle montre que dans
ce grand monde des infiniment petits il y a infiniment d'appétence, que
les grands absorbent et « mangent » les petits, ce que nous savions un
peu avant d'étudier la pathologie ; parce que la vie étant une lutte continuelle contre la mort, il est intéressant de voir l'armée assaillante, les
microbes, trouver devant elle l'armée défensive, les phagocytes. Seulement, si vous dites que les vésicants fournissent contre l'ennemi des
« troupes fraîches et de nouveaux renforts », je vous répondrai en continuant le même langage imagé, que l'armée phagocytaire a son quartier
général dans le sang et que vous l'affaiblissez en disséminant ses forces
vers la périphérie cutanée où vous avez créé un acte pathologique : le
vésicatoire. Nous avons d'autres moyens bien supérieurs à lui et moins
dangereux (pointes de feu, sinapismes, etc.) pour produire les mêmes
effets, plus sûrs, plus durables. Pourquoi veut=on le garder, quand on a
mieux ?

On a encore dit que le vésicatoire avait, à lui seul, la vertu d'augmenter « extrêmement la consommation d'oxygène et la ventilation pulmonaire » (Robin). Mais, il y a des expériences déjà anciennes qui
démontrent formellement la production des mêmes effets par toutes les
excitations cutanées. En 1871, Paalzow et Pflüger ont déjà fait voir que,

sous l'influence d'irritations cutanées, pratiquées sur les lapins avec la pâte de moutarde, on constate une augmentation très accusée de la consommation d'oxygène et de la production de $CO_2$. A la même époque, Beneke, Rohrig et Zuntz arrivent aux mêmes résultats par leurs études sur l'action des bains froids et des bains salins. L'application du vulgaire sinapisme augmente l'amplitude des pulsations, et Kauffmann (d'Alfort) par des expériences faites en 1884 sur le cheval, a observé après l'application du même révulsif, une accélération suivie du ralentissement des pulsations, une élévation de la tension artérielle par vaso-constriction des organes internes. Enfin, Besson (1892) arrive à ces conclusions : le sinapisme et les pointes de feu augmentent d'un tiers la quantité d'oxygène absorbée et la production de $CO_2$; l'augmentation de l'oxygène consommé dépasse celle de $CO_2$ produit. Alors, qu'est-ce qui « ventile » le poumon dans le vésicatoire? Ce n'est pas, à coup sûr, la cantharide, puisqu'elle congestionne le poumon, et ce serait un singulier moyen de le ventiler par elle. Ce n'est pas la plaie, car je vois avec plaisir que l'on cherche maintenant à l'éviter, et du reste, il serait étrange de voir une plaie passer au rôle de ventilateur... Il ne reste plus que l'irritation cutanée. Mais alors, pourquoi le vésicatoire, puisque nous avons le vulgaire cataplasme sinapisé et bien d'autres moyens dont nous pouvons mesurer, graduer l'intensité et les effets?

Hé bien, je suppose vraie et non contestée, l'action favorable du vésicatoire (bon à tout faire) sur la phagocytose, sur la ventilation pulmonaire. Que fait-on alors de son action défavorable sur le rein et sur l'excrétion urinaire dans une maladie où la conservation du fonctionnement rénal doit être une de nos plus grandes, une de nos plus constantes préoccupations? La médication ferait un peu de bien d'un côté et beaucoup de mal de l'autre ; elle serait la lance d'Achille, toujours occupée à guérir les blessures qu'elle fait.

Je persiste à croire, plus que jamais, comme je l'ai démontré à plusieurs reprises[1], que le vésicatoire rentre dans l'histoire des grandes illusions thérapeutiques, qu'il est inutile dans beaucoup de maladies, qu'il peut être dangereux dans toutes les cardiopathies artérielles.

Mais les autres révulsifs cutanés doués d'une action rapide, sont indiqués pour combattre quelques accidents, comme la tendance à la syncope et les palpitations.

Parfois, les palpitations sont très intenses, à caractère pénible et angoissant, et lorsqu'elles deviennent nocturnes, elles sont capables

---

[1] Grandeur et décadence du vésicatoire (Soc. de thérap. et Journal des Praticiens, 1896). — Procès du vésicatoire (Acad. de médecine, 1898).

d'empêcher le sommeil. Pour les combattre, il n'y a pas de meilleur moyen que l'emploi sur la région précordiale, d'*applications froides*, sous forme d'une compresse un peu épaisse plongée dans l'eau froide et bien exprimée d'une partie de son liquide que l'on place sur cette région en la recouvrant d'une toile imperméable ; ou encore mieux sous forme de pulvérisations d'éther et même de chlorure de méthyle. Cette réfrigération de la paroi précordiale, utile à la période hypersystolique des cardiopathies, peut encore trouver son emploi au stade asystolique, et l'on comprend sans peine, comme Gingeot le fait remarquer, que les applications réfrigérantes capables de diminuer le volume d'un anévrisme, aient chance de venir en aide aux cœurs passivement dilatés [1],

## MÉTHODES DE RÉDUCTION ET D'ENTRAÎNEMENT MUSCULAIRE

Jusqu'alors, la médication s'est adressée au cœur dont il faut relever la puissance contractile, et au système vasculaire dont il importe d'assurer la perméabilité. Une troisième indication s'imposerait : la réduction de la masse sanguine.

Cette indication s'est présentée depuis longtemps à l'esprit des observateurs, et Corvisart fait remarquer que l'influence puissante de la « pléthore sanguine » sur la formation des anévrismes artériels a suggéré à Albertini et Valsalva leur fameuse méthode consistant à réduire le malade, par des saignées multipliées, par une diète rigoureuse et prolongée, à un état d'exténuation telle qu'il lui soit à peine possible de lever les mains hors de son lit. Corvisart a soin d'ajouter que si cette méthode est applicable non seulement dans les anévrismes artériels, mais aussi dans les anévrismes actifs du cœur où il y a, dit-il, un excès de forces dans l'organe central de la circulation, elle est nuisible dans les anévrismes passifs (dilatations du cœur) où il y a au contraire un état remarquable de faiblesse. Il est inutile de discuter cette méthode de traitement qui offre de grands dangers et qui, à la période même d'hypertension artérielle de la cardio-sclérose, peut contribuer à hâter encore la dégénérescence du myocarde, en ajoutant l'insuffisance nutritive par diminution du sang à l'insuffisance nutritive par rétrécissement artériel.

Morgagni, pour diminuer la pression intra-cardiaque, avait eu l'idée de dériver une certaine quantité de sang de l'organe central de la circulation, en plongeant souvent les membres et surtout les supérieurs dans un bain très chaud. Mais, comme le fait encore remarquer Corvisart, si

[1] *Rev. gén. de clin. et de thérap.*, 1890.

par ce moyen on se proposait de dégorger le cœur d'une plus grande quantité de sang et ainsi de calmer l'éréthisme cardiaque et les palpitations, ce soulagement ne pouvait être que de courte durée, et « la fluxion sanguine artificiellement déterminée dans le membre doit cesser avec les immersions, ou peu après ».

Par leur méthode, Albertini et Valsalva cherchaient à diminuer la contractilité du cœur et la pléthore sanguine (ou tension artérielle), et Morgagni s'efforçait encore de diminuer la tension intra-cardiaque.

Plus tard, en 1832, Corrigan, dans le but d'augmenter l'énergie du cœur en fortifiant la constitution générale des malades atteints d'hypertrophie cardiaque, conseilla « une diète composée d'aliments tirés des règnes animal et végétal pris en quantité suffisante, et en même temps l'abstention des boissons qui augmentent beaucoup la masse des liquides de l'économie ». Il insistait encore sur la nécessité pour le malade, de se livrer à ses travaux habituels à la condition de s'arrêter à la fatigue.

Enfin, Stokes émit l'idée de la curabilité de la dégénérescence graisseuse du cœur en conseillant un exercice journalier et gradué, la marche dans les pays de montagnes tels que la Suisse ou les parties élevées de l'Écosse ou de l'Irlande, un régime composé de viandes fraîches et d'où on devait exclure les substances oléagineuses et probablement les viandes blanches, l'usage de la soupe, du lait, des liquides en excès. L'exercice à pied devait avoir un double effet : l'accroissement de volume des muscles, et l'augmentation de sécrétion de la peau éliminant « une grande quantité de produits huileux de l'organisme ».

Tous ces auteurs, comme on le voit, ont été depuis longtemps les inspirateurs et les précurseurs de ce que l'on appelle, avec beaucoup de prétention, « la méthode d'Œrtel » applicable surtout aux cas de surcharge et de dégénérescence graisseuses du cœur. Elle a pour but, comme il le dit, de résoudre le problème thérapeutique suivant : Réduire la masse sanguine, dégraisser le cœur, tonifier le myocarde, équilibrer les systèmes veineux et artériel, alléger les reins et en faire disparaître les inflammations et l'hypérémie chronique, élargir le champ circulatoire, réduire l'accumulation du tissu adipeux dans les divers organes. L'auteur allemand nous promet tout cela, et plus encore. Examinons cette méthode qu'il croit avoir « imaginée » de toutes pièces et dont les succès thérapeutiques, ajoute-t-il, ont la netteté d'une expérience physiologique.

Il commence par proclamer un fait que l'on connaissait depuis longtemps, à savoir que, dans ces affections cardiaques, le cœur ne chasse pas autant de sang qu'il lui en arrive, et que l'augmentation de la pression intracardiaque est la cause mécanique de l'insuffisance et de la parésie du myocarde. L'indication capitale consiste donc avant tout dans la réduction des liquides de l'organisme. La méthode des saignées est nuisible et insuffisante, parce qu'elles affaiblissent les malades, et surtout parce qu'après elles, le trop-plein vasculaire ne tarde pas à se rétablir par la résorption des liquides interstitiels, gastriques et intestinaux. On ne peut donc remplir cette indication qu'en cherchant à déshydrater les tissus, en augmentant leurs pertes en eau et en diminuant l'apport des liquides. Pour augmenter les pertes aqueuses, on peut se servir de trois organes importants : le rein, les poumons ou la peau. La suractivité sécrétoire du rein serait dangereuse ; du reste, les diurétiques ne peuvent rien sur un organe déjà malade, et la diète lactée n'aurait pas sa raison d'être. D'ailleurs, il cherche à prouver après Korner en 1862 et avec Glax (de Gratz, 1885), que la diète sèche, c'est-à-dire le rationnement des boissons augmente la diurèse, et s'inspirant des recherches de J. Ranke, il n'hésite pas à dire que l'alimentation par la viande fait monter encore l'excrétion urinaire !

Pour augmenter les pertes en liquide, OErtel ne trouve donc plus que deux voies : la peau et les poumons. Il ne voit dans les troubles de la circulation que « des perturbations physiques qui doivent être traitées physiquement ». C'est pourquoi il a recours aux moyens physiques : à la chaleur sous forme d'air chaud (bains de vapeur, bains romains, enveloppement dans la laine et le caoutchouc) ; aux exercices musculaires, au moyen de marches, de promenades et d'ascensions progressives d'endroits plus ou moins élevés. La marche et ces ascensions, qu'il faut graduer sérieusement, augmentent la tension artérielle et la sécrétion urinaire, provoquent la dilatation générale de toutes les artères et aussi des artères coronaires qui ainsi donnent au myocarde du sang oxygéné en plus grande abondance. L'accroissement de la pression sanguine est heureusement compensé par la diminution de tension des parois artérielles, par la dilatation des vaisseaux qui rend l'écoulement du sang plus facile et plus rapide à l'extrémité du système circulatoire. Les obstacles périphériques diminuant, le cœur se contracte avec plus de facilité et d'énergie. Telle est la théorie.

La seconde condition dont dépend le relèvement du cœur, consiste dans l'emploi d'aliments albuminoïdes en quantité suffisante pour remplacer les pertes dues au travail et pour maintenir la composition normale du sang nécessaire à la nutrition du cœur et des parois vasculaires. C'est pour cette raison que l'alimentation devra être composée de viande, œufs, légumineuses très azotées, peu de graisse et d'hydrocarbures, 100 à 200 grammes de pain. Ce régime doit durer des années et ne jamais être complètement abandonné.

Cette méthode de traitement a été appliquée aux cœurs graisseux d'abord, puis aux affections valvulaires mal compensées, et en dernier lieu aux affections du myocarde[1]. Elle se compose, comme on le voit, de trois éléments : 1° La réduction des liquides ; 2° les exercices physiques et l'entraînement musculaire ; 3° le régime alimentaire.

La réduction des liquides peut être utilement employée dans le traitement de la cardio-sclérose, dès ses premières périodes caractérisées par l'hypertension artérielle. En m'inspirant de la pratique de Corrigan, je l'ai déjà recommandée dans un but différent de celui d'Œrtel, puisque la médication vise surtout l'augmentation de la tension artérielle qu'il faut abaisser. Mais, on ne voit jamais survenir à la suite d'un régime sec, la diurèse que l'auteur allemand prétend obtenir par son intermédiaire.

Quant aux exercices musculaires et à la marche ascensionnelle, ainsi qu'au régime alimentaire, je me sépare absolument de l'opinion d'Œrtel. La méthode de l'entraînement musculaire est inapplicable au début de la cardio-sclérose, puisqu'elle prétend favoriser le développement d'une hypertrophie cardiaque qui existe déjà, et qu'elle a pour résultat d'augmenter le travail du cœur à l'avance exagéré ; elle est irrationnelle, parce qu'elle ne tient pas compte de la dyspnée d'effort, et qu'il est aussi impossible de faire marcher des dyspnéiques que des paralytiques ; irrationnelle encore, parce que l'état de méiopragie viscérale commande le repos des organes et surtout du cœur ; elle peut être nuisible, s'il est vrai que la dyspnée pathologique est assimilable à la « dyspnée physiologique » provoquée par la marche, d'après Basch ; elle est encore nuisible à la période de dégénérescence musculaire parce qu'elle favorise la tendance à la cardiectasie et ensuite à l'asystolie. Cette méthode qui nous promet une hypertrophie thérapeutique « l'hypertrophie providentielle de Beau » sur laquelle Œrtel s'appuie sans citer l'auteur français, aboutit donc à la dilatation du cœur. Ainsi, cette thérapeutique, en surmenant un cœur qu'elle veut seulement exercer, devient la complice de la maladie. « Le but assigné à cette pratique, me semble peu en rapport avec la logique des faits ; car l'hypertrophie en général ne manque guère aux lésions organiques des orifices du cœur, et quand elle fait défaut, c'est la plupart du temps, qu'elle ne servirait à rien. » Potain qui s'exprime ainsi,

---

[1] Les promenades doivent être proportionnées au degré de la maladie, pour leur durée comme pour l'inclinaison des chemins, et on doit les doser progressivement à la façon d'un médicament. Il faut marcher lentement, régulièrement, en ayant soin de ne pas parler, et de bien combiner la respiration avec la marche. C'est pour cette raison que la respiration étant précipitée dans les grandes ascensions, le pas doit être petit, tandis qu'il sera plus grand dans la plaine. Si les palpitations surviennent avec la dyspnée, il faut s'arrêter quelques instants mais sans se reposer, et en faisant quelques respirations profondes. Après la promenade faite, on doit se reposer pendant une demi-heure ou une heure (Œrtel).

recommande cependant la marche sur un terrain en pente modérée en ayant soin que cette marche soit exécutée en *expiration retenue*, ce qui, en faisant contracter les muscles expirateurs comme dans l'effort, modère l'afflux du sang dans le thorax. Alors le cœur, soutenu par la pression thoracique, se laissera moins distendre, et « n'exerçant plus sa propulsion que sur une onde sanguine modérée, cessera d'être soumis à un travail excessif ». Mais, si en montant, on fait des respirations larges et profondes, le sang circule en trop grande quantité dans le thorax, d'où production de palpitations et de systoles trop fortes. Il y a loin de cette pratique à celle d'Œrtel qui veut au contraire continuer l'exercice musculaire jusqu'à la production des palpitations dans le but de favoriser l'hypertrophie du cœur, comme s'il était démontré que celle-ci succède toujours aux palpitations.

Quant au régime alimentaire proposé par Œrtel, il est en opposition formelle avec celui que nous avons formulé, et il faut ignorer la dyspnée toxique avec sa médication, pour condamner l'usage du lait, et recommander au contraire celui de la viande.

C'est une grave erreur de croire que, dans le traitement de la cardiosclérose, nous pouvons agir directement sur le muscle cardiaque. Celui-ci dégénère et s'atrophie sous l'influence des lésions des vaisseaux nourriciers. Le système artériel est le premier coupable ; donc, c'est à lui que la thérapeutique doit s'adresser, et j'ai dit et répété souvent que, dans cette maladie, la médication doit être artérielle. Il faut favoriser la circulation périphérique pour alléger la circulation centrale, vaincre les obstacles vasculaires pour faciliter le travail du cœur, chercher à réduire de bonne heure les dégénérescences artérielles pour prévenir l'altération consécutive des organes. Pour ces raisons, sont indiqués l'emploi des frictions, du massage et des mouvements passifs communiqués aux membres, la prescription du régime lacté et des médicaments vaso-dilatateurs bien autrement puissants que la « réduction de la masse sanguine. »

En résumé, la méthode de traitement, dite « d'Œrtel », empruntée en grande partie à Stokes et à Dancel, est contre-indiquée : dans le rétrécissement mitral où le ventricule gauche n'a pas besoin de s'hypertrophier ; dans l'insuffisance mitrale, où il suffit d'une hypertrophie modérée du ventricule gauche ; dans ces deux maladies enfin, où l'effort compensateur est soutenu par l'oreillette gauche et le ventricule droit, et l'on comprend difficilement que les exercices musculaires puissent porter leur action, tantôt sur le cœur droit, tantôt sur le cœur gauche, suivant le siège ou la nature de la lésion ; dans le rétrécissement et l'insuffisance aortiques où l'hypersarcose ventriculaire gauche apparaît de bonne heure, sans qu'il soit nécessaire de la provoquer ; dans les cardiopathies artérielles, où la marche ascensionnelle est impossible et même dangereuse en raison de la dyspnée d'effort et des accidents angineux dont les malades sont souvent atteints.

Alors, que reste-t-il ? Seulement l'obésité ; et celle-ci n'est pas une maladie du cœur, même lorsque l'adipose l'a envahi. La surcharge ou la dégénérescence graisseuse du myocarde sont des maladies aussi fré= quentes en Allemagne et en Angleterre, pays de la bière, qu'elles sont relativement rares en France. Ce mode de traitement a donc pour nous un intérêt moindre que dans ces contrées, et si Œrtel a eu le mérite de reproduire une médication par la combinaison des anciennes prescriptions de Stokes et de Dancel, il a eu le tort de vouloir l'appliquer à presque toutes les maladies du cœur. Avec la plupart de ses contemporains, il faut bien le dire, il a fait dévier la cardiothérapie vers la recherche inces= sante de cette compensation ventriculaire, déjà un acte pathologique, sans se préoccuper du phénomène de l'adaptation de l'organisme à la lésion cardiaque dont nous parlerons plus loin. C'est là cependant, le but que la thérapeutique doit tout d'abord et constamment viser dans le trai= tement des affections du cœur ; c'est, ajouterons-nous, la médication que nous poursuivons et vers laquelle, sans relâche, ces études sont dirigées.

La *mécanothérapie* est l'application de la méthode et des appareils de Zander. Pour F. Lagrange, il y a deux formes de massage mécanique ayant une action réelle sur la circulation : les frictions et les vibrations.

*a.* Les frictions se pratiquent aux membres à l'aide d'appareils spé= ciaux ayant pour résultat d'agir sur la circulation périphérique, et de faciliter la respiration en moins de cinq minutes. Les séances, du reste, ne doivent pas être plus longues, car elles seraient une cause d'excita= tion de la circulation, au lieu de produire l'effet dérivatif que l'on veut obtenir.

*b.* Les vibrations sont produites par une banquette animée d'un mou= vement d'une grande fréquence (200 vibrations par minute) et de très faible amplitude.. Elles déterminent d'abord une action vaso-constrictive avec élévation de la tension artérielle, puis une vaso=dilatation, « véri= table réaction analogue à celle que produirait l'hydrothérapie ». Appliqués sur la région précordiale, pendant deux ou trois minutes au plus, les vibrateurs de Zander aboutissent à une action modératrice sur le cœur dont ils diminuent les battements et l'éréthisme (traitement de certaines tachycardies).

On peut encore joindre à ces manœuvres, le traitement par « l'inspi= ration forcée ». La machine de Zander, sur laquelle on fait asseoir le patient, « le prend sous les bras et lui porte le moignon des épaules en haut, puis en arrière, forçant les côtes que l'épaule entraîne, à s'élever jusqu'aux limites de course que leurs articulations permettent. En même temps, un gros tampon, garni de crin, appliqué en arrière entre les deux épaules, repousse en avant la colonne vertébrale qui se trouve ainsi en extension forcée. Ce mouvement, comparable « à celui d'un soufflet qu'on écarte », produit à son maximum le phénomène de l'aspiration thoracique. Inutile de dire que ces manœuvres ne sont pas applicables au traitement de la dyspnée toxi-alimentaire des cardio-artériels.

Enfin, après les mouvements passifs, la mécanothérapie procède à l'application des mouvements actifs que l'on gradue suivant les cas à l'aide d'un contre-poids destiné à augmenter ou à diminuer les mouvements de flexion et d'extension des membres.

## Gymnastique. — Massage

On arrive, à l'aide de la gymnastique et du massage, à la plupart des résultats trop vantés par OErtel; on y arrive avec plus de prudence et la certitude de ne pas nuire.

Il ne faut pas appliquer au mot « gymnastique » une signification qu'il n'a pas, celle d'un exercice violent exécuté avec plus ou moins d'effort. Or, il existe deux espèces de méthodes en gymnastique : les méthodes *française* et *suédoise*.

La première, à l'usage surtout des gens bien portants, a pour but et résultat de favoriser le développement du muscle; la seconde, à l'usage non seulement des gens bien portants, mais aussi des malades, a pour but de favoriser la souplesse, et surtout la circulation du système musculaire. Celle-là, gymnastique de force ou athlétique, est destinée à augmenter la puissance contractile au delà de ses limites naturelles; celle-ci, gymnastique de douceur et hygiénique, tend à utiliser seulement la force corporelle. La gymnastique française suppose un effort plus ou moins violent et soutenu; la gymnastique suédoise cherche une action thérapeutique dans la multiplicité des contractions musculaires et dans l'amplitude des mouvements. Elle ne bannit pas complètement l'effort de ses procédés divers, mais elle le gradue, elle le dose comme un médicament. En un mot, il s'agit d'une gymnastique réellement médicale qui, visant la circulation artérielle et veineuse qu'elle active, les vaisseaux qu'elle dilate, le cœur périphérique qu'elle tonifie, peut être assimilée à la digitale des artères.

Depuis que j'étudie les cardiopathies artérielles, je me suis toujours efforcé de faire comprendre que jusqu'alors la thérapeutique s'est toujours beaucoup trop occupée du cœur central et pas assez du cœur périphé-

H. HUCHARD. — Maladies du cœur, 3e édition.  34

rique, et c'est là une grosse faute, puisque ces maladies ont le cœur pour siège et les artères pour origine. C'est donc du côté du système vasculaire qu'il faut agir de bonne heure, et cela par l'intermédiaire des contractions musculaires.

Celles-ci augmentent les combustions respiratoires, elles s'accompagnent d'un dégagement considérable d'acide carbonique, et Cl. Bernard a démontré par ses expériences, que le sang veineux d'un muscle en état de paralysie renferme 7,20 p. 100 d'oxygène, tandis qu'en état de repos, il n'en contient plus que 5, et à l'état de contraction 4,28 seulement. Il a prouvé ainsi qu'en traversant les tissus, le sang artériel subit des modifications en sens contraire de celles qui se produisent dans le poumon, puisqu'il cède de l'oxygène et se charge d'acide carbonique, et cela avec une intensité d'autant plus grande que le fonctionnement du muscle est plus intense et prolongé. De tous les organes, après le poumon, c'est le tissu musculaire qui présente une combustion et une respiration plus actives, et Paul Bert a vu qu'en plaçant dans un milieu oxygéné des fragments de même poids, de muscle, de foie ou de graisse, 100 grammes de tissu musculaire absorbent 50 parties d'oxygène au lieu de 17 parties pour la graisse par exemple.

La physiologie d'un muscle en action nous montre, avec l'augmentation des combustions respiratoires, l'activité plus grande de la circulation, d'où un effet dérivatif au profit du cœur, la dilatation des vaisseaux, d'où la diminution de la tension artérielle, comme Chauveau l'a démontré (1857). L'accélération du pouls qui survient sous l'influence de l'exercice musculaire est un phénomène physiologique et non simplement un fait mécanique, comme on est disposé à le croire. « Ce n'est pas la pression des muscles gonflés par la contraction qui active la circulation dans les artères; c'est plutôt une sorte d'aspiration exercée par les muscles devenus plus avides de liquide sanguin. *Ubi stimulus, ibi fluxus* [1]. » Il résulte de ces données, que l'exercice musculaire, en favorisant la circulation sanguine vers la périphérie, soulage le cœur, facilite son travail et produit ainsi les effets d'une saignée déplétive sans en avoir les inconvénients.

A cette gymnastique *musculaire* par les mouvements actifs ou passifs, par le massage, il faut joindre encore la gymnastique *cutanée* par les bains répétés, quelques affusions froides générales ou locales, par les frictions qui stimulent les extrémités nerveuses et excitent la circulation capillaire.

La méthode suédoise consiste « à utiliser les muscles comme agents de circulation locale, en partant de cette notion physiologique indiscutée que tout muscle entrant en contraction attire à lui un courant sanguin

---

[1] FERNAND LAGRANGE, Physiologie des exercices du corps. 5e *édition*, Paris, 1891. — De l'exercice chez les adultes ; 2e *édition* 1892.

plus considérable et plus rapide qu'à l'état de repos ». A l'aide de leurs mouvements dits de « circulation », les gymnastes suédois cherchent à désobstruer les capillaires sanguins, non en augmentant la violence du coup de piston qui s'appelle le battement du cœur, mais en agissant sur les points périphériques où s'est produite l'obstruction, et en accélérant la marche du sang dans les régions où son cours tend à se ralentir.

Cette méthode n'exclut pas complètement l'effort de ses divers exercices qu'elle dose, comme je l'ai dit, à la manière d'un médicament. Si le malade lève un membre, le médecin gymnaste oppose par exemple à ce mouvement une résistance proportionnelle à la force des sujets et à leur état de maladie. A une période plus avancée, quand, par le fait de la dyspnée d'effort qui les immobilise et les condamne plus ou moins au repos, les malades ont une tendance à l'obésité, on fait exécuter aux muscles des mouvements passifs ou communiqués.

Quel est le résultat de cette méthode thérapeutique?

Nous allons l'apprendre par Fernand Lagrange dont nous résumons les idées :

« Nous avons pu voir, dit-il, dans les instituts de gymnastique « manuelle » ou « mécanique », des malades perdre de jour en jour leur aspect cyanosé, leur dyspnée, leur œdème des jambes, pendant que le pouls gagnait de la régularité et de la force, et que les urines, rares et chargées avant le traitement, reprenaient, au bout de dix à douze jours, leur abondance normale et leur limpidité. »

Sans doute, il n'est ici probablement question que des cardiopathies valvulaires. Mais, à plus forte raison, cette méthode de traitement est-elle applicable aux cardiopathies artérielles, puisque celles-ci sont caractérisées par la lésion primordiale des vaisseaux et l'hypertension que le massage et les exercices passifs des muscles sont capables de diminuer. On ne saurait donc trop, à ce titre, en recommander l'emploi, d'autant plus que les résultats déjà obtenus par nous sont très encourageants. Cette médication qui peut associer ainsi le repos avec l'exercice musculaire, est bien plus rationnelle que les « cures de terrain » susceptibles de produire le surmenage du cœur. Cette question et celle du massage abdominal ont, du reste, déjà été étudiées au sujet du traitement de l'hypertension artérielle (page 117). Quant au massage de la région précordiale pratiqué par Lewin, (de Suède) et consistant en hâchement, tapotement à main plate, vibrations et effleurages, il ne produit pas de meilleurs effets que celui des membres et des autres parties du corps. Cependant, d'après Arvid Kellgren, le massage vibratoire sur le cœur rend ses pulsations « plus fortes, plus tranquilles et meilleures », et il agit favorablement contre les syncopes et les palpitations.

## TRAITEMENT HYDROMINÉRAL

On croit généralement que les eaux minérales sont toujours contre-indiquées dans toutes les maladies du cœur. C'est là une erreur importante à dissiper, le traitement hydrominéral trouvant assez souvent ses indications dans les cardiopathies artérielles.

1° *Eaux sulfureuses.* — A leur sujet, pour le traitement des cardiopathies artérielles, et même pour celui des cardiopathies valvulaires, rappelons les deux règles suivantes :

*a.* Les stations hydrominérales placées à une *haute altitude*, au-dessus de 500 à 600 mètres, sont dangereuses, parce que l'abaissement de la pression atmosphérique augmente la tension artérielle et favorise ainsi la production de congestions et d'hémorrhagies.

*b.* Les stations d'eaux sulfureuses *fortes*, même placées à une altitude peu élevée, sont encore dangereuses, parce qu'elles déterminent fréquemment par leur minéralisation une excitation de l'appareil cardio-vasculaire.

A ce dernier point de vue, Bordeu a mis autrefois sur le compte de l'eau de *Barèges* prise en boisson la mort de trois cardiopathes, et beaucoup de médecins ont vu l'augmentation des palpitations et des phénomènes d'excitation cardiaque après l'emploi de ces eaux.

Cependant, plusieurs stations à minéralisation sulfureuse ont été recommandées dans les maladies du cœur.

Parmi elles, on peut d'abord citer celle de *Bagnols-les-Bains*, eau sulfurée sodique dans la Lozère. Mais, Dufraisse de Chassaigne, comme tous les auteurs qui l'ont suivi (Raynal de Tissonnière, Hermantier, Coulomb [1], etc.), n'ont parlé que de la curation de l'endocardite chronique, « lorsque cette lésion est un des effets de l'endocardite rhumatismale ». Mais, ces eaux, administrées avec prudence, ne pourraient-elles pas produire de bons effets au début des cardiopathies artérielles ?

On a raconté qu'elles avaient fait disparaître des accès angineux et des crises dyspnéiques chez un malade atteint de rétrécissement et d'insuffisance aortique (Coulomb). Il ne s'agit ici que d'une seule observation, peu concluante, et l'on reproche à ces eaux leur altitude trop élevée (860 mètres au-dessus du niveau de la mer). Il est possible

---

[1] DUFRAISSE DE CHASSAIGNE (*Acad. de méd.*, 1851. Angoulême. 1857). RAYNAL DE TISSONNIÈRE (*Acad. de méd.*, 1874). HERMANTIER (*Thèse de Paris*, 1879). COULOMB (*Soc. de méd. de Lyon*, 1883 et 1885).

qu'elles agissent favorablement dans les endocardites chroniques d'origine rhumatismale. Mais elles sont contre-indiquées dans le traitement de l'angine de poitrine, des cardiopathies artérielles et des affections aortiques caractérisées par un état plus ou moins permanent d'hypertension artérielle.

Les eaux d'*Aix-les-Bains* (en Savoie), situées à une altitude peu élevée (242 mètres au-dessus du niveau de la mer) ont été encore recommandées dès 1867 par Vidal sous forme de douches générales, surtout dans les affections rhumatismales du cœur. Blanc, qui arrive aux mêmes conclusions, pense que ces eaux sont contre-indiquées dans les maladies du cœur d'origine endartérique et après l'âge de 60 ans. Cependant, leur faible minéralisation, leur altitude peu élevée, le climat sédatif de la station préservée des vents froids par les hautes montagnes, les effets de la douche sur la circulation périphérique, paraissent autant de conditions favorables pour le traitement des cardiopathies artérielles. Sur nos conseils, des expériences ont été entreprises, tendant à démontrer l'action dépressive de la douche d'Aix sur la tension artérielle, et il est probable que c'est encore là un moyen de soulager le cœur. Du reste, il ne faut jamais oublier que la médication doit viser surtout la circulation périphérique, et que le problème consiste à exciter cette dernière tout en exerçant une action sédative sur le cœur.

A ce point de vue, les boues de *Dax* (40 mètres, eau sulfatée mixte) pourraient être utilisées.

On doit encore une mention aux eaux de *Bagnoles de l'Orne* (eau thermale chlorurée sodique sulfureuse à 163 mètres), que l'on pourrait utiliser en raison de leur influence légèrement excitante sur la circulation et dont l'action favorable sur les varices est suffisamment éprouvée[1].

2° *Eaux bicarbonatées.* — Au sujet de *Vichy* (240 mètres), Nicolas, qui écrivait à une époque où l'on croyait à l'action dissolvante du bicarbonate de soude et du nitrate de potasse sur les produits inflammatoires, n'hésitait pas à proclamer leur efficacité, non seulement à la seconde période des affections valvulaires et dans les endocardites rhumatismales, mais aussi « dans les affections organiques du cœur qui intéressent le tissu musculaire de cet organe ». Aujourd'hui, personne n'oserait soutenir une semblable opinion, et la lecture de quelques observations de morts survenues à la suite de l'emploi immodéré de ces eaux est bien propre à commander la plus grande réserve[2]. Cependant, les eaux bicarbonatées

[1] BLANC. Des affections cardiaques aux eaux d'Aix-les-Bains (*Soc. méd. pratique*, 1886). FORESTIER. Action de la douche sur la tension artérielle (*Journ. des Prat*, 1892). CENSIER. *Cœur, vaisseaux ; pathogénie, pathologie, thérapeutique hydro-minérale* (Paris, 1895).
[2] V. NICOLAS. Aperçu clinique et utilité des alcalins et surtout des eaux minérales de Vichy contre certaines affections organiques du cœur (*Vichy*, 1861). CORNILLON. Les ner-

et celles de Vichy en particulier, administrées avec prudence, peuvent produire de bons effets chez les cardio-hépatiques, en raison de leur action favorable sur les congestions du foie.

Mêmes objections pour les eaux de *Carlsbad* (384 mètres).

Quant aux eaux de *Marienbad*, malgré leur action admise par quelques auteurs sur la nutrition et la circulation, malgré leur action laxative capable d'abaisser la tension artérielle, elles sont souvent contre-indiquées en raison de leur altitude un peu élevée (644 mètres). On peut les prescrire avec avantage dans tous les cas d'adipose cardiaque.

En France, elles peuvent être remplacées par les eaux de *Brides*, en Savoie (eau sulfatée mixte et chlorurée sodique, 570 mètres), ou encore par celles de *Châtel-Guyon* (chlorurée-sodique bicarbonatée).

Les eaux de *Chaudesaigues*, du Cantal (bicarbonatées sodiques), de *Saint-Nectaire*, en Auvergne (chlorurées sodiques bicarbonatées), recommandées autrefois par Dufraisse de Chassaigne dans les maladies du cœur, sont à une altitude trop élevée (650 et 784 mètres). Ces dernières conviennent à certains albuminuriques.

Les eaux de *Néris* (bicarbonatées mixtes et thermales, à 260 mètres), par leurs propriétés sédatives, peuvent agir favorablement sur la circulation centrale en déterminant la dilatation des vaisseaux périphériques. Elles sont plutôt applicables au traitement des névroses cardiaques, des pseudo-angines de poitrine nerveuses (de Ransé).

Les eaux bicarbonatées sulfatées calciques de *Vittel* (336 mètres), celles de *Martigny* et *Contrexeville* (350 mètres) pourraient convenir en raison de leurs propriétés diurétiques et de la nécessité d'agir sur les fonctions rénales si souvent compromises dans la cardio-sclérose. Ces eaux favorisent les circulations viscérales et la déplétion du système vasculaire de l'abdomen ; mais il s'agirait de démontrer encore qu'elles ne contribuent pas à augmenter la tension artérielle par suite de la pléthore vasculaire pouvant résulter de l'ingestion trop abondante de liquide. D'après quelques auteurs, les eaux de Vittel aggraveraient les hypertrophies cardiaques symptomatiques de l'athérome, et cependant il paraît démontré qu'elles augmentent considérablement les mutations nutritives[1]. Lorsqu'il s'agit de goutteux présentant des signes d'hypertension artérielle, d'artério-sclérose ou de néphrite interstitielle avec des urines rares, concentrées, uratiques, l'eau de Vittel et ses similaires peuvent

veux et les cardiaques aux thermes de Vichy (*Ann. de méd. thérap.*, 1887). DOBIESZEWSKI. Recherches sur l'influence des eaux de Marienbad sur la nutrition, la digestion et la circulation (*Bull. de thérap.*, 1889). II. KISCH. Zur Balneothérapie der Herzkrankheiten (*Therap. monatshefte*, 1891).

[1] BOULOUMIÉ (*Congrès international d'hydrologie et de climatologie*), Paris, 1889.

agir favorablement sur l'état du cœur en même temps que sur les manifestations arthritiques.

Quant aux eaux d'*Evian* (bicarbonatées mixtes, 378 mètres), elles paraissent également indiquées chez les artério-scléreux, et je sais par expérience, qu'elles sont capables de produire de bons effets en raison de la rapidité de leur absorption et de leur élimination [1].

Toutes ces eaux diurétiques obéissent à la principale indication de combattre l'imperméabilité rénale, phénomène précoce et presque constant de l'artério-sclérose.

3° *Eaux iodo-bromurées.* — Parmi elles, il convient de signaler d'abord celle de *Bondonneau* (eau bicarbonatée calcique, dans la Drôme), qui, très légèrement sulfurée, est l'une des plus iodurées de France. Il y a encore dans cette station (140 mètres) douée d'un climat tempéré, une source ferrugineuse et une source sulfuro-alcaline. Les eaux de *Balaruc* et de *Sierk* doivent être aussi mentionnées.

Liégeois recommande beaucoup l'emploi à domicile de l'eau de *Saxon* (eau bicarbonatée iodurée et bromurée sodique, calcique et magnésienne, dans le Valais, à 479 mètres), et il les prescrit de la façon suivante : on fait boire ces eaux aux artério-scléreux myocarditiques qui ont été soumis déjà pendant de longs mois aux préparations iodurées et chez qui, tout en leur accordant un petit repos, on veut maintenir l'action résolutive et dépresso-artérielle des iodures. Ces eaux, probablement à cause de la présence des bromures, n'excitent pas le cœur. Mis au régime sec, les malades ne doivent ingérer qu'un litre et demi de cette eau par jour et par gorgées, afin de ne point augmenter leur excès habituel de pression vasculaire qu'on cherche à combattre [2].

Les eaux iodo-bromurées répondent à l'indication d'agir par l'iode sur le processus scléreux, et par les sels bromurés sur le cœur dont elles calment l'action.

4° *Eaux diverses.* — Quant aux eaux du *Mont-Dore* (bicarbonatées mixtes arsenicales) que Michel Bertrand [3] recommandait dès 1823 pour le traitement des maladies du cœur et de l'endocardite chronique, elles sont absolument contre-indiquées, surtout en raison de leur altitude élevée (1 046 mètres), et cela malgré leurs propriétés calmantes et anticongestives bien connues. Que de fois n'ai-je pas vu de faux emphysémateux

---

[1] CHIAIS. Troubles nutritifs chez les artério-scléreux; leur traitement par Evian (*Congrès de Marseille*, 1891). TABERLET. Etude sur l'eau d'Evian, 1897.

[2] LIÉGEOIS. *Bulletin médical des Vosges*, 1889.

[3] Recherches sur les propriétés physiques, chimiques et médicales du Mont-Dore, 1823.

atteints d'artério-sclérose cardiaque trop souvent méconnue, et qui reviennent de ces stations minérales dans un état d'aggravation lamentable !

Ce que je dis des eaux du Mont-Dore, on pourrait encore le répéter pour celles de la *Bourboule*, pour les eaux sulfureuses d'*Eaux-Bonnes*, de *Barèges*, d'*Uriage*, etc.

5° *Eaux chlorurées sodiques.* — Elles sont également indiquées dans le traitement des cardiopathies artérielles.

Les eaux de *Nauheim*, en Allemagne, dont Schott [1] célèbre les trop merveilleuses cures, appartiennent à la classe des chlorurées sodiques et des bromo-iodurées. Quelques-unes de ses sources sont hypothermales (alkalischer Saüerling à 19°,5, et Kurbrunnen à 21°) ; d'autres ont une température plus élevée (Friedrich-Wilhelm à 39°, Grosser Sprüdel à 35°, et Kleiner Sprüdel à 27, 5). Mais, il ne faut pas partager l'enthousiasme un peu intéressé de ce praticien qui prétend obtenir la guérison de l'angine de poitrine vraie et organique à l'aide de ces eaux. J'ai vu, en effet, quelques malades réellement guéris, mais il s'agissait de pseudo-angines dont le diagnostic exact n'avait pas été établi et qui auraient guéri par toute autre médication. J'ai vu encore un angineux vrai qui a singulièrement résisté à une sorte de suggestion thérapeutique exercée sur lui, et qui est revenu dans un état d'aggravation considérable. Ce pseudo-succès ne fait pas honneur aux eaux de Nauheim, et les médecins anglais sont arrivés à cette conclusion judicieuse et vraie : « Une bonne part des succès obtenus dans cette station balnéaire, s'explique par ce fait qu'il s'agit de *faux* cardiaques ». Si l'on analyse les observations du médecin de Nauheim, on constate des choses surprenantes : des guérisons d'insuffisances mitrales, avec disparition du souffle valvulaire ; des modifications considérables dans le volume du cœur, après vingt minutes de gymnastique, (de 21,5 à 14 centimètres ; de 27,5 à 19,5 !) « Nous n'avons pas besoin d'insister, dit Piatot [2], pour démontrer combien ces affirmations sont fantaisistes et antiscientifiques. La préoccupation constante de Schott est d'établir qu'un cœur est dilaté et qu'il se rétracte par le traitement ; à en juger par la lecture de ses observations, il se préoccupe peu de l'étude du malade, de son affection, du genre de cette affection, de la période, des accidents, etc., pourvu qu'il fournisse, même au moyen de la radiographie, le témoignage de la guérison de ses malades. Nous avons lu tous ses travaux, et nulle part, nous n'avons rencontré d'observation précise ; toujours des affirmations, jamais de faits ».

[1] *Berl. Klin. Woch.*, 1880. — *Deutsch. Med. Zeitung*, 1888.
[2] Traitement des maladies du cœur par l'hygiène et les agents physiques (*Thèse de Paris*, 212 pages, 1898).

Quant aux bains gazeux dont Schott fait grand bruit, et qu'il croit spéciaux à Nauheim, n'en trouve-t-on pas en France, et de meilleurs, comme à *Châtel-Guyon, Salins-Moutiers, Châteauneuf, Saint-Nectaire, Saint=Alban, Royat?* Ne peut-on pas en créer d'artificiels (et c'est lui-même qui les indique)? On ajoute à de l'eau ordinaire 1 à 1 1/2 p. 100 de chlorure de sodium, et pour rendre ce bain gazeux, on dissout dans un bain de 250 litres, 100 grammes de bicarbonate de soude et 100 grammes d'une dissolution à 42 p. 100 d'acide chlorhydrique. On augmente peu à peu ces proportions pour arriver à la fin à 1 000 ou même à 1 500 grammes de chaque ingrédient (Mœller). A la suite des bains gazeux de *Royat*, Laussedat, en 1893, a dit que ses effets consistent dans une égalité plus parfaite de la systole, dans le renforcement des contractions ventriculaires, dans le ralentissement du pouls « par suite de la dérivation du sang dans tout le système capillaire de la périphérie », ce que démontre suffisamment la rubéfaction de la surface cutanée. Nos confrères étrangers y ajoutent, sans preuves du reste, une excitation de la périphérie nerveuse qui se transmet très intelligemment et très opportunément aux nerfs vagues. Cette explication n'a d'autre valeur que celle d'une hypothèse.

Les bains carbo=gazeux ont une action très douteuse sur les fonctions circulatoires, sur « la résorption des exsudats valvulaires » et sur la réduction de la cardiectasie. Ils peuvent être dangereux dans certains cas, et Laache (de Christiania) s'exprime ainsi : « Il est important, spécialement au point de vue pratique, de noter la recommandation faite par Fräntzel, de ne pas trop employer les eaux minérales riches en acide carbonique ; il rappelle qu'on a vu fréquemment la mort survenir par apoplexie pendant une saison passée à ces établissements [1] ». D'autre part, dernièrement en Angleterre, Albutt, Hyde, Samson ont sévèrement critiqué la prétention de prouver la réduction du volume du cœur par les données de la percussion. Quant à la radiographie destinée à démontrer encore cette réduction de volume, L. Williams et Herrengham lui dénient la valeur qu'on serait tenté de lui accorder, parce que la plus légère variation de position du sujet modifie la portée de l'ombre. Enfin, il peut être posé en principe que la prétendue spécialisation de Nauheim n'est pas soutenable, attendu que la gymnastique joue un rôle probablement plus important que l'eau elle-même, d'où la conclusion que le traitement peut être institué partout où on le voudra et que « toute eau thermale peut agir aussi bien que l'eau saline et gazeuse » [2].

[1] Recherches cliniques sur quelques affections cardiaques non valvulaires (Christiania, 1895).

[2] Le traitement des maladies du cœur par la méthode de la balnéothérapie et de la gymnastique combinées (*Soc. brit. de balnéologie*. Londres, 1898).

Cela dit, voyons quelles conditions doit remplir une station hydro-
minérale pour le traitement des cardiopathies.

1° Les eaux doivent être *faiblement* minéralisées.

Si elles l'étaient fortement, elles agiraient défavorablement comme les
eaux sulfureuses fortes par exemple, elles détermineraient sur tout l'arbre
circulatoire une excitation exagérée que le cœur ne pourrait pas supporter
et qui serait capable d'asystoliser promptement les malades. Les médecins de Nauheim l'ont bien compris, et en cela, ils se sont montrés de
prudents thérapeutes : ils craignent les effets de leurs eaux trop riches en
chlorure de sodium (15 à 29 grammes par litre), et c'est pour cette raison
qu'ils en usent à peine en s'adressant à la médication adjuvante et autrement puissante du massage et de la gymnastique suédoise.

2° Pour la même raison, la station ne doit pas être située à une trop
haute altitude (pas plus de 500 mètres).

3° La thermalité des eaux est importante, puisqu'elle s'adresse à la fois
à la cause (rhumatisme) et à l'effet (maladie du cœur).

4° Les eaux doivent avoir une action *décongestive* et *diurétique*, parce
que dans les cardiopathies et surtout dans les cardiopathies artérielles, le
rein est souvent l'organe compensateur du cœur.

5° Le climat doit être tempéré, modérément chaud, à l'abri du vent
(l'un des grands ennemis du cardiopathe), avec tendance à la stabilité
barométrique, thermique et hygrométrique.

6° Le sol doit être suffisamment perméable, pour ne pas permettre à
l'humidité de s'y conserver longtemps.

7° La station doit être peu éloignée, au centre de la France, parce
qu'il est démontré que pour les cardiopathies valvulaires mal compensées
et surtout pour les cardiopathies artérielles, les longs voyages en chemin de fer et en voiture sont capables de déterminer des accidents
graves et promptement mortels, comme j'en ai cité des exemples [1].

8° Pour les partisans de la méthode d'OErtel, les terrains en pente
peuvent être recherchés.

Il est possible maintenant de dire où l'on trouve complètement réunies
toutes ces conditions. Ce n'est pas à Nauheim, dont les eaux sont trop
fortement minéralisées, dont le climat est loin d'offrir la stabilité nécessaire et même indispensable, dont l'action diurétique est à peu près nulle,
dont l'éloignement est trop grand, dont le sol presque imperméable laisse
après les moindres pluies une grande quantité d'eau stagnante qui entretient l'humidité et favorise les poussées rhumatismales.

[1] *Journal des Praticiens*, 1896.

Toutes les conditions réclamées pour la cure hydro-minérale des maladies du cœur se trouvent réunies dans une station thermale du centre de la France, je veux parler de *Bourbon-Lancy*, située sur le versant occidental de la petite chaîne du Morvan, dans le département de Saône-et-Loire : Minéralisation convenable et faible (à peine 1 gr. 30 de chlorure de sodium) ; altitude modérée (250 mètres), thermalité haute et variée (55° à 48°), action diurétique et décongestive de la source de la Reine que l'on peut prendre en boisson ; climat tempéré et à l'abri du vent dans une vallée largement ouverte au midi ; perméabilité du sol, proximité de la station pour nos compatriotes et pour les étrangers ; stabilité thermique, barométrique et hygrométrique ; débit suffisant des eaux (plus de 400.000 litres en 24 heures).

Leur action est à la fois tonique, sédative, résolutive et décongestive. Elles sont bien digérées, stimulent les fonctions rénales et possèdent une réelle action diurétique (par la source de la Reine qui est à 49°, 3) ; elles ont encore pour propriété d'éliminer l'acide urique et l'urate de soude chez les rhumatisants et les goutteux. De cette triple action (diurétique, éliminatrice, anti-diathésique) résultent les bons effets de ces eaux dans le traitement des cardiopathies valvulaires et artérielles, bons effets qui ont été signalés par Bosia, puis confirmés par Piatot et Toussaint.

On ne saurait trop répéter que toutes les observations des auteurs annonçant des « guérisons par les eaux minérales » de cardiopathies confirmées depuis longtemps, sont des erreurs d'interprétation ou de diagnostic. Ce que l'on peut obtenir, ce sont, non pas des guérisons anatomiques, mais des *guérisons fonctionnelles*, et celles-ci sont dues à l'action combinée des eaux minérales en boisson ou en bains avec l'emploi de la médication adjuvante (régime alimentaire, gymnastique, massage, climat, repos). La durée de la cure doit être d'au moins trente jours et même plus, parce que les malades doivent se reposer de tout traitement tous les cinq ou sept jours.

Le traitement est *contre-indiqué* :

A la phase aiguë des endocardites, des péricardites et des myocardites ; à la période d'asystolie confirmée avec œdème considérable des membres inférieurs et congestions viscérales multiples ; pour l'angine de poitrine coronarienne, les anévrysmes de l'aorte et des gros troncs artériels.

Le traitement est *indiqué* :

Dans les affections valvulaires rhumatismales au début, mais au moins dans les six mois qui suivent l'apparition de l'endocardite ; dans les insuffisances fonctionnelles ; dans les cardiopathies bien compensées, dans les cardiopathies avec légère asystolie ; dans les cardiopathies artérielles à ses deux premières phases, les cardiopathies artérielles avec bruit de galop et dyspnée toxi-alimentaire ; dans tous les troubles fonctionnels du cœur (palpitations, arythmie, cardiopathies réflexes, pseudo-hypertrophies de croissance, pseudo-angines de poitrine) [1].

En résumé, *ce qu'il faut chercher* dans le traitement des cardiopathies artérielles par les eaux minérales, ce sont les effets suivants : par leur composition chimique, une action résolutive, diurétique et parfois laxative ; par leur thermalité, une action révulsive qui, sagement et prudemment dirigée, a pour effet de favoriser la circulation périphérique au profit de la circulation centrale.

*Ce qu'il faut chercher*, dans une station hydro-minérale appliquée au traitement des cardiopathies, c'est le repos du corps et de l'esprit, parce que « le cœur physique est doublé d'un cœur moral » ; et ce n'est pas dans les villes d'eaux à casinos, trop souvent villes de jeux, à bruyants plaisirs, à promenades fatigantes et à lointaines excursions, que le cardiopathe trouve le calme et la quiétude si nécessaires au rétablissement de sa santé.

*Ce qu'il faut éviter*, c'est l'excitation d'eaux trop fortement minéralisées, des eaux sulfureuses, des eaux chlorurées sodiques trop fortes, des hautes altitudes.

*Ce qu'il faut craindre*, c'est le danger d'un traitement hydro-minéral intensif appliqué à des cardiaques trop excitables, arrivés à la période d'asystolie définitive (celle d'hyposystolie n'étant pas une contre-indication), et surtout à des malades dont l'affection du cœur était ignorée.

### HYDROTHÉRAPIE

L'hydrothérapie peut rendre des services, mais à la condition d'en user avec grands ménagements et avec prudence. Sans doute, l'action de l'eau froide sur les vaisseaux est très nette : vaso-constriction d'abord, suivie assez rapidement de vaso-dilatation, à la période dite de « réaction ». Il y a encore une action nerveuse qui se traduit par l'excitation des nerfs sensitifs périphériques, excitation transmise aux centres vaso-moteurs. La physiologie est très séduisante, mais la clinique doit tenir compte des contre-indications thérapeutiques, et si Priessnitz, ce « paysan de

[1] AUBÉRY. Traité des bains de Bourbon-Lancy. Paris, 1604. PINOT. Lettres sur les eaux minérales de Bourbon-Lancy, 1743. BOSIA. L'arthritisme aux eaux thermales de Bourbon-Lancy. Mâcon, 1894. TOUSSAINT. Ce qu'on doit entendre par une station hydro-minérale pour les cardiaques (*Journal des Praticiens*, 1899). A. PIATOT. Traitement des maladies du cœur par l'hygiène et les agents physiques. *Thèse de Paris*, 1898. A. PIATOT et TOUSSAINT. Les cardiaques aux eaux minérales et en particulier à Bourbon-Lancy (*Congrès international d'hydrologie à Liège*, octobre, 1898.)

génie » a pu rendre presque à la santé, par des pratiques hydrothérapiques, un malade atteint d'une lésion grave du cœur, si Fleury dans
son *Traité d'hydrothérapie* (1866), cite plusieurs améliorations, presque
inespérées, survenues par ce traitement chez des malades arrivés à une
période avancée de l'asystolie, la relation d'une « vive suffocation » pendant une douche en pluie et d'une mort subite sous la douche, donnent
à réfléchir. L'hydrothérapie, surtout sous forme de douches froides, est
contre-indiquée : dans les maladies valvulaires à la période d'asystolie
confirmée ; dans l'insuffisance aortique, même bien compensée ; dans les
cardiopathies artérielles, avec symptômes angineux et dyspnée toxi-
alimentaire.

En dehors de ces cas, l'hydrothérapie sous forme de lotions froides ou
fraîches, en excitant l'innervation de la peau et en activant sa circulation,
peut agir favorablement sur la contractilité vasculaire et sur la force du
myocarde. Nous nous rallions aux règles formulées autrefois par Peter
pour les pratiques hydrothérapiques dans les cardiopathies : commencer
par des lotions presque froides, ensuite avec une éponge imbibée et non
ruisselante, d'abord sur les parties antérieures du corps et non sur les parties postérieures dorsales toujours plus vivement impressionnées ; après
quelques jours, lotions générales sur tout le corps ; enfin, quand l'accou-
tumance est établie, faire usage de l'éponge ruisselante. On peut encore
employer les frictions au drap mouillé. L'eau dont on fait usage peut être
additionnée d'eau de Cologne, d'alcool, de liniment de Rosen, d'un
mélange à parties égales d'alcoolat de genièvre, de lavande et d'essence
de térébenthine, dans le but d'augmenter encore l'excitation cutanée. On
arrivera ensuite progressivement à la douche, en se rappelant cependant
que, lorsque celle-ci est trop froide, elle peut augmenter d'une façon
inquiétante la dyspnée des cardio-artériels, ou provoquer encore une
syncope. Le mieux, selon nous, est de se borner, dans ces cas, à une
douche en jet sur les membres inférieurs.

Les *bains froids* (bains de rivière ou de mer) doivent être défendus ;
les derniers, parce qu'ils sont trop excitants, même étant d'une durée
d'une à deux minutes ; les premiers parce que, surtout à l'approche de la
phase hyposystolique, ils peuvent précipiter les accidents en augmentant
le travail du cœur par le refoulement du sang de la périphérie au centre
circulatoire. Ainsi, on a pu citer les exemples de cardiaques qui, à la
suite d'un bain froid, sont pris d'une angoisse subite, de violentes palpitations, de douleurs précordiales, de sensation intense d'étouffement,
de menace de mort. Mais les *bains chauds*, de 34 à 36°, sont permis, à la
condition de ne pas dépasser la durée de quinze à vingt minutes.

## INFLUENCE DU CLIMAT

L'influence du climat est importante à connaître, parce qu'on est souvent consulté à ce sujet. D'une façon générale, il faut défendre le séjour à des altitudes supérieures à 400 ou 500 mètres, ainsi que le séjour sur le bord de la mer. On doit choisir des climats sédatifs, calmants, à l'abri du vent et des variations trop grandes et trop brusques de température. Les climats d'altitude ne sont pas contre-indiqués dans les *fausses* cardiopathies provoquées par des accidents digestifs, par l'anémie ou la neurasthénie. Mais, dans ces cas, ce que le climat d'altitude guérit, ce n'est pas le trouble cardiaque, c'est la maladie qui lui a donné naissance. Cependant, dans les cardiopathies valvulaires d'origine endocardique, dans les insuffisances mitrales arrivées à une période où l'hypertrophie compensatrice est insuffisante, on a été jusqu'à dire [1] que *Saint-Moritz* (dans l'Engadine), situé à une hauteur de plus de 1,800 mètres, pouvait produire de bons résultats. Je me garderai bien d'assumer la responsabilité de cette affirmation imprudente.

Quant aux cardiopathies artérielles dont un des dangers principaux consiste dans l'hypertension vasculaire, on ne saurait trop répéter qu'elles sont toujours aggravées par les climats de haute altitude, puisqu'à de grandes hauteurs l'abaissement de la pression atmosphérique a toujours une tendance à augmenter la tension artérielle.

Le séjour au bord de la mer produit parfois chez certains cardiopathes-artériels une excitation circulatoire qui peut leur être très défavorable. Je me rappelle à ce sujet un malade atteint d'une artério-sclérose cardio-rénale avec accès de dyspnée de Cheyne-Stokes et d'angor pectoris, et qui voulut, malgré ma défense absolue, aller passer quelques mois à Nice, sur le bord de la mer. Quelques jours après son arrivée dans cette localité, les phénomènes asystoliques les plus graves éclatèrent et il revint mourir à Paris. J'ai vu d'autres faits semblables, et quoique le littoral de la Méditerranée soit moins excitable que celui de la Manche ou de l'Océan, je le défends aux artério-scléreux et aux angineux, aux cardiaques excitables, aux cardio-artériels avec forte hypertension, aux cardiaques arrivés à la dernière période de l'asystolie. Lorsque la lésion orificielle est absolument latente, ne se manifestant que par l'existence d'un souffle, le séjour au bord de la mer ne produit souvent aucun effet favorable ou

[1] C. VERAGUTH. De l'influence et de la valeur thérapeutique du climat d'altitude sur les maladies du cœur (*Internationale Klinische Rundschau*, 1892).

fâcheux ; la contre-indication de ce séjour commence à la période d'hypersystolie, ou au contraire à celle d'asystolie.

Cependant, pendant l'hiver, les cardiopathes artériels retirent souvent de bons résultats d'un séjour dans une localité du midi, située même sur le bord de la mer, à la condition expresse qu'ils choisissent une habitation un peu éloignée de celle-ci.

Mais, encore une fois, le cardiaque est un malade qui a besoin d'une *cure de repos*, et au risque de prétendre aux affirmations paradoxales, je pense que les stations d'hiver ou d'été pour cardiaques doivent être des « endroits où l'on ne s'amuse guère », où l'on puisse, sans trop d'ennui, se reposer en silence. *Repos du corps, repos de l'esprit, repos de la pharmacie*, telle est la triple alliance qui, elle, peut donner beaucoup de paix au cœur. « Les ressources de l'art, a dit Sénac, sont plutôt entre les mains des malades, que dans les pharmacies. » J'ajoute que, par la pratique de l'hygiène et du régime alimentaire, on résout en grande partie le problème de la cardiothérapie que nous allons rapidement étudier : l'*adaptation* (bien différente de la compensation) du cœur périphérique au cœur central, et réciproquement.

### Conclusions générales. — L'adaptation en cardiothérapie

Nous avons affirmé que l'*adaptation* de l'organisme à la lésion cardiaque est le but que la thérapeutique doit constamment viser dans les affections du cœur, de quelque nature qu'elles soient. C'est là le principe qui nous a toujours guidés et qui va servir de conclusion générale à nos études. Ce que nous avons dit des cardiopathies valvulaires [1], est applicable aux cardiopathies artérielles, comme on va le voir.

Après un rhumatisme articulaire aigu, par exemple, lorsqu'une affection valvulaire est constituée, il y a bien une *lésion* d'orifice, mais il n'y a pas encore, à proprement parler, une *maladie* du cœur. La lésion étant « bien compensée », comme on le dit dans le langage courant, la symptomatologie est réduite à la constatation d'un bruit de souffle ; l'œdème, les congestions viscérales font défaut, et la cardiopathie reste à l'état latent. A cette période où la lésion, cependant réelle et devenue indélébile, ne produit aucune perturbation circulatoire, la thérapeutique n'a pas à intervenir, surtout avec les médicaments, et seule l'hygiène et le régime alimentaire doivent faire les frais du traitement. L'affection est alors à la période d'*eusystolie*. Mais cette phase n'est pas contenue tout

---

(1) Indications thérapeutiques basées sur l'évolution des cardiopathies valvulaires (*Thérapeutique appliquée*, fascicule X, p. 896, p. 29).

entière dans la notion d'une systole bonne, régulière et normale ; l'intégrité du myocarde n'est pas seule, comme Stokes l'a prétendu, la clef du pronostic des cardiopathies, et leur compensation ne se fait pas uniquement du côté du cœur; elle se fait, surtout pour les cardiopathies infantiles, dans tous les organes, au moyen du phénomène important de l'*adaptation*.

Les organes s'adaptent à la lésion cardiaque, et la meilleure explication qu'on puisse donner de ce fait est de montrer ce qui se passe dans le rétrécissement mitral pur, affection probablement congénitale, restant latente jusqu'à la puberté, époque à laquelle l'adaptation vient à se rompre. Dans cette maladie, « le cœur étant réglé pour un faible travail », le système artériel tout entier finit par s'adapter à un petit cœur, parce que la fonction fait l'organe. A la faveur de la sténose auriculo-ventriculaire, il passe peu de sang dans le ventricule qui se rétracte et s'atrophie, par conséquent peu de sang dans l'arbre aortique dont le calibre diminue et s'adapte à la faible quantité de sang qui le traverse : véritable état d'infantilisme mitral avec développement incomplet des organes, des muscles, de la taille, souvent avec aspect chlorotique dans le jeune âge. Le retentissement de la lésion sur le poumon et les cavités droites du cœur est ainsi pendant longtemps ajourné, ce qui explique la période plus ou moins longue de latence observée parfois dans certaines sténoses mitrales.

Dans le rétrécissement aortique juvénile, dont les cas sont rares à la vérité, le ventricule gauche peut ne pas s'hypertrophier d'abord, et la compensation, ou plutôt l'adaptation, se fait autre part, dans tout le système artériel qui revient sur lui-même, pour ainsi dire, afin de s'adapter à la moindre quantité de sang qui le parcourt. Et ainsi de la plupart des affections valvulaires, surtout lorsqu'elles sont constituées par des rétrécissements orificiels.

Dans les insuffisances valvulaires, dans l'insuffisance mitrale en particulier, les organes eux-mêmes sont doués d'une certaine tolérance, d'une sorte d'adaptation qui leur permet de résister, pendant un temps plus ou moins long, aux poussées congestives qui les menacent. Un foie normal, exempt de toute tare organique et en possession de toute sa puissance fonctionnelle, résistera mieux et plus longtemps chez un cardiaque, que le foie d'un alcoolique déjà touché par la stéatose ou la sclérose. De même le rein d'un graveleux, le foie d'un diabétique, l'estomac d'un dyspeptique, le poumon d'un bronchitique, seront de moindre résistance, et ouvriront plus rapidement la porte à l'asystolie viscérale.

Le myocarde n'est pas tout, et dans les cardiopathies chroniques, l'intégrité des divers organes est au moins aussi utile. Il y a là, au point de vue prophylactique, des indications que le thérapeute ne doit jamais per= dre de vue.

Pour les affections valvulaires de l'aorte, l'adaptation se fait dans le système de la grande circulation, dans tout l'arbre artériel dont l'intégrité joue un rôle important. Pour les affections mitrales, l'adaptation a son siège dans la petite circulation, et c'est la résistance pulmonaire qui est la grande régulatrice. Dans les premières, l'effort compensateur est sup= porté par le ventricule gauche ; dans les secondes, par l'oreillette gauche d'abord, le ventricule droit ensuite.

L'adaptation est un phénomène différent de celui de la compensation ; celle-ci se produit, par exemple dans le rétrécissement mitral, au ventri= cule droit qui se dilate et s'hypertrophie pour résister à l'énorme ten= sion de la petite circulation, ou même à l'orifice tricuspidien dont la dila- tation et l'insuffisance préviennent les ruptures vasculaires du poumon. Par conséquent, dans la sténose mitrale, l'adaptation se fait dans le ventricule gauche qui se rétracte et s'atrophie, et la compensation par le ventricule droit qui se dilate et s'hypertrophie.

En un mot, l'*adaptation* de l'organisme à une lésion tend, d'une façon presque passive et par le mécanisme de la diminution fonctionnelle de tous les organes, à annihiler les effets de cette lésion ; la *compensation* se fait par l'exaltation fonctionnelle de l'organe atteint : elle indique déjà un effort actif puisqu'elle veut combattre la lésion et qu'elle lutte contre elle, d'où il résulte que les cardiopathies compensées ne sont jamais latentes, au vrai sens du mot. Donc, l'hypertrophie du cœur n'est pas tou- jours « providentielle », et toujours chercher à la provoquer par des sys= tèmes thérapeutiques, un peu trop vantés dans ces derniers temps, ce n'est pas faire œuvre physiologique, d'autant plus qu'il s'agit déjà d'un phénomène pathologique. Le cœur ne s'hypertrophie pas « pour lutter, mais parce qu'il lutte » ; nouvelle condamnation du traitement systéma- tique d'OErtel. D'autre part, un cœur peut paraître hypertrophié anatomi- quement, alors qu'il est atrophié au point de vue fonctionnel. Par exemple, il faut faire une distinction entre l'hypertrophie simple du myocarde, la *myo*-hypertrophie et l'augmentation de volume produite par l'hyperplasie conjonctive, la *scléro*=hypertrophie qui a une tendance si naturelle à la cardiectasie. L'une retarde l'asystolie, l'autre la prépare. Pour l'applica- tion de sa méthode, OErtel a-t-il toujours fait une distinction entre ces deux cas, et n'a-t-il pas souvent aggravé la maladie, surtout en deman- dant à un cœur atteint de scléro=hypertrophie un excès de fonctionnement qu'il était incapable de donner, en raison de son état de méiopragie ?

Ce qui vient d'être dit trouve son application pour le traitement des cardiopathies artérielles dans lesquelles le pouvoir fonctionnel de tous

H. Huchard. — Maladies du cœur, 3ᵉ édition.                                    35 les organes est toujours réduit par suite de l'état de contraction et de sclérose du système vasculaire. Alors, vouloir agir directement sur le cœur central déjà profondément atteint, chercher à exciter un cœur affaibli et à doubler son fonctionnement quand il est diminué de moitié par la maladie, vouloir augmenter son travail quand il s'agit de le faci= liter, c'est faire de la thérapeutique irrationnelle. Encore une fois, un des grands principes de la cardiothérapie est celui=ci : *soulager le cœur pour le fortifier*, et on le soulage en atténuant les résistances périphé= riques, en ouvrant toutes larges les voies d'écoulement sanguin, en *adaptant* tous les organes et le cœur lui-même à leur puissance fonction= nelle amoindrie. Par là, on réalise ainsi une grande loi de thérapeutique : l'art d'adapter les moyens médicamenteux à la puissance fonctionnelle des organes et de l'organisme. Par là encore, on arrive à suivre, à imi= ter la nature dans les méthodes curatives qu'elle emploie.

La confirmation de ce fait se trouve dans tous les développements que nous avons donnés au traitement de l'hypotention et de l'hypertension artérielle, des cardiopathies artérielles, et pour le démontrer mieux encore, nous allons citer un exemple.

On connaît cette maladie si intéressante, bien étudiée par Lancereaux, sous le nom d'*aplasie artérielle généralisée*, caractérisée par un rétré= cissement congénital de l'aorte et du système artériel se traduisant d'abord par quelques signes de chlorose (période presque latente d'une durée de quinze à trente ans) et beaucoup plus tard par une albuminurie avec néphrite scléreuse atrophique. Nous en avons eu un bel exemple dans notre service chez un homme de 40 ans, resté infantile, et dont le rétré= cissement artériel était si accentué qu'il se manifestait par l'absence du pouls dans tous les vaisseaux, sauf dans les carotides où on le sentait à peine. L'adaptation a été longue chez lui, la période latente s'est prolongée jusqu'à l'âge de 38 ans, époque à laquelle sont survenus les signes d'une lésion rénale devenue irrémédiable. Pourquoi cette période de latence, et pourquoi ensuite cette période d'insuffisance urinaire ? La maladie est restée latente, parce que la nature a su adapter le contenant au contenu, le travail des organes au fonctionnement dont ils étaient capables. Mais, si l'on avait de bonne heure institué la médication pré= ventive, si l'on avait réduit le fonctionnement du rein par le régime lacté, par une alimentation spéciale et pauvre en toxines alimentaires dont l'élimination incessante irrite et finit par altérer cet organe, si, en un mot, on avait fait la thérapeutique de l'adaptation, on eût sans aucun doute prolongé la période latente de la maladie.

D'autre part, au lieu de chercher la *compensation* dans l'organe malade et, par ce fait, incapable d'un excès de fonctionnement, il faut la poursuivre dans les organes sains et chargés, en quelque sorte, de les suppléer.

Je m'explique. Vous êtes en présence d'un ictère grave, les accidents deviennent de plus en plus sérieux, l'adynamie est profonde, les hémorrhagies menaçantes, le péril imminent, quand se produit une forte crise urinaire qui sauve le patient. Que nous enseigne la clinique dans ce cas? Elle nous montre que ce n'est pas du côté du foie, c'est-à-dire d'un organe malade et désormais impuissant, que l'on peut et que l'on doit agir, mais surtout du côté de son organe réellement compensateur; du filtre rénal qui sert à éliminer toutes les toxines que la cellule hépatique profondément altérée ne peut plus ni neutraliser ni détruire.

Pour un cœur atteint dans sa force contractile, où chercherez-vous la compensation? Ce n'est pas au myocarde puisqu'il a subi des altérations plus ou moins profondes ; c'est dans tout le système artériel dont vous devrez sans cesse combattre l'état de contraction, pour faciliter le travail du cœur central, c'est dans l'hypertension qu'il faut vaincre, et ainsi nous revenons à notre point de départ, la thérapeutique de la compensation, ainsi comprise, devenant la thérapeutique de l'adaptation.

Ce sont là des règles importantes de thérapeutique générale que j'ai naguère exposées[1]. Dans une maladie d'organe plus ou moins altéré, il faut pour la médication, songer à son organe compensateur : au rein et au système artériel pour le cœur ; au rein pour le foie ; quelquefois au cœur pour les maladies du poumon.

Tels doivent être les principes de la cardiothérapie ; telles sont les différentes médications que l'on doit mettre en usage dans le traitement de toutes les cardiopathies en général et des cardiopathies artérielles en particulier. Elles répondent ainsi aux indications thérapeutiques principales qui doivent s'adresser d'abord aux trois ordres de symptômes du début ou du cours de ces maladies : symptômes d'hypertension artérielle, symptômes méiopragiques, symptômes toxiques.

Combattre l'hypertension artérielle par l'hygiène et le régime alimentaire, par les exercices musculaires actifs ou passifs, par les moyens médicamenteux dont j'ai donné l'énumération ; éviter le surmenage dans une maladie où tous les organes sont en état de méiopragie ; activer le fonctionnement des émonctoires dont l'insuffisance est une cause incessante d'intoxication pour l'organisme : tel est encore le problème thérapeutique à résoudre pour obtenir l'adaptation plus ou moins complète de l'organisme au système cardio-vasculaire profondément atteint.

[1] La méthode en thérapeutique. (*Gazette hebdomadaire*, 1894.)

Il n'y a pas de maladie chronique où, grâce à l'intervention de l'hygiène basée sur la pathogénie, grâce à l'efficacité grande d'agents médicamenteux, la médecine soit moins désarmée et plus apte à retarder pendant de longues années l'échéance fatale. Corvisart a donc commis une erreur en reproduisant cette citation de désespérance en tête de son livre : *hœret lateri lethalis arundo*. Le plus grand clinicien du siècle, Laennec, qui s'est rarement trompé, a dit avec plus de raison et de vérité :

« On réussit à faire vivre pendant de longues années, certains malades avec des affections du cœur plus ou moins graves. »

# XIII

## ARTÉRIO-SCLÉROSE ET NÉPHROPATHIES GOUTTEUSES

EXPOSÉ CLINIQUE

Un malade entre à l'hôpital pour des douleurs articulaires siégeant aux deux orteils, aux articulations radio-carpiennes et phalangiennes, au genou droit, et s'accompagnant d'une fièvre intense (température axillaire à 40°,5 le matin, et 41° le soir). Le diagnostic de rhumatisme articulaire porté d'abord n'était pas exact, et malgré le nombre des articulations atteintes et la rareté de cette affection dans nos services hospitaliers, nous avons affirmé bientôt le diagnostic de *goutte polyarticulaire aiguë*.

Cet homme, fort, vigoureux, un peu obèse, à la face vultueuse et parcourue par de nombreuses varicosités, était âgé de 56 ans, et n'avait jamais éprouvé avant cet âge aucune manifestation douloureuse des articulations. Exerçant depuis quelques mois seulement, par suite de revers de fortune, la profession de mécanicien, il avait vécu jusqu'en ces dernières années dans une situation relativement prospère; il menait une vie oisive, commettait de nombreux excès d'alimentation et de boisson dans un hôtel dont il avait pris la direction. Les antécédents héréditaires étaient nuls; mais le malade, hémorroïdaire, souffrait depuis dix ans de fortes migraines qui avaient remplacé des accès d'asthme.

Trois jours avant son entrée à l'hôpital, il avait été pris pendant la nuit, à l'orteil gauche, d'une vive douleur qui avait le lendemain envahi l'orteil droit, et deux jours après, les articulations des poignets, des doigts, du genou droit. Il était utile de remarquer, dès le premier jour, l'aspect des articulations atteintes, la coloration écarlate et rouge pivoine des téguments péri-articulaires, la desquamation et la minceur de la peau luisante et vernissée ressemblant à la pelure d'oignon, le gonflement œdémateux des parties avoisinantes, le développement des veines sous-cutanées, l'excessive ou exquise douleur avec paroxysmes vespéraux et nocturnes dont les jointures étaient atteintes, avec cette particularité de la diminution ou même de la disparition des symptômes douloureux vers le matin, *sub galli cantu*, disait Sydenham.

Ce qui contribuait surtout à affirmer le diagnostic, c'était l'existence indéniable des concrétions tophacées à l'oreille droite.

Le foie était tuméfié, peu douloureux à la pression. Le pouls radial était dur et concentré ; l'examen du cœur faisait constater à la main, mieux qu'à l'oreille, un rudiment de bruit de galop. Les urines n'ont pu être examinées que le lendemain ; mais, en présence d'un état dyspnéique, ressemblant déjà au type de la respiration de Cheyne-Stokes, en raison des caractères du pouls et des bruits cardiaques, s'imposait un second diagnostic : *néphrite interstitielle avec menace d'accidents urémiques chez un goutteux.*

Dès le lendemain, par suite de la constatation d'albumine dans les urines (2 grammes par litre), de la faible quantité d'urée excrétée, de la persistance des accidents dyspnéiques rappelant la respiration de Cheyne-Stokes, et de la survenance de quelques troubles cérébraux, je fis cesser le salicylate de soude dont une dose de 3 grammes seulement avait été prise ; j'ordonnai un purgatif énergique, le régime lacté exclusif, l'application de ventouses scarifiées sur le foie et de cataplasmes sinapisés sur les jointures douloureuses.

Malgré l'emploi de tous ces moyens, la dyspnée s'accuse, un délire furieux apparaît le soir avec hallucinations diverses, terrifiantes et professionnelles, rappelant celles de l'alcoolisme ; on est obligé de maintenir le malade qui veut à chaque instant se jeter par la fenêtre. Dès ce jour, les pupilles sont extrêmement contractées, au point d'être punctiformes. La nuit se passe dans une agitation vive, et le lendemain matin nous trouvons le malade avec une respiration stertoreuse, un météorisme abdominal considérable, dans le coma le plus profond, interrompu seulement par quelques paroles inintelligibles et quelques mouvements convulsifs. Les urines sont rares (200 grammes à peine dans les vingt-quatre heures), elles renferment maintenant des flots d'albumine, la respiration de Cheyne-Stokes s'accentue, la température s'abaisse jusqu'à 38°,2 ; les articulations toujours tuméfiées, présentent une coloration cyanotique et ne *paraissent* moins douloureuses qu'en raison de l'état cérébral du malade.

Malgré la médication (lavements purgatifs, saignée générale), le malade ne reprend pas connaissance, il succombe à 2 heures du matin dans le coma, après une violente attaque convulsive.

L'autopsie dont il est inutile de décrire tous les détails, fit constater : l'existence de lésions inflammatoires des articulations métatarso-phalangiennes avec liquide puriforme dans leur intérieur et concrétions crayeuses d'urate de soude à la périphérie ; les lésions indéniables de la néphrite interstitielle caractérisée par la présence de véritables infarctus d'urate de soude; l'hypertrophie très marquée du ventricule gauche avec surcharge graisseuse du cœur; la congestion et l'augmentation de volume du foie; l'hypérémie des méninges et du cerveau; enfin des plaques athéromateuses sur tout le trajet de l'aorte.

Le diagnostic avait été confirmé par l'autopsie, mais il avait dû être discuté sérieusement pendant la vie. La nature goutteuse de l'affection articulaire ne faisait aucun doute, et on ne devait même pas s'arrêter au diagnostic d'urémie à forme articulaire, dont la science possède de très rares exemples, ni à celui de rhumatisme cérébral ou encore de rhumatisme articulaire avec albuminurie consécutive.

Le délire alcoolique étant écarté, l'intérêt du diagnostic consistait surtout à savoir nettement s'il s'agissait d'une « goutte remontée au cerveau », ou au contraire d'accidents urémiques chez un goutteux atteint d'artério-sclérose et de néphrite interstitielle.

L'idée d'une goutte cérébrale, d'une métastase goutteuse vers le cerveau, devait venir d'autant plus à l'esprit, que toutes les articulations étaient devenues presque indolentes après l'explosion des accidents cérébraux. Mais, ces articulations avaient conservé la même tuméfaction, le même aspect extérieur, et notre goutteux, en raison de son état cérébral, était dans la situation des individus atteints du delirium tremens que l'on voit, sans apparence de douleur, mouvoir ou agiter leurs membres fracturés. Ici donc, la disparition *apparente* des douleurs articulaires n'était pas un argument en faveur de la métastase goutteuse, et le diagnostic d'*urémie cérébrale chez un goutteux* a été maintenu.

Ce serait une faute de nier toujours les métastases goutteuses; mais il est certain que la plupart des accidents, décrits sous ce nom par les auteurs anciens, ne sont autres que des accidents urémiques, comme l'ont dit avec raison tous les observateurs qui ont écrit sur la goutte.

En effet, il ne faut jamais oublier que les goutteux sont très prédisposés à l'artério-sclérose, et que celle-ci porte son action sur deux organes importants : le cœur et le rein. Le foie est aussi très souvent atteint. Il en résulte qu'il ne faut pas toujours attribuer à la goutte seule tous les accidents cardiaques, rénaux ou hépatiques qui appartiennent au processus scléreux. Il existe, même du côté du poumon, des accidents (congestions actives et œdèmes aigus à répétition, infarctus), qui sont sous la dépendance de la cardio-sclérose goutteuse. On a parlé d'une angine de poitrine goutteuse, ce qui est une erreur; car l'angine de poitrine chez les goutteux est due plutôt aux lésions coronariennes ou encore aux lésions aortiques fréquentes chez eux. Voici un exemple :

Il s'agissait d'un homme de 65 ans qui avait eu déjà quelques attaques de goutte aiguë et qui fut atteint à plusieurs reprises de poussées congestives fort intenses vers les poumons. Un jour, survient un violent accès d'angine de poitrine après lequel les pulsations radiales se maintiennent au chiffre de 120 à 160 jusqu'au moment de la mort arrivée deux mois et demi après. Chez ce malade, j'avais constaté les signes manifestes d'une aortite subaiguë et de l'artério-sclérose cardiaque. Dans le dernier mois de son existence, il présenta tous les signes de l'artério-sclérose rénale avec albuminurie, et mourut au milieu d'une violente attaque de dyspnée urémique.

Les accidents observés chez ce malade ont été très complexes. Les congestions pulmonaires à répétition pouvaient être attribuées à la goutte, et cependant je les crois de même nature que les congestions actives des poumons dont on connaît la relation avec l'artério-sclérose du cœur. L'angine de poitrine était un symptôme de sclérose coronaire, et la dyspnée qui a été observée à la fin de la vie, était un phénomène urémique. Cependant, cet homme n'avait qu'une maladie, la goutte, compliquée d'artério-sclérose.

## Manifestations viscérales

Avant d'étudier toutes les manifestations urémiques que l'on peut observer dans les différents organes des goutteux, il importe de bien fixer la valeur des termes que l'on emploie. Ainsi, la diathèse goutteuse peut se traduire, en l'absence de tout symptôme articulaire, par des migraines, des accès d'asthme, des vertiges, des troubles digestifs, des névralgies périphériques ou viscérales, des crises hémorroïdaires ou dysménorrhéiques (migraines utérines), des affections cutanées, par les lithiases urinaire ou biliaire, etc. Ces accidents si divers, si nombreux, qui montrent l'imprégnation de toute l'économie par la diathèse (*totum corpus est podagra*, disait Sydenham), constituent la goutte *larvée*. C'est là toujours la goutte qu'il faut savoir dépister et reconnaître, quoiqu'elle « s'habille de façons différentes », comme dit Trousseau.

La goutte *remontée*, *rétrocédée*, *métastatique*, (expressions synonymes) doit être cliniquement distinguée de la goutte *compliquée* d'affections inflammatoires, de lésions rénales ou d'accidents urémiques, à moins que l'on veuille, à l'exemple de Garrod, regarder le « gouty kidney » comme une manifestation goutteuse, comme une sorte de goutte larvée rénale. Encore faut-il s'entendre à ce dernier point de vue, et connaître les nombreuses lésions rénales qui peuvent atteindre les malades. Ces lésions sont de trois sortes : *rein graveleux* de Rayer, *néphrite uratique* de Castelnau, *néphrite interstitielle* de Todd.

On a beaucoup discouru sur la question de savoir quelle était la néphrite goutteuse par excellence, les uns l'attribuant à la première variété, les autres à la seconde, la plupart des auteurs refusant à la troisième le moindre caractère goutteux. Or, les néphrites graveleuse, uratique, interstitielle et même parenchymateuse, sont de nature goutteuse, et l'on peut encore dire à ce sujet que c'est la goutte rénale qui s'habille de façons différentes. Pour la dernière, dont l'origine diathésique a été contestée bien à tort, il suffit de rappeler que la néphrite interstitielle, avant d'être une maladie des reins, est une affection de tout le système cardio-vasculaire, et que presque tous les goutteux deviennent des artério-scléreux. Dans tous les cas, ces diverses formes de néphrites conduisent à l'urémie, et l'imminence de cette intoxication chez les goutteux est favorisée par les lésions du cœur (sclérose, stéatose, surcharge graisseuse), qui conduisent si rapidement à l'insuffisance myocardique, une des causes de l'insuffisance de dépuration urinaire, et aussi par les troubles fonctionnels et les lésions du foie dont l'intégrité est si importante en raison de sa fonction d'organe destructeur des substances toxiques formées dans les voies digestives.

Telles sont, sous le double rapport physiologique et pathologique, les raisons, qui expliquent l'imminence et la fréquence des accidents urémiques chez les goutteux.

Ceci dit, passons rapidement en revue les divers accidents viscéraux de la goutte, et montrons les erreurs de diagnostic auxquelles ils peuvent donner lieu.

Du côté de l'*appareil digestif*, les manifestations goutteuses sont si fréquentes, qu'on a pu dire avec raison que la « goutte est à l'estomac ce que le rhumatisme est au cœur » ; et sans aller jusqu'à nier, avec Watson et Brinton, l'existence de la goutte stomacale, il faut savoir éliminer de son domaine tous les accidents gastriques imputables à des erreurs de régime, à des excès thérapeutiques, à des coliques hépatiques pseudo-gastralgiques méconnues, à une forme de pseudo-gastralgie angineuse, enfin aux lésions rénales et à l'urémie.

A ce sujet, il existe une forme d'urémie gastrique, l'*embarras gastrique urémique* qui est plutôt, comme on peut le dire plaisamment, un sérieux embarras de diagnostic ou une cause d'erreur.

Un vieux goutteux souffrait de troubles digestifs datant de quelques jours. La langue était couverte d'un enduit épais et saburral, l'appétit nul, la moindre ingestion alimentaire suivie de nausées ou de vomissements. Je crus à un simple embarras gastrique et je rassurai bien à tort l'entourage du malade sur l'issue de cette affection. Mais dès le lendemain, j'étais frappé de l'acuité de la douleur et d'un état d'assoupissement ou d'obtusion intellectuelle ; la céphalagie était violente, les vomissements presque incessants, l'insomnie absolue. C'est alors que j'eus l'idée d'examiner les urines ; elles étaient rares, chargées d'albumine, et l'on constatait au cœur un léger bruit de galop. Quelques jours après, ce malade était emporté rapidement par des accidents urémiques dont j'avais failli méconnaître l'existence et la gravité.

Pour l'*intestin*, les mêmes accidents se produisent et l'on ne confondra pas la goutte larvée qui se traduit par des phénomènes de catarrhe et surtout d'entéralgie, ou encore par les diarrhées spéciales aux arthritiques, avec les diarrhées profuses, dysentériformes ou cholériformes provoquées souvent par l'abus du colchique, ou encore avec les accidents intestinaux imputables à l'urémie.

Vers l'*appareil pulmonaire*, la goutte détermine des bronchites, des congestions et des hémoptysies, des accès d'asthme ; elle se termine parfois par la phtisie. Mais, là encore les causes d'erreurs sont nombreuses : les congestions ou fluxions pulmonaires de la goutte rétrocédée sont actives, brutales dans leur début, rapides dans leur évolution, très différentes par leurs symptômes et leur marche des congestions passives, entretenues par des lésions cardio-aortiques anciennes, et encore des hémo-bronchites spéciales aux albuminuriques. Que de fois l'asthme goutteux a-t-il été confondu avec les dyspnées des affections du cœur ou des reins !

Au *cœur*, on commet encore plus souvent des erreurs. On attribue à l'urémie des accidents appartenant réellement à la stéatose du cœur ou à l'asystolie, ou encore à la goutte cardiaque d'autres accidents brusques et subits provoqués par des embolies pulmonaires dans le cours d'une phlébite goutteuse.

La goutte « remontée au cœur » se manifeste par des symptômes de cardialgie et d'angine de poitrine. Mais l'angine de poitrine chez les goutteux n'est pas toujours d'origine goutteuse. Ces malades sont des névropathes, des arthritiques, des dyspeptiques, des fluxionnaires, des artério-scléreux, et c'est à ces titres divers qu'ils peuvent présenter toutes les formes d'angines de poitrine fausses ou vraie. On ne les confondra pas avec l'angine de poitrine fluxionnaire et métastatique, celle-ci de nature essentiellement goutteuse, qui se reconnaît à son apparition brusque, coïncidant avec la disparition des fluxions articulaires, et qui peut être heureusement modifiée par l'administration du salicylate de soude, comme Lecorché en a cité un exemple. Mais, il y a encore lieu de se demander, s'il ne s'agissait pas d'une sténocardie dont l'origine coronarienne aurait été méconnue.

Si, chez certains albuminuriques, on a noté parfois des phénomènes

angineux, on commettrait une grave erreur en les attribuant au symp=
tôme albuminurie, ou à la maladie rénale. Car, ces malades sont angineux quoique albuminuriques, et parce qu'ils sont atteints d'artério-
sclérose ayant envahi les artères coronaires. Admettre sans conteste
« l'angine de poitrine urémique ou albuminurique » chez les goutteux
rénaux, c'est commettre l'erreur des cliniciens qui décrivent l'angine de
poitrine diabétique, alors que celle-ci n'est aucunement en rapport avec
la quantité de sucre émise par les urines et qu'elle doit être attribuée à
des causes diverses (arthritis, névropathie, dyspepsie, artério-sclérose).

Un auteur anglais, Sanderson, parle d'irrégularités du pouls chez
les goutteux, en l'absence de toute lésion cardiaque, et il ajoute que
le pouls peut être régulier pendant une attaque, et irrégulier dans
une autre. Cette arythmie goutteuse sans lésion cardio-vasculaire est
très contestable, elle est le plus souvent d'origine réflexe (par troubles
digestifs) ou elle est due encore à la cardiopathie goutteuse méconnue
(cardio-sclérose, surcharge graisseuse du cœur, etc.).

C'est surtout sur le *cerveau*, qu'il faut porter son attention au point
de vue du diagnostic. On ne confondra pas les accidents de la goutte
cérébrale avec les affections diverses produites par les lésions des vaisseaux encéphaliques si fréquentes dans la goutte (hémorrhagie et ramollissement cérébral, hémorrhagie méningée), avec les accidents d'alcoolisme aigu survenant sous l'influence ou à l'occasion d'un accès de
goutte, avec un état congestif du cerveau entretenu par les lésions du
cœur et surtout du myocarde, enfin avec l'urémie cérébrale.

La goutte « remontée au cerveau » existe cependant et se manifeste
par la soudaineté du début, la mobilité des accidents, la violence des
douleurs céphaliques, par ses allures fluxionnaires, et surtout par la
disparition rapide des fluxions articulaires.

Ces caractères cliniques peuvent être appliqués à tous les phénomènes
de goutte rétrocédée dans les divers organes. Mais c'est pour le cerveau
surtout que les erreurs nombreuses ont été commises, et que les auteurs
anciens ont décrit sous le nom de « goutte cérébrale » des accidents qu'il
faut attribuer à l'urémie. Celle-ci se manifeste, chez les goutteux comme
chez tous les rénaux, sous forme de dyspnée de Cheyne-Stokes, de
délire, de coma et de convulsions, ou encore sous forme de céphalée.

A ce dernier point de vue, voici un fait relatif à un goutteux, sujet
depuis longtemps à des accès de migraine très intense. Dans les dernières années de sa vie, les douleurs de tête changent de caractère, et
quoique paroxystiques, elles deviennent fixes, permanentes, laissant à
peine un jour de repos au malade. Son médecin pense judicieusement

qu'il ne s'agissait plus de migraine vraie, mais d'une sorte de céphalée goutteuse. Or, il commettait une erreur que j'allais partager, lorsque j'eus l'idée d'examiner les urines ; elles étaient rares et chargées d'albumine, et j'attribuai alors à sa véritable cause, à l'urémie, cette céphalée, nullement goutteuse ou migraineuse, comme la mort du malade le prouva par la suite.

Ces divers exemples suffisent pour montrer l'importance capitale qu'il faut attacher aux manifestations urémiques de la goutte aiguë ou chronique. Lorsque des accidents gastriques, cardio-pulmonaires ou cérébraux surviennent chez les goutteux, il ne faut donc jamais négliger l'examen des urines.

## INDICATIONS THÉRAPEUTIQUES. — TRAITEMENT

Supposons le problème résolu au lit du malade. Vous avez reconnu que toutes les complications cérébrales ou autres sont sous la dépendance d'un état rénal ; vous avez fait œuvre de clinicien, vous devez maintenant agir en thérapeute. C'est ainsi qu'il faudra, non seulement combattre l'urémie, mais aussi et surtout la prévenir en luttant de bonne heure contre l'invasion des diverses néphrites goutteuses. Or, celles-ci peuvent être de nature différente, quoique d'origine identique. Ainsi, elles peuvent être dues : à l'artério-sclérose qui produit la néphrite interstitielle ou artérielle ; à la formation exagérée d'acide urique et d'urates, ou à l'insuffisance de leur élimination, ce qui donne lieu à la néphrite graveleuse. Par conséquent, trois et même cinq indications capitales s'imposent à la thérapeutique préventive chez les goutteux rénaux, et il faut combattre : 1° la tendance à l'artério-sclérose pour prévenir le développement de la néphrite interstitielle ; 2° la formation exagérée d'acide urique ou son défaut d'élimination, cause de néphrite uratique ; 3° la tendance à la gravelle pour éviter la néphrite graveleuse ; 4° en vertu de la solidarité fonctionnelle qui unit le foie et le rein, il faut diriger la thérapeutique, non seulement contre les lésions de ce dernier organe, mais aussi contre les maladies ou les simples troubles fonctionnels du premier, car ils contribuent pour leur part, à déterminer une forme particulière d'albuminurie ; 5° une fois la maladie rénale constituée et reconnue, on doit encore prévenir ou combattre les accidents urémiques.

1° Pour prévenir le développement de la néphrite interstitielle, il faut combattre de bonne heure, par l'hygiène alimentaire et une médication spéciale, les premiers symptômes de l'artério-sclérose. Inutile de revenir sur leur description.

Il faut proscrire l'usage et surtout l'abus des boissons alcooliques, du thé et du café, une alimentation excitante et exclusivement animale ; défendre le tabac, dont l'usage prolongé est capable de provoquer, en dehors de toute autre influence, le développement des lésions artério-scléreuses. Pour éviter l'action nocive des substances alcooliques sur les parois vasculaires et sur le foie, et pour assurer le libre fonction-nement du filtre rénal, il faudra soumettre de bonne heure le malade au régime lacté, non pas exclusif, mais à un régime mixte où la quantité quotidienne de lait sera régulièrement représentée, au moins par un demi-litre ou un litre.

Parmi les médicaments qui portent leur action sur le système artériel et qui peuvent modifier avec le plus d'efficacité les lésions artério-sclé-reuses, se placent en première ligne l'iode et ses composés. C'est donc aux iodures qu'on aura recours de très bonne heure, en ayant soin d'en continuer l'emploi pendant longtemps (un à trois ans), et de le suspendre tous les mois pendant dix jours environ.

Un symptôme prédominant qui devient de bonne heure un des plus grands dangers de l'artério-sclérose, c'est l'exagération de la tension artérielle. Or, en dehors de son action spéciale sur les parois des vais-seaux et les circulations locales, la médication iodurée répond déjà à l'indication d'abaisser cette tension.

Les modifications de la pression sanguine dans les maladies sont trop souvent méconnues, quoiqu'elles jouent cependant un grand rôle dans la production de nombreux accidents ; et dans les cas où l'exagération de cette tension vasculaire constitue un danger, on prescrira la trinitrine, soit en même temps que la médication iodurée, soit pendant sa suspension mensuelle, à la dose quotidienne de trois à six cuillerées à soupe, d'une préparation renfermant 30 à 60 gouttes de solution alcoolique de trini-trine au centième pour 300 grammes d'eau.

2° Dans le but de combattre la formation exagérée d'acide urique ou son défaut d'élimination, — deux causes présidant au développement de la néphrite uratique, — il faut s'adresser encore aux prescriptions de l'hygiène qui sont d'une importance capitale : promenades fréquentes, exercices du corps, gymnastique, frictions et massage sur les membres, bains parce qu'il est démontré qu'il faut chercher à assurer chez les gout-teux le libre fonctionnement de la peau. Défendre l'usage et surtout l'abus des liqueurs spiritueuses, des boissons fermentées, des bières fortes et du vin pur ; préférer le vin de Bordeaux au vin de Bourgogne, plus riche en tannin et qui « renferme la goutte dans chaque verre », disait Scudamore. Comme les acides végétaux ou minéraux élèvent le taux de

l'acide urique, les goutteux doivent user avec grande modération. des
légumes acides (oseille, tomates, et même les haricots riches en acide
oxalique), d'une alimentation exclusivement azotée, de gibier, de viandes
noires, de poissons, etc.

Les buveurs d'eau sont rarement goutteux ; on leur prescrira donc
l'eau en abondance, en vertu de ses propriétés diurétiques, de son action
sur la proportion de l'urée qu'elle augmente et de l'acide urique qu'elle
diminue. Parmi les sources peu minéralisées qui semblent agir en (déterminant « une sorte de lixiviation générale », et en favorisant l'élimination
de l'acide urique, on donnera la préférence à celles d'Evian, Contrexéville, Vittel, Martigny, Capvern.

- Il faut, au point de vue pratique, apporter une plus grande importance
à l'uricémie, à cette tendance si répandue de l'organisme à faire de l'acide
urique, que Marchal de Calvi a pu dire plaisamment que « l'humanité
tourne à l'acide ou à l'aigre ». Dans le but de combattre cette tendance,
l'administration prolongée de faibles doses de substances alcalines, du
bicarbonate de soude, par exemple, peut suffire parfois pour le traitement de l'uricémie, ce qui prouve que les alcalins agissent moins par
leurs propriétés chimiques que par leur action sur les sécrétions digestives et le système nerveux. Néanmoins, on peut prescrire de hautes doses
de bicarbonate de soude (10 gr., par jour) sans craindre les dangers sur
lesquels Cullen et Huxham avaient autrefois insisté, et qui ont été singulièrement exagérés par Trousseau, au point de constituer une nouvelle
maladie des médecins : l'*alcalinophobie*. Les alcalins exercent souvent
une véritable action reconstituante, ils produisent très rarement cette
cachexie dont on a tant abusé, et cette transformation de la goutte aiguë
en goutte chronique, comme on l'a craint. Mais si les sels de potasse sont
plus diurétiques et plus dissolvants que les sels de soude, ils sont plus
toxiques ; aussi faut-il avoir recours de préférence aux seconds.

Parmi les eaux alcalines qui répondent à l'indication de diminuer la
formation de l'acide urique, Vichy est en première ligne ; puis viennent
Vals, Royat, Saint-Nectaire, Bourbon-Lancy, Pougues, etc.

La *lithine* agit par ses propriétés diurétiques et dissolvantes, par la
formation d'urates de lithine très solubles. Mais il faut en prolonger
l'emploi pendant de longs mois à la dose quotidienne de 25 centigrammes
à 1 gramme. L'iodure de lithium, à la dose de 25 à 50 centigrammes par
jour, agit à la fois par l'iode et par la lithine. Enfin, parmi les eaux
minérales qui renferment cette dernière substance en plus grande quantité, il faut citer celles de Royat et de Martigny.

On peut aussi recommander l'emploi de l'*acide benzoïque* ou du *benzoate de soude* qui, à la dose de 25 centigrammes à 1 gramme, exercent

une action dissolvante par la formation d'un hippurate de soude soluble [1].

La *pipérazine*, et surtout le *lycétol* (tartrate de diméthylpipérazine) produisent de bons effets, non seulement en augmentant la diurèse, mais aussi en dissolvant l'acide urique. Cette dissolution *in vitro* a sans doute le tort de n'être que théorique et chimique; néanmoins, quelques malades en éprouvent de bons effets, à la condition de prolonger l'emploi (2 à 3 cachets de 50 centigrammes de lycétol tous les jours pendant 6 mois, à prendre chaque fois dans un verre d'eau d'Évian).

3° Il est inutile d'insister sur la troisième indication, puisqu'elle répond au traitement des différentes gravelles, traitement que je suppose connu et dont on trouvera les principales règles dans les considérations précédentes.

Si cette thérapeutique préventive n'a pas réussi, et si l'on se trouve en présence d'un albuminurique ou d'un rénal atteint d'un accès de goutte, quelle sera la conduite à suivre ?

On ne doit pas oublier que cette attaque aiguë est une crise, c'est-à-dire un effort curateur de la maladie qu'il faut toujours savoir respecter. Cullen avait raison de dire que « patience et flanelle » suffisent parfois contre cette douleur de la goutte, et Sydenham de regarder cette dernière comme « un remède très amer dont se sert la nature ».

Aussi, est-il de règle générale que l'on doit rarement administrer de médicaments actifs surtout dès le but d'une attaque de goutte aiguë dans les cas où la perméabilité rénale est suspecte. Tout au plus peut-on prescrire de faibles doses de colchique ou de sulfate de quinine. Ces deux médicaments, surtout le premier, entravent la formation de l'acide urique, et leur action est différente de celle des salicylates qui activent son élimination. Si le salicylate de soude doit être proscrit dans tous les cas de goutte rénale, et même dans presque tous ceux de goutte aiguë régulière, c'est en raison des accidents fluxionnaires qu'il peut déterminer dans les différents organes, et peut-être aussi à cause de l'irritation que son élimination produit à travers le rein. Certains auteurs ne partagent pas ces craintes et tendent à admettre que l'administration prolongée et à hautes doses de salicylate de soude n'a jamais paru provoquer l'apparition de l'albumine, ou même l'augmenter dans les cas de néphrite. Quoi qu'il en soit, il est préférable de s'abstenir, et si ce médicament présente peu de

---

[1] Extrait de stigmates de maïs. . . . . . . . . . . .   6 grammes.
Benzoate de soude. . . . . . . . . . . . . . . . .   3 —
Carbonate de lithine . . . . . . . . . . . . . . .   3 —
Pour soixante pilules. (Deux à trois pilules au commencement de chaque repas, pendant vingt jours chaque mois.) On peut ajouter, suivant indication, à cette formule, une faible dose d'extrait de colchique ; 15 à 30 centigrammes.

contre-indications à son emploi dans le traitement du rhumatisme articulaire aigu, il doit être très prudemment employé dans la goutte aiguë,
avec ou sans complications rénales.

4° Jusqu'ici, la thérapeutique ne s'est adressée qu'à la goutte elle-
même, au rein et à ses lésions. Mais il existe dans la goutte un autre
organe, le foie, qui présente presque toujours, soit des troubles fonctionnels, soit des accidents congestifs. On sait, depuis Scudamore et Portal, que cet organe se congestionne le plus souvent au moment des
attaques aiguës de goutte, et que cette tuméfaction congestive peut même
devenir permanente ; on sait encore qu'à l'approche de ces accès, on
remarque parfois la décoloration des matières fécales, phénomène dû à
un état que les Anglais décrivent sous le nom de « torpor of the liver .»

Les variations de sécrétion de l'urée et de l'acide urique sous l'influence de maladies ou de troubles fonctionnels du foie tendent aussi à
démontrer que cet organe doit jouer certainement un grand rôle dans la
production de l'uricémie et de la diathèse goutteuse. Sans doute, on
commettrait une grande erreur ou une exagération en localisant dans
un seul organe la fonction si complexe de la désassimilation des matières
albuminoïdes, et il est bien plus conforme aux données de la physiologie de placer dans tous les organes et dans l'intimité des tissus le travail incessant des oxydations organiques. Mais il n'en est pas moins vrai
que ce rôle appartient principalement au foie. On sait maintenant, depuis
les premières observations de Parkes, il y a plus de 40 ans, depuis celles
de Murchison et de Brouardel, que dans les maladies congestives ou
inflammatoires du foie n'intéressant pas profondément l'élément glandu-
laire il y a augmentation dans l'excrétion de l'urée, tandis que dans
toutes les maladies aboutissant à l'altération profonde et destructive de
ce même élément il y a au contraire diminution de l'urée, à laquelle
on a pu rattacher dans certains cas une sorte *d'urémie hépatique*.

D'autre part, un des signes les plus constants des troubles fonctionnels
ou de presque toutes les maladies du foie, c'est la formation incomplète
de l'urée, c'est-à-dire la production de l'acide urique que l'on trouve alors
en excès dans le sang et les urines. Or, sans avoir besoin de discuter ici
la théorie de Garrod, qui attribue avec tant de raison la goutte à l'excès
d'acide urique, ou à son défaut d'élimination par suite d'un état fonctionnel ou organique d'imperméabilité rénale, il résulte des données précédentes, que le traitement de la goutte en général, et surtout de la goutte
rénale, doit viser deux organes, le rein et le foie ; car, ainsi que le disait
Murchison, ils sont intimement liés dans leurs fonctions, le premier
ayant le rôle d'éliminer des produits en grande partie formés par le second.

Ce n'est pas cependant pour cette unique raison que la thérapeutique générale de la goutte doit viser ces deux organes. Dans le traitement de la goutte compliquée d'albuminurie, il faut non seulement s'adresser au rein, mais aussi au foie dont les troubles congestifs peuvent provoquer l'apparition d'une albuminurie que l'on doit bien différencier de celle qui survient à la suite et comme conséquence des diverses dégénérescences rénales. Cette *albuminurie hépatique* qui rentre en partie dans le cadre des albuminuries dyscrasiques, se reconnaît aux caractères suivants : elle est temporaire, intermittente, souvent accompagnée d'une grande élimination d'urates, peu abondante d'ordinaire ; elle survient le plus souvent après les repas et surtout après les écarts de régime, elle est influencée et même causée en grande partie par les troubles digestifs. C'est une sorte d' « albuminurie d'indigestion », comme on a pu le dire, le mot « indigestion » étant synonyme de dyspepsie. A ce sujet, il semble qu'il y ait un rapprochement clinique à faire entre l'albuminurie hépatique de la goutte, et l'albuminurie alimentaire des cirrhotiques, ou encore avec cette forme d'albuminurie également intermittente qui se montre souvent, en dehors de toute lésion rénale, dans le cours du diabète, maladie dans laquelle le foie est si fréquemment atteint dans ses fonctions et sa structure. Il y aurait donc, en résumé, un rein hépatique, comme il y a un rein cardiaque.

Cette forme particulière d'albuminurie a été signalée : par Murchison, qui mentionne « une albuminurie produite par un trouble hépatique en dehors de toute lésion organique des reins » ; par Johnson qui, dès 1873, admettait la possibilité d'une dégénérescence rénale comme conséquence de l'élimination longtemps continuée, à travers l'émonctoire rénal, des produits d'une digestion défectueuse ; par Warburton, Begbie, Whitla, enfin par A. Robin qui vient d'insister (1897) sur l'albuminurie dyspeptique. Dans son travail sur « l'influence de la congestion du foie dans la genèse des maladies », Poucel (de Marseille) avait remarqué dès 1883, que beaucoup d'hépatiques deviennent albuminuriques, que « parfois la maladie de Bright serait au début une affection du foie et non une maladie du rein ».

Si donc la thérapeutique de la goutte en général doit toujours viser le foie et le rein, parce que le premier organe forme en grande partie l'acide urique que le second élimine, cette indication s'impose plus impérieusement encore dans tous les cas de goutte avec albuminurie.

Nous avons passé en revue les diverses médications qu'il faut opposer de bonne heure à toutes les lésions productrices des dégénérescences rénales ; il nous reste maintenant à savoir ce qu'il convient de faire du

côté du foie. Pour obéir à cette indication, il faut combattre la tendance
à la constipation, à la congestion hépatique, à tous les accidents dus à
cet état de pléthore abdominale si souvent méconnue de nos jours. Dans
ce but, on prescrira de préférence les eaux de Vichy, de Brides, les
eaux purgatives de Montmirail-Vacqueiras, de Chatel-Guyon. Il faut de
temps en temps ordonner : les cholagogues (pilule bleue, pilule de
5 centigrammes de calomel, podophyllin, évonymin) ; des ventouses
scarifiées ou des pointes de feu sur la région du foie ; l'application de
sangsues à l'anus lorsque les phénomènes de pléthore abdominale s'accentuent, ou quand les crises hémorroïdaires sont incomplètes. *Vena
porta, porta malorum... podagræ*, peut-on dire avec raison, en modifiant
légèrement l'adage de Stahl.

Enfin, il convient de surveiller le régime alimentaire, de combattre
tous les troubles digestifs qui ont sur le foie un si grand retentissement.
Ces derniers ont une importance telle que l'on a pu dire que, s'il est en
dehors de l'hérédité une cause déterminante de la goutte, c'est certainement dans le trouble des fonctions digestives qu'il faut la chercher.

Jusqu'ici, en instituant le traitement de la goutte rénale ou de l'albuminurie chez les goutteux (que cette dernière soit d'origine rénale,
hépatique ou dyscrasique), nous n'avons parlé, en quelque sorte, que
du traitement préventif de l'urémie.

5° Supposons maintenant que notre médication et tous nos efforts
n'aient pu empêcher l'éclosion des accidents urémiques, ou que nous
nous trouvions en présence de ces mêmes accidents dans un cas de goutte
dont nous n'avons pas suivi la complète évolution. Que nous reste-t-il à
faire ? Combattre l'intoxication urémique. Or, comme on l'a déjà dit depuis
longtemps, et comme l'a répété si judicieusement un de nos anciens
internes, Roland (de Besançon) dans sa thèse de 1887, deux méthodes
sont en présence pour lutter efficacement contre cette intoxication :

La première, que l'on pourrait appeler méthode de *réduction* ou de *neutralisation*, a pour but de détruire les principes toxiques et d'empêcher
leur formation ; la seconde méthode d'*élimination*, cherche à suppléer à
l'imperméabilité rénale par une action vicariante sur un autre émonctoire.

*a*. La question de neutralisation des poisons qui se sont formés dans
l'organisme est encore à l'étude. Frerichs autrefois, conséquent avec sa
théorie, avait proposé l'acide benzoïque ou l'acide tartrique pour neutraliser le carbonate d'ammoniaque qu'il regardait comme la seule cause de
l'intoxication urémique. Mais aujourd'hui, on sait que cette dernière est
due à l'action de nombreux et divers poisons, et le problème thérapeutique à résoudre est devenu plus complexe.

Des nombreux agents médicamenteux qui ont été proposés, l'oxygène, sous forme d'inhalations ou d'eau chargée de ce gaz, a fait ses preuves, et dans sa thèse inaugurale de 1881, Doreau mentionne les bons effets obtenus par l'emploi des inhalations oxygénées contre les dyspnées urémiques. C'est surtout dans la forme gastro-intestinale de cette intoxication, que l'oxygène en inhalations ou en boisson trouve son indication principale. Dans tous les cas, l'oxygène est doublement indiqué, et contre les accidents urémiques de la goutte, et contre cette maladie elle-même caractérisée par un défaut d'oxydation des substances azotées ; car, d'après les expériences, l'inhalation de 30 litres d'oxygène, deux fois par jour, est capable de déterminer la diminution de l'acide urique.

La méthode peut encore être indirectement appliquée au traitement persévérant des troubles fonctionnels ou des lésions du foie, organe dont l'intégrité est si importante, puisqu'il joue le rôle de destructeur des poisons formés dans le tube digestif ou dans l'organisme.

*b.* De toutes les méthodes d'élimination, la plus importante, la plus rationnelle, est celle qui s'adresse à la voie gastro-intestinale par laquelle les expériences anciennes de Bareswill et de Claude Bernard ont montré l'élimination naturelle et spontanée des divers agents de l'intoxication urémique; d'où il suit que les purgatifs sont indiqués, en ayant soin d'en surveiller l'emploi, car leur abus pourrait déterminer un abaissement très préjudiciable de la tension vasculaire. D'autres fois, il faut avoir recours aux vomitifs, surtout dans la forme d'embarras gastrique urémique. On n'hésitera pas à pratiquer une large saignée qui a pour but et pour résultat de soustraire une grande quantité de substances toxiques accumulées dans le sang. En effet, il est certain, comme le fait remarquer Bouchard, qu'on soustrait à l'économie beaucoup plus de matières extractives par la saignée que par toute autre voie, la voie rénale exceptée ; car une saignée de 32 grammes en enlève autant que 280 grammes de liquide diarrhéique et que 100 litres de sueur.

Enfin, on s'adressera aux diurétiques, au régime lacté, au vin diurétique de la Charité, et surtout aux toniques du cœur qui sont en même temps des diurétiques excellents. Parmi ces derniers, la caféine à la dose de 1 gramme par jour par la voie stomacale, ou en injections sous-cutanées de 25 à 40 centigrammes est à recommander. Parmi les autres diurétiques, il faut encore citer la digitale, la scille, la lactose, les nitrates de potasse et de soude, et surtout la théobromine à la dose quotidienne de trois à six cachets de 50 centigrammes.

Lorsque l'imperméabilité rénale n'est pas complète, et que l'artério-sclérose rénale se complique de troubles cardiaques dus à l'insuffisance temporaire du myocarde, la digitale peut produire les meilleurs effets, et son administration prudente (sous forme de macération de feuilles ou plutôt de digitaline) est souvent suivie d'une diurèse abondante.

Quant aux sudorifiques, aux bains de vapeur, aux préparations de jaborandi et de pilocarpine, il faut être très réservé dans leur emploi. Car, dit Bouchard, « on décharge certainement le sang de quelque chose, mais non pas malheureusement de ce qui est toxique ; on enlève peut-être à l'économie certaines substances toxiques qui doivent normalement sortir de la peau, mais non celles que le rein est chargé d'éliminer ». L'un de nos anciens internes, P. Binet (de Genève) a montré autrefois par des expériences décisives (thèse de 1884) le peu d'importance des éliminations sudorales et salivaires au point de vue thérapeutique. Du reste, la question de la médication de l'urémie n'est pas encore close, parce que sa pathogénie n'est pas définitivement élucidée. D'après nous, pour être efficace, cette médication doit être précoce et hâtive, dès l'apparition des premiers accidents urémiques, et elle est contenue dans ce que j'appelle la « thérapeutique par les trois lavages », instituée dans le but de réduire suivant nos moyens, les principales sources d'intoxication : lavages de l'estomac, grands lavages de l'intestin ou entéroclyse, lavages du sang à l'aide d'injections sous-cutanées d'eau saline (200 à 500 grammes par jour d'une solution renfermant 7 grammes de chlorure de sodium pour un litre d'eau bouillie). Mais, il arrive un moment où l'urémie résulte d'un trouble dans la sécrétion interne des reins. Alors, la thérapeutique reste impuissante, les injections de « néphrine » n'ayant pas répondu aux espérances que l'on fondait sur elles.

Telles sont les principales indications pour le traitement de la goutte rénale, traitement qui se confond le plus souvent avec celui de la maladie génératrice. La goutte, l'albuminurie, la glycosurie et la gravelle — ces quatre sœurs — s'unissent souvent dans leurs manifestations ; les trois premières s'accompagnent fréquemment de troubles ou de lésions hépatiques, et toutes les quatre, à des degrés divers, atteignent le rein comme organe éliminateur. Mais il n'y a pas, pour la goutte, de formule thérapeutique plus vraie et plus pratique que celle-ci :

*Le traitement de la goutte doit viser deux organes : le foie qui fabrique l'acide urique, le rein qui l'élimine.*

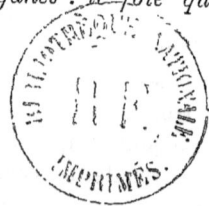

# PLANCHE I

## ENDARTÉRITE

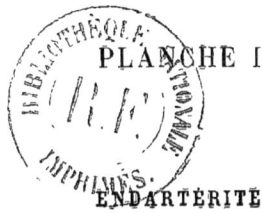

### (SCLÉROSE DYSTROPHIQUE)

*Coupe d'un pilier de la mitrale, à divers grossissements, renfermant deux grands foyers de sclérose.*

# EXPLICATION DE LA PLANCHE I

---

## ARTÉRIO-SCLÉROSE DU CŒUR (Endartérite).

SCLÉROSE DYSTROPHIQUE (avec quelques bandes de sclérose périartérielle).

Fig. 1. — Figure d'ensemble. *Coupe d'un pilier de la mitrale renfermant deux grands foyers de sclérose.*

*a, a'*, artères atteintes d'endo-périartérite. Oblitération complète en *a*.

*b*, prolongement de tissu scléreux provenant du périartère.

*c*, épaississement scléreux des espaces conjonctifs environnant les ramifications artérielles.

*d*, agglomérations de fibres musculaires dont la réunion constitue à un degré plus avancé l'îlot des fibres musculaires périartériel de la sclérose dystrophique.

*e*, foyer de sclérose dystrophique en voie de formation.

*f*, grand espace conjonctif interfasciculaire.

*g*, endocarde sain.

(La sclérose affecte la forme de vastes *îlots* séparés de l'artère par des fibres musculaires (*d, d*) saines ou en voie d'atrophie.)

---

Fig. 2. — *Foyer de sclérose de la figure 1 (a' b), vu à un grossissement plus fort.*

*a*, artère dont la lumière est fort rétrécie par l'épaississement considérable de la tunique interne.

*b*, lumière du vaisseau.

*c*, périartère très épaissi.

*d, d'*, agglomération de fibres musculaires dont un grand nombre est en voie d'atrophie, surtout dans le voisinage de la sclérose.

*e*, coupe longitudinale d'une artériole peu altérée.

*f*, veinule entourée de quelques fibres musculaires.

*g*, artériole rétrécie par l'endartérite et entourée de quelques rares fibres musculaires atrophiés.

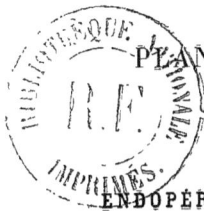

# PLANCHE II

## ENDOPÉRIARTÉRITE

### (SCLÉROSES DYSTROPHIQUE ET INFLAMMATOIRE)

Figure 3. — *Formation des îlots musculaires périartériels des scléroses dystrophiques.*

Figure 4. — *Propagation de la sclérose périartérielle.*

EXPLICATION DE LA PLANCHE II

ARTÉRIO-SCLÉROSE DU CŒUR (Endo-périartérite).

SCLÉROSE DYSTROPHIQUE ET INFLAMMATOIRE

**Fig. 3.** — *Formation des îlots musculaires périartériels des scléroses dystrophiques.*

*a*, coupe oblique d'une artériole atteinte d'endo-périartérite.
*b*, fibres musculaires qui l'environnent.
*c*, autre artériole également altérée.
*d*, fibres musculaires en voie d'atrophie.
*e*, débris de fibres musculaires dégénérées, non colorées par le carmin, granuleuses.
*f*, aspect lacunaire de la sclérose. Trame conjonctive débarrassée des fibres musculaires
*a* , *a″*, îlots musculaires périartériels, avec quelques cellules musculaires ayant subi un
 commencement d'altération vacuolaire.
*g*, zone scléreuse environnant complètement l'îlot vasculo-musculaire (*à*, *b¹*).

La sclérose affecte la forme de *bandes* longitudinales suivant le trajet des vaisseaux artériels.

**Fig. 4.** — *Propagation de la sclérose périartérielle.*

*a*, tunique interne épaissie.
*b*, point presque normal de la tunique interne.
*c*, tunique externe très épaissie.
*d*, *d*, prolongements et irradiations périvasculaires de la périartérite.
*e*, artériole coupée obliquement et légèrement altérée.
*f*, sclerose périartérielle.
*h*, fibres musculaires atrophiées.
*l*, fibres musculaires saines.

(On retrouve ici les caractères d'une sclérose *mixte* (*péri* et *para*-artérielle), la première
 sous forme de *bandes* conjonctives et avoisinant les artères, la seconde sous forme
 d'*îlots* considérables siégeant à l'extrémité du territoire vasculaire.)

# TABLE DES MATIÈRES

## CARDIOPATHIES ARTÉRIELLES

### I

### HYPOTENSION ARTÉRIELLE

### II

### HYPERTENSION ARTÉRIELLE

# III

## HYPERTENSION ARTÉRIELLE (suite)

# IV

## ARTÉRIO-SCLÉROSE

# V

## ARTÉRIO-SCLÉROSE (suite)

### Étiologie.

# VI

## ARTÉRIO-SCLÉROSE DU CŒUR

### Anatomie pathologique.

# VII

# ARTÉRIO-SCLÉROSE DU CŒUR (SUITE)

## Symptomatologie.

# VIII

## ARTÉRIO-SCLÉROSE DU CŒUR (suite)

### Formes cliniques.

# IX

## ARTÉRIO-SCLÉROSE DU CŒUR (suite)

### Formes cliniques (suite).

# X

## ARTÉRIO-SCLÉROSE DU CŒUR (suite)

### Diagnostic.

# XII

## ARTÉRIO-SCLÉROSE DU CŒUR (FIN)

### Thérapeutique.

# XIII

## ARTÉRIO-SCLÉROSE ET NÉPHROPATHIES GOUTTEUSES

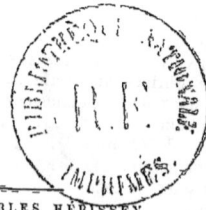

ÉVREUX, IMPRIMERIE DE CHARLES HÉRISSEY

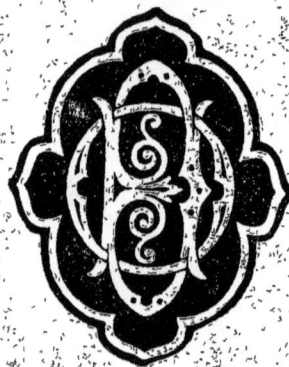